JN312188

詳解
子どもと思春期の
精神医学

中根　晃・牛島定信・村瀬嘉代子
【編】

Ψ
金剛出版

まえがき

　近年，子どもや思春期をめぐるさまざまな問題が精神医学の視点から論じられるようになって，児童青年精神医学の裾野が広がってきた。かつての精神医学は精神疾患を外因性，内因性，心因性にわけて症状や治療法を記載していたが，20年以上前にDSM-IIIが登場して神経症の概念が否定されたのを見て，多くの精神科医はカルチュアショックを覚えたものである。反面，児童や思春期に携わることの多い私たちは自閉症が正式に発達障害に位置づけられたことでほっとしたし，子どもの心因反応が不安障害として扱われたり，注意欠如障害と言った新しい概念の登場にある種の新鮮さを感じた。

　時を経て，こうした局面の展開に充分に慣れてきていたところに，児童虐待の急増，司法や矯正教育の場での発達障害をもった少年たちのような，従来とは異なったアプローチが迫られてくるようになった。それは総じて，従来のような症状論的疾患学の捉えかたからでは解明できない，現代の児童・思春期をめぐる病理現象だということである。現代の子どもがどのような社会の中で生き，何を学んで，どのように物事に対処することを身につけてきているのだろうか。あるいは，そうした子どもたちが成人した時に自分の子どもとどう向き合うのだろうか。

　最近では，街角のどこからも子どもたちが遊ぶ元気な声が聞こえてこない。現代の大人は子どもの心に触れることができなくなってしまい，その見えない彼方でごく普通の子どもが，大人には理解できないような，一般通念からはずれた行動をして，そのごく一部の児童や思春期の青年が世間を騒がせるような事件があるのではないだろうか。幸いなことに，彼らの心性を正しく捉えている，それぞれの領域の専門家が本書で適切な情報を提供しておられる。私たちはそうした情報を編集し直して社会的対応をすることができるようになってきてもいる。しかし，それは個々の事項に関してであって，総括的に把握するまでに至っていない。本書ではそうした情報や仕組みを再整理することをこころみ，多くの専門家にお願いして，こんにちを生きる子どもと思春期の心のケアに従事する専門職の方のための手引きとして構成された。それは，Ⅰ．現代を生きる子どもたち，Ⅱ．社会変遷と子どもと思春期の精神医学，Ⅲ．社会の危機，子どもの危機：医療ができること，Ⅳ．状態像から子どもの苦しみを見出す……といった順に問題が提示されたあと，最新の教科書としての記述，そして医療倫理や児童精神科医の養成や教育まで論述を広げた形で構成されている。本書で執筆をお願いしたのはそれぞれの領域の権威であり，しかも，比較的年齢の若い活動力にあふれた実務者である。この場を借りてお礼を申し上げたい。

　われわれは従来もいくつかの優れた児童・青年精神医学の教科書を手にしてきた。それを上回るような各章が書き上げられているかどうか。その正否が確実なものなる

のは，本書を読まれた方々が各章の内容から，それぞれの臨床の現場で生かして戴けるかによってであり，そうしたお役に立ちたいというのが構成・企画にあたった編集者の願いである。

　2008年春

中根　晃

目次

まえがき　中根　晃

テーマA
児童精神医学と子どもの心のケア

第Ⅰ部　現代を生きる子どもたち

第1章　こころの糧としての子ども時代……………………………村瀬嘉代子　15
　Ⅰ　はじめに…15／Ⅱ　子ども時代とは…15／Ⅲ　精神的治癒・変容・成長の生じる契機，転機としての「こころの糧」…15／Ⅳ　事例の素描…16／Ⅴ　考　　察…21／Ⅵ　むすび…23

第2章　青年期病態の時代的推移と家族の変化………………………………牛島定信　24
　Ⅰ　はじめに…24／Ⅱ　青年期病態の変化…24／Ⅲ　家族構造の変化…26／Ⅳ　そして現在…28

第3章　社会性と対人認知の発達と変貌――乳幼児期からの精神発達とその生物学的基盤
　………………………………………………………………………田中恭子・加我牧子　30
　Ⅰ　はじめに…30／Ⅱ　脳研究の進歩…30／Ⅲ　神経学的背景…30／Ⅳ　社会性を支える脳の発達…32／Ⅴ　社会性に関する小児神経学研究…33／Ⅵ　まとめ…35

第4章　変貌する思春期の親子関係――変わったのは親か子か………上別府圭子・山本弘江　37
　Ⅰ　中高生の声…37／Ⅱ　調査に見る20年間の変化…37／Ⅲ　事例呈示…40／Ⅳ　まとめ：今日の思春期の親子関係の特徴…42

第Ⅱ部　社会の変遷と子どもと思春期の精神医学

第1章　情報化社会と子どもの心………………………………………杉山信作　45
　Ⅰ　子どもの誕生と変貌…45／Ⅱ　情報化社会の光と影…46／Ⅲ　高度情報化の落とし穴…48／Ⅳ　メディアと子どもの世界…49／Ⅴ　マクロに見る子どもの心…52

第2章　子どもの食生活で気になること………………………………岡田知雄　53
　Ⅰ　はじめに…53／Ⅱ　小児に始まる動脈硬化の病理学的な歴史…53／Ⅲ　PDAY Study と Bogalusa Heart Study…53／Ⅳ　メタボリックシンドロームと小児肥満…55／Ⅴ　Barker 仮説と Adiposity Rebound…55／Ⅵ　小児肥満予防と食生活…56／Ⅶ　まとめ…57

第3章　現代少年とその性心理――少年の性非行と少女の性非行をとおして………藤岡淳子　60
　Ⅰ　現代少年少女の「性行動」における変化とその背景…60／Ⅱ　少年少女における「性の意味」…61／Ⅲ　少女の性非行…62／Ⅳ　少年の性非行…65

第4章　少年非行と少年犯罪……………………………………………岡田隆介　67
　Ⅰ　少年非行の凶悪・粗暴化について…67／Ⅱ　非行と攻撃性…69／Ⅲ　第一段階の攻撃性――被虐待と非行…70／Ⅳ　第二段階の攻撃性――いきなり型非行の場合…71／Ⅴ　帰属感，貢献感，自己肯定感…72

第5章　生活空間と精神健康 ………………………………………………中井久夫　74
　　　Ⅰ　問題の輪郭… 74／Ⅱ　往診の記憶から… 75／Ⅲ　地域に視界を広げると… 77／Ⅳ　むすび… 78

第Ⅲ部　社会の危機，子どもの危機：医療ができること

第1章　現代社会と子どもの虐待——育児不安と虐待を受けた子どもの精神保健
　　　……………………………………………………………………伊東ゆたか　80
　　　Ⅰ　はじめに… 80／Ⅱ　社会問題としての子どもの虐待… 80／Ⅲ　虐待の社会的背景… 81／Ⅳ　子育て環境と育児不安… 83／Ⅴ　虐待への対応… 84／Ⅵ　おわりに… 87

第2章　思春期と薬物乱用 ……………………………………………………松本俊彦　89
　　　Ⅰ　思春期における薬物乱用の実態… 89／Ⅱ　薬物乱用・依存の特徴… 89／Ⅲ　薬物の種類による臨床像の特徴… 90／Ⅳ　薬物乱用・依存の対応と治療… 92／Ⅴ　学校での予防教育… 94／Ⅵ　最後に… 95

第3章　慢性疾患の子どもたちの心の実情とそれへの対応 …………………武田鉄郎　97
　　　Ⅰ　はじめに… 97／Ⅱ　慢性疾患の子どもの現状… 97／Ⅲ　慢性疾患の子どもの抱えている心理社会的な課題… 98／Ⅳ　慢性疾患適応への支援… 100／Ⅴ　慢性疾患の子どもの学校教育… 102／Ⅵ　おわりに… 103

第4章　子どもは自分の死をどう見つめるか——死に直面した子どもたち………小池眞規子　105
　　　Ⅰ　子どもの「死の概念」… 105／Ⅱ　子どもへのインフォームド・コンセント… 105／Ⅲ　家族を支える… 107／Ⅳ　チーム・アプローチ… 109

第5章　新たな非行をどう理解し，社会復帰を図るか ………………………藤川洋子　111
　　　Ⅰ　はじめに… 111／Ⅱ　非行のメカニズム… 112／Ⅲ　事　　例… 113／Ⅳ　障害発見の糸口… 115／Ⅴ　発達障害と本人，親の傷つき…そして非行へ… 116／Ⅵ　対応上の留意点… 116／Ⅶ　処遇（適応指導）のポイント… 117／Ⅷ　終わりに… 117

第6章　子どもは心の傷をどう乗り越えるか，周囲はそれをどうサポートするのか——乳幼児期からの精神発達とその生物学的基盤 ……………………………………榎戸芙佐子　119
　　　Ⅰ　ライフイベント研究から… 119／Ⅱ　対象喪失：死別の問題… 120／Ⅲ　離婚が及ぼす影響… 122／Ⅳ　いじめの問題… 123／Ⅴ　養育環境と学校での対人関係… 124

第7章　自殺の危機にどう対応するか …………………………………………高橋祥友　127
　　　Ⅰ　いじめは自殺のすべての原因か… 127／Ⅱ　自殺と家族… 127／Ⅲ　自殺の危険の高い青少年の具体例… 129／Ⅳ　まとめ… 133

第Ⅳ部　状態像から子どもの苦しみを見出す：診断までの過程と治療

第1章　自分を傷つけること，手首自傷をどう考えるか ……………………川谷大治　135
　　　Ⅰ　はじめに… 135／Ⅱ　精神科クリニックの現場で… 135／Ⅲ　各種相談所や教育現場での対応… 141

第2章　不登校児を理解する ……………………………………………………齊藤万比古　144
　　　Ⅰ　概念の変遷とその課題… 144／Ⅱ　不登校の診断・評価… 145／Ⅲ　不登校の治療・援助… 150／Ⅳ　おわりに… 153

第3章　家庭内暴力によって何を訴えようとしているのか …………………川畑友二　154
　　　Ⅰ　家庭内暴力とは… 154／Ⅱ　症　　例… 154／Ⅲ　家庭内暴力の精神病理（彼らは何を訴えようとしているか）… 157／Ⅳ　社会的要因（子育て環境の変化との関係）… 159／Ⅴ　治療

ないし対応…160／Ⅵ　結　語…161

第Ⅴ部　児童精神医学とバイオロジー：最近のトピックス

第1章　脳の形成と発達，その病理……………………………………瀬川昌也 163
Ⅰ　はじめに…163／Ⅱ　自閉症の臨床・病理・病態…163／Ⅲ　レット症候群の臨床・病理・病態…166／Ⅳ　ジル・ド・ラ・トゥレット症候群の臨床・病理・病態…168／Ⅴ　まとめ…169

第2章　脳の情報処理機構と画像診断……………………………………飯田順三 172
Ⅰ　はじめに…172／Ⅱ　MRIにおける健常な脳の発達的変化…172／Ⅲ　自閉症…172／Ⅳ　注意欠陥／多動性障害（ADHD）…174／Ⅴ　トゥレット症候群（Tourette syndrome）…175／Ⅵ　児童思春期発症統合失調症…176

ケース・カンファレンス　被虐待児の入所治療について………………………増沢　高 178
Ⅰ　はじめに…178／Ⅱ　事例の概要…178／Ⅲ　考　察…183

テーマ B
児童精神医学・診断と治療の仕組み

第Ⅰ部　心と身体の発達

第1章　脳の成熟と発達，疾病予防………………………………………中根　晃 189
Ⅰ　精神発達の生物学…189／Ⅱ　発達と成熟…192／Ⅲ　発達と危機予防…194

第2章　性の発達とその障害――性同一性障害の子どもたち……………横山富士男 196
Ⅰ　はじめに…196／Ⅱ　ジェンダーの発達…196／Ⅲ　性同一性障害について…197／Ⅳ　おわりに…202

第Ⅱ部　アセスメント

第1章　初診の際に抑えておくこと――主として思春期例で留意すること
………………………………………………………………青木省三・鈴木啓嗣 205
Ⅰ　はじめに…205／Ⅱ　受診に至るまで…205／Ⅲ　診察室に入る前に…206／Ⅳ　診察の始め方…206／Ⅴ　病歴を聞く…206／Ⅵ　既往歴，家族歴，生育歴…208／Ⅶ　病歴，見立て，診断…208／Ⅷ　個人的要因が大きいのか，環境的要因が大きいのか…209／Ⅸ　発達障害が背景にないか…209／Ⅹ　統合失調症などの前駆状態ではないか…210／Ⅺ　おわりに…210

第2章　身体と脳の検査，画像診断……………………………………川崎葉子 211
Ⅰ　一般診察の中で評価するもの…211／Ⅱ　血液検査…212／Ⅲ　中枢神経系の評価…213／Ⅳ　まとめ…218

第3章　児童思春期で用いられる心理テスト………………………………吉野美代 219
Ⅰ　はじめに…219／Ⅱ　心理テストを実施する時，児童思春期において特に注意すること…219／Ⅲ　心理テスト：知能と発達…220／Ⅳ　心理テスト：性格・人格…223

第4章　子どもの面接の進め方：初回面接から最終面接まで………………村田豊久 227
Ⅰ　はじめに…227／Ⅱ　初回面接について…227／Ⅲ　2回目以後の面接・治療…230／Ⅳ　おわりに…236

第Ⅲ部　治療と治療システム

第1章　薬物療法と精神薬理 ……………………………………………………………松浦雅人　238
　　　Ⅰ　はじめに… 238／Ⅱ　小児における向精神薬の薬物動態… 238／Ⅲ　精神賦活薬… 239／Ⅳ　気分安定薬… 241／Ⅴ　抗精神病薬… 243／Ⅵ　抗うつ薬… 246／Ⅶ　抗不安薬と睡眠薬… 250／Ⅷ　抗てんかん薬… 254／Ⅸ　おわりに… 254

第2章　子どもとの心理療法（個人療法）――遊戯療法を中心として ………………滝川一廣　257
　　　Ⅰ　はじめに… 257／Ⅱ　Axlineの非指示的遊戯療法… 257／Ⅲ　遊戯療法と遊びのちがい… 261／Ⅳ　発達障害をもつ子との遊戯療法… 268／Ⅴ　自閉症の遊戯療法の実際… 272／Ⅵ　行動療法的アプローチ… 281／Ⅶ　むすび… 281

第3章　社会療法

a．思春期の社会療法：デイケア，SSTなど ……………………………森岡由起子・山本佳子　282
　　　Ⅰ　思春期における社会療法の位置づけについて… 282／Ⅱ　デイケア… 283／Ⅲ　たまり場… 286／Ⅳ　集団療法… 286／Ⅴ　ソーシャル・スキル・トレーニング… 287

b．障害児保育 …………………………………………………………………………太田昌孝　290
　　　Ⅰ　はじめに… 290／Ⅱ　障害児保育の対象… 290／Ⅲ　発達障害の子ども達との出会い… 291／Ⅳ　障害児保育の原理… 293／Ⅴ　障害児保育としての認知発達治療… 294／Ⅵ　おわりに… 297

第4章　子どもの精神科と入院治療 ……………………………………………………市川宏伸　299
　　　Ⅰ　はじめに… 299／Ⅱ　子どもの精神科と入院治療… 299／Ⅲ　治療体系の一環としての入院治療… 302／Ⅳ　入院治療の必要性… 305／Ⅴ　おわりに… 307

第5章　家族へのアプローチ ……………………………………………………………鈴木廣子　308
　　　Ⅰ　はじめに… 308／Ⅱ　乳幼児期とトラウマ… 308／Ⅲ　乳幼児期から思春期へ――臨床場面から… 310／Ⅳ　思春期家族への具体的な援助… 312／Ⅴ　まとめ… 314

第6章　子どもの医療・保健・福祉の中でのコンサルテーション ……………………本間博彰　316
　　　Ⅰ　はじめに… 316／Ⅱ　コンサルテーションとその展開が必要な理由… 316／Ⅲ　精神科コンサルテーションの実際… 318／Ⅳ　コンサルテーション精神医学に向けて… 319／Ⅴ　実践的なコンサルテーション精神医学のための課題… 321／Ⅵ　終わりに… 322

第7章　染色体異常，遺伝性疾患，遺伝カウンセリング ……………………………長谷川知子　323
　　　Ⅰ　はじめに… 323／Ⅱ　先天異常や遺伝の正しい認知に… 323／Ⅲ　先天異常を説明する際の留意事項… 324／Ⅳ　ダウン症を例にとって… 326／Ⅴ　おわりに… 333

第Ⅳ部　社会資源をどう活用するか

第1章　児童・思春期精神保健福祉と地域ネットワーク ………………………………近藤直司　336
　　　Ⅰ　はじめに――ネットワークの2つの側面… 336／Ⅱ　児童虐待対策からみた機関ネットワーク… 336／Ⅲ　児童・思春期ケースにおけるネットワーク支援… 341／Ⅳ　おわりに… 346

第2章　学校精神保健――学校教育とその周辺教育機関 ……………………………北村陽英　347
　　　Ⅰ　はじめに… 347／Ⅱ　児童生徒の精神保健上の問題の実情… 347／Ⅲ　高校生の相談より… 349／Ⅳ　対　　応… 351／Ⅴ　おわりに… 353

ケース・カンファレンス　軽度発達障害のある子どもたちのNatural Habilitation
…………………………………………………………………………………………………田中康雄　355
　　　Ⅰ　はじめに… 355／Ⅱ　見えにくい障害としての軽度発達障害… 355／Ⅲ　「軽度発達障害の

ある子ども」はどのように医療に登場するか…356／Ⅳ　事　　例…356／Ⅴ　「軽度発達障害ある子ども」と親と関係者にとっての支援とは…360／Ⅵ　おわりに…362

テーマC
児童精神科臨床における主要病像

第Ⅰ部　状態像から見た医学的疾患

第1章　自律神経症状の発現機制……………………………………宮本信也　365
　　　　Ⅰ　自律神経系とは…365／Ⅱ　自律神経の歴史…365／Ⅲ　自律神経系の構成…365／Ⅳ　自律神経の調節系…368／Ⅴ　神経内分泌系…371／Ⅵ　自律神経症状…371／Ⅶ　自律神経症状の発現機制…373／Ⅷ　自律神経症状への対応…374

第2章　身体疾患と背景の精神心理的問題………………………………佐藤喜一郎　376
　　　　Ⅰ　はじめに…376／Ⅱ　子どもの身体疾患…377／Ⅲ　おわりに…383

第3章　子どもの意識障害とせん妄状態…………………………………松浦雅人　384
　　　　Ⅰ　はじめに…384／Ⅱ　高熱せん妄…385／Ⅲ　脳炎・脳症…385／Ⅳ　精神活性物質中毒と離脱…386／Ⅴ　睡眠時随伴症（表4）…387／Ⅵ　脳震盪後障害…388／Ⅶ　けいれん発作後のもうろう状態…389／Ⅷ　おわりに…390

第4章　小児てんかん──とくに難治てんかんについて……………………松浦雅人　391
　　　　Ⅰ　はじめに…391／Ⅱ　てんかんの診断…391／Ⅲ　小児の難治てんかん…394／Ⅳ　てんかんの薬物治療…396／Ⅴ　てんかん重積状態…396／Ⅵ　難治てんかんの外科的治療…397／Ⅶ　てんかん児の生活指導…397／Ⅷ　おわりに…398

第5章　精神遅滞と精神医学的問題……………………………末光　茂・笹野京子　399
　　　　Ⅰ　はじめに…399／Ⅱ　定　　義…399／Ⅲ　精神遅滞の精神医学的問題…399／Ⅲ　行動障害，行動異常…401／Ⅳ　おわりに…405

第6章　児童・思春期の適応障害と学校不適応………………………………生地　新　407
　　　　Ⅰ　適応障害と学校不適応という言葉（概念）について…407／Ⅱ　発達段階別の適応障害の様相…408／Ⅲ　適応障害の診断について…410／Ⅳ　適応障害の治療について…410／Ⅴ　学校不適応について…412／Ⅵ　終わりに…413

第7章　危機に直面した子どもたち
　　ａ．阪神淡路大震災を中心に災害時のPTSDについて……………………白瀧貞昭　415
　　　　Ⅰ　「PTSD」概念について──その歴史的変遷…415／Ⅱ　日本におけるPTSD概念…417／Ⅲ　PTSDの発生メカニズム…418／Ⅳ　PTSDの診断…419／Ⅴ　PTSDの治療…419／Ⅵ　学校での対応…421

　　ｂ．事件に巻き込まれた子どもたち…………………………………………冨永良喜　422
　　　　Ⅰ　危機に直面した子どもと心のケア…422／Ⅱ　トラウマとPTSD…422／Ⅲ　2つの危機と子どもの反応…423／Ⅳ　事件に巻き込まれた子どものケア…424／Ⅴ　子どもが事件に巻き込まれ死亡した遺族のケア…427

第8章　思春期と非定型精神病………………………………………………中山和彦　429
　　　　Ⅰ　緒　　言…429／Ⅱ　非定型精神病の臨床特性…429／Ⅲ　思春期にみられる非定型精神病と関連する疾患群…430／Ⅳ　思春期と非定型精神病…432／Ⅴ　まとめ…434

第9章　児童・青年期の解離性同一性障害………………………………石黒大輔　435
　　　　Ⅰ　解離性同一性障害とは…435／Ⅱ　我が国における児童・青年期のDID…436／Ⅲ　重症

度の異なった青年期解離性同一性障害の3症例… 437

第10章　対人恐怖症・醜形恐怖症・自己臭症の臨床 …………………………鍋田恭孝　440
　　　Ⅰ　はじめに… 440／Ⅱ　対人恐怖症および対人恐怖症的な醜形恐怖・自己臭症について… 440／Ⅲ　対人恐怖症状を呈するさまざまな病態… 440／Ⅳ　対人恐怖症状のテーマ… 440／Ⅴ　対人恐怖症の病理の形成要因としての三重性について… 441／Ⅵ　醜形恐怖症の病理について… 442／Ⅶ　対人恐怖症，対人恐怖症的醜形恐怖，自己臭症の心理療法… 442／Ⅷ　醜形恐怖・自己臭症に対して治療的に配慮すること… 447／Ⅸ　対人恐怖症の臨床と報告における最近の動向… 448／Ⅹ　むすび… 449

第Ⅱ部　主要疾患とその病像

第1章　学童期と思春期の統合失調症 ……………………………………………広沢郁子　452
　　　Ⅰ　学童期・思春期発症の統合失調症の歴史をめぐって… 452／Ⅱ　学童期・思春期発症の統合失調症の概念をめぐって… 452／Ⅲ　疫学，基本病因，発生機序… 453／Ⅳ　病前の特徴… 454／Ⅴ　発症の形態と前駆症状… 454／Ⅵ　症状の特徴… 454／Ⅶ　経過と予後… 455／Ⅷ　症例提示… 456／Ⅸ　治　療… 457

第2章　児童期のうつ状態と思春期の気分障害……………………吉田敬子・山下　洋　459
　　　Ⅰ　うつ病の概念と児童精神医学における「うつ」… 459／Ⅱ　診断基準・方法について… 460／Ⅲ　サブカテゴリーと共在（併存）障害… 462／Ⅳ　発達経過と頻度の変化… 463／Ⅴ　経過… 464／Ⅵ　病因と病態の理解… 464／Ⅶ　治　療… 465／Ⅷ　今後の展望… 468

第3章　学童期・思春期の強迫性障害 ……………………………………………竹内直樹　471
　　　Ⅰ　はじめに… 471／Ⅱ　子ども（児童・思春期）の強迫の特徴… 471／Ⅲ　診療の留意点… 473／Ⅳ　子どもの症例… 476／Ⅴ　おわりに… 478

第4章　子どもの不安障害 …………………………………………………………山下　洋　480
　　　Ⅰ　子どもの不安障害の診断評価… 480／Ⅱ　子どもの不安障害の下位分類と症状… 481／Ⅲ　子どもの不安障害の生物学的背景… 483／Ⅳ　症例呈示――子どものパニック障害とその併存障害への介入… 483／Ⅴ　子どもの不安障害の治療の特徴… 484／Ⅵ　おわりに… 485

第5章　児童思春期の転換性（解離性）障害 ……………………平川清人・西村良二　487
　　　Ⅰ　概念・歴史… 487／Ⅱ　分　類… 487／Ⅲ　成因・病態… 489／Ⅳ　診断および鑑別診断… 489／Ⅴ　治　療… 490／Ⅵ　予　後… 492

第6章　学童期，思春期の摂食障害 ……………………………………………西園マーハ文　494
　　　Ⅰ　学童期思春期の摂食障害の病理… 494／Ⅱ　症例――中学生の神経性食欲不振症例… 497／Ⅲ　摂食障害の治療… 498／Ⅳ　学校現場では何をなすべきか… 499／Ⅴ　おわりに――長いライフサイクルの中の学童思春期… 500

第7章　児童思春期の境界性パーソナリティ障害と自己愛性パーソナリティ障害
　　　…………………………………………………………………………………松田文雄　501
　　　Ⅰ　基　準… 501／Ⅱ　自己愛性パーソナリティ障害（NPD）… 501／Ⅲ　境界性パーソナリティ障害（BPD）… 506／Ⅳ　NPD・BPDと発達障害との関連について… 511／Ⅴ　おわりに… 511

第8章　子どもの愛着行動にみられるさまざまな病理――反応性愛着障害と分離不安障害
　　　……………………………………………………………………神尾陽子・上手幸治　513
　　　Ⅰ　愛着の概念… 513／Ⅱ　愛着が育つ道筋… 514／Ⅲ　愛着の病理… 514／Ⅳ　分離不安障害… 518／Ⅴ　まとめ… 519

第9章　選択緘黙 ……………………………………………………………………大井正己　520
　　　Ⅰ　概　念… 520／Ⅱ　発症年齢と受診年齢… 520／Ⅲ　発症の契機… 521／Ⅳ　成

因…521／Ⅴ　臨床像および類型化…522／Ⅵ　緘黙症状の意味するもの…522／Ⅶ　治療…523／Ⅷ　予　　後…524

第10章　児童青年期と睡眠　　　　　　　　　　　　　　　　　　　　　　市川宏伸　526

Ⅰ　はじめに…526／Ⅱ　睡眠の種類と発達…526／Ⅲ　睡眠の異常…527／Ⅳ　不登校と睡眠障害…530／Ⅴ　おわりに…534

第Ⅲ部　発達障害とその近縁障害

第1章　広汎性発達障害（自閉症スペクトラム）　　　　　　　　　　　　　　中根　晃　536

Ⅰ　概念と診断…536／Ⅱ　精神生物学…536／Ⅲ　広汎性発達障害の臨床…538／Ⅳ　臨床疫学…542／Ⅴ　臨床精神病理…543

第2章　学習障害（LD）と特異的発達障害　　　　　　　　　　　　　　竹田契一・太田信子　549

Ⅰ　LDの歴史…549／Ⅱ　学習障害（LD）とは…550／Ⅲ　LDと周辺の障害…551／Ⅳ　LDと音韻…551／Ⅴ　LDと聴覚系の問題…552／Ⅵ　LDと視知覚の問題…552／Ⅶ　ディスレクシアと脳形態，脳機能画像…553／Ⅷ　LDと算数の問題…553／Ⅸ　LDとメタ認知…553／Ⅹ　LDへの対応…554

第3章　発達性協調運動障害　　　　　　　　　　　　　　　　　　　　　　原　仁　556

Ⅰ　はじめに…556／Ⅱ　Clumsy Children（Walton）…556／Ⅲ　発達性協調運動障害の位置づけ…558／Ⅳ　DAMP症候群とは？…559／Ⅴ　おわりに…560

第4章　注意欠陥多動性障害（ADHD）　　　　　　　　　　　　　　　　　武田俊信　562

Ⅰ　はじめに…562／Ⅱ　ADHDと何か：その概念と診断基準…562／Ⅲ　治　　療…566／Ⅳ　症例：13歳，男…568／Ⅴ　予　　後…569／Ⅵ　まとめ…570

第5章　反抗挑戦性障害と行為障害　　　　　　　　　　　　　　　　　　　原田　謙　573

Ⅰ　はじめに…573／Ⅱ　症　　例…573／Ⅲ　ODD, CDとは何か…575／Ⅳ　ODD, CDの治療…579／Ⅴ　予後と予防…580／Ⅵ　おわりに…581

第6章　トゥレット障害　　　　　　　　　　　　　　　　　　　　　　　　猪子香代　583

Ⅰ　はじめに…583／Ⅱ　チックとは？…583／Ⅲ　トゥレット障害とは？…584／Ⅳ　チックの診断…585／Ⅴ　トゥレット障害の合併症…585／Ⅵ　トゥレット障害と強迫…586／Ⅶ　チックとADHD…586／Ⅷ　チックと発達障害…586／Ⅸ　チック障害の評価…587／Ⅹ　チックの治療…587／ⅩⅠ　チック障害の予後…588

第7章　吃音と音声の障害　　　　　　　　　　　　　　　　　　　　　　　府川昭世　590

Ⅰ　吃　　音…590／Ⅱ　その他の音声障害…597

ケース・カンファレンス　思春期の解離性同一性障害（多重人格障害）の治療

　　　　　　　　　　　　　　　　　　　　　　　　　　　　　　　　　　　傳田健三　599

Ⅰ　はじめに…599／Ⅱ　症　　例…599／Ⅲ　考　　察…601／Ⅳ　おわりに…605

テーマD　終　章

第1章　児童精神医学と倫理　　　　　　　　　　　　　　　　　　　　　　中根允文　609

Ⅰ　はじめに…609／Ⅱ　精神医学・精神医療における倫理とは…609／Ⅲ　児童の自己決定権…610／Ⅳ　児童期精神科医療における倫理性――薬物療法を中心に…613／Ⅴ　障害の告知について…615／Ⅵ　まとめ…615

第2章　成人になった児童期発症の子どもたち……………………………………小林隆児　617
　　　Ⅰ　はじめに…617／Ⅱ　「発達障碍」を考える…617／Ⅲ　事例を通して考える…618／Ⅳ　おわりに：成人期と乳幼児期をつなぐ…622

第3章　発達段階からみた児童精神疾患………………………………………………杉山登志郎　624
　　　Ⅰ　発達精神病理学とは…624／Ⅱ　脳の発達と心の発達…625／Ⅲ　幼児期後期の発達課題と自閉症…626／Ⅳ　反応性愛着障害とその後年の後遺症…627／Ⅴ　児童から青年への病型の変化…628／Ⅵ　社会性の獲得とは何か…628

第4章　乳幼児精神保健と疾病予防──乳幼児精神保健の立場から……………渡辺久子　631
　　　Ⅰ　予防精神医学としての乳幼児精神保健…631／Ⅱ　間主観性…631／Ⅲ　早期のこころの響きあいとコミュニケーション的音楽性…632／Ⅳ　心の防衛──脳の発達の歪み…633／Ⅴ　直観的育児行動と都会の育児の孤独…633／Ⅵ　漸生的こころの発達：資質－環境－感情行動系…633／Ⅶ　愛着とこころの発達…634／Ⅷ　赤ちゃん部屋のおばけ…634／Ⅸ　関係性障害への早期介入アプローチ…635／Ⅹ　工業会社会と育児困難…636

第5章　児童精神医学教育のあり方………………………………………………………本城秀次　638
　　　Ⅰ　はじめに…638／Ⅱ　児童精神科医の養成について…638／Ⅲ　近接領域における児童精神医学教育…646／Ⅳ　まとめ…647

第6章　特別支援教育の現在と課題…………………………………………………………柘植雅義　649
　　　Ⅰ　特別支援教育への転換…649／Ⅱ　発達障害の理解と対応…651／Ⅲ　特別支援教育のシステム…652／Ⅳ　特別支援教育の進捗状況…654／Ⅴ　特別支援教育の課題…655

　　あとがき①　牛島定信　657
　　あとがき②　村瀬嘉代子　658
　　人名索引　659
　　事項索引　663
　　執筆者一覧　684

テーマ A

児童精神医学と子どもの心のケア

第Ⅰ部
現代を生きる子どもたち

——子どもたちは変わったのだろうか？

第1章 こころの糧としての子ども時代

村瀬嘉代子

Ⅰ　はじめに

　本章の内容に先駆けるものとして，「こころの糧と子ども時代—生きられた時間の体験」と題し（村瀬[8]），重篤な中年期の重複聴覚障害者とその家族への援助経験を検討して，次のような内容について述べた。第1に，子ども時代の経験が人生を生きる過程にもたらす意味。第2に，子ども時代の肯定的意味を持つ経験は精神的治癒や変容，さらには生き方のより健康な方向への転機をもたらしうる。第3に，仮に不幸にのみ彩られたとみえる子ども時代を経た成人にとって，一見些細にみえるエピソードであってもそこに肯定的要素を見い出すことができると，不幸と思われていた過去を別の物語に読み替えうる契機となり，成人である自分の中の健康な意味での子どもを賦活できる場合がある。これらは人が生きる上でのより所，こころの糧を見いだすための要因である。第4に，第2，第3に挙げた内的過程を活性化させるための面接技法に求められる若干の工夫。

　本章では子ども時代の持つ意味をこころの糧という視点から，数世代にわたる家族問題への援助，高齢者への心理的援助，「自分」という存在の基盤である親や家族を知らない子どもへのケアなどをもとに，世代間連鎖を断ち切ろうとする営みや，自分の物語を創り自己の存在を確かめていく営みなどを例示しながら検討したい。あわせて，子ども時代の意味と子ども時代の経験を，その後の成人期や高齢期を生きる上での糧にしうる心理的援助技法に求められる要因についても考察を試みたい。

Ⅱ　子ども時代とは

　子ども時代という表現はある時期までは，アカデミックな用語と見なされなかったが，児童精神科医，清水将之の第41回日本児童青年精神医学会会長基調講演や著作（清水[10,11]）にこの言葉が取りあげられてから，学術用語としてその後定着してきた，といえよう。ここでは，次の3つの意味を含むが，文脈に応じて意味の重点が多少異なることをお断りしたい。

1）ライフサイクル上で，乳児期から青年期までを総称する。生理的，心理的，社会的に成長途上にあるという時期である。
2）親子関係という，関係性の視点から，誰しも人は子どもという位置関係を終生持ち続ける存在である。親をどのように受け止めるかということは個人のあり方を強く特色づけることになる。出自が人のアイデンティティ形成にとって，大きなテーマになるゆえんである。
3）こころの全体性という視点から，人のこころの底に生涯を通して，生き続けることが期待される健康な精神の特質としての「子どもらしさ（childlikeness）」（Singer[12]）が挙げられる。この場合の子どもらしさとは「いわゆる未成熟さをさす子どもっぽさとは似て非なるもので，健康な子どもが持つ特質，すなわち，いろいろなことに開かれた態度で注意を向ける能力，不確定な情況に耐える能力」を指す。

Ⅲ　精神的治癒・変容・成長の生じる契機，転機としての「こころの糧」

　クライエントの抱く問題の性質や疾病が何であれ，また年齢や性別の別なく，当然ながらまず安

堵感を贈る，少なくともこの情況は自分にとって侵襲的ではない，という安全保障感を贈ることが前提になる。次いで，伝えられたものを伝えられたものとして受け取る（土居，1977）基本姿勢をもとに，視覚聴覚はもちろん，他の感覚——時には内臓感覚をも——を働かせて，対象を緻密に観察し，聴き入ることが求められる。とりわけ自己表現がままならないクライエントに対しては，今まさに何を感じ，考えているのかについて，身を添わせる心持ちで関心を寄せることが必須といえよう。まさにこれは前言語的レヴェルをも含む偏りなく全体情況に漂わせる関心である。

従来の心理療法では，学派の違いはあれ，通底するのは，クライエントについての観察事実（感覚的に捉える内容をも含む）をいかに的確なものにするか，それに基づく治療方針や技法の選択について検討し，治療過程の進展につれて，アセスメントをその都度いかに適切に行うか，クライエントの変容に即応しながら，クライエントへの理解を深め，必要とされる援助技法をどのように吟味変容させていくかということが主題であった。換言すれば，援助者から見たクライエントの内的外的世界とそれへ対応する理論や技法の創案や工夫に，ほとんどの力点が置かれてきたといえよう。そして，援助者の基本姿勢としては，いわゆる支持的であることを基盤とし，その上でクライエントの気持ちを汲む，相互過程の中で，自己洞察が進むように援助するというように，抽象的包括的に論じられてきたように考えられる。

だが，自分自身や世界に対する不信や怖れを抱き，基本的に自分の存在を受け止め直し，育て直ることが必要な，人格の基底に脆弱さを持つ人々に対する心理的援助にとっては，被援助者と援助者の相互過程において，援助者の内的体験として何が生じ，それらはどのように展開しているのか，さらにどのような作用を及ぼしているのかについて，分化した具体的な検討が必要であると考えられる。

自分自身の存在や世界に対し必要な信頼感を持ちがたい状態にある，実存的脆弱性を抱く人々がそこから心理的に再生，あるいは自分の存在に

ついて密かにであるにしろ受け止め，自分の生を享受する方向へと変容するためには，他者から受け身的に与えられる刺激ばかりでなく，自分の内面，内側から，歩んできた自分の人生の物語のなかに，仮にそれが些細にみえることであっても，「我が内なる何か」として，手懸かりになるものを見いだすことが必須である。他律ではなく，自律的にその個人の内から見いだされる再生，再起の端緒となるもの，生きる意欲を賦活するものは人の生を支える要因の中でも重要な「こころの糧」であると言えよう。これまでの臨床経験を通して，「こころの糧」としてより大きな意味を多く持つのは子ども時代の経験であるかとを看取してきた。次に事例を挙げて具体的に考えてみよう。

Ⅳ　事例の素描

（表現は守秘のため，本質を損なわないように改変されている。）

1 現実を見詰めることに意味を感じ始めた母親と少年

中学１年のＡ君はいじめが原因の消化器疾患と不登校を主訴として来談した。精査の結果，症状は心因的なもので，心理治療が必要だと内科より紹介されてきたのであった。心因性と告げられたことに，Ａ君も母親も非常に満足しているのが印象的であった。Ａ君は一見少女と見えるようなブランド服を着ており，面接も母親と同席を望み，母子双方，椅子を寄せ，互いにもたれかかるような姿勢で話した。

強度の難聴だが，小学校卒業までは普通学級に在籍し，成績もよかった。鋭い感性を働かせ，聞こえの不足は人の唇の動きを読んだり，情況を全体的に捉える努力をしてきた。障害児なのに成績がよい，生意気だと強烈ないじめにあい，中学からは聾学校に転じた。しかしそこでもいじめられ孤立しているのだ，という。母親はＡ君を出産して産後の肥立ちが悪く，母子共に入院中に，Ａ君の聴覚障害を医師より知らされ，相次いで夫の事故死を知った。母親は失声，失語状態，続いて記憶喪失となった。Ａ君は３歳半頃まで，親類の間

を転々として預けられたが，母親の状態がかなり回復したので，母親自身の強い希望もあり，母親の手で育てられることになった。二人はひっそり身を寄せ合うように，ことに母親は買い物も宅配で間に合わせ，外部との交渉を極力少なくしてきたのだという。A君も母親も共に学校教師や級友を激しく批判した。

ただ，そういう外の世界への批判的話題については，二人の波長は合っているのに，ふとした瞬間，お互いを見つめ合う眼差しに甘えるような，相互依存の心持ちとうんざりしたというようなアンビバレントな表情が強く漂い，慌てたように親子は双方，目をそらすのであった。

A君は私の口元を見て，おおむね話は理解できるようであったが，反語や判断を保留するような表現は分かりにくい様子に気づいた。そこで，私は反語や逆説的表現は控えながらも断定調にならないように，ゆっくりと話し，曖昧で分かりにくい表現は避けようと努力した。A君は小声で必要最小限の文体で語ろうとした。自分でも聞こえにくいのに，発声練習をもとに，自分の声を十分確かめられないまま話すことの努力の程が想像され，私はなるべく一つの単語，それを語るA君の表情，雰囲気などに注意を集中して，言葉に現わされ難いA君の気持ちや生活の全体情況に想像を巡らすようにして聴いていた。

担任が来訪されたり，私も学校訪問したが，A君親子の持つ文化とその在籍学級やろう学校全体の文化の相違は，いずれかの非を問い糾すというよりも，自分とは一見異質なものとどう共存し，共有していくか，双方が理解し，認め合うかが課題であり，それには着手できることから少しずつ努力することと時間が要ると思われた。

初回面接を終えたA君は「不思議，あまり言葉を発しないし，自分の言葉を本当は全部聞き取れていないようにも思われたのに，あの面接者といると何か通じる，少しほっとする」と母親に感想を漏らした，という。A君は遅刻しがちで，不満をいろいろ述べつつであったが，登校を始め，不要と言い続けてきた手話を習い始めた。習得は早かった。母親も手話を習い始めた。私の手話は朝，覚え，夕べに忘れるという具合で初歩段階に足踏みしていた。A君は手話を笑いながら教えてくれ，無理せず必要なことは筆談で確かめようと提案してきた。以後，A君とのコミュニケーションはより円滑になった。

課外活動にも参加するようになり，多忙なA君の面接は一応終結かと思われた。

ところが，相談が必要なのはむしろ自分だ，と母親が来談されるようになった。外見は弱々しく受け身的に見えるA君だが，家では「なぜ生まれねばならなかったのか」と激しく母親を責め，暴力を振うのだという。これは数年来のことで，学校でのいじめに匹敵する，いやもっと辛い悩みであるという。記憶喪失から回復しかけた時，自分は障害ある子どもを一人で育てる覚悟が定まりきらず，過去は忘れ，自分について考えることも止め，ただ，日常生活を最小限営むことで自分に触れずに来た。だが，これが何か今のAの行動に影を落としているように思う，自分を確かめる営みを一緒にしてほしい，と。

母親の生い立ちは苛酷を極めるものであった。父親はA君の母親が幼児期に行方知れずとなった。心病む母親と行動上の問題で地域からはじき出される妹を抱え，A君の母親は中学時代から某社のモデルとして生計を支えたのだという。母方の祖父母も未成年の母親に物心両面の援助を求める人たちで，勉強するゆとりなく，進学は諦めた。そういう境遇を分かってくれる夫が現れ，ようやくこれから，というときに，子どもの障害を告げられたことと夫の不慮の死が重なり，希望は一瞬に消えた。子どもの障害も年を経るほどに現実生活の厳しさの中で，容易ならざるものであるとの思いが強くなってきた。取り柄であった容姿も今は中年で昔日の面影はない，自分には何もない……。重い吐息を漏らされ，自分の親，祖父母を自分に苦労させるためにこの世に生み落とした，そして大人なのに自分に頼って，と物心ついてから一貫して，内心は怒りで一杯だった，気持ちに蓋はしてきたが……，でも，今日は何かその蓋が持ち上がりかけている，と語られた。

モデルであったとは，一瞬意外であったが，母

親の切れ長な目，引き締まった口元を見ているうちに，私のなかに臨場感を持って，イメージが浮かんだのである。往時の楚々とした可憐な面影の少女が私の眼前に活き活きと立ち現れてみえた。日々の生活の重荷に屈することなく，自分を見失わずにすっと立っている少女……。私はメモ紙に少女像のスケッチを描いた。吐息をついていた母親は，絵に目をとめるとぱっと笑顔になった。そして，その時のモデル達のポスターは評判になり，営業にも貢献した，さらに健気に一家を担っていると，職場で褒められたことを急に溢れるように思い出したのであった。「不思議です，過去は辛く屈辱的，家族は恥，そんな自分はよい家庭を作れず，人生の敗者だからものを考えない，とずっと自分を閉じこめてきたのに，キャンペーンイベントで活躍していた晴れがましいような自分が活き活き思い出されました。私って，一生懸命生きていた子どもだった……」。その後の苦難の中で，今日まで生き延びてきたことと併せて，母親へのねぎらいと敬意が私のうちに湧き起こってきた。母親は今の自分をこれはこれ，と受け入れようと思えると語った。

過去を思い出さないようにしてきたという母親は，ゆっくりと幼い時からの記憶を自らたぐり寄せ，自分の母親が具合のよいときは，セーターを手作りしてくれたこと，働く子どもの自分にねぎらいの言葉をかけてくれた数少ないエピソードを思い出した。

母親は手話を交えながら，時には図示して，子どもにして子ども時代を満喫することなく家族の生活の責任を負った日々，短かったが誠実な夫との生活，母親となったことの歓びと不安，戸惑いをA君に素直に語った。A君は「僕の年にはもう子どもの生活はなかったのだね。ママのせいではない，責めたのは自分の事実を受け止めきれなかったから……，自分の持つ条件の中で努力する」と応え，周囲にも次第にとけ込めるようになっていった。母親も「社会復帰です」と笑いながら，病院の給食室で働くようなり，親子は近隣と交流するようになった。

小 括

A君とその母親には生きにくさの要因がA君の抱える障害，一家の主の早すぎる不運な死，母親の遷延化したPTSD，適切な教育環境に出会えなかったこと，その他支援する人的物的出会いの乏しさなど，一見して明らかなしかも重い負因があった。だが，これらの負因の基底に母親が自分の生を受け止めきれない生育過程で背負った悲しみ，苦しみが精神的に生を享受することを拒んでいたのであり，これがA君の自分に纏わる事実を受け入れにくさにも影響していたものであろう。母親が苦渋に満ちた過去に誇りに思える子どもの自分を再発見したこと，その自分は今日まで生き延びてきたという事実に気づいて自信を回復したことがこの親子へ転機の萌芽をもたらしたものと考えられる。

2 B氏：シベリヤ抑留，その後の曲折の日々を支えたもの

数年前よりとある高齢者施設で，入所者の心理的支えを求められ，かかわりの緒を個別的に模索してきた。これらの経験をもとに，決して全ての場合がそうだなどとは言えないが，「この人は～です」と現実検討力がほとんど失われているとか，疎通性がない，と紹介され，確かに一見，周囲に対し，現実的な活き活きした関心を失ったかに見える高齢者の心の内に，時系列的に，あるいは空間的ひろがりの関係性の網の目の中で，的確に筋道だって整理され，論理的整合性が確かである，とは言えなくとも，外見からは想像しがたいくらいに，内的に豊かな意味深い世界を生きておられることに気づかされることがしばしばあった。その密かに内面で息づいている世界に出会うと，そういう高齢者の方の日々の生活は緩やかだが，自発性が蘇り，穏やかな協調性が増し，その人の周りの空気が何かほっとする静かな暖かいものになるように看取される。入所者同士や職員とのやりとりにもそれは反映するようである。B氏はその高齢者施設で出会った方々の一人である。

B氏は補聴器をつければ，何とか聞こえるのに，それをせず，自分の世界に籠もっている，何か手

第 1 章　こころの糧としての子ども時代
（村瀬嘉代子）

懸かりをと面接を依頼された。大声で耳元で話すと聞こえるはずだとのこと。B氏は87歳，脳梗塞の後遺症で，右半身が不自由，車いすに座り，食事時間以外は終日，自室の窓から，窓外の県道の車の往来を見詰めておられるのだ，という。

まず，自己紹介して，挨拶するとして，さて，耳元で大声を出すのか……，うーん……。何かそぐわないし，大声で話すことは自ずとニュアンスが大まかにもなる……。私は名刺代わりに私自身のイラストと，余白に挨拶文を平仮名で書いたカードを手作りし（小学生のクローキーという感じ），B氏に手渡した。警戒するような眼差しでカードを受け取ったB氏は余白の文と絵を見比べながら，ちょっと微笑まれた。私はとっさに〈お写真の代わりにスケッチさせて下さい〉とスケッチを描き，B氏に差し上げた。B氏の硬い表情が緩み，ポケットから補聴器を取り出し装用し，自分の似顔絵をさして，「これは若いです」と笑われた。雪に覆われた原野の積雪の下を細く流れる水のイメージがぱっと私のうちに浮かんだ。

〈窓の外の自動車の往来をじっとご覧になってますね。車はお好きですか？〉　B氏は食い入るように私を見詰め「今の日本人は車を3から4年で買い換えます。もったいない！」と叫ぶように言われた。〈ホント，デザインはともかく丈夫さからいったら，日本車は世界のトップクラスでしょうね？〉「そうです。私は自動車修理工をしていました。大事に手入れすれば，車は20年は持ちます。20万キロ超えて走りは好調というくらいです！」〈はあー，こんどこの続きのお話聴かせていただけますか〉「ハイ！」　大きな声で，こちらをしっかり見詰めて応えられた。

次回，入室するとB氏はすぐ補聴器を装用され，「ちょっと待って下さい」とダイヤルを調整される。なんと私の平素の声で会話が成り立つ！　自動車修理について，少しは話が通じるらしい，と思われたのか車談義を少ししてから，B氏は不思議そうにまじまじ私を見詰めてから，「言えば，たくさん苦労はしました。でも愚痴はだめです。（しばし，沈黙……）国費で長い海外生活もしました……」（留学されたとか，在外勤務をされたとはどうも想像しにくい……，海外生活と口にされたときの諦念とでも言うようなあの表情……，そうだ！）〈もしや出征され，敗戦後シベリヤへ抑留されてご苦労されたのではありませんか？〉「そうです，あれは国費で海外生活をしたのだ，と自分に言い聞かせ，気持ちを納めようとしてきました。亡くなった家内にも，今の家内にも息子達にも話したことはありませんでした。でも，退職して自分の時間ができたら，自分が生きてきた道を書いておきたいと思っていましたが，手が不自由でそれもできなくなり，じっとしていることにしていたのです……」。少々考えてから〈私が書き記したい，と思われたお話を伺い，それをワープロで清書してきましょうか？〉「ハイ，是非！」大きな声できっぱり返事をされた。

シベリヤ抑留の記憶，飢えと苛酷な労働，亡くなった戦友を凍土に埋葬する悲しみ，やがて次は自分が……という虚無と望郷の念……。それに先立つ戦時中の軍隊内での理不尽な下士官の暴行……。B氏は噛みしめるように言葉を選びながら話された。当時の生，その日，いやその一瞬の厳しい時間を生き延びさせ，凌がせたのは，消灯後，凍てつく宿舎の暗闇の中，故郷の家族，とりわけ母親の手作りのおはぎを思い出すことだった，という。「毎日，食べ物，甘いもの，それが母親と結びついていました。抑留された仲間も食べ物と家族を結びつけて思い出話をしていました」「不思議でした。真っ暗で凍えそうに寒く，ひもじい，ベッドは硬い，でも，おはぎを口にしたときの感じ，桑を摘んできて母親に褒められたときのこと，思い出すと静かに眠れたのです……」と語られた。貧しい中から昼間農作業をし，夜間の工業学校へ通っていた生活が応召で絶たれたこと，出征の日，町内会の人々が打ちうる日の丸の旗の波の中に佇んでいた小柄の母親を見て，「自分の子どもの日は終わりだ，そして生きて戻ることはない，とさっと悟ったのです」といわれた。帰還後も苦労を重ねられたようであるが，「あの恐ろしい海外生活から戻れたのですから……。そして帰国後間もなく亡くなりましたが，母親に纏わるいろいろなことがあのシベリヤ抑留を耐え抜かせた，とそっ

と誰にも言わずに一人胸中に抱えてきました」

聴き語りを纏めて，訂正箇所があったらとお見せすると「ポイントを分かって，よく書けています」と真面目な表情で言われ，家族に渡したいので，とコピーを所望された。

その後，B氏はこざっぱりと身繕いをするようになられ，デイルームに出て，周囲と自然にやり取りされている。補聴器は調整されて叫ばずともやりとりは成り立っているようである。私との時間は，静かに「暗いとか，自殺したいじゃありません，でも死を待っています。もういいのです。家族のこと，経済のこと決まりがつきましたし……，もういつでも，という用意のある気持ちです」と語られ，一方で私と「数独」を一緒に解き，「小学生の時，算数得意だったけど難しいなあ……」と素直に笑われる……。

小 括

B氏の「母親のおはぎ」から，Frankl VEの『夜と霧』の一節，「強制収容所の中で，絶望のなかで希望を与えてくれたのは，愛する家族を思い浮かべることであった……」が思い浮かぶ。時間的に見通し無く，いや健康状態からして，明日をも約束されていない日々で生き抜くエネルギーは子ども時代のお手伝いをした誇りと母親の存在が象徴されるようなおはぎの記憶であったのだ。食べ物と大切な対象との結びつき，原初的な口唇的な満足をイメージの世界で味わわれたのであろう。

3 「一人漂う私」を支え，居場所感覚をもたらすもの

居場所とは人が時間的，空間的ひろがりと繋がりの中に自分独自の在所を持つ，ということの一種のメタファであると言えよう。長らく養護施設を始めとして，さまざまな児童福祉施設に関わりを持ってきたが，どの子どもにもきめ細やかな配慮を込めてかかわり一人一人が「生まれてきてよかった，この世は生きるに値する」と実感できるとき，自分自身への自信やこの世への信頼感が育ち始めるのだと思われる。とりわけ自分には何の存在の手懸かりもない，という乳児期から天涯孤独の子どもにこの生きる自信の基盤をどう贈るかが課題であると考えることがしばしばである。

ある養護施設の子ども自治会のイベントに頼もしく見えるOBの青年C氏が訪ねてきて，あれこれ後輩を励ましていた。その爽やかで程よいリーダーシップぶりに感じ入った，と私が素直に彼に話しかけると，「そう言われると嬉しいけど，俺相当すごかったのです。全部園長先生にきいて下さい」とC氏は頭を掻いた。

彼は肉親の消息が全くないこと，天涯孤独であることを非常に悲しみ，不安定となり，転じて在園中に相当トラブルを起こしていた，ということであった。園長は彼が18歳で卒園するとき，それぞれの人が職業上の立場ではあるが，その時々の出会いを大切にし，彼に慈しみの気持ちを持って接したのだ，という記録を卒園記念のプレゼントにしようと発案された（桑原[6]）。退職して遠隔地に嫁いだ乳児院の保母さん，養護施設へ移ってきて最初に担当した保母さん，保育園の保母さんだった人，小学校低学年の担任の先生，同じく4から5年時の担任の先生，養護の先生や中学の先生，部活の顧問の先生，養護施設の担当寮母であった児童指導員，事務職員，園長等，C氏に乳児期から養護施設卒園まで接してきた人々がビデオカメラの前で，彼との想い出，どんな子どもだったか，どう思って接したのか，各自がその人の言葉で，その頃の彼の様子や周囲の状況を彷彿とさせるこころのこもった語りをされていた。それらの語りの間には，小学校の卒業式の様子，遠足や運動会，新年会の様子が織り込まれ，2時間近くに凝縮された18年間のビデオ記録を観ると，C氏には，多くの人やことのかかわりが彼を育て，支えるべくその時々で誠意と愛情を込めて養育や教育をしてきたことが伝わってくるのであった。

C氏は卒園して，たちまち行き詰まり，職を失ってアパートに引きこもったがその時，3日間，食事をするのも忘れるくらい，このビデオを繰り返し一人で観て，涙した，という。3日間，ビデオを見続けたとき，「そうだ，自分はこの世に一人きりではない，期待されている人間なのだ，こ

れだけ大事に育てようと皆がかかわってくれたのだ」と内心から声がきこえたのだという。

以後，この学園では卒園生に小さいときからビデオを編集して，卒園時にプレゼントされている。

大切にされた想い出の品として，その子が着用していて一番似合ったベビー服をクリーニングして残しておき，その子が長じて来園し，自分がどんな赤ちゃんだったかを知りたいと願うような場合には，そして知らせることがその人に役立つと思われる人には，乳幼児期の思い出話と共にそのベビー服をプレゼントされるという乳児院もある。仕事に挫折し，疎外感に打ちひしがれそうになったとき，結婚する前，自分の子どもを育てようとするとき，かっての乳児期の自分がどうであったか，どのように大切にされたか，という話はとても生きる支えと誇りになるようだ，という（摩尼[7]）。

小 括

人として人間関係の網の目の中に自分の在所がある，いろいろなセーフティネットがある，これは充足しているときはあたかも空気のようにとりたてて自覚されないが，それが損なわれると，人の存在の基盤としていかに大切な意味を持つかに気づかされる。近年，こういう養育条件に恵まれない子どもに養育の一貫性，継続性を保証しようという機運がわが国でもようやく高くなり，児童福祉施設ではいろいろ工夫が試みられるようにはなってきている。

V 考　察

1 心理的治癒機転として子ども時代の経験が持つ意味

例示した事例においては，いずれの被面接者も何らかの肯定的な意味を持つ心理的転機を生じる上で，子ども時代の経験をイメージの中で想起している。そして，こういう場合，想起される内容が，いわゆる実在したエビデンスであるか否かという真偽を糺すことはとりあえず不問にして，それらの経験は想起する本人にとって必然性のある心理的な事実なのだと，共有する心持ちで面接者が受けとめることが，その想起体験が何らかの肯定的な心理的転機・変容をもたらすために必要だと考えられる。被面接者は想起したイメージの中で，子ども時代に退行して，あるがままの自分を受け止められる感覚を味わったり，まだ葛藤が少なく，自分の生を肯定していた自分という感覚を想起していると考えられる。そして自分の存在はあの頃，慈しまれ，役立つ意味ある存在だったのだ，と想起再体験しているようである。子ども時代は多くの人にとって，存在をそのままよし，と利害得失からは比較的自由に，純粋に受け止められる機会が多いと言えよう。したがって，子ども時代に纏わる想起内容は自己認知をよいものへと修復回復する意味を持つと考えられる。

さて，高齢者が自分の人生の軌跡の意味を確かめる心理的援助を行う方法として，回想法[5,2]がある。

これまで，さまざまな面接経験を通して，人生のより早期の想い出を活き活きと具体的に語られ，しかもその内容が肯定的なニュアンスを帯びたものであるほど，現在の状態が重篤でも，その被面接者の治癒過程は穏やかで，自分や自分に纏わるもろもろのことを受け入れられやすくなる，という印象を抱いてきた。黒川[注1]によると，回想法についての研究にはそうした切り口によるものはないが，経験的に首肯されるという。同様に，内観療法（川原[4]；村瀬孝雄[9]）においても，より幼い時の経験事実を具体的に想起する人ほど，深く真摯な気づきを得られるという印象を持つが，多くの内観面接経験を持つ方々[注2]に伺うと，同様の印象を持つとのことであった。

人生を生きる糧として，子ども時代のイメージ（あえて，実在の事実と限定せずに）が大きな意味を持つこと，子ども時代への可逆性のある良質の退行が心理的変容のための転機として有意味であると言えよう。

2 「生きられた時間」をもたらす，一回性を活かす要因

日常生活の中では，多くの場合，人は制度化された時間の流れに身を委ね，時間はそのまま流れ

ていると言うことが多いのであるまいか。人が自分の存在を意味あるものとして実感するという時間はそれが仮に短くても，生きられた時間，生かした時間，としてその個人に経験されるのではないであろうか。心理的援助においては，一回性を真に生ききる，ということが，心理的治癒機転にとっては必要であり，また，それは被援助者にとって，新鮮な自分の主体性を感じる時間（瞬間の場合も）であろう。それには，どのような要因が求められるであろうか。

これまで，心理的援助とは暗黙の内に継続を前提とし，まずは初めてみて，という傾向が多かった，といえよう。しかし，厳密に考えれば，今日，今が次の瞬間，明日へと続くことをわれわれはよき継続性を体験してきているので，暗黙の内に信じているが，そのような保証はないのは事実である。「今」を気負うことなく自然にしかし配慮を込めて生きる覚悟が心理的援助には求められるのではなかろうか。こう考えると，面接者は自ずとささやかな観察事実や被面接者の片言隻句から，あるいはなにげない振る舞いから，有意味な何かに気づき，それについて吟味検討することになる。わずかな一点から，点と点で線を，線と線で面を，面と面で立体へと理解は的確に深まり構造的になるはずである。

さらに，理解が深まるには，なるほどと一見説明がつくからと，安易に断定しきらない，常に開かれた姿勢を持つことが必要である。

また，被援助者に対する理解を早く正確に持てるのでは，という動機から，時系列的に因果関係的に説明しやすいように尋ねることを面接者主導で進めがちであるが，与えられるものを大切に受け止め，それに纏わる事々を自然に繋いで構造的理解を作り上げていく，という姿勢が臨床ではより大切であろう。同様に，高齢者に対する心理的援助の場面で，あえて回想法という構造化された構えで向かうのではなく（注：黒川，前掲は回想しない自由ということを強調し，回想する作業を

───────────
注1）黒川由紀子上智大学教授との討論。
注2）三木善彦手塚山大学教授，竹中ひろ子親子内観研修所所長，清水康雄瞑想の森内観研修所所長との討論。

強いないよう注意しているが……)，提示されるものからこちらが想像力を働かせ，被面接者と共に物語を共有して紡ぐことが望ましいと思われる。

3 面接者の内的過程への注目

Gendlin は 1960 年代初頭，人格変容が生じる普遍的基底要因として，人が内面に言語化以前のものとして内的に──sensory and visceral──感じている感覚が適切な概念と出会うという現象があることを見出し，体験過程という画期的概念を提示した。これを基にフォーカシングという技法を創出発展させている（Gendlin, 1996）。フォーカシングとは，セラピストがクライエントに対し，感情（体感覚的なもの）に段階を追って注意を向けさせ，その感情が妥当でかけがえのないものであることを認めた上で，その問題に対する新たな気づきと何らかの行動を可能にさせるフェルトセンスを呼び起こす技法である。クライエントの過去の個人史や家族関係などに立ち入ることは行われない。クライエントは自分の中に生じたフェルトセンスに導かれて自分の生に対して新たに取り組み，展開が生じる，というものである。これはクライエントの抵抗を生む余地も少なく，効果的な技法である。ただし，自分の内的感覚を適切に言語化しえないようなクライエントや重篤な状態の人には適用が難しい。ここではセラピストはクライエントをガイドする人，段階を追ってフォーカシング過程が進むように援助する人である。

先に述べた一回性を大切にするセッションでは，被面接者の中に生じている感覚，感情，思考過程に注意を向けるばかりでなく，その時間を被面接者と面接者が双方向的に共に生きる密度の濃い体験を生み出すために，面接者も自分の内面に生起する感情，思考，時には前概念的な感覚に対して注意をこらして把握していることが必要である。このように，面接者が被面接者，自分自身，さらには自分たちを取り巻く時空間のひろがりについて，多焦点というか，緻密な焦点を見詰める目と全体に関心をバランスよく漂わす，そう言う

状態にある時,クライエントの言葉に表現しきれない,だが喉元の皮一枚下にある感覚,感情,思考と繋がりを生み出すことが可能になるのであろう。いっぽう,豊かな幅広いジェネラルアーツも被面接者と波長が合うときには必要な要素である。

Ⅵ　むすび

　子ども時代の経験はそれがクライエントにとって意味あるものとして想起されるとき,あるいは仮に不幸に彩られたと見える経験でも,適切な聴き手もしくは支え手を得て,意味ある経験と読み替えられると,生きる上での貴重な糧になる。だが,子ども時代の経験がそう生かされるためには,援助者の側に,自らの内面を的確に捉えることと並行して働く豊かな想像力,緻密に必要な一点を焦点化して捉える視点と全体情況を視野に納める多焦点の視点を併せ持つことが望まれる。

文　献

1　土居健郎：方法としての面接．医学書院, 1977.
2　Freed A: The Changing Words of Older Women in Japan, 1992.（黒川由紀子, 伊藤淑子, 野村豊子訳：回想法の実際―ライフレビューによる人生の再発見．誠信書房, 1998.）
3　Gendlin ET: Focusing Oriented Psychotherapy. The Guilford Press, 1996.（村瀬孝雄監訳, 池見陽, 日笠摩子訳：フォーカシング指向心理療法（上・下巻）．金剛出版, 1999.）
4　川原隆造ほか編：心理療法の本質．日本評論社, 1999.
5　黒川由紀子：回想法．誠信書房, 2005.
6　桑原教修：児童福祉施設舞鶴学園園長, 全国養護施設協会副会長の談話．2006.
7　摩尼昌子：乳児院, ドルカスベビーホーム園長の談話．2007.
8　村瀬嘉代子：こころの糧と子ども時代―生きられた時間の体験．児童青年精神医学とその近接領域 44-3, 2003.（村瀬嘉代子：統合的心理療法の考え方．金剛出版, 2003 所収．）
9　村瀬孝雄：内観―理論と分化関連性．誠信書房, 1995.
10　清水将之：21世紀の子どもたちへ．児童青年精神医学とその近接領域 42; 85-103, 2001.
11　清水将之：子ども臨床．日本評論社, 2001.
12　Singer E: Key Concepts in Psychotherapy, 2nd ed. Basic Books, 1970.（鑪幹八郎訳：心理療法の鍵概念．誠信書房, 1976.）

第2章　青年期病態の時代的推移と家族の変化

牛島定信

I　はじめに

　児童青年期の臨床において，私たちは家族を抜きにして語ることはできない。精神疾患が生物－心理－社会的視点からみるべきであるといいながらも，子どもにとっては，まず母子関係があり，長じるにつれて，父親が登場し，さらには家族が間近な環境として自らを包み，そして，その家族との訣別をめぐる戦いの中で社会的人間としての自分を形成し発見しようとするのが青年期ということになろう。最終的には，家族というフィルターを通じて社会を見ないで済むようになったとき，人間は成人と呼ばれるようになるのである。忘れてならないのは，その家族像が自身の人格の中に組み込まれていることである。換言すると，児童青年期の臨床とは，この母親を起点にして，両親，家族との関係を乗り越えて，一人の自立した人間へと成長する過程をいかにして援助するかということが中心的課題であるといっても過言ではないだろう。

　それだけに，子どもを相手の臨床では絶えず現実の家族と人格に組み込まれた家族を視野に入れた実践なり理論化なりが必要になってくるが，ここで忘れてならないことは子どもが映し出す家族が時代とともに大きく変化してきていることである。この変化が只ならぬ影響を戦後の子どもの人格形成に及ぼしてきたこともまた心しておくべきであろう。そしてまた，そうした家族の変化をもっとも見事に描き出すのが思春期青年期の症例であるということも留意しておく必要がある。長い間の親子関係，家庭内問題を自分なりに整理し解決して，家族を後にするという課題を達成する世代であることを考えると当然のことといえるだろう。

　そこで，本稿では，青年期症例を通じて家族の変化を描き出し，それが青年期症例にどのような影を落としているかを論じることにしたいと思う。

II　青年期病態の変化

　まず，病態の推移を時代的に辿ることからはじめたいと思う。

　思春期問題が精神医学の中で注目を浴びるようになったのは1960年代になってからである。その後，20世紀後半の間にかつて見られなかった病態がさまざまに登場して多様化し，21世紀の現在を迎えるに至っている。

　そういう目で振り返ってみたとき，我が国で変化の最初に現われた病態といえば，登校拒否と拒食過食を措いて他にないであろう。例えば，今や歴史的論文となった，下坂[5]の「青春期やせ症」に関する論文が出たのが1960年である。その後の，この病態の精神病理ないしは治療に関してはその下坂が半世紀近くリードをとってきたわけであるが，彼がこの病態を必ずしも青年期の発達と絡めて論じてはいないこと，さらには心療内科系の内科医ないしは小児科医がこの病態を心身症として広く取り扱った経緯があったことと絡んで，必ずしも青年期病態の中に正しく位置づけられなかったが，その後の発展を考える上で重要な病態である。加えて，精神病とは違った病態として注目され症例報告等が散見するようになったのが1960年前後であり，その特有の経過（登校を前にして緊張と心気状態を呈する時期，家庭内暴力

第2章 青年期病態の時代的推移と家族の変化
（牛島定信）

を示す時期，そして自閉的な生活に埋没する時期）を示した高木[6]の「学校恐怖症典型像」に関する論文をみるのが1965年のことである。ここから「青年期精神医学」が発展したのだとさえ言われているほどで，現代の青年期症例の変化は1960年に始まったといえるだろう。

その後，後述するような病態の変化が続くわけであるが，その前に，それ以前には思春期問題はなかったのかという議論をしておく必要があろう。そういう視点を据えると浮かび上がってくるのが，赤面恐怖，対人恐怖といった森田療法[4]が大正末期から昭和初期にかけて取り扱ってきた病態である。これは登校拒否の前駆態ともいえるものである。そういう意味では，拒食症例の前駆態としてFreud Sが概念化した「不安神経症」を当てることができるような気がしている。対人恐怖症も不安神経症も「神経衰弱」からそれぞれ森田とFreud Sによって分離独立された疾病単位である。したがって，1960年を登校拒否，拒食の時代とするならば，1950年代以前を対人恐怖，不安神経症の時代ということができるだろう。

不安神経症（その後，過呼吸症候群，過食衝動などへと発展していく）が若い女性に多く，対人緊張，登校拒否が男児に多いことはよく知られているが，重要なのはそれぞれが系列を成して，病態の変化が時の経過とともに進んでいることである。

1960年代の学校場面に不安がる登校拒否は，後に不登校という概念になって今なお増加の一途を辿っているが，それも1970年代の半ばになると，多少とも心理構造の質的変化を伴う退却神経症（笠原[3]）が登場することになった。正業不安を主要な特徴とする病態をいわれる。副業である部活や趣味の世界には活発な没頭を示すことができるのに，自らが問われる正業（正式の学科の勉強）となると途端に心が萎えてしまう状態である。優勝劣敗に過敏な青年が陥りやすいとされた。この病態は後にフリーター（アルバイトには活動的なのに，定職に就けない青年）となって社会的認知を受けるようになる。その後，それはさらに変質を遂げて，1990年代後半になると，いわゆる「社会的ひきこもり」となって社会の注目を浴びるようになる。この状態の特徴は非現実的な人生目標を立てて空想の世界に没頭していることである。人生目標を立てているとはいえ，社会的接触がない分だけ，本能活動が頭をもたげ，アダルトビデオ等に埋没していることも少なくないし，時には母親を支配しておかねばならないことも少なくない。この状態のままに社会的接触を維持できた場合，つまり人生目標を無理に立てないで済んだ例はニートとして社会的注目を受けることになる。

ただここで心に留めておかねばならないことは，登校拒否の一部症状であった「家庭内暴力」が1970年代になると，独自の病態の様相を呈するようになったことである。つまり，様変わりして，常態化したひきこもりを基盤にして，母親だけではなしに父親に，あるいは家庭内全体を騒乱の渦に巻き込むことを主要症状とする症例が注目を惹くようになったことである。この家庭内暴力は，今なお，社会的ひきこもりの重要な症状となっている。

次いで，1970年代後半から80年代にかけて，児童精神科医を学校の精神保健に導いた「対教師暴力」とそれに続く「弱い者いじめ」問題が登場した。教室での授業に伴う緊張葛藤を器物破損や授業妨害のかたちで問題のすり替えをやる姿である。前者は，中学校の教師たちが学校内の規則を厳しくしたり，補導を強化したりすることで対応することで一応の決着はついたかにみえるが，生徒たちの攻撃性は矛先を変えて弱いものいじめへ変貌したというのが実情である。80年代後半には，級友のイジメによる登校拒否をみることが多くなったし，イジメ問題は，時の経過とともに，さらに自殺者を出すほどの深刻さを示すようになっていることは周知の通りである。この状況での級友関係は，単なるイジメを越えた虐待の様相を呈するようになっている。

一方，これらの病態と並行して，70年後半から精神科では拒食症に次いで過食症，さらには手首自傷，さらには過量服薬の女性患者が急増した。ことに，1980年のDSM-IIIが出てから境界性パ

ーソナリティ障害という言葉が一般臨床でも使用されるようになったことをきっかけに，これらに注目が集まった。ここで注目すべきは，拒食症に代わった過食症が薬物乱用，手首自傷，過量服薬，性依存といった多種の衝動行為を伴った病態となって境界性パーソナリティ障害と呼ばれるようになり，さらにはこれらと関連して児童虐待が児童青年精神医学の中で重要な地位を占めるようになったことである。境界性パーソナリティ障害者自身が幼児期に虐待を受けたという話題とともに，境界性患者自身が児童虐待の加害者として登場してきたのである。

そして，21世紀になると，「ひきこもり」，「衝動行為」（過食，自傷，性依存）を基盤にこれまで考えられなかったような子殺し，親殺し，放火といった病態が，むしろ社会問題として児童青年精神医学の重要な課題となっていることも忘れてはならないだろう。

Ⅲ 家族構造の変化

こうした病態を作り出す社会的要因として臨床家の目の前に最初に浮かび上がってくるのが家族構造のあり様である。ことに患者が語る両親の姿，家族内力動のあり様が治療的ヒントになることはよく指摘されるところである。

そういう目で，1960年代の登校拒否や神経性無食欲症の患者で私たち臨床家が最初に気づいたことは"父権の失墜"であった。登校拒否とされる症例では，当時の教育ママという特有の母親像があって，「お父さんみたいになったらダメよ。もっとよい大学に行って，一流の企業に就職しなさい」というメッセージを子どもに何らかのかたちで送り，我が息子を煽ったものであった。一流大学に向わせる一方で父親を軽蔑させ，それに同調した息子がその路線を進めなくなったときに「登校拒否」になったのだということができた。家庭内における父親の地位が50年代前の世代と比べて大きく失墜した姿が描き出されたのである。それだけに，治療を進めていくと，母親に縛られた自分の姿を描き出すことができた患者は母親に批判的になると同時に，父親との関係を確認しては学校へ帰っていったのであった。一方，思春期やせ症は，男性に女性としてかしずくことをよしとしない母親が娘に「男性と対等に行動できる人間にならないとダメだ」というメッセージを送って，檄を飛ばしてその気にさせ，青年期の色恋話を始めとした女性々への芽生えを契機に母親の教えに背くことになった時に拒食症を発したといってよかった。それだけに，治療を進めていくと，必ず母子関係の葛藤が主題となり，父親を容れた家族像が回復すると拒食症から解放されるのであった。

興味深いのは，当時，この家族構造を代弁するかのような「マイホーム主義」が流行したことである。「会社にかまけて家族を軽んじると家庭内での居場所がなくなるので，早く帰って家族サービスに努めるべし」という一種の家族運動である。事実，あるNHK番組で，母親と中心にした集団が形成され，父親は別室で寝ているか，外の赤提灯の中で寂しく酒を呑んでいるといった家族図を描く多くの子どもが話題になっていたことを思い出す。当時，敗戦と同時に，男性（父親）の権威が失墜し，強くなったのは女と靴下だけだといわれたのも記憶に新しいところである。

それでは，その一昔前の対人恐怖の症例ではどうであったか。森田正馬のみならずその後継者の症例[4]を検討していくと驚くのは，神経症々例のすべてが父親の価値観との戦いないし葛藤が主要な病因になっていたことである。森田の有名な根岸症例は青年期になった根岸青年が芸術で身を立てようと志した時，父親の商家の息子は商人になることだと叱責されて腐っていたのが赤面恐怖症の原因であり，父親との和解ができた時に彼は神経症から脱したのであった。また，Freud Sの症例のほとんどが父親に主要な役割をもたせていることは周知の通りである。さらにまた，1950年代に「甘えの構造」[2]の起点となった「甘えたくとも，甘えられない」心理の基礎となった論文に掲載されたすべての症例が父親との葛藤が中心的役割を果たしていたことは意外と知られていない。いわば，父親を中心とした「家父長的な家族」がこれらの症例の基盤となっていたのである。

いわば，20世紀前半の「家父長的家族構造」が，60年代になって父権の失墜を示唆する「マイホーム主義」的な家族構造へと変化したということができる。

ところが1970年代にはいり，登校拒否に代わって注目を浴びるようになった家庭内暴力の症例では，患者の描く親たちの姿が変わったという印象を与えた。ある患者の治療をしている中で，「父は……」，「母は……」といった呼び方をせずに，「うちの親は……」という言い方をするに気づいて，「君はどちらの親の話をしているの，お父さんのことか，お母さんのことか」と問うと，「どちらも同じようなものです」という返事が返ってきたのに驚いた経験がある。父親の人格，母親の人格がそれぞれ不鮮明になり，親と自分の間だけの関係になっている様子を窺うことができる。確かに，登校拒否の症例では，小さくなった本人を連れてきた強大な母親がおり，父親は部屋の片隅から黙って眺めているという印象を与えたが，家庭内暴力症例では「両親が揃って相談にくる」といった感じがつよかったように思う。登校拒否症例での父母間での軋轢が消えて，子どもの暴力に二人揃って困り果てるという構図に変わったといえる。興味深いのは，この頃「ニューファミリー」なる家族像を耳にするようになったことである。夫と妻，父親と母親の社会的役割の差を可能な限り小さくしていこうとする家庭内民主化を志向するウーマンズ・リバレーション運動の一端であるといえるが，家庭内暴力の患者が描く両親像がまさにこれだという印象をもったものである。

さらに，1980年代になると，校内暴力が影を潜め，弱い者イジメが話題になるようになった。その結果としての登校拒否（この頃には，不登校と呼ばれるようになっていた）の症例をたくさん診たものであった。これらの症例をみていると，家庭内においていよいよ父親の影が薄くなってしまった感じを与えた。例えば，父親自身，職場でのイジメ（不遇）に遭い，家に帰って患者の母親である妻に当たる例とか，アルコール依存症になって何度も精神科病院の入退院を繰り返す例と

か，父親が居なくなって弱々しいながらも一生懸命に子どもと家を守っている母親の姿が印象的であった。もっとも，学校でのイジメ問題はその後社会的規模で深刻化し，単なる被害者ないしは加害者の個人的ないしは家族的視点だけでは語れないほどに複雑化していくのであるが，少なくとも，初期のイジメ症例ではこうした傾向があったような気がするのである。いわば，家庭から父親の姿が消えてしまって母親と子どもが結びついている光景を浮かび上がらせていた。これまた興味深いことは，このころシングル・マザーという言葉が登場したことである。シングル・マザーとは，愛する男性の子を身籠ったが，ゆえあって結婚できずにその子を産んで育てる従来の未婚の母親とは異なって，自分だけの子ども観をもつ女性のことである。したがって，成長した子どもに「私のお父さんはどんな人？」と聞かれた時，「それは私の愛した素晴らしい男性よ」と話して聞かせる「この子の父親像」が未婚の母親の内的世界には住んでいるわけであるが，シングル・マザーの概念には「この子の父親像」がないか，あっても意味をもたないのである。「どんなお父さん？」と聞かれた時に返ってくる返事は「そんなことはどうでもよいの，要するにあなたは私の子どもなのだから」であろうと思われる。

ところが90年代も後半になると，児童虐待が社会的にも臨床的にも深刻になった。現実に幼い子どもが両親に殺害されるほどの深刻さは社会的注目を浴びたが，その一方で青年期症例では解離性障害が話題になった。解離性同一性障害が躍り出たり，境界性パーソナリティ障害例でも解離症状が重要な位置づけを得るようになるが，いずれもこの背後に児童虐待の既往が重要な要因として浮かび上がったことを忘れてならない。こうした症例を観ていると，母親の連れ子の女子中学生が新しい父親と性的関係に陥り，解離性障害を発展させたり，20歳前後で結婚して子をもうけた後に離婚した女性が新しい恋人との関係を発展させる中で母親の連れ子が邪魔になって暴力を受けるという構図が比較的容易にみられるようになった。最近では，本当の両親が虐待をしてしまうケ

ースも少なくない。いずれの症例でも父親が家庭に帰ってきたという印象を与えるが，そこにいる父親は父性の欠如した男性にしか過ぎない。暴力的ないしは性的虐待をする父親は，父親というより男性，あるいは子どもと同じ水準で心が動く子どもという印象を与える。これまた興味深いことに，1997年には夫婦別姓を法制化しようとする動きが出てきて，21世紀になった現在でもまだ決着をみていない。

ともあれ，対人恐怖症の背後に家父長的家族があるとするならば，60年代に登場した登校拒否の背後にはマイホーム主義が，70年代の家庭内暴力の背後にはニューファミリーが，80年代の校内暴力といじめの背後にはシングル・マザー（非婚の母親）が，そして虐待の背後には夫婦別姓がそれぞれの病態の精神力動を象徴するかのように，各症例に影を落としているということができる。

IV　そして現在

ただここで忘れてならないのは，これらの新しく生まれた病態は消腿することなく現在もなお維持されることである。そのため，青年期の病態は時の経過とともに非常に多様化してきている。例えば，不登校児は今なお増加の一途を辿っているし，境界性パーソナリティ障害といっても，その姿は微妙に変化し，精神科臨床だけの話ではなしに，企業や学校のメンタルヘルスの問題となっているのである。こうした経緯を考えるとき，あるひとつの病態と家族構造の問題が一対一の関係にあるわけではなく，20世紀前半に形成された「核家族」という構造が時代の流れの中で崩壊して行く中で病態が変遷しているということである。

私たちは，現在，不登校（登校拒否）も，家庭内暴力も，イジメも，児童虐待もいろいろな場面で観ることができるが，それらの症例の本質部分（親子関係ないしは家族像）での変化にもまた注目しておく必要があるということである。現在の不登校には，マイファミリー主義的な家族もあれば，シングル・マザー的な家族像もまたあるのである。

そういう意味で，最近の症例の精神力動的な側面で目につくのは，基本的にはダメな自分，存在価値のない自分，最初から諦めている自分があり，どちらかといえば，稀薄な対人関係（直接対話よりメールの方が安全，ひきこもり）を求め，近づき過ぎると衝動的になりやすく（自傷，暴力），ともすれば容易に子どもの頃の不幸な思い出に浸るといった傾向である。これらの基底にあるのは，対象・周囲を動かす力がない。相手を動かして自分の欲求を達成するか，困った時に相手を動かして援助させる力がないことのように見える。しかしながらこれらは何も精神科を受診する青年期症例ばかりではない。小説等でもしばしばみかける心理現象といってよいであろう。

例えば，2006年度の芥川賞受賞作の『ひとり日和』（青山七恵，河出書房新社）では，都会で過ごす20代前半の女性のある種の無力感に裏打ちされた，しかし決して深刻さを伴わない，狭い世界の淡白な生活が水彩画のごとくに描かれているが，その中で心踊ることのない恋愛が生まれるがいつとはなしに恋人が自分から去っていくとき何の手も打てずに，落ち込み死ぬことを考える場面が登場する。しかし，しばらくすると何事もなかったかのようにもとの生活に戻っていくという筋書きである。さらに同じく2007年度受賞作『乳と卵』（川上未映子，文藝春秋）では，大阪に住む姉とその娘緑子を東京に迎えての2泊3日の物語であるが，筆者は精神科医として，姉の娘である緘黙症の緑子の世界のあり様に驚かされる。姉（母親）は豊胸手術に気をとられ，その手術をしてくれる医師を求めて止まないのである。その娘緑子はもっぱら卵子とか，生理の出血に気をとられたままの世界に埋没している。翌日，姉は突然行方不明になるが，疲れ果てて帰宅して判ったことは，自分を捨てて出奔した前夫に会いに行って，志を得ないままに萎れて帰ってきたことであった。ここで，突然，緑子が「私が乳房を吸ってしまったからといって，悲しむことないじゃない」と大声を出すところで問題は決着する。母親の父親を求めて力を落としている姿を見て，はじめて

母子間に関係が形成されるかの観があるのである。この母子関係は，Freud Sが「シュレーバー症例」で描いた自体愛から自己愛への発達論をそのまま地で展開したかの印象を与える。

つまり，最近の症例にしろ，2つの小説にしろ，基本的問題は，何も頼んで生まれたわけではないのに人間がいつの間にか主体的に自分の生を全うしようとするこれまでの姿勢が人間の基本的姿であったが，最近では，この主体的な人間になることを身につけそこなったままの人間が非常に多くなったということである。全くの受身的人間から主体的人間への変身がどのようにして達成されるのか。この問題の真正面から論じているのは，Winnicott DW[10]の「本当の自己」概念を措いて他にないように思う。いわば，これまで母性愛といわれてきた母親の姿である。その母親の姿を得ることができない人間，それが最近，私たちの目の前に姿を見せる児童青年期の症例ではないかと考えるのである。

フェミニスト運動家のBindinter E[1]は，母性愛を男性社会が女性に押し付けた役割に過ぎないと批判したことで有名であるが，今後の母性はどのようなものに変化していくのか。21世紀も最初の10年が終わって，新しい時代を迎えようとしている現在，そろそろ，そのモデルとなる母親の姿が出てきてよさそうに感じている。

文　献

1　Badinter, E.：L'Amour En PlusLibrairie Ernest Flammarion. 1980.（鈴木晶訳：プラス・ラブ．サンリオ，1981.）
2　土居健郎：精神医学と精神分析．弘文堂，1979, pp.3-28.
3　笠原嘉：退却神経症という新しいカテゴリーの提唱．In：中井久夫，山中康裕編：思春期の病理と治療．岩崎学術出版, pp.287-319, 1978.
4　森田正馬：神経質及び神経衰弱の療法．In：高良武久編：森田療法全集1．白揚社, 1974, pp.279-457.
5　下坂幸三：アノレクシア・ネルボーザ論考．金剛出版，1988, pp.24-126.
6　高木隆郎，川端つね，藤沢淳子：学校恐怖症の典型像Ⅰ．児童精神医学と近接領域, 9; 225-252, 1965.
7　牛島定信：心の健康を求めて―現代家族の病理．慶応義塾大学出版, 1988.
8　牛島定信：対象関係論からみた新たな精神障害と境界喪失．精神科治療学, 15(11); 1137-1143, 2000.
9　牛島定信：変わり行き現代人の人格構造．東京女子大学紀要「論集」, 58(1); 199 - 217, 2007.
10　Winnicott, D.W.：The Maturational Processes and Facilitating Environment. Hogarth Press, 1965.（牛島定信訳：情緒発達の精神分析理論．岩崎学術出版社, 1977.）

第3章 社会性と対人認知の発達と変貌

乳幼児期からの精神発達とその生物学的基盤

田中恭子・加我牧子

I　はじめに

　子どものこころの動きを客観的にとらえることは，長い間困難とされてきた。子どもは自己表現能力が未熟であり発達の途中段階にあって，こころのあり方が日々大きく変化するからである。子どものこころの発達に関しては児童心理学，乳幼児精神医学の立場から様々な研究がなされているが，神経学的に評価されることは少なかった。

　一方で，最近の子どもは「人のこころが読めない，対人関係をうまくとれない，些細なことでキレル」と言われることがある。現代ほど子どものこころの問題について，関心が高まった時期はないであろう。子どものこころがどのように成長し，社会性を身につけるのかということに関する医学的な研究，解明が急務とされている。

　脳科学の領域においては，科学技術の飛躍的な進歩により，次々と新しい事実が示されている。従来とらえどころがないと考えられてきたこころの動き，すなわち物事の判断，注意，記憶などが，脳の活動として測定されるようになった。ここでは小児神経学の立場から，子どものこころの発達に関する最近の知見を，主に社会性や対人認知の視点よりまとめる。

II　脳研究の進歩

　子どもの脳研究が困難であった理由の一つとして，実施可能な検査が限られていたことがあげられる。被験者の協力と長時間の鎮静を要する機能検査や画像検査は，子どもにとって負担が大きく実施が難しかった。しかし1990年代後半のコンピュータ技術の著しい進歩は，それまで困難と考えられてきた脳研究を次々と可能にした。従来平面的，瞬間的な脳の状態しか観察できなかったのに対し，現在では脳の活動をリアルタイムに，かつ三次元的に直接観察し測定することができるようになった。

　脳の活動は，脳の働きに伴う電気（磁気）信号や脳局所血流を計測することによって客観的に評価される。脳機能検査には，事象関連電位（event related potential：ERP）や機能的磁気共鳴描出法（functional magnetic resonance imaging：f-MRI），PET（positron emission tomography），脳磁図（magneto-encephalography：MEG），近赤外線分光（near infrared spectroscopy：NIRS）の一種である光トポグラフィ（optical topography）などがあり，近年ではこれらの検査を組み合わせて行うことが可能である。光トポグラフィは簡単な装置を頭部に設置するだけで脳機能のイメージングが可能であり，鎮静の必要がないことから，新生児の脳研究にも応用されている。信頼性の検討が今しばらく必要であるが，乳幼児にも負担の少ない検査が開発されたことの意義は大きく，今後さらに検査技術の進歩に伴い，子どもの脳機能に関する新たな報告がなされるものと期待される。

III　神経学的背景

　子どもの脳は出生時未熟な状態にあり，出生後もダイナミックな変化を続ける。こころの発達は脳の発達と密接に関わっており，脳の組織学的・機能解剖学に関する知識がこころを知る上で不可欠である。

1 組織学的所見

大人の脳の重さは体重の5％であるが、新生児では10％を占める。重量は生後6カ月で大人の半分に、2歳では大人の4分の3になる。視覚野における脳の大きさと神経細胞の数に関する報告[18]によると、神経細胞数は年齢によって変化はほとんどなく、細胞密度は胎児期が最大で大人になるにつれて減少する。神経細胞数は増加しないが、樹状突起は延びてシナプス数は増加する。大脳新皮質のシナプスは、受精後7カ月以降に形成される[12]。シナプス密度は生後2～4カ月で急激に増加し、生後約8カ月で最大となる。過剰に形成されたシナプスは使われなければ脱落し、生後11年で大人のレベルとなり最大時の60％まで減少する。大脳皮質の場所によってシナプス密度が最大になる時期は異なる[13]。聴覚野、視覚野、前頭連合野の順にその時期は遅いが、いずれの領域でも生後数カ月の時に急激なシナプス密度の増大がある。

脳の発生・分化は遺伝子により制御を受ける。しかし、遺伝子のみで規定されているわけではなく、さまざまな因子（ニューロトロフィン、ホルモンなど）が関与していることが分かっている。シナプスの形成や消失には、環境も影響を及ぼす。シナプス形成の初期には環境の影響を受けないが、後期は学習の影響を受け、シナプス消失はシナプス形成よりも環境要因の影響を受けやすいとされる。近年神経ダーウィニズム[7]という考え方があるが、これは遺伝子によって作られる神経ネットワークが神経細胞の細胞死という生得的なプログラムによって削られ、さらに環境との相互作用の中で学習の過程としてシナプスの刈り込みが行われているというものである[16]。脳には可塑性があり、大枠は遺伝子で規定されているとしても、幼少時からの外界からの刺激によっていくらでも変化しうるともいえる。

2 機能解剖学的所見

ヒトが他者と関わりながら、適切な行動がとれるようになるには、社会的認知機能が発達する必要がある。機能画像検査の進歩から、社会的認知を支える基盤となる脳の部位が解明されつつある。扁桃体、紡錘状回、上側頭溝領域、前頭葉などが、その主な役割を担っていると考えられている[1]。

扁桃体は表情認知に関わり、意志とは無関係に恐れや驚きなどの表情の範疇化（分類）を行う。さらに人物に対する信頼性や近づきやすさの判断にも関与している。扁桃体損傷者では複雑な心理状態を識別する過程で障害を認めることから、相手の意志推定や社会的推論機能にも重要な役割を果たしていると考えられている[22]。

紡錘状回、上側頭溝領域は社会的な意味をもつ刺激をより精密に認知する役割を果たす。紡錘状回は特定の顔を識別し、一人の個体を認知する機能を持つ。上側頭溝領域は視線の向き、言語的・非言語的な口の動き、手の動き、手話やジェスチャー、体の動きなどに呼応して活動することが確認された。生物学的な動き（biological motion）、中でも社会的に価値のある動きを専門的に認知していると考えられている。

前頭葉には古くより人格が宿るといわれてきた。右下前頭葉皮質は隠喩の理解や音声のワーキングメモリーといった言語課題に加えて、表情やジェスチャー評価などの非言語課題においても活動が認められており、他者とのコミュニケーション機能に重要な役割を果たすと考えられている[20]。

3 神経伝達物質

情報の伝達は神経細胞内では電気的に行われるが、神経細胞間の情報連絡は主に神経伝達物質を介して行われる。神経伝達物質の役割として、学習や記憶などの脳の高次機能への関与も想定されている。小児神経領域では特に発達障害児において、神経伝達物質の研究報告が相次いでいる。

自閉症ではセロトニンの血中濃度に関する報告が多いが、近年PETを用いて中枢神経セロトニン合成能を直接観察することも可能となった。自閉症ではセロトニン合成能の発達による調節が障害されていると考えられている[3]。注意欠陥／多動性障害（ADHD）では、ドーパミンの再取り込み阻害作用をもつと想定されている中枢神経刺激

剤が治療効果を示すことや、中枢神経刺激剤の投与により尿中に排泄されるノルアドレナリンの代謝産物が減少する[25]ことなど、ドーパミン系の異常に関する報告が多い。

しかし全ての症例で共通の検査結果が得られるわけではなく、神経伝達物質と臨床症状との関連については、今後さらに検討される必要がある。

IV 社会性を支える脳の発達

1 感覚認知の発達[10,11]

ヒトが外界を知覚し社会を認知する最初の過程は、感覚器を通してなされる。感覚認知が発達することにより、社会をより的確に、広くとらえることが可能となる。

母親の胎内にいる胎児の身体や機能の変化を非侵襲的に詳細に観察することが可能となり、発達は胎児期より始まっていることが明らかになった。視覚機能では、26週頃光を感じるようになり、28週になると光に対してまばたきをし、34週になると強い光に対して顔を背ける様子が確認されている。聴覚機能では、28週以降に音の知覚が可能になり、周囲の音へ反応するようになる。胎内でよく聞いていた母親の心音によく反応すること、胎児に母親が本を読み聞かせていると、生まれてからもその声に反応することなども報告されている。

新生児期の視力は、母親に抱かれた時ちょうど顔が見えるくらいである。対象もある程度はとらえられており、大人が新生児の目の前で口をとがらせると、表情を模倣する共鳴動作がみられることからもわかる[8]。聴覚機能に関しては、新生児は他の人の声と母親の声を聞き分け、母親の声を好む[5]。母国語への反応も出生直後よりみられ[19]、言語とそうでない音も区別して処理している可能性が示されている。新生児の光トポグラフィによる研究では、母国語を聞かせた時には左側頭葉の言語中枢の活動が高まったとの報告もある。

生後2カ月頃には奥行き知覚が成立し、7～9カ月頃恐れと結びつくようになる。追視は2カ月頃より円滑になり、5カ月頃から長い距離の追視が可能となる。聴覚機能では、2カ月頃には親しい人の声を弁別するようになる。4～6カ月の乳児は母国語と外国語の両方において音素の違いを区別することができるが、10～12カ月の乳児では聞きなれない言葉を区別する能力は低下するとされている[17]。

感覚認知は幼児期にかけてさらに発達し、目や耳から得た情報を統合させ、手や体の動きと協調させるなど、複雑な活動が可能となる。

2 言葉の発達[14]

他者との意思のやりとりや円滑な社会活動に、言葉の果たす役割は大きい。言葉を全く話せない新生児が1～2年という短い期間で、どのように言葉を獲得していくのかということは、今もなお謎につつまれている部分が多い。

新生児期は主に不快な状態（空腹など）で発せられる泣き声が中心であり、叫喚発声と言われる。生後1カ月を過ぎると、心地良い状態に「アー」といった穏やかな発声を行う。これは非叫喚発声と言われる。生後6カ月頃になると不明瞭な無意味音声を出すようになる。これは喃語と言われ、子ども自身がそれを楽しんでいるように見えることから「発声遊び」とも言われる。喃語にはあらゆる言語の音素が含まれているといわれ、母国語の種類や難聴の有無によらず、同様の音声が出現する。乳児が喃語を発声するようになると、周囲の養育者はそれに耳を傾け、返事をするように音声をまねたり語りかけたりする。それをまた子どもが模倣するという、刺激-反応が繰り返される。このような聴覚的なフィードバック機構により、喃語は次第に耳慣れた音声に近づき、母国語に固定される。しかし聴覚障害がある児では、聴覚的なフィードバックが働かないため、比較的早期に発声がなくなるといわれる。喃語は一人の時よりも母親といる時の方が多く出現し、イントネーションにも違いがみられることから、単に発声練習としての意味合いだけでなく、コミュニケーションの芽生えとも考えられている。生後7カ月には子音と母音を組み合わせた喃語で、お喋りするようになる（ジャーゴン）。生後9カ月頃になると、子どもは自分に話しかける大人の音声をさかんに

模倣しようとする。近年，聴覚的なフィードバックだけでなく，視覚的なフィードバックが重要であることもわかっている。音声−口型マッチングの検討で，生後8カ月以上の乳児において，「アー」という音刺激に対し一致した口の形を長く注目することが示されている。マッチングは自ら発声できる音に対して可能であり，発声経験のない音では見られなかった。つまり自ら発した音声が，周囲の者によってまねされ口の形や音声としてフィードバックされることによって，言語は確実に習得されていく。

一方，言葉の出現の前には指差しが出現する。子どもは指差しによって要求をしたり，興味あるものを指差して養育者の反応をうかがうようになる。そして，それまでの単純な二項（自分−養育者，自分−物）から三項（自分−養育者−物）へと関係性は発展する。始語は1歳前後に見られることが多く，その後徐々に言語の理解，表出能力は発達していくが，個人差も大きい。

一定年齢を超えて，言語を習得させようとしても難しいことがある。高度難聴児を放置し，大人になってから言語訓練をしても言語の習得は極めて困難であり，これを言語習得には臨界期があるという。言語は生後の適切な時期に適切な刺激を受けないと発達しない。ただテレビを見せ，音の刺激を与えるだけでは正常な言語発達は望めないと考えるべきである。養育者による愛情あふれる語りかけや声のかけあい，互いに顔を見つめあうことなどが，言語の発達には重要である。

V 社会性に関する小児神経学研究

神経生理学的検査のうち，事象関連電位（ERP）は課題の工夫により小児においても比較的容易に実施でき，脳機能の発達を捉えるのに有用な検査である。ERPのうちP300は刺激の認知，弁別・判断過程を代表する反応とされ，脳機能の発達をとらえることができる。健常児の経時的変化をみることによって発達の過程を知るとともに，発達障害児との比較によって障害のメカニズムを明らかにし，治療や療育に役立つ情報を得ることが大きな目標でもある。

人との関わりや社会的認知に関する脳機能については，他者の顔の表情や視線，運動の様子，声や音，文字などの刺激を用いて，評価することができる。

1 視覚認知

視覚P300の潜時は，色の弁別で最も早いことが知られ，アルファベット課題でもその内容に複雑度が増すとP300潜時は遅くなるといわれる。健常児の漢字・図形情報処理過程の発達変化が，既知漢字ペア，未知漢字ペアおよび無意味複雑平面図形ペアを用いたオドボール課題により評価されている[23]。P300は頭頂部優位に出現し，平均P300潜時は暦年齢に伴って短縮する二次曲線を示し，最短縮年齢はそれぞれ25.8歳，26.9歳，29.4歳であった。これらの差は刺激内容の既知度，複雑度や言語・非言語の違いによるとされる。視覚認知機能の発達には，視覚刺激の複雑性や刺激内容の特異性が関わると考えられている。

学習障害（LD）児や精神遅滞（MR）児などにおいても，P300を用いた視覚認知機能評価は応用されている。上記と同様の課題を施行したところ，健常児とは異なる結果がそれぞれ得られている。LDのうち読字困難児においては，3課題とも健常児より著しく遅延しているパターン，潜時の年齢変化がみられず延長したままのパターンなどが見られた[15]。またMR児においては，頂点潜時は定型発達例に比し，いずれの課題においても延長しており，課題間の差異はみられなかった。すなわち漢字と図形に対し，同様の認知処理がなされている可能性が示唆された。またP300潜時の短縮は暦年齢よりも，発達年齢に一致して変化したという。頭頂部P300振幅は低く，分布パターンも異なっていた。これらの結果から，MR児の視覚情報処理過程の時間的・空間的異常が考えられている[24]。

2 聴覚認知

聴覚P300は5歳以降に明確に得られるようになり，潜時は発達に伴い幼少時より10代半ばから後半にかけて最も短縮し，以降再び延長すると

いわれている。健常児と成人において，非言語音と言語音の各オドボール課題によるP300の発達的変化が検討されている[9]。それによると，P300頂点潜時は両群とも言語音がTBより有意に延長し，振幅は小児群で高いものの刺激音間の差はなかった。P300頂点潜時の年齢変化は2次式に近似でき，最短縮潜時となる年齢はTB（20.3歳）が言語音（23.6歳）より早かった。10歳前後の加齢に伴うP300潜時変化は言語音がTBよりも著しかった。したがって聴覚P300の発達による変化は，周波数などの刺激音構成要素に基づいていると考えられている。

聴覚認知機能障害は，発達障害児においてしばしば認められる。広汎性発達障害では，定型発達パターンとは異なり言語音と非言語音による潜時差を認めないという報告もあり，言語音を非言語音と同様に認知処理している可能性も考えられている。注意欠陥／多動性障害（ADHD）においては，聴覚P300振幅の低下，反応時間の遅延などの報告があり，methylphenidateの投与により改善するという報告もある。このように神経生理学的検査は，治療効果をはかる一つの客観的指標にもなりうる。

3 顔認知

顔の認知は新生児期にすでに始まるといわれている。新生児の注視時間に関する研究では，人の顔，模様，文字の描かれた円板や色円板の中で，人の顔の円板，特に人の目の周囲を最も長く注視したことが明らかにされている。目や鼻などの配置が正常な顔と乱配置の顔との区別は，全体をまとまった形として把握するための二次感覚野が形成される生後3カ月以降で可能とされている。生後5カ月頃には，顔の構成要素の動きにより注視するようになるという。さらに乳児は，子どもの顔よりも大人の顔をより多く眺める傾向がみられる。人，特に大人の保護が必要な乳児にとって，生きていくのに都合のよい合理的な発達の過程であるともいえる。

乳幼児の顔認知機能については，ERPを用いることでより科学的に検証することができる。母親の顔と見知らぬ人の顔写真に対するERPの調査では，6カ月の乳児にすでに異なった反応を示すことが示されている[6]。さらに4～14歳の健常児において，顔や車の写真刺激に対するERPの年齢による変化が検討されている。これによると顔特異電位のN170は各年齢を通して観察され，加齢により徐々に頂点潜時は短縮し，振幅も増大していた。成人で前頭部に認められるP170は12歳未満の小児では認められず，思春期以降も顔認知機能は発達すると考えられている[26]。また発達障害児との比較もなされている[4]。3～4歳の健常児，自閉症スペクトラム障害（ASD）児，MR児において，母親と見知らぬ女性の顔写真，好きなおもちゃと知らないおもちゃの写真についてERPが記録された。健常児では，両課題ともにP400，Ncの振幅に有意な差を認め，なじみの有無によりERPに変化を生じることが確認された。MR児では，両課題ともに健常児とはパターンの異なる波形を認めた。しかし，MR児と発達年齢をマッチングさせたASD児では，おもちゃの課題では健常児と同じ反応を認めるものの，顔課題ではなじみの有無によりERPの振幅に差を認めなかった。このようにASD児では，幼児期早期より顔認知に関して特異的な処理を行っている可能性が，神経生理学的にも示されている。

4 運動認知

歩く，走るといった生物学的運動（biological motion）の認知に関しても研究されている。健常児は部分的なてがかりがあれば，ヒトがどんな動きをしているかを察知できる。このような運動認知機能に関して，コンピューターを用いて調べられている。画面に静止あるいは右方向へ移動する人影を点で示した図が描写され，その動画が何に見えるかを被験者に回答してもらうという方法である。脳機能画像検査より，例えば歩いていることが分かった場合とそうでない場合では，上側頭溝の活動に差があることが示されている。

運動認知機能がどのように発達するかについては，5～10歳の健常児および自閉症児で検討されている[2]。非生物課題とbiological motion課題

を検査したところ，非生物課題においては両群に差はなかったものの，biological motion 課題においては，自閉症児で正答率が低かったという。この結果より，自閉症ではヒトの生物学的動きの認知に何らかの障害がある可能性が示されている。

5 情動のコントロール

生後間もなくは，大脳辺縁系が中心となり情動が行動を支配するが，次第に大脳新皮質が発達し，頭頂側頭野，前頭連合野の機能が発達し，バランスのとれた人格が形成されるといわれている。前頭連合野の機能は青年期まで発達を続けることが f-MRI を用いた実験で示されている。近年，「キレル」子どもたちが増加しているといわれるが，攻撃性や衝動性の制御には前頭葉機能が重要視されている。不愉快な情動を起こす図を見せて，それを認知的に説明させると情動が抑えられ，この時前頭葉に活動がおこることが f-MRI からも示されている。神経生理学的には，10代の行為障害の子どもにおける P300 で後頭部の P300 振幅が減少しているが，成人例では前頭部の P300 振幅が低いといったことや，P300 との前頭葉機能検査の結果に相関があるということなども報告されている。さらに生化学的研究では，反抗挑戦性障害で対照群に比しセロトニン代謝産物の測定値が有意に低いことやセロトニンレセプターの感受性が高いことなど，セロトニンの衝動性・攻撃性に関する報告が多い。衝動性・攻撃性のメカニズムの解明が生化学的，分子生物学的な見地から進められている[21]。

VI まとめ

脳科学が進歩したとはいえ，現段階ではその働きのごく一部が判明したにすぎず，脳は最後に残された未知なる臓器といえよう。近年の子どもの脳機能研究により，早期から外界を知覚し，ヒトと関わるための機能が発達することが解明されつつある。生まれて20年足らずの間におこる劇的なこころと脳の発達の関連を明らかにすることは，引き続き小児神経学の大きな研究課題である。

現代の少子高齢化，高度情報化社会の中で，こころを病む子どもたちが増加しているといわれている。子どもたちが抱える複雑なこころの問題を考えるとき，脳の働きを神経学的に検証することによって，新たな事実が判明するかもしれない。脳の仕組みを解明し，その知識を基にした方策をとることで，子どもの脳がもつ豊かな能力を発揮できるようにしていくことが，今後の脳科学の果たすべき役割であろう。

文　献

1　秋山知子，加藤元一郎，鹿島晴雄：社会的認知の神経基盤について．脳と精神の医学 13(3); 335-340, 2002.
2　Blake R, Turner LM, Smoski MJ : Visual recognition of biological motion is impaired in children with autism. Psychological Science 14; 151-157, 2003.
3　Chungani DC, Musik O, Behen M, et al : Developmental changes in brain serotonin synthesis capacity in autistic and non autistic children. Ann Neurol 45; 287-295, 1999.
4　Dawson G, Carver L, Meltzoff AN, et al : Neural correlates of face and object recognition in young children with autism spectrum disorder, developmental delay, and typical development. Child Dev 73; 700-717, 2002.
5　DeCasper AJ, Fifer W: Of human bonding: Newborns prefers their mothers' voices. Science 208; 1174-1176, 1980.
6　de Hann M, Nelson CA : Recognition of the mother's faces by six-month-old infant: A neurobehavioral study. Child Dev 68; 187-210, 1997.
7　Edelman GM: Neural darwinisum. London: Oxford University Press, 1989.
8　Field TM, Woodson R, Greenberg R et al: Discrimination and inhibition of facial expressions by neonates. Science 218; 179-181, 1982.
9　羽鳥誉之，稲垣真澄，白根聖子ほか：言語音および非言語音（tone burst）の認知機能に関する臨床神経生理学的研究 第1報：刺激音別 P300 の健常発達．脳と発達 36(3); 232-239, 2004.
10　平山諭，保野孝弘：発達心理学の基礎と臨床1　ライフサイクルからみた発達の基礎．ミネルヴァ書房，2003.
11　平山諭，保野孝弘：発達心理学の基礎と臨床2　脳科学からみた機能の発達．ミネルヴァ書房，2003.
12　Huttenlocher PR : Synaptic density in human frontal cortex-developmental changes and effects of aging. Brain Research 163; 195-205, 1979.
13　Huttenlocher PR, Dabholker AS : Regional differences in synaptogenesis in human cerebral Cortex. J Comp Neurol 387; 167-178, 1997.
14　加我牧子：小児のことばの障害．医歯薬出版株式会社，2000.
15　加我牧子，稲垣真澄，佐田佳美ほか：特異的発達障害と

　　　　高次機能．臨床脳波 43; 695-700, 2001.
16　小西行郎：生後2カ月の革命．In：小泉英明編著：育つ・学ぶ・癒す　脳図鑑21．工作舎, 2001; pp.96-111.
17　Kuhl PK, Williams KA, Lacerda F, et al：Linguistic experience alters phonetic perceptionin infants by 6 months of age. Science 255; 606-608, 1992.
18　Leuba G, Garey I：Evolution of neural numerical density in the developing and aging human visual cortex. Human Neurobiol 6; 11-18, 1987.
19　Mehler J, Jusczyk P, Lambertz G, et al：A precisor of language acquisition in infant. Cognition 29; 143-178, 1988.
20　中村克樹：相手の情動を読み取る―脳機能画像研究からの考察．神経心理学 19; 162-171, 2003.
21　野瀬孝彦，石島路子：行為障害．分子精神医学 4; 352-358, 2002.
22　西条寿夫，堀悦郎，小野武年：扁桃体における情動発現と非言語コミュニケーション．神経心理学 19; 145-155, 2003.
23　佐田佳美，稲垣真澄，白根聖子ほか：漢字および図形に対する認知機能評価 第1報：刺激別視覚性事象関連電位 P300 の発達変化．脳と発達 34; 300-306, 2002.
24　佐田佳美，稲垣真澄，白根聖子ほか：漢字および図形に対する認知機能評価 第2報：精神遅滞児における視覚性事象関連電位 P300．脳と発達 34; 491-497, 2002.
25　Shekim WO, Javid J, Dans JM et al：Urinary MHPG and HVA excretion in boys with attention deficit disorder and hyperactivity treated with d-amphethamine. Biol Psychiatry 18; 707-714, 1983.
26　Taylor MJ, McCarthy G, Saliba E et al：ERP evidence of developmental change in processing of faces. Child Neurophysiology 110; 910-915, 1999.

第4章 変貌する思春期の親子関係

変わったのは親か子か

上別府圭子・山本弘江

　親や権威に対する反抗は，超自我の圧力の弱まりや自我理想の発見と共に，思春期に達した少年が，親から自立し自分なりの理想を見出して目標に向かって歩き始めるための，通るべき一過程であると，長い間信じられてきた。ところが，近年，思春期に親とぶつからない少年が増えたと言われ[1]，反抗期が消滅したとさえ言われる[3]。さらに最近のニート（Not in Employment, Education or Training）現象への注目と共に，親への反抗の欠如から自立の失敗へという筋書きで，評論される向きもある。この筋書きが正しいか否かについては，多数の青少年とその両親に対する長期間に渡るコホート研究が施行されていないと，判明しないところである。

　本論では，繰り返し実施されている中高生とその親に対する調査データや，病院心理臨床事例のほか，いろいろなリソースから得た情報をもとに，今日的な思春期の親子関係の特徴に迫りたい。

I　中高生の声

　身近な女子中高生にインタビューしたところ，親にまったく反抗していない少年はいないようである。中には，親には必要最小限のことしかしゃべらないという者，父親とは1～2年口をきいていないという者，家での食事は一緒にするけれど食事が終わったらすぐ自室にこもる者，親と一緒に外出・外食はしない者，親とは意見が合わずことごとく言い合いになるという者，時には掴み合いの喧嘩になるという者もあった。大抵の者は，生活のある面では親に不満をもったり，一部でぶつかったりしながらも，時には外食や買い物を共にすることもあるようだが，少なくとも現代の思春期にある少年から，反抗がなくなってしまったという事実はないようである。

II　調査に見る20年間の変化

　NHK世論調査部では，全国の中高生とその親を対象にした「中学生・高校生の生活と意識」調査を，ほぼ同じ構造化面接および質問紙を用いて，1982年，1987年，1992年，2002年に実施したという[1]。興味深い結果が得られているので，引用し紹介する。

1 親の高学歴化

　2002年度の調査の有効回答（有効率）は，中高生1,341名（74.5％），父親1,209名（67.2％），母親1,366名（75.9％）であった。親の平均年齢（生年）は，父親が47歳（1955年生まれ），母親が44歳（1958年生まれ）であった。属性に関して1982年と2002年のデータを比較したところ，親の高学歴化が顕著であった（表1）。

2 親子関係の変化

　中高生から見た親について，「子どもに対して厳しい」との評価は，母親34％に対して父親は20％と，特に父親で少なかった（図1）。1982年時点では，母親48％，父親37％であったから，父親の方が中高生から「厳しい」と評価されることが少ないという点については20年前も同様であったが，この20年間で「厳しい」と評価される親は，母親についても父親についても減少したことになる（表2）。なお親から殴られたことがあるという中高生は，父親からは43％（1982年）から24％（2002年）に減り，母親からは28％

表1　親の学歴 [1]

短大・高専卒以上の者の割合

	1982年	1992年	2002年
父親	19 %	28 %	43 %
母親	10 %	20 %	41 %

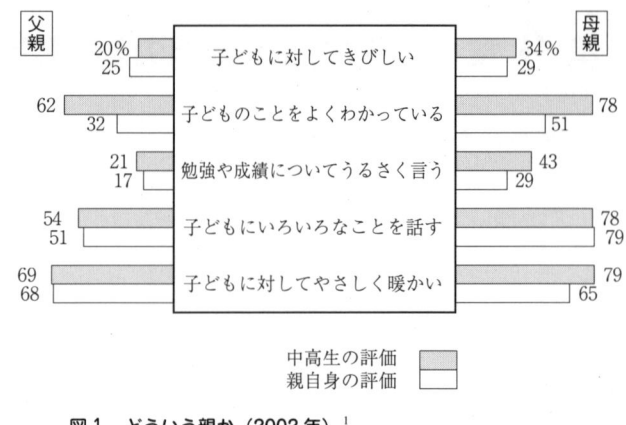

図1　どういう親か（2002年）[1]

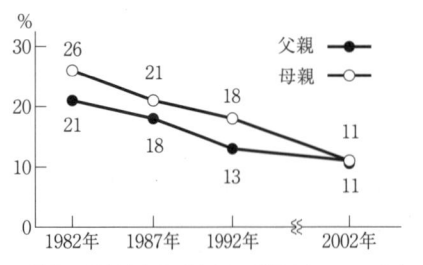

父親／母親

項目	父親（中高生の評価）	父親（親自身の評価）	母親（中高生の評価）	母親（親自身の評価）
子どもに対してきびしい	20%	25	34%	29
子どものことをよくわかっている	62	32	78	51
勉強や成績についてうるさく言う	21	17	43	29
子どもにいろいろなことを話す	54	51	78	79
子どもに対してやさしく暖かい	69	68	79	65

図2　子どもから「かなり信頼されている」[1]

（折れ線グラフ：父親　1982年 21、1987年 18、1992年 13、2002年 11／母親　1982年 26、1987年 21、1992年 18、2002年 11）

表2　どういう親か（1982年との比較）[1]

	父親				母親			
	父親による評価		中高生による評価		母親による評価		中高生による評価	
	1982年	2002年	1982年	2002年	1982年	2002年	1982年	2002年
子どもに対して厳しい	32 %	25 %	**37 %**	**20 %**	34 %	29 %	**48 %**	**34 %**
子どものことをよくわかっている	**55 %**	**32 %**	68 %	62 %	**70 %**	**51 %**	77 %	78 %
勉強や成績についてうるさく言う	19 %	17 %	18 %	21 %	33 %	29 %	48 %	43 %
子どもにいろいろなことを話す	59 %	51 %	52 %	54 %	83 %	79 %	77 %	78 %
子どもに対して優しく暖かい	63 %	68 %	72 %	69 %	62 %	65 %	82 %	79 %

ゴチック部は10%以上の増減があったもの

（1982年）から20%（2002年）に変化した。

図1に見られる項目の中で，中高生による評価と親自身による評価の差が最も大きい項目が，「子どものことをよくわかっている」という項目であった。すなわち中高生では「そう思う」の回答が，母親で78%，父親で62%に上るのに対して，母親自身，父親自身の評価では51%，32%と少なかった。1982年時点では，母親，父親の自己評価はそれぞれ，70%，55%であったから，この20年間で，自分は「子どものことをよくわかっている」と言える親が減少したということになる（表2）。

図2は，「子どもから信頼されていると思う」かの質問に対して「かなり信頼されている」と回答した者の割合の，経年変化を示す。1982年と2002年では，父親，母親共に半減していた。これらより荒牧は，「今の親は以前の親より自信がなくなっている」と結論づけている[1]。

「子どものことをよくわかっている」および「子どもから信頼されていると思う」に対する親の回答を自信のあるなしと解釈し，中高生による「親は厳しい」との評価の間に関連があるかどうか調べてみたが，はっきりした関連は見られなかったという。前者は自信のあるなしのスペクトラムのみではないかもしれず，また，後者には，中高生の側の認知や感受性の特徴が介在すると思われるので，関連を見るのは難しいかもしれない。

3 子どもの言動が気にならない傾向

図3は，「生活の中で子どもと意見が合わないこと」は何かという質問に対する親の回答である。「この中にはない・無回答」の内訳が気になるところではあるが，「テレビ番組の選び方」「言葉づかい」「髪型」などで，大幅に減少している。図4は，「子どものことで気になること」に対する回答である。「意志が弱い」「言葉づかいが乱暴」などが減り，唯一「生活の不規則」が増えている。表3は，親から見た中高生の家庭内での問題行動

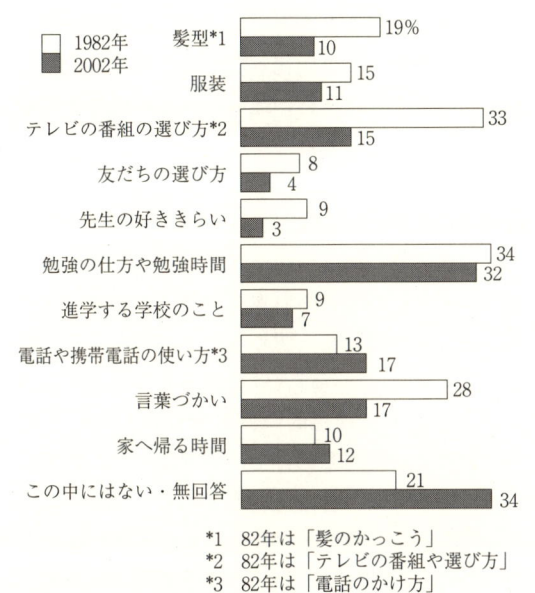

第3章 変貌する思春期の親子関係——変わったのは親か子か
（上別府圭子・山本弘江）

図3 子どもと意見が合わないこと（複数回答）[1]

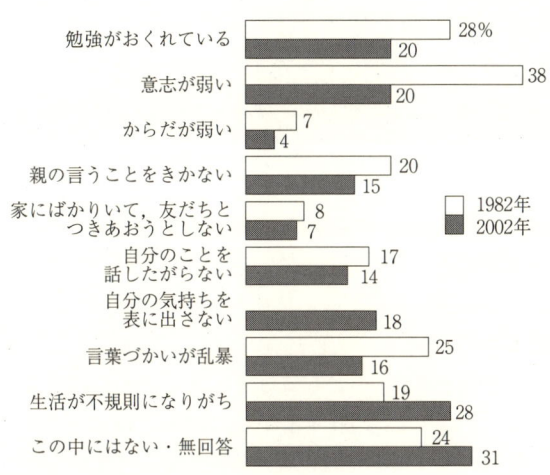

（1982年／2002年）
- 髪型*1：19／10
- 服装：15／11
- テレビの番組の選び方*2：33／15
- 友だちの選び方：8／4
- 先生の好ききらい：9／3
- 勉強の仕方や勉強時間：34／32
- 進学する学校のこと：9／7
- 電話や携帯電話の使い方*3：13／17
- 言葉づかい：28／17
- 家へ帰る時間：10／12
- この中にはない・無回答：21／34

*1 82年は「髪のかっこう」
*2 82年は「テレビの番組や選び方」
*3 82年は「電話のかけ方」

図4 子どもで気になること（複数回答）[1]

（1982年／2002年）
- 勉強がおくれている：28／20
- 意志が弱い：38／20
- からだが弱い：7／4
- 親の言うことをきかない：20／15
- 家にばかりいて，友だちとつきあおうとしない：8／7
- 自分のことを話したがらない：17／14
- 自分の気持ちを表に出さない：18
- 言葉づかいが乱暴：25／16
- 生活が不規則になりがち：19／28
- この中にはない・無回答：24／31

表3 家庭での問題行動（複数回答）[1]

問題行動ありとした者の割合	1982年	2002年
何を言っても黙っている	15 %	11 %
大声をあげたりわめいたりする	15 %	8 %
自分の部屋から出てこない	13 %	7 %

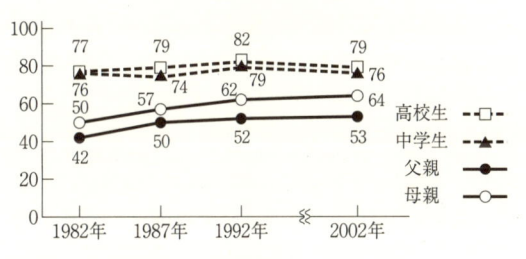

図5 「現在中心」の生活目標[1]

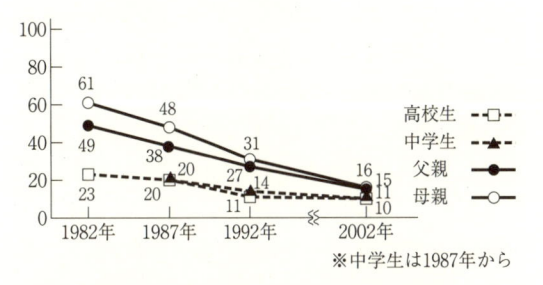

高校生：77, 79, 82, 79
中学生：76, 74, 79, 76
父親：42, 50, 52, 53
母親：50, 57, 62, 64
（1982年, 1987年, 1992年, 2002年）

図6 結婚式までは性的まじわりをすべきではない

高校生：23, 20, 27, 16
中学生：38, 20, 14, 11
父親：61, 48, 31, 15
母親：49, 38, 20, 10
※中学生は1987年から

である。全体として，親が子どもの言動を気にしたり，問題視したり，意見対立するようなことが，減少していると言える。

果たして，現代の中高生は20年前の中高生に比べて，言葉づかいが乱暴でなくなったり，意志が弱くなくなっていたり，いわゆる「問題行動」が減ったりしているのであろうか？ その点に関しては何とも言えないが，次のデータは，親の受け止め方の方が変わってきている可能性を示唆している。

4 中高生に接近する親の意識

この調査では，「その日その日を自由に楽しく過ごす」「身近な人たちとなごやかな毎日を送る」「しっかりと計画を立てて豊かな生活を築く」「みんなと力を合わせて世の中をよくする」の4つの中から，生活の目標に近いものを1つ選んでもらうという方法で，生活目標について質問した。そして前者2者を「現在中心」の考え方，後者2者を「未来中心」の考え方としてまとめ，経年変化を見たところ，図5のようになったという。すなわち，中高生では一貫して「現在中心」の考え方が多数を占め，70％台の後半で推移している。これに対して，親の方はこの20年で「現在中心」の考え方をする者が増えてきており，母親で50％から64％に，父親で42％から53％にと，徐々に中高生との格差が縮まってきているのである。

さらに図6は，未婚の男女の性関係について，「結婚式がすむまでは性的まじわりをすべきでは

ない」と回答した者の推移を表わしている。中高生も経年的に減少してきてはいるが、それ以上に親の意識の変化が著しい。母親で61％（1982年）から16％（2002年）、父親で49％（1982年）から15％（2002年）と減少し、2002年現在では、高校生の10％、中学生の11％とあまり違いがなくなってきているのである。

5 筆者の理解

本調査から、「子どもに対する厳しさ」に関しては、少なくとも20年前から、どちらかというと父親にではなく母親に属する特性であったらしいことが判明し、「厳しさ＝父親」というステレオタイプはすでに通用しなくなっていることが明らかになった。

「現在中心」の生活の目標をあげる者の増加は、国民全般に渡っているが、特に子育て世代である30代、40代の年齢層で増加しているという[5]。また、未婚の男女の性関係に対する態度の変化に象徴されるように、大きく変化したのは子どもの側ではなく親の世代の価値観や態度の方であるようだ。本調査対象である中高生の親には、まさに思春期の特徴である「超自我の圧力の弱まり」が顕著に見られた。土居のいう「道徳」の問題[2]とも通底しているかもしれない。筆者は数年前に、乳幼児を育てる親の世代における「超自我」および「自我」の弱まりと「イド」の肥大を指摘し[4]、現代の乳幼児をもつ親の世代の特徴を「父親の母親化と母親の自己愛化」と表したが、本調査は、思春期の子どもをもつ親の世代における「超自我の弱まり」、いわば「思春期化」あるいは「思春期への退行」を裏づけていると言えるだろう。

親世代の変化は、子どもたちの成長過程に影響する方が自然であるが、何が何にどのように影響して、どのような特徴をもつ成人に成長していくのかを予測することは、学際的な研究に期待するほかないであろう。

III 事例呈示

2家族の事例を呈示する。どちらも、思春期の長男、長女をもつ核家族である。40歳代半ばの母親が抑うつ状態を主訴に総合病院精神科を受診したところから、事例化したという点で共通している。母親の自我構造の違いと、思春期の子どもたちの成長ぶりに着目してほしい。

1 事例1

Aは地方都市に、弟のいる長女として育つ。母親は大人しいが芯の強い人、父親はAが子どもの頃から、Aの頑張りを認めAの意志を非常に大切にしてくれたという。Aは短大卒業後、将来を担う子どもたちに理想的な保育を提供したいと願い、地元の幼稚園で保育士として働いた。誠実な夫と結婚の後も、同僚にも恵まれ楽しく働いていた。ところが、第一子を身籠ったときに、風疹の疑わしい園児と接した際、わが子可愛さに園児を疎ましく感じた自分を、保育士失格と思い退職。一男一女をもうけ、幸せに暮らしていた。長女が中学に入学したので、Aは自分なりの仕事に復帰したいと考え、半年間、研修に通った後、ある資格を取得して、その資格を活用できる会社にパート勤務を始めた。

Aは努力家であったので、社長（女性）からも一目置かれるようになり、社長の縁戚（男性）が課長を務める部署に配属になった。ところがその件をめぐって、同僚のパート職員たちから、あらぬ噂をささやかれた。Aはこのように人との関係で傷つき、他人を信用できないと感じたのは、生まれて初めてのことだと語った。しかも、その課長はAから見ると無気力な上、Aにコピーやお茶酌みのような仕事ばかりを命じるので、Aにとっては仕事のやりがいもなかった。

さらに時期を同じくして、「試験期間中にAの長男が映画館にいたという噂が父兄の間に広まっている。Aに伝えるべきか迷ったけれど、親が知らないのは気の毒なので、伝えます」と、試験期間がだいぶ過ぎた時期に、ある父兄からおためごかしに伝えられ、Aは混乱して頭の中が真っ白になったという。理想的な保育を思い描いていたAは、わが子の子育てにもしっかりした方針をもってあたってきており、素直で子どもらしい長男、長女の成長ぶりに満足していたのである。

このように，家の外と内とで同時に挫折を味わったAは，しばらく「長いトンネルの中を歩む」（Aの言）ことになるのであるが，約1年後の心理療法のセッションで，「トンネルの向こうからぱーっと光がさす」ような体験をしたという。このときAは，「これが私なんだ」と深く感じたと述べた。このころには長男は尊敬できるアーティストを見つけ，自分の定めた目標に向かって厳しい練習をこなし，時には親子そろってコンサートを聴きにいくようになっていた。つまり，母親の危機と時期を同じくして，混乱していた思春期の子どもも，自我理想を見出し，また一時期は緊張していた親子関係も緊張が解けた過程であった。

2 事例2

Bは山の手で，弟のいる長女として育つ。父親は「星一徹」がちゃぶ台をひっくり返すように気性の激しい人であったが，男前であり，Bは友人に対して父親を自慢にしていたという。母親は人目を気にする人で，Bが長じてからは，よい家に嫁がせることばかりを考えていたようだという。学校時代，Bは才色兼備の誉れも高く，女子にも男子にも人気があり，常に輪の中心にいるような生徒であったという。Bが大学のころ，父親は病に倒れ亡くなるが，臨終の病室でBは自分が父親に認められたかったことを，ひしひしと感じたという。Bは安らげる家庭創りを求めて，大学卒業後すぐに，年上で落ち着いた夫と結婚，一男一女をもうけて幸せに暮らしていた。

子どもたちが学校にあがると，Bはいわゆる教育ママをして子どもの受験にエネルギーを注ぎ，長男はみごとに難関中学に合格をはたした。長男がサッカー部に入部して適応したのを見届けたBは，子どもたちが学校に行っている昼間の時間帯を利用して，テニススクールに通い始めた。Bの言によると，同年代の女性の中でも華やいだ風貌をもち，またテニスの腕前もよいBに対して，若いテニスコーチ（男性）は，特に親切であったという。しだいにグループの女性たちから，あれこれ噂されるようになり，Bは傷ついて引きこもるようになる。Bは長男の優しさや長女の安定感に支えられると言い，また，「父親から愛されて育った娘は，あのように自己肯定感をもてるものか」と，夫と彼女の関係を理想的な父－娘関係として描いていた。

薬物治療と休養とガーデニングとで，次第に回復したBは，PTA行事などにも参加できるようになり，再びテニススクールに戻る。動機は純粋に，テニスの腕を磨きたいということであったが，女性の多い昼間のクラスを避けて，上級者が自由に集うサロン会員になった。ここで再び出会った若い男性コーチは，まるでホストクラブのホストのようにBをもてなし，彼の目配せや身のこなし，さらには彼の打つ球の一つ一つが，Bへの特別なメッセージであると感じられ，それらを受けることはBにとって興奮を伴う心地よさであったという。また，サロンに集う有閑で品のよい年上の男性たちからBは可愛がられ，間もなくそのうちの一人と性関係をもつようになった。

柔和な夫は，Bが男性関係を告白しても咎め立てることもなかったという。Bはサロン会員を継続し，男性との関係を続けながら，一方で，長女の受験にもエネルギーを注いだ。長女も受験に成功をおさめ，長男はクラブに打ち込んでいる。長男も長女も，Bに対して批判的なことも多少言ったり，長男が前ほど学校の話をしなくなったり，長女が過激なダイエットを試したりと，ちょこちょことと気になる言動があるものの，大きな衝突はない。Bはこのような生活の組み立てに幾ばくかの漠然とした不安を覚えながらも，強い問題意識はなく，何かを変えようという動機は皆無のようである。

3 事例の考察

長子または末子が中学校に入学したころから，勉強を始めたり，仕事に復帰したり，習い事を始めたりするのは，非常にありふれた現代女性のライフコースと言える。2例とも，女性グループの口さがない噂話のねたにされたことで傷つき，抑うつ状態を呈したために事例化するに至った。

AとBの生育歴の大きな違いは，父親との関係にある。Aの場合は目標に向かって努力さえして

いれば，父親はAに全幅の信頼を寄せて応援してくれたという。ところがBの場合は，父親そのものが，希求対象になってしまっている。Aの場合は，落ち込みや葛藤も激しかったが，父親がAの自我，超自我にしっかりと定位されているために，回復の足取りもしっかりとしていたと考えられる。一方，Bの場合は父親を希求し続け，夫に支えられながら複数の男性と非日常的な関係を結ぶことで，変則的な解決を得ている。しかもこの「変則性」に自我親和的であり，「変則的」であるとは意識していない点に特徴がある。

AとBから見た思春期の子どもたちは，次のようである。Aの長男では一時期，親・教師・規則といったものに対抗するような行動をとり，これはAにとってはこれまで生きてきた意味を問われるほどの衝撃であった。しかし彼は，じきに自我理想を見つけ，目標に向かって歩み出した。Aの長女，Bの長男，長女については，多少の反発はあっても，親が価値観を問われるほどの反抗は見られなかった。

AとBは，配偶者選択が成功していて，おそらく，子どもたちの成長にとって，夫は重要な役割を果たしていると考えられる。またどちらの家族の子どもたちも，安定した幼児期，学童期を過ごしてきた結果と言えるのかもしれないが，基本的に安定しているし，同年代の子どもとの関係を築き仲間関係を楽しむ能力をもっている。子どもの側から話を聴いていないので，子どもたちがAやBをどのように見ていたのかは不明であるし，また長期的にフォローしなければ分からない面もあるが，これまでのところ，AやBの危機や変則的な解決が，子どもたちに決定的にマイナスの影響を与えたという証拠はまったくないと言えるだろう。

Ⅳ　まとめ：今日の思春期の親子関係の特徴

はじめに，身近な女子中高生へのインタビューから，思春期の子どもたちの親への反抗の様相が，大きく様変わりしているということはなさそうだという印象をもった。次に，繰り返し実施されている調査のデータから，大きく変化したのは子どもの側ではなく親の世代の価値観や態度の方ではないかと読み取った。最後に，思春期の子どもをもつ家族の事例を検討した。

量的研究と事例研究とは相補的に事象へ迫るものである。事例1の経過は，量的研究では明らかになりにくい，「思春期の反抗」のもう一つの役割／意味を，我々に思い出させてくれる。すなわち，「思春期の反抗」は，思春期の少年が親から自立していく過程での里程標的な役割だけではなく，親の側がこれまで抱いてきた価値観や信念，生きる意味などに対して，真っ向から疑問を突きつけ，真価を問い，多くの場合，価値観の修正や柔軟化を迫るという，親の側にとっての危機であり，換言すれば親が成人として発達していく過程の里程標的な役割／意味をもつものであった。

事例1では，職場での挫折も同時に起こってはいるが，この様相がよく表れている。すなわち，「努力」「善意」「素直」といった美しいものだけで築き上げてきたAの世界に，長男の行動は強烈に疑問を投げかけたのである。Aは一過性に混乱を起こすが，美しいものも醜いものも包含した世界の中に生きる「私」を再発見していくような過程で，危機を克服し，いわば成長を遂げた。そして，長男も，シンクロナイズするかのように，思春期の危機を脱して成長を遂げていると言えよう。

しかし，事例2の場合は，今ひとつはっきりしない。Bがこだわっていたものはないわけではなく，「安らげる家庭」「（子どもにとっての）愛情深い父親」「よい学校教育」に価値を置いていたと思われる。Bはこれらすべてを手に入れたが，子どもとの関係とは別のところで混乱し，その後安定はしたものの，B自身，思春期的なポジションに留まってしまっている面があるように見える（Bの場合，先の3つの領域については，価値を置き続けているという面もある）。そして事例2の場合，子どもからの突き上げは認められない。

調査データにあったように，親の世代が思春期世代と同じような価値観を抱いている中には，事例2のように，子どもの「思春期の反抗」とは別

の脈絡で，親の世代が思春期へ退行している場合も含まれていると思われる。このような場合，親の側から見て，子どもの言動が気になることも少ないと思われるし，子どもたちの側からは，親の価値観に対して体当たりで異議を唱えるような必然性は少なくなってしまう。したがって，思春期の子どもが親に対してどの程度反抗するかは，親の側の「思春期化」あるいは「思春期への退行」の程度に因るところが大きいと考えられるのである。

最後に，思春期の子どもの反抗の程度が弱い場合の，発達への影響についてである。コホート研究や長期にわたる事例研究をまたなければ明言はできないが，しかし，事例2に見るように，思春期の子どもたちの発達を促進する要素には，多種多様なものがあると考えられ，親への反抗が弱かったというだけでは，将来を予測することはできないと思われる。他方，親の側の発達への影響については，危惧される。家庭における子ども，職場における後輩や部下からの突き上げによる，価値観の問い直しに匹敵する，親の発達促進に結びつく資源があるのかどうか覚束ないのである。

Bがそうであったように，親が恐くて子どもが反抗できない場合など，思春期の親子関係には他のあり方もあると思われるが，本稿では，親の世代の「思春期化」に焦点を当てて，今日的と思われる思春期の親子関係の特徴について論述した。

文　献

1　荒牧央："ぶつからない"親子関係—「中学生・高校生の生活と意識」調査から②．放送研究と調査 53(1); 72-81, 2003.
2　土居健郎：精神衛生と道徳．心と社会 35(2); 5-7, 2004.
3　深谷昌志：中学生の親子関係が変わった．In: ベネッセ未来教育センター編：モノグラフ・中学生の世界, vol. 77 中学生にとっての家族—依存と自立の間で．ベネッセ教育研究所, 2004; pp.1-16.
4　上別府圭子：家族の変貌と子育て．日本精神衛生学会第15回大会抄録集, 1999; p.17.
5　NHK放送文化研究所編：現代日本人の意識構造・第5版．日本放送出版会, 2000.

第Ⅱ部
社会の変遷と子どもと思春期の精神医学

――子どもの精神医学の広がりと社会・歴史の交錯点

第1章 情報化社会と子どもの心

杉山信作

I 子どもの誕生と変貌

フランドルの画家ブリューゲルの絵「子どもの遊び」（1560年）を見ていると，不思議な感覚におそわれる。着ているものは大人と変わらず，老け顔もあり，大人も混ざっているのだろうか。仕草やサイズは子どものようでもある。まるで小さな大人が群れ遊んでいる。中世は，子どもの存在に気づく必要がなかったようである。

農業社会から産業社会への転換は，大人の眼差しのなかに子どもを浮上させ，子どもの発見から，子どもの世紀の幕開け，そして思春期や青年期への注目へと導いた。

フランスの歴史学者 Philippe Ariès によると，子ども用のファッションは 18 世紀になってからのことで，子どもは世話され躾けられる存在として認識され，やがて，世界は大人と子どもに二分され，子ども達は，学校教育のなかに囲われることになった。

19 世紀末，Charles Darwin の進化論や Freud の無意識論のインパクトは大きく，子どもと未来へ期待が膨らみ，スウェーデンの思想家 Ellen Key は 20 世紀を「児童と婦人の世紀」と予言することになった。

子どもと大人の間に青年の心理を認識したのも前世紀期の初頭。この 100 年，成長のアクセル（加速）化が続き，発達のスパートや初潮年齢は早まり，この期の身長の伸びは 20 cm を超える。生物学的事象としての思春期は早期化し，親よりは何事も早く，一回り大きくなっている。一方，心理社会的な成熟には多大な修練を要し，Erik Erikson は青年期をモラトリアム（支払い猶予）とした。Kenneth Kenniston は青年と成人の間にさらにユースというもう一区分を設け，青年期は遷延し延長へと向かっている。

やがて，工業社会の終焉，情報社会の到来。子ども時代の遷延と消褪へと，子どもをめぐる状況は大きく動きつつある。

わが国の戦後は，ある豊かさを手にして，産業構造は重厚長大から軽薄短小へと変貌を遂げ，モノよりコト，ものより情報といった時代に入っている。明治維新以来の近代化といった目標は終わり，成熟社会を迎えている。冷戦の終結以降，大きな物語はなくなり，歴史は終わったとさえ言われ，成長のない少子高齢時代となっている。

かつて青年はハングリーであり，怒れる若者であったが，今や飽食の時代。若者は怒らなくなってしまった。共闘世代，モラトリアム人間，新人類，おたく，団塊ジュニアと若者論が次々に提示されてきたが，1977 年あたりに若者の気分に目的性からノリ（コンサマトリー）への変転が[19]，1980 年代には日本的なガンバリズムの崩壊[9]が指摘され，子どもの状況に大きな変動を認める。

フリーターやパラサイト・シングルといわれる生活のスタイルが広がりを見せ，大人にならない子どもと，子どものままでいたい大人が入り乱れ，時代は，再び，大人と子どもの境界を曖昧にし，ボーダレスで多様な社会状況となっている。

20 世紀末は，ハーメルンの寓話を思わせる，子どものいない社会へと向かい，失われた 10 年をもって閉じ，いくつもの節目を経て，ニューミレニアムへの構造改革を要する過渡期にさしかかっている。臨床の理論も，抑圧と葛藤調整から剥奪と欠損への補充に軸足を移しつつある。

II　情報化社会の光と影

1 古代情報革命の行方

　読み書き（文字文化）の台頭に、ギリシャの哲人ソクラテスは反発を感じたようである。弟子のプラトンによると、音声による談論のリアリティを重んじるソクラテスは、「彼らは多くを知るが真実を知らない」と批判したという。

　プラトンの弟子アリストテレスは、文字の可能性、アレクサンドロス時代の情報革命に対しては進歩的であり、師と激しく対立している。多くの領域で学問の体系を樹立し、その後継者たちはスコラ学の支柱をつとめたが、やがて文献志向の観念論は教条主義に陥り、科学の進歩のなかで瓦解することになった。

　自分の目で見ない文献学的手法、事実の検証や実験から遊離した論理は、克服されねばならず、ソクラテスのアイロニーは2000年を経て笑えない真実となってしまった。

　ソクラテス、プラトン、アリストテレス3代の葛藤は今日的にも興味深い。自分の目で見た事実、機器を通して得たデータ、それを処理した判断。何段階も歪み、編集を施され、解釈の山と化したハイパーリアリティの行方にあるかも知れない可能性と危険性を考えさせる逸話である[4,15]。

　情報社会は、オール・オア・ナンの世界ではなく、対話と試行錯誤の続く、壮大な過渡期である。作用には副作用があり、適応性の検討、そして技法の選択と調節修正や優先性の吟味が大切になる。この発想は臨床医学のなかで練られてきた馴染みの思考であろう。

2 マルチメディアの普及

　パソコンはWindowsの開発により、身近となり、1990年代に入って、管理の行き届いたネットワークであるパソコン通信を普及させた。これは文字型の交流空間で、さらにWWW（ワールド・ワイド・ウェブ）の開発により、文字情報だけではなく、画像・動画・音声も扱えるものとなり、90年代半ばには、双方向・自己責任を特徴とする、よりオープンなインターネットが広まった。フォーラム、掲示板、ニュースグループ、様々なメーリングリストとコミュニケーション空間は広大なものになり、子ども達にも、機器が扱えるだけではなく、情報の洪水のなかで、情報を読み、自らのセキュリティやプライバシーを護れるきわめて高度な能力を要する時代になっている。

　90年代末にはiモードが開発され、ケータイはパソコンと大きなネット空間を共有し、音声だけではなく、文字から画像まで扱うマルチメディア端末となり、爆発的な普及をとげている。

　80年代には、パソコンの普及にともなう人間の適応不全、テクノフォビアやテクノストレスが話題であった。しかし、この10年のうちに、適応過剰による病理が問題とされるようになっている。調査によると、8割にケータイを持っている安心感があり、約半数は持ち忘れると不安になる。2割は連絡がつかないとイライラするという。

　今や、ケータイ不安といえば扱い慣れないものへの怖れではなく、何か大切な情報があるのではないかという不安のために、電波の届かない所に入れない恐怖症のことをいう。

3 メディアへの依存

　携帯電話により人間関係は可視化され、かかってこないと、つながっていない不安に襲われるようである。絶え間なく他愛のないお喋りを交わす若者の姿が目につく。返信が少しでも遅れると、不信やイジメを招くのではないのかと、片時もケータイを手放さず、食事中にもメールを打ち続けている。ニホンザルにも似た交話的機能があり、身近にいることを確かめ合うという[10]。プリクラの交換にも似たものがあった。これをコミュニケーションの退化とするか、まだ見ない新しい友への広がりとするかは分かれるところであろう。

　臨床の課題にのぼるかどうかわからないが、ネットワークの広がりにより、フレーミング（喧嘩）やネットジャンキー（中毒者）、ネット心中やネット犯罪、サイバー犯罪への関与など、その影の世界もまた広がっている[7]。これは近年きわめて危険なものになり、子ども達の安全を脅かしつつある。

とくに，チャットはハンドルネームで（好きな名前を語り）自らを思い通りに描ける，人見知りのない匿名的な仮装空間である。それゆえに，自由にもう一人の自分を演じ，もう一つの現実に遊んで，戻ってくることもできる。しかし，我に返るには，催眠を覚ますように，もうひとつの世界を引きずらない努力が必要になってくる。なかには，オフラインの生活と言うように，あちらの現実の方がよりリアルになったり，仮想現実からのアクティングアウトが"オフライン"（現実生活）にあふれだし，破局的な関係を繰り広げることも現実には起きている。こうした弊害に悩む人たちへのネット上の自助グループも数多く見受けられるようになった[1]。チャット依存症も煙草や賭博程度には注意もいるが，それ以上に危ういものとしての認識を求められはじめている。

一般的，社会的な弊害を論じるには資料が足りないが，現実社会とネット上の非現実のバウンダリーがしっかりしており，現実と虚構や仮想現実の間を柔軟に行き来でき，内的現実を豊かにできるケースには成長や癒しのよい体験になる。しかし，逃避機制など嗜癖への準備性や認知障害など現実検討能力の脆弱性がベースにあるケースでは，それはきわめて危険なものとなろう。子ども，なかでも年少幼児への安心安全はきわめて重要なテーマになりつつある。

4 ゲーム世界と現実生活

テレビゲーム（ビデオゲーム）で"遊ぶ"ということは，キャラクターに同期して動いてはいるが，同一化しているわけではない。そこにはゲーム性（勝敗や成否）とストーリー性（物語の枠組み）があり，そこで求められるのは，物語を読み解きルールを扱う能力であり，それがないと楽しめず遊びにならない。

ゲーム世界での症状の消滅現象という香山の興味深い観察があるが[8]，ゲームを終えると症状からの自由を現実に持ち帰ることはできず，現実との間には，効果という混同も，悪影響という混同もなかったという。これは，精神病や神経症についてだけではなく，ある種の発達障害においても，さらに観察を増やし確かめられる必要がある。

ゲームを遊びと見るかぎり[16]遊びという存在様態のもつ一般的な癒しの力，また治療者との関わり合いを深め，治療者との関係に支えられ，自分との関係（内的現実）を改善する体験など遊戯療法に共通する治癒機制を見いだすことができる。それゆえに，ある種の準備性，障害や期待のもとにおいては，また子どもにおいては，現実への影響力も予想され，注意が必要である。

もう一つ検討しておく必要があるのは，ゲームそのものではなく，ゲーム行動に伴う機器操作や光（画像）刺激過多の脳に及ぼす影響についてである。近年，テレビゲームによる前頭前野の機能低下を推測させる知見が提出され，その活性化のためにお手玉などの手遊びをすすめる議論がある[11]。これも，データを増やし，ことの真偽や妥当範囲の検討を重ねる緻密な議論が必要である。

5 情報機器やメディアの活用

パソコンにふれる至適時期に定説はないが，早期を推奨する論は見当たらない。ワープロは漢字を使った作文ができるようになって（小4）から。計算は算数の基本が身について（中学）から[14]。インターネットはそのリテラシーを学んでTVのCMとの違いがわかって（高校）から。携帯はインターネットが使えるようになるまでは，機能や回線を制限する。ゲームは物語を読み，人の思いや暗黙の了解を理解できるようになってからとするのが常識的であろう。買い与える時期について，しっかりした条件や基準を示すべき時にきている。

ただし，学習障害（LD）や自閉症など（PDD），あるいはひきこもり（SW）などでは，そのケースによる。学習や援助の道具になることもあるからである。いずれも，副作用もあることなので，大人は買い与えるだけではなく，一緒に使うことから始めるのがよい。

会話型の電話相談には，すでにかなりの蓄積がある。インターネットにも対面しなくても済むという気安さがある。好きな時に出られる応答の選択性や文字型のコミュニケーションも特徴にな

る。メールによるカウンセリングやネット上のセルフヘルプ・グループなど，相談や治療など援助への応用が試みられている[17, 21]。精神療法過程の裏付けを得られるところも多いが[12]，しかし，"会う"ことに代わるにはおおよそ無理がある。顔文字など独特な感情表現の記号はあるが，対話における無言や間，表情や仕草，抑揚など，抜け落ちる情報が大きく，体験の偏りは避けられない。対面する討論との違いは決定的である。

変化の途上にある子どもの治療の特徴は，気づいたり，知るだけでは済まず，体験し，育てられるところにあることは言うまでもない。幾多の援助の一つとして有力な道具ではあるが，未来を生きる子どもの心に，情報化やコンピュータ化がどう受け入れられるのか，残念ながら過去の私たちに多くはわからない。エビデンスなるものもまた過ちを免れない。疑わしきは子どもの安全，子どもの利益とするべきであろう。

III 高度情報化の落とし穴

1 現実感の肥沃化

子どもの心が育つ，今という時代を読み解くエピソードとして，2つのエピソードを検討する。

情報化による現実感の変容を危惧する論議が盛んになったのは，1989年に起きた（犯行声明で今田勇子を名乗った）連続幼女誘拐殺人事件あたりからであろう。大量のビデオコレクションが押収され，6,000本という数もびっくりであったが，残虐なホラーやロリコンビデオなど，その内容世界の異様さにまた仰天させられる劇場型の犯罪であった。

虚実の皮膜が破れて非現実が現実を侵犯する，メディアへの「おたく」的な耽溺の危険性を指摘する声が高まったが，それを否定する議論もあり，判断するには資料が足りない。

このケースは離人感をもらしているという。一般的にはともあれ，バウンダリーの未分化な年少児や，対人認知や状況認識に問題のおきる，ある種の障害においては無視できないものと考えられる。

2 アポロ疑惑

月面に降り立ったあのアポロ11号の快挙は本当にあったことなのか。1969年，世界中がくぎづけになったあのスペクタクルは，アメリカの砂漠のどこかから流されたSFXだったのではないか。インターネット上には今も様々な憶測が飛び交っている。

ことの真偽など一個人には確かめようもない。情報の仕掛けによっては，フィクションが現実を凌駕することもあるし，虚構が現実の痛みを和らげることもありえる。

「本当はもっと凄いはず」あるいは「現実では生々しすぎて面倒くさい」。現実感は，現実への期待や怨嗟によって，いかようにも脚色され，本当のところはよくわからない。

3 湾岸戦争は起こらなかった

次のエピソードは，冗談ともつかない訛りではない。『リベラシオン』紙に執筆された，Jean Baudrillardによる思想的な主張である。

湾岸戦争とは，20世紀の終り，記憶にうまく刻み込まれなかったかもしれないが，クウェートに侵攻したイラク，フセイン独裁を撃退した，アメリカを中軸とする多国籍軍による制裁のことである。

精密誘導兵器による爆撃が，まるでテレビゲームのように映し出され，世界中がその無機質な映像に固唾をのんだ。あの下に繰り広げられていたであろうはずの地獄絵，恐怖や痛みの呻吟は伝わらなかった。あの戦争は高度にメディア化され，徹底的に漂白されて，戦争のリアリティを一変させてしまい，過去の戦争とは似ても似つかぬものになった。

シューティングゲームのように，信号が送られ画像が返ってくる。発信者と受信者は，画面のあちらとこちらにいて，決して出会うことがない。20世紀末の戦争は，相手の姿の見えないところでミサイルが飛び交う，記号の応酬に解体され，かつて破壊と残虐が持っていた現実への調停（政治力）はもはや失われたと言う。力の行使は，それがまだ存在しているというアリバイづくりのた

第1章 情報化社会と子どもの心
(杉山信作)

めに，ただなぞられるだけのものとなり，この戦争は戦争ではない。それゆえに，従来のいう戦争は起こらなかったと言う[2]。

現実がリアリティを失い，虚構の方がわかりやすく，情報が現実以上にリアルになる。やがて実在をともなわない記号の集積，虚構においてしか現実を認識できなくなってきている。現実と擬似現実が両立し，非現実との区別が成立しなくなる錯乱，ハイパーリアリティの世界を漂いはじめていることを告げられたエピソードである。

IV メディアと子どもの世界

1 子どもと共に育ったマンガ，アニメ

かつてマンガは，大人から子どもに与えられるものであり，ことあるごとに俗悪なものとたたかれてきた。やがて，マンガやアニメは，子どもの中で育った，子どものものとなり，大人とは別の世界を育てあげてきた。

いつの間にか，書店の半分を埋めるものになり，少年少女ものから青年もの，レディースもの，ビジネスマン向けと読者の成長に合わせてジャンルを広げ，ついにはマンガ世代が親となり育児ものまで現れるに至った。子ども文化の垣根が破れて大人を呑みつくした。この間にまんがの表現手法や作画文法は格段に進化し，内面への高度な表現力をつけ，名作や文学の漫画化があらわれるなど，文学にならぶアートとなった。

漫画の今日を開いた鉄腕アトムは，ロボットのため成長することなく，終わりなき日常を延々と生きる永遠の子としての物語構造をもっていた。ドラえもんにしてもそうである。そんな中で，変化や発達の途上にある子どもに合わせ，成長的なテーマを持ち込んだのが，冒険ロマンやスポーツ根性ものであった[18]。例えば，梶原一騎の原作による星飛雄馬や矢吹丈の青春遍歴を追う成長物語（ビルドゥングスロマン）である。アニメにおいては出先統の監督による『あしたのジョー』『エースをねらえ！』などの少年少女（ジュブナイル）ものである。挫折と挑戦。激しい修練と勝利。そして死。マンガはすでに子どもの心の成長を支えるには欠かせないものになっている。

2 有害コミック排除運動

このマンガ界を沸かせたひとつのエピソードを検討し，表現と規制の間に繰り返されてきたせめぎ合いを覗いておく[3]。それは1990年夏ごろより全国を洗った「有害」コミック（子ども向けポルノコミック）追放運動の波についてである。この度の高まりは，東京都の生活文化局が発表した女性問題調査研究報告の一部，「雑誌メディアに見られる性の商品化」（1990年8月）と，それを受けた報道「半数にセックス描写」「貧しい漫画が多すぎる」（朝日新聞）などにより大きなうねりとなった。

活字の発明とグーテンベルクの印刷術は，今日の情報技術（IT）革命にならぶ画期的なことであった。その影響の大きさゆえに，いつの世にも，焚書・禁書の攻防が連綿と続いている。80年代には，少女雑誌における性表現が槍玉に挙がり，「有害図書」規制の波が押し寄せ，各地で青少年保護条例や健全育成条例を改正し，取り締まりを強化している。

今や，マンガは子どものメディアを越える高次なものとなり，絵を読んで育ったビジュアル世代が成人となって読者が膨らみ，当然，彼らの成長とともに，性表現は進み，子ども向けマンガのあいだに混ざっていたのである。それを見た大人たちが驚き，的外れな抵抗を招いたのが今回のエピソードであろう。少年少女向けポルノコミックなど実はなかったのである。

3 テレビの子どもへの影響

過去の規制運動には首をかしげるものもあったが，しかし今や電子メディアの急激な発展により，子どもへの影響や危険は過去の活字やマンガの比ではなくなっている。テレビが始まって半世紀。今や，いつもテレビがあって，ついている。TVは見るだけではなく，すでに出るものにさえなっている。その影響についての研究は，マルチメディアのこれからを考えるよい資料になる。無藤の総説[13]の大まかなところを紹介する。

1）生活への影響

テレビが勉強時間，外遊びや親子の交流を浸食

すると懸念されるが，そのような調査結果は見当たらない。長時間視聴児の問題は残るが，子ども達は，まずまず上手な付き合いをしているようである。長時間視聴には，テレビに先行する，他の要因もあるようである。

テレビの影響は発達段階によって異なる。3歳以下では，登場人物との同一化や相互交渉がみられる。幼児はテレビに手をふったり，おじぎをしたりするように，現実とテレビ体験の境界は曖昧である。調査によると，2〜4歳児の視聴時間は1日平均約3時間と世界最悪で，小中学生よりも高校生よりも長い。近年，乳児は画像にひかれやすく，シナプスの刈り込み期に雑多で無用な刺激に曝される危険性が指摘されている。1999年，米国小児科学会は2歳未満児のテレビ視聴を禁止するよう勧告し，2002年，日本小児科学会も同様の提言をし，「新しいタイプの言葉の遅れ」として「ADHDやPDD（本態は異なるので）類似」症例を報告している[6]が，疫学的な資料はこれからである。最悪の想定と客観的な事実による除外診断が必要である。

どの親も子どもにテレビを制限しようとするが，視聴規制は成長によい効果をもつことが明らかにされている。しかし，外からの小言など他律的な規制は有効性に乏しく，反動を招くこともわかっている。ところが，考えさせ，文章にし，朗読し，カメラに収録して見せる実験によると，態度変化が大きく，悪影響を受けにくいことも確かめられている。

長時間視聴を抑える何らかの躾けとテレビに代わる望ましい活動機会の用意が必要である。

2）学力への影響

ほとんどのデータがテレビ視聴と学業成績には関係があること，読書量の低下と読み書き能力の低下を，しかし原因は多要因でテレビに絞れないことを指摘している。TVは一方向的で，映像には否定形がない。子どもは興味のある部分だけを見て，負の側面への説明が入らないことになる。側に大人がいるのがよく，親と一緒に見る方が学習には効果的という研究結果もある。

3）社会認識への影響

ある日の娯楽番組の分析によると，1時間あたり平均7回の暴力が発生し，女性主人公の3割，男性主人公の7割が何らかの暴力をふるっている。これは実社会の日常とはかなりかけ離れ，歪んでいる。子ども達に現実との混同がないように注意がいる。

とくに人物の描き方は，お決まりの単純化（ステレオタイプ）に傾きやすい。性役割やマイノリティへの偏見を維持する伝統的な態度や社会通念を補強する方向にはたらくことが明らかにされている。

しかし，描き方によっては，認識を変えることもでき，態度を変える力をもつことも実験により確かめられている。台本によるところが大きい。

4）攻撃行動への影響

さまざまな調査や実験が，暴力番組と攻撃行動の間に正の相関を認めているが，その程度には幅がある。攻撃的な子どもほどTVの暴力番組をよく見ており，より攻撃的となり，さらに暴力番組を好むことも指摘されている。攻撃行動との因果関係は，暴力の認識のされ方により変化する。暴力の必要を合理化されると攻撃性は促進され，否定的，批判的に描かれると番組は暴力抑制的にはたらく。描かれ方によるところが大きい。

4 批判的視聴能力（メディアリテラシー）の育成

メディアの映し出す情報は，本来，現実そのものではない。それらを記号化し，編集して再構成されたものである。実は，新聞や週刊誌など活字時代から，すでに，そうであった。マルチメディアの発達は画像の修正やビデオの編集をより自在にし，オリジナルな現実は容易にすりかえられるものとなった。スポーツ中継を思い浮かべればよい。メディアが作り出すリアリティの方がわかりやすく，現実味を帯びることもある。

バラエティ番組にせよニュース報道にせよ，マスコミはすべてこの危険を免れていない。テレビは演出と脚色という"やらせ"の一面を本来的に宿している。成熟した受け手は，暗黙の了解のもとに，虚構を虚構として楽しむという，共犯関係にいるのである。現実こそドラマのコピーであり，

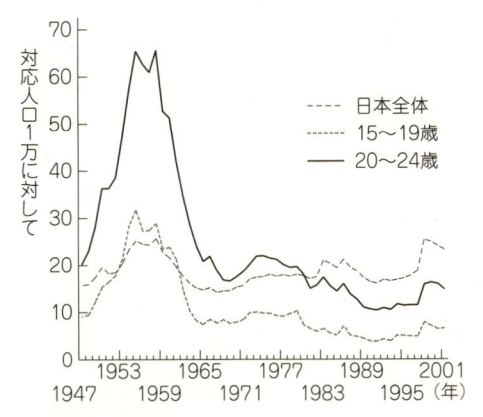

図1 青少年の自殺

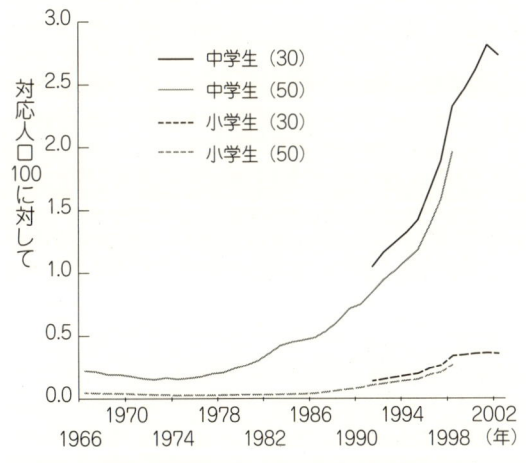

図2 不登校の発現率（文部科学省学校基本調査より）

ドラマティックでない現実は面白くないのである。バーチャルと等身大の現物の違いを理解し、ゲームをゲームとして楽しみ現実を豊かに生きる能力を養う必要がある[5]。

しかし、この情報を選択する能力は、自然に身につくものではなく、メディアを教える教育（メディア・リテラシー）が、国語や技術、家庭科教育の一環として大切になってくる。リテラシーとは読み書きの基本のこと、つまりTVやPCにふれる基本能力のことである。そのための世界の趨勢は、自分で番組や報道あるいはゲームを作ってみることであり、そのような教材ソフトも開発されている。受け手から作者にまわってみると、そこにはたらく意図や歪曲、解釈や判断、修飾や選択、作られるもの、消されるものがわかってくる。批判的とは否定ではなく、情報を積極的に読み解

く、適切で偏りのない能力を養うことである[20]。

また大人の側にも、TV視聴や電子メディアへの被爆を抑えようとする努力が必要となる。ノーTVデーなどもその工夫の一つである。例えば、「いま、時間を見つめよう、家族でチャレンジ5・5・5！」（広島市電子メディア対策推進会議）といったものものある。連続して5日間／週のうち1日を決めて5週間／月のうち1日を決めて5カ月間を選んで取り組もうとするものである。環境省のライトダウン・キャンペーンやキャンドルナイトなども似た運動となろう。

5 人はなぜ人を殺してはいけないのか

テレビからはじまり活字系メディアに波紋を広げたひとつのエピソードを検討し、情報の連環を眺めておく。それは、「どうして人を殺してはいけないのか自分にはわからない」と発した、ある高校生の疑問への反響である。これは夜半のニュース番組（『NEWS 23』、1997年）のトークで何気なく口にされたようであるが、当世きっての言論人たちは曖昧に受け流してしまい、まともに反応しなかったそうである。

神戸の連続幼児殺人事件（1995年）の酒鬼薔薇少年を扱ったコーナーでの出来事で、視聴者に後味の悪いものがあったようである。子ども向けの本もあるノーベル賞作家の大江がついに発言し、議論の一石が投じられた（1997年11月）。その論点は、疑問そのものを問い、子どもの誇りはそのような問いを恥じるもの、というものであった。

もちろんそんなことで論を尽くしたことになろうはずもない。『文藝』や『文藝春秋』にも大がかりな特集が組まれ、たくさんの著述がしばらく続いた。少年を取り巻く人間関係のなかで納得されなければならないことである。少年にとっては、ふだん、話せるはずもない人の応えを得られたことになる。かつても、皆がみな読んだわけでもあるまいが、ドストエフスキー（『罪と罰』のラスコーリニコフ）やカミュ（『異邦人』のムールソォ）と格闘しその感性を鍛えられるようなことにも並ぶ、メディア時代ならではの子どもへの語りかけ、

子どもを取り巻く環境への働きかけであった。

V マクロに見る子どもの心

おわりに，長い目で大きく見たときに，子どもの心はどのように揺れてきたか。主体と環境のインタラクションを見る指標として目の離せない，自殺（図1）と不登校（図2）の統計を取り上げる。

青少年の自殺は，長期的には低めに安定している。1986年と1998年のノッチはアイドルの岡田有希子とX-japanのhideが亡くなった年である。自殺報道が連鎖反応を生むことはすでに知られており，マスメディアへの取り上げ方が重い問題になる。1986年と1994年にはイジメ自殺がセンセーショナルな論議をよんだが，自殺が増えているわけではない。一人の死に衝撃が走り，また後追い自殺が目につく推移である。

不登校は青少年の自殺減少期，1960年代にその認識を得て，1970年代半ばに上向き，1980年代半ばより右肩上がりである。"学校離れ"もそろそろプラトーに近づいたであろうか。急激な増大群に隠され，メディア受けのする学校論の影に置き去りにされてきたが，当初からの葛藤群は，今も昔も全く同じように苦しんでいる。もちろん，すべての不登校に治療的な援助を要するわけではない。しかし決して，すでに済んでしまったテーマではなく，課題は将来に繰り越されている。これからもさらに丁寧な理解と対応を要する臨床的な課題であり続けよう。

文　献

1 A National Non-Profit Health Education Organization : The Internet Addiction Survey. http://www.stresscure.com/hrn/
2 Baudrillard, J. : La Guerre Du Golfe n'a Pas Eu Lieu. Galilee, 1991.（塚原史訳：湾岸戦争は起こらなかった．紀伊國屋書店．1991.）
3 橋本健午：有害図書と少年問題．明石書店, 2002.
4 今田高俊編：ハイパー・リアリティの世界．有斐閣, 1994.
5 稲増龍夫：パンドラのメディア．筑摩書房, 2003.
6 片岡直樹：こどもの生活環境改善委員会報告．日本小児科学会雑誌 106; 1535, 2002.
7 川浦康至編：インターネット社会．現代のエスプリ 370, 1998.
8 香山リカ：インターネット・マザー．河出文庫, 2002.
9 小谷敏：若者たちの変貌．世界思想社, 1998.
10 正高信男：ケータイをもったサル．中公新書, 2003.
11 森昭雄：ゲーム脳の恐怖．NHK出版, 2002.
12 武藤清栄・渋谷英雄編：メールカウンセリング．現代のエスプリ 418, 2002.
13 無藤隆編：テレビと子どもの発達．東京大学出版会, 1987.
14 村田光範：子どもとコンピュータ．日医雑誌 130; 531, 2003.
15 仲本秀四郎：情報を考える．丸善ライブラリー, 1993.
16 西村清和：電脳遊戯の少年少女たち．講談社現代新書, 1999.
17 岡田隆介：インターネットの利用による「家から出られない不登校児童・生徒とその家族」への心理的・教育的サポートシステムの試み．研究助成論文集（安田生命社会事業団）33; 107, 1998.
18 大塚英志, ササキバラ・ゴウ：教養としての〈まんが・アニメ〉．講談社現代新書, 2001.
19 千石保：「まじめ」の崩壊．サイマル出版会, 1991.
20 菅谷明子：メディア・リテラシー．岩波新書, 2000.
21 山根希代子：インターネットを活用した障害児の保護者のコミュニケーション．小児の精神と神経 40; 127, 2000.

第2章 子どもの食生活で気になること

岡田知雄

I　はじめに

　成人における心血管病の一次予防は，成人になってからではもはや遅く，小児期にこそなされねばならないという方針に，最近AHA（アメリカ心臓協会）が転換してきたことを[3,14]，今日のわが国の社会も重く受け止める必要がある。現代文明社会の生活様式からもたらされた生活習慣病，なかでも肥満は，全世界的に急激な増加を示した。WHOの報告にもあるように，開発途上国であれ，先進国であれ全世界の死亡率のなかで，心血管病による割合は30％を占めるという驚くべき高率である。この心血管病の主要な背景に肥満にともなうメタボリックシンドロームが存在することが，近年明らかにされてきたのである。すなわち，内臓脂肪蓄積と血清脂質異常，高血圧や耐糖能異常／糖尿病の合併である。メタボリックシンドロームの分子生物学的な機序の解明から，アディポサイトカインによるかような病態の発生と動脈硬化の進行，そして心血管病の発生との関係が明らかにされつつある。

II　小児に始まる動脈硬化の病理学的な歴史

　Enosらの報告した，20世紀半ばの朝鮮戦争で亡くなった平均年齢22歳の若い米国兵士に行われた剖検の成績は，はなはだショッキングなものであり，生前何の症状も無いのに冠動脈病変を有する者が77％にもおよんだのであった[9]。このような病変が突然出現するのも不自然であり，時の小児科医は米国の子ども達が極めて深刻な事態にあることを認識させられることになった。

Holmanは，動脈硬化は小児期における栄養学的問題であることを最初に提唱した[15]。その後，Keysらの7カ国研究のような成人と小児における大規模な横断的研究において，全脂肪や飽和脂肪を多くとる母集団においては総コレステロールやLDLコレステロールの平均値が高く，これらは冠動脈疾患の罹病率が高いことと相関することが示された[18]。

III　PDAY Study と Bogalusa Heart Study

　動脈硬化の初期病変は，小児期に始まるという仮説は，Pathobiological Determinants of Atherosclerosis in Youth（PDAY）Study や Bogalusa Heart Study など現在もなお進行中の研究により，20世紀末にようやく証明されることになる。図1は1990年 PDAY Study, Strong JPらによって発表された成績[24]であるが，不慮の事故や自殺で死亡した男子における死体血中の血清脂質リポ蛋白（小児でも死後血と生前血との関係ではトリグリセライド（TG），VLDL-Cは全く異なるが，T-C, LDL-C, HDL-Cは生前血と検査値は一致し死体死後血にて代用できることが報告されている[12]）および喫煙の指標としての血清チオサイアネート濃度と動脈硬化の進展度との相関を検討したものである。対照的な群間において，中央値のラインが示すようにリスクを有する群では，各年齢において約3倍のスピードで動脈硬化が進展して行く経緯が示されている。

　Bogalusa Heart Studyにおいてもコホート追跡中に事故などで死亡した小児における生前の高脂血症や高血圧の危険因子の存在と動脈硬化の加速との相関関係が報告されている。大動脈における

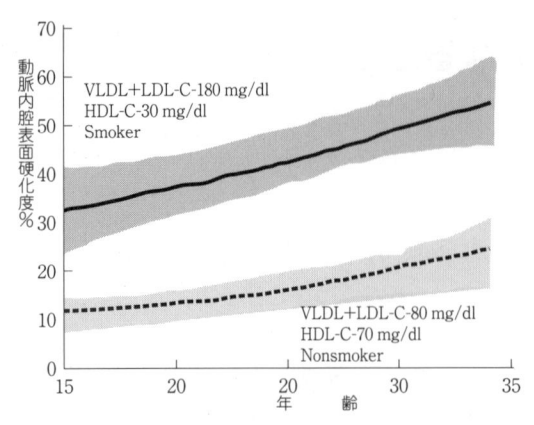

図1 危険因子の有無と小児,若年者における動脈硬化の進展の比較(PDAY Study, 1990)——小児若年者の冠動脈の動脈硬化の病理学的変化の進行と動脈硬化促進性リポ蛋白(LDL+VLDL-C),抗動脈硬化性リポ蛋白(HDL-C)および喫煙に関する危険因子の相関について。かような危険因子を有する群は,それを有さない群と比べて約3倍のスピードで動脈硬化が進行しているのがわかる。

脂肪線状 fatty streak は10代において明らかに視覚的にわかるようになり初期病変として重要であるが,この脂肪線状の領域の拡大は,血清の総コレステロールやLDL-Cと大変良く相関する[24, 20]。大動脈における脂肪線状の領域は黒人の方が白人よりも大きく,また黒人の若年者の方が白人よりも血清総コレステロールとの相関もより高く,人種による違いがみられるという[11]。線維斑 fibrous plaque は冠動脈疾患を有する成人に有意であり20代にはみられるようになり,30代ではさらに加速して拡大する。男性の方が女性よりも病変は進行し,さらに進行した冠動脈の病変において,その1/3を超える隆起性病変として線維斑が占める。大動脈における脂肪線状の動脈硬化における意義には議論があるが,冠動脈における線維斑は病変がさらに進行してゆくと考えられている[19]。大動脈の脂肪線状は,LDL-Cと強く相関するが,冠動脈における脂肪線状は,LDL-Cよりも強くVLDL-C,収縮期と拡張期の血圧,そして体重／身長^{3}と正の相関を,一方HDL-CやHDLC/TC比とは負の相関を示す(図2)[5]。若年者において隆起性の線維斑や隆起性の膠原繊維被覆病変に進展する者やさらに,中心性壊死や石灰化を来す者もいる[19]。

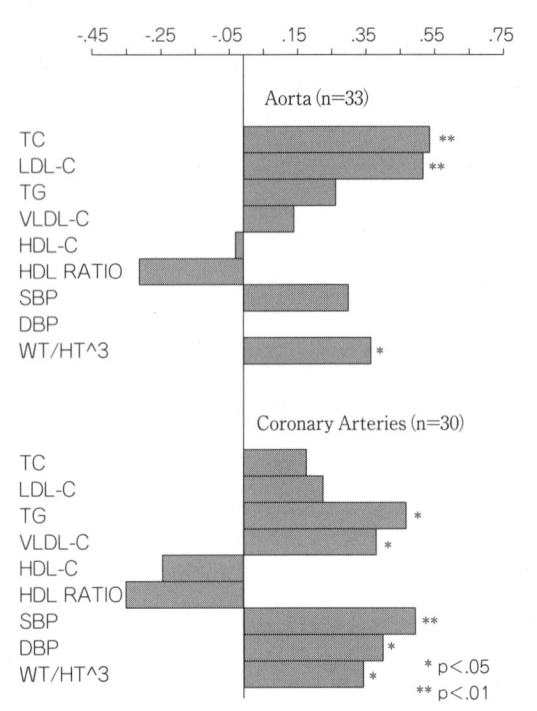

図2 Spearman Correlation Coefficient (Bogalusa Heart Study)——冠動脈における脂肪線状は,LDL-Cよりも強くVLDL-C,収縮期と拡張期の血圧,そして体重／身長^{3}と正の相関を,一方HDL-CやHDL-C/TC比とは負の相関を示す。

原著には述べられていないが,冠動脈における脂肪線状においてVLDL-Cやポンデラーインデックス(体重／身長^3)との相関の方がLDL-Cよりも強いということは,今となってみれば非常に興味深い所見である。すなわち,肥満の存在特に内臓脂肪蓄積に見られるメタボリックシンドロームの可能性やインスリン抵抗性,または酸化ストレスといった状態との関係が推測されるのではないだろうか。

早期の動脈硬化疾患の剖検所見と生前における心血管病の危険因子との密接な相関こそ,Bogalusa Heart Study における最も重要な観察であり,これは小児におけるリスクが将来の心血管病にリンクするという研究概念に対して強力な信頼性を与えるものである。

かような事実の報告から,図3に示すような,小児の肥満からはじまるサイレントな動脈硬化の進行と,成人期における心血管病への連鎖のコンセプトが理解されるだろう。

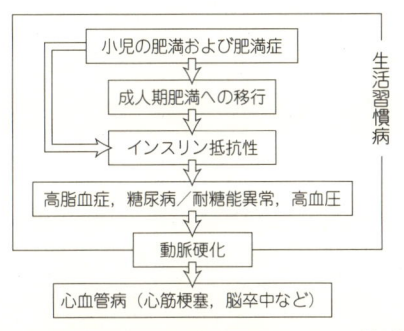

図3 小児肥満から始まる生活習慣病、そして動脈硬化を基盤とする心血管病の進展について

Ⅳ メタボリックシンドロームと小児肥満

メタボリックシンドロームの原因は、過剰な栄養摂取と運動不足の両者によるものである。成人における肥満が、もはやいかに難治であるかは、欧米社会にて指摘されているところであり、生活歴の上からも肥満の継続年数が高ければそれだけメタボリックシンドロームを発症しやすいし、さらに小児肥満の成人期への移行は 70～80％と高率である。

小児肥満における内臓脂肪蓄積と各種の障害が明らかにされつつある。インスリン抵抗性は何も糖代謝ばかりではなく、高血圧、高脂血症の小児における発症との関連が認められ、さらに動脈硬化の前触れとして総頸動脈超音波検査から血管の弾性低下が示されるし、内臓脂肪とその他のサイトカインや脂肪酸代謝異常と動脈硬化の関係も認められる。以上の事実は、小児の生活習慣病健診において、これからは内臓脂肪蓄積やメタボリックシンドロームを視野に入れた健診の必要性を示している。

Ⅴ Barker 仮説と Adiposity Rebound

成長した小児における問題よりも、もっと以前の胎児期に起源を発する肥満、2型糖尿病、そしてその結果としての循環器疾患による罹病率や死亡率の増加との関係が、提唱されてきた。20年以上前に、サザンプトン大学の David Barker は、妊娠末期の妊婦の低栄養が、胎児の成長としてその臓器形成に影響をおよぼし、低出生体重で生まれた児には、体脂肪による catch up がもたらされ、成人期に2型糖尿病や高血圧、そして循環器疾患になりやすいことを見いだした、これを胎児プログラミング、Barker 仮説という[2]。この仮説の歴史的実例として有名なのが、オランダ西部における第二次大戦中の"飢餓の冬"である。連合軍が一時的撤退を余儀なくされたライン川のアーネムの戦いに象徴される戦いで、ドイツ軍に包囲され、1944年の11月から1945年の5月までの間に、飢餓に曝された妊婦から生まれた児の、50年後の糖負荷試験の報告がなされている。飢餓の無い時期の妊婦と比べ、ことに妊娠末期の妊婦が飢餓に曝されると、児の出生時体重は低く、50年後成人期には、Body Mass Index（BMI）は大で、2型糖尿病や耐糖能異常の頻度が高く、空腹時のプロインスリン値は高値で、糖負荷後2時間値のインスリン、血糖値は、有意に高値であった[27]。かようなインスリン抵抗性や膵β細胞におけるインスリン生成の障害が発生する機構として、栄養の再分配、すなわち、重要な臓器の優先順位が決まっていて、倹約表現型の胎児プログラミングが仕組まれ、その後の富栄養という二次行動にて、生涯に渡り機能してしまうという。

Adiposity Rebound とは、乳児期早期の栄養問題が、その後の人生における肥満、糖尿病をもたらすという概念である[28]。図4に示すように、5歳から6歳あたりの年齢に BMI の値が底辺となって後、増加に転じることが観察されるが、これを Adiposity Rebound（AR）という。図4は Cole TJ のものである。多くの研究にて、AR が5歳未満の早期に出現する群と、AR がそれよりも遅れて出現する群とを比較すると、前者は成人にて肥満や2型糖尿病になるリスクが高いことが示されている。これらの多くの報告にも関わらず、AR の早期の出現がどのようなメカニズムで、後世に肥満をもたらすのか、依然として議論されているが、乳児期早期の栄養として高蛋白、低脂肪、特に高蛋白は肝における IGF-1 を亢進させ脂肪細胞の分化に貢献する。低脂肪であることは、その後の二次的な高脂肪食暴露に対する倹約仮説となる、などの説も挙げられている[29]。

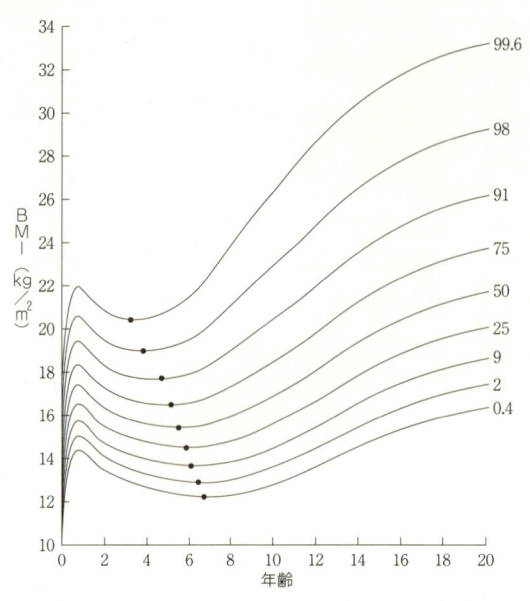

図4 Adiposity Rebound について（Cole TJ, 2004）——BMI の年齢変化とパーセンタイル曲線。BMI は高く推移する群は，Adiposity Rebound が5歳以前の早期に出現する。

VI 小児肥満予防と食生活

我々は，かねてより小児期からの肥満を予防する食生活の研究のなかで，脂肪酸と体脂肪蓄積の関係について検討を行ってきた。

1 体脂肪増加とβ酸化の亢進の関係：n-6系代謝経路の up-regulation について

肥満はインスリン抵抗性，糖尿病，高脂血症，高血圧や循環血中の脂肪酸増加といったリスクを伴いやすい[16]。これらのリスクの幾つかは，脂肪酸代謝の肥満による変化によりもたらされると考えられる。肥満における血漿脂肪酸の増加は，β酸化を亢進させ[10]，インスリン感受性にも影響する可能性がある[4,17]。特に，アラキドン酸は，主に n-6 系長鎖多価脂肪酸代謝経路にて生成され，筋肉などの組織におけるインスリンを介した糖の受け取りについて重要な役割をになう[1,7,21]。

単一遺伝子変異の肥満モデル動物の一つである ob/ob マウスにおいて，肝リン脂質は，ジホモガンマリノレン酸（DHGLA）やアラモドレ酸（AA）は高濃度でリノール酸（LA）は低値を示す，非肥満マウスと比べてである[8,13,31]。肥満 Zucker ラット（fa/fa）は LA から AA への合成が加速しておりガンマーリノレン酸を食べさせると体重は減る。ヒト肥満に類似した多因子性の BSN マウスは，やはり n-6 系長鎖多価代謝経路が活性化している[26]。最近，ペルオキシゾーム増殖体活性化受容体（PPAR α）の活性化により，ACO（Acetyl CoA Oxidase）や CPT I（Carnitine Palmitoyl-transferase I）などの脂肪酸β酸化の転写遺伝子を upregulate することが発見された[6]。Song らは，ペルオキシソーム増殖体による D6D 遺伝子の誘導が，ペルオキシソームの増殖と脂肪酸酸化により必要とされる LCPUFA の需要に対する代償的応答であることを推測した[30]。

肥満動物とは対照的に，ヒトにおける肥満と必須脂肪酸代謝との関係は，一様な結果を示してはいない。Phinney らは，体重減少の折に，必要とされる必須脂肪酸は脂肪組織に由来する脂肪酸の動員により代償されると推測した[25]。n-6 LCPUFA 代謝の障害は肥満を増悪すると考える著者もいる。

我々の検討では，肥満小児では Δ6 desaturase 活性の亢進により，n-6 系代謝経路における up-regulation が観察される。これは，過剰脂肪蓄積にともなうβ酸化の亢進による，アラキドン酸の消費を代償するための現象であると説明される（図5）。そして，この肥満者のなかに，インスリン抵抗性の前駆的な状態と解釈される群として，Δ5，Δ6 desaturase 活性の低下と高インスリン血症を伴う低アラキドン酸の群が存在することが知られた。すなわち，インスリン抵抗性の前駆的状態とでもいえる一群の存在である。このような例は今後のインスリン感受性低下を防ぐために，肥満の改善がより重要になると考えられる[23]。

2 内臓脂肪指標の改善する群と非改善群との比較

(1) 治療後において改善群は非改善群と比べて，n-6 系の up-regulation は改善していた。そして，DHA は高かった。また改善群は，血中の飽和脂肪酸 SAF は低く，一価不飽和脂肪酸 MUFA も低く，多価不飽和脂肪酸 PUFA は増加した。これらはい

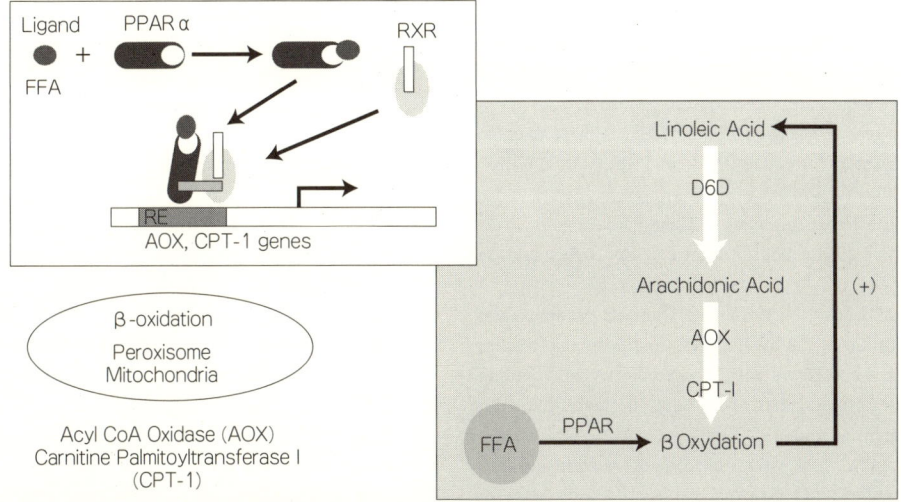

図5 体脂肪の増加とβ酸化，n-6系代謝経路のup-regulation（Song He et al., 2002）——肥満はFFAの増加を伴うが，これがligandとなってPPARαを活性化し，RXRとともに脂肪酸β酸化の標的遺伝子であるAOX：Acyl CoA oxidase，やCPT-I：carnitine palmytoyltransferase 1遺伝子のREに結合して転写を促進する。Songらによれば，ペルオキシソーム増殖体や脂肪酸酸化誘導によるLCPUFAの増加したdemandに対してペルオキシソーム増殖体のD6D遺伝子がinductionされると推測している。

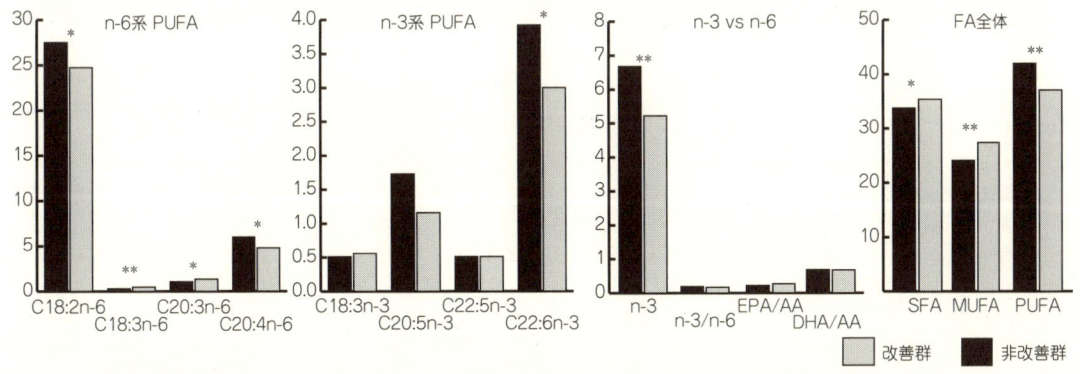

図6 治療後の主要脂肪酸：ウエストの改善による主要脂肪酸の変化——改善群は，血中の飽和脂肪酸SFAは低く，一価不飽和脂肪酸MUFAも低く，多価不飽和脂肪酸PUFAは増加した（治療期間は4週以上を対象とした。治療前後の腹囲差（Δウエスト）の中央値3cm以上減少群を改善群，その他を非改善群とした）。

ずれも有意の変化を示した（図6）。

（2）改善群の治療後のDHA増加は，年齢などとは独立して，Δt（治療後ウエスト−治療前ウエスト）と有意な相関を示した（p = 0.002）。すなわち，腹部の内臓脂肪変化とLC-PUFA（長鎖多価不飽和脂肪酸）の変化とは関連性が認められた。魚類摂取の多いと予想される肥満児は，DHAなどのn-3系LC-PUFAによる生理活性作用として脂肪蓄積性の減少効果などが反映し，肥満が改善しやすいと考えられた[22]。

VII まとめ

小児期における肥満とならないような食習慣や運動習慣の確立が重要である。このためには脂肪酸栄養の観点から現代の小児の食習慣も見直される必要性のあることを述べた。小児・学童における一次予防こそ心血管病の罹病率を減らせうる確かな方策としての意義が存在するのである。児童期に発症する精神科疾患と肥満は直接関係があるものではないが，子どもの生活を見守る大切さという意味では同様であろう。

文　献

1. Agostoni C, Riva E, Bellu R, Vincenzo SS, Grazia BM, Giovannini M: Relationships between the fatty acid status and insulinemic indexes in obese children. Prostaglandins Leukot Essent Fatty Acids 51(5): 317-21, 1994.
2. Aihie Sayer A, Cooper C, Barker DJP: Is lifespan determined in utero? Arch Dis Child Fetal Neonatal Ed 77; 162-164, 1997.
3. American Heart Association: Heart Disease and Stroke Statistics-2004. Update. American Heart Association, 2004.
4. Baier L, Sacchettini J, Knowler W, et al.: An amino acid substitution in the human intestinal fatty acid binding protein is associated with increased fatty acid binding, increased fat oxidation, and insulin resistance. Journal of Clinical Investigation 95; 1281-1287, 1995.
5. Berenson GS, et al.: Atherosclerosis of the aorta and coronary arteies and cardiovascular risk factors in person aged 6 to 30 years and studied at necropsy (the Bogalusa heart study). Am J Cardiol 70; 851-8, 1992.
6. Berger J, Moller DE: The mechanisms of action of PPARs. Annu Rev Med 53; 409-35, 2002.
7. Borkman M, Storlien LH, Pan DA, Jenkins AB, Chisholm DJ, Campbell LV: The relation between insulin sensitivity and the fatty-acid composition of skeletal-muscle phospholipids. N Engl J Med 328(4); 238-44, 1993.
8. Cunnane SC, Manku MS, Horrobin DF: Essential fatty acids in the liver and adipose tissue of genetically obese mice: Effect of supplemental linoleic and gamma-linolenic acids. Br J Nutr 53(3); 441-8, 1985.
9. Enos WF, Holmes RH, Beyer J: Coronary disease among United States soldiers killed in action in Korea. Preliminary report. JAMA 152; 1090-1093, 1953.
10. Forman BM, Chen J, Evans RM: Hypolipidemic drugs, polyunsaturated fatty acids, and eicosanoids are ligands for peroxisome proliferator-activated receptors alpha and delta. Proc Natl Acad Sci USA 94(9); 4312-7, 1997.
11. Freedman DS, et al.: Black/white differences in aortic fatty streaks in adolescence and early adulthood: The Bogalusa Heart Study. Circulation 77; 856-64, 1988.
12. Freedman DS, Wattigney WA, Srinivasan S, Newman WP 3rd, Tracy RE, Byers T, Berenson GS: The relation of atherosclerotic lesions to antemortem and postmortem lipid levels: The Bogalusa Heart Study. Atherosclerosis 104; 37-46, 1993.
13. French RR, York DA, Portman JM, Isaacs K: Hepatic plasma membranes from genetically obese (ob/ob) mice: Studies on fluorescence polarization, phospholipid composition and 5'-nucleotidase activity. Comp Biochem Physiol B 76(2); 309-19, 1983.
14. Hayman LL, et al.: Cardiovascular health promotion in the schools. A statement for health and education professionals and child health. Advocates from the Committee on Atherosclerosis, Hypertension, and Obesity in Youth (AHOY) of the council on cardiovascular disease in the young. American Heart Association, Circulation 110; 2266-2275, 2004.
15. Holman RL: Atherosclerosis-A pediatric nutrition problem? Am J Clin Nutr 9; 565-569, 1961.
16. Horrobin DF: Abnormal membrane concentrations of 20 and 22-carbon essential fatty acids: A common link between risk factors and coronary and peripheral vascular disease? Prostaglandins Leukot Essent Fatty Acids 53(6); 385-96, 1995.
17. Kelley DE, Mokan M, Simoneau JA, Mandarino LJ: Interaction between glucose and free fatty acid metabolism in human skeletal muscle. J Clin Invest 92(1); 91-8, 1993.
18. Keys A, Menotti A, Karronen MJ, et al.: The diet and 15 years death rate in the Seven Countries Study. Am J Epidemiol 124; 903, 1986.
19. McGill HC Jr.: Persistent problem in the pathogenesis of atherosclerosis. Arteriosclerosis 4; 443-51, 1984.
20. Newman WP 3rd, Freedman DS, Voors AW, Gard PD, Srinivasan SR, Cresanta JL, Williamson GD, Webber LS, Berenson GS: Relation of serum lipoprotein levels and systolic blood pressure to early atherosclerosis: The Bogalusa Heart Study. N Engl J Med 314; 138-44, 1986.
21. Nugent C, Prins JB, Whitehead JP, Wentworth JM, Chatterjee VKK, O'Rahilly S: Arachidonic acid stimulates glucose uptake in 3T3-L1 adipocytes by increasing GLUT1 and GLUT4 levels at the plasma membrane: Evidence for involvement of lipoxygenase metabolites and PPAR-gamma. J Biol Chem 0; 9817200-1, 2000.
22. 岡田知雄，佐藤紀子，黒森由紀，宮下理夫，谷口和夫，岩田富士彦，鮎澤衛，原田研介，佐藤恵美子，原光彦：小児肥満における内臓脂肪指標の変化と長鎖多価不飽和脂肪酸との関係について．肥満研究 11; 283-289, 2005.
23. Okada T, Sato NF, Kuromori Y, Miyashita M, Iwata F, Hara M, Harada K, Hattori H: Thr-encoding allele homozygosity at codon 54 of FABP 2 gene may be associated with impaired delta 6 desatruase activity and reduced plasma arachidonic acid in obese children. J Atheroscler Thromb 13; 192-6, 2006.
24. PDAY Research Group: Relation of atherosclerosis in young men to serum lipoprotein cholesterol concentrations and smoking. A preliminary report from the Pathobiological Determinants of Atherosclerosis in Youth (PDAY) Research Group. JAMA 264; 3018-3024, 1990.
25. Phinney SD, Davis PG, Johnson SB, Holman RT: Obesity and weight loss alter serum polyunsaturated lipids in humans. Am J Clin Nutr 53(4); 831-8, 1991.
26. Phinney SD, Fisler JS, Tang AB, Warden CH: Liver fatty acid composition correlates with body fat and sex in a multigenic mouse model of obesity. Am J Clin Nutr 60(1); 61-7, 1994.

27 Ravelli ACJ, van der Meulen JHP, Michels RPJ, et al.: Glucose tolerance in adults after prenatal exposure to famine. Lancet 351; 173-177, 1998.
28 Rolland-Cachera MF, et al.: Adiposity rebound in children: A simple indicator for predicting obesity. AJCN 39; 129-135, 1984.
29 Rolland-Cachera MF, Deheeger M, Bellisle F: Early adiposity rebound is not associated with energy or fat intake in infancy. Pediatrics 108; 218-219, 2001.
30 Song He W, Nara TY, Nakamura MT: Delayed induction of delta-6 and delta-5 desaturases by a peroxisome proliferator. Biochem Biophys Res Commun 299(5); 832-8, 2002.
31 York DA, Hyslop PA, French R: Fluorescence polarisation and composition of membranes in genetic obesity. Biochem Biophys Res Commun 106(4); 1478-53, 1982.

第3章 現代少年とその性心理

少年の性非行と少女の性非行をとおして

藤岡淳子

I 現代少年少女の「性行動」における変化とその背景

近現代以降における日本社会の変化は著しいが、中でも若者の性行動の変化は目をひく。木原正博・木原雅子ほか[1]の「国民一般の性行動調査」によれば、10代でセックスを経験した人の割合は、18～24歳の若者において、男女ともに7割を超えている。この数字は年代が高くなるほど低下し、55歳以上では、男性の約4人に1人、女性の約10人に1人となる（図1）。筆者は現在40代後半であるが、その年代における10代でのセックス経験者は10人に約1.5人であり、未成年でのセックス経験者は「少数派」であった。そうであれば、未成年でのセックスは「まだ早い」と思っていたとしても不思議ではなかったし、実際、それはへたをすると「不純異性交遊」などと呼ばれ、「非行（逸脱行動）」扱いされていたという実感がある。しかし、同年代の7割が経験しているのであれば、ただでさえ周囲の影響を受けやすい年頃であり、また大人としての体験を早くしたいという気持ちもあいまって、10代での性体験は「フツー」であり、むしろ未経験であることに「焦り」さえ感じていたとしても不思議ではない。

同じ調査による「これまでの相手が5人以上の者の割合」は、18～24歳では、男性43.5%、女性37.9%である。男性では、どの年代においてもその割合は30%を越えているが、女性における年代による変化は大きく、45歳以上の年代では、その割合は数%にすぎない（図2）。18～24歳では、性行為を行っている期間が短いにもかかわらず、「相手が5人以上」の割合が多いということは、比較的短期間でパートナーを換えているか、同時に複数の相手がいるということが考えられる。また、18～24歳では、特定の交際相手のある者のうち、知り合って1カ月以内にセックスをした人の割合も、男性で63%、女性で51%と半数を超えている。同じ割合は、55歳以上になると、それぞれ11%と6.6%となる。

現代の若者の性行動の特徴を簡単にまとめると、一世代前に比較して、初交年齢が早まり、知り合って比較的短期間でセックスをするし、パートナーも多くなっていること、そしてこうした性

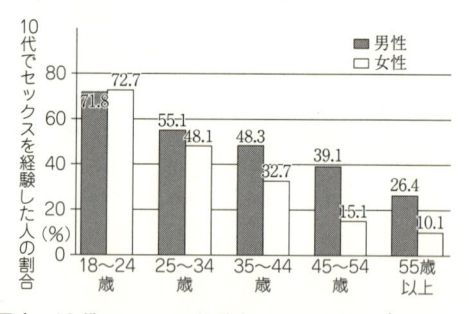

図1　10代のセックス体験率（木原正博ほか[1]より）　早まる初交年齢、縮まる男女差。ネットワークの母集団となる性交人口の拡大

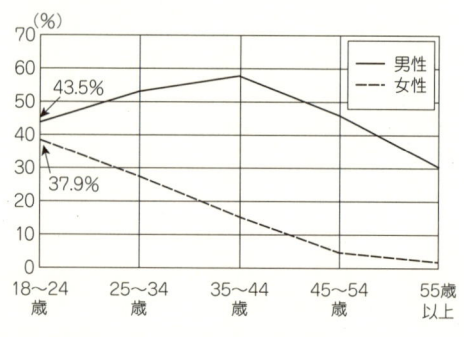

図2　性のパートナーが5人以上の割合（木原正博ほか[1]より）若者でパートナーの多数化。男女差縮小

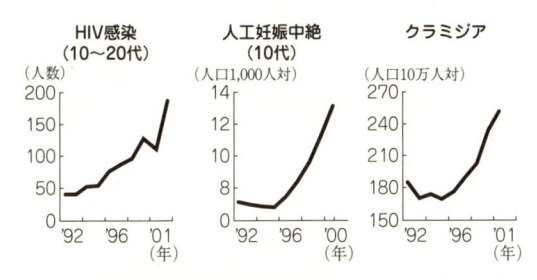

図3　若者の性感染率・妊娠中絶率（木原正博ほか[1]より）

行動において，男女差が少なくなっていることであると言えよう。このことは，親の世代と子どもの世代とで，性行動とその背景にある性（役割）意識に大きなギャップがあることを推察させる。しかも，この変化は，わずか30年間ほどで生じており，親たちがその変化の大きさに戸惑い，子どもたちの性行動を嘆くのも理解可能ではある。その嘆きは単に情緒的なものだけではなく，性行動に伴う危険性への対処が若者において不十分であるという認識によることもあろう。

事実，性行動が早い年齢から活発に行われる一方で，高校生がコンドームを使用する率はむしろ低下する傾向にあり，その結果，若者の性感染症感染および人工妊娠中絶の割合は，1995年を境に急激に増加している（図3）。「平均約3人のパートナーがいる高校生たちが，4.5人に1人しかコンドームを常用しない状況で，活発かつ無防備に性行動を行う結果，そのセクシュアルネットワーク内で性感染症や妊娠中絶が急増している」ことに，木原ら（2000）はエイズ予防の専門家として，警鐘をならしている。

とはいえ，こうした若者の性行動の変化には，その背景となる社会的変化が存在し，その意味では，変化は避けがたく，嘆いていても仕方がないとも言えるかもしれない。一世代前とは異なり，現代の若者においては，高校・大学の進学率が上昇し，結婚年齢が高くなって，社会的に成熟し，社会からも「一人前」として認められるのが遅くなる一方，生活スタイルの変化や情報化社会によって身体的成熟は早まっている。現代社会においては，身体的に男性／女性になり始める時期（10歳前後）から社会的に男性／女性として認められる時期（早くても20歳）までに，大きな時間的隔たりがある。この「身体は成熟しているが，心理的・社会的には未成熟である」とみなされる10年間をどのようにすごすのか？　身体的成熟と心理的・社会的成熟時期の隔たりが小さかった一世代前とは異なる状況に，現代の若者は置かれている。その上，一世代前とは異なり，個人としての生き方の選択の自由が広がり，「男らしさ」と「女らしさ」も以前に比して，流動的で幅が広くなっている。自由と選択が広がることは好ましいことではあるが，選んで決めるまでには，それだけ時間がかかり，迷いも増えるというものであろう。

同様に，近代日本社会において支配的であった，「性」は「家」に属するものであるという概念は，一世代前までは残存していたとも思われるが，現代の若者にとってはただのナンセンスでしかなくなっている。近代日本社会では，「家」を維持するためにも婚姻外の性行為は禁止されてきたし，ましてや女性の活発な性行動などは「とんでもないもの」とされてきたが，現代日本社会では，「性」は「個人の自由と権利」に属するとみなされるようになりつつある。その一例が強姦罪の扱いであろう。日本の刑法では，「13歳以上の女子」を姦淫したものが2年以上の有期懲役に処せられると規定されているが，近年，「窃盗の10年以下の懲役，強盗の5年以上の懲役に比べて軽い，また性別は不要なのではないか」という議論がなされている。第二次世界大戦前には，婦女子は家長である男性の「もの」であり，いわば家長の「財産権」への侵害であった「強姦」が，最近では個人の性的自由権への侵害という概念に変化していることを背景として生じた議論であろう。また，個人の性的自由への侵害であれば，女性のみならず，男性も被害者となりうる。女性にも「個人としての自由と権利」が保障されるようになった結果の一つとして，性行動の男女差が縮小されているのであろう。

II　少年少女における「性の意味」

このように見てくると，現代の少年少女の性行動における時代的影響と変化はやはり大きいと言

えようが，性行動の背景にある，彼らにとっての「性の意味」も，時代による影響を受けて大きな変化を遂げているのであろうか？　思春期は，家庭内で親の保護と指導の下にいた「子ども」が，「男性／女性」として，仲間集団と社会へと出て行く時期である。自我同一性確立の重要な一部として，性同一性の確立が大きな課題となる。「自我同一性確立」といった「個人であること」の強調自体にも時代と社会の影響は認められようが，思春期においては，「自身の身体的変化に出会い，他者と出会い，自分を作っていく」という大きな課題があることには，今も昔も，違いはない。初めての体験に戸惑い，自分が「一人前」の男性／女性であるかどうかに不安を感じ，異性や同性との付き合いを人並みにやれているのか，他から見て魅力的であるのかと人の目が気になる。性自認（自身の性別を認識すること）や性対象志向（性愛の対象が異性／同性／人間以外）にまつわる不安や葛藤も生じやすくなる。かといって，どのような性行動をとるのか，どのように異性や同性と付き合うのかということについては，親からの自立が目標であるだけに，おめおめと親に頼ってばかりいるわけにもいかない。親の助けを得ることは，思春期にはある意味で自己矛盾となる。むしろ親や大人の言うことを批判し，そこから逸脱すること自体が目標とさえなりうる。頼るべきは，同年代の仲間であり，マスコミ情報である。それらの情報は，社会規範に沿っているかどうかという基準によっては流通しない。それだけに，思春期においてはさまざまな性逸脱行動も起こりうるが，それは自分試しのための「リスク・テイキング」として，肯定的な意味も持ちうる。一人前の男性／女性になる過程における，さまざまな模索のための行動として位置づけることが可能なのである。

しかし，たとえ若者の活発な性行動であろうと，身体的性別と性自認とが異なろうと，性愛の対象が異性以外であろうと，あるいは婚姻外の性関係であろうと，一世代前には「論外」の「性逸脱行動」も，既述の「個人の自由」という社会的枠組みの下では，他の権利と自由を侵害しない限り，逸脱行動とはみなされにくくなる。現代において明確に性逸脱行動として残るのは，他の性的自由と権利を侵害する場合，つまり性に暴力が介在する場合のみなのではなかろうか。実際，性暴力に対しては，公的制裁も厳しくなる傾向がある。DV防止法や児童虐待防止法（子どもの性的虐待）の制定もそうした流れの一環であろう。

性行動における性差は縮小しているとはいうものの，性暴力における性差はそれ程縮まっているようには思えない。性暴力としての「性非行」を考える際には，少年の性非行と少女の性非行とを区別して考えることがどうしても必要になる。一般に，少年の性非行といえば，強姦，強制わいせつ，下着盗，性器露出等であり，少女の性非行といえば，いわゆる「援助交際」となる。これは，生物学的性差を基盤に，「性」と「暴力」に関する男性／女性としての社会化の過程における性差を反映していると言えよう。これまでの心理学においては，発達を「男性」の発達を中心として理論化する傾向があるように思われる。「少年」という言葉も，男子のみを指すとともに，男女双方を指す言葉としても使われる。少年少女にとっての性はともに，「自分を作り，他者と出会う」という「人間」としての共通の意味を持つとしても，「自分の作り方」と「他者との出会い方」には，少年と少女とでは，異なる道筋を考える必要があろう。

Ⅲ　少女の性非行

少女の性非行といえば，一昔前までは少女が性行為を行うだけで「性非行」とみなされる傾向が強かった。自らの10代に，周りでは性経験のある少女が圧倒的少数派であった現代の親世代にとっては，娘たちを危険から遠ざけておきたいという親心もあって，あいかわらず「非行」と同義語でさえありうる。しかし，少女にとって異性関係を持つことは，自立と依存という彼女たちにとっては矛盾しがちな二つの欲求を同時に満たしてくれる可能性が高い，きわめて有効な手段である。親から離れ，異性と関係を持つことによって，自立の気分を味わうと同時に，異性に頼ることもで

きる。また，大人たちから見れば，長続きしない，刹那的な関係性であるように見えたとしても，彼女たちにしてみれば，自身の全精力を傾けての行動であり，関係であることも多い。

現代では，将来的にはファミリーカーの助手席か後部座席に子どもたちと乗り，運転する夫の行き先に一緒に行くとしても，独身である間は，幸か不幸か，もはや男性の運転するオートバイの後部座席に乗せてもらって，彼の行く先に黙ってついていくだけでは満足しない少女が増えているのではあるまいか？　エンジンとブレーキのついた自分のオートバイのハンドルを自分で操作し，行きたいところへ自由に行きたいし，行けると思っている。後部座席に座って，オートバイを操る男性を操って，自ら行きたいところへ行かせるなどという面倒なことはしなくなりつつある。他のオートバイに乗る男性と一緒に行動することが自分にとって大切であると思えば，一緒に走るが，自分の行きたいところへ行くことを優先させたくなれば，分かれて別の方向へ行くこともありうる。選ぶのは，彼女自身である。それが肝心な点である。しかし，一人で走り続けるのはやはりさびしく，心細い。故障や事故のときにはなおさらである。誰か助けてくれる人が欲しい。現代の少女たちは，自由と選択権を得ただけに，自立と依存の欲求を天秤にかけながら，一つ一つの行動を決めていくことが必要になっている。

少女の求めているものが，依存ではなく，親密さであれば，それは自立と矛盾するものではない。しかし，自立の途中にいる少女たちにとっては，親密な関係はともすると依存したい欲求となり，自立への欲求との葛藤を生じさせうる。彼女たちは，性体験を通じて，この葛藤に向き合っていく必要がある。今，少女たちに必要なのは，性行動に対する叱責や批判ではなく，性行為に伴う危険性に関する情報だけでもなく，どのようなものが，あるいはどのようにすれば，個人の自由・自立と，親密な関係性とを両立できるかという情報とモデルなのであろう。しかし，自立性と親密な関係性とを効果的に獲得している成人女性のモデルは，現代の日本においては，特に，親の世代には，なかなか見つけにくい。成人男性ともなれば，少女の自己決定権と自由などというものは頭から否定しかねない。

同じ少女の性行動ではあっても，「援助交際」ともなれば，これは明確に「性非行」であるが，少女たちにはその実態が明確にはなっていないような印象を受ける。もちろん大人たちは，「援助交際」は，「売春」を聞こえが良いように言い換えただけであり，実態は「売春」であると言う。しかし，少女たちにしてみれば，「自分の身体で稼いでどこが悪いの？　主婦だって同じじゃない」という過激な反論がなされうる。性行為の金銭的対価を得るということでは共通であるが，「売春」には，「嫌々ながら他の道具として使われて」「貧しさゆえ」「家のために」「スティグマを押されて社会的に孤立して」といった意味合いがつきまとうのに対し，「援助交際」には，「自ら進んで」「対等な交換として」「さらなる金銭的自由を得るために」「仲間同士の関係の中で」といった意味が含まれている。その意味では，「売春」と「援助交際」は，完全に等価とは言えないことも確かであろう。

現代の少女にとっては，「援助交際」は，7割の人が体験している「特別ではない」10代の性行為が，中高年男性にとっては手に入りにくい希少なものとみなされ，金銭的対価を払ってでも入手したいと考える人がいるところに成立する交換である。中高年男性たちは，「幻想」の「少女」あるいは「少女との性行為」を買い，少女たちは，「おじさんたち」の「幻想」を活用しながら，したたかに金銭を稼ぎ，自分を試していく。援助交際を行う現代の少女たちに，一昔前の売春をさせられていた少女たちの暗さは見られない。ごく「普通」の，むしろ大胆で，やっていけるという自信を持った，気合の入った少女たちが，選択肢の一つとして「援助交際」を選んでも不思議ではなくなっている状況がある。

少なくとも短期的に見れば，「援助交際」は，彼女たちにとって，いくつかの魅力的な報酬をもたらしうる。一つは，金銭である。もちろん「金ですべてが買えるわけではない」が，「金さえあ

ればほとんどのものは買えるし，それなりに幸せになれる」のも事実であろう。この点に関しては，現代の日本社会がそうした前提のもとで動いているのであり，少女たちのみを非難するわけにはいかないであろう。自らの力で金銭を稼いで，その金銭を自分に投資することによって，さらに自分の「価値」をあげることが可能になる。ブランド物に金を使おうと，学費に使おうと，誰かのために使おうと，何に使おうとそれはその個人の価値観と目的とによればよいのであって，他がとやかく言うことはできない（と少なくとも彼女たちは考えている）。二つには，大人の男性が金銭を払ってでも自分を「女性」として求めるという「自信」を得ることができる。そのことは，年長の男性と女性両方に対して，「若い女性としての自分の価値」を確認できることにもつながる。それは大人社会の規範に反し，危険を犯し，自らの対人交渉能力と対処能力を磨いていくという感覚にもつながる。「男の甲斐性」あるいは「芸の肥やし」として容認されてきた成人男性の「実力の証あるいは成長の糧としてのさまざまな性体験」にも通じる概念である。現代の少女は「女を磨く」必要があるのである。仲間集団の中でも，「セクシーであること」「男性から求められる存在であること」は，大きな価値を持っており，彼女たちは，仲間からの承認や評価を，切に必要としている。「援助交際」は少女であることと矛盾せず，むしろある意味では，女性であるという感覚を強めさせる。

　しかし彼女たちがどのように合理化しようと，「援助交際」は，現実には，性と金銭を媒介とする暴力であり，個人の自由と権利として考えることはできない。むきだしの身体的暴力とは異なり，なかなか見えにくいが，彼女たちは，世の中と「おじさん」を内心軽蔑し，見下していることが多い。少女の性非行というと被害者である面が意識されやすいが，「若さ」と「女性」を武器に，男性や少年に対して加害者であることもありうる。

　数的には少年のそれと比して少ないが，少女による，より直接的な性暴力も存在する。少女が別の少女を被害者として，男性に強姦させる，あるいはわいせつ行為を行う，裸の写真を撮ってばらまくといったことは，時に見られる。また，少女の性暴力の被害者は少女ばかりではなく，少年が被害者になることもありうる。少女が性被害を訴えること以上に，少年が性被害を訴えることには様々な困難があり，なかなか表には出にくいし，また男性に加害を加えるのは男性であることも多いが，女性から性被害を受けている少年たちも実際にいる。特に，性加害を行った少年たちから，「実は性加害行動以前に女性から性被害を受けた」という話を聞くことは稀ではない。たとえば，「お前の○○は小さい」などと男性器に対する侮蔑の言葉を投げつけられ，怒って追いかけると少女たちは女子トイレに逃げ込み，教師に対して「A君は，女子トイレを覗くんです」などと訴えるとA君が教師に叱られ，「変態」としての社会的スティグマを得ることになる。あるいは，複数の女子の先輩にむりやり押し倒され，性器を刺激されて勃起させられ，上に乗られて「犯され」，そのことを人に言えば「私たちが強姦されたと訴える。みな私たちの言うことを信じて，誰もあんたの言うことは信じない」と口止めされる。彼女たちは，性暴力を振るっておきながら，「少女」であることを最大限に利用して責任と制裁とを少年に押し付ける。あるいは，「まじめな」優等生が，年上の女性に酒を勧められ，酩酊したところでTシャツを引き裂かれ，「強姦」される。彼が悩むのは，「彼女は自分のことを好きだったんだろうか？　それとも単に，酔った勢いだったのだろうか？」ということである。こうした体験を年長の男性に話すとしたら，「よい思いをしてうらやましい」といった見当違いな反応が返ってくることを覚悟しなければならない。

　もちろん，そうした性暴力加害行動を行った少女たちも別の性暴力の被害者である可能性も高い。また，「援助交際」の危険性も，彼女たちが見積もるよりもずっと高い。性感染症や望まない妊娠，親や学校に知られて社会的制裁とスティグマを受ける，自らが被写体となるわいせつ写真を売りさばかれる，「援助交際」をしていることを

ネタに恐喝される，薬物乱用に誘い込まれる，直接的に身体暴力を受けるといったリスクは非常に高いと言わざるを得ない（藤岡[2]）。元々，先のことをあまり考えないというのも若者の特権かもしれないが，自分に限って妊娠しない，性感染症にならない，暴力被害に遭遇しないというのは，盲信にすぎない。ほとんどの人がいずれは性行動を行うのであれば，思春期には，どのようにすればどうなるかという選択のための情報をきちんと与える必要がある。それが，少女の自由と選択を裏打ちする，生きる力を強化することになると思われる。

Ⅳ　少年の性非行

少年の性非行は，被害者との直接接触の少ない，比較的暴力性の低い「性器露出，のぞき，盗撮，痴漢，下着盗」といったものから，直接的暴力性の高い「強制わいせつ，強姦，性的殺人」まであり得る。少年の性非行は，以前に考えられていたような「一過性のもの」とは必ずしも言えず，前思春期に始まり，介入や治療を受けなければ，思春期をすぎても持続する習慣性の強いものであり，その間に，たとえば，のぞきから盗撮，痴漢，強制わいせつへ等，その暴力性がエスカレートすることもあると言われている（藤岡[2]）。

性暴力は，ある意味で逆説的とも言える行動である。同意に基づく，協調的な性関係であれば，それは人と人との関係を強く結びつけるものでありうる。それに対し，暴力は，そのねじれた表現としては関係を求めるものでもありうるし，暴力の対象にとってもそれを「愛情」と勘違いして受け取られることもありえないではないが，一般的には，関係を断つものである。性非行少年は，強く関係を求めていながら，関係を作り，維持し，発展させていくことが，極めて不得手であることが多い。

まず彼らは，自身のさまざまな感情や欲求を生き生きと体験することが難しい。したがって，人もさまざまな感情と欲求を持った存在であることを実感しにくい。異なる感情と欲求とを持った異なる存在が，そこから生じる葛藤を調整し，同意を形成し，その上で信頼協調関係を作っていくというのが彼らにとっては，至難の技なのである。もちろん，思春期の少年少女にとっては，誰にとっても，他者との信頼協調関係を作っていくことには多少の困難が伴うものである。しかし，多くは，相手の考えや気持ちを聞き，自分のそれを話すことによって，柔らかく調整していくことを学んでいく。相手が「嫌」と言えばやめ，自分が嫌ならそれを相手に伝えていく。そして，お互いにとって妥協できる点，あるいは双方の欲求をより満たすことが可能になる第三のやり方を，協力して探っていくことができる。思春期には一般に性衝動が強まるが，ほとんどの少年は性非行を起こさない。しかし，性非行少年は，この相互調整がうまくできずに，「一方的な」関係になりやすい。

同じ性非行少年でも，集団によるいわゆる「ナンパ」のできる性非行少年たちと，単独での性非行を行う少年たちとでは，少し異なる。現実には，それが高じて集団で女性を強姦する「輪姦」事件に発展することも多いが，輪姦の加害者たちにとって重要なのは，仲間集団における地位や立場であることが多い。異なる視点（たとえば女性）の入らない閉鎖的な集団の中で，女性に対する価値下げや，性暴力に関する合理化が行われると，そうした歪曲された誤った思考が，集団による性暴力を後押しすることになる。

単独で性非行を行う少年たちは，同性との関係を持つことも困難である。彼らは「ナンパ」などとてもできない。しかし，「強姦ならできる」。あるいは，子ども相手ならなんとかなる。相手の反撃を考慮する必要が少なくなるからである。自分の方が圧倒的に強いパワーを乱用して，女性や子どもといった，「自分より弱い（と思われる）」存在を意のままにし，自分の欲求充足の手段にするのが，性非行の本質である。

その意味では，単独の性非行であろうと，集団による性非行であろうと，あるいは買春や，いわゆるセクハラであろうと，性暴力の本質には変わりがない。なんらかのパワー（身体的，金銭的，社会的）を乱用して，相手の感情や欲求を無視し，あるいはそれに反し，自己の欲求のみを充足させ

ようとすることである．したがって，性暴力は「性的衝動に駆られての突発的」行動などでは決してなく，被害者に対して圧倒的に強い立場に立てるよう綿密に計算されて行われる．また，性暴力は，性的欲求充足をその目的とするというよりも，現実には，関係性における欲求不満を性という手段を通じて解消させようとするものである．そして，性非行少年にとっての「関係性」とは，支配－被支配のことである．

少年の非行としては，集団を組んでの違法行為，特に暴力行為や財産犯あるいは交通犯が典型的なものである．性非行と薬物非行が主流である少女とは，その点において異なっている．集団を作るという意味では，「仲間との関係」があるには違いないが，現代の少年たちの「集団」は凝集性が低く，仲間同士の結束といった「関係性」よりも，その威勢を借りて他に力を振るうための道具という意味合いが強くなっているように思われる．少年たちの集団による非行も，中心となる光景が，直接被害者とは接触しない万引から，近くには寄るものの身体には触れず，それなりに言葉や態度で脅しをかける手間のかかる恐喝，そして身体に直接触れる，問答無用のひったくりと，その手口が荒っぽく，安直なものになってきている．そこには，性非行少年たちと共通する，一方的で，支配－被支配に基づく関係性が垣間見える．非行少年のみならず，非社会的な問題を抱えている少年たちにも共通する関係性のあり方であるかもしれない．

現代日本の核家族化・少子化の中で，父親が産業社会に組み込まれて家庭での姿が見えにくくなり，母親と子どもとの関係が過度に密接に，過干渉・過保護になりがちであり，その結果，子どもたちの巣立ちが困難になっているとしたら，その状況は，少女にとってよりも，少年にとって，より大きな困難をもたらしているように思える．少年は，一旦母親との愛着を断ち切り，「男としての自分」を作り直さなければならないからであろうか．性非行少年は，その問題が顕在化するのは思春期においてであるが，その源は児童期までにあるように思われる．彼らは，強い対人的緊張関係の中で，自らの感情を自由に表現できずに育っていることが多い．両親からの要求や期待は過大で，報いられることは少ない．被害者を欲求充足の道具としてのみ扱う性非行少年たちは，ある意味で彼ら自身，そのように扱われてきているのである．性的な興奮や快感と結びついた，犯行時におけるすべてをコントロールしているという万能感は，他では支配され，コントロールされていると感じている少年にとっては得がたい体験であり，容易に習慣化する．

現代においても，少年にとって，依存が自立を脅かす程度は，少女の比ではない．少女は，ある意味で周囲の人々に依存し，甘えることが自他ともに許されるが，少年は，周囲には許されず，唯一「男らしさ」を傷つけない接触・依存関係は性関係である．しかし，性関係においても，少年は，主導し，関係をコントロールできなければ「負け」であり，「男らしさ」が傷つけられると感じやすい．個人の性的自由と選択権が尊重される現代社会においては，性非行少年も含めて，少年たちにとっても，自他の感情と欲求とに開かれ，自立した個人同士として，対等で相互的な信頼・協調関係を築けるような，柔軟な関係性と性意識を持つことが必要になっている．

文　献

1　木原正博，木原雅子ほか：国民一般の性行動調査『教育アンケート年鑑（2000年版下）』．創育社，2000．
2　藤岡淳子：非行少年の加害と被害．誠信書房，2001．

第4章 少年非行と少年犯罪

岡田隆介

I 少年非行の凶悪・粗暴化について

平成9 (1997) 年の酒鬼薔薇事件 (兵庫県) 以降, 10 (1998) 年の19歳少年による幼稚園児・母親殺傷事件 (大阪府), 11 (1999) 年の17歳少年による母子殺害事件 (山口県), 12 (2000) 年の17歳少年による主婦殺害事件 (愛知県) と17歳少年のバスジャック事件 (佐賀県), 17歳少年の金属バット殺人事件 (岡山県), 15歳少年による一家6人殺傷事件 (大分県), そして平成15年 (2003) の12歳児童による幼児誘拐殺人事件 (長崎県), 16歳少年による同居児童虐待死事件 (愛媛県) など次々に起こった事件はどれも社会に大きな衝撃を与えた。その結果, 子どもの攻撃性は日増しに深刻化し, 凶悪・粗暴事件は増加の一途をたどっているという印象を社会に与えている。そこでまず, 少年非行の実態を探っておきたい。

『青少年白書』[5]からすると, 過去10年間に検挙された非行少年の推移は図1のようになり, 検挙人員からみる限り, 戦後の第3ピーク (昭和50年代後半) を超えて減少し, ここ10年は小さな波を繰り返している。しかし少子化を勘案して人口比 (同年齢層の人口1,000人あたりの検挙人員) でみると, 次のピークに向けての右肩上がり途上のようにみえる。

もっともその7割近くを占めているのは, 万引き, 自転車盗, オートバイ盗, 占有離脱物横領などの初期型非行と呼ばれているものである。実際にこの種の非行が増えていることは間違いないが, それに加えて, 非行防止のために軽微な犯罪のうちに積極的に検挙・補導しようとする当局の方針によって件数が押し上げられていることも否定できない。

凶悪犯罪は平成14 (2002) 年にはやや減少したものの, 10年前の1.8倍と増えている (図2)。なかでも強盗は, 経済成長とともに昭和35 (1960) 年以降減少に向かい底に入っていたのが, 平成8 (1996) 年から9 (1997) 年にかけて一気に増えた後, なお漸増傾向にある。この急増の背景には, この年に悪質な非行に対し強い姿勢で臨むという方針が示されたことから, 強盗, 強盗致傷といった重罪を適用するようになったという事情もあるように思われる。また, 経済成長につれて減っていた強盗が増加に転じたのは, 金銭よりも攻撃性の発散を目的とするオヤジ狩りのような新しいタイプが増えたためと考えられる。

凶悪犯罪の中でもっとも悪質な殺人は, 昭和40年代に入ってからは減少していた。しかし, 平成12 (2000) 年の17歳事件シリーズに代表される未成年の殺人事件をマスメディアが大きく扱っていた間は, 年間100件を超えていた。その翌年からメディアをにぎわす事件が減少するのにともない, 件数も10年前の水準へと戻りつつある。昭和61 (1986) 年と平成10 (1998) 年度に子どもの自殺が急増したのと同様に, メディアによる報道のしかたが同種の事件を誘発する傾向は否定できないだろう。

粗暴犯罪も平成12 (2000) 年をピークに10年前の水準に戻りつつあるが, ここでも子どもへの社会的な影響をみることができる。平成10 (1998) 年のバタフライナイフ事件ブームがそれである。警察庁は「少年による刃物の携帯に対する適切な対処について」という通達をだし, 全国の警察に対して, 学校などとの連携強化, 刃物の

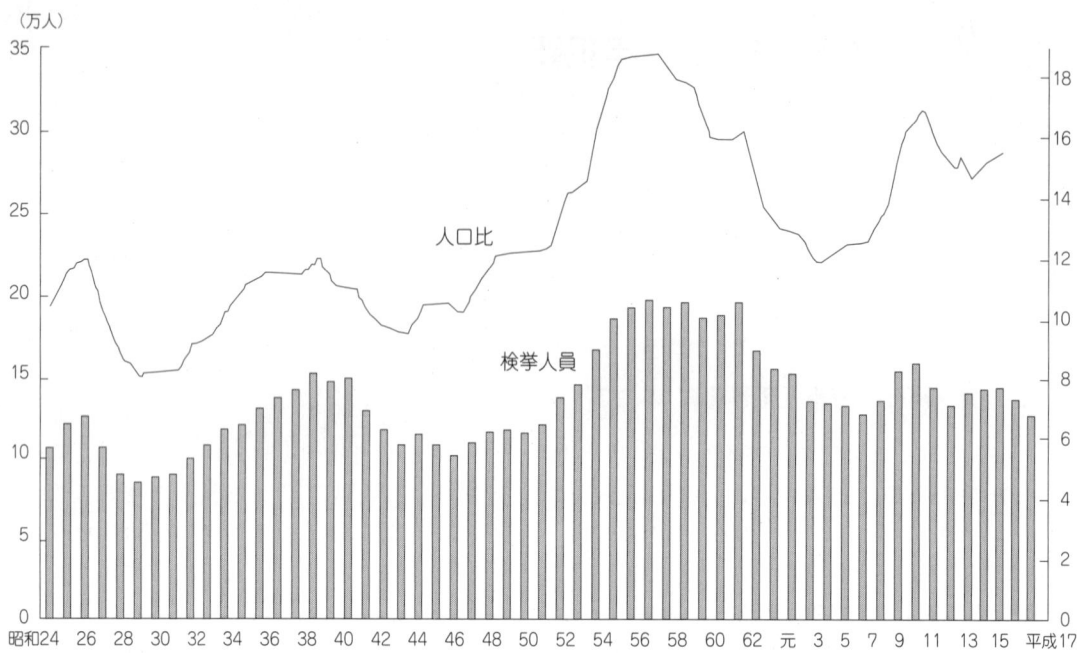

テーマA　児童精神医学と子どもの心のケア
第Ⅱ部　社会の変遷と子どもと思春期の精神医学

注1：検挙人員とは，交通業過を除く刑法犯（ただし，昭和40年以前は盗品等に関する罪，住居侵入等も除く）で検挙した14歳から19歳までの少年をいう。注2：人口比とは，14歳から19歳までの少年人口1,000人当たりの検挙人員をいう。資料：警察庁調べ

図1　刑法犯少年の検挙人員・人口比の推移（平成19年版青少年白書（概要）より）

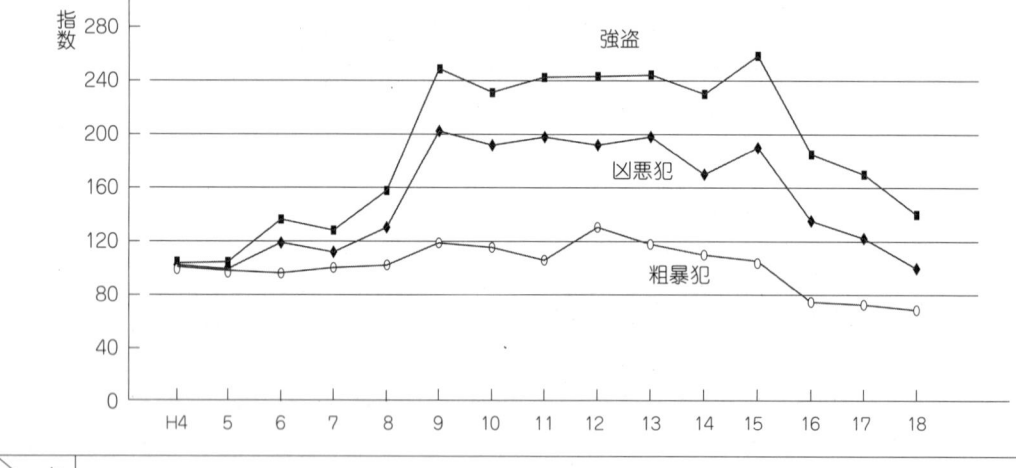

区分 \ 年	4	5	6	7	8	9	10	11	12	13	14	15	16	17	18
凶悪犯	1,178 (100)	1,144 (97)	1,382 (117)	1,291 (110)	1,496 (127)	2,263 (192)	2,197 (187)	2,237 (190)	2,120 (180)	2,127 (181)	1,986 (169)	2,212 (188)	1,584 (134)	1,441 (122)	1,170 (99)
強盗	694 (100)	713 (103)	911 (131)	856 (123)	1,068 (154)	1,675 (241)	1,538 (222)	1,611 (232)	1,638 (236)	1,670 (241)	1,586 (232)	1,771 (259)	1,273 (186)	1,146 (168)	892 (130)
粗暴犯	15,162 (100)	14,989 (99)	14,655 (97)	15,449 (102)	15,568 (103)	17,981 (119)	17,321 (114)	15,930 (105)	19,691 (130)	18,416 (121)	15,954 (105)	14,356 (95)	11,439 (75)	10,458 (69)	9,817 (65)

販売店に対する指導の徹底，啓発・街頭補導活動の強化などを指示した。マスコミもナイフ関連する事件探しに奔走した。筆者のところにも同様の取材申し込みがよくあり，ナイフに関連しない事件には全く興味を示さない報道の姿勢に驚いたものである。もっともこのときは，マスコミの興味が急速に薄れため年間の粗暴犯罪件数を押し上げるには至らなかった。

このように子どもの凶悪・粗暴犯罪は増加しているが，全非行件数を押し上げるほどのものではない。ただ，オヤジ狩りやホームレス襲撃などのような新しいタイプの粗暴な非行が登場している。

『平成11年版警察白書』[1]の50年の歩みにあるいきなり型非行も，その一つとしてあげられよう。これは，事件を起こす少し前までは社会的なルール違反も少なく，非行グループとの付き合いもなかった生徒が，いきなり重大な問題を引き起こすものである。その攻撃性も社会変化や情報の氾濫と関連しているとされているが，いきなり型についてはあらためてⅣでとりあげる。

以上のように，少年非行は数的にも内容的にも，生活環境の影響を受けながら推移してきたといえる。そこで次に，非行という行為の中で，子どもの攻撃性が周囲との関係でどのように変化するかを考える。

Ⅱ 非行と攻撃性

どの子どもにも（大人も例外ではない）身近な誰かに評価されたい，社会のどこかで認められたいという願望がある。それは，人が社会的存在として生きていく上での基本となるものであり，それによって社会は共通のルールを持つことができる。

自分の存在を認めてもらいたいとする生活エリアは，成長とともに広がっていく。それは，母親との間の限られた世界から始まり，家族・親族，学校などの地域社会へと拡大する。そして成人すると仕事の領域，国家，世界へと展開していく。

性格，特技，学習，スポーツ，外見など何かの特徴が他者の目にとまることが一つの契機となっ

「すごいだろ」と頑張ル
〜無視されたくされたくない，認められたい〜
　→評価されない

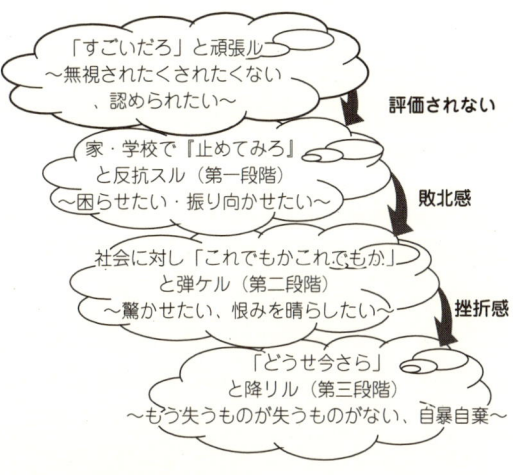

家・学校で「止めてみろ」と反抗スル（第一段階）
〜困らせたい・振り向かせたい〜
　→敗北感

社会に対し「これでもかこれでもか」と弾ケル（第二段階）
〜驚かせたい，恨みを晴らしたい〜
　→挫折感

「どうせ今さら」と降リル（第三段階）
〜もう失うものが失うものがない，自暴自棄〜

図3　攻撃性の意味と方向

て，子どもは自分と周囲のとの関係を意識するようになる。友達から羨まれたり珍しがられたりすることによって自己評価の基準は次第に具体的になる。子どもにとって，自分に備わっているものが認められるということは，成し遂げたことが評価されることにおとらず価値があることなのだ。

非行に限らず，児童虐待や不登校の面接場面で，「認められないまでも，せめて無視されたくない」という子どもの切実な思いを知らされることは多い。自分が無視されていると感じたとき，彼らはたとえネガティブな方向ででも自分を認めさせようと試みる。内向きの小さなサインであれ，外向きの行動化であれ，こうした努力が〈普通ではない〉とされると，攻撃性は特定の意味と方向性を持つようになる[2]（図3）。

たとえば行動化の場合，「すごいだろ」と見せびらかす窃盗，「止めてみろ」といわんばかりの授業妨害，「真似できるならやってみろ」という校則破りなどは，それまで彼を見ていなかった家族や教師・クラスメートに向けられている。

はじめのうちは，家族を心配させたり，学校を困らせたりして自分に目を向けさせようとするのだが，にもかかわらず誰も振り向かないとなると，第一段階の怒りの装いをした攻撃性が周囲に向けて発せられる。

行動化の目的が迷惑をかけることや，場をコントロールすることになると，無視するどころか一定の力を認めざるを得ない。それこそ望んでいた

ものであるが，その結果が力と力の対決でしかないときは，充足感はなく怒りだけがエスカレートする。

なかには，個として認められないならば群れでとばかりに，同じ思いを抱く同年齢仲間との〈横〉のつながりを求めるものもいる。こうした集団の怒りは，相互作用によってさらに増幅され複雑化する。

それでも，この段階では攻撃性の向けられる対象は家族・学校に限られ，その目的もなんとかして認められたいという枠内におさまっている。

結局，他者から認められないまま怒りが抑え込まれてしまうと，所属集団への失望と敗北感だけが残ることになる。自分は見放されたという思いは，大きく深くなった攻撃性を次の段階へと押し進める。

家出徘徊や怠学によって家や学校からから遠ざかると，恨みという装いをもった攻撃性が〈世間〉に向けられる。自分をはじきだした家族・教育システム，自分をないがしろにする社会システム，それを支える大人の常識，社会のルール，これらを否定したいとする衝動がこの段階での行動化を促す。

援助交際等の売春まがいの行為で金銭を手に入れたり，それでブランド品を買い漁ったりする行為は，現実逃避的で一見非攻撃的に見えるかもしれない。しかしあからさまに社会常識やルールを破る行為からは，世の中への強い攻撃性が感じられる。諫める大人にも，お金を出す大人にも，彼女らは蔑みと恨みを抱いている。

世間を驚かせ，振り向かせ，見返し，それで自分を認めさせようとする行為は，ときに重大事件となってメディアに取り上げられる。地域や社会を震撼させ自分に目を向けさせることで，逆に社会への帰属感を感じているのかもしれない。

第一段階でも見られたように，自分と同じようなカウンターアイデンティティを持つ集団に属することで恨みを表現するものもいる。ただし，ここでは〈横〉のつながりではなく，暴力団・暴走族のような〈縦〉のつながりの中に身を置く。そこでは，その集団のルールに従って攻撃性が表現される。

第一段階において内向きな攻撃性が無視されてきた場合は，もとより縦に繋がることはできず，恨みの色彩はいっそう濃くなるだろう。いきなり型の中には，そういった攻撃性が，ここに至っていきなり表面化した例も多く含まれているのではないだろうか。

第二段階での攻撃性が引き起こす問題には，多くの場合，少年法が適用されることになる。力対力という意味では，圧倒的な司法システムの前で挫折するほかない。処分や指導から敗北感や挫折感しか得られなかった場合，〈自暴自棄〉的な色彩を帯びた第三段階の攻撃性が彼ら自身に向かう。

売春に身を落としたり，薬物依存などで少年院の出入りを繰り返したり，搾取され続ける生活から逃れようともしないなど，あたかも人生から降りてしまったような様子からは，自傷行為的な攻撃性を感じないわけにはいかない。誰にも気づかれず，そして受けとめてもらえない自己に向かう攻撃性を抱えた子どもは決して少なくないだろう。

III　第一段階の攻撃性──被虐待と非行

これまで述べてきたように，第一段階の非行の主役は身近な対象に向けられる怒りである。我々の臨床の中で，怒りとの関係がもっとも鮮明に浮かび上がって見える非行問題は，虐待を受けた子ども達の場合である。彼らは，生をうけてからずっと存在を受け入れてもらえず，常に大人からの怒りを向けられ，その心に怒りを植え付けられて育っている。

法務省は全国少年院入所者調査から罪を犯した少年の50％から60％にネグレクトを含む被虐待の体験があったとしている（2001年8月10日朝刊）。

調査対象は少年法によりなんらかの処分を受けた14歳以上の少年であるが，かつて筆者は，14歳未満の児童福祉法によって扱われた非行問題（この場合は，教護・触法行為と呼ばれる）と虐待の関係を調査した。対象は，平成11（1999）

年～平成12（2000）年の間に広島市児童相談所で一時保護した，攻撃性でいえば第一段階にある53例である。このうち暴行・傷害，恐喝，暴走行為など怒りがストレートに表面化している30例を暴力系，家出・徘徊，窃盗，性的逸脱など暴力歴のない23例を非暴力系として，比較検討を加えた[3]。

暴力系では，母親からの心理的虐待・ネグレクトが目立ち，58％に達している。次いで多いのは，父親からの身体的虐待（性的虐待を含む）で36％である。ちなみに，父親の心理的虐待・ネグレクトは23％，母親による身体的虐待はわずか8％であった。

非暴力系でも目立つのは母親の心理的虐待・ネグレクトであったが，43％と暴力系よりは少なかった。父親の身体的虐待も，暴力系よりは少なく24％であった。

このほか，暴力系の父親の犯罪歴が18％と非暴力系の倍に近いこと，同じく親の被虐待体験も暴力系の母親の方が15％と多かった（もっとも，犯罪歴や被虐待歴は語られたものだけであり，実際はもっと多いかもしれない）。

一時保護に至った非行問題では，暴力的な虐待が暴力的な行動化とつながっていることと，両群ともに母親からの心理的虐待・ネグレクトが目立って多いことが認められた。後者の場合，母と子が接する時間の長さからして日常的なものになりやすく，家庭外から見えにくい。そのため，心の傷や怒りは身体的な暴力によるものに比べ，母親へのアンビバレントな思いと自罰性が絡んだより複雑なものとなるかもしれない。

以上のように，一時保護された非行問題からは，母親側の心理的な拒否感情と父親側の暴力親和性とがみられ，それらが脆弱な家族基盤の最弱者たる子どもにストレートに向かっている構造がうかがえた。また，知的能力が標準範囲内とされたのはわずかに4割強で，家庭や学校で認められることのハードルが高かったこともうかがえた。

こうした中で，学校で怒りのエネルギーを向け，自分の存在を訴えたことは自然ななりゆきであったろう。それが，〈非行〉として指導・教育の対象となったのは彼らにとっては理不尽だったかもしれないが，そのために虐待を含む怒りの源が明らかになり，結果として自己発見・自己実現が始まったなら，第一段階の攻撃性を表したことは一定の意味を持ったといえないだろうか[4]。

Ⅳ 第二段階の攻撃性
―――いきなり型非行の場合

コミュニケーションが苦手で，孤立傾向とか意欲減退のような内向きのサインしか見せていない子どもに，突如として沸点に達したかのような怒りが表れることがある。その憎しみにも似た攻撃性は，しばしば周囲の人を突き抜けて第二段階の非行となる。

平成12（2000）年1月の警察庁・科警研の「最近の少年による特異・凶悪事件の前兆等に関する緊急調査報告書」では，こうしたいきなり型非行の背景を詳細に分析している。同報告書では，平成10（1998）年1月から12（2000）年5月までに発生した少年による特異・凶悪事件22件25人のうち，警察による検挙・補導の経験がないものを〈いきなり型・A群〉，あるものを〈エスカレート型・B群〉として比較検討した。

いきなり型の特徴は，犯行に至る論理と外的現実との関連が弱く，被害体験への復習や自己顕示など，より内的な欲求や葛藤に基づく動機が目立つ。エスカレート型が被害者への激高，復讐，金品目的など，対象や動機が明確であるのと対称的である。いきなり型の犯行では，計画性があるものが75％をしめ，被害者の半数は不特定である。一方のエスカレート型は半数が衝動的・突発的で，全例に被害者との面識がある。

また，いきなり型の約6割は学校での問題なしに対し，エスカレート型は全例が問題ありとなっている。何らかの被害体験を持つ者は，いきなり型53％，エスカレート型75％である。

問題の前兆行動については，いきなり型の場合は，犯行類似行動はわずか12％，犯行準備行動は29％で，エスカレート型は犯行類似行動が100％，犯行準備行動が38％である。それに対し，悩みの表現はいきなり型が35％，エスカレ

ート型が 13 %，不審または特異な行動は 41 %（B 群 13 %），刃物の携帯・使用は 53 %（B 群 25 %）となっている。

ちなみに，いきなり型の 76 %は両親がそろっており（エスカレート型では 13 %，その半数は両親ともいない），怒りを向ける家族がいなかったのではないことがわかる。また，4 割以上が特異な行動をし，半数以上が刃物を携帯していたことから，学校での注目を求めていたし，怒りを抱えていたことも推測される。

おそらく，他者との接点を少なくし，関係を深めず衝突を避けながらも周囲には十分関心を抱き，心の中に大きな葛藤を抱えてこの時期を過ごしていたのであろう。被害者特徴，計画性，学校での態度，前兆行動などからしても，第一段階があいまいなままいきなり第二段階の攻撃性を示したものが多く含まれているように思われる。

報告書にあるような重大事件には至らないまでも，補導歴や指導歴がなく，家族も特に気にかけていなかった子どもが，あるとき突然放火や性犯罪の未遂をしたという相談はまれではない。また成人した後に，第二段階を示す例もあるのではないだろうか。いきなり型を〈いきなり〉にさせないような，第一段階での相談体制が問われているだろう。

V 帰属感，貢献感，自己肯定感

最後に，我々にできる援助について考えてみたい。

いうまでもなく非行の背景にある感情は怒りだけではないし，怒りが非行にのみ特徴的なわけでもない。むしろ，子どもにとって怒りはごく自然な感情であり，エネルギーの源でさえある。このエネルギーを建設的な方向へと転化させることが，面接のポイントになるが，筆者は彼らの攻撃性を次の三つの感情と結びつけることを目指している。

その一つは〈帰属感〉である。どの子どもにも備わっている「認められたい，無視されたくない」という思いは，家族の中でかけがいのない存在として認められることを原点としている。帰属感の

ないところに，認められようとする欲求は生じない。

この世に生まれて初めて必要な存在と認められるのは，いまのままで，こうして生きているだけで，というまったく無条件のものである。子どもは一人では生きていけない存在だからこそ，役に立つという条件がつかずにかけがえのない存在と認められるのだ。彼らが家庭に帰属感を抱くのは，無条件に受け入れられればこそなのである。

やがて学齢に達すると学校・クラスという集団の一員となるが，そこは家と違いいくつかの条件が設定されている。子どもはルールを受け入れ，場の空気を読み，自分の役割を意識しながらこの社会への帰属感を積み上げていく。

筆者は，第一段階の「自分は認めてもらっていない」という怒りに帰属感というパッチをあてることを考える。その場合，無条件，つまり問題を抱えた〈いまのままでいい〉から始めなければならない。それは全面的な受容とは異質のもので，パーシャルな肯定を意味している。具体的には家族や学校や友人との関係で，今のまま思わず知らず繋がっている部分，例外的ではあってもあてにされている部分，予想外に認められた部分などを見つけだす作業を指す。

このとき，かっこつきの「～をやめさえすれば」「～さえなければ」というメッセージは絶対に避ける。彼らにとって，条件付き肯定は全否定に等しい。「今のままでも」はまだ不充分だ。「今のまま」，できれば「今のままが」がよい。自分が予期していなかった反応にあうと，彼らの頑なな枠組みが揺れ戸惑いが返ってくる。そこからは，怒りは感じられない。

「このままでいい，変わらなくていい」という逆説が，そのまま彼らに伝わらなくてもかまわない。予想外の展開に，反発する必要を感じなかったとしたらそれで十分である。それは，これまでのような怒りを使って認めさせようとするのとは違ったコミュニケーションであり，その意味ですでに変化は始まっているのだ。

彼らが新しい場や関係のルールに応えることを考え始め，かつてとは違う反応をしている自分を

語れるようになれば，筆者は次の〈貢献感〉というパッチをあてる。

その際，彼らに指示をしたり再確認をするようなやりとりはできるだけ避ける。先述のような予想通りの展開に対しては，彼らは即，挑戦的な怒りをもって応えるからだ。「今のままで○○の役に立ってる。だから是非続けよう」には，すでに貢献している，だから変えてはいけない，という二つもの予想外が含まれている。

問題は，そういったポイントの見つけ方である。毎回，それまでとの違いを見つけ，予想もしなかった結末を聞き出し，驚きを込めてコツを尋ねる作業を繰り返す。自分が治療者に教えるという枠も彼らには新鮮である。それは，治療への〈貢献感〉を与えることになる。

三つ目は，〈自己肯定感〉である。これは前の二つと違い，治療者からの直接的援助が難しい。自己肯定感は，同世代間でのやりとりの中で羨まれることを契機に自己の再発見・再評価が始まり，その結果として生まれるものである。それは，彼らが怒りという感情を使ってないものねだりや責任逃れをすることをやめ，手持ちの札で勝負をしようと決心をする瞬間でもある。

この作業が，自分という存在を認めてほしいと願った幼児期のそれと違うのは，同輩から期せずして自分の一部が認められたというところと，自分も同じように他者を認めるというところである。

非行において，ケンカの強さだとか，規則を破る勇気だとか，万引きのテクニックだとか，そういった腕をひけらかすことはめずらしくない。これももとはといえば，同輩に認められたいとする気持ちの表れであろう。確かに，それである程度は成功するかもしれない。

しかし，それでは所属集団に貢献するという裏付けがない。それゆえに，自己肯定感にはつながらない。その意味において，彼らが認め合い，貢献できる役割を持つことのできる治療的な同年齢集団を用意することはとても重要なことである。

被虐待歴を持つ子どもの場合，家族の一員として認められ，そこに帰属感を得ることをほとんど体験していない。それゆえ，学校や施設への帰属感の意味は特に重い。行動化に対しては存在を認めてもらえないことを学習させるだけでなく，現にいま貢献している例外的な部分を創り，かっこつきでないパーシャルな肯定からスタートしなければならない。

いきなり型の場合，自己肯定感は他者からの評価に基づくのではなく，空想的で自己完結的なものになっている場合が多い。それゆえ，少しでも揺さぶられたり脅かされたりすると，被害的な恨みという色彩を帯びた攻撃性が，対象を特定せずに表出されてしまう。

いきなり型には個対個の関係の中で，拡散した恨みよりも身近な怒りを取り上げるほうがよいと思う。また，アスペルガー障害やADHDのような背景要因が認められることが少なくないので，常に念頭に置いておく必要がある。

個別的な対応を中心とする筆者としては，できるだけ第一段階において対応したいと考えている。彼らが身近な対象に向けて攻撃性を向けるうちに，家族・学校・児童相談所・警察と連携できるシステムを作ることが特に重要である。その際，いきなり型への対策も含めて，内向きのサインにも同じくらい注意を向けねばならない。

文　献

1　警察庁：警察白書 平成11年版. 1999.
2　岡田隆介：17歳問題を考える―不登校，引きこもり，非行の臨床から. 家族療法研究 18(3); 212-215, 2001.
3　岡田隆介：子どもの暴力（家族からの被害，周囲への加害），その成り立ちと援助のすすめ方. 臨床心理学 2(2); 169-174, 2002.
4　岡田隆介：児童相談所の臨床―児童虐待と非行を中心にして. 精神科臨床サービス 2(3); 375-378, 2002.
5　内閣府：青少年白書 平成15年版（概要）. 2003.

第5章　生活空間と精神健康

中井久夫

こういう主題ほどつかみどころのないものは少ない。哲学的考察はいろいろあるようだが（たとえばミンコフスキ，ボルノウ，ヴァルター・シュルテ），私は苦手だから，どれほどつかみどころがないか，示唆的な例を挙げてみよう。数量化できないもの，原因を挙げられないもの，雰囲気的なものの力が弱いということは決してないことがわかる。

I　問題の輪郭

ある大学で動物実験をしていた。マウスにある化学物質を注射すると確実にある病気になった。ところが，たまたま，予算がついて，古い動物小屋が壊され，新しい動物小屋に代わった。そうすると，同じ実験なのに，マウスはいつまでもピンピンしているではないか。比べようにも古い小屋はもうない。できるだけ調べたが原因はわからずじまいだった。

こういうことは意外に多く起こっているのだが，論文にならない。この話もおそらく論文になっていないと思う。しかし，2箇所，別々の情報源から聞いたから，業界内では口伝てに広まっているのであろう。私は初めはたしか発癌物質と聞いたのだが，次に聞いた時は発癌実験ではなかった。これは噂というものの定石どおりであるが，何か核になる事実があったのであろう。

むろん，人間環境のほうが重要であるだろう。次の動物実験裏話も論文には決してならなかったことである。このほうは，直接かかわった人から聞いたが，別の関係者からうかがえば別の話になるかもしれない。

ある大学で，ある薬をサルに注射する実験をしていた。そうすると，サルは，ある異常行動のパターンを演じるのであった。そこで，サルが檻に1匹だけの場合と，2匹いる場合とではパターンがまったく違うことがわかった。孤独が行動パターンに及ぼす力を教える話である。しかし，この仕事は，ヴィデオにはなっているし，科学研究費の報告にはなっているだろうけれども，まとまった形で発表されていないのではないかと思う。

ある実験参加者の話である。サルにこの物質を注射する時，彼はサルが哀れで，必ず頭をなでてからでないと注射できないのであった。ところが，こうして注射を受けたサルは異常行動を示さなかった。彼は実験責任者に査問され，「能面のような顔をして注射しなければならない」と指示されたが，できないというと実験グループを外された。これでは，注射が効いているのか，能面のような顔が効いているのか，わからない話である。たぶん，両方が必要なのであろう。

ところが，この大学は二派にわかれて争うようになった。そういう時代にさしかかったのである。実験グループもそれに巻き込まれた。その影響はサルにも及び，データががたがたに乱れたという話である。えんえんたる議論の後，殺気だった顔や気落ちした顔，悩んだ顔，憤った顔にサルは反応したのであろうか。

動物の話は「ひとごとではない」。人間はもっとも無理をさせることができる動物である。獣医の話を読むと，人間医よりもずっと"患者"の「こころ」に気を配っていることがわかる。多くの動物は人間の患者のようにモノ扱いをすると，食事をしなくなって死んでしまう。いや，ただちにショック死を遂げる動物も少なくない。ほんと

うは人間患者も同じくらい敏感なのかもしれないと時々考えてみるとよかろう。

動物だけではない。清家清という、もう物故された建築家が古い『暮らしの手帖』に書いておられたが、家をみる時はまず、その家の中の植物をみるのだそうである。植物が育たない家は、設計者がわるいか、住む人が問題を抱えているかだと、清家さんは書いておられた。植物はみつめてあげ声をかけてあげるとよく育つという。草木を育てていた人が亡くなると、恐ろしい速度で庭は荒れてしまう。

ここまで来ると、生物だけではないことに思い当たる。手をとおさない衣類を久しぶりで着ると、よそよそしい感じがする。どうしても愛用の服ができてしまう道理である。住まなくなると、家は独特の荒れ方をしてゆく。一週間も書斎に入らないと、部屋の空気はささくれだってくる。公共住宅では、一週間に一度、空き部屋の空気を入れ換えるために人を雇っているそうである。

家や家具や庭は、人間とひそかな交歓をしているということができる。動物が身づくろい、毛づくろいをし、自分の身体に合わせて穴を掘り、周囲を整えて巣づくりをするのと同じ営みを人間の心身もやっていると考えることもできる。私たちには自由な巣づくりができると思っているかもしれないが、ほんとうはそれほどの違いはないかもしれない。また、逆に、作った巣のあり方が、私たちを規定してくるということもありそうである。

II 往診の記憶から

往診した先は、危機に陥っているか、なかなかなおらないか、その両方の場合であったと思う。そういう時だから、たいていははっきり文字にできるほどの特徴を捉えることができるわけではない。こちらが気づかないことも多いだろう。たぶん、統計的に扱えば有意の差はないかもしれない。統計は特殊な事例を消去する。実際の山や谷をならして平地にする。

それに雰囲気的なものが大きい。雰囲気の水準になれば、それぞれの家の味噌汁の味が違うように、玄関先に立った時の空気の匂いからして一軒

一軒が独自である。

なるほど、ある種の体臭は病いと関係がある。糖尿病の甘い匂い、肝臓病のドブの匂いなど。嗅覚は慣れがいちばん起こりやすい感覚であるから、匂いの元がいなくなって、初めてわかることもある。有名なのは、古い精神病院にこびりついていた独特の匂いであった。それは心が冷え冷えして、そこから立ち去りたくなる匂いであった。最近の精神科病棟はあの匂いがなくなった。ふしぎなのは、患者の家では、あの匂いをかいだ記憶がないことだ。

三十数年前の米国で、患者を円筒に入れて温め、その空気を集めて、病い特有の物質を探したことがあるやに聞いている。何も得られなかったそうだから、論文にならないか、なったとしても注目を浴びず、すぐ忘れられてしまっただろう。今の技術でやりなおすと何かが得られるかもしれないが、とにかく、あれは統合失調症とか何とかに固有の匂いではない。患者であろうがなかろうが、会話中に急に烈しく不安になると、不安な表情とどちらが早いかわからないほど直ぐに、あの匂いが呼気の中に出てくる。それはその場から立ち去りたくなるような匂いである。患者の孤立に一役買っているかもしれない。

仮にその目的を考えれば、それは多分一種のフェロモンであって、不安になった個体から他の個体が距離をとるように仕向けるものということになる。多くのフェロモンは誘引物質であるから、正反対である。距離をとらせれば何かよいことがあるのだろうか。元来の不安は外から来るものが多かっただろう。たとえばオオカミを目撃した時に、不安になって「自分から遠ざかるように」という化学的信号を送れば、何頭かは犠牲になるだろうが、多くの個体は助かるだろう。これは、第二次大戦の初期に、護衛のないイギリスの輸送船団がドイツの潜水艦に襲われた時にとった方策である。

かつての精神科病棟では、患者が不安になることが多かったのであろう。家ではないということが一般的事実であれば、家族との間では、それほどは不安にならなかったのだろう。もちろん、患者ばかりの密集集団と家族とは、個体の密度から

して違うけれども。

1 日常の安心感の欠如

往診の記憶でいちばん印象的なのは，安心しておれないところに寝起きしている場合であった。戦前の家ではよくあったことだが，その部屋が通り抜けになっていて，奥の部屋，はなはだしい場合はトイレに行くための，皆の通り道になっている場合である。こういう場合は，家族全員が一室に寝起きしているよりも守られていない。ことに思春期になると，着替えの時や，あられもない恰好をしている時など，誰かが通りかからないかと，たえず聞き耳を立てるか，いつも端座していなければならず，緊張が習慣になってしまう。ある少女は，思春期になると，奥の自室へと通過する兄が何とも憎らしくなって，ある時，襖を蹴破って兄の部屋に行き，兄に暴力を加えた。ほどなく彼女の強迫症は自他を悩ますようになった。こうなると，部屋替えをしたくらいでは治らない。それ以前から「教科書が頭の中に引っ越すような勉強をした」と本人は語っていたが，今にして思えば，通る人に見られてもよいように，もっぱら机に向かっていたのであろう。彼女は勉強に何の興味も覚えず，この殺風景な勉強を中学に入るとできなくなった。それも無理からぬことと思ってしまう。

2 親密性の欠如

伝統的なお屋敷には，めったに使わない来客用の座敷が日当たりのよい場所を広く占めていて，ふだんの家族の生活空間は，北側の薄暗く狭い空間であることが少なくなかった。それでも，そこには一種の親密さがあることが少なくなかったが，今ふうのお屋敷では大きな応接間がかなりの面積を占めていて，ソファが何十人分か並べてあり，ホテルのロビーのようである場合がある。二階まで吹き抜けの巨大な空間に圧倒されることもある。私は，その片隅で面接したが寒々とした気持ちがあった。おそらく，相手はずっとこの心の寒さを感じていたのだろうと思った。それは現代建築であって，彼の部屋も南側は大きな一枚ガラスであったが，そこはゴミやガラクタでいっぱいであった。その乱雑さが巣のような温もりを作っていたのであろうか。こういう家の子で，幼い時にはアパートの一室だったものが，父親の地位の向上につれて団地からさらに高級住宅地に転居した人が少なくない。子どもは成長につれて孤独への階段を登ってゆき，ともだちを失い，なれ親しんだ環境を失う。この移動は子どもには全然ありがたくないものである。

3 守りになっていない守り

往診の際にしばしば出会うのは，家の正面が来訪者を拒絶するような感覚を与えることである。感覚だけでない。実際に，厚い門扉にはものものしい鋲がいっぱいであった。しかし，何とその両側は鉄条網が横に二条，なげやりに張ってあるだけであった。また別の家では，門に至る長い，踊り場のない階段に，さまざまな鉄の廃物が置いてあった。端的な妨害物である。おそらく，家の主は，臨床的には問題にされていないけれども，病的な恐怖の持ち主であろう。家全体が脅えていた。しかし，ここを越えると，玄関からは守られていないに等しく，すっと茶の間まで入ってしまえるのであった。玄関の趣味のよい絵は斜めにかしいでいた。さらに，庭のいくつかの箇所には，白い紐で結界がしてあった。さらに奇妙なものが縁の下に祭ってあった。その意味が多少わかるにはかなりの問答が必要であった。

4 旧家について

流転の烈しい時代にも，とてつもない旧家があるものである。そういう家の問題には，歴史の浅い国の家族精神医学では覆いきれないものがあるのではないだろうか。

歴史時代をとおして戦乱が避けて通った地域が日本にはけっこうある。そういうところには中世から千年近く続いている家があり，さすがに家屋は源平合戦のころからというのは少ないが，平和が訪れた江戸初期以来の，建築後二百数十年，三百年の家が少なくない。その地域では，代々氏子代表，檀家代表などを務める家柄が決まっていたりする。江戸時代には新田開拓・分家によって核

家族が生まれていった時期があるらしく、分家以来は八代から十代目と聞くことが多い。

　私はかつて「旧家の病」をとりあげたことがあった。そういう家では、結婚後最初の里帰りの時、家の前に来ると、ふっと吸い込まれるように引っ張られていちばん奥の部屋まで止まらず、その部屋から出られなくなったということもあった。この場合は、新夫や兄の力でいったん方違えをしてから、無事新居に入ることができた。もう四半世紀以上の過去である。さらに四半世紀前では、そのまま家から出られなくなって生涯を終えた例があると聞く。この話は家がほとんど妖怪のような呪縛力を振るうという事態である。

　しかし、大都市近郊農村の都市化と地方農村の過疎化、そして社会的変化に伴って、そういう家は現在急速に変化し、老夫婦あるいは老人一人が広大な屋敷に住んでいることのほうが普通になった。おそらく、10年後には無住の家が普通になるであろう。ある程度以上に生活の便益が得られなくなれば移住しかない。1980年代すでに、木造家屋の廃墟というものが、過疎地帯を各駅停車で旅行すると見られるようになっていた。今後、廃村移住が政策的に行われる可能性もあるのではないか。

　市内にも、思いのほか、戦災にも震災その他の災害にも遭わず、ひっそりと古い住宅地域、商店地域が残っている。店先をみると営業が成り立つのか疑問に思ってしまうが、中にはいると内福という言葉があてはまる暮らし向きで、奥の扉を開けると戦後式の新しい世界が隠れていたりする。

　こういう地域に育った人に対する共感性は、多くの精神科医や臨床心理士が持ちにくいものであるようだ。私はたまたま父方母方ともに古い家の出であるので、事例検討会の時に、初歩的な紹介をすることが少なくない。私の生きた時代を語る必要もしばしば起こる。空間は歴史を担っているからだ。

III　地域に視界を広げると

　すでに話の焦点は個々の家の空間から地域に移っている。かつて1960年代に、荻野恆一と大橋一恵という二人の精神科医が、ある一つの湾に浮かぶ二つの島からの統合失調症患者の対照性を描きだしたことがあった。これは、わが国の文化精神医学初期の顕著な業績である。統合失調症は世界中で罹病率が狭い幅に収まると一般に思われているけれども、それは大地域の場合であって、二つの島程度の小地域をとってみれば、病いの質も人数もかなりの違いがある。

　しかし、この種の調査は非常にやりにくい。また、時代によって急速に変化する。荻野－大橋のフィールドも今はすっかり様変わりしたように聞く。それにつれて患者のパターンも変化したかどうかは、調べられていないはずである。

　時々、ある住宅地に境界例が多いとか、ある商店街に統合失調症が多いと精神科医の仲間うちで語られているけれども、裏づけはまずできない。そもそも、こういうものはうっかり言ってはならないことに属する。そういうことがありえないというのではないが、蜃気楼のように近づくと消えてしまう場合が多い。

　しかし、県民性、お国柄というものは無視できない。実際、モラルとして家庭や学校で教えられているルールやステロタイプは県により国によって今なおはなはだしく違う。実際、百三十数年前は別々の三百余りの藩に別れていて、お国とは藩のことであり、日本は「皇国」と呼ばれて、ほとんど今日の「世界」だった。在日の人が故国を訪問した時には持ち帰る土産に困るというほど中央集権の官僚制が長く続いてきた韓国との相違である。これは、違う土地出身の夫婦の作る家庭の際に無視できない要因となることがある。（韓国でも、東海岸と西海岸との対立感情はあって、現実にある夫婦において大きな働きをしていた。「両者の結婚は無理だ」と友人の韓国詩人は語った。新羅と百済に遡る、この対立を解消しようという動きは文民大統領たちが課題の一つとするところである。）

　旧家論あたりから、実際には精神科医・臨床心理士よりも家裁調査官が出会う問題になってきた。端的な例として、非常に無口だが勤勉で奉仕的な夫と異性関係も含めて発展家の妻との家事事件があって、その地域では「あれほど無口ではしかた

ない」と妻の婚外関係に理解を示したが、男性の饒舌を忌み無口をあるべき男性像とする地域では全く正反対の結論になったであろう。同じく家事事件で、夫婦の力関係が、山脈の表側の米作地帯で鉄道幹線が通っている地域の妻と、山脈の裏側の雑穀地帯で軽便鉄道が走っている地域出身の夫という差異が決め手の一つと思われることがあった。しばしば事例検討に地図を使うことが有用であった。裁判官は転勤が多く、方々の地域を経験しているために、会の理解を早めることがあった。

戦後、住宅難が廊下や隣室とは襖一つを隔てるだけの一室を借りて新婚生活を始めなければならなかったこと、食糧難のために都市住民が娘の一人を農家に嫁がせたことは、早くも忘れられているが、前者は夫婦の親密性の障害と夫のアルコール依存とを解く鍵であった。後者は、一族の共同作業で本家の家屋を改築する際に、都会から来た本家長男の妻の心身症となって現れた。この心身症を実家で療養することに夫の理解を得られて、いずれも問題は解決された。第二次世界大戦は戦死者が多かった（180万と記憶する）ために、ある世代の女性は配偶者を見いだす困難が大きかったことも忘れられている。

Ⅳ　むすび

人間が生み出し、またそれによって人間が作られる空間は、個人なり夫婦、家族なりが真空の中に存在しているわけではない以上、精神科医も臨床心理士もけっして無視できない。しかし、それは第三者の眼に見える明らかな形で現れることはそれほど多くない。サブリミナルな力であることが多いだろうが、それが持続的に働く時、決して無視できない力を持っている。実際、時には妖怪じみた力を発揮することがあるわけだ。

何度も書いていることなので、病棟・病院のデザインには触れなかった。その玄関先に立ち、患者と職員の表情を見て、廊下を一周すれば、いかに、病院ごとにすべてが違うことであろう。マウスの住まう空間がマウスの抗病力を大きく左右する話を思い合わせれば、回復と治癒にかかわる居住空間の力は決して無視できない。

重症例では回復可能性に重点があるが、軽症例においては生活の基礎として、すべての局面において大きく働いている。これは、精神科医よりも臨床心理士のほうが担当する領域において、比重が大きく、意味が広いところである。

事例検討に際して、このような具体的なもの、すなわち「レアリア（realia）」と呼ばれるものの活用の必要性を感じることが少なくなかった。特に臨床心理学には、このような端的なリアリズムにもとづく理解がもっと必要ではなかろうか。むろん、ますます規格化してゆく精神医学領域においてもまた。

この地理と歴史の知識的基礎は、高校教科書で十分であり、後は日々の見聞、新聞からの知識、耳学問とで「データベース」を増やしてゆくことである。また、その活用力がなくてはなるまい。地図を読むセンス、風景をみて何かを感じ、家の雰囲気を把握し表現しようとする気構えもほしいところである。

ブリア＝サヴァランという昔のフランスの食通は「あなたが何を食べているかをいえば、あなたがどういう人であるかを言ってあげよう」と言っていたという。それは食だけでなく、衣と住とにもあてはまることではないだろうか。ここでは住まう空間のみに限ったが、何を着ているか、どういう髪形、どういうお化粧、アクセサリーを選んでいるかも重要である。住まいが比較的静的なものを代表するとすれば、着るものは動的な変化を、特に女性において鮮やかに示すことが少なくない。なお、食も忘れないほうがよい。私は、初診時にしばしば、肉や魚から好きな果物、飲み物、お菓子、好きな地方、方角、天候、季節、色彩、好みのスポーツ、ホビー、ひいきの俳優、力士、などを一通り聞く。これは、けっこう、そのひととなりを教えてくれる。心理テストの前段階でもあるが、心理テストと生活を結ぶ通路でもある。特に嗜癖の人には予後診断的であり、多少は治療的でもある。一般に病的体験ばかりを聞くよりも、病的体験を話しやすくし、また、場の雰囲気をなだらかなものにする。こういうものを尋ねられて不機嫌になり怒りだす人はまずないのである。

第Ⅲ部
社会の危機，子どもの危機：医療ができること

精神医学に対する要請はますます高まっている。どう応えられるのだろうか？

第1章 現代社会と子どもの虐待

育児不安と虐待を受けた子どもの精神保健

伊東ゆたか

I はじめに

親子関係の今日的問題として児童虐待が注目されている。いたいけな幼児へのむごい仕打ちが報道される度に世の人々の耳目を集め、加害者である親が非難される。また事件を防ぎきれなかった関係機関の対応の不備が論じられている。近年児童相談所（以下児相）に持ち込まれる虐待相談処理件数の急増もあり、社会問題として位置づけられ始めた。2000年に「児童虐待の防止等に関する法律」（虐待防止法）が制定・施行され、現在子どもの虐待に関するしくみ作りがなされつつある。

虐待問題の対応では一つの機関や個人では、解決しきれず、複数の機関と職種がその連携に苦慮しながら援助にかかわるという難しさがある。そのネットワークの中で精神科医療が果たせる役割は少なくないと考えられるが、現実には親子に治療意欲が乏しかったり、親から分離した被虐待児に対しての精神科治療システムが確立しているとはいえず、その果たしている役割は限定されている。

本稿では子どもの虐待について、特にその社会的背景にある育児不安と対策、虐待を受けた子どもの精神保健について概説し、今後の課題を考察する。

II 社会問題としての子どもの虐待

子どもの虐待という概念はその社会や文化の認識に大きく規定される。従来日本に限らずどの社会でも子どもは親の所有物と考えられることが多かった。今日でもその社会全体の貧しさや政情不安があれば、弱者の権利は尊重されにくい。労働力としての子どもの酷使、食料不足による口減らしのための子殺し、子捨てや身売りは当然と考えられる社会がある。しかしそこに住む人々がそのような状況を疑問に思わなければ重大な社会の問題としては浮かび上がってこないのである。

子どもを守ろうとする社会意識が高まったのは20世紀になってからでまだその歴史は浅い。法律家や医師に加えソーシャルワーカー、看護師、教師、心理療法家など専門家の数と種類が格段に増えてからという。1960年代に米国の小児科医であるKemp CHがBattered child syndromeを提唱し、児童虐待という概念が社会問題として意識化されるきっかけとなった。1980年代以降は米国で虐待件数が著増し、重大な社会問題として位置付けられ、その対策や研究が急速に進んだ。そして1989年に国連総会で「児童の権利に関する条約」が採択され、児童虐待やネグレクトがようやく初めて国際条約に明記された。

日本では1980年代までは児童虐待の報告は少なく、海外との比較で日本に虐待が少ないのはなぜかということが話題になっていた。その実態を知る手がかりとして用いられる児童相談所虐待相談処理件数を厚生（労働）省が発表し始めたのが1990年ということからも、それ以前は児童虐待という概念が社会の意識の中に浮かびにくい状況であったことが示唆される。しかし1990年代になって突然に身近な問題として注目され始めた。米国から虐待の定義、対策、治療の概念や方法が導入され、虐待事例の報道も目覚しく増えた。「外傷体験」「トラウマ」への関心や理解が深まり虐待防止に関連するNPOが発足し啓蒙活動が活

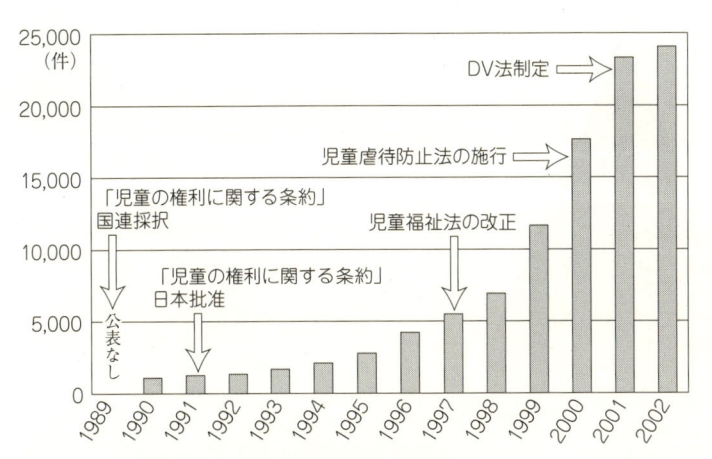

図1 全国児童相談所の虐待相談処理件数の推移

発になった。また1996年以降には「日本子どもの虐待防止研究会」の学術集会大会が開催され学際的に論議されるようになった。

児童相談所（以下，児相）での虐待相談処理件数はここ数年間は前年度比1.3を超えていたが，2002年度にようやく1.04倍と増加率に鈍化が認められてきたところである[8]（図1）。しかしこの年の2万4千件は1990年の20倍以上に当たり極端な伸びを示している。これは虐待される子どもの絶対数が実際に増えたことに加え，これまで潜在化していた事例の掘り起こしが進められていることが影響している。例えばこの間1997年に児童福祉法が改正され児童福祉審議会の意見を聴取することで児相を専門的にバックアップする仕組みが取り入れられたり，2000年には虐待防止法が施行されている。この法律では虐待の定義がより明確にされ，保育士，教師，医師など子どもにかかわる職種の者に虐待発見の努力が義務づけられている。さらに同年厚生（労働）省発行の『子どもの虐待対応の手引き』[11]で早期発見，早期予防の立場からリスクアセスメント指標を吟味して早めに対処しようとする方向性が打ち出され，従来捉えられなかった虐待事例も児相へ通告されるようになった。児相は虐待が疑われる家庭への立入調査や子どもの一時保護など虐待環境に対して強制的に介入する権限を与えられており，図2に示すように深刻な事例を主に担当する。より緊急度が低く地域での見守りや援助で改善したり，し

つけと虐待の間のグレーゾーンで判断が難しい場合，また育児不安があり子どもとの確執で苦しんでいても近隣などから見えにくい場合などはこの相談処理件数の数字には反映されない。福祉・保健・医療など関連領域の協力による全国調査[5]では，社会的介入を要する児童虐待の年間発生数は3万5千人と推計されており，公表されている件数と1万件以上の大きな開きがある。埋もれている虐待も含めた実態を明らかにして適切な対策と予防が立てられることが求められている。

Ⅲ 虐待の社会的背景

1 虐待統計の内訳

虐待相談処理件数の内訳を見ると，主たる虐待者は，実母が63％と最も多く，2位の実父の23％を大きく上回っている[8]。また虐待を受けた子どもは3歳未満の低年齢が20％，3歳から就学前までは29％と就学前の子どもで半数を占めている。このことから思い浮かぶのは母親が低年齢の子どもを養育する中でストレスが高まり，夫や周囲からの援助や介入が得られないまま虐待に至るという典型的なパターンである。就学している年長児と比べてこの年代は家庭の外に出る機会が少なく，周囲が虐待を察知しにくい。それにもかかわらず報告された虐待の中で高い割合を占めたことから，この幼い年齢層の虐待予備軍は相当な数存在していると思われる。乳幼児の健康は親に依存する部分が大きく，ささいな暴力を受けても重傷となりやすいため，それをどう発見し虐待を予防していくかが大きな課題となっている。

2 余裕のない育児と潜在する暴力

図2の底辺に潜在する虐待の数が決して少なくないと考えられている根拠の一つには，多くの一般の母親が暴力を是認していることが挙げられる。もともと日本はしつけのための暴力には寛容

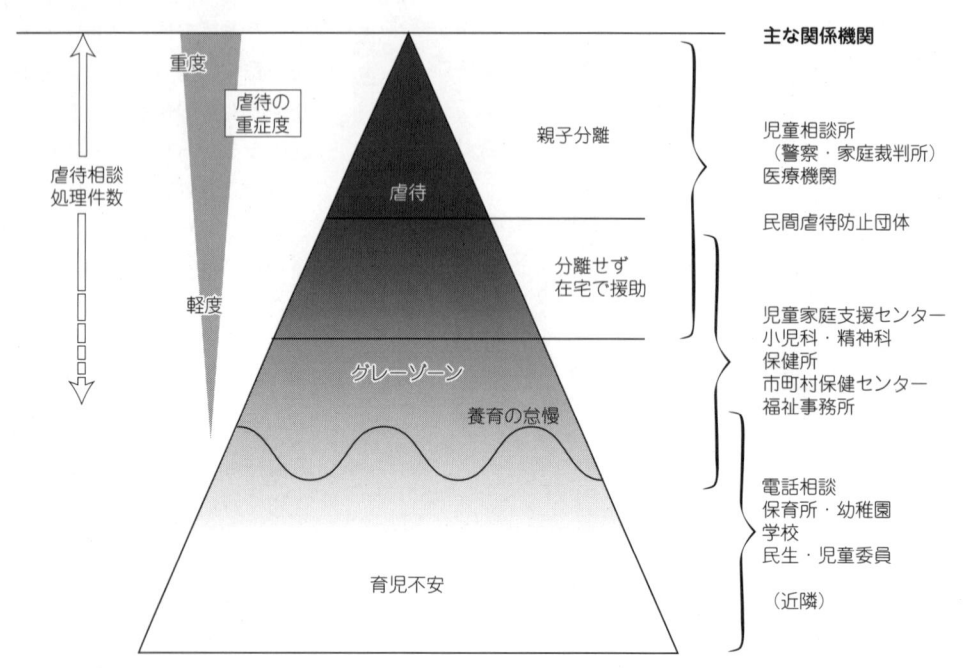

図2 虐待の重症度と関係機関

な社会で大多数が子どものしつけに体罰が必要と考えているという[10]。実際最も抵抗する力のない乳幼児への暴力がしつけとして広く行なわれていることは様々な調査から示されている。例えば育児雑誌の読者へのアンケート調査（回答153人）によると幼児を叩く母親が73％もあり、叩かないのは27％であったという[18]。子どもの追跡調査で、「子どもを叱るときに、打つ、つねる、しばるというような体罰を用いますか？」という質問に対して、「よくある」「まあある」と答えたのは、1歳半の親の3分の2近くであったと報告されている[1]。さらに首都圏の母親を対象とした調査（対象600人）からは、10人中3人は虐待および虐待傾向にあるとされる[6]。その割合は母親が若い年代であるほど高く20代後半では半数を占めた。

このような乳幼児への体罰はしつけのために熟慮の上で行なわれたというよりも、母親の精神的な行き詰まりの反映であることも示されている。先の育児雑誌のアンケートでは、暴力を振ったことを「必要だった、よかった」と答えた母親は2割に過ぎず、「後悔した、反省した」と否定的である場合が半数を超えていた。また乳幼児を育てている30歳前後の母親の9割が「子育てをつらく思うことがある」とし、その理由として半数以上で「自分の時間がないこと」、47％が「思うように外出できないこと」を挙げていた[12]。別の同様の母親への調査では97％が「子どもと一緒にいると楽しい」と答えながらも、「育児ノイローゼに共感できる」が6割、「子どものことでどうしたらよいかわからなくなる」がおおよそ半数にみられる。さらに「叱りすぎるなど、子どもを虐待しているのではないかと思うことがある」が2割に認められた。すなわち最近の母親の育児上のストレスは大きく、精神的余裕を持てない状況にあり、心ならずも体罰を多用してしまう状況にあるといえる。

母親の世代別による育児の感情をみた調査でも、現役の子育て中の世代（平均年齢31.5歳）は他の世代（平均67.2歳と54.0歳）に比べ、イライラや焦りが圧倒的に高いことが示されている[13]。

国際比較でも日本の母親の育児上の困惑感が強いことが示されている。子どもを育てるのは楽しいと答えた米国人は3人中2人いるのに対し、日本人は2割に過ぎない[19]。また別の調査でも子育てを楽しく感じているカナダ人が8割を超えるの

に対し，日本人は4割と少なく，「子どもにいつもイライラする」日本人は13％ありカナダ人の6倍で，大きな開きがあった[4]。

虐待が起こる原因は多様である。社会的には1990年代の不況の影響も遠因としてあろう。また家庭の基盤が脆弱で何らかのストレスが高まっていること，親自身が虐待的環境で育ったり精神的問題を抱え社会適応上の困難があること，養育しにくさを増長する子どもの側の気質，発達障害，身体的・心理的要因，そして家族が地域社会から孤立していることなどが大きく挙げられる。しかしこれら現在の日本の母親の苛立ちの強さを示す調査結果から，虐待は特殊な家庭に限った出来事ではなく，普通の母親にも見られる育児不安の延長線上に起きている部分が大きいと捉えられている[17]。

Ⅳ 子育て環境と育児不安

❶ 育児をしている親世代の育ち

今の母親たちが子育て上の不安を強く抱える背景として，この世代独自の育ちの問題があることが指摘されている[17,23]。この世代は東京オリンピックを経て日本の工業化が目覚しく進んだ1960年代以降に生まれている。両親と2～3人の子どもという核家族の中で，高度経済成長による豊かな消費社会を満喫しながら育った。この頃は従来の地域社会が消失しつつあり，遊び場が少なくなり年齢の異なる子どもとの交流は限られた。学校を中心とした同年齢，均質の集団の中で成長し，生き方の多様性の許容範囲は狭い。誰もが高校へ，そして7割近くが専修・専門学校を含めた高校卒業後の進学をしており高学歴となった初めての世代である。就職した1980年代は情報化社会への転換で雇用の場があり就職は容易であった。経済的にも安定し楽しみが優先される生活を獲得した。特に女性は男女雇用機会均等法などの後押しもあり，少し前の世代ほど働く上で性差別を意識せずに自己実現の機会を家庭の外に求めることができた。性差ではなく自分の能力で自己の位置を決定することが自己形成の中核に位置づけられた初めての世代であるという[23]。

1960年代以前の母親の多くが大家族の中の嫁として多岐にわたる役割を負ったのに比べ，彼らの母親たちはサラリーマンの家庭の主婦として育児・家事に専念することができた。それまでは子育ては地域社会や大家族の中で協力して行なう大事業であったが，この頃から専業主婦の母親達がその責任を一手に引き受けるようになった。一方の父親は高度経済成長期の過酷な労働を担い，その性別役割分業体制はこの時代に必要とされたことであった。家事の機械化が進み時間に余裕が生まれ，母親の大きな関心は自然と子どもの教育に向けられた。誰でも努力して成績を上げて良い学校に進学することが奨励され，高学歴が将来の子どもの社会的地位を高めると信じられた。そして子どもの成功は「良い母親」として自身の高い評価につながると考えられた。

教育やしつけが過剰に重視される養育環境では，親の価値観の押し付けが前面に出やすく，子ども本来の好奇心や感情の発露が軽視されがちである。幼少児期に親に充分受け入れられたと感じることができず安心感が得られないまま育った場合，たとえそこに暴力がなくとも子どもは自分の感情を抑圧してしまう。そしてその行き場のない不満や怒りは，暴力を生む元凶となる[9,16]。この世代が育つ過程では，受験戦争の中で過保護・過介入を受けており，成績の良し悪しがその子の評価の大きな部分を占めていた。彼ら自身の存在そのものが無条件に親から受容され，その意思や感情表現が充分に尊重されたかどうかの疑問が残る。今日乳幼児への体罰が広範に行なわれている現状の一因には，この親世代の心の育ちの問題が潜んでいる可能性がある。

❷ 子育ての負担から体罰，虐待へ

この世代が結婚し出産の後，子育てという時期を迎えるとこれまでにない葛藤と不安が出現した。まず親の世代と異なり，結婚・出産・子育ては自らの選択肢の一つとなった。医療技術の進歩もあり受胎調節の知識が普及し，子どもは「授かる」ものではなく，「つくる」ものとの意識に変わっていく。このため社会的キャリアを犠牲にしてまで出産したからには失敗は許されず，良い子

育てを目指して強く意気込んでしまう。しかし育児そのものは単調な肉体労働が多く、子どもの生活は気ままで効率性からは程遠い。泣いてぐずる子に育児書に書いてあることをすべて試してみても泣き止まない時、親としての能力がないと責められているように感じてしまう。また小さな子どもの育ちを身近で経験しておらず、子の発達の多様性が許容できない。適当な相談相手もいないまま氾濫する商品化された育児情報に翻弄され苛立ちを強めてしまう。プライバシーと効率性を重視した住居環境は、地域社会から孤立した母と子どもだけの生活空間を作り出し、より閉塞感を強める。父親の育児休業は取得率が0.1％以下でまだ社会的に認められておらず、その育児参加には限界があり不公平感を抱かせる。そしてそれまで属していた社会から取り残される不安や焦燥を強く抱くようになる。さらに心理的呪縛となっているのは「母親とはわが子を守り、献身的な愛情を注ぐ存在」「3歳までは子育ての中心は母親であるべき」とする根強い母性神話である。「良い子育てをしてこそ一人前」として母親一人に責任を求める社会認識が厳然として立ちふさがる。仕事をやめ育児に専念する決断を下すには、母親自身もそのように信じていたであろうが、育児が上手くいかない時、この縛りはきついものとなる。事実この逃げ場のない専業主婦の方が就業している母親よりも日頃感じるストレスが大きいことが数々の調査から示されている。一方仕事を継続している母親も、いつも子どもの傍にいてやることができず保育園に預けることを後ろめたく感じ、時に自責的になる。そしてそれを払拭すべく、仕事と育児・家事を完璧にこなそうと生真面目に頑張り子育てに最も必要な心の余裕を失ってしまう。

現代は物理的には一人でも子育てをしやすくなっているようには見えるが、先の調査結果から示されているように、それを任された母親は追い詰められている。さらに虐待という社会問題が周知されるに及び、育児の仕方を非難されることへの不安が一層強まっている。そしてその緊張と余裕のなさが体罰によるしつけにつながってしまう。

3 子育て支援

1995年から政府の「今後の子育て支援のための施策の基本方向について（エンゼルプラン）」が展開され、その中では女性の育児と就労の両立の支援と男性の育児参加が柱となっている。また2000年にはその後期計画として「重点的に推進すべき少子化対策の具体的実施計画について（新エンゼルプラン）」も策定されている。しかし仕事と育児の両立を女性にだけ求めることが基本にあれば、母親の負担を軽くするものではない。それを嫌う女性が妊娠・出産をためらい少子化にも歯止めがかからない状況にある。

対策としてまず心理学的に根拠の乏しいとされる[15]母性神話を打開して、育児への気負いや焦りを取り除く必要がある。子を産み育てる責任を母一人に押し付けるのではなく、「社会で育てる」と位置づけることが重要となろう[17,20]。他の国を見渡せば、「はじめから親はりっぱに子育てができなくてあたりまえ」という社会認識がカナダ[7]やニュージーランドをはじめ多くの国にできており、その視点に立ち子育て中の家庭を様々なレベルで支援する体制が整っている。またノルウェーでは男性の育児休業取得率が80％を超え、家事も育児も夫婦が分かち合う文化が築かれているという。

わが国でも学生の間に子育てを身近に感じることができるような教育の機会を作ること、男性の育児参加や子育て中の社会参加の道を閉ざさない勤務体制上の工夫や保障が必要であろう。また育児支援のための社会資源を適切に示せるソーシャルワーカーの育成[20]が求められる。地域の人材による多彩な支援を啓発しながら、余裕のある子育てができるよう長期的包括的視野に立った施策の確立が重要である。

V 虐待への対応

1 関係機関の対応

子育て支援のしくみの整備がなされる途上にある今日、子どもとの葛藤や育児不安が強い親がまず気軽にかかわることができるのは保健所の健診、保育園、幼稚園、学校、児童館での相談、民

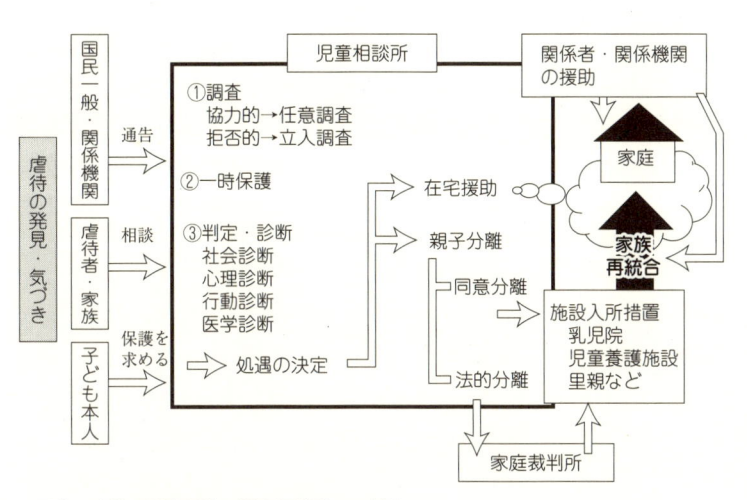

図3 虐待の発見以降の児童相談所での対応

間や公的な電話相談であろう。児童委員やかかりつけの小児科などでの相談も抵抗が少ないと思われる。そこでは親の心に寄り添い育児の重荷を軽くするような対応が行なわれる。また一機関単独での対応でうまくいかなければ、複数の関係機関が連携し、虐待予防の観点に立って地域での支援策が検討される。

しかし状況が悪化し虐待の可能性が強まれば、関係機関からの通告や虐待者からの相談により専門機関である児童相談所が支援することになり、図3にあるような対応がなされていく。そこでは子どもの安全を最優先しながら、家族状況・家庭環境についての速やかな調査や必要に応じた一時保護が行なわれる。最近は虐待相談処理件数のおよそ1/3の子どもが保護されている[8]。1ヵ月程度親子が離れることで、双方の気持ちの安定化が計られ、解決策を考える時間的猶予が与えられることになる。保護中は子どもの心理・行動面の評価、医師の診察も行なわれ、総合的に方針が決定される。

在宅の援助では無理と判断された場合、中長期的な施設入所措置が取られる。入所先としては乳児院・児童養護施設・里親などがあり、その分離期間は一律ではない。しかし可能な限り早い時期に家庭に戻れるように親への働きかけやケア、子どもの心理的援助が必要となる。安全な家庭復帰を目指す家族再統合の方法の模索は、最近始まっ

たところで今後の大きな課題となっている[22]。

2 親子分離に伴う問題

1）虐待の否認と分離への抵抗

精神疾患を患っていたり自身の未解決の過去の体験のために子どもの養育が精神的に負担であれば、親は施設に預けることを承諾し安堵する。しかし客観的に子どもを家から離すことが必要と判断された場合でも、大部分の親は子どもに対して行なったことを虐待とは認めず、親失格の烙印を押されたと深く傷つく。そして子どもと引き離されることに強く反発し児相への執拗な抗議や攻撃を繰り返す場合も少なくない。このような親に対しての心理的サポートは重要で、その立場に立って一緒に児相に話を聞きに行ったり、子どもを取られると感じる怒りや悲しみの気持ちに寄り添うことのできる人が得られると良い。地域のネットワークの中で上手く役割分担されれば、親の精神的安定を早く取り戻すことができる。また同じような問題を持つ親同士のセルフヘルプ・グループに参加できると、話し合いの中で自らの体験を客観化でき洞察を深められる。もっとも周囲の人すべてを拒絶する家族の場合援助は困難で、むしろ強制力のある親指導が必要になりその法整備が課題となっている。

一方の子どもも虐待を否認することが多い。その年齢や知的発達レベルにより差はあるものの「自分が悪いから……」と自責的に受け止め親をかばう[2]。また家を離れることで家族が崩壊するのではないか、親から見捨てられるのではないかとの不安を抱く。年齢的に自己中心的な物の見方しかできなかったり、偏った精神的支配を長期間受けたことで、かえって虐待者に盲従し理想化することもあろう。自分の受けた被害を客観的に理解し親との精神的距離を取れる子どもは驚くほど少ない。虐待者が精神疾患であることが誰の目にも明らかであれば、子どもも「病気だから仕方が

ない」と受け止められる。しかし親がある程度の社会性を持ちながら人格や行動に偏りがある場合、子どもにとって「親が問題」と割り切ることは難しくなる。

児童養護施設の調査では、ネグレクトを経験した子どもの半数は家でひどい扱いを受けたと思っておらず、より明確な身体・心理・性的虐待を受けたことのある子どもでも「自分は悪くないのに不当にひどいことをされたと感じている」のは3割程度にとどまっていた[2]。虐待を否認する子どもは攻撃的行動が多く対人関係を築く力が弱いとの報告もある[21]。多くの親は子どもを早く家庭に引き取りたいと考え、子どももそれを期待する[2]。時間が経つほど親子一緒の暮らしに戻ることは理想化され焦りが強まる。このためあらかじめ分離の目的や期間の目安、家庭復帰の場合の条件などを明確にして、親子双方の了解を得ておくこと、子どもの年齢や状況に合わせて、家族から離れることの意味を折々に周囲の大人が一緒に考える作業は、その後の生活の質を向上させる意味で重要である。

2）分離後の親との関係

分離後の親との交流の仕方には、連絡を全面的に禁止する場合から、手紙や電話のやりとり、面会、外出、外泊などいろいろな段階がある。家から離れて生活する目的はあくまでも子どもの心身の健康を守り、親からの極端な精神的支配を避けて独立した個人として成長できるようにすることである。親子の心理的距離はどのくらいが適当かは、受けた虐待の程度、家族の健康度、子どもの心理的被害の度合いなど背景によって異なる。分離している間、たとえ時間が短く少ない情報のやり取りであっても、親子が安定した精神状態の中で良質の交流ができるように配慮されるべきである。子どもの生活に虐待者の影がちらつき、その安全が脅かされることは避けたい。例えばその場しのぎのいい加減な親の約束を信じ、裏切られて傷つき生活が荒む子どもは少なくない。また毎週の外泊で親の不安定な精神状態に付き合わされたり、携帯電話を持たされ無制限に直接連絡を受けることなどがあると、物理的には離れていても精神的支配は持続しており、子どもの安心できる生活とはなりえない。情緒的疎通性に乏しく物を介してしか接することができない親も多く、子どもとどうかかわるかの心理教育や具体的な援助が必要となる。子どもの発する言葉や表情・行動の観察と気持ちの理解、それに応じた接し方、さらには一緒に遊ぶ方法などを技能として細かく教えていく[22]ことが求められる。しかしいろいろな働きかけをしても子どもへの対応が改められない親も現実には存在する。そのような場合は家庭復帰を目標とはせず、親と適度の距離を取りながら、別の場所で子どもが自立して生きていく方向を探らざるを得ない。成長のための貴重な時間を浪費せず、子どもの最大の利益が得られるよう柔軟に方針を検討することが必要である。

3 虐待を受けた子どもの心のケア

1）精神医学的問題

子どもが乳幼児期に一番身近な保護者から拒否されると、人格形成に最も重要な基本的信頼感が充分に獲得されなくなる。そして人間関係の深さの理解が阻害され、その後の社会性の発達にも大きく影響するため、もう一度その子どものありのままを新たな養育者が受容するという、心の育ち直しが治療として必要となることがある。乳幼児期の養育環境によってはその回復のために年単位の時間と大きな労力を覚悟せねばならない。

精神症状としてはPTSD（心的外傷後ストレス障害）、抑うつが高率に認められる。虐待を受けて一時保護された子どもの追跡調査[21]（平均年齢10.6歳、追跡期間19カ月）では、経過中PTSD関連症状や抑うつが出現する者は6割に達した。また様々な程度の解離症状も出現する。これはボーッとしている、叱られても知らん顔してまた同じ行動を繰り返す、指摘されると嘘をつくなど日常生活の中では本人の努力不足やふざけ、反抗的態度と受け取られがちな状態で、さらに厳格な指導の対象になってしまうこともある。この解離とはつらい体験を受けた時に意識を鈍らせたり分断する心の反応で、例えば過去の出来事を忘れてし

まったり怖い時の親と優しい時の親が一人の人物として統合できないことがある。自分の感情と思考，行動が統一性を欠くことなどもそれに当たる。耐えられない刺激に向き合わずに済むという意味で適応的ともいえるが，幼少時から頻用されるとそれが一時的な「状態」ではなく永続する「体質」となり[14]，将来重篤な人格障害に至る危険性も秘めている。周囲がこれらの精神症状について充分に理解し，回復のために子どもの日常生活上の達成目標を下げ負担を軽くすることも重要である。

2）短期的課題

虐待を受けた子どものケアに関しては，何よりも安全な生活の場を確保したい。そこで子どもは安心して食事や睡眠を取ることができ，不当な暴力や言語的攻撃を受けない。毎日が同じテンポで進み，日課や規則が明確で子どもは次に何が起こるかが予想できる。つまりそこでは身体的にも心理的にも守られた心地良い連続感のある生活が求められている。

子どもはそれまで恐怖を感じる体験が突然に起きたり逆に意味なく優しく扱われるなど，秩序がなく翻弄される生活の中にあったため常に周囲への警戒を怠らなくなっている。静かな落ち着いた環境はむしろ子どもの不安を掻き立ててしまう場合がある。それに耐えられなくなると意図的に周囲に非難される行動を取って緊迫した雰囲気を作り出したり，長いこと抑圧してきた怒りや恨みを，身近な人へ攻撃的に表出してしまう。児童養護施設の調査では3～4人に1人は「他児への威圧・暴力行為」や「気分の波の激しさ」があるとされる[3]。新しい平穏な生活に心身ともになじむまでは時間が必要で，これらの問題行動のために早い段階で子どもの人格が否定されたり生活の場から切り捨てられることは避けなければならない。これは周囲のかかわる者にとって大きな忍耐を必要とするが，この時期を何とか乗り切ることができれば，子どもの情緒的安定と大きな成長が得られる。

3）長期的課題

長期的にはそれまで生き延びるために分断（解離）してきた様々なことを子どもの中で統合していく作業が課題として挙げられる[14]。例えば毎日は連続していて過去があって現在があること，すなわち惨めだった小さい時の自分も今の落ち着いている自分も同一で，それなりに良いところがある人物だと思えること。かかわってくれている養育者の厳しい面と優しい面は同じ人の中に存在し，総合すれば自分のためを思ってくれているらしいことなどが実感されてくると良い。またこれまでの怒りや憎しみ，悲しみなどの潜在する感情が自覚され，日常的な会話の中や心理療法などを通じて社会的に許容される範囲で少しずつでも表現できるように成長することが望まれる。

家庭で何をやっても事態は良い方向に変わらなかったという無力感を持つ子どもに対しては，自分で状況をコントロールする体験を重ねることが必要である。たとえそれが些細なことであっても，子ども自身の選択が尊重される雰囲気があると，次第に主体性が養われてくる。しかし自分の将来について前向きに考えられるようになるには時間がかかり，根強い自己評価の低さや否定的認知を克服していかなくてはならない。周囲の大人は子どもが悲惨な過去を生き延びた強さを持つことに敬意を払い，今の生活の中で子どもが示している良い面を指摘して希望を失わないように支える必要がある[14]。

Ⅵ　おわりに

虐待の増加の背景に多くの母親の育児不安があり，それは最近の親世代の育った時代背景や形成された価値観の特徴と関連があることを示した。虐待の予防・介入・治療のどの過程においても関係機関の人々の連携が必要になる場合が多い。しかし職種や立場の違いなどにより，見通しや判断が異なる場合が少なくない。関係者の話し合いは建設的に適切に行なわれる必要があり，精神科医には事例の中で起きていることを総合的に分析する役割が求められているかもしれない。

また虐待を受けて様々な逸脱行動を繰り広げる子どもを日々養育している施設や養育家庭に対しての援助は今後さらに重要になると考える[3]。少し離れた専門的立場からの方が，子どもが抱えて

いる心理的課題と現実に日々起きている行動との関連を明らかにしやすいこともあり，その解説や養育者に対しての精神的支援を行なうことは意義がある．虐待を受けた子どもの心の傷が大きいほど，日常的に接する養育者への心理的負荷は重く，個人的努力に頼ることは危険である．関係者の専門性を有効に発揮しつつ連携が有機的に行なわれるような援助システムの構築が望まれる．

　追記：本稿執筆当時，虐待相談処理件数の増加率の鈍化が若干認められていた．しかしその傾向は続かず，2002年に2万5千件に達しなかったものが，最新の2007年の統計では実に4万件を超えるに至っている．社会変化の中で虐待が実際増えていることに加え，2003年と2007年に児童虐待防止法，2004年には児童福祉法の一部改正があったことも相談件数の増加につながっていると考えられる．その中では，「保護者以外の同居人による虐待行為を保護者が放置することも虐待」とされ，「虐待を受けた児童」だけでなく，「受けた疑いのある児童」の通告義務も規定されるなど，虐待の捉え方の範囲が広がった．また市町村が児童家庭相談の第一義的相談窓口となり，虐待の通告先としても追加され，虐待防止対策が市町村の業務であることが明確化された．情報共有円滑化のため，地域の虐待防止ネットワークは要保護児童対策地域協議会として制度化され，事例に適切に対応する体制が整えられつつある．

文献

1　服部祥子，原田正文：乳幼児の心身の発達と環境―大阪レポートと精神医学的視点．名古屋大学出版会，1991.
2　伊東ゆたか，犬塚峰子，野津いなみほか：児童養護施設で生活する被虐待児に関する研究（1）―現状に対する子どもの否定的思いについて．子どもの虐待とネグレクト，5；352-366，2003.
3　伊東ゆたか，犬塚峰子，野津いなみほか：児童養護施設で生活する被虐待児に関する研究（2）―ケア・対応の現状と課題について．子どもの虐待とネグレクト，5；367-379，2003.
4　カナダの子育て家庭支援研究会：人権尊重と相互扶助の市民意識に根ざしたカナダの子育て家庭支援システムの研究．トヨタ財団助成研究報告書，2000.
5　小林登：児童虐待および対策の実態把握に関する研究，児童虐待全国調査（i）虐待発生と対応の実態．平成13年度厚生科学研究費補助金（子ども家庭総合研究事業）．2002.
6　子ども虐待防止センター：首都圏一般人口における児童虐待の調査報告書．1999.
7　小出まみ：地域から生まれる支えあいの子育て―ふらっと子連れでDrop-in！　ひとなる書房，1999.
8　厚生労働省：平成14年度児童相談所における児童虐待相談処理件数報告．2003.
9　Miller A：Am Anfang war Erziehung. Suhrkamp Verlag. 1983.（山下公子訳：魂の殺人―親は子どもに何をしたか．新曜社，1983.）
10　森田ゆり：しつけと体罰―子どもの内なる力を育てる道すじ．童話館出版，2003.
11　日本子ども家庭総合研究所編：厚生省子ども虐待対応の手引き（平成12年11月改訂版）．有斐閣，2001.
12　大日向雅美：子供を愛せない母親に関する研究．東京女性財団，1994.
13　大日向雅美：母性の研究―その形成と変容の過程：伝統的母性観への反証．川島書店，1988.
14　Putnum FW：Dissociation in Children and Adolescents ― A Developmental Perspective. Guilford Press, 1997.（中井久夫訳：解離―若年期における病理と治療．みすず書房，2001.）
15　Schaffer HR：Making Decisions about Children, 2nd Ed. Blackwell Publishers, 1998（無藤隆，佐藤恵理子訳：子どもの養育に心理学がいえること―発達と家族環境．新曜社，2001.）
16　芹沢俊介：母という暴力．春秋社，2001.
17　汐見稔幸：親子ストレス―少子社会の「育ちと育て」を考える．平凡社，2000.
18　主婦の友社：カッとなってあとで後悔……子どもをたたくっていけないこと？　主婦の友社，2000.
19　総務庁青少年対策本部編：子供と家族に関する国際比較調査報告書．1996.
20　武田信子：社会で子どもを育てる―子育て支援都市トロントの発想．平凡社，2000.
21　東京都児童相談センター：虐待を受けた子どもの精神医学的な影響―治療指導課の追跡調査結果から．2002.3.
22　東京都児童相談センター：平成14年度家族再統合のための援助事業　実施報告書．2003.5.
23　馬居政幸：育児不安とは何か―その定義と背景：家族社会学の立場から．こころの科学，103；16-28，2002.

第2章 思春期と薬物乱用

松本俊彦

I 思春期における薬物乱用の実態

わが国は，平成8（1996）年，9（1997）年と，覚せい剤事犯により補導された中学生・高校生の数は連続して史上最多記録を更新し，しかもその増加率は前年比の2倍以上という空前絶後の事態に見舞われた[5]。この平成8年以来，わが国は第三次覚せい剤乱用期に突入したといわれており，この数年で，薬物乱用者は急激に若年化し，これまで全く非行歴のない普通の若者までが薬物に手を染めるようになったことが指摘された[5]。

その後，取り締まりの強化，「ダメ，ゼッタイ。」キャンペーンなどの対応により，情勢はひとまず横ばいで推移しているものの，まだ過去にはなっていない。

和田らによる全国中学生意識・実態調査（平成13（2001）年）[22]では，中学生における薬物乱用生涯経験率は，有機溶剤1.2％，覚せい剤0.4％，大麻0.5％となっており，これらの薬物のいずれかを1回でも経験する率は1.6％と報告されている。大規模調査では捉えられるのは乱用者全体のうちの氷山の一角にすぎず，実態は少なくともこの数値を下回るものではないことを考慮すれば，現代の若者がいかに薬物の危険にさらされているかが理解できるであろう。

II 薬物乱用・依存の特徴

DSM-IVでは，薬物乱用・依存は，アルコール乱用・依存と同じ物質使用障害に分類されており，両者の違いは物質の薬理作用の差としてしか記述されていない。これは決して間違ってはいないが，臨床場面で援助の方針を考えるには不十分である。薬物乱用・依存者は，以下の点でアルコール乱用・依存と異なっている。

まず，第1に，乱用物質そのものが違法薬物であり，その薬物を使用すること自体が反社会的行為である。多くの者が薬物乱用と同時に，あるいは，先立って，不良交遊，万引き，夜遊び，喫煙，飲酒などの反社会的行動の萌芽を呈している。

第2に，成長途上の若年者が多い。自我の確立や社会性の体得に大切な時期に，「嫌なことを忘れるために薬物を使う」という対処方法で過ごしているために，欲求不満耐性が低く，対人関係能力が拙劣である。適応的な社会生活のなかで徐々に依存を進行させてきた，多くのアルコール依存症患者とは大きな違いである。

第3に，重複精神障害の割合が多い。薬物依存者の60〜70％は何らかの重複精神障害を持っていることが報告されており[1,17]，なかでも気分障害，不安障害，摂食障害の合併が多い[13]。また，幼少時期に注意欠陥多動性障害の既往を持つ者では，飲酒開始年齢，違法薬物開始年齢が早いという[3,4]。

最後に，背景に過酷な生育状況，生活環境を持っている者が多いということである。幼少時期に養育者からの身体的虐待やネグレクトを経験者，学校でのいじめ被害の経験者が多い。両親のいずれかの離別体験に遭遇した者，飲酒問題を持つ親に養育された者も多い[14,15]。また，女性の依存者では，幼少時期の性的虐待の被害者が多く[2,14,15]，薬物乱用開始後の被害も含めると，60％あまりが性的虐待の被害者であり，その心的外傷後ストレス障害の症状に対するcoping（対処法）として薬物乱用をしているという[2]。

このような生活背景の影響で，薬物乱用者は，幼少時期から，「別にどうなってもかまわない」「生きていても意味がない」という虚無的な感情を抱えており，人を信じることができず，教師や様々な職種の援助者と良好な関係を築くことが難しいばかりか，様々な嘘や裏切りをくり返す。しかし，その一方で，仲間には不思議と執着をみせる。その意味で，トルエンの集団使用も，仲間との絆を確認する儀式として捉えることができる。

III　薬物の種類による臨床像の特徴

薬物の種類によって精神症状は異なり，治療・援助に際しては各薬物に通じている必要があるのはいうまでもない。しかし，すべての薬物の薬理学的特徴や乱用者の特徴を述べるには紙数が限られているので成書に譲ることとし，ここではわが国で最も問題となっている，二大薬物の「揮発性溶剤」と「覚せい剤」について述べたい。

1 揮発性溶剤とその乱用者の特徴

わが国で最も多く乱用されている代表的な揮発性溶剤は，トルエン（通称シンナー）であるが，他にもラッカー，シンナー，ブタンガス，それから制汗用スプレーなどに含まれるフロンガスなどがある。薬理学的には，覚せい剤に比べれば依存性は低く，soft drug として位置づけられるが，わが国では，多くの薬物乱用者がトルエンから薬物乱用に入門し，その後，より依存性の強い薬物へと発展することから，"gate way drug" の役割を担っている[21]。

揮発性溶剤の乱用者の重症度を考える際には，使用形態から考えると分かりやすい。多くのトルエン乱用者は，仲間と一緒にいるときだけトルエンを吸引するという「集団使用」から乱用を開始する。この段階では，「一緒に悪いことをして連帯感を高める」という反社会的な使用であり，司法的な対応が有効である。しかし，トルエンは依存性薬物であるので，吸引をくり返す中で次第に依存が形成され，仲間と一緒にいないときにもトルエンを吸引するようになる。さらには仲間と一緒にいることよりもトルエン吸引に価値を覚えるようになると，「単独使用」という非社会的な使用様態を呈する。この段階になると「依存症」として医療的な介入が必要である。

トルエンの急性中毒では，様々な程度の意識障害や幻視を主体とした精神病症状が出現するが，乱用の初期においては，トルエンの摂取を止めれば数日のうちに消退する。一方，トルエンの長期使用は様々な精神・神経症状をもたらす。トルエンの摂取の有無にかかわらず持続する慢性精神病症状（幻聴が多い）や動因喪失症候群がよく知られており，しばしば統合失調症との鑑別は困難である。また，神経症状としては，トルエンによる小脳変性症により，構音障害や歩行障害が出現する。

近年，トルエンの乱用者は減少傾向といわれているが，それと交代するように問題となっているのがガスパン遊び，つまり，ブタンガスの乱用である。ブタンガスは，ライター用ガスやカセットコンロ用のボンベに含まれる易燃性の気体であり，わが国ではコンビニエンスストアなどで簡単に入手できる。

筆者の調査[10]では，ブタンガス乱用者には中学生が多く，その大半が当初から単独で使用し，短期の乱用で依存状態に陥っていた。急性中毒の精神症状としては，トルエンと同じように幻視が多かった。

ブタンガス乱用には2つの問題がある。第1に，単独使用者が多く，無臭であることから，親や教師に気づかれにくく，なかなか事例化しないという問題がある。第2に，法規制されていないために，司法的な対応がなされないという問題である。仮に司法的な対応があったとしてもコンビニエンスストアでガスボンベを万引きした際に警察が介入する程度であり，この場合も大抵は「窃盗」として扱われるだけで，依存性薬物の乱用者として視点での対応はなされない。したがって，乱用者自身が，いわゆる「底突き体験」をすることがなく，当然，問題意識を自覚しにくい。

ブタンガスは，トルエンに比べれば依存性は低いという報告[20]もあるが，筆者の経験では，少なくとも医療機関を訪れた乱用者に限れば，その依

存の程度は重篤であった。なかには四肢の振戦や発汗などの激しい離脱症状を呈した症例もあり，一概に「依存性は低い」とはいえないのではないかと考えている。仮に，依存性が低くとも，ブタンガスからトルエンへ，そして，さらに覚せい剤へと薬物乱用がエスカレートしていく可能性も危惧され，今後は周囲の援助者が十分な知識を持ち，早期介入が可能となることが望まれる。

2 覚せい剤とその乱用者の特徴

わが国で使われている覚せい剤はメタンフェタミンである。急性中毒による精神症状は，乱用者の使用量や使用期間によって様々であるが，誇大的な気分や過活動といった躁状態，機械の分解などにあくことなく没頭するといった常同行為，統合失調症様の幻覚・妄想状態，せん妄状態など様々である[6]。なかでも特徴的な精神症状とされているのが，猜疑・詮索的な構えである。乱用者自身によって「勘ぐり」と呼ばれているこの構えは，覚せい剤使用直後の多幸的・誇大的な気分が消退すると，抑うつ気分とともに出現し，その後も慢性的に持続する。この猜疑的傾向は，心的ストレス，不眠，不安，飲酒を契機として被害関係妄想に発展し，傷害事件などにつながることがある。

わが国の覚せい剤乱用の歴史は古く，第二次世界大戦後に放出された軍需品がヒロポンという商品名で市中に出回り，文化人や大学生を中心に乱用されたところまでさかのぼることができる（第1次覚せい剤乱用期）。その後，覚せい剤取締法の制定により，覚せい剤乱用は一時沈静化したが，1970年代半ばより，覚せい剤は暴力団の資金源として地下ルートで密売されるようになり，暴力団周辺を中心に再び汚染を拡大してきた（第2次覚せい剤乱用期）。したがって，これまでわが国の覚せい剤乱用者の多くは，まず10代の中頃でトルエンの乱用を経験し，10代の終わり頃〜20代の初め頃に暴力団への接近を契機に覚せい剤乱用を経験するという流れを踏襲してきたと思われる[21]。しかし，第3次覚せい剤乱用期以後，わが国には非行歴を持たない覚せい剤乱用者が急増し，トルエン乱用を経ずに最初からいきなり覚せい剤を経験するケースも決してまれではなくなった。

この背景には，加熱吸煙という新しい覚せい剤使用法の登場がある[11]。加熱吸煙による覚せい剤使用は，AIDS感染の危険から注射による薬物使用が忌避される風潮の中で，1980年代後半にハワイで発祥し，1990年代になってからわが国に拡大した方法である。具体的には，アルミ箔の上に置いた覚せい剤を下から火であぶり，気化した煙をストローなどで経気道的に吸入する。この方法は，従来の静脈注射に比べれば格段に心理的抵抗感が低いが，静脈注射で使用する場合と同じ効果を得るためには，2倍量の覚せい剤が必要であるため，依存が進行すると，経済的な事情から静脈注射に切りかえる者もいる[11]。

加熱吸煙には，覚せい剤を女性にとっての身近な「瘦せ薬」にした側面がある[8]。覚せい剤依存者では摂食障害の合併率が高く，筆者らの調査では，女性覚せい剤乱用者の37％に摂食障害の合併が認められた。近年，摂食障害をアルコール・薬物依存と同じ嗜癖行動とみなす考えが広まり，実際，女性のアルコール・薬物依存者では，摂食障害を合併する者，特に神経性大食症を合併する者が多い[12]。そのような症例では自傷行為や大量服薬をくり返す症例が多く，このような病態を「多衝動性過食症」[7]と呼ぶ研究者もいる。

覚せい剤乱用者で特に多衝動性過食症が多い理由として，覚せい剤の薬理作用が食行動に大きな影響を与えることがあげられる。覚せい剤には，食欲抑制作用があるが，離脱期には食欲はむしろ反跳性に亢進して過食を呈するため，多くの覚せい剤乱用者が「連用」「つぶれ（嗜眠期）」「過食期（刺激期）」「再使用」というサイクルをくり返すようになる[6]。そのため，ダイエット目的から覚せい剤を乱用していた者では，離脱期の過食が肥満恐怖を賦活し，自己誘発嘔吐をするようにさせてしまう。最終的には，過食・嘔吐もコントロールできない状態に陥って，過食を止めるために覚せい剤を再使用してしまうことになる[9]。覚せい剤には神経性大食症を誘発する作用があること

が示唆される。

Ⅳ 薬物乱用・依存の対応と治療

1 家庭における対応の原則

子どもの薬物乱用を知った親は，半ば監禁状態にしたり，激しい体罰を加えたりして薬物を止めさせようとするが，通常，これは効果がない。やがて，家庭内で親子の力関係が逆転したことに気づくであろう。興奮した本人が金を要求すると，親は「お金をあげないと強盗など人に迷惑をかけることをするのではないか」と心配になってお金を渡し，あるいは，警察に捕まる前に何とかしようと考えて，「欲しい物を何でも買ってあげるから病院に行こう」と取り引きをする。このようなことをくり返すうちに，皮肉にも，彼らは薬物を使うことによって家族をコントロールするパワーを手に入れる結果になる。

これではいかなる治療によっても回復は望めないし，仮に薬物を止めたとしても，本人のなかで「止めてあげる」という恩着せがましい認識が育ち，薬物こそ使ってないものの，放縦な生活は依然として続いてしまう。

薬物乱用・依存の治療における一般的な原則は，「自己決定，自己責任」である。この観点から，筆者は，薬物乱用者に「家から出る」ことを勧め，家族にも「家から出す」ことを勧めることが多いが，思春期の少年の場合，「養育の義務」の問題から必ずしもこの原則を貫けない。そこで筆者は，以下のような対応の原則を家族に伝えている。

①親の決意と限界を静かに伝える：本人がシラフのときに，「自分たちはあなたのことを愛している。だから，薬物を止めて欲しい」ということを静かに話す。「あなたが外で薬物を使うことをどうすることもできないが，この家の中で薬物を使うことは親として認めるわけにいかない。もしもそのようなことがあれば，警察に通報する」「ただし，止めたいのに止めることができないのなら，一緒に病院に行こう」と伝える。

②両親が「一枚岩」となって本人とむきあう：薬物乱用者の親では，父親は家庭のことに無関心・威圧的であり，他方，母親は子どもに過干渉という特徴がある[21]。両親が薬物乱用・依存について同じ知識と方針を持っていることが重要である。

③自己責任とルールの設定：小遣いは月々あるいは週で決められた額のみ渡し，臨時の要求には応えないなどの，家庭内でのルールを設定する。たとえば，本人がトルエンに酩酊して近所の家の窓ガラスを割った場合には，必ず本人と一緒にその家に出向き，本人に謝罪をさせる。弁償が必要ならば，いったん親が立て替えて支払ったうえで，本人の小遣いから返済させるなど，何らかの形で本人に責任を負わせる。

④暴力に対抗しない：暴力による金銭の要求にはその場から逃げる。薬物で酩酊している本人とは話をしないようにし，暴力に対して絶対に暴力で応じない。興奮が激しいときには警察に通報する。

⑤駆け引きをしない：警察に通報する気はないのに，脅しとして「警察に通報するぞ」などといわない。子どもは，親が体裁や世間体から警察沙汰を恐れていることに敏感に気づいていることが多い。しかし，本人の行動が自分たちの限界を超えており，本人自らが医療機関での治療も希望しない場合には，司法的な対応を辞さないことが大切であり，あらかじめ本人に対して親の決意を宣言しておく。

薬物を乱用する少年たちは大人に不信感を抱いていて，大人の「保身」「ご都合主義」に敏感である。このような少年たちから信頼を取り戻すためにも，家族は冷静で一貫した態度で，自分たちの気持ちを伝えていくことが必要である。

2 医療機関における治療

1）初期乱用者の場合

初期乱用者とは，教師，警官，裁判官の勧めで医療機関に受診するケースであり，多くはトルエンなどを集団使用し，使用間欠期には精神病症状はない，軽症の乱用者である。本人は必ずしも治療の必要性を自覚しておらず，仕方なく受診している者が大半である。

この場合，いたずらに長期の通院を本人に強いても成果は上がりにくく，かえって逆効果の場合もある。むしろ，当初は短期の教育的セッションにとどめ，その後の再使用の際して有効な介入が

できるような布石を打っておく方が得策である。

村上らは，国立肥前療養所において，初期の薬物乱用者に対するブリーフ・インターベンションのプログラムを実践している[16]。これは，1～2週間隔での3回の外来受診を1セットとした介入である。初回診察で，薬物乱用・依存の程度を評価するとともに，薬物がもたらす様々な精神・身体的な障害と医学的検査の必要性を説明する。そして，2回目の診察の際に頭部MRIや血液検査を実施し，3回目にそれらの医学的検査の結果にもとづいて，今後の援助プランを話し合う。その結果，本人が治療を継続する場合もあるし，家族のみとの面接や家族教室への参加が継続される場合もある。

初期の段階では，乱用者本人が治療関係を継続することはまれであるが，家族が相談のための来院や家族教室参加を継続していることが重要である。家族への働きかけにより，間接的に本人の行動を変えていくことは十分に可能であるし，薬物再使用の際の治療的介入の機会も捉えやすくなる。

2）進行した乱用者の場合

進行した薬物乱用者では，薬物を自力で中断できなくなっていることが多く，入院による解毒が必要になる。任意入院が原則であるが，中毒性精神病の症状が重篤で幻覚や妄想に影響された行動が著明であれば，医療保護入院もありうる。

狭義の解毒は1週間程度あれば十分であり，精神病症状がある場合でも薬物療法により遅くとも2週間以内に消退する。しかし，実際には，薬物の最終使用から約1カ月程度は薬物渇望が続いており，解毒終了後に治療プログラムのある病棟で，集団精神療法，教育，レクレーションなどに参加しつつ，入院治療を継続することが望ましい。ただし，この治療は本人の治療意欲なしには成り立たないので，本人が望まなければ入院治療はいったん終了となり，外来通院に切りかえる。退院に際しては，通院の過程で薬物再使用がみられた場合には，再入院して治療プログラムに参加することをあらかじめ約束しておくと良い。

当然ながら，退院したものの通院につながらず，薬物乱用が続いている場合がある。この場合には家族だけでも来院してもらい，状態を報告してもらうとともに，対応を話し合っていく。幻覚・妄想，興奮などの精神症状から自傷他害のおそれがあれば，警察官通報により精神科緊急・救急のルートに乗せるべきである。閉鎖の精神科救急病棟で解毒および精神症状の治療を行った後に，依存症治療病棟での入院治療の継続が強く勧められることになるであろう。精神症状が明らかではないが，家の中でのあからさまな薬物使用が続いていれば，司法的な対応も選択肢の1つである。なぜなら，本人が自暴自棄になって薬物に耽溺しているうちに，生命の危機に瀕する可能性がある。

薬物乱用者の親の中に司法的対応をためらう者は少なくない。「子どもを警察に売るような真似はできない」「こうなったのは自分のしつけに問題があったからである。自分たちで何とかしなければ」という親の言葉を耳にすることは多い。保身や近所に対する世間体からためらう親もいる。また，「鑑別所や少年院に入っても治療を受けるわけではないし，かえって悪いことを覚えてしまう」ことを危惧する親もいる。

しかし，筆者は，違法な行為に対する社会的責任という意味で，司法的対応も治療上必要であると考えている。矯正施設の入所は薬物をある一定期間切り，シラフになって自分の今後について考える時間としての意味はある。矯正施設への入所体験が本人に「底突き体験」をもたらし，医療機関における治療動機となることもある。

これをさらに一歩進めた治療戦略として，福岡県弁護士会と国立肥前療養所が連携して実現した試みがある[23]。それは，薬物自己使用によって鑑別所に入所した少年審判に弁護士が付き添いとして参加し，審判の過程で医療機関の治療プログラムを提示して試験観察処分となるようはたらきかけるというものであり，いわば現行法における社会内処遇による治療的ダイヴァージョンの試みといえよう。

3）重複障害の治療

すでに述べたように，薬物乱用・依存者には重複精神障害を持つものが非常に多い。

Zimberg[24]は，重複精神障害を持つ薬物乱用・依存者の類型を，次のような3型に分けて整理している。Type Iは，primaryに薬物乱用以外の精神障害が先行して存在し，それに対する自己治療として薬物乱用がなされた群である。この群では，基底の精神障害の治療が優先される。Type IIは，薬物乱用がprimaryに存在し，薬物乱用の結果として様々な精神障害を続発した群であり，これらの精神障害は薬物乱用の治療によって改善する。Type IIIは，精神障害と薬物乱用のいずれが先に発症したかによらず，両方の障害が独立して消長し，双方に対しても治療を要する群で，狭義の重複精神障害患者である。

　筆者らは，治療施設の選択という観点から，薬物乱用・依存者を「物質使用障害単独型」「精神病性障害型」「衝動制御障害型」の3類型に分類した[13]。物質使用障害単独型は，精神病症状や不安障害・気分障害があっても物質誘発性の症状であるため，物質使用障害すなわち薬物乱用・依存の治療を行えば良い一群である。精神病性障害は，薬物最終使用から長期間を経過しても慢性の精神病症状が遷延している一群であり，集団精神療法や教育プログラムに適応できず，薬物乱用・依存としての対応よりも，統合失調症と同様の福祉的対応が必要である。衝動制御障害型は，女性に多い一群で，摂食障害の合併が特徴的である。自傷や大量服薬などの様々な衝動行為が相互変換性に出現するため，摂食障害や境界性人格障害に対応できる治療環境が必要である。

　重複精神障害の治療に際しては，病態の構造を正しく評価した上で，適切な治療環境を選択する。なお，正確な評価のためには，薬物の解毒が優先され，少なくとも1カ月の断薬期間が必要である。

V　学校での予防教育

　筆者は，これまで中学，高校の薬物乱用予防の講演の際に，教員から，「うちの学校には薬物を使う生徒はいないと思いますので，薬物のことを詳しく話して寝た子を覚まさないでください」「薬物の後遺症のことを大袈裟にいって，怖がらせてください」といわれ，唖然としたことが何度かある。

　今や薬物の問題は，性教育と同様，正確な事実を伝えるべき時代である。鈴木らは，薬物乱用の予防は，薬物の害についての知識を教え，恐怖心を煽るという方法だけでは成功しないと述べ，精神科医とダルク・メンバーが組んで高校生を対象とした講演を実施する方法が有効であると報告している[18]。鈴木によれば，ダルク・メンバーの体験談には，「人は破滅の繰り返しの中にも救いを求めているというスピリチュアルなメッセージが含まれており，それが生徒たちに健康の大事さを気づかせてくれる」という。さらに，高校における薬物問題のブリーフ・インターベンションの試み[19]を通じて，将来的には，スクールカウンセラーがこの技法によって飲酒・薬物問題に対応することが望まれると述べている。

　多くの薬物乱用者が中学2年～高校1年のあいだに，トルエン吸引によって最初の薬物体験をし，それを契機に交友関係が著しく変化し，引き返すことが難しくなる。その意味で，薬物乱用予防教育は，中学1年までに行う必要がある。

　さらに，飲酒，喫煙の予防が重要である。煙草も酒も経験のない少年が，トルエンを吸引することはまずありえず，薬物問題を飲酒・喫煙の問題と切り離して考えることはできない。そのためには，まず大人が飲酒や喫煙に対する意識を変えていくことから始める必要がある。薬物乱用少年はしばしば「親だって酒を飲んで憂さを晴らしているじゃないか」と口をそろえて居直る。彼らは，喫煙，飲酒している大人の姿を怖いくらいによく観察している。学校，家庭においても，大人は子どもの前で飲酒，喫煙をしないことを心がけるべきである。その意味で，薬物乱用予防教育は親に対しても必要である。

　薬物の誘いを断るには，薬物の害について知識を持っているだけでは十分ではない。「自分は必要とされている。大事にされている」という感覚が育まれていなければならない。和田[21]よれば，薬物乱用経験のある中学生は，食事の時間を含めて1日のうちで家族全員と共有する時間が少な

く，ゲームセンターやコンビニエンスストアにたむろしながら，「居場所がない」と感じている者が多いという．「居場所がない」という言葉を，「そこにいることを求められていない，必要とされていない」と置きかえても良い．薬物乱用の予防のためには，家庭の日常生活を見直すことが最も大切なことかもしれない．

Ⅵ　最後に

薬物乱用者の多くが，14歳前後に初めて喫煙・飲酒を経験することで，その後の薬物遍歴の最初の口火を切っている．思春期と薬物乱用のあいだには密接な関係がある．

わが国の薬物乱用・依存に対する医療は，欧米と比べて著しく遅れている．専門病院や専門家は少なく，多くの精神科医はその治療に及び腰である．しかし，薬物依存の治療成績は，アルコール依存よりも良好であることは強調しておきたい．特に，思春期の症例では，まだ乱用期間が短く，治療過程での様々な出会いから，「人を信頼すること」「気持ちを言葉で表現すること」を学び直すだけの心の可塑性があるのである．

文　献

1　Armstrong TD, Costello EJ : Community studies on adolescent substance use, abuse, or dependence and psychiatric comorbidity. J Consult Clin Psychol 70 ; 1224-1239, 2002.
2　Ballon BC, Courbasson CM, Smith PD : Physical and sexual abuse issue among youths with substance use problems. Can J Psychiatry 46 ; 617-621, 2001.
3　Biederman J, Wilens T, Milberger S, et al : Psychoactive substance use disorder in adults with attention deficit hyperactive disorder (ADHD): Effects of ADHD and psychiatric comorbidity. Am J Psychiatry 152 ; 1652-1658, 1995
4　Carroll KM, Rounsaville BJ : History and significance of childhood attention deficit disorder in treatment-seeking cocaine abusers. Compr Psychiatry 34 ; 75-82, 1993.
5　警視庁編：薬物乱用の現状と対策，警察白書（平成12年度版）．大蔵省印刷局，2000．
6　小沼杏坪：覚せい剤中毒の多面的臨床類型．精神経誌 86；315-339, 1984.
7　Lacy JH, Evans CDH : The Impulsivist : A multi-impulsive personality disorder. Br J Addict 81 ; 641-649, 1986.
8　松本俊彦，宮川朋大，矢花辰夫ほか：女性覚せい剤乱用者における摂食障害の合併について（第1報）．精神医学 42；1153-1160, 2000.
9　松本俊彦，宮川朋大，矢花辰夫ほか：女性覚せい剤乱用者における摂食障害の合併について（第2報）．精神医学 43；57-64, 2001.
10　松本俊彦，宮川朋大，上條敦史ほか：ライター用ブタンガス乱用者の臨床的特徴．精神医学 43；875-883, 2001.
11　Matsumoto T, Kamijo A, Miyakawa T, et al : Methamphetamine in Japan: The consequences of methamphetamine abuse as a function of route of administration. Addiction 97 ; 809-818, 2002.
12　松本俊彦，山口亜希子，上條敦史ほか：女性物質使用障害における摂食障害：乱用物質と摂食障害の関係ついて．精神医学 45；119-127, 2003.
13　松本俊彦，山口亜希子，上條敦史ほか：薬物乱用・依存・中毒者の自然経過と疾病概念に関する研究．薬物依存者の医療機関における類型について．厚生労働科学研究費補助金 医薬安全総合研究事業「薬物依存・中毒者の予防，医療およびアフターケアに関する研究（主任 内村英幸）」平成13年度研究報告書 7-19, 2002.
14　松本俊彦，小山田静枝，上條敦史ほか：薬物乱用・依存・中毒者の自然経過と疾病概念に関する研究．厚生労働科学研究費補助金 医薬安全総合研究事業「薬物依存・中毒者の予防，医療およびアフターケアのモデル化に関する研究（主任 村上優）」総合研究報告書 7-34, 2003.
15　Medrane MA, Zule WA, Hatch J, et al : Prevalence of childhood trauma in a community sample of substance-abusing women. Am J Drug Alcohol Abuse 25 ; 449-462, 1999.
16　村上優，比江島誠人，杠岳文ほか：薬物依存に関する病院プログラムと転帰調査．厚生労働科学研究費補助金 医薬安全総合研究事業「薬物依存・中毒者のアフターケアのモデル化に関する研究（主任 内村英幸）」総合研究報告書（平成10年度～平成12年度）7-15, 2001.
17　Novins DK, Beals J, Shore JH, et al : Substance abuse treatment of American Indian adolescents: Comorbid symptomatology, gender differences, and treatment patterns. J Am Acad Chile Adolesc Psychiatry 35 ; 1593-1601, 1996.
18　鈴木健二，村上優，杠岳文ほか：高校生に対する薬物乱用予防対策．厚生労働科学研究費補助金 医薬安全総合研究事業「薬物依存・中毒者のアフターケアのモデル化に関する研究（主任 内村英幸）」総合研究報告書（平成10年度～平成12年度）93-101, 2001.
19　鈴木健二，武田綾，村上優ほか：薬物乱用のハイリスクグループへの介入に関する研究．厚生労働科学研究費補助金 医薬安全総合研究事業「薬物依存・中毒者の予防，医療およびアフターケアのモデル化に関する研究（主任 村上優）」平成14年度研究報告書 177-189, 2003.
20　庄司正実，妹尾栄一，富田拓ほか：全国の児童自立支援施設における薬物乱用・依存の意識・実態に関する研究．厚生労働科学研究費補助金 医薬安全総合研究事業「薬物乱用・依存等の実態把握に関する研究及び社会経済的損失に関する研究（主任 和田清）」平成14年度研究報告書

129-160, 2003.
21 和田清：依存性薬物と乱用・依存・中毒．星和書店，2000．
22 和田清，畢穎，鈴木紀美子ほか：薬物乱用に関する全国中学生意識・実態調査（2002年）．厚生労働科学研究費補助金 医薬安全総合研究事業「薬物乱用・依存等の実態把握に関する研究及び社会経済的損失に関する研究（主任 和田清）」平成 14 年度研究報告書 19-75, 2003．
23 八尋八郎，谷川誠，村上優ほか：若年薬物乱用者に対するダイヴァージョン・プログラムの整備に関する研究．厚生労働科学研究費補助金 医薬安全総合研究事業「薬物依存・中毒者の予防，医療およびアフターケアのモデル化に関する研究（主任 村上優）」平成 14 年度研究報告書 69-85, 2003．
24 Zimberg S：A dual diagnosis typology to improve diagnosis and treatment of dual disorder patient. J Psychoactive Drug 31；47-51, 1999.

第3章 慢性疾患の子どもたちの心の実情とそれへの対応

武田鉄郎

I　はじめに

　慢性疾患とは，急性疾患に比べて，症候が急激・重篤ではなく，長期間の経過をたどる疾患の総称である。疾患や病状によっては，食事制限，行動制限の内容も異なり，個々に心の実情もそれへの対応も違ってくる。しかし，疾患による障害を最小限に抑え，生活の質（QOL）の維持・向上を図ることが慢性疾患の子どもたちや家族にとって重要であることは共通した課題である。この課題解決のために，医療者との連携のもと，慢性疾患の子どもとその家族による日常生活の自己管理が不可欠になってくる。このことにより身体的健康の維持・増進を図っていくことが期待される。また，慢性疾患の子どもにとって学校生活が大きな意味を持ち，そこで適応することは身体的健康の維持・増進という課題に加え，精神的な健康の維持・増進，社会的な健康の維持・増進を図っていくという意味を持つ。慢性疾患の子どもの精神保健を考えていく上で，慢性疾患の子どもの現状，子どもの抱えている心理社会的な課題，慢性疾患適応への支援，病弱教育に関して述べ，慢性疾患の子どもたちの心の実情とそれへの対応について考察する。

II　慢性疾患の子どもの現状

　内部障害，小児慢性特定疾患，病気を理由に長期欠席，そして，学齢児において院内学級，病弱養護学校等で病弱教育を受けている子どもの人数を示すことで，慢性疾患の子どもの現状を述べる。

1 内部障害の子どもの人数

　内部障害とは，身体障害者福祉法に定める心臓機能障害，腎臓機能障害，呼吸器機能障害，膀胱または直腸の機能障害，小腸機能障害，ヒト免疫不全ウイルスによる免疫機能障害の6つの種類をいう。昭和42（1967）年には心臓・呼吸器機能障害，昭和47（1972）年には腎臓機能障害，昭和59（1984）年には膀胱または直腸機能障害，昭和61（1986）年には小腸機能障害，そして平成10（1998）年にはヒト免疫不全ウイルスによる免疫機能障害と徐々に内臓の病気が身体障害者福祉法の内部障害として行政的な位置づけを与えられるようになってきた。しかし，実際には上記の疾患以外にも，内臓の疾患による機能障害が永続していて，社会生活あるいは家庭生活，さらに重症になれば日常生活に著しい制限をきたしている場合があり，今後は肝臓疾患をはじめとしてさらに多くの疾患を内部障害の対象範囲として広げていくべきであろう[16]。平成13（2001）年の身体障害者実態調査では，内部障害は84万9,000人で身体障害者の26.2％を占め，同様に身体障害児のうち内部障害をもつ者は，17.3％（1万4,200人）を占めている[13]。

2 小児慢性特性疾患の治療事業の給付人員

　表1に示したように，平成13年度厚生労働省小児慢性特定疾患治療事業の給付人員は10万3,562人であり，悪性新生物，内分泌疾患などが上位を占めている。

3 病気を理由に長期欠席（30日以上）している児童生徒数

表1 小児慢性特定疾患平成13（2001）年度給付人員
（総数：103,562人）

悪性新生物	23,303
慢性腎疾患	4,473
ぜんそく	3,719
慢性心疾患	4,958
内分泌疾患	37,113
膠原病	3,166
糖尿病	6,561
先天性代謝異常	8,710
血友病等血液疾患	1,0751
神経・筋疾患	808

表2 病弱教育を受けている疾患別児童生徒数

結核など感染症	7
新生物	536
血液疾患	108
内分泌	145
心身症等	878
筋ジスなど	522
循環器系	188
呼吸器系	430
消化器系	67
皮膚疾患	63
骨格系	157
腎臓疾患	356
先天性	160
損傷	85
虚弱肥満	272
重度重複	1,221
その他	285

＊全病連病類調査表より（平成13年5月1日現在，総数：5,480人）

　文部科学省の統計によると，病気を理由に長期欠席（30日以上）している児童生徒は，平成4年度は79,400人，平成8年度には83,000人まで増加したが，平成12年度には69,066人，平成14年度は54,336人が報告されている。ここで示されている数値は，必ずしも慢性疾患を理由にしているわけではなく，急性疾患であったり，不定愁訴を訴え，長期にわたり欠席している児童生徒も含むものである。

4 病弱教育を受けている疾患別児童生徒数

　慢性疾患の子どもたちへの教育は，病院に隣接・併設している病弱養護学校や病院内にある病弱・身体虚弱特殊学級（院内学級），小学校，中学校内にある病弱・身体虚弱特殊学級あるいは小学校・中学校の通常の学級で行われている。厚生労働省の小児慢性特定疾患の学齢児の85.5％が小学校，中学校の通常の学級で学んでいることが明らかにされ，病弱教育を受けている子どもたちは15％程度にとどまっている[7]。

　病弱養護学校や病弱・身体虚弱特殊学級で学んでいる児童生徒の主な疾患とその人数は，表2に示した[21]。心身症，神経症，気管支喘息，腎臓疾患，脳性まひ，進行性筋ジストロフィー，血液疾患，心臓疾患，悪性腫瘍，内分泌・代謝疾患など実に多様である。しかし，この疾患別人数は，5月1日現在の統計であり，病気に罹り入院し，年度途中に病弱養護学校等に転学してくることが多い。年間を通した人数は，統計には公表されていないが学校によっては5月1日の2～3倍になることも珍しくない。

III 慢性疾患の子どもの抱えている心理社会的な課題

　「疾患（Disease）」とは，生体の全身的または部分的な構造や心身の機能に障害を起こしている生物学的状態，客観的状態をいう。しかし，「病気（Illness）」は，Twaddle A[19]によれば，重大な痛みや衰弱が起こっている感覚上の変化，普段の役割が遂行できない，これからの活動に影響されると思われる主要な身体上の変化や症状，という3つの徴候によって人々は自分が病気であることを認知していると説明した。すなわち，「病気」であることは，どのように症状や能力低下（Disability）を認識し，それと共に生活し，それらに反応するかということを意味し[6]，症状のみならず，普段の生活への影響の度合いがその判断基準として大きく影響しているといえる。人間の行動を説明するにあたり，Lewinは人間の行動は人と環境との関数 $B = f(P \cdot E)$ で説明したが，慢性疾患者の場合は，それに加えて病気要因が大きく関わってくる。片山[5]は $B = f(P \cdot I \cdot E)$（I＝Ilness，病気）の公式で病気の行動への影響を述べている。

　健康状態にある時の生活とは異質な「病気」であるという状態を経験することにより，不安，退行，苛立ち，否認，抑うつ，対人恐怖などの心理

的反応や，これらが関与した腹痛，頭痛などの身体症状として現れることがある。このような心理反応や身体反応は，疾患の種類や病状，病気の予後，行動の制限，ハンディキャップの程度，病気の認知によりかなりの個人差はある。そして，その年齢や発達段階に応じたアプローチが必要となる。

幼児期・前学齢期は，入院し家庭と離れることによって分離不安，情緒不安を示しやすくなる。また，治療や入院に伴う苦痛体験やその過程で感じる様々な不安や遊びの欠如などからストレスをためやすく，時には退行行動がみられたり，睡眠や食事などに異常を示したりすることもある。不安が増大してくると頭痛，腹痛等の身体症状として出現することもある。これらに対応するには，例えば，保護者との面会を容易にする面会時間の自由化，保護者のための部屋の確保などが重要である。また，遊びを通して情緒的な安定を図り，発達を促す上でも病院内で保育ができる環境作りが重要である。そのためには保育士の配置，プレイルームの設置などが必要である。

学齢期は，基本的生活習慣が形成され，家庭外の生活が多くなる時期である。友人との間で競争したり，妥協したり，協調したりして関係の拡大を図る時期であり，社会性が拡大する時期である。特に，学校生活での適応や成績が大きな意味をもち，学校生活にかかわる問題が多くなる。入院や治療のため学校を欠席しがちとなると，学習に遅れがでたり，クラス内で孤立しがちになり，仲間から取り残されるといった恐怖感や不安感が高まる。また，長期間にわたり入院する場合，病院という隔離された環境から，経験不足に陥ったり，仲間関係や社会適応の構築が未発達になることもある。学習の遅れや行動面や情緒面での問題については，医療者，保護者，教育関係者等がお互いに連携を密に図り，支援していくことが望まれる。

思春期は，心身の成長・発達が著しい時期で，心理的に親から独立して自我同一性を求め，社会性をつけて成人期の基礎を養う時期である。理想的な自分のイメージと自分の容姿や能力を比較することで劣等感をもつなど様々な葛藤がおきやすい時期であり，自分の将来の生活について考えを探求する時期でもある。この時期に慢性疾患をもつことは，学業の遅れや欠席などの学校生活上の問題や薬の副作用への不安，ボディイメージに関する劣等感，病気の予後や自分の将来についての不安などを抱くようになり，複雑な心理社会的な問題を抱えるようになる。時には，保護者や医療者に反発し，治療拒否にまで発展することもある。自立という課題達成のために病気を抱えながら様々な葛藤を経験する。

■ **各疾患ごとに抱えている心理社会的問題**

学校保健では，心疾患や腎疾患をもつ子どもの学校生活管理指導表が作成され，それをもとに運動面での対応指針が示されているが，本稿では慢性疾患等の子どもの心理社会的問題について疾患との関連で述べる。紙面の制約上，腎疾患と気管支喘息，そして編者の意向により脳性まひの子どもについても概略を紹介する。

1) 腎疾患

腎疾患は，長期にわたる治療を必要とする疾患であり，疾患の性質から入院生活のみならず，家庭，学校生活においても運動や食事など制約を受けやすい。また，入退院を繰り返し，長期にわたる服薬，透析などを必要とする。腎疾患の子どもが抱えやすい問題として，食事制限への不満，運動制限への不満，ステロイド剤などの薬剤による副作用への不安，ボディイメージに伴う劣等感，学校を欠席することに対する不安，学業不振，治療や服薬の拒否，親子分離不安などが挙げられる。

保護者の抱える問題として，ステロイド剤などの薬剤による副作用への不安，後遺症，合併症などの病気と関連した不安，学齢期の子どもの親には，学習の空白，遅れなどが不安としてあげられている。また，思春期の子どもをもつ保護者からは，治療への拒否的態度への困惑，社会的適応の問題，進路の問題などが挙げられている。子どもと家族の抱える心理社会的問題に適切に対応することが重要である[20]。

2）気管支喘息

気管支喘息は多因子性の疾患であり，心理社会的問題は単に疾患の慢性経過によって生じる二次派生的なものだけではなく，原因または誘因としても重要な役割を果たすものである[18]。赤坂[1]は，幼児期に喘息発作が始まることが多いが，発作をめぐって過保護・過干渉に育てられると，子どもの自立性・自律性が障害され目的意識力，適格意識の成立を損ない，社会性を低下させて，疾病逃避などの悪循環を生じて難治化すると指摘している。思春期には学校内外の社会環境が複雑になり，治療の主導権が保護者から本人に移行するが，親に依存した状態から独立できないままでいることが問題点としてあげられる。また，発作が起きると欠席が多くなり，学習の遅れ，進路等に関する問題があげられる。病気に対する自己管理能力を育て，学力を補完するなどの適切な支援が必要である。

3）脳性まひ

動作が不自由で行動が自分の欲求どおりうまくいかないことは，心理的な欲求不満の状態を多く生じさせることになり，心理的不安や恐怖も生じやすくなる。運動・動作の不自由さは，成功体験を累積しにくい状況をつくりやすく，自信の低下や自発性の欠如がみられることもある。さらに，子どもができることまでも親が先にやってしまうなど親の養育態度が過保護になりやすい。このようなことから依頼心が強くなることもある。また，自分の身体に対する劣等感を抱きやすくなったり，自己評価を低くもったりすることもある。

このような悪い方向への連鎖的な心理社会的反応を未然に防ぐことが重要であり，基本的な原因である肢体不自由の軽減や改善・向上を図ること，そして障害の受容や克服の態度や習慣の形成を目指した全人的なアプローチが必要である[4]。

IV　慢性疾患適応への支援

慢性疾患の治療・管理は長期におよび，その管理は子ども自身や家族がその多くを担うことになる。慢性疾患児に対しては，様々な喪失体験や病気の悪化などからくる不安を可能な限り軽減し，子ども自身が自らの活動性を高め，主体的に社会生活を営むようになるための支援が必要である。そのためには，家族，友人，医療者などの患者の周辺にいる様々な人々からの精神的，社会的な支え，すなわち，ソーシャル・サポートが必要である。ソーシャル・サポートとは，他者から得られる様々な形態の援助をいう。子どもが困難な状況に直面したときに，慰めや励ましを受けたり（情緒的サポート），問題解決するための実際的な手助けを受けたり（実体的サポート），問題解決のために役立つ情報を提供してもらったり（情報的サポート）することは，病気対処行動の促進や維持の原動力になる。例えば，ソーシャル・サポートを高める社会的資源として同じ疾患を抱えた人同士が集まり，苦しみを分かち合ったり，問題解決のために助け合うセルフヘルプ・グループがあげられる。これらは患者自身のためのセルフヘルプ・グループや当事者の家族のグループなどがあるが，これらへの参加は本人や家族にとっては大きな力となる。また，身体障害者手帳の申請を勧めることや社会的資源を積極的に活用するための支援を行うことも重要である。

慢性疾患に対する自己管理は，病状の悪化を防ぐばかりではなく，主体的な社会参加を促していくためにも重要な課題である。しかし，たえず病状が変動し，その原因の特定が難しい場合が多いため困難を伴う。

村上[11]は，気管支喘息児における呼吸機能の客観的測定値と主観的症状について研究を行っている。継続的に測定したピークフロー値と身体状況に関する子どもたちの主観的な報告とを比較検討し，測定値の上では，異常でも主観的には異常を認知できない水準のグレーゾーンがあることを指摘し，その上で自己管理能力とは，症状に応じて適切な対処行動を選択し遂行する能力であり，主観的症状と対応させて客観的な指標を活用することが自己管理能力を獲得させる教育的な働きかけや援助の上で効果的であるとしている。

図1に示したように，健康行動の育成を目指し，自己管理能力を高めるためには，ソーシャル・サ

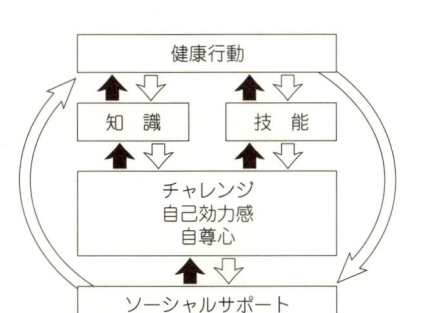

図1　健康行動育成のための概念図

ポートにより精神的な不安定さを支えることが前提であることはいうまでもないことであるが、さらに症状に応じて適切な対処行動を選択遂行するには病気の知識・理解、生活様式の理解、技能の習得、そしてライフスタイルを修正し、新しい生活習慣を身につけ、それらを継続していくための動機（自己効力感など）や自尊心を高めていくことが重要な課題となる[12]。

慢性疾患の子どもの気持ちに寄り添い、支援していくために図2に示した慢性疾患への適応に関する影響モデル[14]をもとに考えていくことにする。図2は、慢性疾患への適応に関して、心理的、社会的、身体的健康の適応を目指している。これらの適応に影響を与えるものとして、①個人的背景、②疾患や治療背景、③環境や人間関係の背景、④認知的評価、⑤対処過程が挙げられる。

慢性疾患への適応を予測する、①個人的な背景は、年齢等発達段階やパーソナリティ（ある個人の環境・刺激に対する反応様式の総体）などが挙げられる。この個人的背景が疾患や治療の背景や認知的評価、対処過程に影響を与えるのである。

②疾患や治療背景について、慢性疾患は、病気の自己管理等によるコントロール可能性、病状の予測可能性および重症度など多数の概念次元に沿って変化する（例えば、致死性のある疾患、生活崩壊に至る疾患など）。疾患のもつ特異性および治療のもつ特異性は、少なくとも部分的にはこれらの概念次元に位置づけて考慮していかなければならない。例えば、疾患がどのように推移していくのかの問題を考えたとき、進行性であるのか、あるいは緩解性であるのかにもよるのである。また、予後、要求されるライフスタイルの変更、副作用の問題も含め、適応に大きな影響を与える。

③環境や人間関係の背景としては、家庭環境、入院環境、学齢児にとっては学校における教育環境が重要である。また、親子関係、友人関係、医療者等との関係およびそれらの人々とのソーシャル・サポートを高めることがストレス反応を軽減し、慢性疾患への適応に影響を及ぼす。

④認知的評価とは、LazarusとFolkman[9]によれば、一次的評価と二次的評価に区別される。一次的評価は、出来事がどの程度子どもにとって脅威的であるかどうかというストレッサーの脅威性、あるいは重要性に関する評価である。例えば、自分が病気になったとき、大変なことだ、困ったことだなどと認知することである。二次的評価は、ストレッサーに対する対処行動についての評価である。二次的評価おいて、「何とかできる、原因をなくせる」など積極的に対処しようとする評価をするか、それとも「どうすることもできない、あきらめるしかない」など、コントロール不能感を強く持つかによってその後の対処行動が異なってくる。

⑤対処過程では、様々な対処行動がみられる。対処行動とは、ある問題状況に対し、それを解決、予防、回避しようとする行動の総体をいう。慢性疾患の子どもたちは、①個人的背景、②疾患や治療背景、③環境や人間関係の背景、④認知的評価の影響により、対処過程では現実逃避や問題の極

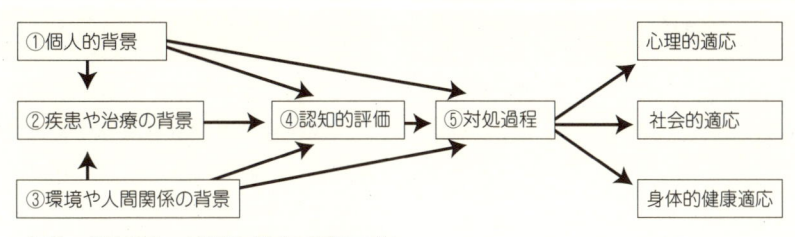

図2　慢性疾患への適応に関する影響モデル

小化などの消極的対処行動から，症状に応じて適切な対処行動を選択遂行し，自己管理をしようとする積極的対処行動など様々な対処行動を行う。

慢性疾患の子どもを対象にした武田らの研究[15,17]によれば，自己効力感＊を強く持っている人は，認知的評価はコントロール可能感が高く，対処行動においても問題を解決しようと積極的に対処しようとする傾向がみられ，ストレス反応も低かった。一方，自己効力感の低い者は，認知的評価はあきらめてしまう評価，すなわち，コントロール不能感を持ちやすく，対処行動においても逃避行動等の消極的な行動が多くみられ，ストレス反応は高かった。また，自己効力感を高くもっている者の方が主観的健康統制感（health locus of control）＊＊において内的統制傾向が強くなることが明らかにされた。主観的健康統制感において内的統制傾向が強い者の方が自己管理しやすい認知特性であるといわれている。

健康状態を維持・改善していくためには，病気を理解し，それに合わせた生活習慣を形成していく必要がある。しかし，生活習慣を確立しても元の生活習慣に逆戻りをしてしまう場合がある。逆戻り防止理論[10]において，行動変容過程で自己効力感が高まることは有効なことである。

Bandura A[2]は，自己効力は，自然発生的に生じてくるのではなく，遂行行動の達成，代理的経験，言語的説得，生理的・情動的状態の4つの情報を通じて高まるものであるといっている。自己効力を高める情報としての遂行行動の達成とは，自分で行動し，達成できたという成功経験の累積をしていくことを意味する。Bandura A[2,3]は，遂行行動の達成が最も自己効力感を高める情報であると述べている。代理的経験とは，自分と同じ状況で，同じ目標を持っている人の成功体験や問題解決方法を学ぶことである。言語的説得とは，専門性に優れ，魅力的な人から励まされたり，ほめられたりし，きちんと評価されることである。生理的・情動的状態とは，課題を遂行したとき，生理的・心理的に良好な反応が起こり，それを自覚することである。Bandura A[2]は，上述した4つの情報を統合（Integration of Efficacy Information）することが重要であると述べている。学齢児にとっては，自己効力感を高めるためにも学校教育が重要となる。

V 慢性疾患の子どもの学校教育

我が国では，入院・治療している病気療養児に対して，地域の主な病院の中で学校教育（病弱教育）が行われている。病弱養護学校または院内学級で行われる病弱教育は，基本的には，小学校，中学校，高等学校または幼稚園に準じた教育課程が編成されているが，個々の児童生徒の実態に応じて，教育計画が作成され，指導内容が準備される。

また，退院するときに，身体活動の制限や日常生活の配慮事項などが必要な場合，転出先の学校への医療者からの指導助言が重要となる。医師は学校に伝えるべきことを家族や本人とよく話し合い，そこで同意したことを家族をとおして学校に伝えることが大切である。しかし，可能な限り保護者，医師等の医療者，小・中学校等の担任，養護教諭，管理職，院内学級の担任が一堂に会して情報交換，情報の共有を図ることで，子どもを多面的に理解，支援していくことが望ましい。これらのことが，子どもたちの小・中学校，高等学校へ戻ったときの適応に大きく影響する。

病弱教育における自己管理能力育成のための教育内容は，表3に示したとおりである[16]。

自己管理を支援していくためには，発達段階や一人一人の実情に応じて自己管理に必要な知識，

＊自己効力感とは，ある行動を起こす前にその個人が感じる遂行可能感を言う。

＊＊主観的健康統制感（Health Locus of Control）とは，健康を維持していこうとするとき，自己の努力のあるなしによることが大きいと考える傾向が強いか，「運」や「親や医療関係者など」の自己に外在するものから得られると考える傾向が強いかというような健康に対する統制の位置を評価するものである。例えば，「あなたは健康のためにとる行動が実際に効果があると思いますか」や「あなたは努力によって健康を維持できると思いますか」という質問に対して，「効果がある」「維持できる」という意識が高い場合，内的統制傾向が高いという。内的統制傾向の高い者は，健康を自己の努力によって得られると認知していると評価される。反対に，外的統制傾向の高い者は，医療関係者や薬または運などの自己に外在するものによって健康が維持できると

表3 病弱教育における自己管理能力育成のための教育内容

1．健康状態の維持・改善等に関すること

①自己の病気の状態の理解：人体の構造と機能の知識・理解，病状や治療法等に関する知識・理解，感染防止や健康管理に関する知識・理解
②健康状態の維持・改善等に必要な生活様式の理解：安静・静養，栄養・食事制限，運動量の制限等に関する知識・理解
③健康状態の維持・改善等に必要な生活習慣の確立：食事，安静，運動，清潔，服薬等の生活習慣の形成および定着化
④諸活動による健康状態の維持・改善：各種の身体活動による健康状態の維持・改善

2．心理的な安定や病気の状態を改善・克服する意欲の向上に関すること

①病気の状態や入院等の環境に基づく心理的不適応の改善：カウンセリング的活動や各種の心理療法的活動等による不安の軽減，安心して参加できる集団構成や活動等の工夫による場所や場面の変化による不安の軽減
②諸活動による情緒の安定：各種の体育的活動，音楽的活動，造形的活動，創作的活動等による情緒不安定の改善
③病気の状態を克服する意欲の向上：各種の身体活動等による意欲・積極性・忍耐力および集中力等の向上，各種造形的活動や持続的作業等による成就感の体得と自信の獲得（自己効力感の発揮）

技能，健康状態の維持・改善等に必要な生活様式の理解など促し，支援していくことが重要である。医療者との連携のもと，慢性疾患の子どもの日常生活の様々な困難を支援し，自立，社会参加を目指していくことが重要である。

Ⅵ おわりに

慢性疾患の子どもの心理・行動特性を論じるとき，避けては通れないことは誰にでも例外なく訪れる死の問題である。病気の治癒が望めなくなり，死から逃れられない段階をターミナル期という。子どもが死に直面し，それに気づいたとき，誰でもショックを受け，言い知れぬ死への不安，否認，恐れ，絶望，怒り，抑うつが患者の心を支配する。Kübler-Ross E[8]は，死にゆく患者の心理過程を，ショックの時期に続く，否認と孤立，怒り，取り引き，抑うつ，受容の5つの段階があることを明らかにした。これらの段階は，順次に達成されるよりも，行きつ戻りつつしながら進む過程であるという。子どもは身体的苦痛，精神的苦痛，激しい死の不安に苛まれ，まわりからの支援を必要としているが，否認や怒り，抑うつなどの様々な心理的防衛機制を働かせるため，家族や身近な援助者を疎外したり，自ら孤独に陥ったりしやすい。子どもと一体感をもち，否定的な感情を受容するなどして信頼関係を築き，子どもの様々な葛藤や不安の軽減，患者にとって重要な人や物との関係の維持，願いごとの成就に協力するなどの支援が必要とされる。

文献

1 赤坂徹：気管支喘息児の親子関係．子どもの心とからだ 1(1); 1-9, 1992.
2 Bandura A : Self-efficacy: Toward a unifying theory of behavioral change. Psychological Review 84; 191-215, 1977.
3 Bandura A. : Self-Efficacy — The Exercise of Control. Freeman, 1997.
4 池田勝昭：肢体不自由児の心理．In：田中農夫男編著：心身障害児の心理と指導．福村出版，1994; pp.132-144.
5 片山英雄：患者教育の心理と方法—自律性の喪失とその回復をめざして．In：岡堂哲雄編：健康心理学—健康の回復・維持・増進を目指して．誠信書房，1991; pp.235-250.
6 Kleinman A : The Ilness Narratives : Suffering, Healing and the Human Condition. Basic Books, 1988. （江口重幸・五木田紳・上野豪志訳：病の語り—慢性の病をめぐる臨床人類学．誠信書房，1996.）
7 厚生省児童家庭局：小児慢性特定疾患対策調査結果．厚生省，1992.
8 Kübler-Ross E : On Death and Dying. Macmillan Company, 1969.（川口正吉訳．死ぬ瞬間．読売新聞社，1975.）
9 Lazarus RS, Folkman S : Stress, Appraisal, and Coping. Springer, 1984.
10 Marlatt GA & Gordon GR : Relapse Prevention. New York, Guilford Press, 1985.
11 村上由則：慢性疾患児の病状変動と自己管理に関する研究．風間書房，1997.
12 野口京子：健康心理学．金子書房，1998.
13 内閣府：障害者白書．国立印刷所，2003.
14 Stanton AL, Collins CA, Sworowski LA : Adjustment to chronic illness: Theory and research. In : Baum A, Revenson TA, Singer JE (Eds): Handbook of Health Psychology. Lawrence Erlbaum Associates, 2001; pp.387-403.
15 武田鉄郎・原仁：慢性疾患で入院している子どものセルフ・エフィカシーに関する研究．小児の神経と精神 37; 71-78, 1997.

16 武田鉄郎：内部障害・病弱・虚弱者の心理．In：田中農夫男・池田勝昭・木村進・後藤守編：障害者の心理と支援．福村出版，2001; pp.105-115.

17 Takeda T：Self-Efficacy, coping behavior, and the health locus of control in junior high school students with renal disease. The National Institute of Special Education 7; 10-19, 2003.

18 豊島協一郎：気管支喘息．In：西間三馨編：長期療養児の心理的問題．平成4～6年度厚生省健康政策局母子保健課：小児の心身障害予防治療システムに関する研究：分担研究「長期療養児の心理的問題に関する研究」．1995; pp.36-37.

19 Twaddle A：Health decisions and sick role variations: An exploration. Journal of Health and Social Behavior 10; 105-114, 1969.

20 山崎宗胱：腎疾患．In：西間三馨編：長期療養児の心理的問題．平成4～6年度厚生省健康政策局母子保健課：小児の心身障害予防治療システムに関する研究：分担研究「長期療養児の心理的問題に関する研究」．1995; pp.37-40.

21 全国病弱虚弱教育研究連盟・全国病弱養護学校長会：全国病弱教育施設・全国病類調査．2001.

第4章 子どもは自分の死をどう見つめるか

死に直面した子どもたち

小池眞規子

I 子どもの「死の概念」

　子どもは何歳くらいから，どのように死を理解するのであろう。一般的には5歳以下の幼児では，死を一時的な別れと考えるが，5～9歳では，別れは永続的かつ不可逆的であり，肉体が死滅することは理解できるが，自分自身に起こることまでは考えが及ばない。10歳を過ぎれば，死をほぼ成人と同様に永続性，不可逆性，普遍性をもつものので，身体活動の停止と理解できる。しかし，ひとにより自分自身の死と結びつけるのは難しいと言われている[10]。

　藤井ら[4]は，子どもの死の概念の発達について，「体の機能停止」「死の原因」「非可逆性・普遍性などの概念」「死後観」の構成要素に分け，図1のように示している。

　家族や身近な人の死を体験した子どもは，死について考える比率が高くなるが[9]，がんなどの病気の子どもは，その闘病の経過の中で，病院で出会った人や同じ病気の友だちの死の経験などから，「死」についてより具体的に概念形成していくのではないかと考えられる。

II 子どもへのインフォームド・コンセント

1 医療現場における考え方

　がん医療などにおいては，従来患者本人には伝えることがためらわれていた病名や病状，治療の方法などを患者本人にきちんと説明し，患者自身がその後の治療の選択や生活を考えていくいわゆるインフォームド・コンセントが進んでいる。近年の医学の進歩，メディア等により提供される豊富な情報，患者の意識の向上などから，患者自身が病名，病状，治療法，治療の見通しや限界を十分に知り，医療者からの支援を得ながら，その後の自分の生活を考えていく傾向が高まっている。

　小児がんにおいても治癒率が向上したこと，子どもの権利の尊重から，患児本人に病名を含めて病気とその治療についての説明を行う試みが勧められている[6]。

　1994年の小児がん医療に従事する医師372人に対して行った調査報告では[8]，小児がん患者本人に病名を知らせた経験がある医師は35.6％，知らせた経験のない医師で「知らせることは必要」と思う医師は60.3％であった。

　また，同時期に静岡県の「がんの子どものターミナルケア・トータルケア研究会」に参加している県内3病院では，積極的に患児本人に病名を伝える方針を立て，実施を試みている[3]。悪性腫瘍と診断され入院した7歳以上の患児64.3％，10歳以上では84.5％に病名が知らされている。

2 病気について説明する際の留意点

1）養育者（両親）への説明

　上記小児がん医療に従事する医師への調査で，患児に病名を伝えることは必要だと思うが知らせていない医師に対してその理由を尋ねたところ，「両親が知らせることに反対する」が35.4％であった。一方，病名を知らせたことのある医師に，告知に関する家族の状況について尋ねた項目では，「両親に，患児に対する告知を依頼された」38.7％，「両親と相談し同意を得た上で本人に告知した」19.6％，「最初，両親は告知に反対したが，説得した後知らせた」8.3％，「両親が医師より先に告知した」3.0％であった。

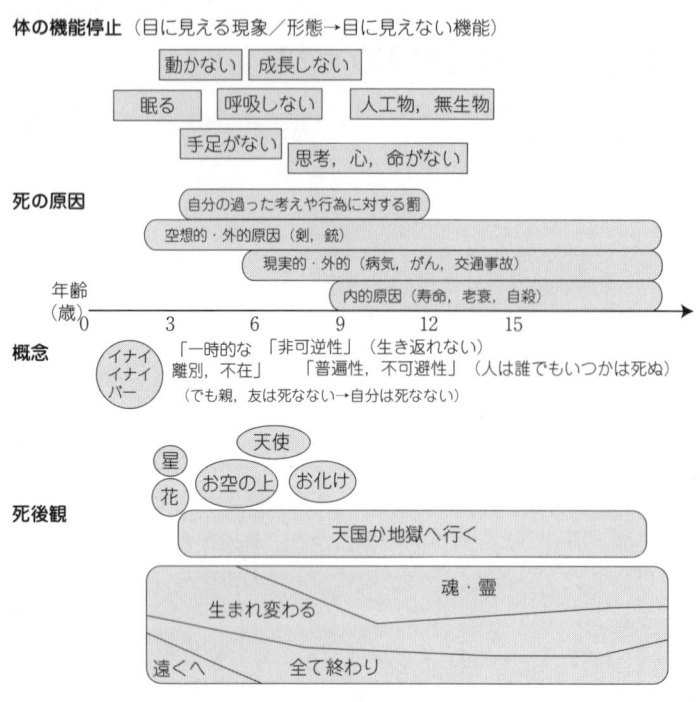

図1 子どもが考える死の概念の発達 （藤井[4] p.90より）

体の機能停止（目に見える現象／形態→目に見えない機能）
- 動かない／成長しない
- 眠る／呼吸しない／人工物，無生物
- 手足がない／思考，心，命がない

死の原因
- 自分の過った考えや行為に対する罰
- 空想的・外的原因（剣，銃）
- 現実的・外的（病気，がん，交通事故）
- 内的原因（寿命，老衰，自殺）

年齢（歳）0　3　6　9　12　15

概念
- イナイイナイバー
- 「一時的な」「離別，不在」
- 「非可逆性」（生き返れない）
- 「普遍性，不可避性」（人は誰でもいつかは死ぬ）
- （でも親，友は死なない→自分は死なない）

死後観
- 星／花／お空の上／天使／お化け
- 天国か地獄へ行く
- 生まれ変わる／魂・霊
- 遠くへ／全て終わり

このことより，子どもへの説明の前に養育者（両親）に対して十分な説明がなされる必要がある。養育者（両親）は当然のことながら大きな衝撃を受けるであろう。「子どもをこのような病気にさせてしまった」「もっと早く気がついていれば」などの罪責感をもってしまうこともある。病名，病態，今後の治療方針などの具体的な説明を行うと同時に，養育者（両親）が今，どのようなことを考え，どのような気持ちであるのかにゆっくり耳を傾けることが求められる。

2）子どもへの説明

小児がん医療に従事する医師に対して行った調査報告のなかで，患児に病名を伝えることは必要だと思うが知らせていない医師の，知らせない理由として最も多かった回答は，「知らせた後のフォロー（患者ケア）に不安がある」38.2％であった。また，知らせることは不要と考える医師にその理由を尋ねたところ，「子どもだから理解できない」47.9％，「精神的ショックを受けるから」31.0％との回答であった。

子どもに病気のことを知らせる際には，その子どもの年齢や発達状況を十分に考慮し，ひとりひとりの子どもに合った説明の方法を考える必要がある。幼い子どもであっても，多くの子どもはその年齢なりに自分に起こっていることを理解する。病気の治療には身体的苦痛ばかりでなく，精神的苦痛を伴うことが多くある。なぜこのような検査や治療を受けなければならないのか，なぜ入院が必要なのか，なぜ学校に行けないのかなど，子どもが自分の病気について感じている素朴な疑問に応えつつ病気についての理解を深めていくことが必要であると考える。

事例：Aくん

Aくんは，4歳8カ月のときに急性リンパ性白血病を発症した。完全寛解の後退院し，定期的に外来通院を続けていた。小学校に入学した直後の外来受診時，血液検査，腰椎穿刺を行おうとしたところ，いつもは痛い検査であっても我慢強く耐えるAくんが，その日に限ってどうしてもいやだと言って受け入れない。母親，医師，看護師が説得しようと試みるがうまくいかず，心理士が呼ばれた。

母親はジュースを買いに行くと言って気をきかせて席をはずし，心理士は廊下の椅子にAくんと並んで座った。Aくんは「今日，検査するって言わなかった。うそついた」といった後で，「ねえ，どうして検査するの？　ぼくもう病気じゃないよ。どうして病院に来なくちゃいけないの？」と尋ねた。Aくんにとっては，小さいとき病気で入院したけれど，今はどこもなんともない，それなのになぜ学校を休んで病院にこなければならないのかが，特に小学校に入って新しい（楽しい）生活が始まったこともあり，疑問と不満に思ったようであった。

なぜ通院が必要なのか，検査を行わなくてはいけないのか，医師に尋ねてみることを提案したところ，Aくんは少し迷った後同意した。医師は，Aくんの病気はかぜとかおなかが痛いとかと違っ

第4章 子どもは自分の死をどう見つめるか——死に直面した子どもたち
（小池眞規子）

てちょっと難しい病気であること，今のようにずっと元気でいるために時々病院に来て先生がAくんを診察すること，先生が診るだけではAくんの身体の中のことはわからないこともあるので血をとったり，背骨に針を刺したりして調べていることを説明した。Aくんは「ずーっと？」と尋ね，医師はAくんがもう少し大きくなるまではずっと，とこたえると「わかった」と言って納得した。

3）死についての問いかけ

死がせまった人は，病名を知っているかどうかにかかわらず，小さな子どもでさえもそれを感じていることが多いという[7]。病状が進行していく中で，子どもが「死」について質問したり，不安に思ったりしているとき，養育者（両親），医療者など周りのおとなは，その話題を避けることなく，子どもの気持ちとことばに添って誠実に対応する努力が求められる。死とは何か，死ぬとはどのようなことか，おとなでもなかなか答えることが難しい問題であるが，子どもと対話を続けていると，思考と感性のしなやかさに驚かされることがたびたびある。子どもと共に一緒に考えていく姿勢が大切であると思われる。

事例：Bくん

9歳のBくんは病状が進行し，ほとんどベッドに寝たきりの生活になっていた。そして，医師，看護師，両親，祖母に「ぼく死んじゃうのかなあ」と問いかけるようになっていた。問われた大人は皆同様にうろたえ，「そんなことないよ」と否定したり，話題を変えて一旦その場をしのいだとのことであった。しかし，「死」を感じているBくんにきちんと向き合う必要性を誰もが感じていた。母親，医師，看護師，心理士で話し合う機会を持ったとき，問いかけがあったときには，今，Bくんが死というものをどのように考えているのか，それぞれの立場で逃げずにBくんと語り合おうと合意した。

それから間もなくBくんは「ぼく死んじゃうのかなあ」と心理士にも語りかけてきた。「苦しくなると，死んじゃうのかなあって思う」とのことであった。「死んだらどうなるんだろう」という話から，Bくんはおじいさんの死のことを語った。おじいさんが死んだときのことは覚えていないが，おじいさんの写真に向かっておばあさんが何かを話しかけていること，死んだ人と話ができるのだろうか，ぼくが死んだらおかあさんやおとうさんや，弟や先生と話ができるのだろうかと。「みんなきっと一所懸命Bくんとお話しすると思うよ」と応じると「なら，寂しくない」と言う。「死んじゃったら寂しくなるのかなって思ったのかな？」と問うと「だって死ぬときって一人なんでしょ？ ぼく一人でどこへも行ったことない」と言う。でも，おじいさんが迎えに来てくれるかもしれない，Bくんと同じ病気で亡くなったCちゃんも来てくれるかもしれない，そして，お父さんやお母さんが死んだときはぼくが迎えに行くって約束してあげればいいんだ，と語り，両親の現在の悲しみにも思いを致していることが窺われた。

その後Bくんは，「死んだらこんなことがあるかな」と死後の世界について時々語り，両親や弟に対しては，「ぼくが死んでも泣いちゃだめだよ」「ぼくが死んだら写真にいっぱいお話ししてね」「ぼくはずっと一緒にいるよ」などと話していた。

死期が迫ったある日，Bくんは「やっぱり怖いよ」と言って泣いた。家族，医療者は「みんな一緒にいるよ，ずっと一緒だよ」とことばをかけ続けた。

III 家族を支える

1 衝撃から闘病生活へ

家族の一員が重大な病気に罹ったとき，家族全体に与える影響は当然のことながら大きい。患者が子どもの場合，病気を知らされた家族，特に養育者（両親）は，大きな衝撃を受け，深い悲しみを伴う危機に直面する。現実に起こっていることが理解できなかったり，信じられなかったり，これからどうしたらよいのか，まず何をしたらよいのか混乱する。このような急性期には，家族への集中的な関わりが必要となる。十分な時間をとって話を聴き，家族が感情と思考の整理ができるようにすることである。そして家族と共に子どもに

どのように対応するかということを相談していくことが必要である。また、同じ病気の子どもをもつ親の会の紹介や、病気にかかわるさまざまな援助資源についての情報提供も有効な支援になることがある。

入院による治療が始まると、これまでの家族の生活に大きな変化が出てくることは避けられない。母親が病院で病気の子どもに付き添う時間が長くなれば、家族はこれまでとは違った母親がいない毎日の生活を考えなければならない。核家族化が進む中、幼いきょうだいがいる場合には、だれにきょうだいの面倒を見てもらうのかも大きな問題となる。状況が長引けば、家族それぞれが身体的にも精神的にも疲労し、家族関係にもさまざまな問題をもたらすことがある。

このような時期には家族の様子を注意深く見守り、必要な場合には積極的にことばをかけて家族の疲労をねぎらい、悩みや不安に耳を傾け、利用可能な情報の提供などを行っていく必要がある。

2 予期的悲嘆

養育者（両親）の気持は、当然のことながら、子どもの病状と心理状態に左右される。子どもの病状変化の現実を受け入れ、その時の子どもの気持に添っていくことは、大変なエネルギーを必要とすることである。子どもの状態が多少でもよい方向に見えれば、あたかも病気がよくなるように思える。病状が悪化すれば、やはりだめかとの思いにいたる。養育者（両親）はその都度一喜一憂し、しかし厳しい現実を受け入れていかなければならない。病状が進行し、治すことが難しいことを伝えられたとき、養育者（両親）は、初めて病気を知らされたとき以上の衝撃を受けることが少なくない。「最初に病気を知らされたときは、ショックではあったが、治療をすれば治るという大きな目標と期待をもつことができた。しかし、もう治らないと言われたときは、やがて大切なわが子を失わなければならないという、ことばには表せない絶望と深い悲しみに覆われた」とある母親は述べている。

愛する大切な人との永遠の別れなど、喪失を予期して嘆き悲しむことを「予期的悲嘆」といい、死別に対する心の準備を整え、死が現実になったとき、その衝撃や悲嘆を少しでも軽くするのに役立つといわれる。養育者（両親）は医師より、近い将来大切な子どもの死をまぬがれることができないと告げられた時点より、予期的悲嘆のプロセスを歩むことになる。予期的悲嘆への援助は、養育者（両親）の強い絶望感や怒り、悲しみ、不安にひたすら寄り添う努力をし、耳を傾け、共感しつつ、現実を少しずつ受け止めて、死を前にした子どもへの援助力を引き出すための支援が求められる。

3 きょうだいへの支援

子どもが重い病気に罹ったとき、養育者（両親）の関心が病気の子どもに偏ることは避けられず、病気の子どものきょうだいにもさまざまな影響が出てくる。子どもが入院した場合、約3分の1の家庭にきょうだいの不登校、いじめ、夜尿、などがみられ、きょうだいが10歳未満の場合には患児の入院中（母親不在の時）に、10歳以上では退院した後に起こるという報告もある[6]。病気の子どもを含め、家族がともに支え合い、協力していくためには、きょうだいにも患児の病気について年齢に応じた説明をし、きょうだいにできる仕方でケアに参加してもらえたらと考える。

事例：Dくん

7歳のDくんは夏休みに入る直前に再発がわかり治療のため入院した。入院後は治療の副作用に苦しんでいたが、8月下旬に自宅へ1泊の外泊が許可された。自宅には2歳年下の弟がいたが、病院に帰る直前に弟とけんかになった。原因はささいなことであったが、Dくんの体調不良によるイライラと、兄の病気によるこれまでの弟のストレス、とくに夏休みの家族旅行に行けなくなったことの不満がぶつかったとのことであった。病院にもどった後Dくんは「あいつ生意気だ」と弟のことをさまざまに言っていたが、心理士との対話の中からDくんが病気になってからの弟の生活や気持ちに気付いていく。一方、Dくんが病院にもどった後、父親が弟に兄の病気について話をしたと

表1 悲嘆のプロセス (Deeken[2])

① 精神的打撃と麻痺状態：死別の衝撃により，一時的に現実感覚が麻痺した状態
② 否認：その人が亡くなったという事実を否定する
③ パニック：死に直面した恐怖によるパニック状態
④ 怒りと不当惑：不当な苦しみを負わされたという感情による強い怒り
⑤ 敵意とルサンチマン（うらみ）：周囲の人々や亡くなった人に対して，敵意という形でやり場のない感情をぶつける
⑥ 罪意識：過去の行いを悔やみ，自分を責める
⑦ 空想形勢，幻想：空想の中で，亡くなった人がまだ生きているかのように思い込み，実生活でもそのように振る舞う
⑧ 孤独感と抑うつ
⑨ 精神的混乱とアパシー（無関心）：生活目標を失った空虚さから，どうしていいかわからなくなる
⑩ あきらめ－受容：自分のおかれた状態を明らかに見つめ，勇気をもって現実に直面しようとする
⑪ 新しい希望：ユーモアと笑いの再発見
⑫ 立ち直りの段階：新しいアイデンティティの誕生

いう。以後，Dくんは母親が遅くまで病院にいると，早く帰るよう言ったり，弟を気遣うことばや行動がみられた。また弟も電車などであいている席があると兄に勧めるなど，思いやりを示すようになった。

4 死別後のケア

ひとりの人間の死とそれに至るプロセスは，周囲の人にもさまざまな波紋を広げる。とくに家族にとって，大切な肉親を失う体験は厳しい試練である。愛する人の死を体験したとき，残された人々は一連の情緒的反応を経験する。この反応は「悲嘆のプロセス」（表1）とよばれ，多くの人は立ち直りまでにおよそ1年を要すると言われている。子どもを亡くした養育者（両親）の悲しみはとくに深い。財団法人がんの子どもを守る会の資料によると，相談の3分の1は患児の死亡後であり，寂寥感，罪悪感，夫婦間の不和の問題や残されたきょうだいの問題などがある[5]。

死別の悲しみは病気ではない。喪失に対する健全な反応である。しかし，身体的・精神的に病気になる人もいる。悲しみが正常な経過をたどらずに病的兆候となっていることを示す危険信号を見過ごし，早期に手当てがなされない場合に，重い

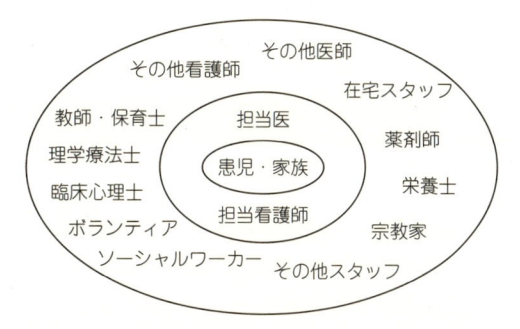

図2 チーム・アプローチ・モデル

（外円）その他医師／その他看護師／在宅スタッフ／薬剤師／栄養士／宗教家／その他スタッフ／ソーシャルワーカー／ボランティア／臨床心理士／理学療法士／教師・保育士
（中円）担当医／担当看護師
（中心）患児・家族

抑うつや種々の精神症状，心気症状などの「病的悲嘆」に陥ることがある。

死別後の家族に対する援助（ビリーブメント・ケア）は，わが国ではまだあまり行われてはいない。悲しみは時が癒してくれるものであるとの考え方が一般的である。しかし，死別体験者の語り合いの会や電話による死別後の相談などの活動も行われ始めてきている。患者と死別後の家族の悲嘆のプロセスを理解した上で，家族への援助をいかに行っていくかは，今後の課題である。

Ⅳ チーム・アプローチ

現代医療はチーム医療であるとよく言われる。がんなどの病気を伝えること，その後の治療過程で当面する多様な問題には，さまざまな職種からなるチームによる対応が不可欠であると考える。前述の静岡県3病院における調査では，「チーム医療の構成要員」として，複数の医師や看護師のほかに，ケースワーカー，理学療法士，薬剤師，臨床心理士，栄養士，院内学級教師，病棟保育士，倫理学の教官などが加わっている。

チーム・アプローチ・モデルの一例を図2に示したが，これらの職種が参加するチーム医療の利点は，子どもの状態あるいは家族を含め子どもを取り巻く状況を総合的に判断できるということである。子どもや家族は，医師，看護職，その他の職種それぞれとの関係において微妙に，あるいは大きく見せる面が異なることがある。また，各職種により子どもや家族との関わり方，捉え方が異なる。それぞれの立場でとらえた子ども像，家族像，問題の所在などをチームが総合的に検討し対

応していくことは，子どもや家族が必要としていることを広く満たしていくことにつながる。

このように他職種が関わるときには，カンファレンスを定期的に，そして必要に応じ適宜，頻繁に行っていくことが必要不可欠である。その子どもと家族に関わる全職種が参加してのカンファレンス，当面する問題に対応するために関わるスタッフによるショート・カンファレンスなど，その形はその時々でさまざまであるが，形式にとらわれず，柔軟に，丁寧に，変わりゆく状況を判断し，対応していくことが求められる。各職種の役割は重なりあうところもあれば，ケース・バイ・ケースで関わる比重も変わってくる。チームがチームとして機能していくには，それぞれの職種が互いの専門性を尊重し，十分な話し合いを行いながら，ケースを重ねていくことが大切である。チームは一朝一夕にできるものではない。チームとして機能するためには過程が必要であり，その過程において起こる問題とその対処を重ねながら土台が築かれていくものと考える。各職種は互いの尊敬と信頼において，ゆだねるべき所をゆだね，積極的に関わることが求められるときには積極的に行動していくという実践的判断が求められる。

文　献

1　Baker LS：You and Leukemia — A Day at a Time. 1978.（細谷亮太訳：君と白血病—この1日を貴重な1日に．医学書院，1982.）
2　Deeken A：死を看取る．メヂカルフレンド社，1986；pp.261-265.
3　藤井裕治，本郷輝明，矢島周平ほか：静岡県3病院における小児がん患者のトータルケアの現状．日本小児科学会雑誌 100(4); 774-780, 1996.
4　藤井裕治：子どもが考える「死の概念」の発達．ターミナルケア 12(2); 88-92, 2001.
5　池田文子：末期患児の親へのサポート．ターミナルケア 12(2); 109-114, 2001.
6　稲田浩子：小児がんにおける告知とインフォームドコンセント．ターミナルケア 12(2); 93-97, 2001.
7　稲田浩子：子どもの死と家族．In：加藤裕久編：ベッドサイドの小児の診かた（第2版）．南山堂，2001; pp.101-106.
8　金子安比古，松下竹次：小児がん医療における病名告知，インフォームドコンセント，サポーティブケアの現状．日本小児科学会雑誌 99(2); 534-539, 1995.
9　仲村照子：子供の死の概念．発達心理学研究 5; 61-71, 1994.
10　Prefferbaum B：小児がんとその治療における一般精神障害．In：Holland JC, Rowland JH (Eds.)：Handbook of Psychooncology, 1st Edition. Chapter 44. Oxford University Press, 1989; pp.499-515.（河野博臣，濃沼信夫，神代尚芳監訳：サイコオンコロジー．メディサイエンス社, 1993.）

第5章　新たな非行をどう理解し，社会復帰を図るか

藤川洋子

I　はじめに

2003年の暮れ，関東のある児童自立支援施設を訪問した。半年前に家庭裁判所から送致した，13歳の少年のその後を知るためである。

障害児学級に在籍していた少年は，弟からそのことを馬鹿にされてカッとなり，台所にあった庖丁で弟の胸を刺した。急所をほんの少し外れたために死には至らなかったが，「これ以上，悪口を言えないようにしようと思った」というその行為は殺人未遂にあたる。

きょとんとした顔つきで，私たちの前に座った小柄な少年は，施設での日常を訥々と説明してくれた。時々，同席の寮長に顔を向けてにっこりする。精神遅滞もあって飲み込みが悪く，ルールを忘れてしまうことも度々だが，多動と突拍子のなさは，薬の併用で収まっている様子であった。「アスペルガー障害」[1]の診断で，小児（神経）科に通院している。

施設の寮長によれば，ADHDもしくはアスペルガー障害という診断で投薬を受けている子どもが，各寮（12～3人構成）に2，3人ずついるという。ひとりひとりの症状が異なるので，服薬や通院の世話も並大抵ではない。

「子どもたちが変わってきました」と，私たちを前にベテラン寮長はため息をついた。「一生懸命に話しても，心に染み込んでいかない。そういう感じかなぁ……。以前は，子どもが何か問題を起こしたとき，その後始末に夜の9時10時まで一緒にいてやると，自然に，先生ありがとう，という言葉が聞けたのですが，今の子どもは，もういいですか，って……。なんか，がっくりきますね」

しかし，発達障害のある子どもなら，そうだろうな，と容易に理解できる。先生のご苦労など，彼らにとって想像のかなたなのである。そのような「愛情アプローチ」には反応できない，と見たほうが，世話をする側が傷つかずにすむ。

1999年の家庭裁判所調査官実務研究で「広汎性発達障害を伴う非行事例」を取り上げて研究報告[3]を行って以来，児童精神科との縁がいっそう深まった。その後，殺人を始めとする何例かの犯罪事例について，アスペルガー障害が鑑定されたため，にわかに世の中の関心が高まっている。

ただし，タイトルと矛盾するようだが，私自身は，発達障害のある非行を「新たな非行」と見ているわけではない。今となっては検証が困難だけれども，「特異な非行」として葬り去られていた事件の多くが，発達障害を念頭におくことによってかなり解明できるのではないかと考えている。時代が，説得力のある「新しい切り口」を私たちに示してくれている，と考えたい。

じっさい，非行の背景要因に家庭崩壊や社会的不利を認めることができない事例は，実感として多くなっており，人格要因として何らかの発達障害が指摘されるケースが今後も増えていくであろう。ただし，「障害」と診断あるいは命名するだけで事実上放置してしまうことは避けねばならない。簡便なチェックリストが横行すると，「診断しすぎ」という別の弊害が出てくる。言うまでもないことだが，障害と名づけるからには，対応する支援あるいは処遇が必要である。その意味で，有効な処遇技法を開発することは，子どもに関わ

るすべての機関にとって急務であるといえる。本稿において私はなるべく実証的に論を進めるが，その実践は，少年，保護者はもとより裁判官を始めとする法律家や教育関係者の支持を獲得しつつあると自負している。

本稿では，まず非行のメカニズムを論じ，発達障害という視点を持つことの有用性，自験例の紹介と考察，さらには，処遇上の留意点に筆を進めたいと考える。

II 非行のメカニズム

1 生物・医学的要因について

近年の目覚しい脳科学の発展は，人間のさまざまな行動の解明に触手を伸ばし，犯罪や非行にも到達しようとしている。同じ刺激が，人によって異なって認知され，異なる行動としてアウトプットされる。脳の特性を論ずるのは無論私の任ではないが，私たちはすでに常識として，大脳皮質や前頭葉，海馬や扁桃体の大まかな働きと，特定の部位の損傷によって，独特の欠陥や異常行動が起きることを知っている。

かつては，母子関係の障害と信じられてきた広汎性発達障害（以下PDDと略す。自閉性障害，アスペルガー障害はその下位概念である）にしても，あるいは注意欠陥・多動性障害（以下ADHDと略す）にしても，現在では，部位の完全な特定には至らないものの，脳の一部の機能低下として説明されるようになっている[8, 11]。

本稿では，発達障害を，脳の働きの異常として，「生まれつきで一生続くが，環境次第で適応的になる障害」とごく大雑把に定義しておく。精神遅滞も含むが，非行との関係で注目されることのあるPDDとADHDを中心に論ずる。

非行を考える際に，まず，こうした生物・医学的な要因が，行動の基盤に横たわっていないかどうかを見る必要がある。そのためには発達歴を要領よく聞き取ることが不可欠であるが，目的を説明せずに乳幼児期の詳細を尋ねると，「どんな関係があるのか」と詮索されたり，聞き方によっては反発をも招きかねない。ただ，養育中の父母の関係や経済状態を聴取するより，はるかに協力を得やすいのが通例であり，聴取する際には，「親の苦労を汲み取ろうとする」共感的な態度を示し続けることが大切である。

その際，母子手帳や幼児期のアルバムなどが大いに役に立つ。言葉の遅れの有無や初歩の時期のみならず，人見知りの有無や，視線を合わせたかどうか，遊びは何を好み，どのように遊んだか，などを具体的に聴取していく。しかし，年月が経っているので乳幼児期の様子は忘れ去られており，自発的に語られることはそれほど多くないのが実情である。そこで，記憶を喚起するきっかけとして，IBC（乳幼児期行動チェックリスト[6]）などを用いることがある。

父母に子どもと同じ傾向があったり，感性が欠落する何らかの事情がある場合は，特徴が見出せないことも珍しいことではないので注意する。むしろ，保育所，幼稚園あるいは小学校において担任教師がどのようにその子どもを見ていたかが，もっとも信頼できるデータとなる（家裁調査官の場合は，少年法の規定により，関係機関に援助・協力を求めることができる）。

当然のことながら，発達障害は，現在の生活にも現れる。文部科学省が，特別支援教育に先行して疫学調査を行った際に用いたチェックリストを，担任教師と養育者にチェックしてもらうことも，診断の重要な指標となる[5]。なお，約4万人規模で行なわれたこの調査では，ADHDが通常学級のなかに2.8％，同じくPDDが0.8％見出されたと発表されている。

2 心理的要因について

出生後の生育環境や学校，家庭での様子を尋ねる。災害や養育者の変転など心的外傷に関係する体験を聞き，いつ，どんなことがあって，生活ぶりに変化が起きたかを知る。重要なのはそういう変化の時点で子どもがどのような心理的な反応を示したかである。

乳幼児期に母性剥奪のような事情があると，情緒の安定を欠いたり，反応の乏しい無表情な子どもになることが言われている。また，子ども自身が親から激しい暴力を受けた場合のみならず父母

間の暴力を見聞きする場合も，同じ程度に子どもの心情を不安定にするという調査があり，いずれの場合も大人に対する信頼感が形成されにくくなる[7]。

非行と直結しやすいのは，個別的なトピックより家庭崩壊等による慢性的な養育力の低下であろうと思われるが，親の別居，離婚やそれに伴う転居，転校は，子どもの孤立感を強めてしまいやすく，不適応を助長することが少なくない。

苛められ経験も重要である。ただ，その原因が発達障害による場合もあるので，どういったことが苛めの原因になっていたか，を詳しく聴取する必要がある。

3 社会・文化的要因

社会的な要因の代表は，経済的困難や人種，宗教などによる差別であろう。無論，貧困や多民族混合という状況が非行少年の発生に直結するわけではないが，家庭が貧困や周囲との文化差を抱えると，二次的に親の無関心など養育力の低下が起こりやすくなる。その結果，いわゆる規範意識が適切に継承されず，犯罪や非行の素地となりやすい。

我が国においても，スラム化して感染型非行の温床になっているような地域がないわけではない。しかし最近では，昭和50年代は珍しくなかった学校間抗争がすっかり陰を潜めるなど，徒党を組んで反社会性をアピールする行動は，暴走族を含め規模が小さくなっている。近年では，帰国子女や国籍の異なる両親の間に生まれた子どもの不適応が問題になることがあり，不適応感を持った者同士がグループ化して反社会行動をとることもあれば，孤立して非社会的な行為に及ぶ場合もある。

4 非行のメカニズム

ここまで，非行のメカニズムとして3つの要因を挙げたが，従来は 2 と 3 ，つまり心理的要因と社会・文化的要因を組みあわせて説明されることが多かったといえる。非行の直接の契機としても，煎じ詰めれば，物欲，虚勢，怨恨，腹いせといった人間くさい欲動にかられたものと理解され，その背景には第一義的には家庭の躾不足や愛情不足があるとされてきたのである。ところが，そういう常識的な理解の及ばぬ奇異な非行がある。

従来の非行理論では解明できない特異な非行について，私は生物学的要因のひとつである，広汎性発達障害との関係で論じてきた[2,3,4]。それらの非行では，処遇においても発達障害の特徴を踏まえた対処が必要であり，従来の内省を迫るやり方や，力動心理学のアプローチでは効果が上がらないばかりか，かえって本人を混乱させることが明らかになった。

次章では，私たちの経験した発達障害事例を記述し，特異性を明らかにしたいと考える。なお，ADHDエピソードは多くの非行事例に見られるが，ADHDの特性そのものが特定の非行につながるとは考え難いことから，本稿ではPDD事例（ADHD併存例を含む）を取り上げることにした。

III 事 例

1 有名タレントに対するストーキング行為によって補導され，アスペルガー障害が診断された女子事例

1) 少年　A子。本件時，19歳，女
2) 非行内容　行為名は「虞犯」

タレントが帰宅する真冬の深夜11時ごろから明け方まで，タレントの住むマンション内の物陰に潜み，動静をうかがって同好の者に携帯メールに情報を流す。「何を着て帰宅するか，何時に電気が消えるか」など。

3) 特異性

「見張るのが自分の仕事」と思い込んでいた（ファンクラブはこれを歓迎せず，警察からの注意のあと，本人を除名）。携帯電話代のため家財を換金したり，キャッチセールスに引っかかるなどして，親に100万円近い負担をかけ，母から激しい暴力を受ける。耐えかねて家出するが，友人も仕事もなく，昼は電車内で寝ていた。ストーキング行為は，タレント本人やマネージャーから叱責されたり，警察に注意されても止めなかった。

4）家族の状況
父（59）工員，中卒，無口。
母（52）パート店員，中卒，養護施設育ち，激昂しての暴力あり。
姉（22）事務員，高卒，マイペース。
一家は皆働き者であり，実直な生活ぶりであるが，少年に対する母による折檻が団地で有名になるほど激しかった。「何度言っても同じことをする。殺してしまいそう……」（母）

5）発達上の特徴
視線が合いにくく，あやしても応えず，体がいつまでもぐにゃぐにゃしていた。小学校1年でもオウム返しがあったが，漢字博士。その後の言語発達はよく，てんかん大発作（小6）後，3年間投薬を受けた。算数がまったくできず成績は最低レベルであったが，真面目に通学し，普通高校を卒業。仕事はできず，どこも数日でクビになり，唯一のよりどころがファンクラブであった。パソコンは得意だが，時計が読めず，簡単なおつりの計算ができない。

6）心理テストなど
知能テスト：集団式57，個別（-R）全72（言語性83，動作性66）。数唱と類似が高く，知識，算数，積み木，組合せが低い。

7）家裁の処分
試験観察に付し，家族に少年の障害を説明し体罰を禁止した。障害者作業所でのボランティアと，精神科受診で心情が安定し，本人，家族とも障害を受容するに至る。障害認定を受け，作業所の正式メンバーになる。再非行なく，不処分決定。

2 ライターと火への実験的関心から放火に至ったアスペルガー障害が疑われる小学生男子事例

1）少年　B男。本件時11歳，小学生男子
2）非行内容　行為名は「器物損壊，現住建造物等放火（立件は3件）」
3）特異性
小2時，マッチによる放火で学校から厳しく注意を受けたことがあったが，その頃から，ライターがキラキラしてきれいなので，何十個と拾っていた。本件直前（小5），ライターをいじっているうちに偶然着火したことから，物の燃え方が知りたくて，バイクのカバー（ビニール），濡れた紙，座敷箒，ぼろぼろの段ボール（家に引火し全焼），竹箒の順で放火した。……実験的な興味によるもの。

4）家族の状況
父（41）一流会社部長，大卒，思い込みが強く，凝り性。
母（40）主婦，短大卒，感情の起伏が激しい。
妹（8）小学校2年。
父は，不況による業界再編の勝ち組。転居が多い。本件を「学校のいじめが原因」として，弁護士をつけて校長や児童相談所と激しく対立。「本件を早く忘れさせたい」と主張し，調査よりも習い事を優先させようとするなど場違いな反応を続ける。

5）発達上の特徴
吸引分娩，初歩，初語に遅れはない。3～4歳ごろから興味を持ったものに向かって突っ走る。音には動じない。多動傾向が顕著なため，危なくて自転車を禁止したほど。小2時に火遊び数回。ピアノ，水泳，学習塾に通う。転校時（小5），靴に画鋲を入れられるなど，嫌がらせ被害のエピソードあり。目立つのが好き（指揮者や委員長などの代表に立候補する）で，大人のようなしゃべり方をする。

6）心理テストなど
知能テスト：個別（WISC-Ⅲ）全108（言語性109，動作性106）　単語，理解，積木が高く，符号，知識，算数，数唱が低い。
目で見て書くという協応動作が苦手。「字を覚えるのに苦労」「小1の間は算数の式ごと丸暗記」「バス停名を宣伝文句ごと暗記」

7）家裁の処分
精神鑑定で，アスペルガー障害の疑い（ライターと燃え方への固執傾向，社会的文脈の理解が困難，異様ほど饒舌な一方，書き言葉は稚拙）が指摘される。試験観察と並行して，医療機関に通院させる。終局処分は，児童相談所送致。

3 ポルノ漫画をそのまま模倣して強制わいせつに及んだアスペルガー障害の疑われる高校3年男子の事例

1）少年　C男。本件時17歳，大学付属高3年，男

2）非行内容　行為名は「強制わいせつ」

夕方，帽子，マスクで顔を隠して女性を背後から襲い，胸を触った。同じ態様で2件起こす。

3）特異性

ポルノ漫画を見て，「実際にやってみたい」「実際やるとどうか，試したい」と，漫画をそのまま模倣して，マスクを買って，実行した。1件目，「あまりよくない」感覚だったので，もう1件全く同じやり方で敢行（面会の親に「誰でもやっている」と述べるなど，罪悪感が乏しい）。

4）家族の状況

父（48）会社員，大卒，こだわりが強く頑固。
母（49）ピアノ講師，大卒，優しい。
兄（22）大学生。

保護者は養育熱心で，家族の仲はよい。「父は仕事を頑張る人，母は話をよく聞いてくれて優しい」（少年）

5）発達上の特徴

初歩，初語に遅れはないが，場の雰囲気が読めず，「どうしてあんな顔なの」と思ったことをそのまま言い，「大物になるか，とんでもないワルになるかどちらか」と周囲から評される。幼少期はモデルガン5，6丁持ち，部屋はBB弾でいっぱい，ライターや花火も好きだった（固執はない）。危険が分からない。サッカーに夢中だったが，上下関係が分からずトラブルを起こす。映画の戦闘シーンを好み，俳優に同一視して英語でセリフを言ったり，筋トレをする。現在，週4，5回ボクシング。女性から告白されてつき合うが，話が続かず破局（2人と性関係）。長身で筋肉質の体型。

6）心理テストなど

知能テスト：個別（-R）全122（言語性105，動作性143）　数唱，絵画配列，組合せ，符合が高く，単語，理解が低い。SCT（私が知りたいのは一人の気持ち）。

7）家裁の処分

調査官から，知能のアンバランスさと広汎性発達障害（の疑い）を説明。親と付添人（弁護士）が，再犯をさせないために家裁の指導を受けたいと希望したこともあって試験観察に付される。日記指導や認知訓練を行い，障害の特性を本人にも理解させた上で，保護観察処分。

Ⅳ　障害発見の糸口

1 非行態様から

ストーキング（虞犯），放火，強制わいせつという，3種類の非行を提示したが，いずれも家庭裁判所が扱う事件のなかでは件数のごく少ない非行である。ありふれた人はありふれた行為しかしない，のが真実であって，これらのように行為が稀でしかも動機がはっきりしない事例や，罪種が平凡であっても態様が特異である事例は，発達障害を念頭に置く必要がある。

3事例それぞれの非行態様において，対人相互性の乏しさと強迫性というPDDの二大特性が反映していることに異論はないであろう。非行の契機は，A子とC男では，対人接近欲求，B男では実験欲求であるが，3事例とも，社会性の障害により適切な手段が選択されていない。不適切な行為であるとの認識があっても，コミュニケーション障害と強迫性によりその行為を制御することができず，法律に抵触する結果になったと考えることができる。

2 面接時の印象から

言語的コミュニケーション，非言語的コミュニケーションに不自然さがないか，よく観察する。質問が終わらないうちに答えたり（ADHD），話す内容が一方的で応答性に欠ける（PDD）ことがある。知能が全体に高い場合など，言葉では奇異さが目立たなくても，「無表情」「何となく偉そうにしている」様子が手掛かりになることもある。

3 発達上の特徴から

ADHD，PDDに特有の行動が見られなかったかどうかを，養育者や教師に確認していく。

PDDでは，親に甘えずマイペースに行動する様子が「将来は大物」と評されていた例が少なからずある。それを親が字義どおりに受け取って適切な指導や規制を加えずに養育したため，非行を犯すまで特徴に気づかれなかった事例が少なくない。本稿で取り上げた3例とも非行を犯して始めてPDDが明らかになっている。

V 発達障害と本人，親の傷つき……そして非行へ

ADHDでは，「落ち着きがない」「不注意」「何度も同じ間違いをする」結果，叱られることが多くなり，二次的に，自尊心の欠如や自暴自棄という人格傾向が出現しやすい。PDDでは，「場違い」「常識はずれ」であるために，孤立して苛めの対象になることが，しばしば起こる。

問題は，これらの行動特性が脳に起因するものであるという理解を周囲が持たず，本人の心がけの問題あるいは親の養育姿勢が原因であると決めつけ勝ちなところにある。

子どもが通常とは異なった行動を示すとき，親は自分の養育が失敗したと感じて，深く傷つく。そればかりでなく，「愛情不足」「躾不足」と責められたり，親の片方がもう一方を責めるなどして両親が不和になることが稀でない。親が孤立しないように早い時点で適切なサポートや助言があれば，事態は改善に向かうが，障害が発見されないまま放置されたり，叱責や無視などの不適切な関わりが続けられると，本人に，自分は正当に理解してもらえないという困惑や不満が起こる。

本人が周囲から孤立した結果，特殊な興味（A子ではファンクラブのための情報，B男ではキラキラするライターと火，C男では，ポルノ漫画）に埋没したり，ある刺激を自分にとって特別意味のある刺激のように認知することは障害の性質もあって，大いにあり得ることである。

本稿で取り上げた事例は，いずれも養育力において一般的な意味での不足は生じていなかったのであるが，障害の認識を持たなかったために，A子では過度の叱責や体罰が起こり，B男では「いじめの被害者」という認識でかばい立てをして興味の偏向がチェックされず，C男では大物だと買いかぶられて対人面での社会常識が付与されなかった。こうした家庭の状況が非行発生の素地となったと考えることができる。

VI 対応上の留意点

1 指示は分かりやすく

発達障害を持つ非行少年と面接する際は，「分かりやすい言葉や表現」を用いるのが鉄則である。字義どおりに理解するので，皮肉やたとえは誤解のもとである。「で，胸をなで下ろしたというわけね」と聞いて，「そんなことしてない」と少年が憤然とした例もあった。

人に注意をするときにしばしば用いる「それさえしなければ，こうはならない」という否定の条件文や，「そうと言えなくもない」という二重否定文もまた，誤解を生む。それだけでなく，否定の命令文もなるべく避けなくてはならない。ADHDの子どもには，「（廊下を）走るな」ではなくて「歩きなさい」という必要がある，と言われるのは，「走らないイコール歩く」という暗黙のルールが体得できにくいという特徴によるものだといえる。

2 内容は具体的に

また内容の明確さも重要である。課題を与え，「できるだけやってみて」などと漠然とした指示を与えても，本人には言外の励ましの意図が理解できず，混乱させるだけに終わりやすい。つまり，ある人が何を言いたがっているか，ということを，表情や語気や文脈を統合して瞬時に理解する能力が乏しいということを常に頭に置いて，指示を与えることが大切である。

3 視覚的な手がかりを活用

誤解や勘違いを減らすためには，視覚的な手がかりを活用することが望ましい。常識とされる事柄について，まったく無知であったり，とんでもない誤解をしていることがある。「ある行為をしてはいけない」と禁じる場合，なぜしてはいけないか，すればどうなるか，を予測情報，全体情報

とともに図示して示す必要性は高い。

4 何に興味を持っているかをチェック

発達障害のある子ども，特に PDD の子どもは，周囲とのコミュニケーションが乏しいためもあって，興味が察知されにくいという特徴がある。危険な物や現象，あるいは犯罪への興味を過度に持っていないかどうか，日ごろからチェックしておく。

5 周囲の理解と環境整備が最重要

もっとも重要なのは，周囲が発達障害の本質を理解することである。最近では，さまざまな解説書や自伝が私たちの理解を助けてくれているので，これらを参考にするとよい。しかし発達障害にもバリエーションがさまざまにある。適応しやすい環境はどのようなものか，を考える際，個別知能テストの結果などを参考に，本人の特性を掌握することが前提となる。

最も本人が適応しやすい環境が選択されたら，分かりやすい約束をして，守れたら褒美を与えるやり方で，その環境に馴染むよう，逸脱しないよう誘導する。

6 いわゆる「受容と共感」テクニックでは失敗

PDD を持つ非行少年の場合，信頼関係づくりに重きを置く従来型のアプローチでは，まず失敗すると考えた方がよい。混乱を助長してしまうからである。親や教師が行動療法的に関わるのを専門家が見守るというスタンスがあり得るかもしれないが，非行という社会的な行為がテーマになった以上，専門家側がイニシアチブを執る必要性は高い。

発達障害を持つ子どもは，一般的な意味での反社会性は高くないので，関わる側が（専門家であるという）権威をもって関わり，適切に指示を与えていくことが重要である。私たちの経験では，例外や特別扱いを設けない首尾一貫した姿勢が効果を上げている。

VII 処遇（適応指導）のポイント

1 本人に正確な知識を与える

非行を犯した少年に対しては，非行（犯罪）に関する正確な知識を，それがなぜ非行にあたるのかを含めて，きちんと持たせることが重要である。また，障害の性質もあって，被害者に対して心からの反省を示すことができにくいが，それを責めるのではなく，ソーシャル・スキルとして「反省の仕方」「償い方」を教え，実行させるという発想が有効である。

2 周囲が障害を理解して，連携する

少年が学生である場合は，接触の多い教師との間で障害の存在が共有されることが望ましい。事例によっては，連携の効果を上げるために専門機関（家庭裁判所や保護観察所）が仲介役をする場合もあり得ると思われる。

3 可能な限り，本人にも障害を理解させる

生活上のアドバイスをする際，なぜそのようなアドバイスをするかの説明のためには，障害に言及することが不可欠になる。しかし，「障害」という言葉は用い方によって強いショックを与えるので，注意が必要である。本人が適応上の困難をさほど自覚していない場合は，例えば「特性」とか「特徴」というように表現を工夫する。

4 程度や併存症状に応じて医療機関と連携する

多動症状を薬物でコントロールする必要が高い場合や，抑うつや強迫など精神状態が不安定な場合は，医療機関と連携する[9,10]。治療経験が豊富な医療機関や相談機関がまだ非常に少ないという実情にあり，適切な医療機関にめぐりあえたとしても，十分な時間を割いてもらえるわけではないということを肝に銘じて，親や教育機関は，指導の主体性を失わないようにする。

VIII 終わりに

発達障害事例を数多く扱ってきた経験から，少年を生物－心理－社会的な存在として理解するこ

との重要性を明らかにし，処遇における留意点を述べた．本稿で強調した処遇方法は，発達障害を持たない非行少年にも必要でかつ無害なアプローチである．

さまざまな特徴を持つ人間がひしめき合って暮らし，無責任な情報が大量かつ一方的に流されるこの社会にあって，他者と共存することの難しさや，教育の重要性が，発達障害を持つ少年による非行から逆照射されているというのが実感である．

特異な印象の非行は，「いきなり型」と命名されたり，メディアにおいて「(少年の) 心の闇」などといかにも意味ありげに評されることがあるが，そのことによって何らかの解決が示唆されるわけではなく，むしろ親や教師らの不安をかきたてる方向にしか働いていないように思う．

本稿が非行を理解し，処遇する際の一助となれば幸いである．

文　献

1. American Psychiatric Association：Diagnostic and Statistical Manual of Mental Disorders 4th Edition. Washington D.C.; APA, 1994.（高橋三郎ほか訳：DSM-Ⅳ精神疾患の診断・統計マニュアル．医学書院, 1996.）
2. 藤川洋子：非行は語る―家裁調査官の事例ファイル．新潮社（新潮選書），2001.
3. 藤川洋子，梅下節瑠，六浦祐樹ら：広汎性発達障害を伴う非行事例について―医務室技官との連携例の考察．家庭裁判所調査官研修所監修，調研紀要 72; 51-75, 2001.
4. 藤川洋子，梅下節瑠，六浦祐樹：性非行にみるアスペルガー障害：家庭裁判所調査官の立場から．児童青年精神医学とその近接領域 43(3); 280-289, 2002.
5. 文部科学省：特別支援教育の在り方に関する研究協力者会議：今後の特別支援教育の在り方について（最終報告）．文部科学省, 2003.
6. 長田洋和，中野知子，長沼洋一ら：広汎性発達障害スクリーニング尺度としての乳幼児期行動チェックリスト（IBC）に関する研究．臨床精神医学 29(2); 169-176, 2000.
7. Schaffer R：Making Decisions About Children, 2nd Ed. Blackwell Publishers, Oxford, 1998.（無藤隆，佐藤恵理子訳：子どもの養育に心理学がいえること．新曜社, 2001.）
8. 十一元三：発達障害と脳．日本評論社，こころの科学（特集：発達障害と脳）100; 78-87.
9. 十一元三：自閉性障害の診断と治療．臨床精神医学 31; 1035-1046, 2002.
10. 十一元三：青年期以降の高機能広汎性発達障害における問題とその対応．精神科治療学 17(12); 1565-1570, 2002.
11. 十一元三：広汎性発達障害と前頭葉．臨床精神医学 32(4); 395-404, 2003.

第6章 子どもは心の傷をどう乗り越えるか，周囲はそれをどうサポートするのか

乳幼児期からの精神発達とその生物学的基盤

榎戸芙佐子

子どもは日常生活の中でさまざまな心の傷を負っている。大人の目には微笑ましくさえ思える心配も，年端のいかない子どもにとっては存分に重く深刻に感じていることが多い。そして同じライフイベントに遭遇しても，大人は経験を積んだことで知恵をつけ乗り越える術も心当たり衝撃度も減少するが，子どもにとっては一つ一つが初めての体験になる。大人は常に子どもの身の丈，年月を考え，子どもの視線に立ってその感情体験を思いやる必要がある。

子どもの心に傷を負わすライフイベントのうち，災害や事件については他で著されるので，本章では子どもたちの日常生活の中で生じてくる心の痛手について考えることにする。

I ライフイベント研究から

子どもたちの生活にはどのようなライフイベントがあるのだろうか。

子どもにとってストレスとなる状況を，Garmezy NとRutter Mは，1）喪失，2）慢性的な妨害となる関係，3）家族の現状を変化させるような出来事，4）新たに社会適応を要求される出来事，5）急性の外傷的な出来事，の5つに分類している[14]。しかし，例えば1）親の喪失は5）事故によることもあれば，2）長年の闘病生活によるかもしれない。そして喪失は3）家族内役割と4）養育環境の変化を玉突き現象のように続発させる。このように，ライフイベントは互いに関連していて，ある1つのイベントがその後の問題の原因となることはないにしても，問題の核心であり問題解決の糸口となることは多い。

国立精神・神経センター精神保健研究所が開発した子どものライフイベント評価尺度[18]は，家族構成員の変化（5項目），経済状況の変化（4項目），家族の病気や死亡（6項目），けんかや警察ざた（8項目），親の精神健康，新築，引越しなど家族のイベント，子どもの身体変化（2項目），友人関係（3項目），成績（2項目），学校生活（3項目），火災，身体障害，性的暴力被害，の39項目で構成されている。これにガール（ボーイ）フレンドとの関係がだめになった，養子だったことが判った，妊娠した（させた），受験に失敗したなどの項目を加えて調査したところ，心因性の障害と診断された児童・思春期の子どもたちは，男女ともどの年齢でも対照群に比べイベントを有意に多く体験していた[17]。さらにこの中の22項目について中学生に影響度を順位付けしてもらった（生地ら，1990）ところ，男女とも1位は「親が死亡した」であり，「親の精神的な健康上の問題が生じた」は男子2位，女子4位，「病気や事故で目に見える身体的な障害を受けた」は男女とも3位，「兄弟が死亡した」は男子4位，女子2位，「親が別居や離婚をした」は男子5位，女子6位，「性的な暴力を受けた」は男子14位，女子5位であり，「いじめられたり，仲間はずれにされた」は男子12位，女子9位，「友達と関係が悪くなった」は男子9位，女子11位であった[17]。

嘉数ら[16]は児童のストレス対処行動と統制感の発達的変化を検討するため，児童期のストレスフル・ライフイベント尺度（27項目）の重みづけとソーシャルサポート（10項目），ストレス反応尺度（15項目）を開発している。「家族のだれか

表1 健康状態および保健サービスの利用に影響を及ぼす要因（Z00～Z99）[30]

Z60	社会的環境に関連する問題
Z60.0	ライフサイクル移行期における適応の問題
Z60.1	非定型的養育関係
Z60.2	独居
Z60.3	社会同化困難
Z60.4	社会的排斥および拒絶
Z60.5	好ましくない差別および迫害の標的と受けとられる状態
Z60.8	他の社会環境に関連する問題
Z61	小児期に起こった否定的な生活体験に関連する問題
Z61.0	小児期における愛着関係の喪失
Z61.1	小児期における家庭からの別離
Z61.2	小児期における家族関係の変化
Z61.3	小児期の自尊心喪失を引き起こす事件
Z61.4	家族による子どもに対する性的虐待についての申し立てに関連する問題
Z61.5	家族以外の者による子どもに対する性的虐待についての申し立てに関連する問題
Z61.6	子どもに対する身体的虐待の申し立てに関連する問題
Z61.7	小児期における個人的な恐怖体験
Z61.8	他の小児期における否定的生活体験
Z62	その他の養育に関連する問題
Z62.0	親の不適切な監督および管理
Z62.1	親の過保護
Z62.2	施設養育
Z62.3	子どもに対する敵意および子どもを敵意の身代わりとすること
Z62.4	子どもに対する情緒的軽視
Z62.5	養育における無視に関連する問題
Z62.6	親の不適切な圧迫およびその他の養育の質的な異常
Z62.8	養育に関連する他の特定の問題
Z63	家族に関連する他の問題、家族環境を含む
Z63.0	配偶者ないしはパートナーとの関係における問題
Z63.1	両親および義理の家族との関係における問題
Z63.2	不適切な家族の援助
Z63.3	家族の構成員の欠員
Z63.4	家族の失踪および死亡
Z63.5	別離および離婚による家族の崩壊
Z63.6	家庭におけるケアの必要な扶養親族
Z63.7	家族や家庭に影響するその他のストレスの多い生活体験
Z63.8	家族に関連するその他の特定される問題
Z64	社会心理的状況に関連する問題
Z65	他の社会心理的環境に関連する問題

酒井ら[25]は児童・思春期で体験するネガティブ・ライフイベンツと抑うつ傾向を小・中学生の双生児で調査し，「学校でいじめられた」「友達に悪口を言いふらされた」「グループから仲間はずれにされた」は有意に抑うつ傾向を助長すること，また，小学生では母親や父親との信頼関係が抑うつの防衛となるが，中学生では親友の存在が親や兄弟との信頼関係とは別個に重要な防衛因子になると報告している。

Goodyer[13]は，学童期の子どもたちは年に平均3つのライフイベントを経験し，情緒ないし行為の障害で受診する子どもたちの3分の2が中等度以上のライフイベントを経験していることから，ストレスフルなライフイベントは発症へのリスクを3～6倍高めると警告している。他にも多くの研究[19,22]がライフイベントと抑うつおよび神経症の発症との関連性を認めている。ICD-10[30]では，ストレスの多い出来事や持続する不快な境遇が一次的かつ決定的な発症要因となるものは，重度ストレス反応と適応障害とに診断される。ストレス反応は例外的に強い身体的・精神的ストレスが関与するもので，急性ストレス反応と外傷後ストレス障害が含まれる。適応障害はストレス反応に比べより個人的素質あるいは脆弱性が関与するもので，抑うつ気分，不安，心配，怒り，行為障害などが主要な症状である。WHOは健康状態および保健サービスの利用に影響を及ぼす要因をZコードで示し（表1），子どもを取り巻く環境に幅広い関心と配慮の必要性を訴えている。

次に子どもたちのライフイベントでストレス度が上位にランクされた，家庭生活における別離の問題と仲間関係におけるいじめの問題について考えてみる。

II 対象喪失：死別の問題

Bowlbyは著書 *Attachment and Loss*[4] のなかで，児童期に親を喪失した子どもたちが成人後に示す精神医学的問題について多くの例を詳述し，Rutter (1966)，Adam (1973)，Birtchnell (1975)，Brown & Harris (1978) らの先行研究を紹介し，「初期の愛情喪失は個人を敏感にし，その後に経

が亡くなった」「父または母が別々に暮らすようになった」「ペットが死んでしまった」は男女ともストレス度が高く，イベントの数とストレス反応は有意に相関していたが，児童をとりまく周りの大人による媒介も大きいと報告している。

験する挫折に対して，特に愛着対象喪失やその恐れに対して傷つきやすくするようである」と述べている。そして，児童期に悲哀があっても，好ましい過程をたどった子たちには，1）愛着対象喪失に先立って子どもが両親と適度に安定した愛情関係を結んでいること，2）子どもには直ちに正確な情報が与えられ，いろいろな質問をしたり，家族と悲哀を分かち合うことが許されること，3）片親あるいはよく知っていて信頼できる親の代理者が子どもと一緒にいて慰めの存在となること，が認められたと述べている。

Tennant[27]は総説の中で喪失（parental loss）を死別（death）と別離（parent-child separation）に分け，死別が抑うつのリスクになるという明らかなエビデンスはないが，家族の不仲が背景にある別離にはエビデンスがあると総括している。Kendlerら[19]は1,018組の女性双生児研究から，17歳までの親との別離が大うつ病と全般性不安障害のリスクを増し，パニック障害は母親の死別と，恐怖症は親の死亡と関連していたと報告している。精神障害のパターンは親の喪失そのものではなく，離婚に至るような親の不仲や，別離・離婚後の養育の不足によって左右されるのでないかと考えている。

Edelman[6]は母親を失った女性154人に聞き取り調査を行い，発達過程のそれぞれの時期にある特有の困難と，喪失時の子どもの年齢や自殺なのか離婚なのかなどによる違い，母親の人柄と父親や同胞との関係によってそれぞれ異なる問題点があることを著している。喪失の大きさ・嘆きは成人してからも常に付きまとうが，成功している女性に共通しているのは自主性，創造力，悲しみを乗り越える必要，永遠の命の追求であり，それは，母親の死の代償（として贈られたもの）ではないかと述べている。

Garmezy & Masten[10]は子どもの逆境を代表するものとして，親の精神障害，死別，離婚をあげている。そして，死の理解は発達年齢・文化的背景によって異なるが，多くの子どもたちが8歳までに正確に理解しているので，死を「遠くに行っている」「また会える」と安易に説明することは事実ではなく喪の仕事がいつまでも終わらないことになるし，「眠っている」という説明も不安や恐怖で睡眠障害を来すことがあるので注意が必要だという。親は子どもが正しく理解できるように誠実に時間をかけて率直に伝えることが大切であると述べている。死別による悲嘆は普遍的なものであるが，特に10～14歳は後に与える影響が危機的な年頃であるという。

Wellerら[28]は愛する者の死は最も痛ましい経験の1つであり，15歳までに親を失う子どもたちの率は4％になり決して稀な問題ではないと述べている。そして，親と死別した子どもたちの追跡調査では，10代では非行が多く，20代前半では法律違反が多く，30代では重篤な医学的疾患が多く生活に満足している者は少ないという報告や，戦争で親を亡くしたイスラエルのキブツの子どもたちは，睡眠障害，社会的引きこもり，落ち着きのなさを認めたという報告，また，親と死別した125人を4カ月後，1年後，2年後に調査したところ，1年では対照群と相違はなかったが，2年後に思春期前女子は不安，抑うつ，攻撃的行動を，男子はひきこもりと社会的問題をより多く示し，自己価値観，制御感の尺度は有意に低かったという報告を紹介している。

また，アメリカでは年間3万～3万5千人の自殺者があり，遺児は毎年7,000～12,000人になり社会問題となっている。彼らの約40％がPTSDの症状を，25％が抑うつ尺度の高値を示し，親が自殺で死亡した26人の子どもたちは自殺でない死別の332人に比べ，死亡直後に不安，6カ月後に怒り，1年後に羞恥心をより多く経験したという。わが国でも自殺者は3万人を越えており，遺児への対策が急がれる。

親にとってわが子の死は何にも増して深刻で複雑，長く尾を引く悲しみであるため，家庭環境に与える影響が大きい。生き残ったきょうだい・子どもたちは自身の死の恐怖や罪悪感の他に，親の抑うつ，夫婦間の葛藤と諍い，養育力の低下に見舞われることになる。親や周囲の大人は残された子どもたちにあらかじめ十分な配慮が必要である。同胞を亡くした子どもたち90人を2年にわ

たって調査したところ，男子はもっぱら攻撃的な行動を示し，思春期の女子の半数以上は無口で一人でいるのを好み抑うつを示したという。別の調査は，同胞の死に際して助けになったのは母親のサポート，死を体験している友人のサポート，兄弟の死以前からやっていた活動，両親や同胞とのオープンな会話であり，役に立たないのは大勢の葬式の参列者や彼らを避ける友人，正しい情報を与えてくれないことだという。そして，子どもたちには死が差し迫っていることを知らせたほうがよく，臨終の場や葬式で別れを告げる機会と決心の時間をもたせるべきだと述べている[28]。

III　離婚が及ぼす影響

わが国でも離婚率は上昇しつつあり，親の離婚が影響していると推察される虐待や少年事件などの報道が増えている。しかし本邦におけるデータは少ないので海外の研究を紹介する。

アメリカでは結婚したカップルの半数以上が離婚し，1972～1982年には毎年100万人以上の子どもたちが離婚による親の減収や社会的地位の変化と転校を経験し，親の苦悩や精神的障害，養育の悪化に曝されたという。また離婚女性の70～75％が再婚し，さらにその3分の1がまた離婚するので，子どもたちはその都度，親の恋愛相手や異父(母)兄弟たちとの錯綜した関係を何度も経験しなければならないことになる[10]。

1990年代では18～44歳人口の4分の1が親の離婚を経験し，成長過程において3つから4つの異なった家庭構造を経験していた。また，離婚家庭の子どもたちの2人に1人が2度の離婚を経験し，両親間の強い怒りの下で暮らさねばならず，5人に3人が親の拒絶にあい，4分の1が標準に達しない経済生活をしていたという。そして7歳までに両親が離婚・別居した思春期の子どもたちは30％が何らかの精神療法を受けたのに対し対照群は10％であり，片親の家庭や養父母の家庭の子どもたちは実父母と暮らす子どもたちに比べ情緒・行動の問題を2～3倍多く示し，学習の問題も高率であったという[29]。

離婚の長期的影響は子どもの性別，年齢，前からあった子どもの問題，離婚後誰と暮らし，親権者が誰なのか，親の再婚などによって異なっている。しかし，死別と同様に思春期が危機的とされ，親の離婚に引き続き男子女子とも反社会的問題が認められている。ある調査は，非離婚家庭と比べ，思春期の男子は親の離婚後，薬物乱用の危険が高く心理的な幸福感が低かったが，女子は離婚の前から幸福感が低かったと報告し，The Virginia Longitudinal Study は離婚した年は親子とも相当の苦悩と機能不全がみられるが，翌年にはかなり改善し，2年後には葛藤の高度な非離婚家庭と比べると順応はよかったと報告している。ニュージーランドの調査では親の離婚により排泄の失敗，要求がましくなる，よく泣く，強い分離不安など発達への影響が認められたが，それらは思春期には良くなっていたという[10]。

Aseltine[1] は両親の離婚が及ぼす影響を，ライフイベントと経済状態，家族間の愛情と葛藤，親子関係，抑うつ尺度の項目で調査している。片親と暮らしている若者は両親や再婚家族と暮らしている者より抑うつが有意に強く，家族葛藤，親子関係の問題，経済問題，個人と家族のストレスはすべて抑うつと関連したが，親の思いやりは抑うつ尺度を有意に下げた。離婚家庭の若者の抱える問題やストレスは両親の関係破綻以降に生じたことで，障害度は離婚後に大きくなることから，離婚は抑うつに深く関わる二次的問題とストレスの源であり，ストレスへの反応性を変化させると考えている。

Gilman ら[12] は妊娠中に登録した母子をその家庭環境，学業成績，成人後の精神保健サービス受給状況などについて30年以上追跡している。そして，7歳までの家庭環境のうち，両親の離婚は母親の再婚とは無関係に抑うつへのリスクを約2倍にし，しかも離婚にいたる両親の葛藤が強いほど顕著になり，社会経済状態が低いほど成人後の状態とは無関係に抑うつのリスクを増したと報告している。

Wallerstein & Corbin[29] は離婚を期間限定のイベントではなく長い1つの過程としてみるべきだという。急性期はドラマチックで情動反応の激し

い時期で，暴力と葛藤，抑うつ，退行，妄想的次元に到る自我親和的激怒がみられる。第2期は別れとやり直しを何度も繰り返したり法廷で争ったり引越しや転職をする時期で，第3期の安定した家族の設立まで続く。この間に養育は著しく損なわれ，子どもは見捨てられる恐怖や親の態度の急変，親の子への依存に見舞われ，不安や抑うつに襲われ，正常な発達の阻害が生じる。両親の言葉による虐待や身体的暴力，両親の喧嘩の目撃はトラウマとなり，両親の離婚に対して罪責感を抱いたり（子どもに離婚の決定を委ねるのは罪責感を倍加させることになる），心理的分離や個性化における問題，性（gender and sexual）同一性の問題を示す。離婚折衝がこじれると，誘拐・軟禁事件を招いたり問題は深刻となり，子どもたちの多くが10年，15年後にも両親の葛藤状況と家族の閉塞感の記憶に苛まれるという。

Wallersteinは離婚の仕事を6段階で考え，結婚の破綻を現実として認識する第1段階に続く第2段階は，両親の葛藤と苦悩から解放され習慣を再開する時期で，子どもの学業への影響を考慮すると1年以内が最適と述べている。親の離婚は子どもたちに超自我の瑕疵，関係性の問題，異性への歪んだ期待を招くことがある。それらは治療されなければどこかで頭をもたげてくるとして，家族療法，個人精神分析療法，親ガイダンス，親および子への支持的グループ療法，学校や裁判所での認知行動療法などの必要性を提唱している。

離婚や不仲から子どもたちを守る防衛因子としては母親との関係が良いことが挙げられている。両親が不仲でも家庭外の人物（通常は祖父母）との良い関係，あるいは同胞との質の良い関係は防衛・緩衝として働く。兄弟が助け合うことで離婚の危機に対処でき，さらに年長の子どもにとってはただ一人でもいる友人の存在は心強いことである。対象児童への親，同胞，親戚，友人関係を含めた学校の構造化された積極的な支援と対応が望まれる[10]。

IV　いじめの問題

以前に筆者はいじめによってPTSDの症状を呈した子どもたちを報告し[8]，傷ついた子どもたちへの対処について認知行動療法，精神療法，薬物の使用について述べ，なにより傷ついた心にそっと寄り添う繊細さが大切なのではないかと考えた[9]。いじめは下劣で非人間的な行為であるがゆえに，犠牲者は自らを弱い惨めな人間として認めたくなく，過去についても触れられたくないのは当然である。しかし，いじめを受けた子が自分の心の問題を話したいという気持ちがあるなら，あるいは理不尽なことへの怒りや不当な差別への義憤があるなら，治療者はそれらを鋭敏に感じ取り耳を傾ける姿勢を示すことが必要である。さらには，この人になら話してみたいという気持ちになるように，子どもに接している大人は常日頃から懐を広げておくことが大切であり，そしてその辛い物語に共に最後まで向き合うことができる強さ・優しさを鍛えておくことも重要である。

一方，いじめの問題が微妙なのはいじめの犠牲になる（なった）子どもたちの側の問題と，相談を受ける側の偏見や社会的権力の存在に対する感受性の問題である。いじめの犠牲になる子の運動面や対人関係での不器用，自己主張の弱さという特徴，いじめが起きやすい学校・社会の特徴を多くの人が指摘している。猪子ら[15]はいじめ・校内暴力の背景の1つに管理体制が強く屈辱的で威嚇的な学校という局面があるのではないかとの指摘し，学校，家族の連携と児童期早期からの適切な養育の重要性を説いている。

Shieldsら[26]は虐待・ネグレクトの既往がある子どもたちと年齢・性・社会経済状態をマッチさせた対照群を共に1週間のサマーキャンプに招待し，その間の子どもたちの仲間関係・発言・活動を評価した。そして不適切な養育を受けた子どもたちはいじめる側にもいじめの犠牲者にもなる危険が有意に高く，ひきこもりと従順の評価は犠牲者で高く，破壊的行動はいじめっ子で高いことを示した。実際には家庭内で不適切な養育を受けた子どもたちの68％はどちらでもなかったので，いじめと犠牲者，成功者への岐路は単純ではないとしながら，不適切な養育を受けた群は威圧的，暴力的，利己的操縦が人間関係性の基本であると親から習い，家庭外においても暴力と犠牲者のパ

ターンを繰り返し，情緒の調整もうまくいかないのでないかと考察している。

またいじめを体験したサバイバー自らの著書[注]が発行され，読むと，いじめが生まれる人間関係の力動，些細なきっかけがどのように構造化されていくのか，また彼らがどのように耐えかつ生き残ったのか，学校の対応や教師・精神科医・ソーシャルワーカーの役目，親の態度，地域住民の関与など教えられるところが多い。さらに，サバイバーを支えたものは何だったのかと考えると，真実や真理を求める心，永遠や崇高なるものへの憧れ，自らの内に感じる愛の深さ，自尊心・矜持といったものを著書から感じることができる。人間には想像し信じることができ，どんな逆境にあっても止揚し超越する力が本質的に備わっていることを教えてくれている。

子どもは敏感に大人の卑怯さ，不公平・不正を感じ取り，容易に暴力・いじめを行う。これに対して被害者は自尊心，親への愛を守るため，いじめにあっていることを取り繕い隠し，親にもカウンセラーにも口をつぐんでしまう。大人になってからなら当時の心境を語ることができても，子どものつたない表現力と幼い判断力ではどれだけ伝えることができるだろうかと疑問が残る。やはり身近にいる大人が普段から子どもの気持ち・心の状態に気をつけ，子どもたちが率直に自分を表現できる関係性を築いておくことが大切ではないだろうか。同時に，いじめを誘発したり黙認するような言動が大人の側にないか，子どもたちを取り囲む社会環境の影響に配慮し続けるべきであろう。

逆境やストレスに抵抗する力・レジリアンス（resilience）について多くの研究がある[14,18,28]。家庭環境に恵まれて育った子どもたちはレジリアンスが高く自己統制力があり自尊心も高い[5]，不利な養育環境にあっても1）本人の気質に根ざしたあるいは学習や経験を通して得た個性，2）家族の強い結びつき，3）社会的サポートの上手な利用，によってレジリアンスは高められ，成功を修めることができる[10]という。

V 養育環境と学校での対人関係

ライフイベントが子どもたちの人生に大きな影響を与えることは明らかであり，またそこに至るまでの養育（parenting）の質が問われることは，喪失（死別，離婚）においてもいじめの問題においても同じである。

Bolgerら[3]は地域児童を対象に虐待の事例を追跡し，不適切な養育を受けた子どもたちは社交性や思いやり，受容，発達促進的な言葉かけ，柔軟な躾を学ぶ機会が少なく，強圧的な対処方法しか知らないため，小学校入学後は級友の人気がなく拒否されたりいじめられたりひきこもりやすいと報告している。Edwardsら[7]は児童期の家庭環境が成人後の精神衛生に及ぼす影響をHealth Maintenance Organizationのメンバー8,000人以上で調査し，43％がなんらかの虐待を体験し，3分の1以上が複数のタイプの虐待を体験し，さらに心理的虐待やネグレクトなど養育が不適切なほど成人後の精神的健康度が低かったと報告している。

Garnefskiら[11]は思春期における問題行動を，情緒と行為の問題が単独にあるもの，両者ともあるもの，いずれもないもの（N群）の4群119人ずつで性別・親の経済状態をマッチさせて比較した。そして，抑うつ気分，不眠，無価値観，集中力の低下，自殺念慮といった情緒的問題は家族および仲間との否定的感情と関連し，けんか早い，身体的残虐性，他人の持ち物の破壊，盗み，学校をさぼるといった行為の問題は家庭と学校における否定的感情と有意に関連し，どの領域でも否定的感情を認めないのはN群70％に対し，他の群は21～37％にすぎなかった。学校への否定的感情は行為の問題と，仲間への否定的感情は情緒の問題と強く関連し，家庭への否定的感情は幼児期からの家庭環境が関連していたと強調している。

注）『女の子どうしって，ややこしい！（Odd Girl Out: The Hidden Culture of Aggression in Girls）』（Simmons R, 2002；訳本は草思社，2003），『"It"と呼ばれた子（The Lost Boy）』（Pelzer D, 1997；訳本はヴィレッジブックス，2003），『いじめという生き地獄（Please Stop Laughing at Me）』（Blanco J, 2003；訳本はヴィレッジブックス，2004），『ともだち刑』（雨宮処凛，講談社，2005），フィクションであるが，『ナイフ』（重松清，新潮社，2000）

Rogoschら[23]は46人の不適切な養育を受けた子どもたちを，経済状態・母親の教育歴などをマッチさせた43人の対照群で，語彙数，対人関係での感情の気付き，感情の安定化と識別，イメージの有効活用について，6歳から8歳まで追跡し比較した。そして，不適切群は仲間関係が困難で社会的に有効な言葉数が少なく，自分を制御することが下手でより攻撃的な行動をとることが分かり，家庭における愛着関係の質が後の対人関係に影響を及ぼすこと，問題の多い仲間関係が親子関係に由来すると報告している。子どもは親から否定的刺激の認知と感情の調節，効果的な対処，交渉術などを学び身につけるので，親は上手に子どもの情緒表現を導くことが重要だと述べている。

Russekら[22]はHarvardの学生時代にストレス実験に参加してもらった79人に35年後の健康状態を問い合わせ，両親から受けた養育をポジティブに評価していた群は疾患を診断されたのが25%に対し，低く評価した群は87%がなんらかの疾患を診断され，しかもそれは家族歴，喫煙歴，両親や本人の離婚歴とは無関係だったと報告している。

Bellisら[2]は子ども時代の虐待・ネグレクトといった不適切な養育の被害が部分的PTSDを引き起こし，脳の発達に悪影響を及ぼすこと，特に男児で強いことをMRIの画像で示している。

岡本[21]は，人間の世界のとらえ方，自分の「生き方」のとらえ方の基礎が「幼児期」において形成され，「幼児期」は生涯において立ちもどり，再出発するべき原点となる記憶の母胎となりうると述べ，現代の子どもたちが置かれている社会的・教育的状況に警鐘を鳴らしている。小嶋[20]は子育てにおける文化的・歴史的視点を概説し，近年の情勢は子どもに対する社会の否定的態度があるのではないかと指摘している。そして，子どもが「自分は必要とされている存在だ」と感じられる社会・子育てが重要であると説いている。

臨床の現場では，家庭の養育力，社会の教育力の低下を実感し，子どもたちが大事に育まれていないことに悲憤慷慨することが多い。しかし，そういう心を痛めている子どもたちと丁寧につき合い共に時を過ごし一緒に遊ぶことができると，子どもたちは人間のもつレジリアンス，成長する力の素晴らしさを教えてくれるのである。治療者は子どもたちを支え援助するつもりが，いつの間にか，教えられ希望を与えられていることに気づく。子どもは社会を映す鏡であり，来し方を振り返らせ行く末を指し示す灯明であり，社会を動かす力の源になるのだと痛感する。私たち大人は特に子どもに関わる人間は，どんな子どもにも，たとえ短い時間でも，注意深く優しい眼差しを注ぐことが大切なのではないだろうか。

文　献

1 Aseltine RH: Pathways linking parental divorce with adolescent depression. J Heal Soc Behav 37; 133-148, 1996.

2 Bellis MD, Keshavan MS, Shifflett H, et al: Brain structures in pediatric maltreatment-related posttraumatic stress disorder: A sociodemographically matched study. Biol Psychiatry 52; 1066-1078, 2002.

3 Bolger KE, Patterson CJ: Developmental pathways from child maltreatment to peer rejection. Child Development 72; 549-568, 2001.

4 Bowlby J: Attachment and Loss, Vol.3 Loss: Sadness and Depression. Hogarth Press, 1980.（黒田実郎, 吉田恒子, 横浜恵三子訳：母子関係の理論Ⅲ　愛情喪失. 岩崎学術出版社, 1981.）

5 Cicchethi D, Rogosch FA, Lynch M, et al: Resilience in maltreated children: Processes leading to adaptive outcome. Dev Psychopathol 5; 629-647, 1993.

6 Edelman H: Motherless daughters: The legacy of loss. Ellen Levine Literary Agency, New York, 1994.（吉澤康子訳：母を失うということ―娘たちの生き方. NHK出版, 1995.）

7 Edwards VL, Holden GW, Felitti VJ, et al: Relationship between multiple forms of childhood maltreatment and adult mental health in community respondents: Results from the averse childhood experiences study. Am J Psychiatry 160; 1453-1460, 2003.

8 榎戸芙佐子：いじめとPTSD. 臨床精神医学, 29; 29-34, 2000.

9 榎戸芙佐子：いじめと精神科における対処. In 今日の精神科治療2000 臨床精神医学2000年増刊号 514-519, 2000.

10 Garmezy N, Masten AS: Chronic adversities. In: Rutter M, Taylor E, Hersov L (Eds): Child and Adolescent Psychiatry, 3rd Edition. Blackwell Scientific Publications, Oxford, 1994; pp.191-208.

11 Garnefski N, Diekstra RFW: Perceived social support from family, school, and peers: Relationship with emotional and behavioral problems among adolescents. J Am Acad Child Adolesc Psychiatry 35; 1657-1664, 1996.

12 Gilman SE, Kawachi I, Fitzmaurice GM, et al: Family dis-

ruption in childhood and risk of adult depression. Am J Psychiatry 160; 939-946, 2003.
13 Goodyer IM: Family relationships, life events and childhood psychopathology. J Child psychology Psychiatry Ann Res Rev 31; 161-192, 1990.
14 Hill PD: Adjustment disorders. In: Rutter M, Taylor E, Hersov L (Eds): Child and Adolescent Psychiatry, 3rd Edition. Blackwell Scientific Publications, Oxford, 1994; pp.375-391.
15 猪子香代，本城秀次：いじめ，校内暴力の予防．In: 松下正明総編，小椋力，倉知正佳編：臨床精神医学講座 S3 精神障害の予防．中山書店, 2000; 345-356.
16 嘉数朝子，井上厚，當山りえほか：児童期の心理的ストレスの発達的研究—ストレスフル・ライフイベント尺度の分析を中心に．安田生命社会事業団研究助成論文集 32; 104-110, 1996.
17 上林靖子：ライフイベントと児童・思春期の精神障害．精神科治療学 5; 1537-1547, 1990.
18 上林靖子：家族の精神保健と精神障害の予防．In: 松下正明総編，小椋力，倉知正佳編：臨床精神医学講座 S3 精神障害の予防，中山書店, 2000; pp.257-265.
19 Kendler KS, Karkowski LM, Prescott CA: Causal relationship between stressful life events and the onset of major depression. Am J Psychiatry 156; 837-841, 1999.
20 小嶋秀夫：日本の子育て—臨床家のための文化的・歴史的視点．精神療法 30; 37-43, 2004.
21 岡本夏木：幼児期—子どもは世界をどうつかむか．岩波新書, 2005.
22 Paykel ES: Contribution of life events to causation of psychiatric illness. Psychol Med 8; 245-253, 1978.
23 Rogosch FA, Cicchetti D, Aber JL: The role of child maltreatment in early deviations in cognitive and affective processing abilities and later peer relationship problems. Dev Psychopathol 7; 591-609, 1995.
24 Russek LG, Schwartz GE: Perceptions of parental caring predict health status in midlife: A 35-year follow-up of the Harvard mastery of stress study. Psychosom Med 59; 144-149, 1997.
25 酒井厚，菅原ますみ，眞榮城和美ほか：児童・思春期で経験するネガティブ・ライフイベンツ：子どもの抑うつ傾向の悪化を防ぐ親・きょうだいへの対人的信頼感．精神保健研究 48; 71-83, 2002.
26 Shields A, Cicchwtti D: Parental maltreatment and dysregulation as risk factors for bullying and victimization in middle childhood. J Clin Child Psychology 30; 349-363, 2001.
27 Tennant C: Parental loss in childhood: Its effect in adult life. Arch Gen Psychiatry 45; 1045-1050, 1988.
28 Weller EB, Weller RA, Benton T et al: Grief. In: Lewis M (Ed): Child and Adolescent Psychiatry: A Comprehensive Textbook, 3rd Edition. Lippincott Williams & Wilkins, Philadelphia, 2002; pp.470-477.
29 Wallerstein JS, Corbin SB: The child and the vicissitudes of divorce. In: Lewis M (Ed): Child and Adolescent Psychiatry: A Comprehensive Textbook, 3rd Edition. Lippincott Williams & Wilkins, Philadelphia, 2002; pp.1275-1285.
30 World Health Organization: The ICD-10 Classification of Mental and Behavioural Disorders: Clinical Descriptions and Diagnostic Guidelines. WHO, 1992. (融道男，中根允文，小見山実監訳：ICD-10 精神および行動の障害：臨床記述と診断ガイドライン．医学書院, 1993.)

第7章　自殺の危機にどう対応するか

高橋祥友

青少年期の心の健康が，成人になってからのメンタルヘルスにも深く関係することは言うまでもない。また，とくにこの世代では，自殺の問題を抱えた本人だけに働きかけても十分に効果が上らず，家族全体を対象にする必要がある[1,8,12]。本論では青少年の自殺をどのように理解し，それに対応するかについて焦点を当てる。

I　いじめは自殺のすべての原因か

かつては青少年の自殺というと，受験地獄がキーワードだったが，最近ではすぐに「いじめ」が取り上げられる。もちろん，いじめは日本の青少年が抱える深刻な問題であり，それを放置しておいてよいなどと主張するつもりはない。根本的な対策を立てなければならないのは当然である。しかし，いじめだけに焦点を当てても効果的な自殺予防が可能かというと，精神科医の立場からは疑問が残る。

環境，性格傾向，他者の死から受ける影響，生物学的因子，精神疾患などの要因が複雑に絡み合って自殺が生ずると考えられる。もちろん，自殺の個々の例で，特定の要因が非常に大きな意味を持つことはある。また，非常に不幸な人で，すべての要因がどれも重要な意味をもって迫っているような例もあるだろう。

筆者がここで指摘したいのは，自殺は多くの要因からなる複雑な現象であって，自殺の心理を理解し，それを予防するには，たったひとつの要因だけを取り上げて，正面突破しようとするのはあまり得策ではないということなのだ[9]。

自殺行動に至るまでには長い道程（準備状態）があるのが普通である。長期間，多くの問題を抱えてきたという事実こそが重要で，直接の契機は周囲から見ると些細な問題であることも少なくない。このような考え方からすると，「いじめ→自殺」というあまりにも短絡した解釈は，問題の本質を見失う危険がある。

II　自殺と家族

臨床の場ではしばしば「自殺の危険の高い子どもの背後には，自殺の危険の高い親がいる」「自殺の危険の高い親の背後には，自殺の危険の高い子どもがいる」と指摘される[7,8,12]。青少年の場合，自殺の危険をその本人だけの問題としてとらえると，本質的な部分が見えなくなってしまう。

青少年の自殺行動は家庭内の混乱と密接に関連する状況でしばしば生じている。たとえば自殺の危険の高い生徒がさまざまな問題行動を起こしていたために，他の生徒からいじめの対象になっているかもしれない。しかし，よく調べてみると，家族の中の出来事が原因で問題行動を起こしていて，それがいじめを受けるきっかけになっている場合もあるだろう。それなのに，ただ表面的にとらえて，学校での「いじめ」ばかりが自殺行動の原因として強調されがちである。

家族のシステム理論から見ると，ある人が現わす症状とは，家族全体の精神的なバランスを保つために，その人と家族が支払っている犠牲の結果であるともとらえられている。

筆者は成人の患者を主に治療しているので，まず成人の患者が受診し，何かの出来事をきっかけとして，その子どもの自殺行動が明らかになってくることをよく経験する。家族全体を対象として問題を扱う必要性は，青少年の患者を治療してい

く時に,いつも心に止めておかなければならない。そこで,自殺の危険と関連していくつかの家族のシステム論について紹介しておこう。

Sabbath[4]は,自殺の危険の高い子どもを抱えた家族の中に認める親子間の問題について述べている。自殺の危険の高い人は「取り替えのきく子ども」(expendable child) という役割を割り振られているというのだ。「意識的あるいは無意識的に,言葉に出して,あるいは無言で,自分のことを取り除こう,死んでしまった方がよいと,子どもが解釈するような親の願望が存在する。…(中略)…また,親は,子どもが親の幸せに対する脅威であると見ており,そして,その子どもは,親が迫害者か抑圧者と見る」傾向があるというのだ。もちろん,これを意識している親は少なく,無意識的にこのような子どもの死の願望を育むことになりかねない敵意を親が子どもに向けて発している。「取り替えのきく子ども」とは家族にとって必要とされていない存在という意味がある。

Sabbathは親と子の間の一対一の関係を取り上げたのだが,Richman[3]は家族全体の関係を検討している。自殺の危険の高い人を抱えた家族とは,共依存と分離不安という特徴を認める。それぞれが個人としての独自性を尊重されず,共依存関係によって独特の病的なバランスを保っている。そして,(多くは思春期になって)家族の誰かが自立を試みようとすると,その試み自体が家族の絆に対する反逆ととらえられてしまう。自立を阻止しようとする働きは,時に自殺の危険さえ生じ,それによって家族の中の病的なバランスが辛うじて保たれることになる。

しばしば,このような家族はある特定の人物をスケープゴートにすることで家族のバランスを病的に保っている。スケープゴートの役割には以下のような特徴がある。

①家族の中のあらゆる問題を全て特定の人の責任にする。
②そうすることによって,合理的な問題解決を回避する。
③家族間の病的なバランスを保ち,分離不安を解消する。
④家族の抱える自責感を晴らす。
⑤この一連の行為によって,家族は直接的かつ間接的にスケープゴートにされた人物の自殺行動に加担することになる。

さて,小児精神科医のPfeffer[2]は,自殺の危険の高い青少年の家族には,さらに親子の二世代を超えた問題さえ認めると主張し,次の5つの特徴を挙げている。

①自身も親(子どもにとっての祖父母)から十分に自立していないために,自分が親に対して抱いている敵意,喪失感,自尊心の低さ,過度の愛着を子どもに投影する。
②深刻な葛藤に満ち,柔軟性に欠ける夫婦関係が存在する。夫婦の間には,愛と憎しみが相半ばする複雑な感情や依存を認め,分離の恐れが強い。親自身(とくに母親)がうつ病であることも多い。外見上,問題のない夫婦に見えても,一方が他方に過度に依存し,相互が果たすべき役割をひとりが全て請け負ってしまっていたり,また,離婚の危機もしばしば認める。
③親の非合理的な感情が子どもに投射されてしまう結果,慢性的な親子間の葛藤が生ずる。
④心理的に不健康な形で一体化している共依存的な親子関係を認める。子どもが年齢にふさわしくない,大人のような役割を負わされていることもある。
⑤全体として柔軟性に欠ける家族のシステムができあがってしまう。

そして,このような要素が相互に作用して,子どもの人格の発達に影響する家族全体の雰囲気を作り出してしまう。その結果,問題を合理的に解決できない家族ができあがってしまい,どのような変化も家族全体に対する脅威となり,強い不安を生み出す。

青少年の自殺行動が,家族の危機を直接反映していることをこの他にも多くの臨床家が指摘している。家族の事故死,長期にわたる入院,家庭内の不和,親の離婚,両親の間での躾に関する意見の不一致といった状況が,青少年の自殺行動にし

ばしば直接結びついている。自殺の危険の高い青少年を治療する際に，家族全体を治療に組み入れる必要があることは明らかであり，そのように努力しなければ，治療は成功しない。

このように述べると，まるで家族にすべての責任を負わせて，非難しているように思われるかもしれないが，それは真意ではない。自殺行動という極端な形で問題が現われるまでは，むしろ家族は一見安定しているように見えることのほうが多い。しかし，問題は確実にそして徐々に大きくなってきている。

ところが，自殺行動という形で問題が吹き出した時は，自殺がそこまでに迫っている危機的状況であるとともに，病的でありながらもそれまでは気づかれずにいた問題がようやく表面に出てきた時期でもあるのだ。いわば，救いの手を差し伸べるための絶好の機会がやってきたともいえる。そして，自殺の危険の高い青少年を治療していくためには，家族全体に働きかけていかなければならない。自殺行動でもって，必死に救いを求める叫びを発している本人と，その家族をともに取り扱っていく視点が欠かせない。最終的には，本人もそして家族も，ある程度互いに頼りあいながらも健康な形で自立して，危機的状況では互いに協力して，適切に問題解決を図ることのできるような能力を育んでいく。

III 自殺の危険の高い青少年の具体例

一口に青少年といっても，発達の観点から見るととても幅が広い。小学1年生と高校3年生では，心理的にも肉体的にも青少年と一括りにするのは難しい。ここで，具体的な例をいくつか挙げて，家族の問題と子どもの自殺の危険がどのように結びついているのかみていこう。

1 症例：9歳，男子（長男の事故死が，母親と次男の自殺の危険をもたらした例）

両親は共稼ぎをして家計を支え，2人の息子がいる幸せな家庭だった。16歳の長男は高等専門学校生で，将来は整備士になることが夢だった。両親は長男に大きな期待をかけていた。この症例の小学生は次男であり，いつも兄のそばを離れようとはしなかった。

ある晩，長男の友人が自宅に泊まった。翌日の早朝，アルバイトに出かける友人を長男がオートバイで送っていこうとした。明るくなるまで待つようにと母親は強く言ったのだが，結局，二人は出かけてしまった。それからしばらくして，近くの交差点で事故が発生し，長男が即死したとの知らせが入った。友人は軽傷を負っただけだった。

母親は嘆き悲しみ，相手側の過失を認めさせることが，子どもの冥福になると考え，訴訟を起こそうとした。しかし，目撃者がいないとの理由で裁判にならなかった。

母親の怒りは長男の友人にも向けられ，「なぜ，裁判で自分達に有利な証言をしてくれなかったのか」「黙っているのは，相手の運転手から口止め料をもらっているからだ」と強い不満を抱いた。また，息子は死んだのに，友人だけが生き残ったことに，言いようのない怒りを覚えていた。

もともとある新興宗教の熱心な信者だったが，母親は息子の死後，信仰を止めてしまった。「もう少し強く言っていたら，事故も起きなかったはずだ」との思いが常にあり，自らを責めた。

夜も眠れず，食事もとれない日が続いた。高校生の姿を見ると，亡くなった長男のことを思い出し，しばしば自殺を考えた。以前はほとんど口にしなかった酒を飲む毎日が続いた。自分の運転している車を他の車に衝突させたり，走っている自動車の前に身を投げ出すようなことも再三あった。

抑うつ症状はさらに悪化し，酒量も増していった。ある晩，いくつもの医療機関から処方された睡眠薬を，全て服用し自殺を図ったが，幸い，一命は取りとめた。長男の死後，夫とは不仲になり，離婚も話題に上っていた。

この頃から，次男も問題行動を呈するようになった。頭痛，腹痛，嘔吐，微熱といった体の症状を訴えて，登校できない日が増えていった。小児科の医院を受診しても，異常は見当たらなかった。インクや画鋲を口に入れる，子犬や子猫を手荒に扱うといった行動も認めている。このような行動

の変化のために，たまに登校しても，他の生徒からからかわれたり，いじめられたりすることも多くなった。

担任の教師の強い働きかけで，何とか昼過ぎからでも登校できるようになるまでには，しばらく時間がかかっている。ある日の放課後，遅れたところを教師が個人的に教えていたところ，この生徒は次のように語った。

「お兄ちゃんが死んでさびしい。でも，きっとお母さんのほうがもっとさびしいんだ。お母さんは前はあんなにお酒を飲まなかった。時々ぼくにいっしょに死のうって言う。お兄ちゃんの代わりにぼくが死ねば，お母さんはあんなに悲しくない。きっとそのほうがよかった。お父さんとお母さんが離婚するのも，ぼくのせいだ。ぼくなんか死んだほうがいいんだ」

インクや画鋲を飲んだり，走っている自動車の前に飛び出したり，校舎の屋上から飛び降りて死のうとしたことも教師に話した。

こうして，危機的な状況に教師が気づき，この子は小児精神科に受診するようになった。母親も筆者に紹介され，双方が並行して精神科的治療を受け始めた。

この母親は，愛情の対象である長男を突然失い，急激に自殺の危険が高まった典型的な例である。失われた対象が精神的な支えとして大きな存在であればあるほど，死別の過程は複雑になる。強い自責感を覚え，気分は沈み，死だけがこの苦しみを救ってくれるように思い始めたのだ。そして，亡くなった長男とあの世で再会することを夢想するようになっていった。繰り返し事故を起こしたり，酒量が増したことは，無意識の自己破壊傾向の現われと解釈できるだろう。

次男が訴えたさまざまな身体の症状も，長男の突然の死と，それに反応した母親の抑うつ状態と無関係ではなかった。家族の中の誰かの悲劇的な死が，家族全体の関係に大きな変化をしばしばもたらすという典型的な例である。

子どもの場合には，家族に起きた死を大人のようには受け入れられない場合がある。これは親が複雑な死別反応を示した場合に強く現われる[1,5,11]。残された子どもは，本例のように「お兄ちゃんの代わりに，ぼくが死んだらよかった」とか「お父さんやお母さんは，お兄ちゃんが死んで，ぼくだけが生きているので，ぼくのことを怒っている」と考えることさえある。

なお，本例では母親が次男を殺害して，自分も自ら生命を断つという，母子心中の危険さえはらんでいた可能性があることも一言指摘しておこう。

次はもう少し年長の子どもの例である。

2 症例：14歳，女子（絵に現われた自殺の危険の例）

授業中に，外国人の教師が英語で自分の姿を絵に描くようにという指示を生徒達に与えた。皆が無邪気に自画像を描き始めたのだが，この生徒の絵だけは他の生徒とは異なり，不気味なものであった。胴体から手足と頭がもぎ取られ，首から赤い物が吹き出し，飛び散った顔は黒くぬりつぶされ表情がなかった。教師は一目で異様さに気づき，絵を説明してくれるように頼んだ。しかし，生徒は黙ったまま，悲しげな眼差しで教師を見つめるばかりで，口を開こうとはしなかった。

その晩，教師が筆者に連絡をしてきたので，次のように助言をした。

「言葉以外の方法で心の深い部分を表現することがある。生徒の隠された攻撃性や衝動性を表わしている可能性は高いと思う。担任の教師と連絡を取って，家庭の状況や学校での最近の様子についてもう少し調べてほしい。そうすれば，絵の意味が詳しくわかってくるだろう」

早速，外国人教師は担任教師と連絡を取った。生徒が置かれている現在の状況は次のようなものだった。

半年前に両親が離婚し，生徒は母親と二人で暮らしていた。そもそも実家から反対された結婚であり，離婚したからといって，母親は実家に援助を求めることはできなかった。前夫からの養育費も滞っていた。母親は毎日寝る時間も惜しんで働き，娘と一緒に過ごす時間はほとんどなかった。

生徒はお父さん子で，父親が愛人を作り家を出

たことに落胆していた。また，自分がよい子であったら，両親が仲良く暮らしていけたのではないかとも悩んでいた。

母親は生活費を捻出するのに忙しい毎日を送っていて，離婚に対する娘の反応にまで配慮する余裕はなかった。忙しく働いている母親の姿を見て，自分さえいなければ，これほど母親が苦労することもなかっただろうと生徒は考えに次第にとらわれていった。そして，自分達のもとを去った父親のことばかり思い浮べていた。

最近では，食欲もなく，睡眠も十分に取れず，常に「自分さえいなければ」といった気持ちにとらわれていた。体重も減り，以前の明るさが失われていった。何とか通学していたが，友人もなく，成績も下がり気味だった。地域の裕福な家庭の子弟が通う学校に通学していて，同級生の中で自分のことを「醜いあひるの子」のように感じていたという。

数日前にナイフで手首を切り自殺を図ったものの，近くの外科医院で秘密裏に処置されただけだった。生徒の救いを求める叫びは聞き入れられず，さらに絶望感が強まる結果になってしまった。母親も一体どのように娘に対応してよいかわからずに，持って行き場のない怒りを直接娘にぶつけてしまった。

このように，生徒の置かれた最近の状況の概略について筆者は知らされたので，さらに，次のように助言した。

「自画像や自殺未遂は明らかに，絶望の中で必死に救いを求めている叫びであると考えられる。これを決して軽く扱ってはいけない。できるだけ早く精神科への受診が必要である。本人の治療と並行して，母親も含めた家族療法を受けたほうがよい。母親も本人も精神科治療に抵抗を示すかもしれないが，学校としては，精神科受診を粘り強く勧めてほしい。その間，学校では，その生徒に今まで通り関心を示す態度を取って，暖かい目で見守るように」

そして，担任や外人教師を通じて，母と娘がともに精神科受診をするように時間をかけて説得された。母親は離婚後の状況の中で，毎日の生活だけに目を奪われていたことを認めた。精神科に受診することが必要であると感じていたけれど，どうしたらよいかわからなかったと言い，教師達の説得に応じた。

本例では，偶然，授業中に教師が生徒の深刻な自殺願望に気づき，精神科治療に紹介されることになった。

両親の離婚に対して自責的で抑うつ的になり，家庭も混乱している中で，この生徒は自殺を図った。しかし，その後も不幸なことに周囲の状況は全く好転しなかった。そのような状況で描いた一枚の自画像が，生徒に深い関心を抱く教師の目に止まり，助けの手を差し伸べられたのである。

生徒の日常生活のわずかな，しかし重大な変化に最初に気づき，問題解決への大切な第一歩を踏みだす役割を教師が果たすことがしばしばあり，これはその典型例といえるだろう。最近では，生徒の自殺が起きると，すぐに「いじめ自殺」の大合唱が始まり，学校側が非難の対象となることが多いのだが，筆者の個人的な経験では，学校において教師が子どもの危機に気づいて適切な対策を取ったために，子どもばかりでなく家族も救われた例が数多くある。

3 症例：18歳，女子（手首自傷の例）

両親とも教師の家庭に育ち，祖母の手で育てられた。少女が10歳の時に，祖母が自殺している。

口やかましい母と，陰の薄い父は家庭でも対照的な存在だった。少女が16歳の時に，父の不倫が発覚し，両親は離婚した。娘は母に引き取られ，父に会うことは一切禁じられた。その頃から次第に引きこもりがちになり，頭重感や腹痛をしばしば訴えるようになった。夜もよく眠れず昼夜逆転した生活になり，学校も休みがちになった。

両親の離婚の原因は自分にあると信じていたため，母に向かって「お母さんの言う通りするし，学校にも行くから，もう一度，お父さんと一緒に住みたい」としばしば頼んだ。しかし，母はその願いを一蹴し，いかに前夫が自分たちを裏切ったか，軽蔑すべき人間であるかを延々と語り続けた。

深夜になってようやく母から解放され，自分の部屋に戻った。その後の行動についてあまりはっきりとした記憶がない。「おばあちゃんがいてくれたら」「おばあちゃんに会いたい」という気持ちばかりが頭に浮かび，悲しさと虚しさに圧倒された。机の上のコンパスがふと目に入り，針先で左手首を突付いたが，痛みは感じなかった。今度はカッターナイフで手首を一筋浅く傷つけ，うっすらと血がにじむと，これまでに経験したことのない何とも言えない安心感のようなものを覚えたという。血を舐めてようやく現実感が少し戻ったものの，続けて3回切りつけた。

叱り過ぎたことに気がとがめた母が娘の部屋に行ったところ，カッターで手首を切りつけている娘を見て，仰天し，救急病院に駆けつけた。痛みよりも，母の驚く様子にこの少女はかえって事の重大さに気づいた。

その後も些細な行き違いと母には思われる出来事をきっかけに，少女は何回か手首を切りつけたため，救急病院の医師から精神科受診を助言された。初めて手首を切った時から約1年が経過していた。

精神科に受診したものの，母は強い抵抗を示した。「病気ならば今すぐ入院」，「病気でなければ精神科へは今後受診させない」と，その態度は両極端だった。

安易な入院は問題の解決にならないばかりか，別の問題を生じるかもしれないと指摘し，しばらく外来で治療し，必要があれば入院も検討すると説明した。

ただし，手首を傷つける行為を軽視しているわけではなく，長期的にみれば生命に危険をもたらすような自傷行為が生じる危険が低くない点も説明しておいた。そして，青少年の患者では，本人の治療と並行して，家族の協力も必要である点を何度も強調した。

男性の精神科医である筆者が主治療者になり，母親とほぼ同年配の女性の臨床心理士に副治療者の役割を担当した。治療を主導し一般的で常識的な態度を貫く担当医と，患者をあくまでも支持的に受け入れる立場の女性の臨床心理士の役割を並行させておいたのだ。週1回，面接することにし，状態によって面接の頻度を増したり，入院が必要になる可能性も説明した。

「自殺したい」「手首を切りたい」という気持ちまで消し去ることはできなくとも，そのような気持ちに襲われたら，必ず病院に連絡するようにとの約束を取った。「必ず」とは約束できないが，「できるだけそうします」と患者は答え，良好な治療関係を築きあげる能力があることがうかがえた。

次第に良好な治療関係が打ち立てられてきたと3カ月後くらいから，認知療法に基づいた治療を始めていった。具体的に問題となる場面に関して，手首を切る以外にどのような他の解決方法があるかについて繰り返し，検討していった。

また，女性の臨床心理士との面接を気楽な雑談の場のように患者はとらえていたが，そのような場面でこそ独特の問題をはらんだ思考法が明らかになっていき，治療の重要な鍵が現われてきた。母親は自分はあくまでも娘の治療の手がかりを与える立場だと主張していたが，片親家庭の抱える問題などを同年代の臨床心理士に次第に打ち明けるようになり，口やかましい態度にも変化が現われ始めた。

前夫にも娘に会う権利があるのではないだろうかという示唆を，母親は初めは決して受け入れようとはしなかったが，その態度にも変化が出てきた。家族を裏切ったことに変わりないが，娘にはたったひとりの父親であることを認め始めたのだ。そして，月に1回，病院で担当医の立会いのうえで娘が父親に会うという条件ならば認めるということになった。しかし，母親は自身前夫に会おうとはしなかった。

父親に再会するまでに治療はかなり進展していたが，父親が治療に加わることでさらに良い方向に向かっていった。両親の離婚は自分の責任ではないし，皆が自分の幸せを追求する権利があるのだという点を次第に患者も理解し始めた。「何かが変わったとするなら，自分だけがひどい目にあっているのではないということが少しわかってきた点です。お父さんもお母さんも苦しんでいて，

でも，そこから逃げないでいるとわかりかけているような気がします」とある時，患者は述べた。

その後も，母といさかいがあった時や，父が再婚する話が持ち上がった時に，一時期，手首を切ることが何回か繰り返された。病状について頭で理解するのに比べて，行動面に現われる具体的な変化はなかなか進まなかったが，徐々に病状は改善の方向に向っていった。大学に進学すると，母のもとを離れ下宿生活を始め，自立に向けて一歩を踏み出した。

本例では手首自傷が問題だったが，他の例と同様に，青少年の自殺行動の治療には，家族の病理を理解しなくては，治療は進展しないことをよく示している。なお，手首自傷のように，それ自体が生命の危険をもたらす自傷行為でなかったとしても，長期的には，一般人口よりも自殺によって生命を失う危険はかなり高い点に注意して慎重に治療にあたらなければならない[6,10]。

この患者と母親との不安定な関係は，幼小児期までさかのぼり，その生活史は母性の拒否と剥脱の歴史ともいえるだろう。また，治療の一部分に父親に加わってもらうことができたことも，自立への過渡期にあった患者には大きな助けとなった。さらに，治療の当初から，男性の主治療者と，患者の母親と年代の近い女性の副治療者が，治療チームとして患者と母親に働きかけていったことが有効に働いたと思われる。

IV まとめ

自殺未遂は，将来，実際に自殺によって命を失う可能性が高いことを示す重要な危険因子であり，けっして軽視してはならない。青少年の自殺行動の背後にも多くの場合，精神疾患が存在しているので，的確な診断と適切な治療が欠かせない。それと同時に，家族全体の病理として青少年の自殺行動が生じているという視点も忘れてはならない。家族全体が発している救いを求める叫びを受け止め，家族を一単位としてとらえて治療するのでなければ，けっして治療は成功しないのだ。

文献

1. Maltsberger JT : Suicide Risk: The Formulation of Clinical Judgment. New York; New York University Press, 1986.（高橋祥友訳：自殺の精神分析—臨床的判断の精神力動的定式化．星和書店，1994.）
2. Pfeffer CR : The Suicidal Child. New York; Guilford, 1986.（高橋祥友訳：死に急ぐ子供たち—小児の自殺の臨床精神医学的研究．中央洋書出版部，1990.）
3. Richman J : Family Therapy for Suicidal People. New York; Springer, 1986.（高橋祥友訳：自殺と家族．金剛出版，1993.）
4. Sabbath JC : The suicidal adolescent: The expendable child. J Am Acad Child Psychiatry 8; 272-282, 1969.
5. 高橋祥友：自殺の危険—臨床的評価と危機介入．金剛出版，1992.
6. 高橋祥友：自殺の心理学．講談社現代新書，1997.
7. 高橋祥友：群発自殺．中公新書，1998.
8. 高橋祥友：青少年のための自殺予防マニュアル．金剛出版，1999.
9. 高橋祥友：自殺のサインを読みとる．講談社，2001.
10. 高橋祥友：医療者が知っておきたい自殺のリスクマネジメント．医学書院，2002.
11. 高橋祥友：新訂増補 自殺の危険—臨床的評価と危機介入．金剛出版，2005.
12. 高橋祥友編著：新訂増補 青少年のための自殺予防マニュアル．金剛出版，2008.

第Ⅳ部
状態像から子どもの苦しみを見出す：
　　　診断までの過程と治療

いま，ここにある「痛み」に対処するには——

第1章　自分を傷つけること，手首自傷をどう考えるか

川谷大治

I　はじめに

1960年代にアメリカで流行し[4,5,20]，欧州に広がった手首自傷は，わが国でも1970年代に若い女性を中心に増加した。当時の様子を精神科現場からの報告で見てみると，自発的に外来に通う患者に手首自傷も見られているが，ショッキングだったのは入院している若い女性患者たちのあいだで流行した手首自傷である。それまでの周囲の注目を引くために遂行されるヒステリーの演技的行為とは違って，比べものにならないほど深刻で周囲の者，特に両親や治療スタッフに，名状し難い衝撃を与えたと牛島（1979）[24]は述べている。それはボーダーライン周辺の病態（分裂現象）として理解され，単に精神医学的問題にとどまらず，社会的問題でもあると指摘されている。その後，1980年のDSM-Ⅲの境界性パーソナリティ障害（以下，BPDと略す）やKernbergやMastersonのボーダーライン論が登場すると，手首自傷は他の華々しい問題行動の一つと数えられ，かつ衝動コントロールの機能不全という見方で扱われるようになったためか，正面から取り上げられることは少なかった。ところが今日では，手首自傷はインターネットを中心に若者の間で「リスカ」「アムカ」と呼ばれ，なかには自傷行為の映像を流すものまで現れ，一部の若い女性の間に見られる現象ではなくなっている。しかも自傷行為の及ぶ範囲も全身にまで拡がり，その傷の酷さに目を覆いたくなることが度々である。ある外科医はリストカットを繰り返す女性患者を警察に通報したという笑えない話がある。

本論では，自傷患者に遭遇したときの理解と対処方法について述べることになるが，まず医療現場を受診してくる患者を筆者の経験をもとに概観し，次にその前の相談所や教育現場での対応についての私見を述べたい。医療機関を訪れる前に立ち直るケースもあるだろうが，残念なことに医療機関に紹介したとしてもそれで物事が解決するというわけには行かない。

II　精神科クリニックの現場で

1　自験例の分析から

筆者は平成9（1998）年5月から平成15（2003）年3月までの5年10カ月のあいだに94例の自傷患者の治療を経験した（第99回日本精神神経学会の研修コースで発表）。その数は全体患者2,293例のうちの全患者のわずか4％にしか過ぎない。その結果を箇条書きに述べると，

①女性に多く（女性83，男性11），受診年齢は25.3歳で，20代が53例で最も多く，次に10代19例，30代18例と続く。
②自傷患者の生活史は悲惨なものが多かった。両親の離婚や別居が23例，幼少期の虐待が確認された者は20例に上った。内訳は母親の情緒的無視8例，父親からの身体的暴力5例，性的虐待3例である。
③社会適応もよくない。学歴から社会的達成度を見ると，中学時代の不登校6例，高校中退18例である。つまり，約25％の患者が思春期に学校に行けなくなり，高校中退しているのである。
④さらに，月経上の困難を持っている者は約30％（23例／83例）に見られた。
⑤治療歴を見ると，80％（78例／94例）以上の者に治療歴があった。臨床診断は，多くの患者が複雑多彩な症状をもち，しかも状況によって様々な

状態を呈するために困難例が多く，リストカット症候群をどのように臨床的に扱うかは難しかった。臨床的には約半数の45例がBPDと診断され，次に多いのが感情障害で18例だった。統合失調症はわずか2例に過ぎなかった。

⑥ 自傷の程度を次のように定義した。1度は外科的処置を必要としない傷。2度は外科的処置を要する傷。3度は外科的処置のみならず傷が広範囲に及びかつ頻度が高いものである。1度31例，2度47例，3度16例と外科的処置を必要とするものが半数を超えた。自傷の方法は手首から腕，胸，顔にカッターや剃刀などで傷をつける患者が大半で，なかにはタバコによる火傷が2例いた。行為は，自殺目的で首を切った者，衝動コントロールの機能不全と思われる者，自己否定のために腕に×印をつける者，腕にナイフを刺して「人を刺すってこんな感じなんだ」と冷静に観察する者，父親が嫌いで腕を傷つける者，娘と喧嘩したあと鋏で皮膚を切り取る者，流れる血を見て開放感を味わう者，うつ撃退法だと言ってリストカットを繰り返す者，通過儀礼的な行為の者，などである。注目すべきことは，これまでのように衝動コントロールの機能不全という公式が当てはまらない患者が結構いることである。

⑦ 治療の特徴として，予約簿から日々の自傷患者の受診率を割り出したところ，通院患者の約10％が自傷患者であった。新来患者数から見ると，自傷患者は全体のわずか4％なので，1日の受診者数の約10％が自傷患者ということは，自傷患者の受診率が高いといってよい。しかも1年以上通い続ける患者は半数以上に上った。つまり，自傷患者は対象希求が強く，治療者との関係を求めていると言い換えることもできる。患者は自分のために治療者が一生懸命に役に立つことをやってくれていると感じている間は熱心に通ってくるようである。

⑧ 治療の転帰を見ると，筆者が全例一般外来で治療し，ATスプリット（筆者が精神科治療のマネージメントを行い心理士が精神療法を担当）は18例に適応された。治療がすでに終わっている53例の治療の結果を見ると，治療に導入できなかった例6例，中断例12例（22.6％），転居や入院を含めた他院への紹介21例（40.4％），終結例14例（26.4％）だった。残り41例は平成15年3月現在治療継続中である。入院の適応になった者は28例で治療期間中に約30％の患者が入院治療を必要としている。自殺成功は2例で1人は治療中断して半年後に自殺，もう1人は治療4年が経過したときに華々しい行動化が影を潜め始めた矢先に自殺している。継続例41例の1年後の治療成績は，スタッフの技術の向上および筆者の治療スタイルの確立により，終結例17％，中断率0％，転院率17％，入院率12.2％，継続率68.3％と成績は上がっていることを記しておきたい。

上記の結果は自傷患者の特徴をよく描写していると言える[2]。問題を抱えた家庭で育ち，思春期に入って集団適応の失敗を繰り返し，健康な自己愛が育っていないことが窺える。その結果，対人関係の中で自分を誇れることがなく（居場所が見つからない），駄目な悪い自分を手首に投影し傷つけるという力動（手首の人格化）が働いている，と言えよう。ただ衝動コントロールの機能不全という公式では理解できない患者がいることは押さえておくべきで，なかには極めて冷静に自傷を繰り返している者がいる。また，基底感情は抑うつであるが，それは万能感の傷つきによるもので自分への信頼を失った結果生じる抑うつ感情であることが多い。患者の約半数はBPDと診断され，治療を求める気持ちは強い。女性患者の30％は月経不順があるが，それが一義的なものなのか，情緒不安定の結果起きたものかは，今後の研究の課題でもある。

2 自傷患者の精神科治療

筆者の神科臨床における基本的な治療姿勢は，Winnicott[26]の「自我を支える治療的な抱える環境」つくりを主眼にマネージメントし，薬物治療を併用しながら，患者の全能感の傷つきに共感し，治療継続性を目的に面接で関係性を育てていくことである[9]。

1）面接

面接の基本は，患者の行為を批判しないで中立的に聴くことを心がけることにある。自傷患者は時には自分のとった行動を叱って欲しいと願っているときもあるし，一方で，場合によってはそのような治療者の対応に反発しようと身構えている

ときもある。また，自分の衝動を抑えることができなかったと自信を失い恥ずかしく思っている者もいる。何も語らずにただ傷つけた腕を差し出す者，「切ってしまった」と自責的になっている者，「自分でどうしようもなかった」ということを理解して欲しいと思っている者もいる。他方で治療者の方も，患者に怒りや反発を抱いたり，自傷という行動でしかコミュニケートできない患者を可哀想に思ったり，「またやったのか」とあきれたり，「行動化しないで言葉でちゃんと話して」と焦ったり，傷の深さに肝をつぶしたり，様々な状況が治療者とのあいだで展開する。この患者と治療者の関係性が精神療法的に重要になる。どのような関係性が生まれようとしているかを知るために，治療者は自分の中に起きている様々な感情や考えを一度捨てることが必要である。逆転移感情は患者の理解を妨げるからである。2人の関係性が明らかになるまで言語的介入を控え，患者が面接をどのように活用するかに注目しながら，じっとそばに居続けるようにしている。その態度を筆者は医師としての分別，つまり中立性と呼んでいる。

そして患者との関係性に注意し，理解したことを言語的および非言語的に伝える。特に，患者が自分の感情を表現したいのに言葉が見つからないときに，治療者が間一髪代わりに表現してやることは，患者は自分が理解されたという一体感を感じることが多い。わかってもらっているという安心感の中で患者は自由に自分を語り，治療者は理解したことを伝える作業を続けていく。

2）薬物治療

薬物治療は補助的に使用する。自傷患者は思春期から青年期に多く，この時代の患者の病態は複雑かつ動揺しやすいので，使用する薬物も種々である。抗うつ剤や抗精神病薬や非定型抗精神病薬が中心になるが，抗不安薬は怒りや攻撃性を抑えるどころか，かえって発散させる傾向があるので使用しない。ただ衝動性，抑うつ，強迫，不安といったセロトニン系の機能不全という仮説[2]はあるが，筆者の経験では薬物治療で自傷行為を防ぐことはできなかった。それよりも処方をめぐるやり取りのなかに治療者との関係性を育てていく側面があるので，そちらの方を重視する。たとえば，薬を処方するときの患者の表情に気を配り，不安そうな表情をしているときはそれを話題にする。また薬は移行対象としても機能するので利用価値がある。また，治療者に対する陰性感情は薬が効果を上げないとか副作用として身体に現われることが多いので，陰性感情を表現する雰囲気と場を提供するように心がけている。こうすることで環境側の失敗というWinnicottの治療的視点に伴う弱点を補うことができる。

3）環境調整

環境調整は重要である。自傷行為は家庭だけではなく学校や職場でも発生するので，関係者と連携し彼らが社会との接点を失わないように介入する必要がある。後に再度取り上げたい。

4）集団療法

集団療法[8]は今後期待される治療法の一つである。筆者の経験では，低水準のパーソナリティ障害の治療が成功するかどうかの鍵は，デイケアを含めた集団療法に少なくとも2年間患者が参加できるかどうかにあると考えている。

3 自傷患者の面接の工夫：患者はとことん受け入れる

1）自傷の基本的な考え方

行為に自殺の意図があったかないかは最重要項目である。筆者の経験でも2人（約2%）が自殺に成功している。が，アンヘドニア（anhedonia）やディスフォリア（dysphoria）と呼ばれる「楽しめない状態」を軽減するために行われる少女のリストカットの場合，多くが男性例や女性成人例と比べて自殺が目的でない。また，何度も繰り返される自傷の場合，Siomopoulos（1974）[21]が指摘するように自分を傷つけることで自体愛的な満足を得ている患者もいる。Soloffら（1994）[22]はBPD患者の自傷と自殺行動との関連について調査し，BPDの自傷患者はコントロール群よりも若くて症状が多彩で病態は重いが，他者に対して怒りや非難をぶつけることは少なく，高まる自殺意図や自殺企図の致命性とは関連はなかった，と

報告している。思春期女子の手首自傷に暴力的解決という視点をもたらしたのは牛島（1979）[24]である。男子例の家庭内暴力と比較して，手首自傷に攻撃性の発散といった側面を指摘したのは臨床的である。西園（1983）[18]は，手首を切る瞬間の精神力動を「切傷される手首は自己を否定した母親であり，また，母親によって拒否された自己でもある。傷つけられる手首の中で，悪い母親と悪い自己とが合体する。また，悪を排除しようと切傷する自己は，自己を拒否した母親の取入れである。ここにも母親と自己との合体がみられる」と説明している。

自傷を行なう理由は自験例でも示したように様々である。Gardner（1975）[3]は，自傷による緊張の軽減と強迫機制に注目し，Rosenthalら（1972）[20]の「自傷を引き起こす本質的な要因は離人症」とする考えには賛成していない。しかしきっかけは，Aschら（1971）[1]が指摘するように，親しい人から拒絶され居場所を失ったときの怒りと続いて生じる離人感（「こころが何も感じない」）を経験したまさにその瞬間に自傷をおこなう場合が多い。しかもその発現には，Menninger（1938）[14]が指摘するように，自傷は自己懲罰的で破壊的だが，同時に自己をも癒す，もしくは少なくとも自己を守る行為である，という指摘は忘れてはならない。心の痛みに打ち克つために体に痛みを与える，自分を「悪い」存在と考え罰を与える，感情をコントロールする，周囲を支配したい，感情の麻痺に打ち克つ，ための行為なのである（Gunderson, 2001[6]）。このように自傷という行為そのものに矛盾があるために治療上，まず患者を受け入れる必要がある。

症例1）小学生の頃から始めたリストカット

20歳の女子学生は，治療がはじまって8カ月後，リストカットの始まりについて語った。小学4年の頃から腕を切り始め，リストカットという言葉を知るようになったのは高校生になってからだという。両親の喧嘩が絶えないために家の中はいつもメチャメチャだった。母親がおかしくなったこともあった。その頃，クラスでいじめられて，むかついたときに本をカッターで切り刻んでいた。あるとき，それでも気が収まらなくて，自分が嫌になったことと重なって，「自分を切っちゃえ」と思って腕を切るようになったという。

精神科治療を受けるようになったのは大学に入ってからである。通学の時には鞄にいつもカッターを入れていて，イライラしたときに学校のトイレで切ることもあった。むかついてイライラする原因は課題や試験に追われて余裕がないときが多い。カッターを持たないようにすればよいのだが，それだと他の方法（飛び降り）をやってしまいそうで怖いという。人に当たるとよいとも思うのだが，根っからのいい子ぶりっ子で嫌われるのが怖いと説明した。

上記の症例はリストカットの始まりと力動的意味をよく説明してくれる。しかし大切なことは，症状の力動的意味を知ろうとすることで治療者と患者の関係に歪みが生じることである。治療者が症状の意味に没頭すると，心理的に理解と共感を求めている患者とのあいだでコミュニケーションギャップが生じ，患者の分離不安を刺激し自傷を引き起こすことがあるからである。呈示した症例もリストカットについて詳しく話せるようになるのに9カ月間の治療を要している。こうした自傷患者を数多く治療していると，患者の心理を理解しようとする余り，過去の症例に患者を当てはめようとすることによって患者との心的距離が遠くなることが多々ある。毎回のセッションで，何も考えずに，いつも新たな気持ちで頭を真っ白にして面接に望むことが望まれる。これは初診時にも大切なことである。

症例2）何も語らない思春期例の初回面接

心療内科から，患者が一言も喋らないのとアームカットの傷の深刻さのために，女子高校生が母親と一緒に紹介されてきた。筆者の前でも一言も口を開かない。このように心は開かないが診察は拒否しない思春期患者の面接には骨が折れる。なす術がなく治療者のこころはいろいろな感情に支配される。依存と反抗，アンビバレンス，と患者の心理を読んでコミュニケーションをとろうとする。そして「無理やり連れて来られた」ことに焦点を当てようか，「診察を拒まなかった」ことに

切り口を見出そうか，あれこれ迷う。しかしうまくコミュニケーションをとろうと必死になること自体がすでに転移逆転移状況に陥っている証拠でもある。

　関係をとろうとすること自体が治療者に緊張を与え，治療者の連想を拘束するからである。であるから，無理にコミュニケーションをとろうとしないで，「いくつか質問するからね」と前置きして，病歴は聞かずに症状だけを聞いていった。それに対して患者はかすかに首を振るだけである。緊張場面なのに表情は少しも動かない。それで脈拍を測ると60以下である。皮膚は冷たくない。心身のスプリッティング（splitting）が起きていると考えられた。患者は関係を拒否しているのではなく心理的レベルで関係を持つことができないでいるのだと考え，黙々と診察を続けていった。すると，治療者との関係が微妙に変化してきた。治療者の方が緊張していないので患者は治療者に身を任せ始めたのである。かたわらで母親も「この子が自分に始めて傷つけたのは学校に行けなくなって，私が無理に行かせようとしていた中2の3学期の始業式の朝でした」と口を挟んだ。「ちょっと傷を見せて」と促すと，患者は同意し，左利きなので右手を差し出した。無数の切り傷が前腕全体にある。久々に見る重症ケースである。患者は治療に通うことに頷いた。すると母親が「来週は試験なので来れそうにない」と口を挟んだ。治療者は間一髪「通院を優先したら」と患者に話しかけると患者は頷いた。これで治療関係が確立し，患者は週に1回通うようになった。

2）リミット・セッティングについて

　精神症状よりも行動優位のボーダーライン患者にリミット・セッティングを推奨するのは，Masterson（1972）[14]である。Masterson以前は，習慣的に，外来患者に限界を設定し始める前に「関係を確立」することが求められていたが，彼はできるだけ早い時期に限界を設定することが治療同盟確立の無二の手段である，と強調する。

　筆者は外来ではリミット・セッティングを行わないことを原則としている。筆者の治療スタイルは英雄的なまでの情熱と治療の限界性を常に意識しながら治療するStone（1990）[23]流のやり方である。まず自傷という自己破壊的行動化を問題視するのではなく，「それがゆえに治療に通っているのだ」と全面的に受け入れる。とことん受け入れられるとそこに関係性が芽生えてくる。治療の妨げになる問題行動や不安定性は関係性の歪さとして現れ，治療者はそれをホールディングし，ときに彼らに情緒的に対峙し，人と安心して付き合えるような人間関係を育てていくことになる。

　筆者がリミット・セッティングをしない第二の理由は，自己破壊的な行動化（自殺企図や手首自傷）に対して行動化を起こさないような治療的環境つくりを主眼にしているからである。自傷という行為には自己への攻撃でもあり自己を守るという矛盾があるので，行動を制限することは彼らの自己を癒す方法を奪ってしまいかねない。であるから，問題は自傷行為そのものに焦点を当てるのではなく，そうせざるを得ない心理的矛盾をホールディングする環境の設定が重要になるのである。あるいは，自傷行為にリミット・セッティングをするのであれば，Leibenluftら（1987）[10]が指摘するように，自傷にとって代わる方法を提供するか，さもなければ薬物治療で彼らが心理的苦痛を耐える程度までに軽減する必要がある。あるいはLinehanら（1993）[11,12]による弁証法的行動療法のように自傷行為を受容する一方で積極的に行動化を防ぐ方法を編み出さねばならない。

　しかも，入院患者と違って外来患者は限界を設定するのに環境側（入院施設）の利点を利用できないハンディキャップがあるので，実際に行なおうとすると種々の問題が持ち上がる。たとえば，リミット・セッティングする基準は治療者の治療姿勢（BPDを積極的に受け入れる懐の深さ），治療者の技術的問題，治療者を支える環境の問題（相談できるスタッフや入院施設をもっている）によっても変わってくる。それだけに治療者の逆転移の問題に左右されるのを免れない。リミット・セッティングが治療者の不安に由来することだってある。不安に晒されると，患者との手続きを根気よく丹念に取り交わす余裕がなくなり，「今・ここで」の患者の心理を放置してしまうと

か，あるいはリミット・セッティングの際の患者との感情的対立を避ける，などといったことが起きるのである。

また，患者と問題行動はしないようにと約束するやり方は，一度そうした関係ができあがると精神療法的関係に戻すことができないという問題も大きい。そもそも衝動コントロールが拙劣な患者にできない相談を押し付けるようなものである。できなかったからといってペナルティを与えるとか，自分の治療の拙さを患者のせいにしてサド・マゾヒスティックな関係を強化するだけである。それでは患者に挫折感を味あわせ，羨望を強めてしまうことになりがちである。患者は超自我転移を起こし，到底安心できる関係は育たない。それよりも自我支持的な環境つくりを現実と治療の両面から行なう方が理に適っている。つまり，行動化を治療側のホールディング機能に原因を求め治療セッティングに工夫をしていくのである。それでも自傷をマネージメントできないときに入院治療を勧めるようにしている。

3）いろいろな技法の工夫

自傷の患者に「自傷の理由」や「過去について」問うことは安易にしない方がよい。経験的に「なぜ切ったの？」と聞くことは反治療的である場合が多い。というのは，患者は質問されることで「やっぱり私は駄目な患者」と治療者に烙印を押される感じを抱きやすいからである。自傷をしたときの状況を想起し，再び不安に教われ，その結果トラウマを強化することさえある。また，淡々と状況を話しているうちに傷つけたことを得意になる者もいて，治療者との関係はより複雑になる場合がある。中には治療者から「当時の状況を憶えていますか」「痛みは感じましたか」などと聞かれていくうちに医源性の疾病利得抵抗を強化することだって起きうる。扱いは非常にデリケートである。

症例3）「なぜ切るの？」と聞かれたときの患者の戸惑い

ある女性患者は他の医師に傷つけた手首を見せたときに「なぜ切るの」と聞かれ，「咎められた」と当惑し，罪悪感を強く感じたという。彼女は手を見せた時に意識的には「自分がコントロール不能に陥っている」ことを伝えたかったのであるが，医師の方は「なぜ切ったの」と咎めるような対応をしてしまったのである。

Grunebaumら（1967）[5]が指摘するように，自傷を行なう前にはいろいろな不快な感情（淋しさ，不安，腹立ち，性的緊張）が混じっているために，漠然としていて，なぜ切るのかを言葉でうまく説明できないものなのである。そのため，「なぜ」という質問は患者を当惑させ，答えきれないことで患者の罪悪感を強めることになる可能性は高い。

治療に入ってからの自傷の場合，自傷の無意識的な意味は医師といった権威者への攻撃である場合がある。患者は治療者に「傷を見せる」ことで治療者の怒りを誘う。この治療者と患者の関係を投影同一化の観点から振り返ってみることは有意義である。患者の無意識的攻撃性に治療者が同一化し，患者を叱り，患者は意識的自己懲罰欲求を満足させる，といった治療の泥沼化が生じる危険性がある。治療者が患者に「なぜ切ったの？」と感情的になっている自分に気づいたときは患者の怒りを扱うチャンスではあるが，それには患者が治療者との関係を探索する自我の強さがないと扱いは失敗する。たとえば治療者が「私に対する抗議の意味でもあるのでしょうか？」と直面化させると，自我機能が精神病水準にある患者は「先生は私が先生を責めていると思っている」「先生を責めたので私は罰を受けないといけない」と感じて自傷を繰り返すことだってありうる。それよりも，乾いた血が付着している皮膚の裂け目を目にしたとき，精神科医は何もできないという現実を受け入れるほうがよい。場合によって外科医に紹介することもあるが，看護師に手伝ってもらって消毒するくらいは実際にできることである。感情的に反応して「二度としないように」と言い渡すのは余計に悪い。

次に過去の体験の扱いかたについて述べたい。先に示したように，筆者の経験では確認されただけでも，両親の離婚や別居が23例（24.5％），幼少期の虐待が20例（21.3％）ある。彼らの生立

ちは不幸である。アメリカでは1980年代からPTSDとの関連で虐待に関する研究が数多く報告された[28]。BPDに限って言うと幼少期の性的虐待率は25％から33％という報告はショッキングなものだった。しかし多くの研究は患者の過去を掘り出すだけで彼らの対処についてまでは論述されなかった。洞察を志向する精神療法の場合，現実の困難を解決するために過去にさかのぼって過去を正直に想起することが基本になる。しかし虐待の体験を持つ患者の場合，過去を思い出すという分析的作業はトラウマの再現になりかねないので，「過去を問う」ことには慎重であらねばならない。そのために力動的な知識と技術を持ち合わせた支持的精神療法で患者の現実適応を強化する方法の方が推奨される（Rockland, 1987[19]）。

症例4）性的外傷を持つ自傷患者

女子高校生がリストカットと抑うつで受診してきた。両親は彼女が幼い頃に離婚した。彼女は母親のことを「あの人」と呼んだ。別の日に母親が彼女の同意を得て受診してきた。母親の話によると彼女は2歳半のときに近所で性的いたずらを受けた。そのとき彼女は母親に「何も聞かないで」と言った後は，明るく元気に振舞っていたという。しかし小学4年のときに未遂に終わったが再び性的いたずらに遭った。それから彼女は変わり始め，友達も少なくなり，部屋にこもることが多くなって，中学2年では口数も少なくなり抑うつ状態になった。この変化には母親も気づいてはいたが，受験のストレスによるものと考えそれ以上の介入は控えた。

彼女は希望の高校に入学したけれどすぐに退学し精神科に通い始めた。1年後に当院を受診してきたのだが，このような患者を精神科治療のなかで救えるだろうか治療者は悩んだ。治療者は治療関係が確立するまでは過去に触れない方針でハロペリドール0.75 mgを投与し，面接は現実問題を中心に心がけた。再び通い始めた単位制高校における級友との関係，母親をどうしても信頼できないこと，そのために一人ぼっちであること，などを語りながら治療は進んだ。彼女の口から幼い頃の性的いたずらのことは語られることはなかったが，高校での適応は改善された。

最後に，これまで共感と理解をする治療者の存在の重要性について述べてきたが，稀ではあるが患者の自傷行為を本気で叱ったことで治療が好転した経験について述べたい。患者ははじめて自分と向き合ってくれた人として感謝した。

症例5）鋏で皮膚を切り取る患者を叱る

患者は高校を中退した後，10代で結婚し，子どもを2人もうけた後に離婚した。他の病院で自殺企図のために強制退院になって当院を受診した患者である。彼女の両手両足は鋏で切り取った傷が無数にあった。受診3日後に娘と口論とになり皮膚を鋏で切り取って友人に連れられて再受診してきた。原因は何であれ，1週間もしないうちに自傷を繰り返す患者に「何を考えているのか」と強く叱って外科を紹介した（60数針の外科的処置を受けた）。叱ったタイミングがよかったのと，そもそも外来で彼女を治療しようとする治療者の方針が彼女の病理の深刻さを誤診した，という環境側（治療者）に問題があったことを話し合った後に，1年以上の経過を必要としたが，患者は立ち直った。

この例はMastersonのリミット・セッティングの治療的な側面を表している。患者の衝動コントロールに自信がないことを治療者が理解することによって患者は自身の病理性をホールディングされ手を差し伸べてもらったと感じたのである。

III 各種相談所や教育現場での対応

1 手首自傷を見つけたら

先にも説明したように，自傷について安易に「なぜ切ったの？」と聞かないことが大切である。漠然としておりこの質問ほど辛いものはないという。「なぜ」と聞くより，患者サイドに立って，「なぜ彼女は自分を傷つけたのか」と自問自答するほうがよい。そもそも安易に「なぜ」と聞く質問の仕方は，皮肉った言い方をするなら，プロとしては楽をしているだけで真剣に仕事をしているとは言えない。トイレで手首を切り保健室に現れた女子学生の対応について，筆者は学校の相談に以下のような回答をしたことがある。それは筆者

の基本的な考え方なのでここで取り上げたい。文書で,「治療の中で患者の不安を抱えることができるようになると問題は起こさなくなること, それまで時間がかかること, いたずらに自傷を困った問題として対処すると患者はさらに不安定になること, 手首を傷つけて学校関係者の前に現れたときは『どうして切ったの』と問わないこと, 速やかに手当てをし, コントロール不能に陥っていることを理解することぐらいしか周囲はできないこと」などを説明し, その後学校では切らなくなった経験がある。

2 「なぜ切ってはいけないのですか」と問われたら

リミット・セッティングに頼っていると, 患者に「なぜ切ってはいけないのですか」と質問されることがある。この場合, このような質問を発する相談者の心理を想像するとよい。治療者は「分かってくれる」人と思っていたが自分のことを本当に真剣に受け止めてくれる人なのかを確かめたいとき, あるいは理解してはくれる人だとは思うが本音を聞きたくて探りを入れるとき, あるいは現実検討能力を失っている場合などが考えられである。治療者と相談者の関係が微妙に変化しているときである。前者の場合は, 2人の関係の変化を取り上げて「私が何を考えているのか信じられなくなってきているのでしょうか」と問い, 後者の場合は自我の観察能力が低下しているので深刻な精神状態に陥っていることを念頭に他の現実生活の様子を訊ねるとよい。自傷以外にも生活に支障を来たしているとき, あるいは彼らの行為に理解・共感できないとき[25]は専門家への紹介を考えるときかもしれない。

3 自傷に関連して抜毛や自発的嘔吐に気づいたときの対応

自傷患者の公式「衝動コントロールの機能不全」がすべての患者に当てはまらないことは先に指摘したとおりである。この衝動コントロールの機能不全という考えは抜毛症(トリコチロマニア)や自発的嘔吐においても DSM-IV や ICD-10 の診断の基本的な考えである。ICD-10 では抜毛行為を「髪の毛を抜くという衝動に抵抗することに繰り返し失敗して生じる, 顕著な毛髪損失によって特徴づけられる障害。毛髪を引き抜く前には通常緊張感が高まり, 引き抜いた後には安堵感と満足感が生じる」と衝動コントロールの機能不全に重点を置いて, 強迫と同列と考えている。

抜毛症はフランスの皮膚科医 Hallopeau M が 1889 年に最初に報告して以来, 1960 年代までは精神分析の立場からの報告が多い。精神分析の初期の研究は頭髪の象徴や症状の意味についての論及が多く, 60 年代以降は母子関係へと視点が移っている。Mannino と Delgad (1969)[13] は, それまでの文献をレビューし,「抜毛症はよくある疾患ではない。女子に多く発症年齢は幅広い。幼少期の母子関係における情緒的剥奪体験が症状形成に関与している。症状としての抜毛は発達段階においてそれぞれの意味をもつが, 後にはオリジナルの意味は曖昧で重要でなくなる」と要約している。一方, 1970 年代からは行動療法や薬物治療が効果を挙げているという報告が多くなる。

わが国では森岡 (1987, 1996)[16,17] の論文が治療的に優れている。森岡は, 抜毛症を, 抜毛時に痛みや快感を伴うこと, 自分の気持ちを和らげ, 慰めるという病的な移行現象と見なせる場合が多く, 他の神経症性習癖(指しゃぶり, 爪かみ, 爪いじり, チックなど)をしばしば伴うので神経症性習癖の一つと考えている。森岡の発症時期と発症要因による3つの分類は臨床的である。発症要因として, 愛着していた人物の喪失体験, 新たな環境ストレス, 不安緊張を和らげる手段の喪失の3つを挙げ, ①幼児期(10歳以前)の発症の場合, 家庭内の一時的な問題で反応性に抜毛が起きる。治療は環境の変化が重要で予後はよい。②前思春期の発症で神経症性と考えられ, 強迫性などの性格の偏りがあり家庭内葛藤が存在する。治療は女性性や攻撃性の表現があると予後はよい。③思春期以降の発症では人格障害に伴うものが多く, 他の精神症状や問題行動の存在や対人関係の著しい障害が認められ,「対象恒常性が不安定で身体以外に移行対象が乏しい」という早期の母子

関係の障害を指摘している。治療は困難で，情緒的な不安定さや社会的な能力の欠損がある場合，移行現象の発見が治療的である，と結論づけている。

　自発的嘔吐の場合，肥満恐怖から吐くようになった者が後には自体愛的満足を求めて密かに繰り返すようになる患者が少なくない。そうなると治療への動機づけが重要になってくる。そのため自ら相談することは少ない。精神科を受診してくる「過食→自発的嘔吐」を繰り返す患者の多くが高校生でダイエットをはじめ，リバウンドで過食が始まり，自発的嘔吐をはじめるようになり，大学生もしくは社会人になってから医療機関を受診してくる。これらの事実から言えることは，自発的嘔吐を問題視して相談を求めてくる者は治療動機が確かで予後は良いと考えられる。偶然に，たとえば自律神経失調状態や顔色の悪さなどから渋々告白された場合，治療への動機があるかないかが医療機関への紹介につながる。

文　献

1　Asch SS：Wrist Scratching as a symptom of anhedonia: A Predepressive State. Psychoanalytic Quar 40; 603-617, 1971.
2　Favazza AR：Bodies Under Siege — Self-Mutilation and Body Modification in Culture and Psychiatry. Baltimore and London; The Johns Hopkins University Press, 1996.
3　Gardner AR, Gardner AJ：Self-Mutilation, obsessionality and narcissism. Brit J Psychiat 127; 127-132, 1975.
4　Greenberg HR, Sarner CA：Trichotillomania. Arch Gen Psychiatry 12; 482-489, 1965.
5　Grunebaum HU, Klerman GL：Wrist slashing. Amer J Psychiat 124(4); 527-534, 1967.
6　Gunderson GJ：Borderline Personality Disorder, A Clinical Guide. American Psychiatric Publishing, 2001.
7　川谷大治：親に暴力を振るう子どもたち．精神分析研究 39(2); 15-24, 1995.
8　川谷大治，諸江健二，妙木浩之：境界性人格障害の精神科診療所におけるケースマネージメント．精神療法 29(3); 564-572, 2003.
9　川谷大治：精神科臨床におけるウィニコットの活用．In：妙木浩之編：現代のエスプリ別冊 ウィニコットの世界．至文堂，2003.
10　Leibenluft E, Gardner DL, Cowdry RW：The inner experience of the borderline self mutilator. J Personality Disorders 1(4); 317-324, 1987.
11　Linehan MM：Cognitive-Behavioral Treatment of Borderline Personality Disorder. New York; Guilford Press, 1993.
12　Linehan MM：Skills Training Manual for Treating Borderline Personality Disorder. New York; Guilford Press, 1993.
13　Mannino FB, Delgado RA：Trichotillomania in children：A review. Am J Psychiatry 12; 505-511, 1969.
14　Masterson JF：Treatment of The Borderline Adolescent: A Developmental Approach. New York, Wiley, 1972.（成田善弘，笠原嘉訳：青年期境界例の治療．金剛出版，1979.）
15　Menninger KA：Man Against Himself. New York; Harcourt Brace, 1938.（草野栄三郎訳：おのれに背くもの　上・下．日本教文社，1962.）
16　森岡由起子：発達段階からみた Trichotillomania（抜毛症）の病態と心理療法に関する研究．小児の精神と神経 28(4); 255-263, 1987.
17　森岡由起子，生地新：トリコチロマニア．In：本城秀次編：今日の児童精神科治療．金剛出版，1996.
18　西園昌久：対人恐怖と手首自傷―性同一性障害としての危機介入．In：清水将之，村上靖彦編：青年の精神病理3．弘文堂，1983.
19　Rockland LH：A supportive approach：Psychodynamically oriented supportive therapy — Treatment of borderline patients who self-mutilate. J Personality Disorders 1(4); 350-353, 1987.
20　Rosenthal RJ, Rinzler C, Wallsh R, et al：Wrist-cutting syndrome: The meaning of a gesture. Amer J Psyciat 128(11); 1363-1368, 1972.
21　Siomopoulos V：Repeated self-cutting：An impulse neurosis. Am J Psychotherapy 28; 85-94, 1974.
22　Soloff PH, Lis JA, Kelly T, et al：Self-mutilation and suicidal behavior in borderline personality disorders. J Personality Disorders 8(4); 257-267, 1994.
23　Stone MH（大野裕訳）：ボーダーラインの怒り―治療可能性の境界：フォローアップのデータと治療の可能性について．精神神経誌 92(11); 81-93, 1990.
24　牛島定信：思春期女子の暴力的解決―手首自傷症候群．教育と医学 7(7), 1979.（牛島定信：思春期の対象関係論．金剛出版，1988. に所収）
25　Winchel RM, Stanley M：Self-injurious behavior: A review of the behavior and biology of self-mutilation. Am J Psychiatry 148(3); 306-317, 1991.
26　Winicott DW：Maturational Process and Fascilitating Environment. London; Hogarth Press, 1965.（牛島定信訳：情緒発達の精神分析．岩崎学術出版社，1977.）
27　Winicott DW：Playing and Reality. London; Tavistock, 1971.（橋本雅雄訳：遊ぶことと現実．岩崎学術出版社，1979.）
28　Zanarini MC, Williams AA, Lewis RE, et al：Reported pathological childhood experience associated with the development of borderline personality disorder. Am J Psychiatry 154(8); 1101-1106, 1997.

第2章 不登校児を理解する

齊藤万比古

I 概念の変遷とその課題

"不登校"は，現在の児童期および思春期の子どもにとって，かなり身近な非社会的病理現象であるといえるだろう。不登校という現象は，その出発においては単一の小児神経症概念という文脈でとらえることができると考えられていた。例えばJohnsonら[6]が，この現象を分離不安が背景にある特異的な恐怖症と理解し，"学校恐怖症(school phobia)"と呼んだことはよく知られている。その後，恐怖症概念だけでは説明できないこと，神経症と理解するよりは特異的な人格傾向と考えたほうがうまく理解できる慢性的な学校欠席状態があるとする指摘もあり[3]，学校恐怖症概念は神経症的な学校欠席の一部しか説明していないとする考えが一般的になっていった。それにつれて"refusal to go to school(Warren)"や"school refusal (Kahn)"等の概念が登場し，わが国でも"登校拒否"と呼ぶのが普通になっていった。

1975年には，その後の精神医学的発想を大きく変えることになる米国精神医学会による精神疾患概念およびその診断基準集の第3版(DSM-III)が公表されているが，そこでは学校恐怖症ないし登校拒否という概念は疾患概念としては採用されず，"分離不安障害"に含まれる症状ないし現象という位置にとどめられている。1985年にはAtkinson[1]は登校拒否の異種性について議論し，1989年に「登校拒否は単一の症候群ではなく，様々な力動によって出現してくるありふれた現象である」[2]と述べ，登校拒否概念の意義を限定的なものと位置付けた。

わが国では前述のように，50年代後半に"学校恐怖症"として初めて紹介されているが，その後すぐに"登校拒否"という用語が広く受け入れられ，90年代までそれが続いてきた。その間，登校拒否をめぐり，分離不安論や父性弱体化論といった登校拒否児童の特性と親子関係に原因を求める立場の関係者と，学校原因論を主張する関係者の間の論争が沸騰するというわが国特有な状況が出現している。1992年，当時の文部省は学校不適応対策調査研究協力者会議の報告[4]を受けて，登校拒否を「どの子どもにも起こりうる現象」として公認することで，顕著な対立が続いてきた議論を和解へと向けようとした。このことを機に，この現象は"不登校"と呼ばれるようになって現在に至っている。

しかし2003年4月，文部科学省は不登校問題に関する調査研究者会議の報告書として「今後の不登校への対応のあり方」[9]を公表し，再び不登校問題をめぐる議論の方向を変えようとした。これは，92年の報告に基づく不登校理解とそれへの支援策の修正を是とした上で，この10年間は図1に示したように不登校が増加し続けてきた10年間であったことを認め，新たな支援策の必要性を指摘した報告となっている。また，不登校は青年の「ひきこもり」につながる可能性を否定できないと指摘し，学校復帰ないし社会への参画を援助する様々な働きかけを，学校の内外を挙げて考慮すべきであると提言している。

現在，児童青年精神医学の領域では「不登校」という概念なしに不登校状態の子どもを評価し診断することが普通になってきた。このことは，例えば分離不安障害，社会不安障害，過剰不安障害，気分変調症，あるいは適応障害の子どもがその症

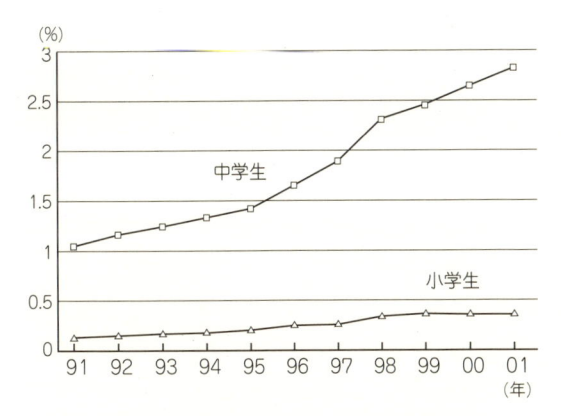

図1 不登校（年間30日以上の欠席）出現率の推移

表1 不登校の多軸評価

第1軸：背景疾患の診断
第2軸：発達障害の診断
第3軸：不登校出現過程による下位分類の評価
第4軸：不登校の経過に関する評価
第5軸：環境の評価

状として不登校状態を示しているという理解をするということである。しかし，こうした各種疾患の付随症状として不登校をとらえるという姿勢では，不登校に陥る子どもの背負う特殊な苦悩や心理社会的課題の質と量が正当に評価されない恐れがあることに加え，学校を長期欠席する子どもの理解をめぐって，医療界と教育界の乖離が生じる可能性を孕んでいる。

こうした不登校論の歴史と現状を踏まえ，筆者は本論で，可能な限りバランスよく個々の不登校とそれに関連する問題を評価・診断し，不登校特有な治療・援助策を工夫するのに役立つ戦略について検討したい。

II 不登校の診断・評価

不登校の診断・評価という作業は，個々の不登校ケースに適合したテーラー・メードな治療・援助法を提供できるよう，様々な評価軸にしたがって多軸的に行われるべきものである。多軸評価という場合，軸を何種類に設定するのが最適であるかは各臨床家の裁量の範囲ではあるが，あまり評価法が複雑すぎるのも使い勝手が悪いと思われるので，筆者は表1のような5種類の多軸評価を選択した。

■ 第1軸：背景疾患の診断

不登校を主訴として受診してきた子どもの診断・評価の第1軸は，不登校という現象を示している子どもの精神状態や精神機能が病理的といえるか否か，そして病理的であるならばどの疾患概念が適用されるべきかを評価し，その結果を"診断"として明確にすることを求める。これは，不登校とそれ以外の病理現象や問題行動などを並列的に並べ，その各々はいつからどのような順で始まったのか，各々の出現には因果関係があるか，それとも個々に独立した現象であるのか，あるいはある疾患の連続的なプロセスと考えるべきなのか等の検討を行い，さらに各々の深刻度の評価も加味した上で，合致する疾患概念を特定する作業に他ならない。その結果，神経症水準の諸疾患から，不登校は限定的な一症候に過ぎない各種の精神病まで，多彩な診断概念が適用されることになる[5,7,8]。もちろん，不登校ケースには精神疾患を背景に持たないものもありうるが，その多くは適応障害と診断できるだろう。以下で，筆者の経験に基づく不登校の主な背景疾患について概説する（表2）。

1）適応障害

適応障害と診断される不登校は，家族の病気や死，転校などのライフ・イベント，あるいはいじめ，過重な学校活動，両親の不和などの明らかなストレス要因に続いて生じてくるものである。誘因となった出来事やストレス状況に続いて，原因－結果の因果関係が強く示唆される抑うつ症状，不安，行為の問題（自傷行為や非行）等が出現してくるケースに，考慮すべき疾患と言える。適応障害は不登校の最も一般的な原因疾患の一つであるが，経過中に別の疾患（例えば全般性不安障害や分離不安障害）の特徴が優勢になってくるケースも少なからず存在する。不登校が長期化したり深刻化したりする場合には，最初の適応障害という診断に縛られずに，随時診断上の再評価を行うべきである。

2）不安障害

表2　不登校の主な背景疾患（DSM-IV）

1．適応障害　Adjustment Disorders
　抑うつ気分を伴うもの　　Adjustment Disorder with Depressed Mood
　不安を伴うもの　　AD with Anxiety
　行為の障害を伴うもの　　AD with Disturbance of Conduct

2．不安障害　Anxiety Disorders
　全般性不安障害　Generalized Anxiety Disorder
　分離不安障害　Separation Anxiety Disorder
　社会恐怖　Social Phobia
　強迫性障害　Obsessive Compulsive Disorder
　パニック障害　Panic Disorder

3．気分障害　Mood Disorders
　気分変調性障害　Dysthymic Disorder
　大うつ病性障害　Major Depressive Disorders
　双極性障害　Bipolar Disorders

4．身体表現性障害　Somatoform Disorders
　鑑別不能型身体表現性障害　Undifferentiated Somatoform Disorder
　転換性障害　Conversion Disorder
　心気症　Hypochondriasis

5．その他の障害　Other Disorders
　反抗挑戦性障害　Oppositional Defiant Disorder
　選択性緘黙　Selective Mutism
　妄想性障害　Delusional Disorder
　統合失調症　Schizophrenia

　不安障害全体をまとめると，不登校の背景疾患として最も多い疾患であるということに異論はないだろう。中でも小児の過剰不安障害を含む"全般性不安障害"は，不登校の背景疾患としてわが国ではかなり一般的な疾患といえる。全般性不安障害の子どもは，登校のため家を出る前から予期不安のために非常に緊張しており，何度もトイレに入ったり，宿題や持ち物をチェックしたり，腹痛，頭痛，めまいなどの身体症状を訴えたりという特有な状態像を，不登校準備段階に呈していたことを確認できれば容易に診断できる。親や家庭から離れることへの過剰な臆病さを主症状とする"分離不安障害"もまた，かなり一般的な不登校の背景疾患であり，特に小学校低学年では分離不安障害によって登校できない子どもを多数見いだすことができる。思春期の不登校ケースでも分離不安障害は稀ならず診断されるが，これは不登校状況による親への過剰接近状態が作り出した二次性の精神疾患と評価できるものが多い。"社会恐怖"は人前で活動することで恥ずかしい思いや緊張を強いられることへの強い恐れと，そうした社会的状況に対する回避を主症状とする不安障害であり，不登校の背景疾患として特に思春期以降には確実に存在する疾患といえる。社会恐怖の子どもは引っ込み思案ではあるが，ごく親しい人間関係なら親密な交流が可能であることが特徴といってよいだろう。"強迫性障害"が不登校と親和性が高いといえるかどうかを示す資料はないが，この疾患の症状が事態を深刻化させている不登校ケースは稀ならず見出すことができる。その他，パニック障害も単独で，または他の諸疾患と併存する形で不登校の背景疾患となりうる。

　3）気分障害

　不登校・ひきこもりの背景要因となる抑うつ状態は多くが"抑うつ気分を伴う適応障害"の範囲にとどまっているが，抑うつ状態が遷延する場合には，気分障害の一つである"気分変調性障害"も考慮する必要がある。気分変調性障害は慢性かつ軽症のうつ状態を意味しており，子どもでは1年以上続く抑うつ気分が主症状とされる。また，精神病性の疾患である"大うつ病性障害"や"双極性障害"の大うつ病エピソードの意欲・気力の減退の結果として生じる不登校も存在する。これらは重い抑うつ状態が他の時期と明確に区切られた期間生じるものであり，子どもとはいえ突発的な自殺行動もありうることを忘れてはならない。

　4）身体表現性障害

　不登校の子どもの多くが不登校発現の数カ月ないし半年くらい前から不登校の開始直後にかけて，様々な身体症状を発現する[12]。その多くは起立性調節障害をはじめとする自律神経系の機能不全に起因する不定愁訴と呼ばれるもので，葛藤の身体化が強く示唆される場合，"鑑別不能型身体表現性障害"と診断すべきである。これとは別に，身体症状へのとらわれ，あるいはそれへの執着など，身体症状に関わる姿勢の問題が主症状である疾患に"転換性障害"と"心気症"がある。前者は運動機能や感覚機能の消失または異常，あるい

はけいれん様発作などが，身体疾患の証拠なしに，しかも意図的に創作されるのではなく（すなわち虚偽性障害ではなく）出現する場合に診断される。後者は，さして重要でない身体症状について，それが重大な身体疾患の証拠であるという誤った考えに固執する場合に診断される。いずれも不登校と結びつくことがあり，周囲の大人から不登校の合理化のために身体症状を利用していると受け取られがちである。

5）その他の障害

この他，表1に示したような諸疾患が不登校の背景疾患となりうる。"反抗挑戦性障害"は学校の教師や規則，あるいは親への反抗が過剰に強まるケースに診断され，不登校を伴う場合も珍しくない。また学校で萎縮し強い緊張状態にあった"選択性緘黙"の子どもがついに不安と緊張に耐えられなくなって休みはじめるという場合がある。"妄想性障害"は児童思春期の子どもの場合，以前から敏感関係妄想，自己臭恐怖症，自己視線恐怖症などと呼ばれてきた疾患で，他者の視線や仕草に対する過敏で被害的な解釈，あるいは自分の体臭や視線が他者を嫌がらせているといった不合理な確信の下に学校や他人との接触を回避するに至るケースがある。

この他，不登校が"統合失調症"の症状の一つとして，あるいは統合失調症の病前状態の一現象として出現してくるケースがありうる。不登校に伴う不安や様々な神経症性の症状（強迫症状，抑うつ症状，心気症状など）が頑固に治まらず，治療抵抗性の顕著な場合，統合失調症の可能性を常に心に留めておくことを筆者は推奨したい。また，発現数は少ないものの，"双極性気分障害"やその他の精神病性疾患に罹患している子どもの学校欠席も不登校の中に存在しうることも忘れてはならない。

2 第2軸：発達障害の診断

表3　第2軸評価で考慮すべき発達障害（DSM-IV）

広汎性発達障害	Pervasive Developmental Disorders
自閉性障害	Autistic Disorder
アスペルガー障害	Asperger's Disorder
特定不能の広汎性発達障害	PDD Not Otherwise Specified
注意欠陥／多動性障害	Attention-Deficit Hyperactivity Disorder
学習障害	Learning Disorders
読字障害	Reading Disorder
書字表出障害	Disorder of Written Expression
算数障害	Mathematics Disorder
発達性協調運動障害	Developmental Coordination Disorder
コミュニケーション障害	Communication Disorders
受容−表出混合性言語障害	Mixed Receptive-Expressive Language Disorder
音韻障害	Phonological Disorder
吃音症	Stuttering
精神遅滞	Mental Retardation
境界知能	Borderline Intellectual Functioning

発達障害としての重篤度は軽いが，ケースとしての深刻度はけっして軽くない"注意欠陥／多動性障害（ADHD）"や"アスペルガー障害"を含む高機能広汎性発達障害（HFPDD）などいわゆる軽度発達障害の子どもにおける不登校出現の可能性は，"自閉性障害"や"精神遅滞"といった典型的な発達障害より高いものと推測される。実際，筆者らがまとめた複数の医療機関の児童思春期精神科部門を受診したADHD児の調査では，13％という高い比率で不登校が出現していた[1]。発達障害児には，こうした不登校へのある種の親和性ないし脆弱性を考慮に入れた学校や家庭における日常的関わりが求められること，さらには個々の不登校ケースの治療・援助に際して，こうした脆弱性に対応した治療技法や援助システムの修正が必要であること等を考慮すると，不登校の評価・診断過程に各種発達障害の有無を評価する軸を設定する意義は大きい。診断・評価の第2軸で用いる発達障害の一覧を表3に示した。

3 第3軸：不登校出現様式による下位分類の評価

不登校という現象は，子どもが家庭から家庭外の社会へと活動の場を拡大していく社会化過程と，親から独立した存在としての自己の確立へと向かう個人化過程という，並行して進行する2つ

表4　出現様式による不登校下位分類

過剰適応型不登校
受動型不登校
受動攻撃型不登校
衝動統制未熟型不登校
混合型（あるいは未分化型）

の発達課題にわたる危機と考えることができる。しかし、その危機は個々のケースによって質的にかなり異なっており、またこうした危機の質は必ずしも精神疾患の特定によって全て解き明かされるものではない。そこで筆者は、疾患概念の相違を超えて、個々のケースの対社会的な対処法（coping strategy）と、各対処法特有な不適応状態の発生様式によって、不登校を数種の類型に分類することを推奨し[10]、この分類を診断・評価の第3軸とした（表4）。この評価は、個々の不登校ケースに適合した治療・援助策の構築に有益な手がかりを提供できるだろう。

1）過剰適応型不登校

ここでいう過剰適応とは、学校での諸活動や対人関係に適応的であろうとする姿勢の過剰を意味しており、諸活動で他者に認められる成績をあげ続けること、仲間との一体感をもつこと、仲間から浮き上がらないこと等に心を砕くといった姿勢のことである。これは、学校や仲間集団との一体感が親離れによって強まった孤立感や無力感を支えるという意味もあって、思春期年代にあたる小学校高学年および中学生年代の子どもの間にごく普通に観察できる。しかし、この年代特異性と、背伸びしがちな挫折に弱い性格傾向、そして環境的ストレスの三者の重畳するような状況では、過剰適応は容易に危険な水準まで高まり、ついには取るに足らない失敗や挫折を機に、不登校の発現に至る場合がある。

2）受動型不登校

学校生活において、周囲の多くの子どもが過剰適応的にふるまう迫力ある教室の雰囲気に圧倒され萎縮してしまう子どもが少なからず存在する。このようなタイプの子どもは、学校では常に強い緊張を強いられており、常に不安げに身を縮めている。そこへ、不運にも新たなストレスが重畳する事態に陥ると、それ以上学校にとどまることができなくなり、不登校が発現する。

3）受動攻撃型不登校

受動型不登校と見える子どもの中に、大人が次々と指示する不登校の解決策に積極的な反発を見せることなく従いながら、すぐに努力しなくなったり、叱ってもすかしても動こうとしない頑固さを見せるようになる子どもがいる。これが、親をはじめとする過干渉な大人に能動的意欲の芽をさんざんに潰されつづけ、もはや期待を裏切り、努力しないことでしか自己主張できなくなっている受動攻撃的不登校の子どもの姿である。

4）衝動統制未熟型不登校

すでに述べたように、思春期にあたる小学校高学年以降の4、5年間、仲間集団との結びつきへの没頭ぶりが特異的に強まる。しかし、乱暴すぎる、限度を読めない、あるいは仲間内の秘密を保持できないといった衝動性の高い子どもは、仲間集団から調和を乱す子として除け者にされがちである。さらにこのような子どもは、教師からも叱責を受ける機会が多くなってしまう。このように教室の内外で孤立してしまう事態は、子どもの自尊心を踏みにじるだけでなく、怒りを刺激し、学校に対する失望を強める。その結果、学校にとどまる意味を見失い、あるいは孤立への怒りと傷ついた自尊心を抱え、不登校へと突き進んでしまう子どもがあらわれる。

5）混合型不登校

以上の3下位分類の中の複数の特徴を持っているものは混合型ないし分類不能型とすべきである。

4　第4軸：不登校の展開プロセスに関する評価

診断・評価の第4軸は不登校の展開プロセスに関する評価軸である（図2）。一人の子どもが「不登校の展開のどの段階にあるのか」を評価することは、治療・援助法の組み立てや介入姿勢を決定する上で、きわめて有益な情報を与えてくれるはずである。

1）不登校準備段階

不登校の準備段階は、子どもの内面にはすでに

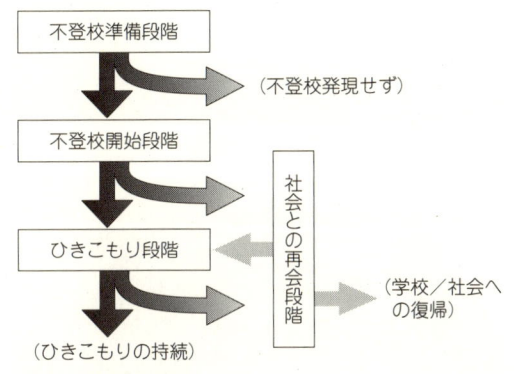

図2 不登校の展開プロセス

不登校につながる心理的葛藤が存在し，発火点へ向けて増幅しつつあるものの，子どもの学校適応は表面的には破綻していない時期といえる。しかし，すでに多くのケースでは，葛藤の高まりに応じた様々な症状や問題行動が現れているが，当然ながら，この段階では本人も周囲の大人も不登校という認識を持つことはない。この段階こそ，第3軸評価で示した下位分類の各類型特有の悪循環が顕在化している段階である。もちろん，多くの子どもはこの段階の状態像にとどまり，やがて不登校に至ることなく回復していくことができる。

2）不登校開始段階

不登校が開始すると，大半の子どもがメイン・ストリームからの脱落によって生じた激しい不安焦燥感や自己否定的な罪悪感に苦しむことになる。同時に，母親への過剰接近という不登校がもたらす独特な母子関係の布置に刺激され，母親につきまとわずにはいられない分離不安，母親を思い通り支配したいという万能的な願望，そして父親をめぐるエディプス葛藤といった退行的な諸感情が刺激されて亢進する。これらの感情があいまって強い葛藤がこの段階の子どもの中で爆発的に高まっていくのである。また，不登校開始段階の子どもは他者からの評価（特に批判的な評価）に極度に敏感かつ防衛的となり，登校の督促に対して頑なな回避と拒絶を示しがちである。

忘れてならないことは，不登校は親にとっても担任教師にとっても重大な挫折体験であるという点である。その結果，親や教師も子どもの不登校に罪悪感と怒りを抱かざるをえず，そのことが子どもを頑なな沈黙や攻撃的姿勢へ追い込んでいくばかりでなく，親－教師間の不信と対立を刺激するという悪循環に陥りやすくする。しかし，何らかの援助や環境条件の変化によって，この段階から学校復帰を含む「社会との再会段階」へと直接動き出す子どもも少なくない。

3）ひきこもり段階

多くの不登校ケースは不登校開始段階からひきこもり段階に進行していく。この段階では，学校をめぐる葛藤が前景に立った開始段階とは一転して，子どもは平然と家庭にとどまり，学校のことに触れない限り穏やかに過ごすという状態像が優勢になる。しかし内面的には，この段階も以前と変わらぬ退行的心性が優勢である。そのため，母親との結びつきはますます共生なものとなり，しばしば母親にしか口をきかず，父親や同胞を排除しようとする姿勢が目立つ。このような母親との共生関係が出現せず，母親さえも拒絶して自室にたてこもる不登校ケースも存在するが，このようなケースは，母子共生関係が形成されるものより深刻な精神病理を伴う確率が高いという印象を，筆者は持っている。ひきこもり段階が遷延する間に，家庭内暴力，顕著な退行，自殺願望，強迫症状などの深刻な問題が新たに出現してくることも少なくないが，これらはひきこもり段階の遷延化をもたらす要因の一つでもある。ひきこもり段階の長短は様々であり，一部には長期間にわたってこの段階にとどまるケースもあるが，大半はやがて「社会との再会段階」へと動き始めるときを迎える。

4）社会との再会段階

ひきこもり段階のある時点から，子どもは徐々に外界に顕在的な関心を向け始め，やがて実際に社会活動に参加する手がかりを求め始める時期を迎える。ひきこもり段階からの移行開始の時点を特定することは容易ではないが，諸症状が目立たなくなり，毎日の生活が「静かに」経過し始めるという変化が，この段階に入りかけた密かな徴候なのであろう。やがて子どもが社会的事象を話題に，それまで避けていた父親と話しこむようになったり，自分の社会参加が俎上にのぼる恐れのあ

る話題を避けなくなったら，社会との再会段階はすでに始まっているといえるだろう。

この段階の初期には，むしろ自己愛的な完全無欠の自己像にしがみつく時期があるが，それは社会との再会を前にした一過性の防衛の高まりにすぎない。やがてその多くが，保健室，適応指導教室，フリースクール，大検予備校，サポート校，通信制高校などへの参加を受容できるようになっていく。

5 第5軸：環境の評価

不登校ケースの支援に関わるとき，子どもを取り巻く以下のような環境の質と量を正確に査定することは重要である。

1）家族要因の評価

多様な家族要因の中でまず行うべき評価は，親子関係に潜む虐待的な要素についてである。子どもの世話をしない，登校を支援しない，子どもに無関心といった「ネグレクト」が不登校への大きな推進力となることは言うまでもない。極端な自己否定や自傷行為，他者への高い攻撃性，怠学的な行動や非行への傾斜，愛着と不信の混在した過度に両価的な対人関係などを伴う不登校ケースでは，各種の虐待の有無を慎重に評価する必要がある。虐待する親が，身体的虐待や性的虐待の証拠を隠すために登校させないという事態さえ生じうることを心得ておきたい。その他，家族構成メンバーの特性，家族史，親の自らの親との関係や夫婦関係の質と問題点，家族のライフイベントなどが評価されるべきである。

2）学校要因の評価

学校に関連した要因もまた，不登校発現プロセスの理解のための，そして治療・援助における当事者能力の査定のための，重要な評価対象である。不登校への学校および教師の関与が一方的かつ権威主義的でありすぎないか，個々の子どもの特異性を受容する柔軟性や幅が存在するか，自己愛的・自己陶酔的な熱心さではないか等について評価する。授業や部活動，あるいは課外活動など学校活動そのものの量と質が子どもに及ぼした影響も，忘れてはならない評価対象である。さらに，

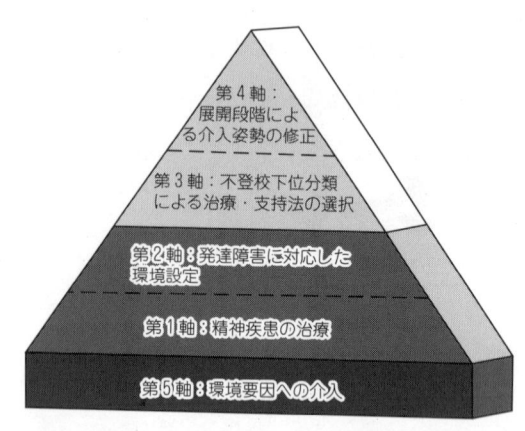

図3　不登校の治療・援助システムの構造

友人関係や学級集団の質は学校環境の重要な構成要素であり，「いじめ」の存在を含めて，中立的かつ冷静に評価する必要がある。また，各学校の不登校児童・生徒に対する援助システムの存在やその質についても情報を得るようにしたい。

3）地域環境の評価

地域要因のうち，子どもの不登校に関与する要因の評価としては，学童保育の質，地域における非行集団の存在，あるいは地域の閉鎖性などが対象となるだろう。非常に閉鎖的な地域社会や，不登校への偏見が優勢な地域では，親は不登校を家の不名誉として子どもを責め，事態を隠そうとするため，支援が非常に難しくなる。不登校への援助機能を持つ公的機関や民間機関の有無も評価すべき重要な地域要因である。日頃から，教育および児童福祉分野の相談機関，医療機関，フリースクール等の情報を収集し，データベース化しておくことが望ましい。

III　不登校の治療・援助

不登校に対する治療・援助は，前章で述べた多軸的でダイナミックな診断・評価の結果を土台として，組み立てられるべきである。筆者はそれを，図3で示すような三層構造の「治療・援助システム」としてイメージしてみたい。

1 治療・援助システムの最深層

治療の基礎構造にあたるこの層では，第5軸（環境）の評価結果と関連して，治療・援助の基

本的な方向を定めることが主な課題である。虐待が進行している子どもの援助は，不登校について考慮する以前に，虐待に対する対応が最優先されるべきであり，児童相談所への通報を含め，子どもを有効に保護することが目標となる。家族機能に限界をもたらす家族要因やライフイベント（家族の病気，死去，両親の離婚，父親の単身赴任など）に関する評価から，何をどのように支えれば家族機能を回復させる援助が可能かという治療・援助の方向を決めることができる。学校環境の評価は，学校の誰と連携すべきかについて指針を与えてくれ，連携対象を絞り込むことができる。また，地域に不登校への偏見が少ない開放的な空気が優勢で，活発な援助システムが存在するなら，それを利用することで，学校には復帰できそうもない子どものひきこもりに取り組むことができる。

2 治療・援助システムの第2層

図3に示すように，不登校に対する治療・援助システムの第2層は，第1軸（背景精神疾患）と第2軸（発達障害）の診断・評価から導かれた背景精神疾患と発達障害を直接ターゲットとする治療・援助が課題である。第1軸評価で精神疾患の診断が確定したケースでは，その疾患固有の治療法が存在しており，その成功によって不登校も改善することが少なくない。

例えば，学校で反復して生じたパニック発作のために始まった不登校の場合には，パニック発作をターゲットとする薬物療法と，認知行動療法や支持的精神療法などを優先すべきである。実際，パニック発作の軽快とともに不登校が改善することが期待できる。同様の期待は，大うつ病や強迫性障害など多くの精神疾患でも持つことができる。また，適応障害と診断できるケースでは，薬物療法よりも休養の保障を含む支持的精神療法が最も適切な治療法となるだろう。

ADHDやHFPDDのような発達障害を背景に持つケースの場合，各々の疾患に特有な認知機能の障害を前提とした教室環境の構造化と特別な教育的支援の導入により，子どもの教室での不安と混乱を軽減することが可能となる。さらには診断が確定するまでは不登校という現象概念でくくられていた統合失調症や双極性気分障害等の精神病性疾患の存在が明らかとなった場合，直ちに薬物療法を中心とする医療介入を開始できる。

3 治療・援助システムの第3層

治療・援助システムの最上層にあたるこの層の課題は，不登校状態がもたらす特有の社会的状況や対人関係の布置，不登校下位分類の各型に固有な問題対処法，不登校の展開プロセスの各段階特有な心理状態等の条件に対応した治療・援助法の組み立てにある。環境要因への介入（第1層の治療・援助）や疾患特異的治療（第2層の治療・援助）がより一般的な介入であるのに対して，この層は不登校特異的な介入ということができる。

不登校の下位分類による治療・援助法の選択については，概略以下のとおりに考えることができる。

《過剰適応型不登校》ケースの留意点は「いたずらに彼らの顔を潰してはならない」ということにつきる。彼らは恥をかき顔を潰されることを過敏に恐れ，不登校について自分を責めそうな人物との接触をかたくなに回避したり，接触しても過剰適応的な良い子を演じたり，強気に平気さを強調したりするだろう。治療・援助者は彼らのその過剰適応的な防備の後ろに隠された傷つきやすさに共感し受容することを通じて，このタイプの子どもが「本当の自分」と直面できる段階まで伴走しながら支えるべきである。本当の自分で社会と太刀打ちできるという均衡のとれた自己愛を子どもが確立するまで，空想的万能感に満ちた未熟な自己愛をいたずらに打ち砕くことなく，しかし目をそらすこともなく，という姿勢を治療・援助者は求められる。

《受動型不登校》ケースの留意点は，「援助を焦って彼らを怖がらせない」ということである。治療・援助者の穏やかでデリケートな配慮こそが，萎縮した子どもの社会に対する恐れを薄れさせ，少しずつ能動性を発揮できるように支えるはずである。

《受動攻撃的不登校》ケースの場合には，前記の受動型の介入とは大きく異なる配慮が必要となる。すなわち，彼らの見せかけの受動性に惑わされることなく，「命令しない，罰しない，しかし関心を持ちつづける」という姿勢を辛抱強く保たねばならない。それはあたかも，彼らの自己肯定感の復活と能動性の再現を信じて待つ「我慢比べ」のようなプロセスと考えてよいだろう。

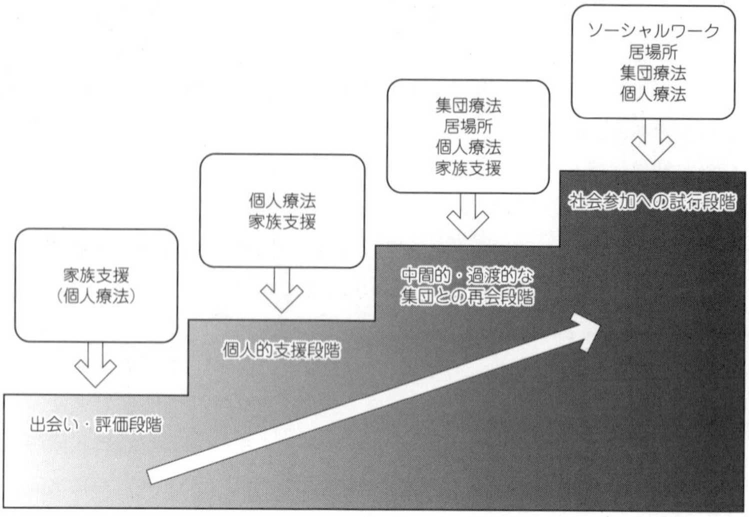

《衝動統制未熟型不登校》の治療・援助における留意点は，このタイプの子どもの「行動化に対する制限を大人の怒りや嫌悪の表現と感じさせない工夫と姿勢」と表現してよいだろう。すなわち，これまで周囲の大人や子どもと対立関係に陥ることが多く，叱られたり罰せられたりすることの多かったこのタイプの子どもに，制限はむしろ彼らの誇りを傷つけないための保護であり，限界設定はどう振る舞うべきかを知るための方法であることを，治療・援助者の関わりを通じて伝達することが，治療・援助の主な課題となる。

《混合型不登校》ケースの治療・援助は各型の留意点を柔軟に組み合わせたものとなるだろう。

不登校の治療・援助法は，ケースが不登校のどの段階にいるかによっても異なった工夫がなされるべきである。《不登校準備段階》は不登校と認知される段階ではないので省略する。《不登校開始段階》の混乱状況への介入については，筆者はあまり単一の介入姿勢（「登校刺激をしてはならない」「登校刺激すべき」など）に原則化しないことを推奨したい。治療・援助者はこの時期の混乱状態の中で展開する子どもの状態像，親子関係の特徴，学校の介入姿勢などを偏見なしに観察することが求められる。まずは親や学校がそれぞれに持てる手段とこれまでの結びつきの歴史を踏まえて子どもと真剣に向かい合うべきであるし，そ

図4 不登校・ひきこもりの治療・援助法の展開

のことに軽々しく「専門家」が横槍を入れるべきではない。開始段階の治療・援助目標は「いたずらに絶望したり焦ったりせずに，子どもの気持ちに耳を澄まし向かいあおう」という気持ちを親や学校の担当者に持ってもらうことにある。

《ひきこもり段階》では多くのケースで開始段階ほどの混乱状態は見えなくなるものの，変化に乏しい膠着状態であり，治療的介入の難しさは開始段階に勝るとも劣らない。この段階の治療・援助の目標は「子どもとの共生関係に陥りやすい母親を孤立させない」ということにつきるだろう。不登校ケースが医療の場に登場するタイミングは，多くが開始段階からこの段階に移行した頃である。開始段階およびひきこもり段階では，背景疾患や精神症状に対する薬物療法や子どもへの支持的精神療法を実行できるケースもありうるが，大半のケースでは精神科治療への頑なな拒否のために，親ガイダンスなどのより一般的な家族支援が中心となる。

不登校の治療・援助が本格化するのは多くのケースで，《社会との再会段階》に入る頃からであり，治療に本人が主人公として登場するのも多くはこの段階である。動き出したばかりの子どもの傷つきやすい能動性を無配慮に潰すことなく支えていくために，治療・援助者は図4に示したような治療の展開プロセスを念頭に置くことを求めら

れる。治療・援助の焦点は，まず親機能（家族機能）の支持，次に登場するようになったケース本人の傷つきやすい心への支援，次に家庭と社会を結ぶ中間段階の集団と居場所の提供とそこでの活動に対する支援，そして最後に本格的な社会参加への挑戦のためのソーシャル・ワーク的支援へと展開していく。本人との出会い以降，こうした家庭から社会へという社会との再会をめぐる展開を一貫して支えていくのが個人療法であり，中間的な居場所である。

IV おわりに

以上，不登校の諸側面についての評価・診断と，それに基づくテーラー・メードな治療・援助システムの提供について述べてきた。このような援助により，義務教育期間中に長期にわたる不登校を生じたケースのうちの70～80％は20歳を越える頃には良好な社会適応状態を持続的に示すようになっているが，10数％は20歳代半ばにはひきこもり状態を呈していた[10]。このように児童思春期の不登校はけっして悪い予後とはいえない現象であるが，後の青年期のひきこもりに直結するケースも存在しており，わが国においては依然として児童思春期の重要な病理現象の一つであると考えるのが適切であろう。

文献

1　Atkinson L, et al: School refusal: The heterogeneity of a concept. Am J Orthopsychiatry 55(1); 83-101, 1985.
2　Atkinson L, et al: Differential classification in school refusal. Br J psychiatry 155; 191-195, 1989.
3　Coolidge JC, Hahn PB, Peck AL: School phobia workshop, 1955 2. School phobia: Neurotic crisis or way of life. Am J Orthopsychiatry 27; 296-306, 1957.
4　学校不適応対策調査研究協力者会議：登校拒否（不登校）問題について―児童生徒の「心の居場所」づくりを目指して．学校経営 5月号臨時増刊（文部省中学校課内生徒指導研究会編：今，登校拒否を考える）45-109, 1992.
5　星野仁彦，新国茂，金子元久ほか：登校拒否におけるDSM-III 多軸診断の試み．福島医学雑誌 35; 401-411, 1985.
6　Johnson AM, Falstein EI, Szurek SA, et al: School phobia. Am J Orthopsychiatry 11; 702-711, 1941.
7　栗田広，太田昌孝，清水康夫ほか：DSM-III 診断基準の適用とその問題点 その15，"登校拒否"の診断学的分類．臨床精神医学 11; 87-95, 1982.
8　Last CG: Anxiety disorders in childhood and adolescence. In: Reynolds WM (ed.): Internalizing Disorders in Children & Adolescents. John Wiley & Sons; New York, 1992; p.61.
9　文部科学省：今後の不登校への対応の在り方について（報告）．文部科学省ホームページ, 2003.
10　齊藤万比古：不登校の病院内学級中学校卒業後10年間の追跡研究．児童青年精神医学とその近接領域 41; 377-399, 2000.
11　齊藤万比古，笠原麻里，佐藤至子ほか：注意欠陥・多動性障害に伴う併存障害の診断・病態・治療に関する研究．厚生労働省「精神・神経疾患研究委託費」11 指-6 注意欠陥・多動性障害の診断・治療ガイドラインの作成とその実証的研究．平成11～13年度研究報告書．2002; pp.51-57.
12　齊藤万比古：子どもの攻撃性と脆弱性；不登校・引きこもりを中心に．児童青年精神医学とその近接領域 44; 136-148, 2003.
13　齊藤万比古：不登校の児童・思春期精神医学．金剛出版. 2007.

第3章　家庭内暴力によって何を訴えようとしているのか

川畑友二

I　家庭内暴力とは

　家庭内で行われる暴力（Family Violence）として海外で問題とされるものは，親の子どもへの虐待（Child Abuse）や夫婦間の暴力（Domestic Violence）であり，これらはわが国でも最近大きな問題となってきている。しかしながら，わが国では以前より思春期を対象とした臨床場面で「子どもによる親（養育者）への暴力」というケースによく遭遇し，依然として我々を悩ませている。わが国特有のこの現象は社会的，文化的そして時代的背景が関与していると考えられているが，このことは家庭内暴力が環境因的要素の強い心理から起こっていることを示唆している。子どもが引き起こした家庭内暴力により，家族内関係の構造がずいぶんと変化し，子どもが自立への一歩を踏み出すことは時に経験されることではあるが，そこには「自立への闘い」というテーマが家庭内暴力の無意識的な目的（精神病理）として存在していることが窺える。だが，最近では「家庭内暴力の低年齢化」とでもいうべき，小学生など思春期前の子どもによる家庭内暴力も時折経験するようになった。これらは社会の時代的変容に伴う家族内構造の変化や子育て環境の変化と関連した現象であろうと思われるが，そこでは「自立への闘い」という意味合いは薄れ，家族構造の不安定さや母子密着に対する警告とでもいうべきものが隠されているように考えられる。

　一言で家庭内暴力といっても，統合失調症圏から人格障害圏，神経症圏までさまざまな病態を含んでいるので論じるには注意が必要であろう。本稿では，家庭内暴力を子どもによる親に対する直接的な身体への暴力，言葉の暴力や器物の破壊などを含めた「相手に屈辱感を抱かせる行為すべて」とし，一つの症候としてとらえて論を進める。症例を通して，家庭内暴力と家族内関係の構造との関連に注目し，彼らの心理的背景の意味（何を言おうとしているか）を考え，それを踏まえた対応についても検討する。

II　症　例

1　症例A（初診時16歳，男性）

　主訴：「同世代の男性が怖くて街を歩けない」といった対人恐怖的訴え。

　家族歴：両親と2歳年下の妹との4人家族で，隣に父方祖父母が暮らしていた。父方祖父は地方の名士であり，父親の男兄弟はみな勉学ができ，都会に出て仕事で成功を収めている。その中で父親は「できの悪い子」として育ち，いくつかの仕事をした後，先祖代々の畑を継いでいる。もともと病弱で人前に出ることを極端に嫌い，家でも一人で過ごすことが多く，また自分の趣味には高価なものを購入するところがある。祖父はすぐに攻撃的にものを言う人であるが，Aには優しい。祖父と父親は仲が悪く，隣に住んでいるにもかかわらず，年に数回しか顔も合わさず会話はまったくないという。母親は世話好きな人で，病弱な夫に反論したことはなく，夫のわがままに従っていた。母方祖父はアルコール依存症で横暴な性格であったが，そういう祖父に対し祖母は文句も言わず辛抱ばかりしているので，母親はそういう親たちが嫌で実家に帰ったことがなかった。

　生育・現病歴：妊娠，出生時はとくに問題なし。幼少期はおとなしく，あまり手がかからない子だ

った。2歳で妹が生まれたときに母親を独占しようと抱っこやおんぶを求めてきたが，母親は男の子が苦手でそれに応えられず，Aのその甘えも少しで治まったという。その頃は父親はAをかわいがっていたが，Aが6歳のときに父親の実家の隣に引っ越した頃から父親は急にAを避けるようになり，口もきかなくなった。そのためか，Aは隣に住む祖父母宅に頻繁に出入りし，泊まったりもしていた。Aは無口で内向的で，学校では友人も少なくいじめられることもあったという。高校に入学したが同じクラスの男子生徒が怖いと訴え，数日で退学した。その後街を歩いていても同世代の男性が怖く外出もできないと訴え，来院した。Aは大柄にもかかわらず，表情やしぐさに幼さが残り，ぼそぼそとあまり多くを語らない。週一回の外来治療を開始したが，一人で外出できないためいつも母親に付き添われて来院していた。

治療経過：数字に関する強迫観念や自己視線恐怖などの症状もあったが，治療開始後しばらくして薬物療法の効果か症状は少し軽減し，家の中では穏やかに過ごせるようになっていた。しかし半年ほど経った頃，隣に住んでいた祖父が癌で入院したことで，「家全体がイライラ，そわそわしている」と母親は語り，それまで安定しつつあるかのように見えたAの症状が再び悪化した。そして，家族で祖父を見舞いに行った際に，父親に「精神科へは一人で通院しろ」と言われたことから父親と口げんかになり，その直後急遽診察を希望し，来院した。「今まで父親と喧嘩したことはなかった。でももう我慢できない」と涙ながらにAは語り，喧嘩したことへの保証を求めているようであった。治療者は初めて父親に歯向かえたことを支持した。母親は「今までずっと夫とAの間に立って仲を取り持ってきた」と述べるが，「夫は病弱だから」と夫をかばう気持ちの方が強く，Aの気持ちには寄り添えていないようにみえた。その後，自宅ではAと父親は互いに避けるようになり，トラブルはないものの膠着した空気が感じられた。喧嘩の2カ月後，治療者は親子で話し合うように指示し，親子三人で話し合いが持たれた。父親は「自分の方が精神的な病気かもしれない。Aとう

まく付き合うよう努力する」と頭を下げて謝り，皆で泣いて抱き合ったという。Aも「言い残したことはない」と語り，症状も一旦軽減した。ところが高校を再受験したいと言い出した頃より不安と焦りが高まり，母親に暴力を振るうようになっていった。そして自宅にはいられないと，祖父宅で寝泊りするようになり両親もそれを容認していた。

祖父が徐々に弱っていくにつれイライラし始めた父親に対し，あれほど父親を怖がっていたAがわざと喧嘩を誘うような言動をするようになっていった。治療開始から約1年後祖父が他界。父親は祖父が亡くなる直前から周囲に当り散らし，夜中に急に家を飛び出したりといった奇妙な行動が見られるようになった。そういった状況の中でAも興奮することが多くなり，母親や妹に暴力を振るったり，父親の大切にしていた物を壊すなど家庭内暴力が激しくなっていった。治療者は暴力に関してはAが謝るべきであるが，Aの言わんとする気持ちを親は考え，お互いの「歩み寄り」が必要である旨を強調した。しかし話し合いを持つことはなかなかできず，緊張が高まっていった。Aは親に対しさまざまな無理難題を吹っかけるようになり，あるとき母親に暴力を振るったことから父親と取っ組み合いの喧嘩になり，Aが殴られるといったことがあった。治療者はAに対して「断られることを承知で無理難題を言って，『両親から拒まれてきた』関係を確認しているようだ。『両親の歩み寄り』を試し，家庭が新しい状態に移る不安をかき消そうとしているのでは」と解釈し，無理難題を言っていたことを怒られるのは当然だと伝えた。Aは頷き涙を浮かべ，母親も初めてAのことを理解できたと涙ぐんだ。その次の面接で，「祖父が死ぬ前，変なことばかりする父親を馬鹿にしていた。でも葬式のときは父親はしっかりしていた。自分も父親が死んだらどうなるんだろうと考えた」としんみり語るAは父親に自分自身の姿を重ねることができたようであった。「喧嘩したときは父親も案外強かった」と笑いながら語ることもできた。その後Aは時々軽い抑うつ感や強迫症状を出しながらも安定し，父親との

関係も敵意に満ちたものではなくなっていった。母親も父親とAの間の問題を距離を持って眺められるようになっていった。そして両親の方から自宅を新築し、Aの部屋を作ることが提案された。Aもその提案をとても喜び、工事の手伝いを大工の人に混じってするようになり、工事が完成したときAは自宅へ帰っていった。その後Aは自動車の免許を取り、バイトにも通うようになった。

2 症例Aおよび治療についての力動的理解

　Aは同世代の男性を対象とした「危害を加えられるかもしれない」という関係念慮的な強い恐怖感を抱き、家庭内暴力と閉じこもり、離人感、強迫症状と多彩な精神症状を持つ人格障害レベルの症例と思われる。この症例の特徴は対人恐怖の対象が自分と同世代のしかも同性と限定されていた点であり、そしてAは同様に対人恐怖的傾向を持つ神経質で弱々しい父親のことをひどく怖がっていたという事実である。治療経過中、父親との関係が変化するにつれAの対人恐怖症状は軽減し、家庭内暴力という形に発展していった。このことからAの精神病理は父親との葛藤に満ちた関係に関連していたと考えられる。すなわち父親に愛されたい、近づきたいという「甘え」の感情と、それを許さず家を支配する父親への怒り、恐怖、憎しみなどの攻撃的な感情のアンビバレントな状態にあったと思われる。思春期においては、同世代の同性に対して「仲間として近づきたい」という感情と「男性性（女性性）を競うライバル」という攻撃的な感情のアンビバレントな状況におかれる。それは父親との関係に近似したものであり、父親との葛藤が同世代の男性へと対象を置き換え、対人恐怖という症状をAに取らせていたと理解されるのである。

　Aの中には父親に対して矛盾する2つのイメージが存在していた。1つは父親が急にAを遠ざけ威圧的に振る舞うことで作られ、母親がそういう父親を立てて家庭の安定を図ろうとしたために強化された虚像の「強い父親」というイメージである。そしてもう一つはところどころに見え隠れする、自分の父親を恐れている神経質で人嫌いな未熟な現実の「弱い父親」というイメージであり、それらのイメージは分裂（splitting）していた。そのイメージの分裂のため、Aは父親の中に男性としての同一化のモデルを見出せずにいて、A自身も男性性に乏しく、同世代の同性と戦えないでいた。男性としてのモデルは、自宅ではなく隣の祖父宅を住処にしたことからわかるように、祖父であったろうと思われる。祖父の存在はAやその父親にとってはもちろんのことだが、家族全体の構造を安定させる重石という意味で家族全体にとって大きな存在であった。その祖父の病気、死という現実の中で弱っていく父親の姿を目の当たりにし、父親に対する分裂したイメージの修正が余儀なくされ、思春期における自立のテーマも重なり、Aは混乱していった。それは三世代に渡る世代間境界の崩壊でもあり、Aは治療者を後ろ盾にして「父親への反抗」として家庭内暴力を始めたと思われる。

　治療者は一貫して暴力は禁止するが、父親そしてそれに追従する母親への反抗は「自立したい」という健康的な自我として受け入れていった。そして、反抗の意味するところをA、両親双方と確認しようと努め、お互いの「歩み寄り」を強調した。しかしながら、診察室での暴力禁止の言葉はなかなか効力を発揮しないため、両親と治療者との信頼関係は揺らぎやすく、また暴力を容認しないことで「理解されていない」ととりがちなAとの関係も不安定になりやすかった。Aと両親のこの板ばさみに治療者はおおいに苦慮させられたが、終始Aと両親との橋渡しとしての役割を取ることに努めた。これは「Aと父親の中を取り持とうとしてきた」母親の役割に近いものではあったが、母親は最終的には父親の肩を持ち十分にその機能を果たせていなかった。それに対し、歩み寄りを強調する治療者を味方につけることで、Aは反抗できるようになっていったのである。これは治療者が同性としての同一化のモデルとなったことをも意味するであろう。そしてまた、祖父の死に際して動揺している父親の弱さに急激に触れたことでAの暴力はますます激化していくため、暴れるAを叩いた父親をも治療者は支持した。それ

までの治療経過から治療関係が壊れずに済んだのが幸いしたが，この治療者の中立的立場を保とうとする態度が父性原理や論理性をこの家庭にもたらし，暴力のエスカレートを防ぐことにもなったと思われる。その結果，Aは「父が死んだら自分もどうなるんだろう」と自分と父親を重ねることができ（父親への同一化），「（父親に叩かれて）父親は弱いと思っていたけど，案外強かった」と語った頃から，暴力と同時に男性恐怖症状も急速に消退していったのである。この治療過程の中で，現実場面ではAと両親との歩み寄りがなされたのであるが，内的にはAの中にあった「強い父親像」と「弱い父親像」という二つの分裂されたイメージが統合され，より現実性を持った父親イメージをAが抱けるようになり，葛藤が軽減されたと思われる。

両親から提案されたAの部屋を作るための家の新築計画は，両親から長年拒まれてきたと感じてきたAにとって，「存在を迎え入れられる」という意味でとても喜ばしいことであったろう。それに対しAは自分で思い立って「少しだけ年上の同性の者たちに混じって」自宅工事を手伝ったが，これはAにとって社会化の足がかりとなっていった。新しい家はまさしく「家族を新たなものにする」という意味をもつであろう。一連のこの出来事は家庭内暴力が何をいわんとしているのかを考えるに当たって大いに象徴的である。つまり，「家庭内暴力がそれまでの家族の支配構造を破壊し，自立へ向けた反抗としての機能を持ち，それが達成されたときに社会化してゆく。そしてそれはまた家庭の中に自分の居場所を作る行為でもある」のである。

ここで両親の精神病理についても言及する，父親は対人恐怖症的な面を持っていたが，それは父親－祖父の関係が関連しており，Aの父子間の問題はとりもなおさず父親－祖父間の問題の再現だったことは明らかである。父親は祖父に恐れを抱き，男性そして父親としての自己確立が不十分であったため，Aがエディプス期を迎えたことに加え，葛藤の対象であった祖父宅の隣に転宅したことで父親は混乱したのであろう。そして，家庭を威圧的に支配し，男の子になってゆこうとするAを遠ざけようとしたと推測される。そのため，家庭全体が前エディプス的段階にとどまっていたのである。母親は息子－夫間の葛藤を夫を立てるという形で処理し，結局はAをないがしろにしてきたわけであるが，夫のわがままやAの暴力に耐える姿はマゾヒスティックともいえ，そこに母親自身の葛藤が見え隠れする。つまり，母親は実家との関係が悪く夫に依存するしかなかったわけであるが，受身的に男性同士の争いを助長し，男性の嫌な面を確認することを繰り返している。そういう意味では，真にこの家庭を支配していたのは母親であるとも言えるのである。母親も結婚以前より自身の親に対する怒りを持ち，男性や家庭というものに対して悪いイメージを抱いていた。そのため男の子であるAを苦手と感じ，Aとの関係がしっくりいってなかったのもそのためだったと考えられるのである。結局，Aは長年にわたり両親にその存在を拒否され，家庭の中に自分の居場所を見出せないでいたのである。

III 家庭内暴力の精神病理 (彼らは何を訴えようとしているか)

彼らが何を言おうとしているか。時間的な経過と共に全体の構図を見とおした視点が必要になる。それは彼らや家族の言動や生活，経過すべてを踏まえて心理的背景を考えていくことでしか得られないものであろう。

1 家族の病理

家庭内暴力を論じるとき，子ども個人の精神病理としてだけでなく，当然その暴力の対象となる家族の問題，とくに母親や父親のあり方や子どもと両親との関係についても考えなければならない。一人の子どもから起こっているように見えても，全体の歪みが少しずつ溜まり，ある時点までは隠されて定常化していたものが，一定の限界点を超えて一挙に噴出してきたと理解されるからである。いくつかの論文が指摘しているように，父親は子育てに関しては放任，逃避的で家庭内では孤立し権威がなかったり，逆にひどく高圧的に出

ることで自身の弱さを隠そうとする傾向がある。また母親は過干渉，過保護的（子ども自身の存在を無視する）で子どもとの共生関係にあったり，あるいは言うことを聞かないと拒否するという形で子どもを直接的あるいは間接的に支配する傾向がある。つまり，Aの症例で見られるように両親ともに内的には男性性や女性性に乏しく，偏った家族イメージを抱いており，結局は「父親としての役割」「母親としての役割」が理解できていないといえるのである。そして，内心お互いを馬鹿にしながら怒っているのだが表面だってその怒りを表現することは少なく，むしろ強く依存し合っている。母親の姿は斉藤[7]が指摘している「家庭内暴力において母親は無意識に子どもの暴力を誘発し，受難者の役割を取ることで自虐的な満足を得，自分の側の憎悪や攻撃性の問題，罪の意識を回避する」というような母親のマゾヒスティックな傾向や強い依存性が関与していると考えられる。たとえば，母親は「（依存している夫とは）もめごとを避けたい」と考え，波風がたたないようにと子どもたちに「ものを言わせない」ように頑なな抑圧，圧迫を与える。それは結局は子どもたちが気持ちを素直に表現することを阻止しているのである。そして結果として存在するのは，両親が共同で作り上げた「家庭内支配構造」に支配された子ども，というわけである。

Shaffer R[8]は「もっとも強い攻撃性は非常に許容的な態度とときたまの厳しい罰との結びつきによる結果であった」と指摘している。確かに家庭内暴力の親たちの養育態度は，「あるところで非常に甘やかし，あるところで極端に厳しい」といったしつけの線引きが曖昧であり，子どもたちに教えることと矛盾した「自分に甘い」行為を親たち自身がとっていることが多い。そのため，子どもは混乱し，しつけ全般を「押し付け」として被害的にとらえたり，怒りを抱くことになるのである。超自我は甘すぎたり，逆に厳しすぎたりといった未熟さや偏りがみられる。

親たちが世間に対し被害的感覚を持ち家族全体が防衛的・閉鎖的になり，周囲との交流が少なく孤立していることも多い。この家族構造は家庭内と家庭外（裏と表）の壁が厚く，内外の格差が大きく，内側では家族間の境界は曖昧である。お互いが面と向かい合えないために話し合いや論理によっての妥協，歩み寄りといった形をとりにくいという傾向もある。家族全体が「前エディプス的段階」にとどまっているといえ，それゆえ一旦家庭内暴力が始まると，支配権を巡る闘いはなかなか治まらないものとなるのである。

石川[2]は家庭内暴力が三世代にわたる問題との関連を，そして成田[6]は世代間境界が確立していないことを指摘している。Aの症例でもわかるように，上述した両親の傾向は親自身の生育歴に根ざしており，父方および母方の三世代にわたる家族内葛藤が世代間伝達し，お互いがそれを強化する形になって子どもに集中すると考えられる。

2 子どもの病理と心理的背景

上述した家族環境の中で育ってきた彼らはどのような内的世界を持っているのであろうか。彼らの特徴としてまず挙げられるのは，強い怒りや不安，甘えたいという欲求を抱き，また親からさまざまなことを押し付けられている（支配されている）と感じているということである。そしてそういう感情を言葉で表現することが苦手であり，自立や反抗を暴力という形でしか表現できない。生来の表現力の差もあるだろうが，ポストクライン派のいうように「自分の感情表現を安心した形で受け止めてもらう体験を通してはじめて自らの感情を表現し，そして意識化できるようになる」ことから考えると，彼らはその体験が薄いといえるのである。Aの症例のように，内的にはむしろ「拒まれて」，孤独で寂しく，自分を表現する機会を失っていることが多い。そのことは表現力の問題だけでなく，自分の存在そのものを受け止めず，拒否している親に対し怒り，寂しさを抱え，そして自立できないのではないかという不安から甘えに固執している彼らの内的世界を作り出すことにもなっているのである。

本人は親に腹を立てているのであるが，かといって外へ出て行くこともできない。それは親に依存欲求が強いということに加えて，家庭外での自

分に自信がもてずにいるためである。それにはいくつかの理由があるであろう。親が抱く価値観による理想の姿の押し付け（有言あるいは無言の支配）は「現実の自分の存在」を受け止めてもらっていないということであり，根底の部分で自分の存在に安心感を抱きにくいのである。そのことは彼らが「現実の自分」と「理想の自分」の乖離とそのギャップに苦しむことにも通じる。また家庭内，外での格差は彼らを外で強く緊張させることとなり，外に対して抵抗感を持つことになる。また，その緊張感から友人関係は苦手なことが多く孤立しやすく，仮にうまくやっているように見えてもそれは表面的で彼らは真に打ち解けず寂しさを抱きやすい。そして，川谷[5]が指摘しているように彼らは「臆病な自尊心」と「尊大な羞恥心」の持ち主ということになるのである。

そしてその状況の中で子どもが思春期を迎えるとき，家庭から逃れ自立したいと望む一方で，彼らは現実場面での自己実現の困難さや傷つきやすさから家庭外へと出て行けない。そして彼らは自分の存在する場所の確保を求めて，家庭内暴力という形で家族構造を変化させようとしているのである。支配されてきた怒りを支配で返すという意味もあるであろうが，この反抗は「環境の失敗に対抗する健康な闘いの一部」（Winnicott D）という意味を持つ。親の引力や本人の依存心が強ければ強いほど，家庭から離れ自立するという作業は困難となり，暴力という極端な形になるのである。

思春期前の子どもによる家庭内暴力については，紙面の都合上症例を挙げられないが，彼らは主に母親に暴力を振るい，理屈をこね弁でも親を悩まし，それを親たちは抑えられないでいる。思春期のケースと比較しても，母子密着の程度がより強く，またしつけの偏りの程度も重大で彼らはやっていいことと悪いことの区別があいまいになっている。つまり親の「子育てがわからない」という問題がよりいっそう深刻で，虐待的要素も含まれてくる。彼らは「しっかりと受け止めてくれない」「道理を教えてくれない」情けない親に暴力を振るいながら，悲しい表情を浮かべているときもある。自ら何がなんだかわからず，どうすることもできない「むづがっている」状態といえるであろう。ある意味ではこれも自立へ向けての闘いといえるのだが，それは社会へ向けての自立ではなく，母親との圧迫的な関係からの脱却である。親も子どももこれからの進むべき方向性に迷い，指し示してほしいと望んでいると考えられる。

Ⅳ 社会的要因
（子育て環境の変化との関係）

はじめに述べたように家庭内暴力は社会的，文化的背景が強く影響する現象であり社会変容に伴う家族や子育ての変化の影響も考えなければならない。

以前にも増して少子化や核家族化が進み，一家族の人数が減っている。女性の社会進出で父親のみならず母親も家庭にいる時間が短くなり，家族という集団のまとまりが減弱した（家族形態の拡散）。その結果「自分に一番親身になってくれる人は誰だろう」と子どもが不安を抱いていることも少なくない。また近所に親戚はおらず，サラリーマンの多くが度々の転勤を余儀なくされ地域になじむ暇もないため，都会では地域社会がほとんど機能していない。その中で親同士も疑心暗鬼からお互いけん制しあい，周囲に溶け込めない親たちは子どもの方しか向くことができなくなり，母子が密着しやすくなっている。一方，父親は急速にその権威を失ってきているが，権威を保とうと懸命に（暴力的に）支配しようとしたり，逆に妻子の機嫌を窺って孤立を逃れようとする者もいる。だが父親は妻や子どもから密かに疎んじられ，妻子に介入することが難しくなっている。そういう家族としての集団的機能が低下している家族に対しては，他人の介入は困難であり，孤立し頑なで閉鎖的な家族が生じる。その中では互いに相手の態度に過敏になり，関係の悪循環化や偏りを招きやすくなっている。また，自分たちの育った社会や環境と現在のそれがあまりにも違うという世代間の価値観の隔たりがあり，子どもたちに対して伝えるべきものを大人たちは見失っている。こういった社会全体の超自我の緩みから万能感と無

力感が混在，潜在化し，それらは世代間境界の喪失や大人の子ども化を引き起こしている。権利のみを主張する誤った個人主義の大人たちをならった「大人を馬鹿にする」子ども達が増えることになったのだろう。

　概して言えば日本の現代社会は子育てが難しく，親子ともに傷つきやすい世界になったということである。その中で家庭内暴力もそのあり方や心理的背景が変化し，とくに家庭内暴力の低年齢化や，逆に家庭内暴力をも起こさず（起こせず）家に居続けるニートという若者の出現を引き起こす要因となっているのであろう。これらは従来の家庭内暴力よりいっそう深刻な問題といわざるを得ない。

V　治療ないし対応

　治療については，親や本人がお互い向かい合い，治療の困難さを乗り越える覚悟を治療者と共有できるかどうかが前提であり，これをサポートすることが重要となろう。覚悟を求める治療者側も同時に，「このケースとどこまで付き合うか」という覚悟をも試されることにもなる。この覚悟は親や子どもが家庭内暴力の原因を見出す努力をし，改めるというエネルギー量にも関連するであろう。治療経過の中で本人や両親自身の現実の姿や生育歴を見つめ直すことになるが，それは無論本人や親を責める材料を探すためではない。子どもが今までどういうことを考え，どういう気持ちで過ごしてきたかを推測し確認していくことであり，また親自身がどういう気持ちで子育てをしてきたかという振り返りであり，それが子どもとの「歩み寄り」の第一歩であると考える。本人が恨みに固執している場合もあるが，これは治療を困難なものにすることになる。

　治療で最も苦慮するのは親子双方が被害感を抱いていることである。つまり子どもは「自分がこうなったのは親のせいだ」と訴え，親は「暴力振るわれて，大変なんです」と訴え，正しいのはどちらか，と治療者は常に突きつけられることになる。その双方の訴えをどちらかを軽んじたり，その板ばさみに巻き込まれ身動きが取れなかったりでは治療は滞ってしまうことになる。暴力という誰にとっても容認しにくい現象であるため子どもを責める気持ちになったり，逆に子どもに思い入れを強くして親を責める気持ちが強くなる場合があるが，その中で治療者は柔軟ではあるが毅然とした態度で，中立的・論理的に物事を進めるよう努力することが求められる。そういう姿を彼らは取り入れていくことになる。

　暴力で訴えている本人の言い分を受け入れることから治療は始まる。彼らは内心では自分と向かい合って自分の存在を認めて欲しいと望んでおり，自分の気持ちを批判なく聞いてもらえるという安心感は治療者との信頼関係を結ぶ糸口になるであろう。彼らの気持ちを行動ではなく言葉で伝えられるように面接場面で語れる雰囲気を作っていかねばならない。さまざまな感情を言葉で表現することが苦手である彼らは，とくに苛立ちや不満を言葉で表現できないばかりでなく，甘えの感情も素直に表現することができない。そのため，彼らに語ってもらうときの治療者の介入は必要最低限に絞るほうが効果的であろう。親や親戚，学校の教師への激しい怒りや不満，時には社会や人間そのものに対しての不信感なども訴え，勝手な言い分や意見が出るかもしれないがそれこそ今現在の，そして現実の本人の想いや姿（面接場面ではまだまだ遠慮したものであろうが）であり，そこからの成長を願うわけである。むしろネガティヴな意見にこそ注目して彼らがなぜそういった意見を持つに至ったのかを考える材料にしたい。程度の問題はあるが，「ああ，あなたはそんなことを感じていたんだね」と，肯定も否定もしない態度で受け止めるとよいであろう。大切な構えとしてあるのは何事も「押し付け」と捉えやすい彼らに対し，自らの感情を表現し，自分の意見を持てるようにコーチすることである。そしてそれこそが自尊心の傷つきやすさを護り，強くさせることであり，外へと目を向かせ，自立を促すこととなると考える。

　また，治療関係が壊れることを恐れるあまり，治療者が率直にものを言えない状況では事態が膠着することが多い。傷つけすぎないような配慮は

求められるが，あくまで「暴力はだめ」というメッセージは送り続けなければならない。そのため時には本人や親を叱ったり，警察の介入や入院が必要となることもある。これは罪悪感や自分をコントロールできない無力感に苦しむ彼らにとってむしろ救いになることになる。しかし入院治療や警察など公的な機関への導入には注意を要する。それが親や治療者からの攻撃や見捨てとして受け取られる可能性があるからである。それを最小限に食い止めるには，その前段階で「これ以上エスカレートすると警察や入院という手段を使わざるを得ない」旨を伝えておくことが有用である。それで暴力の歯止めになるケースもあるであろうし，もし仮に一線を越えたときにも不要な被害感を子どもに残すことは少なくなり，「自分の行動」への自覚が生まれるであろう。また叱るときのコツとしてはその後本人に考えさせる時間，「静かな沈黙」が重要であると思われる。そのときにイライラが見えるようなら，そのことを指摘してあげ，本人が納得できていないことを治療者が気付いたことを伝えるといいであろう。

親の側にも子どもの治療とのバランスを考えながら，ケアが必要となる。とくに母親は子どもの暴力に際し，そういった事態になるまで手助けしてくれなかった夫に腹を立て，治療者に対しても「私の苦しみをわかってくれない」と怒りを抱くことが多い。結局，家族全員が被害的意識を持ち，そういう気持ちのすれ違いが家庭内暴力を助長させるため，その閉鎖性への介入が不可欠なのである。支配することに固執し，柔軟性に欠ける家庭の中に，互いの「歩み寄り」を作るために橋渡し機能が求められる。無論その歩み寄りは子どもと親の間だけでなく，両親間や親とその親，または治療者と家族というすべての関係性について求められる。親も子どもが暴力で何を言わんとしているかを理解していかねばならないが，気持ちを受容することと暴力を受け入れることの違いは大切である。暴力を振るうことで気持ちが晴れ，問題が解決されるはずもなく，不要な罪悪感を抱かせないためにも暴力は極力受けないように工夫させるべきである。母親が子どもを通して自分の怒りを表現するため暴力を誘発している場合もあり，時には子どもから距離をとってもらうことが必要となる。子どもの暴力が始まったために怒りが生じたのではなく，元々自分自身の内に秘めた怒りが存在していたことに親が気付き，世代間伝達されているメッセージからの脱却が求められるのである。それが成されたとき，子どもが家族の支配から逃れ自立していくことを認めることができる。治療過程の中で家族構造の破壊と再構築がなされ，子どもの自己確立の作業が進み，家庭外へ出て行けるとき，同時に親自身の親としての自立もあるのであろう。

VI 結　語

家庭内暴力は子どもの「自立への闘い」という無意識的な目的が存在している。その自立がなされるためには，子どもや親が何を悩んできたのか，そして何を言わんとしているかという理解が求められ，それがなされたとき子どもは自立へと歩き出せると思われる。

文　献

1　土居健郎，小倉清：治療者としてのあり方をめぐって．チーム医療，1995
2　石川元：核家族の「成熟拒否」と子どもの思春期危機―食行動異常，窃盗癖，家庭内暴力，登校拒否．精神医学，31; 585-591, 1989.
3　川畑友二：子どもの家庭内暴力．精神科治療学, 13 (11); 1319-1324, 1998
4　川畑友二：不登校の理解：事例から学ぶ．安田生命社会事業団，1995
5　川谷大治：思春期と家庭内暴力．金剛出版，2001
6　成田善弘：境界確立の努力としての「家庭内暴力」．思春期精神医学, 5; 183-190, 1995
7　斉藤宏，関谷道夫，斉藤由美子ほか：家庭内暴力の病理と治療―施設入所を中心とした多面的アプローチ．弘前大学, 42; 424-431, 1991
8　Shaffer R: Mothering. (矢野喜夫，矢野のり子訳：母性のはたらき．サイエンス社，1975)

第V部
児童精神医学とバイオロジー：
　　最近のトピックス

発達障害と脳研究と，その臨床的応用

第1章 脳の形成と発達,その病理

瀬川昌也

I はじめに

乳・幼小児期はもちろんのこと思春期も脳は発達段階にある。

この期間に発症する精神・神経疾患（発達性精神・神経疾患），特に素因的,遺伝的疾患は,特定の年齢に発症,固有の症状を年齢依存性に発現する。これは,脳の発達過程で神経系に発現した病変はその神経系およびそれに関連する神経系が機能的に十分に発達して,はじめて特有の症状を発現することが可能になることによる。したがって,これら疾患の発症年齢はそれぞれの疾患の主病因となる神経系およびその関連神経系があるレベル以上に発達した月・年齢を示唆する。脳の発達過程では脳幹・中脳モノアミン（MA）系神経系が上位神経系の機能的発達に重要な役割を持つこと,それに臨界齢のあることが知られている。また,これらMA系神経系の活性は睡眠機構成要素,睡眠・覚醒リズムおよびロコモーションに直接反映される。

発達性精神・神経疾患の多くは脳幹・中脳モノアミン（MA）系神経系の異常に起因する。したがって,発達性精神疾患においてこれら生体現象を検索,その異常の特徴をそれぞれの発達過程と対比することにより,病因となるMA系神経系の特定および異常発現の月・年齢を明らかにすることができる。さらに異常発現の月・年齢とそれぞれの臨床徴候を対比することにより,特定のMA系神経系がいかなる臨界齢に,特定の中枢神経系の形態,機能の発達に関与するかを明らかにすることができる。これは,これら疾患の病態解明とともに,ヒトにおいてMA系神経系が高次脳機能を発現させる機序を解明することにつながる。

本文では,乳幼児期に発症,精神・知能の障害を示す素因的遺伝的疾患,自閉症,レット症候群,ギル・ド・ラ・トゥレット症候群の病態を解説するとともに,ヒトの高次脳機能の発達にMA系神経系がいかに関与するかを解説した。

II 自閉症の臨床・病理・病態

自閉症は広汎な発達障害を示し,記憶機能,言語,社会性,および情緒の障害を示すことを特徴とする。遺伝的要因が示唆されており,複数の候補遺伝子が見出されている。その病態についての論点には共通するものがあり,視床・大脳皮質結合の異常,大脳皮質の脱抑制,覚醒制御系の障害が示唆されている[1]。

1 自閉症の神経病理

自閉症の脳は神経病理学的に次の3つの特徴を持つ。それらは,①前脳辺縁系ニューロンの発達の停滞,②小脳プルキンエ細胞の数の減少,③ブロカ対角帯,小脳核および下オリーブの神経核の年齢とともに変化する大きさおよび数の異常である[16]。

①,②は胎生期に脳の発達過程が停滞,停止した状態であるが,③は成人年齢まで病像を変化させ,①,②とは異なる機序が考えられる。

前脳辺縁系の病変は,海馬CA1-4領域,鉤状回,内側嗅皮質,乳頭体,扁桃,および内側中隔核におけるニューロンの小型化と密度の増大,海馬CA1とCA4領域のニューロンの樹状突起のcomplexityとひろがりの減少である[30]。これは神経系

の発達過程の停滞と考えられるが，それが特異的であることは前脳の異常は辺縁系に限られ，線条体，淡蒼球，視床，視床下部，基底前脳および分界条には病理学的変化はなく髄鞘化にも異常は認められないことにもみられる[16]。

小脳プルキンエ細胞に認められる病変はグリオージスを伴わないこと，下オリーブ核に逆行性肥大の認められないこと，特に発達過程のみにみられる下オリーブ核から lamina dissecans への投射の残っていることから，胎生 30 週あるいはそれ以前に発現した発達障害と考えられる[16]。

これに対し，成人年齢まで続く神経細胞の膨大とそれに続く萎縮は，中心被蓋路あるいは歯状核障害による下オリーブ核への順行性経ニューロン伝達に異常をおこした際にみられる病変[11]と類似していることから，シナプス連絡の障害によると考えられる[16]。これらも特定の神経核にみられ，小脳核では室頂核，球状核，栓状核など組織学的に発達障害を呈していないプルキンエ細胞から投射をうけている核にみられ，最も障害されているプルキンエ細胞から投射をうける歯状核にはみられない。したがって単なる発達障害とは異なる機序が示唆される[16]。

大脳皮質は外観的には異常は認められないが，組織学的検索から前帯状回で神経細胞の小型化，密度の増加，および層構造の不鮮明化が認められている[16]。

2 病変部位と自閉症の徴候の関連

自閉症の前脳辺縁の異常は，正常コントロールとの厳密な対比ではじめて明らかになる微細な病変であるが，その障害は自閉症の臨床徴候をよく説明する。一方，小脳の病変は明確であるが，臨床徴候との対比はこれからの課題である[16]。

Papez JW[29]によると，前帯状回，海馬，鉤状回，内側嗅皮質および扁桃は，記憶と感情（情動）に関与する系であり，実験的にこれらを破壊すると，自閉症児にみられる異常行動が発現するという。Bechevalier J と Mejanian PM[7]は，新生児期のサルの両側の扁桃と海馬を除去すると，自閉症に極めて類似した行動が認められることから，自閉症の異常行動は早期の扁桃，海馬およびそれらに隣接する大脳の障害に起因することを示唆した。これらのサルは年齢とともに社会性情緒行動の障害が増悪，成人年齢に達した後も高度の障害が持続する。しかし，同様の病変を成人サルに形成した場合は，わずかな行動異常を呈するのみであった[22]。

DeLong GR[10]は，自閉症には感覚入力，記憶，意識を統合することに必要な中枢性認知処理機構の障害があり，これが硬直した機械的な言動，思考，言語に現われ，情緒の障害をもたらすと考え，この中枢処理過程に海馬の関与が示唆されること，また海馬は小児の言語の language syntax, semantics, pragmatics の正常な発達に関与していることから自閉症を海馬の発達障害と説明することができるとしている。

両側の内側側頭葉を切除されたサル[17]および同部に損傷をおこした患者[41]は多動，社会性の障害，探索行動をおこすとともに，視覚あるいは体性感覚から得た情報の重要度の認識と記憶に障害を示すことが認められている。扁桃は社会性行動の調整への関与が示唆されることから，Baron-Cohen S ら[9]は，自閉症の特徴的徴候の一つである社会性の欠如に扁桃病変も関与しているとしている。また，Sweeten TL ら[40]も扁桃を自閉症にみる社会性の障害に関与する責任病巣と考えている。事実，Papez JW[29]の挙げた神経系は septal nuclei, 扁桃と密な関係をもつ。

一方，サルの両側の扁桃を除去すると，対象物の区分が不可能となり，有害な刺激に対する恐怖感が消退，以前に報酬を得た社会関係からの逃避，新しい環境への順応障害，過去の経験に基づき得られた特定の状況の意味づけができなくなる[23]。また，両側の扁桃を除去したサルは cross modal associative memory の著明な障害をも示すことから，扁桃は脳の多種の感覚系を介する特異的な情報を結合し統括する働きがあると考えられる[25]。これは自閉症児に欠ける能力である。

しかし Amaral DG ら[3]は，macaque monkey の乳児および成獣で行った実験から，扁桃は社会性行動に重要な役割を果していないことを示した。また，扁桃に障害をつくったサルは蛇等，通常恐

怖を感じさせる外界刺激に対する反応を変化させることから，扁桃病変は生活上，新しい仲間に対し嫌悪感（不安感）を引き込むことにつながると考えた。

両側扁桃に病変を持つ患者に社会性の欠陥が認められていないことから，Amaral DG ら[3]は，自閉症の扁桃病変は社会性の欠陥ではなく，自閉症児の恐怖感の増強に関与していると考えている。

前脳は，陳述記憶と habit or procedural memory（手続き学習）に関与する[6,24]。Habitual memory は線条体と大脳皮質を介する記憶であり[24]，これらは自閉症では完全に障害から免れている機能である。一方，自閉症では辺縁系の障害があり，陳述記憶の障害をもたらす。最近の研究では海馬と内側嗅皮質がこの機能に関与するとされている。

ヒト[47]および nonhuman primate[2] で海馬の CA1 領域に限局した障害で陳述記憶の障害が出現する。したがって，海馬とその関連領域の障害が自閉症の陳述記憶の障害につながると考えられる。

辺縁系の早期障害の影響は明らかにされていないが，これら領域の出生前の障害が情報の獲得（習得）と理解の混乱と歪曲をおこすことから，この情報伝達の異常は，自閉症の認知，言語，社会性の障害を来たすと考えられる。一方，habit memory system が残っていることは，同一性の保持，興味と行動の巾の狭さ，異常に高い単純記憶能力につながる。

ヒトでは通常，表象記憶は生後しばらくして獲得されることから，辺縁系の記憶サーキットの発達障害は生後に出現する。これは，自閉症児にみる社会性，言語および認知機能の障害を説明することができる。

PET scan, spectroscopy, 局所血流量にみる自閉症の大脳皮質の障害は，その線維結合を考えると，辺縁系の異常が示唆される。画像診断と病理像の異常が一致する病変は，右前帯状回が対象例に比し小さく，また代謝活性も低下していることである。

小脳の異常と前脳の異常との関係は不明なところが残る。

Lee M ら[21]は，自閉症剖検脳の小脳でシナプス前コリン作動系酸素活性とコリンアセチルトランスフェラーゼをニコチンおよびムスカリン受容体サブタイプとともに検索，精神遅滞を伴う自閉症児 8 例と年齢を一致させた正常児 10 例，自閉徴候のない精神遅滞 11 例を比較，自閉症児における小脳ニコチンα4 受容体サブユニットの消失はプルキンエ細胞の減少と，代償性のα7 サブユニットの増加によるものであることを示唆した。

3 自閉症の病態

自閉症の病態を考えるとき，これら特異的な脳病変がいかなる機序で発現するか，それがいかにして年齢依存性に特異的な症状を発現するのかを明らかにする必要がある。ここで注目されるのが，脳の発達過程で，自閉症の病因となる神経系の機能的発達に重要な役割を持つ脳幹 MA 系神経系の関与である。

自閉症の病態にセロトニン（5HT）神経系が関与していることはすでに諸家が論じている[36]。

生化学的検査から，自閉症で高 5HT 血症，特に血小板高 5HT 血症が注目され，さらに 5HT 再取り込み阻害剤（SSRI）が症状を改善させることから，自閉症の病態に 5HT 神経系の関与が示唆されている。その病因の解明のため，5HT・トランスポーターや 5HT2A 受容体を対象とした遺伝子検索がすすめられているが，その結果は研究者により異なり，一定の結論は出ていない。高 5HT 血症も病因と言うより結果であることが示唆されている[36]。

瀬川ら[32]は，臨床例の発症経過の聴取から，自閉症の早期症状は生後 4 カ月までの睡眠・覚醒の概日リズム形成の発達の遅れにあり，さらに乳児期後期では四つ這いが困難，あるいは不可がみられ，これが幼児期以後，歩行時上下肢協調運動を欠くことにつながることを見出した。また，この睡眠・覚醒リズムの障害が 5HT の前駆物質である 5 ハイドロキシトリプトファン（5HTP）で改善すること，また上下肢協調運動が尖足歩行をとることにより改善することから，その病因を脳幹

5HTニューロンの活性低下と考えた[32]。

概日性睡眠・覚醒リズムは生後4カ月までに形成される。これは，それを制御する5HT神経系は脳の発達の早期に臨界齢を持つと考えられる。Narita Mら[26]は，妊娠中のサリドマイド服用が自閉症の発症につながることに注目，ラットを用いての実験からその胎生9日のサリドマイド投与が5HT神経の遊走障害を発現させ，生後5HT代謝障害と行動異常をもたらすことを明らかにした。ラットの胎生9日はヒトの妊娠20日に相当する。これは自閉症の病因となる5HTニューロンは胎生早期に発現することを示唆する。一方，胎生期の小脳の発達にノルアドレナリン（NA）ニューロンが関与していることが知られており，この早期の障害は小脳歯状核とプルキンエ細胞の異常につながることを説明する。また，NAニューロンは扁桃の機能制御に関与すること，その前脳へ投射する背側索の早期の障害が記憶消却障害をもたらすことから，自閉症の特異な記憶障害はNAニューロンの早期障害によると考えられる[32]。

終夜睡眠ポリグラフによる研究から，自閉症ではドーパミン（DA）活性の低下と受容体過感受性が幼児期後期頃から発現することが示唆される[32]。これが多動，常同行動につながると考えられる。また，ラットでは5HT，NAとともにDAニューロンの活性を低下させたラットは居心地の良い環境ではその食べ物であるマウスの毛繕いを行う（friendliness）が，隔離された環境に置く，あるいはDAの伝達を亢進させると，捕食を目的としないマウスの殺戮（muricide）[43]，あるいは先行する社会行動を欠く攻撃行動（上田秀一，私信）の発現することが示されている。これは自閉症児が甘えの反面，隔離あるいは無視されたと感じる状況での粗暴行動や自傷行動（Friendliness-Muricide-Selfmutilation），すなわちパニック行動をとることの機序と考えられる。

自閉症では被命による閉眼，閉口ができず，また上肢回内回外運動ができない。これらは，それぞれ口部顔面失行，肢節運動失行といえ，脳の部位別機能分化の障害（発達障害）を示唆する。しかし，これらの徴候は上下肢協調運動を訓練によ

り改善させると軽快，それが幼児期早期であれば知能の改善につながる[33]。森ら（森茂美，私信）は，訓練により二足歩行の可能となったサルのPETスキャンでは補足運動野（SMA）とともに，室頂核の活性が上昇することを示した。室頂核は脚橋被蓋核（PPN）を介し歩行系と結ばれている。したがって，年齢により変化する小脳基底核の異常は上下肢協調運動に関与するMA系神経系の活性低下に起因したPPN活性異常がもたらしたものと考えられ，これがSMAほか前頭葉機能に二次的障害を発現させることが予想される。

III レット症候群の臨床・病理・病態

レット症候群（RTT）は女児に選択的に発現，乳児期早期に抗重力筋緊張低下，自閉傾向で発症，乳児期後期には四つ這い困難または不可を示すとともに，頭囲拡大が停滞，幼児期前半に二次的小頭症を呈する。幼児期早期には筋強剛性筋緊張が出現，1歳6カ月頃より上肢の合目的的使用が消失するとともに，両上肢を胸の前でたたき合わせる，またこすり合わせる特異な常同運動が出現する。この際，左右上肢は一定の肢位をとる。歩行は可能であるが，上下肢協調運動を欠き，躯幹を左右に振ることにより，はじめて前進が可能になる。自閉症と同様に尖足歩行をすると，下肢の歩容は改善する。高度の知能障害を呈するが，有意味語の有無と，這い這いおよび歩行可能月齢の早遅は相関を示す。一方，上肢常同運動の発現は高次機能の退行につながる。幼児期早期にはてんかんの併発をみる。一方，視覚，聴覚および言語入力系は比較的よく保たれている。病因はXq28に存在するMethyl CPG binding protein 2（MeCP2）遺伝子の変異に起因することが示されている。

1 神経病理

神経病理学的検索および画像検索から[4,5]，RTTの脳は年齢に比し小さい。しかし，それらは20歳代，30歳代と進行性にすすむものではない。軸索と樹状突起の結合に障害があることが指摘されている。Golgi染色で見ると，大脳第3および第4層の錐体細胞の樹状突起が小さくなっている

が，これは前頭葉，運動野および側頭部でより著明である．また個々の神経細胞は小さいが，その密度は増大している．免疫組織学的検索から，この部位特異的な樹状突起の spine の減少に加えて，シナプスおよび介在ニューロン減少が認められる．さらに，この部位では microtubular protein-2（MAP-2）および cyclooxygenase の発現が未熟な状態にある．これは，刺激伝達物質受容体の発現が，多くの刺激伝達物質の著明な減少により障害されていることを示す．

Johnston MV ら[14]は前頭葉および大脳基底核の組織切片のアミノ酸刺激伝達物質を autoradiography 法により検索し，受容体の密度が若年では高値，年長例では低値と発達に伴い2相性の変化を示すことを明らかにした．また，前頭葉の遺伝子発現を microarray analysis で検索した結果，シナプスに関連する遺伝子物質の中，NMDA 受容体 NR1 サブユニット，cytoskeleton protein の MAP-2 および synaptic vesicle protein に最も著明な変化を認めた．この結果から Johnston MV ら[14]は，MeCP2 遺伝子変異は生後最初の10年間のシナプス増加と pruning を年齢依存性に障害すると考えた．

一方，Wenk GL[44]はコリン作動性ニューロンの活性の著明な低下を示している．

伊藤と高嶋[13]は RTT 3 症例の神経病理学的，免疫組織化学的研究から，従来指摘された前頭葉を中心とした大脳萎縮，尾状核，被殻，淡蒼球，視床，視床下部，黒質の病変に加え，青斑核と縫線核を含む脳幹被蓋部の病変を認め，この脳幹病巣が MA 系神経系や自律神経系の機能低下をもたらしている可能性を示唆した．また，黒質のチロシン水酸化酵素の減少が認められるが，グリア細胞の浸潤は認められなかった．これはサルで一側 PPN を薬物により障害，対側にパーキンソン徴候を発現させた際の黒質病変[19]と類似している．

さらに，RTT の原因遺伝子産物である MeCP2 は RTT の脳では発現していない[13]．MeCP2 は正常胎児の脳では広汎に発現しているが，発達に伴い大脳では胎児期後期から低下，脳幹部では乳児期から低下することが明らかにされている[13]．また伊藤ら（伊藤雅之ら，私信）は，ヘテロの MeCP2 遺伝子異常を有する RTT モデルマウスの研究から，黒質病変にはこの遺伝子異常が関与していないことを示唆した．

2 レット症候群の病態

著者ら[34]は，RTT の終夜ポリグラフ（PSG）の検査から REM 期要素のうち胎生36週までに発現する要素は正常に発達していること，胎生38週から乳児期前半に発達の臨界齢を持つ要素のうち，神山ら[18]の phasic inhibition の発達に異常があり，REM 期の急速眼球運動（REMs）発現に同期発現する筋攣縮（TMs）がみられるが，同時期に発達する tonic inhibition の発達は正常であることを示した．さらに，DA ニューロンに制御される要素および REM-NREM リズムなど，コリン作動性神経系の関与する要素の異常は幼児期以後に発現することを示した．一方，睡眠・覚醒リズムでは生後4カ月までに発現する概日リズムは形成されているが，乳児期後半以後の昼間睡眠の減少，消失が遅れることを明らかにした．

これらは，RTT では胎生38週以後，乳児期前半に発達する睡眠要素を制御する脳幹 MA 神経系に主病変があり，それ以前，特に胎生36週までの REM 期要素の発達に関与するコリン作動性神経系は正常に発達していること，さらにコリン作動性神経系の異常は DA 神経系の異常とともに遅れて発現することを示唆する[34]．胎生期の REM 期の神経活動は視覚回路の発達に関与していることが知られている．また，聴覚回路および感覚言語野も胎生36週までに形成される．したがって，RTT で胎生36週まではほぼ正常に発達していることは，この間に形成される視覚と聴覚回路，言語野への入力系が正常に発達していることを示し，臨床徴候をよく説明する．

RTT で罹患されている MA 神経系が4カ月までの睡眠・覚醒の概日リズム形成を障害しないことは，RTT では自閉傾向はあるものの軽微かつ一過性であり，視線もよく合うことの説明となる．また，この MA 神経系は昼間睡眠の減少を遅ら

せるとともに，上肢協調運動の発達を抑制する。これは，自閉症の上下肢協調運動障害と知能の発達にみるとおり，RTT の高度の知能障害発現に関与すると考えられる[34]。

著者[33]は，RTT の黒質病変に注目，RTT における DA およびコリン作動性神経系異常の発現，常同運動の発現とともに知能発達障害の機序を以下のように考えている。

すなわち，上下肢協調運動を制御する脳幹 MA 神経系の活性低下は PPN 機能を低下させ，これが黒質およびマイネルト核の DA ニューロンおよびコリン作動性ニューロンの活性低下をもたらす。前者は大脳基底核とその下降性出力系を介し筋緊張の亢進を，また上行性出力路は視床を介し前運動野，SMA 機能を障害，上肢合目的的使用の消失とともに，常同運動を発現，さらにマイネルト核の上行路とともに前頭葉，特に連合野のシナプスおよび介在ニューロンの発達を阻害する。これは MA ニューロンによるシナプス形成，介在ニューロン形成障害に加わり，前頭葉，側頭葉の障害がより高度になることにつながるとともに，Johnston MV ら[14]の結果も説明することができる，また臨床的には知覚系を統合する認知機能を高度に障害，高度の知能障害発現につながる。

これは，RTT の言語機能が上下肢協調運動の良否に影響されることの説明ともなる。RTT では自閉症と異なり，睡眠・覚醒リズムの矯正が高次機能の改善につながらない。これは MeCP2 遺伝子異常が神経系の発達に関与する脳幹 MA 神経系の軸索を pruning する遺伝子を早期に発現させたためと考えられている。しかし，上下肢協調運動の訓練は DA ニューロンの活性化につながる。

IV ジル・ド・ラ・トゥレット症候群の臨床・病理・病態

Leckman JF[20]によるとジル・ド・ラ・トゥレット症候群（GTS）の主徴候であるチックは人間が本質的に持つ行動が断片的に出現したものであり，特に，複雑チックに先行する感覚性衝動（sensory urge）はそれを正常の連続した行動に組み立てることに関与するとしている。

単純チックの特徴は思春期でその程度が減弱する自然経過にある。しかし，GTS では社会性，情緒および学習上の困難が小児期後半から成人初期に現われる。これらは併発症状である注意欠陥多動障害（ADHD）と強迫障害（OCD）に起因し，長期間存在する適応障害につながる。

責任病巣には皮質－線条体－視床－皮質サーキットがチックと神経心理学的徴候の発現の場として挙げられている。

1 神経病理

GTS で病理学的に検索された症例は少ない。少数の報告例によると，線条体の発達障害を示唆する小型細胞の増加[8]，DA reuptake carrier site の増加と黒質と腹側被蓋部からの DA ニューロン終末部の増加が指摘されている[38]が，DA・D_1 および D_2 受容体[38]，チロシン水酸化酵素の異常[39]は認められていない。線条体間接路のダイノルフィンの低下[14]，大脳基底核の 5－ハイドロキシーインドール酢酸（5-HIAA）の低下を認めた症例報告はある[39]が，大脳の 5-HIAA には異常がなく，大脳基底核 NA β 受容体には異常は認められていない[37]。

18 歳から 48 歳の GTS 患者の ^{18}F-Dopa PET には異常はなく[42]，N-methyl spiperone scan による DA・D_2 受容体の検索にも異常がなかったという報告がある[46]。しかし，IBZM spect を用いた一卵性双胎例の検索では，重症例に D_2 受容体の過感受性が認められている[45]。

これらは，GTS の主病変は黒質と背側被蓋野の DA ニューロン線条体投射部の DA 活性低下にあるが，DA ニューロン自体またその終末部にも変性性変化はなく，DA の取り込み，脱炭酸化以下の代謝過程に異常のないことを示す。しかし D_2 受容体の過感受性を伴い，間接路に対しては DA 伝達過剰の状態にあり，さらに 5HT ニューロンが入力する外側眼窩前頭野皮質および前帯状回へ投射する 2 つの非運動系大脳基底核サーキットの関与が示唆される。

2 ジル・ド・ラ・トゥレット症候群の病態

神経生理学的検査から，大脳基底核・視床・皮質サーキットが関与，その視床皮質路が脱抑制された状態にあることが示唆される[35]。著者らはPSG検査から，GTSではDA活性の低下があるが，それはDAニューロン終末部のTH活性の経年齢変化が早期に発現したことに起因することを示し，さらにD_2受容体過感受性の発現とともに5HT活性低下の存在を指摘した[35]。また，衝動性眼球運動（VS）検査からも同様の病態が認められ[28]，さらに小児期後半，10歳以後に5HTニューロン活性低下に起因するOCDが記憶誘導性VSに反映されることを示唆した。さらに，著者らは臨床神経学的にもDAニューロン活性低下と受容体過感受性の出現を示唆している[27]。

一方，GTSの睡眠・覚醒リズム障害は睡眠相後退現象を主体とする。これは，脳幹の制御するリズム機構と視床下部の制御するリズム機構の同調障害を示し，概日性リズムの形成および昼間睡眠減少が進んだ後に現れるリズム機構の障害であり，幼児期以後の睡眠・覚醒リズムを制御するMA神経系の異常に起因すると考えられる[35]。

DA神経系が幼児期早期に高い活性を呈するのは，単なる刺激伝達の役割に加え，その軸索の投射部位である辺縁系，大脳基底核，前頭葉の形態および機能発達の役割を持つためと考えられる。GTSで低下しているDAニューロンは運動系大脳基底核のほか，前記2つの非運動系サーキットへ投射する系と考えられる。前者の終末部DA活性の早期の低下に対し，脳はD_2受容体の上向き修正をもってDAの低活性に代償をする。従って，これは脱神経支配性上向き修正ではなく，発達性上向き修正というべきもので，これによりDAの標的神経系の発達は維持できるが，D_2受容体の増加はチックの発現につながる[35]。しかしDAの減少は進行性減少ではなく，発達性減衰の早期発現であり，思春期年齢とともに正常領域に近づき，思春期以後はその差は少なくなる。これがその年代以後のチックの自然経過，緩解に反映する[35]。しかし，GTSに関与する2つの非運動系サーキットの線条体へ投射するDAニューロンの活性も低下，受容体過感受性の併発が示唆され，これに，同じ線条体に投射する5HTニューロンの活性が十分でない場合には，このサーキットの発達の障害をもたらし，OCD，意欲減退など併発症を発現させるとともに，urgeが先行する複雑チックを残存させ予後を悪化させると考えられる[35]。

GTSの病態に大脳基底核が重要な働きを持つことは明らかであるが，Groenewegen HJら[12]は前頭前皮質－腹側線条体淡蒼球系に注目している。

運動皮質および前頭前皮質に投射する種々の大脳基底核－視床－皮質系は，並行して走る機能を異にするサーキットをなし，感覚運動，認知，情動性動機付けの課程に関与，互いに特異的経路で結合，これらの種々の機能を統合する。

GTSの病態には腹側線条体とともに，背側線条体に入力するDAニューロンが関与している。背側線条体は習慣性の形成に重要な役割を持つ。

したがって，Groenewegen HJら[12]はドーパミン経路を介し，辺縁系の情報が運動および行動の発現に影響を与えると予想している。

Graybiel AMらのグループ[31]では，ドーパミン神経系を変調させると正常霊長類に常同行動が出現することに注目，線条体のcompartmental organizationがこれに関与していることを示唆している。

V　まとめ

乳児期から幼児期に発症する遺伝的あるいは素因的にMA神経系の異常を持つ発達性精神疾患の病態の検索は，MA神経系が生後の特定の月・年齢にいかなる精神・情緒機能の発達に関与するかの解明につながる。

自閉症，RTT，GTSを対象とした検討から，脳幹MA神経系には胎生期に前脳の形態形成を制御，生後4カ月までの睡眠・覚醒リズムの発達に関与，母子関係，環境順応，大脳半球左右機能分化および抗重力筋の発達に関与するもの，胎生38週から生後4カ月までに発達，乳児期中後期に昼間睡眠の制御，四つ這いなど上下肢協調運動の発現を可能にし，さらにPPNを介し中脳DAニューロンおよびマイネルト核，コリン作動性神

経系の発達に関与，前頭葉機能の発達に重要な役割を持つもの，および，幼児期に発現，黒質およびVTAのDAニューロンとともに運動および非運動系大脳基底核・視床・皮質サーキットの完成とともに前頭葉機能の発現に関与するもの，があり，それぞれが固有の高次脳機能，精神機能の発現に関与することを示唆した．

今後，臨床例の検索により，発達の過程で精神機能，高次脳機能の発現に関与するMAおよびDAニューロンがさらに解明されることが期待される．これは，疾病の病態解明，治療法の開発につながるとともに，正常の脳をより正常に発達させる育児法，教育法の開発につながる．

文　献

1. Acosta MT, Pearl PL: The neurobiology of autism: New pieces of the puzzle. Curr Neurol Neurosci Rep 3; 149-156, 2003.
2. Alvarez P, Zola-Morgan S, Squire LR: Damage limited to the hippocampal region produces long-lasting memory impairment in monkeys. J Neurosci 15(5 Pt 2); 3796-3807, 1995.
3. Amaral DG, Bauman MD, Schumann CM: The amygdala and autism: Implications from non-human primate studies. Genes Brain Behav 5; 295-302, 2003.
4. Armstrong DD: Rett syndrome neuropathology review 2000. Brain Dev 23; S72-S76, 2001.
5. Armstrong DD: Neuropathology of Rett syndrome. Ment Retard Dev Disabil Res Rev 2; 72-76, 2002.
6. Bachevalier J: Ontogenetic development of habit and memory formation in primates. Ann N Y Acad Sci. 608; 457-477, 1990.
7. Bachevalier J, Merjanian PM: The contribution of medial temporal lobe structures in infantile autism: A neurobehavioral study in primates. In: Bauman ML, Kemper TL (Eds): The Neurobiology of Autism. Johns Hopkins University Press; Baltimore, 1994; pp146-169.
8. Balthasar K: Über das anatomische Substral der generalisierten Tic - Krankheit (maladie des tics, Gilles de la Tourette): Entwicklun？gslemmung des Corpus striatum. [The anatomical substratum of the generalized tic disease (maladie des tics, Gilles de la Tourette); arrest of development of the corpus striatum]. Arch Psychiatr Nervenkr Z Gesamte Neurol Psychiatr. 195(6); 531-549, 1957.
9. Baron-Cohen S, Ring HA, Bullmore ET, Wheelwright S, Ashwin C, Williams SC: The amygdala theory of autism. Neurosci Biobehav Rev 24(3); 355-364, 2000.
10. DeLong GR: Autism, Amnesia, Hippocampus, and Learning. Neurosci Biobehav Rev 16; 63-70, 1992.
11. Gautier JC, Blackwood W: Enlargement of the inferior olivary nucleus in association with lesions of the central tegmental tract or dentate nucleus. Brain 84; 341-361, 1961.
12. Groenewegen HJ, van den Heuvel OA, Cath DC, Voorn P, Veltman DJ: Dopa an imbalance between the dorsal and ventral straight pallical syptems play a role in Tourette syndrome? A neural circuit approach. Brain Dev 25 (Suppl. 1); S3-S14, 2003.
13. 伊藤雅之，高嶋幸男：神経病理・神経組織化学からみた病態．脳と発達34; 211-216, 2002.
14. Johnston MV, Jeon OH, Pevsner J, Blue ME, Naidu S: Neurobiology of Rett syndrome: A genetic disorder of synapse development. Brain Dev 23; S206-S213, 2001.
15. Jurgens U, Ploog D: Cerebral representation of vocalization in the squirrel monkey. Exp Brain Res 10(5); 532-554, 1970.
16. Kemper TL, Bauman M: Neuropathology of infantile autism. J Neuropathol Exp Neurol 57; 645-652, 1998.
17. Kluver H, Bucy P: Preliminary analysis of functions of the temporal lobes in monkeys, 1939. J Neuropsychiatry Clin Neurosci 9(4); 606-620, 1997.
18. Kohyama J, Shimohira M, Itoh M, Fukumizu M, Iwakawa Y: Phasic muscle activity during REM sleep in infancy-normal maturation and contrastive abnormality in SIDS/ALTE and West syndrome. J Sleep Res 2(4); 241-249, 1993.
19. Kojima J, Yamaji Y, Matsumura M, Nambu A, Inase M, Tokuno H, Takada M, Imai H: Excitotoxic lesions of the pedunculopontine tegmental nucleus produce contralateral hemiparkinsonism in the monkey. Neurosci Lett 226(2); 111-114, 1997.
20. Leckman JF: Phenomenology of tics and natural history of tic disorders. Brain and Development 25 (Suppl. 1); S24-S28, 2003.
21. Lee M, Martin-Ruiz C, Graham A, Court J, Jaros E, Perry R, Iversen P, Bauman M, Perry E: Nicotinic receptor abnormalities in the cerebellar cortex in autism. Brain 125; 1483-1495, 2002.
22. Malkova L, Mishkin M, Suomi SJ, Bachevalier J: Socioemotional behavior in adult rhesus monkeys after early versus late lesions of the medial temporal lobe. Ann N Y Acad Sci 807; 538-540, 1997.
23. Mishkin M, Aggleton JP: Multiple functional contributors of the amygdale in the monkey from amygdaloid complex. In: Ben-Ari Y (Ed): INSERM Syndrome, no. 20. Elsevier North Holland Medical Press; Amsterdam, 1981; pp.409-419.
24. Mishkin M, Appenzeller T: The anatomy of memory. Sci Am 256(6); 80-89, 1987.
25. Murray EA, Mishkin M: Amygdalectomy impairs cross-modal association in monkeys. Science 228(4699); 604-606, 1985.

26. Narita N, Kato M, Tazoe M, Miyazaki K, Narita M, Okado N: Increased monoamine concentration in the brain and blood of fetal thalidomide- and valproic acid-exposed rat: Putative animal models for autism. Pediatr Res 52(4); 576-579, 2002.
27. Nomura Y, Segawa M: Neurlogy of Tourette's syndrome (TS); TS as a developmental dopamine disorder: a hypothesis. Brain Dev 25 (Suppl 1); S37-42, 2003.
28. Nomura Y, Fukuda H, Terao Y, Hikosaka O, Segawa M: Abnormalities of voluntary saccades in Gilles de la Tourette's syndrome: Pathophysiological consideration. Brain Dev 25 (Suppl 1); S48-54, 2003.
29. Pepez JW: A proposed mechanism of emotion. Arch Neurol Psychiatry 38; 725-743, 1937.
30. Raymond GV, Bauman ML, Kemper TL. Hippocampus in autism: A Golgi analysis. Acta Neuropathol (Berl) 91(1); 117-119, 1996.
31. Saka E, Graybiel AM: Pathophysiology of Tourette's syndrome Striatal pathways resistant. Brain Dev 25 (Suppl. 1); S15-S19, 2003.
32. 瀬川昌也：自閉症の神経学的モデル．脳の科学 20; 169-175, 1998.
33. 瀬川昌也：Locomotion の発達とその異常（I）．臨床脳波 41(6); 385-391, 1999.
34. Segawa M: Pathophysiology of Rett syndrome from the stand point of clinical characteristics. Brain Dev 23 (Suppl 1); S94-S98, 2001.
35. Segawa M: Neurolphysiology of Tourette's syndrome: Pathophysiological considerations. Brain Dev 25 (Suppl 1); S62-69, 2003.
36. 瀬川昌也：自閉症とセロトニン．Clinical Neuroscience 21; 693-695, 2003.
37. Singer HS, Hahn IH, Krowiak E, Nelson E, Moran T: Tourette's syndrome: A neurochemical analysis of postmortem cortical brain tissue. Ann Neurol 27(4); 443-446, 1990.
38. Singer HS, et al: Abnormalities of dopaminergic markers in postmortem striatal specimens from patients with Tourette syndrome (abstract 9). Ann Neurol 28; 441, 1990.
39. Singer HS, Walkup JT: Tourette syndrome and other tic disorders. Diagnosis, pathophysiology, and treatment. Medicine (Baltimore). 70(1); 15-32, 1991.
40. Sweeten TL, Posey DJ, Shekhar A, McDougle CJ: The amygdala and related structures in the pathophysiology of autism. Pharmacol Biochem Behav 3; 449-455, 2002.
41. Terzian H, Ore GD: Syndrome of Kluver and Bucy; Reproduced in man by bilateral removal of the temporal lobes. Neurology 5(6); 373-380, 1955.
42. Turjanski N, Sawle GV, Playford ED, Weeks R, Lammerstma AA, Lees AJ, Brooks DJ: PET studies of the presynaptic and postsynaptic dopaminergic system in Tourette's syndrome. J Neurol Neurosurg Psychiatry 57(6); 688-692, 1994.
43. Valzelli L, Garattini S: Biochemical and behavioural changes induced by isolation in rats. Neuropharmacology 11(1); 17-22, 1972.
44. Wenk GL, Wegrzywak BH: Altered cholinergic function in the basal forebrain of girls with Rett syndrome. Neuropediatrics 30; 125-129, 1999.
45. Wolf SS, Jones DW, Knable MB, Gorey JG, Lee KS, Hyde TM, Coppola R, Weinberger DR: Tourette syndrome: Prediction of phenotypic variation in monozygotic twins by caudate nucleus D2 receptor binding. Science 273(5279); 1225-1227, 1996.
46. Wong DF, Pearlson GD, Young LT, Singer H, Villemagne V, Tune L, Ross C, Dannals RF, Links JM, Chan B, Wilson AA, Ravert HT, Wagner HN Jr: D2 dopamine receptors are elevated in neuropsychiatric disorders other than schizophrenia. XIV International Symposium on Cerebral Blood Flow and Metabolism, May 28 - June 1, 1989, Italy. J Cereb Blood Flow Metab 9 (Suppl 1); S593, 1989.
47. Zola-Morgan S, Squire LR, Amaral DG: Human amnesia and the medial temporal region: Enduring memory impairment following a bilateral lesion limited to field CA1 of the hippocampus. J Neurosci 6(10); 2950-2967, 1986.

第2章 脳の情報処理機構と画像診断

飯田順三

I　はじめに

　児童思春期精神医学は精神医学のなかでも生物学的研究が遅れている分野の一つである。その理由として第1番目に倫理的問題がある。発達途上の子どもに研究的検査が行われることについて何らかの身体的あるいは心理的な損傷が生じないか、あるいは本人が充分に了解した上で納得して検査することができるかなどの問題がある。第2番目に発達的変化が疾患とどのように関わるかはかなり複雑な問題であり、正常な発達的変化がどのようなものであるかということもいまだに明確にされていない部分は多い。さらに実際的な研究において対照群をどのように確保するかも大きな問題となる[14]。

　このように児童思春期において生物学的研究を行うにはさまざまな問題があるが、近年欧米を中心に研究は増加してきている。これは特に脳画像検査が進歩して、MRI, fMRI, MRSなどの非侵襲的な検査が開発されたことにもよる。またPETやSPECT検査による脳機能の研究も行われるようになった。生理学的検査では事象関連電位により脳の情報処理過程の研究がされている。本章では近年これらの研究が比較的多く行われている疾患について最近の知見を紹介する。

II　MRIにおける健常な脳の発達的変化

　MRIは磁気共鳴を利用して得られる脳画像検査であり、CTのように放射能を浴びることもなく、またCTより解析力も優れているため、形態を詳細に知るためによく行われる検査である。しかしMRI上健常な脳が年齢とともにどのように発達的変化を呈していくかということは実は今までそれほど明確にされていたわけではない。Durstonら[8]は1990〜2000年の研究をレビューしてMRI上の脳の発達的変化についてまとめている。

　全脳容量は5歳以後は増加しない。思春期にいたるまで全脳容量は比較的一定して変化がないが、これは脳の各部分で発達と退行が同時に起こっているため見かけ上一定しているようにみえるのである。白質は児童期から思春期にかけて増加するが、これは髄鞘化の進行によるものである。またその髄鞘化により脳梁も思春期まで増加し続ける。しかし脳梁前部は早期に成熟し、後部は思春期まで成長し続ける。

　灰白質は前思春期までは増加するが、思春期を境に減少してくる。これはpruningとアポトーシスが関与していると考えられる。大脳基底核については年齢とともに減少していく。尾状核、被殻、淡蒼球ともに減少する。また大脳基底核とは反対に扁桃核や海馬は児童期から思春期にいたるまで増加し続ける。また側脳室や脳脊髄液腔も年齢とともに拡大する。

　このように脳は年齢とともに増大している部分と減少している部分があり、児童思春期における研究においてはこれらの発達的変化を考慮に入れておかなければならない。

III　自閉症

　自閉症は広汎性発達障害の下位分類と位置づけられていて、てんかんを有する児が多く存在することからも脳機能異常が背景にあることが共通の認識となっている。しかしその部位や内容については明確な結論は出ておらず、自閉症の基盤に存

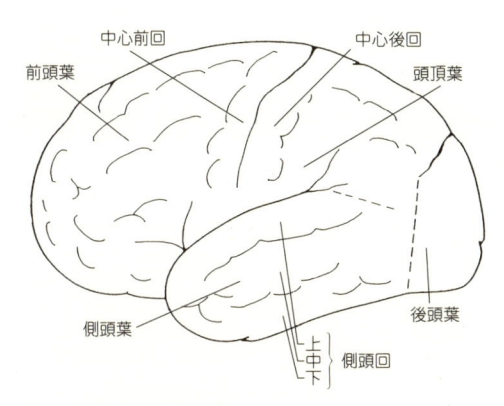

図1 大脳半球の脳葉区分

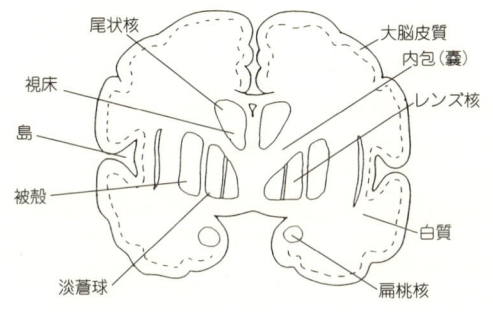

図2 大脳半球の冠状断

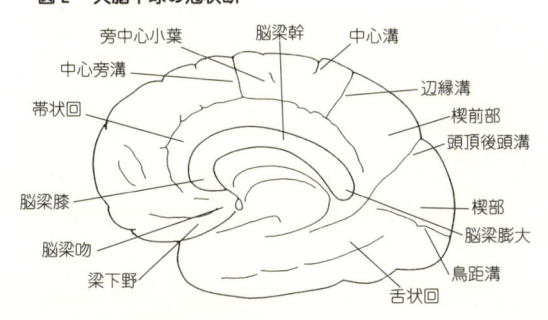

図3 右大脳半球の内側面

在する脳障害部位の同定に向けて近年多くの研究が蓄積されてきている。

1 形態的脳画像研究

脳の病理学的研究で小脳の異常が報告されたのに触発され，MRIでもこの部位についての研究がされてきた。Courchenseら[6]は小脳虫部小葉Ⅵ～Ⅶの低形成を報告し，Hashimotoら[12]は小脳虫部小葉Ⅷ～Ⅹの低形成を報告した。しかし知的レベルを対照群と合わせるとこの差は消失するという報告も多くみられている。さらに自閉症の方が小脳が大きいとの報告さえある。

そこでCourchenseら[7]は自閉症における小脳の発達的変化を検討した。それによると2, 3歳頃には小脳白質が健常群より大きいが，それより年齢が高くなるとそのような差異はみられなくなり，むしろその後は灰白質や虫部小葉Ⅵ～Ⅶが健常群より小さくなると報告している。小脳の過形成は自閉症のごく早期の時期に白質でみられるものであると指摘している。小脳は病理学的研究で所見を得た部位であり，最近小脳は注意，知覚の弁別，ワーキングメモリーなどの多くの高次機能にも関与していることが明らかになってきており，今後の展開が注目される。

全脳容量に関しては自閉症群は健常群より大きいという報告が多い[11]。出生時には健常群と差はないが，2～4歳までに自閉症児の90%が正常平均より大きくなり，37%が大頭症の診断基準に合致したと報告されている[7]。しかも前頭葉では差がみられず，後頭葉で大きいとされている。このことは自閉症では「心の理論」の障害，ワーキングメモリー，実行機能などに問題があるが，比較的視覚性の情報処理には問題が少ないことと関係があるかもしれない。

脳梁に関しては低形成の報告が多いが大脳辺縁系については一定した見解は得られていない。海馬や扁桃体の容積の減少を報告している論文もあるが，差がないとする報告もある。

2 機能的脳画像研究

機能的脳画像検査としてPET，SPECT，fMRI，MRSなどの検査が行われている。

PETはポジトロン（陽電子）を放出する放射性同位元素で標識された放射性薬剤を被検者に投与し，放射能の分布をPETカメラによって断層画像に撮影する検査法である。このPETの研究では「心の理論」賦活時の脳内動態が注目された。Happèら[10]は「心の理論」課題中の検査において健常群では内側前頭前野（BA8）が活動していたが，アスペルガー症候群ではその近傍の前下方部（BA9/10）で活動性が増加していたと報告した。すなわちアスペルガー症候群では本来とは別の系で情報処理していることが示唆されたわけである。

SPECTもPETと同様に放射性同位元素を利用して脳血流を測定する検査である。この検査による研究では自閉症群では前頭部、側頭部の血流低下があり、言語のない群では血流低下が著明であると報告された[13]。脳血流と症状との関係については視床の血流は儀式的・反復性の行動と負の相関があるとの報告[30]や強迫的同一性の保持が右海馬・扁桃体の血流と相関していたとの報告がある。

fMRIはMR信号のT_2を利用して脳血流の時間的追跡を行うことにより局所脳機能を観察できる検査である。この検査では表情認知が注目されている。自閉症患者では人の顔の認知の困難性が指摘されている。顔の表情の認知課題で健常群は左扁桃体、左下前頭回が活性化されたが、自閉症群では扁桃体の活性がなかったことから扁桃体の重要性が指摘されている[3]。また紡錘状回（fusiform gyrus）の活性低下が最近注目されている。

MRSはMRIと同様に磁気共鳴を利用して脳内の生化学的代謝を測定する検査である。

脳では神経組織特有の物質であるNAA（N-acetyl-asparate）の情報が得られ、神経組織の障害はNAAピークの低下として観察される。自閉症群では左側海馬・扁桃体および左側小脳半球にてNAAが低下していると報告された[24]。つまりこれらの部位における神経細胞の減少や発達異常あるいは神経活動の低下が示唆されているわけである。

以上より自閉症では前頭葉、側頭葉、辺縁系（海馬、扁桃体、帯状回）、脳梁、小脳の異常が示唆されている。しかしそれらの部位相互の関連は不明でありこれらの異常部位がどのように関連して症状を発現するのか、すなわち限局した病巣によるものか、各々の部位のネットワークの機能異常によるものか、あるいは正常とは全く別の回路を利用して情報を処理しているのか、多くの問題点が存在する。さらなる研究が期待される。

IV 注意欠陥/多動性障害（ADHD）

ADHDに関する生物学的研究は児童精神医学の分野のなかでは比較的多くなされている領域である。現在病因として主に考えられているのはドーパミンやノルアドレナリンを中心としたモノアミンの調節障害と前頭葉－線条体の神経回路の異常である。

1 形態的脳画像研究

MRI研究では全脳容積に関しては、健常群に比べてADHD群は小さいとの報告[5]があるが、全脳容積では差がなく前頭葉のみADHD群が小さいとの報告もある。脳室に関しても一定した見解は得られていない。大脳基底核に関しては健常群でみられる左右非対称が消失しているとの報告がみられる。小脳に関してはADHD群は健常群より小さいとの報告[5]が多い。脳梁に関しては前部の脳梁吻部が小さいとする報告や後部の脳梁膨大部が小さいとする報告もある。

以上の結果より形態的研究においては一定した見解は乏しいのが現状である。

2 機能的脳画像研究

早期のLouら[21]の研究では^{133}Xeによる脳血流測定で線条体と前頭葉皮質の血流量低下、後頭葉および感覚皮質の領域の血流量増強を認め、これらがmethylphenidateの服用で改善すると報告されている。PET研究では成人のADHD群は健常群に比べて右前頭のブドウ糖消費が減少し、後頭領域の消費が増加しているという報告がある。SPECTによる研究では課題遂行時に前頭部における血流低下が認められたとの報告[1]や左前頭葉と頭頂葉で活性が減少しているとの報告がある。またmethylphenidate投与前後の比較で投与後左右の前頭前部、尾状核、視床にて血流量の増加がみられ、それが臨床症状の改善と相関していたとの報告[19]もある。fMRI研究ではADHD群は反応抑制課題で障害があり、右前頭前野の活性の低下がみられたとの報告がある。

以上のことから近年の脳画像研究においては、ADHD群は前頭部の血流低下や糖代謝率の低下がみられ、methylphenidate投与により改善するという報告が多いようである。さらに頭頂部や尾状核を含む皮質下領域の血流量や糖代謝の低下が認められている報告もあり、前頭前部－線条体神経回路の機能障害が示唆される。

3 神経生理学的研究（事象関連電位）

ADHDの認知や注意の障害に関して，今まで多くの検査課題による研究が行われてきた。その結果，例えばContinuous Performance Test（CPT）などで反応時間の異常やHIT率の低下，エラーの多さなどが確認されている。しかしこれらの結果は情報処理課程における最終産物にすぎない。その点事象関連電位（ERP）では最終産物になるまでの課題刺激によって誘発された脳の活動性を調べることができるため，近年さまざまな事象関連電位が検討されるようになった。

まず，CPTや他のoddball課題を用いてP300が検討された。P300は認知障害を探る指標であるが，ADHD群は健常群よりP300の振幅が低下し，潜時が延長していると報告された。そしてmethylphenidateの服用により課題の成績向上と同時にP300の振幅が増大したことが示された[17]。さらにP300以前に出現し，情報処理それ自体を反映する電位のうち，注意障害と関連の深い早期陰性成分が注目されるようになった。それらの成分のうち，まずN2の振幅が小さいことが報告された[27]。次いでMMN（mismatch negativity）やNd（negative difference wave）が検討された。MMNは注意を向けていない意識野に出現する予期せぬ刺激の弁別（無意識的な自動処理）に関与し，Ndは注意を向けている意識野の刺激弁別（意識的な統御処理）に関与する電位である。伊藤ら[15]はADHD群は健常群に比べてMMNとNdの両方において振幅の低下がみられることを報告し，注意機能を反映する早期陰性成分の異常が指摘されてきている。

つまり現在のERP研究では，ADHD児は認知の障害があり，また意識的な選択的注意機能においても無意識的な刺激弁別機能においても障害のあることが示唆されている。今後ADHD症状の客観的指標や治療効果の指標としてのERPの有用性が期待される。

V トゥレット症候群（Tourette syndrome）

トゥレット症候群（以下TSと略す）はチック症の一つであり，その中で最も重症な型である。TSには特定の皮質－線条体－視床－皮質回路cortico-striato-thalamo-cortical circuits（CTSC回路）が関与するとされる。CSTC回路を形作る基底核とその関連の発達過程に対してさまざまな遺伝的要因や環境要因が関与して，TSに近似した臨床症候群が引き起こされるという仮説があり，発達性基底核症候群と総称されている[18]。この症候群には強迫性障害，ADHD，自閉症，発達性吃音症などが含まれている。TSにおけるCSTC回路の関与を示唆する所見が脳画像研究でみられている。

1 形態的脳画像研究

MRIによる研究では従来一定した見解が得られていなかったが，最近の大規模研究でTS群は健常群より尾状核が小さいことが示され，強迫性障害を併存しているとレンズ核も小さいことが報告された[25]。

2 機能的脳画像研究

PET研究ではTSに関連する2つの脳内ネットワークが同定できるという報告がある。その1つは両側の感覚運動野，外側運動前野，補足運動野と中脳における代謝の増加であり，不随意運動の増大と関連すると思われた。もう1つは左の尾状核と両側の視床における代謝の減少であり，チックが重症なほど代謝は減少しており，よりTSに特異的である可能性が示唆された[9]。

SPECTでは左背外側前頭前野，前部帯状回，左尾状核の血流低下が指摘されている。

fMRIを用いて，チックを随意的に抑制しているときとチックを自然に出しているときとで信号強度の変化を比較した研究では，右側の尾状核，右側の被殻，両側の淡蒼球，両側の視床，左側の感覚運動野，左側の下頭頂野において有意差があり，またその局所的信号変化の大きさがチック症状の重症度と逆相関していると報告された[26]。

以上の脳画像研究からTSでは基底核を中心とする皮質下における神経活動の障害とそれに関与するCSTC回路の障害が示唆されている。

VI 児童思春期発症統合失調症

統合失調症の神経発達障害仮説が登場して以来，児童思春期発症統合失調症に関してもさまざまな生物学的研究が行われてきた。特に児童期発症統合失調症は発症が潜行性で，陰性症状が著明であり，知的機能に障害があり，神経学的異常が見られることが多く，より器質的障害が想定されやすい。また成人期発症統合失調症と比較するとhomogeneous な印象もあり，画像研究が多く報告されるようになった。

1 形態的脳画像研究

成人期発症統合失調症と同じように側脳室の拡大や海馬を中心とした側頭葉内側部位の萎縮の報告が多い。MRI 研究では最近の SPM96 を使ったメタ解析で側脳室の拡大，特に後角部を中心とする後部で有意に拡大していた[29]。また児童期発症統合失調症群とどこにも特定されない精神病性障害群と正常対照群を比較し，児童期発症統合失調症群とどこにも特定されない精神病性障害群は正常対照群より側脳室が拡大しており，統合失調症群と特定されない精神病性障害群との比較では統合失調症群で視床が有意に小さかったと報告されている[20]。

海馬に関しては海馬容積の絶対量が健常者に比べて有意に小さく，左海馬の容積と罹病期間に有意な負の相関がみられたとの報告がある[22]。また児童思春期統合失調症を前駆期に強迫症状を呈する群と呈さない群に大別し，強迫症状を呈する群は臨床症状において前駆期が長く，潜行性発症で，陰性症状が多く，転帰が不良であるという特徴を有し，左側海馬が小さいとの報告もある[2]。

児童思春期発症統合失調症では発病前に会話や言語において軽度の障害を認めることが多く，その障害は上側頭回が関連しているのではないかと示唆されている。16 歳以下の統合失調症群と健常群との比較において，右側上側頭回が統合失調症群で有意に小さく，思考障害や幻覚の重症度が右側上側頭回の容量と負の相関を示していたと報告[23]されている。また縦断的研究でも児童期発症統合失調症は右側頭葉，両側上側頭回，海馬が減少し，側脳室が拡大すると報告されている。

また灰白質の減少についての報告もみられる。Rapoport ら[28]は 12 歳までに精神症状が発現した 15 例の思春期の児童期発症統合失調症群と 34 例の健常群を 4 年間追跡し縦断的研究を行っている。その研究によると統合失調症群は健常群より 4 年の間に灰白質が有意に減少し，特に前頭葉と側頭葉で顕著であった。統合失調症群では前頭葉が 10.9 ％，側頭葉が 7 ％灰白質の容積が減少していた。それに対して白質の容積は両群で差はみられなかった。このように児童期発症統合失調症では思春期の間に進行性の脳の変性がみられる部位の存在が明らかになってきた。

大脳基底核においては尾状核，被殻，淡蒼球が健常群より大きいとの報告があるが，これは抗精神病薬の服用が影響していると考えられる。また視床が健常群より小さいとの報告が増えてきている。

2 機能的脳画像研究

1H-MRS による研究で前頭葉の異常に関する報告がみられる。統合失調症群は健常群より背外側前頭前野と海馬において N-acetylasparate（NAA）／creatine（Cr）比が有意に低いと報告されている[4]。このことはこの 2 つの領域で神経損傷や機能障害が存在することが示唆される。

PET 研究では，Continuous Performance Test（CPT）を使用して 12 歳以下発症の思春期の統合失調症群と年齢と性をマッチさせた健常群の脳代謝を比較し，統合失調症群は前頭葉で有意に脳代謝が減少していたと報告[16]されている。

以上の結果より画像研究においては児童期発症統合失調症は成人期発症統合失調症と類似の異常所見が示されており，児童期発症と成人期発症にはその連続性が示唆される。ただ児童期発症統合失調症においては思春期における脳の発達的変化が注目され，更なる研究がハイリスクを有する思春期の人たちの早期介入による予防に発展することが期待される。

文　献

1. Amen DG, Carmichael BD：High resolution brain SPECT imaging in ADHD. Ann Clin Psychiatry 9; 81-96, 1997.
2. Aoyama F, Iida J, Inoue M, et al：Brain imaging in childhood- and adolescence-onset schizophrenia associated with obsessive-compulsive symptoms. Acta Psychitr Scand 102; 32-37, 2000.
3. Baron-Cohen S, Ring HA, Wheelwrights S, et al：Social intelligence in the normal and autistic brain: An f MRI study. Eur J Neurosci 11; 1891-1898, 1999.
4. Bertolino A, Kumra S, Caliiicott JH, et al：Common pattern of cortical pathology in childhood-onset and adult-onset schizophrenia as identified by proton magnetic resonance spectroscopic imaging. Am J Psychiatry 155; 1376-1383, 1998.
5. Castellanos FX, Giedd JN, Hamburger SD, et al：Quantitative brain magnetic resonance imaging in attention-deficit hyperactivity disorder. Arch Gen Psychiatry 53; 607-616, 1996.
6. Courchense E, Saitoh O, Yeung-Courchense R, et al：Abnormality of cerebellar vermian lobules Ⅵ and Ⅶ in patients with infantile autism: Identification of hypoplastic and hyperplastic subgroups with MR imaging. Am J Roentogenology 162; 123-130, 1994.
7. Courchense E, Karns CM, Davis HR, et al：Unusual brain growth patterns in early life in patients with autistic disorder: An MRI study. Neurology 57; 245-254, 2001.
8. Durtson S, Hulshoffpol HE, Casey BJ, et al：Anatomical MRI of the developing human brain: What have we learned? J Am Acad Child Adolesc Psychiatry 40; 1012-1020, 2001.
9. Eidelberg D, Moeller JR, Antonini A, et al：The metabolic anatomy of Tourette's syndrome. Neurology 48; 927-934, 1997.
10. Happè F, Ehlers S, Fletcher P, et al：'Theory of mind' fin the brain. Evidence from a PET scan study of Asperger syndrome. Neuro Report 8; 197-201, 1996.
11. Hardan AY, Minshew NJ, Mallikarjuhn M, et al：Brain volume in autism. J Child Neurol 16; 421-424, 2001.
12. Hashimoto T, Tayama M, Miyazaki M, et al：Brainstem involvement in high functioning autistic children. Acta Neurol Scand 88; 123-128, 1993.
13. Hashimoto T, Sasaki M, Fukumizu M, et al：Single emission computed tomography of the brain in autism: Effect of the developmental level. Pediatr Neuro 23; 416-420, 2000.
14. 飯田順三：児童思春期精神医学における生物学的研究. 脳と精神の医学 13(3); 341-349, 2002.
15. 伊藤直人, 飯田順三, 岩坂英巳, ほか：注意欠陥／多動性障害における事象関連電位. 児童青年精神医学とその近接領域 43(5); 474-482, 2002.
16. Jacobsen LK, Rapoport JL：Research update: Childhood-onset schizophrenia: Implications of clinical and neurobiological research. J Child Psychol Psychiatry 39; 101-113, 1998.
17. Jonkman LM, Kemner C, Verbaten MN, et al：Effects of methylphenidate on event-related potentials and performance of attention-deficit hyperactivity disorder children in auditory and visual selective attention tasks. Biol Psychiatry 41; 690-702, 1997.
18. 金生由紀子：Gilles de la Tourette 症候群. Clin Neurosci 17; 329-333, 1999.
19. Kim BN, Lee JS, Cho SC, et al：Methylphenidate increased regional cerebral blood flow in subjects with attention deficit/hyperactivity disorder. Yonsei Med J 42; 19-29, 2001.
20. Kumra S, Giedd JN, Vaituzis AC, et al：Childhood-onset psychotic disorders: Magnetic resonance imaging of volumetric differences in brain structure. Am J Psychitry 157; 1467-1474, 2000.
21. Lou HC, Henriksen L, Bruhn P, et al：Striatal dysfunction in attention deficit and hyperkinetic disorder. Arch Neurol 46; 48-52, 1989.
22. Matsumoto H, Simmons A, Williams S, et al: Structural magnetic imaging of the hippocampus in early onset schizophrenia. Biol Psychiatry 49; 824-831, 2001.
23. Matsumoto H, Simmons A, Williams S, et al：Superior temporal gyrus abnormalities in early-onset schizophrenia: Similarities and differences with adult-onset schizophrenia. Am J Psychiatry 158; 1299-1304, 2001.
24. 森健治, 橋本俊顕, 原田雅史, ほか：自閉症脳の in vivo 1H-MRS による検討—扁桃体・海馬領域および小脳半球について. 脳と発達 33; 329-335, 2001.
25. Peterson BS, Thomas P, Kane MJ, et al：Basal Ganglia volumes in patients with Gilles de la Tourette syndrome. Arch Gen Psychiatry 60(4); 415-424, 2003.
26. Peterson BS, Skudlarski P, Anderson AW et al：A functional magnetic resonance imaging study of tic suppression in Tourette syndrome. Arch Gen Psychiatry 54; 326-333, 1998.
27. Pliszka SR, Liotti M, Woldorff MG：Inhibitory control in children with attention-deficit/hyperactivity disorder: Event-related potentials identify the processing component and timing of an impaired right-frontal response-inhibition mechanism. Biol Psychiatry 48; 238-246, 2000.
28. Rapoport JL, Giedd JN, Blumenthal J, et al：Progressive cortical change during adolescence in childhood-onset schizophrenia. A longitudinal magnetic resonance imaging study. Arch Gen Psychi-atry 56; 649-654, 1999.
29. Sowell ER, Levitt J, Thompson P, et al：Brain abnormalities in early-onset schizophrenia spectrum disorder observed with statistical parametric mapping of structural magnetic resonance images. Am J Psychiatry 157; 1475-1484, 2000.
30. Starkstein SE, Vazquez S, Vrancic D, et al：SPECT findings in mentally retarded autistic individuals. J Neuropsychiatry Clin Neurosci 12; 370-375, 2000.

ケース・カンファレンス　被虐待児の入所治療について

増沢　高

I　はじめに

本事例は，情緒障害児短期治療施設（以下，情短）であるＡ学園において筆者（以下，th）が担当したケースである。情短は児童福祉施設の一つであり，日々の生活を中心に，心理治療，医療，学校教育（公立小中学校の分級が設置）などが総合的に関わりをもって治療を行うチーム治療の場である。Ａ学園は精神科医，セラピスト（心理職），生活指導員，看護師，栄養士などのスタッフがおり，小中学校教職員が加わってチームが構成される。また外来診療所が付設されており，精神科医が診療を行っている。子どもは児童相談所の措置で入所するが，その前に何回かの外来面接を行い，入所の動機を確認する。一人の子どもにつきセラピストと生活指導員が担当となり，治療の中心的役割を担う。特に治療の見立てや方針を随時検討する中心で，それをもとに全ての職員が子どもと関わる。セラピストも生活場面に加わって援助にあたり，当直もある。

本事例のＢ君は，小学校4年時に入園した男児である。望まれない出生と被虐待体験を持ち，人格の基底に深刻な問題を抱えた子どもである。根深い不信感，被害感，ねたみが強く，過度の要求とそれが通らないときの恨みが顕著であった。心の奥に自他を圧倒するほどの恐怖の世界を抱いている。Ａ学園開設まもなくのケースで，チームスタッフは皆若く，振り返ると未熟な面が多々あった。またthはＢ君の内面に触れるにつれ，その恐ろしさで随分と動揺したケースでもある。約6年の治療経過は試行錯誤の連続だったが，問題はほぼ改善し，心身共に大きく成長した。またth

を始め，治療チームもＢ君から学び，成長した。ここではＢ君の治療経過を振り返り，被虐待児の治療にとって必要な視点のいくつかと，生活を中心としたチーム治療の意味を中心に検討する。なおプライバシーに配慮し，内容を損なわない程度に事実関係に若干の修正を加えている。またこの報告は「心理臨床学研究」（15(6), 1998[5]）に掲載したものをまとめ直したものである。

II　事例の概要

主訴：家金持ち出し，盗み食い，夜尿，生活習慣のだらしなさ，衝動的な暴力。

1 家族について

実父：高卒後，20歳で10歳年上の実母と職場結婚。すぐに姉が出生。27歳のときＢ君が出生するが，すでに離婚の話がでていた。その後の転職先で内妻と知り合う。実母死去（Ｂ君が小1）後すぐに内妻の家に親子3人で同居。一見穏やかで人当たりは良いが，身内への配慮なく行動することが多く，家族内のトラブルの原因になりがち。嫉妬深い。「Ｂ君をどう扱って良いのか分からない」と言う。

実母：職場では厳しい人だったが，実父は頼りにしていた。結婚後は専業主婦。姉はかわいがったが，Ｂ君に対しては，出生を望まず，体罰も含めて叱ることが多かった。Ｂ君が幼稚園の頃は，病気がち。Ｂ君が小1の時，家裁に離婚申請した1週間後に死去。

姉：生活習慣でだらしないところがあるが，Ｂ君は頼りにしている。

内妻（以下，Ｓさん）：離婚後実子2人と共に

暮らしていた。B君家族と同居し始めた頃は運送関係の仕事。しっかり者だが激しやすい。B君の問題を何とかしようと厳しく接する。

2 生育歴

実父母関係不調で，実母に望まれない出生。実母からの厳しい体罰と実父の無関心のなか，ほとんど家の中で過ごす。幼少のころ夜尿をした際，実母にペニスを紐で縛られるというエピソードがある。5歳時から幼稚園に通うが登園を渋る。小1の時，帰宅して実母が倒れているのを発見し，近所の人を呼ぶ。実母は救急車で運ばれるが，B君は一人で残りコタツに潜って震えていたという。そのまま実母は死去（このエピソードは治療の後半にB君により明らかとなる）。その後すぐに内妻の家族と暮らす。学校では明るくひょうきん者で通っているが，友人はなく一人でふらふらとしていることが多かった。小2の時学校のカバンの中にスパナを入れ，振り回して女児にけがを負わす。小3時にも年下の子にけがを負わす。家庭では，盗み食い，トイレマットの下にウンチをかくす，家金持ち出しなどの問題があったが，注意しても耳に入らない。また軒下に木などで作った武器を隠し，裏山へ行っては小動物に危害を加えていたという（入所後わかる）。小4のときに，Sさんが児童相談所（以下，児相）に相談。A学園が紹介され，4回の外来面接の後入所。外来を担当したt精神科医とyセラピストは，生育歴にみられたような突然の衝動的暴力や隠蔽行動などに表れているB君の問題の深さに対して，はたして治療的枠のゆるい施設で対応できるか懸念した。充分時間をかけて，慎重に入園の動機を確かめた上での入園であった。外来面接でSさんは，主訴の他に目つきや行動の異様さを盛んに訴えた。

3 治療経過

個人心理治療場面，生活場面，学校場面，家族の状況などの関連性を重視して一緒にまとめ報告するが，個人心理治療場面での言及についてのみ［　］でくくることとする。

1期：バンパイアの絵（小4の10月〜12月中旬）

入所後，「明るくてひょうきん者」のイメージ通りすぐに陽気に振る舞う。何かしていないといられず動き回るが，一旦気に入ったことには取り付かれたようになる。食事はむさぼるように大量に食べる。職員に良く話しかけてくる反面，警戒的で，視線は合わせない。

2週間ほどして「バンパイアに似ている」と他児に言われてから，ハットや牙を作って身につけ，「僕はバンパイア」と言って回る。またいたるところに険しい表情のバンパイアの絵を描き残すようになる。「ボーッとしてると描いちゃう」と言い，居室に十字架を置いて「本当にバンパイアが来たら困る」と怯える。

1カ月ほど過ぎると，表情が険しくなる。するどい目付きやつま先で宙に舞ったような忍び足など，thは「Sさんの言う『異様さ』とはこんなことなのか」と感じ始める。夜はなかなか寝付けない。お化けが出て来て殺されるなどの悪夢を頻繁に見るようになる。

他児への妬みが強く，恨みを抱き易い。険しい表情で「殺してやりたい。凶器で殴って殺す」などの言葉が出る。職員が「そんなこと言うと悲しいよ」と語りかけると，「死んであいつがいなくなればそれでいい」と冷たく言い放つ。

［10月下旬に面接（プレイセラピー）が開始される。1回目に箱庭を創る。寺の墓地に骸骨の花嫁花婿。寺は厚い塀で囲まれているが，塀を壊すものとそれを阻止するものがつながって列をなす。祭りやスペースシャトルなどの喧噪が周りを囲む。最後に交番を置く（図1参照）。thはB君の自己紹介と理解し，内面のすさまじい恐怖を感じる。2回目からはレゴ遊びに変わる。レゴで基地や兵器作りが続く。やがて敵と味方に基地を分けての戦いが始まる。］

同年齢にF君という，幼くあどけない子がいたが，11月中旬に，B君とF君，そしてF君の担当女性指導員の3人がエレベーターに乗った際に，突然F君の首を執拗に絞める。同じ頃，入浴中年上の子に自らをロープで縛らせ，熱湯をかけ

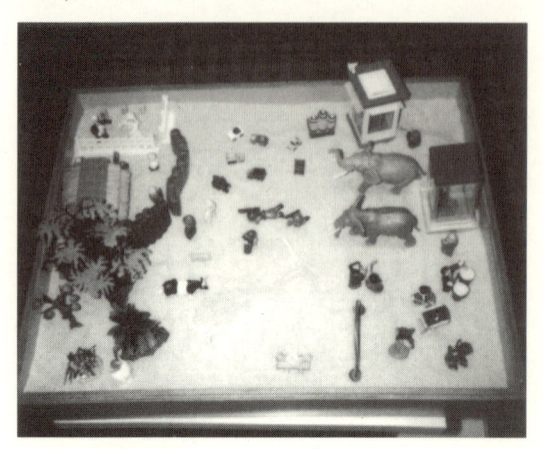

図1 箱庭の写真

させ，それを職員に訴える。要求（職員の独占，見るもの聞くものやりたがる）が頻繁で，思うようにならないと怒り，凄むようになる。学級（入所1カ月後施設内学級に登校開始）で先生（女性）の名前を黒板に書き「これが消えるまで殴る」と黒板を殴り続ける。しかしこれらのエピソードの後はケロッとし，ほとんどを忘れてしまう。

過覚醒の状態を静めゆっくり生活できればと考えるのだが，個室管理ができにくい施設環境では，他の子どもと一緒の活動は何でもエキサイトし行き過ぎてしまうため，「〜は止めておこう」などと行動の制限をせざる得なくなる。しかしそれをとても嫌い，また動かしやすい職員とそうでない職員とを上手に使い分けて要求を通してしまう。投薬（抗精神薬と眠剤）も開始されるが，主治医は「薬の効かない子」との印象を持つ。他児とのトラブルなどで興奮したときも，静まるようにと職員がそばにいるが余計に怨みが滲み出てくるように感じられる。thは何とか落ち着いた生活環境が設定できないかと躍起になる。thは職員ごとの対応が一貫しないことに腹立たしくもなる。

12月に入りthが悪夢を3回見る。前2回は自宅で，いずれもB君の実母の幽霊が出るというもの。夢から覚めて幻影も見る。3回目は当直の夜で，箱庭の骸骨が「秘密を漏らさないように」とthに迫るというものだが，この夜はB君も寺の幽霊と戦う悪夢を見て大量の鼻血を流し，thに起こされている。thの動揺は大きく，スーパーバイザーや同僚への相談が増える。スーパーバイザーからはB君との距離が近すぎること，分かろうとし過ぎてB君を余計苦しくさせているのではとの指摘を受ける。職員室の明るさと交わされる冗談がthを楽にさせる。同僚からの「もうお祓いしかないだろう」に救われた気持ちがする。

2期：武器作り（小4の12月中旬〜小5の5月）

「いざというときに使うんだ」と刀を何本も段ボールで厚く堅く作り，持ち歩くようになる。正月帰省時（初めての帰省）に家の軒下から入所前持っていた武器が大量に出てくる。入所前，野山で小動物に危害を加えていたことをふと職員（女性）に漏らす（1月中旬）。この頃から鎧も作って身にまとい始める。

2月になると疲労感を訴え始めるが，休むことができず，目の下にクマを作りながら相変わらずの過活動。学級では注意散漫で，できていた計算などもできなくなってくる。また食事中のみんなの視線が怖いと訴える。このことから，居室での食事，登校の制限（2時限での早退）を提案すると，しぶしぶ受け入れる。

［プレイではレゴを使った戦いから，おもちゃのピストルを使ってthとの撃ち合いになる。thが「疲れない？」と尋ねると，「人間同士だから疲れない」と答える。生活の様子を訊ねると「楽しかったことも頭に来たことも何も覚えていない」と語る。やがてドクロの人形を見つけ「これが敵」と撃ち始める。スーパーバイザーよりプレイをしばらく見合わせるようアドバイスがあるが，thはB君の内なる戦いから自分だけ逃げて行くように感じて止められない。3月になると「お母さんのことを考えて眠れない。幽霊になって出てくるんじゃないか」とthに訴える。thは「学園に幽霊は絶対出ない」と答える。また「みんなといると何か見られているような気がして怖い」と語る。thが「怖いときそばにいて欲しい？」と訊ねると「余計に見られているようで怖くなる」と語る。その後プレイの内容がバギー乗りやゴルフゲームなどに変わり，表情もにこやかになる。］

家族面接（thが担当し月に1回を目安に実施）でSさんは「B君がいなくなってほっとした」と語る。実父のどことなく臆した様子が続く。

3期：不整脈（小5の6月〜3月）

［6月の下旬のプレイで，水鉄砲を手にし，しばらく水を飛ばした後，突然顔面が蒼白になり動けなくなる。］

すぐに病院に運び不整脈と分かる。新しい内容の投薬が効いて来た矢先の出来事で，医師は「救おうとすると命を取るぞと誰かに言われているみたいだ」との印象を持つ。thの動揺は大きく，緊急のカンファレンスが開かれる。B君との距離が改めて問題となる。

［thは面接の中止をそれとなく尋ねるが，続けたいとのことで止められない。しかしB君はそれまでのプレイルームを脅え，別のプレイルームに替わることになる。「鉄砲を撃つと気持ち悪くなるからやらない」と，再びレゴ遊びを始める。］

その後，生活場面で不整脈が頻発する。表情が弱々しく，力ない様子で過ごすようになる。内科検診の結果，医師から激しい運動は控えるように伝えられる。そしてこの時期に替わったb指導員（a指導員の退職による交替で，以前からB君との関わりがある女性の職員）を中心に不整脈のケアに重点がおかれる。その後腹痛頭痛など，他の身体症状も増え，それらへのケアを通して落ち着いた雰囲気での関わりが可能となってくる。12月には発熱。その際「僕，家ではこんなに熱出たことなかったよ」と語る。ここに来てようやく枠に収まって来た感じと，わずかだが担当職員との関係がついてきた実感を得る。

家族の状況は，7月にSさんが仕事を辞める。理由は「実父が非常にやきもち焼きで，仕事の飲み会にまでついてくる。やってられない」とのこと。「いまはカゴの中の鳥です」と語る。以降親面接には実父のみで来ることが多くなる。2月に実父は「Bと自分は似ていると思う。僕も冷たいとよく言われる。父親らしくない」と疲れた表情で語る。

4期：「自分は惨めだ」（小6の4月〜3月）

落ち着かず動き回る時とボーッとしている時が交互に繰り返される。居室の整理など自ら日課を作って実行しようとするができない。イライラして年下の子への暴力が増えるが，その子に自分の描いた絵などをプレゼントする場面も見られる。7月頃から「自分のことを考えると惨めな気持ちになる」とこぼし始め，居室整理が挫折したときなど「将来はどうせ汚いところに住むからいいんだ」と諦めたように語る。職員はB君の苦しみ悲しさが痛いほど感じられる。

11月頃より，童話を作り絵本にして見せに来るようになる。どれも試練に耐えて希望がかなうといった，ほのぼのとした内容のもの。この頃から，イライラしても我慢しようとする姿勢が見られる。不眠が少しずつ解消されてくる。年が明けて声変わりが始まる。

［プレイでは，ラジコンバギー作り（お正月の小遣いで購入したもの）が始まる。感心するほどきちんと組み立てるときと，ミスばかりのときの差が激しい。6月には完成し，以降はラジコンの操作に時間を費やす。極端な操作でうまく動かせない回が続くが，thとB君が向き合わずに済み，お互いが楽に過ごせているように思える。］

B君は毎回のプレイの内容をb指導員に楽しそうに報告している。

家族状況は実父とS家との関係がより悪化してくる。年が明けて実父は別居するが，B君の引き取りを強く求めるようになる。児相の福祉司との話し合いを設け，まだ治療の継続が必要なことを伝える。その後実父はS宅に戻る。卒業式にてB君が厳粛な雰囲気の中「お別れの言葉」を言い始めたところ，実父が顔面蒼白で退出する。

5期：僕の居場所は……（中1の4月〜10月）

中学に入学し，思春期に入ったことでの配慮から男性のc指導員に担当が替わる。中学校の新しい雰囲気に興奮気味で，さまざまな活動に張り切って取り組むが5月には疲れてボーッとしてくる。実父の退所要求は続き，それに応じるようにB君がそれまで以上の帰省を希望するが，帰省中に不整脈が生じ始める。B君は，実父と共に学園生活への不満を訴えるが，自分へのもどかしさや惨めさの原因を学園に転化し，逃げ出したくなっ

ているように感じられる。8月にth, 実父, B君とで,「何のために学園に来たのか」を改めて話し合う。退園要求とは裏腹に, 帰省時は眠れず疲れて帰園することが目立つ。9月に実父が突然,「一戸建の家を購入したので, 転校させて外来で通わせる」とB君に告げる。その夜, 顔面蒼白で「一緒に住みたくない」とthに必死に訴える。

［プレイではラジコンの操作が続いていたが, 9月以降,「僕の問題は落ち着けないところ。すぐにムキになって行き過ぎちゃう」「家に帰ってもイライラすると思う」「家に帰るかどうか考えていると苦しくなる。しばらく帰省せずに考えてみる」と語りはじめる。］

そこで1カ月間帰省を取りやめる。実父は「どうしてなのか分からない」, Sさんは「やっぱり。私はそうなると思いました」と語る。

6期：ロードレースの練習（中1の11月〜中2の9月）

学級行事のロードレース大会に向けての練習が始まる。B君の参加について, 学校職員とのカンファレンスがなされる。毎回の練習を, ゆっくり自分のペースを守ることを目標に, thとc指導員も参加し, B君と併走して, 脈をとりながら練習することになる。これを契機にB君と担当職員との関係がより確実なものになったように感じられる。大会はマイペースで完走することができる。年末頃から, 友達関係で, 困ったこと, いらついたときなど担当職員に相談できるようになる。トラブルの後, 自分の非を認めるようになる。

［プレイではラジコンの操作が続くが, かなり上手にコントロールできるようになってくる。プレイ中に「落ち着いているときのことは良く覚えているけど, そうでないときのことはあまり覚えていないんだよね」（12月）,「将来やりたい仕事が一杯ある。昔はなかったんだよ」（4月）,「退園後はどうなるのかな」（5月）などと自分自身のこと, 希望や不安などを語るようになる。］

6月には疲れると昼寝ができるようになる。父の日にthとc指導員に「学園ではおやじみたいなもんだから」と白いバラをプレゼントする。施設では毎年夏に2泊3日のキャンプがあるが, 落ち着いてリーダーシップがとれるほどになる。施設生活で不整脈が全く見られなくなる。11月に精神薬の量を減らす。年明けには運動制限をはずす。4月に眠剤が頓服となる。

家族の状況は, 実父は家を購入したものの, 姉は同居を拒否, 一人になるのが嫌で結局Sさん宅にいることの方が多くなる。春休みに, 実父がB君を新居に連れていく途中, B君は不整脈が起き, 途中で戻る。姉が実父に口を利かなくなる。

7期：実父への批判（中2の10月〜中3の9月）

帰省時に不整脈が頻発するようになる。中2の夏休みに長めの帰省となったが, 帰宅先（実父の家）から「気持ち悪いの」とSOSのTel。すぐに戻るよう実父に指示する。その後自らの希望で週末帰省を毎週から隔週とする。11月と1月の帰省時（Sさん宅）に姉の金銭がなくなりSさんに疑われる。「僕じゃないこときちんと説明する」と話し合うが, 信じてもらえない。以降, 自らの希望で帰省を取りやめ実父の面会のみとなる。

［プレイ（ラジコン操作）から「日常起こったことを振り返り話し合っていこう」とカウンセリングに変わる。「友達に信頼されるにはどうしたらいいのかな」「昔は人なんかどうでもいいと思っていたけど, 友達に批判されると自分はだめなのかなってすぐ思っちゃう」と語る。6月になると実父のことが話題になり「お父さんにはあまり会いたくない。話していると嫌いだなって気持ちが沸いて来る」「おばさんの家に行きたくもないのに連れて行かれて, そのころから嫌いだなって思っていた。お母さんが死んでなんちゅう男かと思った」「新しい家とか……何でもいつも勝手」などと語る。また実母についても「厳しかった。よく寝てた」と語り, 亡くなったときの状況（生育歴の通り）を語る（7月）。］

実父に会いたくない気持ちが高まり, 7月から面会をしばらく取り止めるが, 実父の辛さ, 寂しさを考慮して, 父親面接でB君の様子を伝えたり, 雑談するなどして実父を支える。面会拒否を伝えたときは表情が険しくなったが,「僕はばかばかりやってた」と語る。8月には「お盆は帰ってく

るんでしょうか。僕も寂しいんです」と語る。徐々に実父の表情が軟らかくなり、B君の話や雑談が楽しみで面接に訪れるようになる。

随分と落ち着いて行動が取れるようになり、友達とのトラブルは激減。7月には「夜になると自然に眠くなるんだ」と嬉しそうに語る。中3の夏休みは帰省せず、学習とマラソンのトレーニングにこつこつと励む。夏休みを終えて「今まで自分で決めたことを続けるってできなかったから、それができたことが一番良かった」と語る。姉の面会が増え、進路のことなど姉への相談が増える。

8期：退園に向けて（中3の10月～3月）

学力、体力が著しく向上する。退所後は実父宅やSさん宅には戻らず、児童養護施設から高校に通うことを自ら決める。12月にthとB君が2人で施設玄関前にいると、どこからか突然、野鳥が首のない鳩を咥えて飛んで来る。あぜんと見つめる2人の前に野鳥は鳩の死骸を捨てて飛び去る。2人共一旦はそこを去るが、後でその場に戻って鳩の死骸を埋葬しているB君の姿が他職員の目に留まる。

［面接で「～のとき自分はイライラしちゃう。それが弱点」「進路って学校の先生たちの方が必死になってる感じだね」と自分のこと周囲の状況を見つめ、正確に捉えられるようになる。］

3月、実父に実母の墓参りに誘われる。「姉と一緒なら」と3人で無事墓参りすることができる。

III 考　察

1 心的基盤の脆弱さと外傷体験

実母からの望まれない出生と冷たく厳しい実母からの養育は、人格の基盤を形成する初期の心的発達に負の影響を及ぼしたと考える。B君の入所初期の症状は次のようなものである。職員を独占しようとする強い要求とそれが阻止されたときの激しい恨み、人に対する根深い不信感、その場その場の刹那な体験様式、すぐに忘却し振り返れないため体験が内化されない、攻撃的衝動のコントロールのできなさ、のめり込んで止まらなくなる行動、「見られているようで怖い」など周囲の人間や外界に対する恐怖心、むさぼり食いなどである。これらは初期の養育対象との良好な関係の欠如、および人格の基底に重い損傷を受けていることを示す。ペニスを紐で縛り付けるというエピソードは、それだけで乳幼児期の母子関係の緊迫さを物語っており、さらに父親の無関心や父母間の確執は、実母のB君に対する否定的感情を増幅させたであろう。心的発達は外界との相互性を通して、土の山を上へ上へ積んでいくがごとくの漸成的な過程である。世界全体に対する安心感や信頼感、安定した対象との関係性の獲得という初期発達課題の阻害は、その後に続く課題の獲得にも支障をきたすことになる。SさんがB君をしつけ直そうとしても、不信感と恐怖感をさらに強める結果となった。

2期に実母が幽霊になって出てくるのではないかとの恐怖を訴えるが、小学校1年時に直面した実母の死について、自分のせいではないか、それゆえ死の世界（厳密には死にきれていない霊の世界＝バンパイアの世界）から再び復讐のため自分を殺しに来るのではないかという空想を形成したと思われる。岡野（1995）は幼少期（2～7歳）の外傷体験は、その時期に特有な「トランスダクティブ」な思考によって、非論理的、魔術的で歪曲された図式で捉えてしまうこと指摘する。一般に幼児や年少児は、現実と空想が混同され、科学的論理性が優勢でないため、事象に対して非現実的、呪術的意味づけをしがちだが、人生早期から虐待を受け続けた子ども達の外界認知は、根本にある不信感や恐怖感ゆえに、人並み以上に恐怖や絶望などのマイナスイメージが伴いやすいと考える。心的基盤の脆弱さと実母の死という外傷が重なり合ったB君の内界は、想起するには激しい恐怖が伴う世界であり、意識の果てに封じようとしても消えることなく刻印され、ときに頭をもたげてはB君を苦しませ続けた。このことはB君の創った箱庭の世界、僕はバンパイアと言いながら脅えるB君の姿、悪夢の内容などからも窺うことができ、過活動、バラバラで解離された体験様式、喧噪的で刹那なありよう、死に対しての冷酷さ（「死ねばそれでいい」などの言動）などは、B君

が内面の恐怖の世界を遮断し，逃れようとしていた表れと思われる。しかしB君の攻撃的破壊的な行動（ハンマーなどで女児の頭部を殴る，小動物に危害を加える，入園後他児の首を絞めるなど）は，実母の死という外傷に対する強迫反復とも見て取れる。

2 外傷体験の表出と危険性

Herman LJ（1992）は長期反復的心的外傷患者の回復過程として，安全の確立，想起と服喪追悼，通常生活との再結合の順に，螺旋状に行きつ戻りつして進むことを示した。外傷を想起し収めるためには，治療関係の中での安全感が充分に保障されていることが前提となる。本事例の場合，バンパイアの絵，箱庭，夢はすべてB君の内的恐怖の世界＝心的外傷の象徴的な表れであろう。問題はこうした想起が安全の確立が充分でない入所の初期から起こっていたことである。プレイ中に起きた不整脈は，死の恐怖の直接的な想起と言っても良い激しい表出に圧倒されたゆえの反応と考えられる。心的基盤が脆弱な上に，またそれゆえに治療的枠が設定しにくい子でもあり，薬が効かなかったことも重なり，B君を守る状況にはほど遠かった。にもかかわらず他児からの刺激（「バンパイアに似てる」など）やプレイセラピーを早期に始めてしまったこと，thが近づきすぎたことなどがB君の内面を暴き出し，早すぎる想起を促してしまった。安全の確立について，治療者ークライエント間の安全性や信頼関係といったことが強調されやすいが，加えてクライエントに対してある程度守られている日常環境が整っていることとクライエント自身がその作業に耐えられるほどに育っていることが必要である。子どもの治療については特に後者についての充分な検討が必要であり，まして心的阻害が大きい被虐待児の治療においては細心の心配りがなくてはならない。身体症状としての不整脈が生じたことでB君に対する確かなケアが可能になり，安心と信頼感獲得へとつながっていった。B君の育ちにゆっくりと寄り添いながら機熟を待つといった関わりがthに必要であったが，身体症状を出したことのないB君にとってそれが出せたことは，ギリギリの所でthとの信頼関係が芽生えていた証だったのかもしれない。

3 育ち直りと外傷体験の捉え直し

B君は身体症状に対する濃厚なケアを通してゆっくりと学園生活に信頼を寄せていく。その後，基底が損傷していることや，過去に失ったものの大きさを感じて，「自分はみじめだ」などの自己否定的な言動が表れて来る。こういった抑うつ的ともいえる時期は治療経過の中で極めて意味があり，子どもに寄り添い新しい希望が生まれ主体的な人生の歩みを焦らずに待つことが重要となる。チーム職員がB君の辛さを受け止め続けた中から，童話の絵本を作り職員に見せて回るという新たな希望の芽吹きが生じている。しかし，この過程を確実なものとしたのは，6期のロードレースの練習であった。脈を取りながらゆっくりと同じペースで走ることが，それまでは心も体もばらばらでコントロールが難しかったB君に，自己の心身を律して自分のものとするという自律性の課題達成の大きな契機になり得，運動することでいつ襲うか分からない不整脈の恐怖（＝死の恐怖）を，担当職員が併走することを通して共に受け止めることができた。このことで担当職員との信頼関係をより確かなものとし，自分の体を安心して受け入れることを可能にした。加えて，この取り組みを学園職員や学校の職員が承認し応援したことで，自分を取り巻く大人たちは，自分を見張ったり，見破ったり，叱ったりする敵ではなく，自分の味方であるという確証を得たと考える。自分自身や周囲に対しての安心感と信頼感を確実なものとすることで，未来に向けて新たな希望を抱くことが可能となっていく。

外傷の治療としてHermanは，外傷のストーリーを再構成し，統合することの必要性を説いている。そのためには外傷体験に対して付与された誤った観念の修正と生きるための新しい意味づけを行うことである。重症の被虐待児の場合，B君の経過にあるような「育ち直り」の過程の中で，まずは「自分と自分を取り巻く大人達は信頼に足

るものだ，世の中は求めれば助けてくれるものだ」という自分を取り巻く世界全体への認知の修正があって初めて過去の外傷体験の捉え直しが可能になるように思う。またこの過程は，思春期・青年期の課題達成過程と密接に関係する。B君の場合，4期以降自己を見つめるようになり，父親への拒否感を強め，家族関係が変化しながら，家族の過去を振り返り，徐々に自己と未来への信頼の度を強めていく。このように思春期・青年期特有のテーマに組み込まれながら，7期に実母の死を初めて言葉にしている。偶発的な野鳥の来訪と実母の墓参りは，捕らわれていた恐怖の世界を埋葬し，未来に向けての歩みを始める象徴的な表れと言えよう。

4 個人心理治療を越えた治療的関わり

杉山（1990）は，生活を中心とした様々な場面での治療的関わりが一つの総合的な治療構造となり得，これを総合環境療法と呼んだ。重傷な被虐待児のような心的基盤に問題を抱えたケースの場合，特定の治療者による特別な技法のみで治療を行うことは困難であり，複数の援助者がチームを組み様々な場面が統合された中で治療にあたることが有効と考える。B君の事例は，生活でのケアを中心に，個人面接や学校教育がつながりを持って，トータルとして治療が進んだ。例えば，不整脈（3期）の際の即時の病院受診とb指導員を中心とした身体症状に対するケアが，B君の安全感，信頼感の確立を助けている。希望の芽生えを感じさせる童話の絵本を製作し，職員に見せて回った（4期）のも生活場面だった。学校場面のロードレースの練習（6期）は，施設と学級の職員が，B君の状況を理解し彼の活動に承認を与えたことで可能になり，上記のごとく意味をもった。またこうした報告の記述に載らない毎日の何げない関わりが，B君の治療の根底を支えていよう。偶発的な野鳥の来訪と実母の墓参りは，内界にある恐怖の世界を埋葬し直す契機となったが，生活場面が治療的に設定されているゆえにこうした布置が生ずるのではないだろうか。

それぞれの場面がトータルなものとして機能するには，複数の職員が役割を担いながら良好につながり合うことが前提となる。thがこうしたチームにいることで，B君を皆で見ているという安心感を抱き，孤立して悩むことを防いだ。総合的アプローチゆえにもたらされるトータルな視点は，ともすればB君の内的世界と共鳴し，二人で固有の世界へ潜り込んで逃れなくなるthに現実感を与え，治療に必要なバランス感覚を保てるよう支えた。チームアプローチは，複数の場を総合的に扱う治療の必要以上に，関わる治療者を支え，欠けている点に力を付与するものであり，重症なケース程その意味は大きいと言えよう。

文献

1 Balint M : The Basic Fault. London; Tabistock Publications, 1968.（中井久夫訳：治療論から見た退行．金剛出版, 1978.）
2 Bettelheim B : Love is not Enough. New York; The Macmillan Company, 1950.（村瀬孝雄・村瀬嘉代子訳：愛はすべてではない．誠信書房, 1968.）
3 藤永保・斎賀久敬・春日喬・内田伸子：人間発達と初期環境．有斐閣, 1987.
4 Herman JL : Trauma and Recovery. New York; Basic Books, 1992.（中井久夫訳：心的外傷と回復．みすず書房, 1996.）
5 増沢高：チーム治療のなかで内なる"バンパイア"を克服した少年の事例．心理臨床学研究 15(6); 647-658, 1998.
6 増沢高：遊戯療法と守り．現代のエスプリ（弘中正美編：遊戯療法） 389; 156-167, 1999.
7 増沢高：早期の心理的発達に障害を受けた子どもの入所治療―胎児のようなF君が少年に育つまで．心理臨床学研究 18(6); 569-580, 2001.
8 増沢高：被虐待児の援助におけるチームの歪みと修復．子どもの虐待とネグレクト 5(8); 166-175, 2003.
9 村瀬嘉代子：子どもと家族への統合的心理療法．金剛出版, 2001.
10 岡野憲一郎：外傷性精神障害．岩崎学術出版, 1995.
11 Putnam FW : Dissociation in Children and Adolescents. New York; Guilford Press, 1997.（中井久夫訳：解離．みすず書房, 2001.）
12 杉山信作：子どもの心を育てる生活．星和書店, 1990.

テーマ B

児童精神医学・診断と治療の仕組み

第Ⅰ部
心と身体の発達

こころと体，そして性の発達からみた精神医学とは？

第1章　脳の成熟と発達，疾病予防

中根　晃

I　精神発達の生物学

1 新生児の意識状態

子どもの心理発達はPiaget J[3]をはじめ多くの学者による観察や実験によって記載され，モデル化されているが，ここではいかにして子どもが出生直後の生物学的状態から精神活動を展開していくかを述べていきたい。

脳は誕生前から活動している。新生児は脳機能が未発達のまま誕生するとされるが，それは大脳皮質についてであって，生命機能をつかさどる間脳・脳幹部はすでに充分成熟して機能を開始している。この状態で見られるさまざまな運動が，日を追って脳幹部の支配から大脳皮質の支配へと移り，意図的な行動へと発達していく。園原・黒丸[4]は新生児の意識状態は以下のような5つの状態に区分し，そのさいに見られる現象を記している。

状態 I ：深い睡眠（規則正しい睡眠）。目は完全に閉じたまま，呼吸も規則正しく，筋肉もだらっとしている。
状態 II ：浅い睡眠（不規則な睡眠）。呼吸が不規則，時折目を開いてまた閉じる。睡眠が浅くなって，うとうとした状態に移行する。
状態 III ：覚醒しているが身動きのない時期。目はぱっちり開いているが動きがない。
状態 IV ：覚醒して身動きのある時。四肢を活発に動かしている。
状態 V ：泣き叫ぶ。お腹が減って大声をあげて泣いている。

深い睡眠の状態をしばらく観察していると，突然，全身をぴっくとするような身震い運動が規則正しい間隔で起こってくる。これは脳幹部から発するリズム的活動であるが，間隔は日を追うごとに長くなってくる。ビデオ記録で再現すると，母親に抱きつく時と同じ運動だとわかる。さらに観察していると，身震い運動が不規則になるとともに，身震い運動が起こるはずの時に吸飲運動が見られるようになる。

浅い睡眠状態の時，突然，赤ん坊の顔に微笑んでいるような表情運動が起こってくる。これは口唇部の筋肉が収縮して口許がいかにも微笑んでいるような運動で，同じようにリズミカルに起こってくる。睡眠状態が次第に浅くなるにつれて身震い運動から，吸引運動，微笑運動へと置き換わっていき，覚醒状態の時には泣き声として現れる。外的刺激なしに出現するこの微笑運動は，生後10日目頃から漸次リズム性を失って，金だらいを叩くような金属性の音の刺激に反応して起こるようになる。

生後3週目になると，はっきりした覚醒状態の時に，がらがらのような柔らかい音に反応して出現するようになり，生後1カ月半頃になると相手と目があった時に微笑するような心理反応として出現するようになるなど，生物学的反応から社会的反応へと進化していく。7～8カ月になると母親の顔と他人の顔を区別し，久し振りに会った祖母が抱いてあげようと手を差し伸べると顔をそむけたり，泣き出したりする。いわゆる人見知りである。

2 原始反射から意図的行動へ

原始反射と言われる脳幹部での運動も大脳皮質の成熟にしたがって意図的行動へと進化する。赤

ん坊の口に乳首を当てると乳を吸う運動が現れる吸引運動も最初は乳首を探し当てようとする探索反射と乳を吸おうとする吸引反射からなっているが、1カ月目になると、乳首や指で口唇部を刺激すると、刺激する物の大きさにしたがって口の大きさを変えたり、時々吸うのを休んだり、舌なめずりをしたり、指を吸ったり、口を鳴らしたりの遊び的な運動が見られるようになり、28週以降には口唇運動に置き換わっていく。

同じような変化はモロー反射でも観察される。赤ん坊を頭を支えながら抱いてから、支えている頭を下げながら手を離すと、抱いている人に抱きつくような動作が起こる。この一連の動作は両腕を広げてバンザイをするような形になり、やがて合掌するような形になって終わる。これは深い睡眠の時に起こってくる身震い運動と同じ形の動作である。モロー反射は寝ている時に大きな音を立てた時にも起こるが、健康な赤ん坊では大脳皮質の成熟によって抑制され、生後1カ月目になると不安定になり、その後はだんだん消えていく。それにつれ、母親に抱きつく動作はより確実になり、2カ月目になると背中を丸めて母親が抱きやすい姿勢をとる。7カ月目になると抱かれると愛らしい表情を出し、自分でも重心をとり、決して落ちない。首も座って母親から見ると非常に抱きやすい姿勢になる。10カ月目になると喜びの表情を出して自分から積極的に抱きついてくる。

赤ん坊の開いている手掌に指で軽く触れると指を握るような把握反射が起こる。把握反射は足でも起こり、足の裏を鉛筆で刺激すると正確につかむ。この把握の力は手や足でぶら下がって体重に逆らうことができるくらい強い。把握反射も生後2カ月目にはなくなって、10カ月頃になれば、自分から物をつかむという運動が大人と同じ形で握る動作となり、自分が手にしたい物を親指と人差し指だけでつかむようになる。

歩行も原始反射から発達する。新生児を首の所で支えて片足をベットの上におろす時、足の裏がつくと反対側の足が反射的にあがり、重心が前に移っていく。上がった足が下がってかかとが床につき、重心が前に移動すると片方の足があがるという形で、左右の足が交互に上下して歩きだす。この自動歩行は2週間目には出にくくなり、2カ月目になるともはや足が前に出なくなる。その後、赤ん坊は這ったり、立ったりを自分で練習し、10カ月近くなると自分の意思で歩くように歩く。

生後1～2カ月の間に身体はだらっとして重力に対する抵抗がない。その後、首の筋肉が重力に対して垂直に立てるようになる。これが首が座るという発達の最初の道程である。赤ん坊の両手をもって起こそうとする力を与えると引き起こし反射という、身体を持ち上げるような動作が起こるが、生後1カ月頃にはまだ、だらっとしているが、3カ月目頃になると頭が背骨の所にきている。7カ月目になると引っ張られた時、自分から立とうとする意欲が見られ、この動作を通じて親子のやりとりができるようになる。

3 外界の認知

赤ん坊は生後4日目で目を開けるようになると目で物を追う。その後、より長い時間目にする母親の顔を好んで見るようになる。顔の図形で行なった実験では何も描いていない図形よりも目、口、鼻という顔の形を描いたものを好んで見ること、特に目が2つ並んだ絵が顔の形の手がかりとなっている（山口[7]）。乳児は生後1カ月になると見ている物を動かすと、視野からはずれても首を廻して追い続ける。7カ月頃になると手でそれを捉えようとし、10カ月頃になると外界の物体にはっきりとした注意や興味を示し、それを隠すと隠した場所を探そうとする。

見ている物の形の区別も急速に進んでいく。生後3カ月頃には三角形を線の位置ではなく、形と捉え、4カ月頃には左右対称の図形を区別する。乳児は見馴れたものよりも新しい物に好奇心をもってよく見る。表情の変化にも早くから反応する。生後36時間での報告では相手の微笑みと悲しみでは口の周り、驚きでは口と目を交互に見ていたというが、別の研究では喜びの表情や微笑の写真を好んでみること、また7カ月頃の乳児は微笑よりも恐怖の写真を喜んで見たという。これは母親を通じて見馴れた微笑よりも、自分にカメラを向

ける人物の方を見るなど，好奇心のめばえが観察されるようになる。男女の区別は8カ月目には可能になるといわれている（山口[7]）。

4 知能の発達

　Piaget J[3]は1.5歳から2歳まで続く感覚運動期と，7～8歳頃までの表象的思考期に分けている。感覚運動期は反射的行動が意図的行動へと置き換えられる経過で，以下の6段階にわけられる。

第Ⅰ段階　反射の行使：知的発達の前段階で，新生児の初歩的な感覚運動的適応の様式が一連の原始反射が大脳皮質の成熟に伴って意図的活動に置き換えられていく。

第Ⅱ段階　最初の獲得性適応：生まれつきの適応様式の上に，経験によって獲得された新たな適応行動が積み上げられていく。意図的な探索行動は成功によって，それを再び求める行動を獲得し，第1次循環反応による獲得性適応の段階が成立する。目や耳と同じように手もまた知能を獲得する基本的道具となる。目で見た視覚的対象は手による運動行使の素材となり，目でみた物をつかむようになり，視覚と把握との協応が成立し，目に触れたものを手を伸ばして掴もうとする。

第Ⅲ段階　第2次循環反応および興味ある光景を持続させる手法：8カ月の乳児は目標物を手に入れるために障害物をのけようとするなどの意図性が認められる。Piagetはここに知能の誕生をみている。乳児はベッドの上方に吊るされているオルゴールについている紐を偶然つかんで，引っ張る。オルゴールが快い音を立てるとまた引っ張る。こうして紐を引っ張るとオルゴールが鳴ることを覚えていく。生後4カ月以降に顕著に見られる第2次循環反応では，自分から離れたオルゴールが鳴るという情景を自分の行為によるものだと看做すようになっている。子どもは自分の知覚する外的結果が自分の視覚および聴覚の活動に依存すると同時に，手の活動に依存することを理解し，この理解によって再生的同化という行為が生じる。子どもの発見した関係性は偶然の発見であり，問題を解決するとか欲求を満たす目的ではなく，欲求は反復の欲求に過ぎないという点で真の知的行為になっていないが，知的適応の先触れだということができる。感覚映像や対象を同化することは，それに意味を与えることであり，子どもは哺乳瓶を見て吸うもの，がらがらを見て掴むものだと理解し，音を出したものは見ることができることを理解する。ここに能動的な探求が生じる。やがて，ベッドの上にぶらさがっている対象を揺らすために引っ張るという行為が見られるようになり，他の物の運動を予見するようになる。Piagetはこの段階の循環模倣は，この時期の子どもに可能な最高度な知能の顕現であるとする。

第Ⅳ段階　第2次図式の協応と新しい状況への適応：生後8～9カ月の頃には手段と目的との区別が現れ，いくつかの意図的に協応しあった知的行為が成立するという大きな変化が起こってくる。子どもは物どうしを互いに関係づけることを学ぶ。対象構成の進歩に伴い空間野も構成され，物そのものを空間的に関係づける客観的空間構成が始まる。

第Ⅴ段階　第3次循環反応と能動的実験による新しい手段の発見：1歳を過ぎると真の意味での実験が現れる。この段階の循環模倣では調節が同化に先行し，子どもは新しい対象を前にすると，どこが新しいかを調べようと意図的に模索し，新しいものへの探求は道具的行動を飛躍的に発展させ，経験的知能の頂点となる。この段階は対象の構築の段階で，新しい手段を探求するという実験を試みることで新しい図式が形成される。新しい手段を探求して発見することによって新しい状況に適応するようになると，経験的知能のメカニズムが確立され，直接利用できる図式がなくても新しい問題を解決できるようになる。興味ある結果をもたらした動作をただ反復するのではなく，強弱をつけ，変化を加えて結果がどう変わるかを調べ，新しい手段を発見するが，その解決はまだ演繹や表象によって発見したわけではない。

第Ⅵ段階　心的統合による新しい手段の発明：この段階では前段階と違って発明があり，感覚運動的試行錯誤のみならず表象があることで特徴づけられる。Piagetの1歳4カ月の観察例では鎖をマッチ箱に入れようとして2，3回やり直し，直接いれるのが失敗だとわかったとき，鎖を丸めることによってうまく入れることができた。自発的再体制化である。鎖を丸めてから狭い口に入れたさいには，直接知覚しているものとは別の視覚所与を表象しなければならない。こうして直接には見えない自分の身体部位を使って新しい動作を模倣する。表象作用の先触れとなる，その場にない人の真似ができたり，つもり遊びが始まる。目の前に

ない対象を喚起する表象的心像の存在が示され，思考以前の知能である感覚運動的知能は言語の枠組みに組み込まれていく。

表象的思考期は1.5～2歳に始まる前概念的思考模倣段階および，4歳から始まる直感的思考段階からなる前操作期と，7～8歳から始まる具体的操作期および11～12歳から始まる形式的操作期に分けられ，ごく日常的に見られる知能の発達の経過をたどっていく。

II 発達と成熟

1 脳の成熟過程

脳の原型である神経板が神経管になり，大脳，中脳，小脳，延髄に分化するのは胎生11週頃である。神経細胞は神経幹細胞として，大脳皮質へと向かい，熱対流の法則に従った自己形成していく。コラム構造の形成は，まずラジアル繊維が胎内の熱対流に従って表面に向かい，ラジアル繊維を伝わって移動してきた神経芽細胞が大脳皮質の6層構造を作り上げた後，ラジアル繊維は消失する。成人の脳の神経細胞は千数十億個といわれるが，胎生期にはこれをはるかに上回る神経細胞が作られている。この過程で他の神経細胞とのシナプスを持たなかったものはアポトージスを起こして消滅する。神経細胞の消滅は生後も1歳半頃まで続く。

シナプスの形成は胎生期に始まり，生後2～3カ月頃に急増し，8～10カ月でピークに達する。その後，単調に減少し，10歳頃に安定するが，前頭葉のシナプス発生はかなり遅れ，思春期まで発達を続ける。不必要なシナプスは刈り込まれ，11歳頃までに最大時の60％にまで減少・整理される。

神経細胞の髄鞘化は胎生期の後半から始まるが，大脳半球の髄鞘化は生後数カ月間に急速に進行し，3歳頃までに8割かた完成するが前頭葉ではその後も進行し，前頭前野の髄鞘化は20歳すぎまで進むとされる。

思春期は内分泌系の活動が盛んになるなどの身体的変化が起こるが，脳にも大きな変化が起こっている。思春期の前後では脳の容積には変化がないが前頭葉皮質では髄鞘化による白質の増加が見られ，灰白質がしだいに減少する。前頭葉でのシナプスの刈り込みは思春期にはじまり，シナプス密度は少しずつ減少していく。脳全体のシナプス密度が大人のスレベルに達するのは18歳頃である（Bleikumore S-J[1]）。灰白質の密度のピークは12歳で，その後減少していく。灰白質の一時的増加は前頭皮質でのシナプスの急激な増加によると言われる。このような脳の成熟は青年期を過ぎても続き，前頭葉の白質の容積の増加は30歳まで続くことが示されている。

脳の成熟は，神経成長因子，神経栄養因子などの化学的背景のもとに神経細胞の髄鞘化に加えて神経細胞ならびにシナプスの削除が行なわれる自己組織化過程を基に進行する。かつては出生後，神経幹細胞から分化するのはもっぱら神経膠細胞であるとされてきたが，現在ではなんらかの神経栄養因子の関与のもとに海馬を中心に神経細胞への分化が起こっていることが明らかにされている。もちろん成熟のような複雑な機制をモデル化することでさまざまな局面の説明は可能であるが，それでもって発達全般が充分理解できるわけではない。発達とはこのような内的成熟と環境要因の複雑なからみあいの中で積み重ねられる非線形的な学習過程にほかならない。

2 情緒と社会性の発達

1）親子関係

乳児は3，4カ月になると母親の笑いかけに生き生きとした笑顔で返し，その無心な明るい笑顔や振る舞いに母親も惹きこまれて，母子ともども喜びのひと時を過ごすことになる。8カ月にもなると母親への愛着は子どもに安心感をもたらすが，母親（父親）とは別の人を目の前にすると，乳児の安心感は不安感に変化する。これは8カ月不安として知られる現象だが日本ではこれを「人見知り」と言っている。乳児は相手をじっと見てから横を向いたり，泣き出したりするので，現象の記載から言えば「○○不安」よりも「人見知り」の方が正しい。すでに言語を理解するようになっているこの頃の乳児は母親に「おばあちゃん

「となりのおばさん」だと教えられ，喃語で呼びかけるようになると人見知りはなくなり，進んで近づいたり，抱きついたり，手にしたおもちゃを差し示すようになる。ことばが言えるようになれば，自分の見つけたものを親に「わんわん」「ぶーぶ」などと言いながら指で差しながら教えるようになる。このような行動は親しい人物への愛着の形成過程であり，子どもの精神発達にとってもっとも重要とされる（Bowlby J[2]）。愛着と言うとどうしても身体的接触を重要視しがちだが，視覚，聴覚などの相手と距離を隔てての触れあいが大切である。親の話しかけをじっと見つめたり，親が読み聞かせる絵本やおとぎ話の本を親の膝の上や寝床で聞いていたり，かんたんな用事をするのを喜んだりすることを通じて，親との間の言語的ないし非言語的コミュニケーションがごく自然に成立してくる。同時に自分自身の意思というものをはっきり自覚するようになるが，これを強く表面に出すのが，3歳児に見られる反抗現象である。これはことばがさらに発達して，自分の意図が説明できるようになれば，感情的な表現である反抗は薄らいでくる。それでいながら，母親がトイレに行こうとしても追いかけるなど，母親への愛着はなお強く，はじめて幼稚園に行く日に，母親が家に戻ろうとすると泣き出すなど，口ではわかっても情緒的には母親から離れたくないという，分離不安が顕著に見られる年代でもある。

2）感情の分化

幼児期は知能の発達とならんで原始的な情緒反応から複雑な感情に分化していく年代である。2歳位の幼児は絵本などで知っているロボットが実際に自分の方に近づいてくると恐怖を感じ，母親にしがみつく。そこで安心感を得れば好奇心をもってロボットの動きを見るようになる。さらにそれを手に触れ，動かしてみるなど，知的探究心が働き，そこで分かったことを母親に示したり，ことばで告げることによって興味・関心，意欲などが培われ，母親と一緒に喜んだり，悲しんだりを通じて共感という情緒的活動も知ることになる。やさしい心，暖かい思いやりなど情操といわれる，自分以外のものの存在を認め合い，受け入れる雰囲気の中で育ってくる。これは親が日本の童話を読んで聞かせることから学んだり，お人形遊びで人形に話かけながら髪をとかしたり，服をきかせたりなど，優しい行動をしている中で実感する。家ではけんか相手の弟や妹を，保育園の中で面倒をみているなど，自分が親から見習った優しさを自分の行動として実行するようになる。

3）仲間関係

3歳頃の幼児は母親と一緒に公園に行くと，同じような年齢の親子づれを見つけ，親同士が話しているとそばに行って自分の遊びを始めるが，並行遊びであることが大部分である。また，子どもどうしもことばを交したりするが，それぞれが自分の思いだけを伝えているなど，お互いに独語をしているに過ぎない。

保育園，幼稚園は仲間関係の形成される培地である。自由時間に一人でおもちゃ遊びをしていると他の子どもがやってきてそれを奪うようにしてそれで遊び出す。奪い返す子どももいれば，取り戻そうとして追い払われ，諦めて別のおもちゃで遊び出す子どももいる。何人かの子どもが座っているのを見つけた子どもはその間に入り込もうとしたり，折角，仲良く話しているのに他児に割り込まれたりする。こうしたアクシデントの中で悔しがったり，高く積んだ積み木を先生にほめられたり，みんなと一緒になって物事を完成させて喜び，先生になだめられて我慢し，先生に代わってお友だちを慰めるなど，さまざまな感情が交錯しながら仲間意識が芽生えてくる。4～5歳になれば自分の気持ちを抑え，コントロールする心が育ってきて，友だちの世界で心の支えをえるようになる。仲間の中では自分のものを貸したりして，自分の気持を仲間と調和させて遊ぶようになる。そうして，子どもどうしの中で新しいきまりが，それぞれの子どもの心に根ざし，仲間と協調しての行動が可能になってきて，本人たちはお互いに友だちだと思っている。本当の意味での対人的な行動が見られるようになるのは学齢間近になってである。

こうした感情の錯綜は家庭の中ではきょうだいの中の争いで，したいこと，買ってもらいたいも

のを親に拒否されたり，余分なことをして叱られたり，などさまざまである。こうしたことが情緒的に安定した家庭や，保育士の暖かいことばかけなどが彼らの感情生活を豊かにしていく。

3 学童期から思春期へ

学童期はふたたび知能の発達の年代であるとされ，情緒的には比較的に安定していると言われる。Piaget[3]は知能発達の上から，表象的思考期と名づけ，4歳頃までを前概念思考段階につづく直観的思考段階（7～8歳頃まで）をあわせて前操作期，その後11～12歳頃までを具体的操作期とし，その後の発達を形式的操作期としている。

学校生活という座標でとらえると，小学校1年生の頃はまだ子どもどうしの関係が強いが，集団としてのまとまりは急速に進み，幼稚園の頃よりしっかりしてくる。勉強に関してはひとりひとりの生徒がばらばらに課題に取り組んでいる。課題をみんなと一緒に取り組むようになるのは2年生になってからである。3年生になると自分の方から進んで取り組むようになり，家庭学習の宿題などではそれぞれがやってきたページ数を競うことができる。4年生，5年生の前思春期になると自分を意識するようになり，学校での失敗やみんなからの非難に心を痛めるようになる。友だちとの結びつきもしっかりしてきて，群れて遊ぶようになり，親友と交換日記などを始めたりする。5，6年生になると，はっきりとした目的意識ももつようになり，私学受験のため受験塾に通い，6年生になれば毎回のテストでの順位も意識するようになる。

このような学年毎の意識の変化は中学生以降になるとよりはっきりしてくる。中学1年生はまだまだ自分のことでいっぱいだが，2年生になると友人と自分との関係を意識するようになり，3年生になると自分の行動をコントロールできるようになり，外見的にもしっかりしてくる。この年代は第2反抗期と言われ，自分のことをすべて知っている親から自分のことを言われると嫌悪の感情を顕わにする。他面，ある程度自分を秘匿できる友人との結びつきは強くなり，仲間からはずされるのを極端に嫌う。社会的位置づけもしっかりしてきて，その学校の生徒として振る舞うようになると反抗的態度は柔らぎ，美的感覚や正義を身につけたり，自分の意見を正しく主張できるようになる。

高校生は自己所属感が強まる年齢である。学校内では自分の学校をそれほど高く評価するわけではなくても，運動部が全国大会に出場することになると，学校全体がチームの応援に熱狂する。他方，第1志望の高校の受験に失敗してしまうと，第2志望の高校に入学しても，何か馴染めない感じにつきまとわれ，何回も欠席したあげく退学してしまう生徒も少なくない。学校と自分とが一体になって勉学に励んでいることで自己同一性確立されていく。その年代は高校3年生であり，進路の自己選択をするようになる。反面，こうした高校生活から脱落した若者は深刻な苦渋を味わうことになる。

III 発達と危機予防

公衆衛生学では病気の予防を1次予防，2次予防，3次予防に分ける。3次予防はリハビリテーションであって，病気によって起こる不利を予防するものである。1次予防は病態の原因的側面のアプローチであって，精神科疾患ではDNAの発現を基礎にした脳科学的基盤上のもので，本稿では論じられない。2次予防はこうした基盤のある個体での発症の予防ということになる。以前は神経症性というカテゴリーで扱われた不安障害の多くも脳科学的基盤の上で発症するので，不安に陥り易い個人に対する発症予防が問題になる。

児童の精神発達は多くの研究者の観察をもとに記載された経過からその要所をまとめ上げたものであり，発達心理学はそれをもとにした末梢的なもの，例外として扱われたものを除去して作成したモデル化である。このモデルに沿って作成された臨床的理解には大いに役立つが，治療的対応に関しては，それとのズレが大きいと，期待通りというわけにいかない。学校での問題行動では親の精神的不安定や教条的育児の結果と予断されがちだが，よく指摘される通り，生徒の問題行動によ

って親にもたらされた不安や教師への反撃であることもある。

疾患予防に関しての留意点は，児童思春期の発達に関わる精神的問題は単純なパラメーターの変異によるのではなく，さまざまな脳科学的要因および社会心理学的要因が複雑にからんだ事象だということである。基盤には脳の成熟の過程があり，すでに述べたように神経栄養因子や神経伝達物質など多くの物質的因子が複雑に作動しているものであるが，年齢的な時間尺度で見た場合，同じような進行過程をたどっていく。すなわち，疾患予防に関しての子どもの発達の指標は，脳の成熟と並行した歴年齢である。その上で各疾患の脳科学的基盤をもとに，それぞれの年齢を反映した症状が社会心理学的背景のもとに変遷していくのを見ることができる。このことは，たとえば，広汎性発達障害の場合も同様で，長期に観察すれば同じ領域の症状でもその様相は年齢的色彩を加味したものになっていく。

強迫性障害でも従来成人の領域でいわれていた厳格な親の躾やトイレットトレーニングが子どもの強迫性障害で認められるのは例外的だとされている（Swedo SE[6]）。最近の生物学的研究では眼窩前頭前野－腹内側尾状核－基底核－淡蒼球－背内側視床－眼窩前頭前野を結ぶ神経回路が危険察知装置（Schwartz JM[5]）として働き，いったん，危険を察知するとこの神経回路は不安によって回路が短絡化して，強迫行動をもたらすことになる。薬物療法や行動療法での改善例では右尾状核の代謝の改善が認められる。

幼児はさまざまな場面で不安を持ちやすい。この不安が家族によって優しく受け止められ，安心へと解消せれるような家庭的雰囲気が，児童期の2次予防として大切である。

思春期になって同じような形で不安が解消されればそれでいいのではない。思春期に見られる精神医学的病態は学校生活の中で発生する。思春期青年に望まれる2次予防は彼らの精神発達を保証する学校生活から脱落する前に，その青年が直面する状況を多角的に捉え，それを解決しつつ成長への軌道を取り戻させることであろう。

文　献

1　Blakemore S-J, Frith U: The Learning and Brain. Blackwell Publishering; Oxford, 2005.（乾敏郎，山下博志，吉田千里訳：脳の学習力．岩波書店, 2006.）
2　Bowlby J: Attachment and Loss. The Hogarth Press, 1969.（黒田実郎，大羽葵蓁，岡田洋子訳：母子関係の理論 ① 愛着行動．岩崎学術出版社, 1976.）
3　Piaget J: La naissance de l'intelligence chez l'enfant, 2nd ed. 1948.（谷村寛，浜田寿美男訳：知能の誕生．ミネルヴァ書房, 1978.）
4　薗原太郎，黒丸正四郎：幼児の世界．日本放送出版協会, 1969.
5　Schwartz JM, Belgley S: The Mind and the Brain. Haper Colins Publishers; New York, 2002.（吉田利子訳：心が脳を変える．サンマーク出版, 2004; pp.57-99.）
6　Swedo SE, Rapaport JL, Leonhard H, et al.: Obsessive-compulsive disorder. in chirdren and adolescents. Arch Gen Psychiatry 46; 335-341, 1989.
7　山口真美（2003）赤ちゃんは顔を読む．紀伊国屋書店．

第2章 性の発達とその障害

性同一性障害の子どもたち

横山富士男

I　はじめに

性には「生物学的性別」と「性の自己意識・自己認知」とよばれる二つの側面がある。

生物学的性別というのは、男であるか、女であるか、あるいはオスかメスか、といった性の区別のことで、英語でいうセックス（sex）がこれにあたる。

また多くの人は、特に意識することもなく、当然のこととして「自分は男である。男として生活することがふさわしい」、あるいは「私は女、女であることが自分に合っている」と感じている。またいろいろな場面で、男として、あるいは女として振る舞い、男あるいは女の立場をとることが自然にできる。

このように、自分の性別を男である、あるいは女であると感じたり、男である、女であると認めたりすることを、性の自己意識・自己認知と呼び、英語でジェンダー（gender）という[19]。

本稿では、ジェンダーの形成について述べ、ついでジェンダーの障害として代表的な性同一性障害を通してジェンダーの意味について考えてみたい。

II　ジェンダーの発達

◼1 性の自己認知の形成時期

比較的早い時期に形成されるとされ、一般には3～4歳で性の自己認知は認められるという[5]。

◼2 性（別）役割の形成

性役割は文化社会的な影響を受けるので、その形成の時期は明確にしにくいが、4～5歳には性役割を意識するという[5]。そして、その後は長い期間にわたって、文化や時代の影響を受けながら性役割行動は形成され、変容するものと考えられる。

◼3 幼児の絵画にみられる男女差

新井[3]は幼児の自由画をみると、かなりはっきりとした男女差が認められるという。構図的には女の子の特徴は横並び、並列的なものが主流である。これに対して、男の子のほうは、女の子と同等な横並びの構図もみられるが、女の子の絵にはみられない高い位置から見下ろしたような、俯瞰的な積み重ね描きや視点移動の構図が多い。

男の子の絵には女の子の絵には皆無に近い闘争場面も多く出現する。このような絵画表現の男女差より、もののとらえ方や情報処理の仕方に男女で差があることがわかる。

◼4 ジェンダー・アイデンティティと生育環境

LeVay[11]は、MoneyとEhrhardtの報告した一卵性双生児の男の子の注目すべきケースを引用して説明している。双子の1人が包茎の輪切り手術でペニスを損傷してしまい、この子はその後去勢されて、女の子として再建手術を受けて生育した。母親はこの子について遺伝的には同一の兄（弟）よりも色々な点で、はるかに女らしいと述べた。この症例はジェンダー・アイデンティティに対する環境因子の影響の証拠として報告されたものである。しかしながら、事実は、その女の子はおてんばで、母親の言うことをきかない子どもであった。後に彼は女性のジェンダー・アイデンティティにうまく帰属することができなかったことを告

白している。その子は思春期以降，性の再認定が賢明な決断であると信じ，それが自然な願望となったという。この例は生育環境によってジェンダー・アイデンティティを変えることができないことを示している。

Ⅲ　性同一性障害について

1 定義

性同一性障害とは「生物学的性と性の自己認知あるいは自己意識が一致しないために，自らの生物学的性に持続的な違和感を感じ，反対の性を求め，時には生物学的性を己れの性の自己意識に近づけるために性の転換を望むことさえある状態をいう」と定義される[18]。

2 症状

1）一般的特徴

性同一性障害が初めて顕在化するのは思春期前，それも就学前であることが多い。

男児の場合，女児あるいは女性の服を着ることを好んだり，女性の長い髪を真似ることばしばしばみられる。また女児の典型的な遊びに興味を示し，乱暴で荒々しい遊びには興味を示さない。女児になりたいという願望を口にするようになり，座って排尿すると言ったり，陰茎を股間に挟み込んでそれがないふりをしたりする。

女児の場合，女性的な服装を拒否し，男児のような短い髪を好む。男児のような名前で呼んでほしいと要求したり，男児のような荒々しい遊びを好む。時に座って排尿するのを拒否し，陰茎が生えてくると主張する。乳房が膨らんだり月経が始まってほしくないというものもある。

青年の場合，いじめにあい孤立したり，自尊心が低くなったり学校嫌いになることもある。制服は性別で服装がハッキリ異なるので，進学に際し制服のない学校を選んだり，ジャージで登校するものもいる。裸になるのが嫌で水泳の授業を避けるものもある。月経が嫌で摂食障害を呈するものもある[1]。

2）症例（プライバシー保護のため，症例が特定できないように細部に変更を加えた）

症例：18歳，女性
主訴：体が女なのに，自分は男だと思っている。男になりたい。
既往歴：特記すべきことなし。
家族歴：特記すべきことなし。
現病歴：初診時，男物の黒のジャンパーとグレーのジャージを着て髪は短くしていたので，同年代の女子とは異なる印象であった。

幼小児期より，ままごとなどの女性の遊びはしたことがなく，男の子と遊ぶことが多かった。6歳以降，髪型はずっとショートカットである。学校の制服以外はズボンですごしている。

小学校高学年の時に胸が発育してきて，自分が女性であることに違和感を覚え始めた。以来なるべく胸の目立たない服装をしている。x－1年の夏からテープで胸をまいて乳房を目立たないようにしている。

女性という自覚はあったが，小学校以来恋愛の対象はすべて女性であった。自分のことを「わたし」と言わず，「自分」と言い，「俺」と言うこともある。

x年5月より高校の同級生の女性と交際を始めるが，同年8月，相手の女性より一方的に「他に気になる人（男性）ができた」と言われ，交際を中止された。以後相手の女性とその男性をみると，動悸がするようになった。この頃より熟眠感がなくなり，食欲も低下し，体重は5kg減少した。つらくなるとリストカットもした。

元々持っていた「男性になりたい」という気持ちについて，母親と親しい友人に話したが，父には話していない。女の方が楽で男になると大変だと思うが，それでも男になりたいという。将来は性別適合手術を受けたい気持ちもあり，x年10月当院を受診した。

母も思春期に胸のない体の方が身軽で良いと思っていたと面接時に語った。このことを本人に話すと，「お母さんのとは違う，自分は男になりたいのだ」と母親の無理解を非難した。

すぐに，性別適合の治療に入るのではなく，本人の気持ちや症状を詳しく調べなければならない旨を話し，心理テストと次回の面接の予約をし

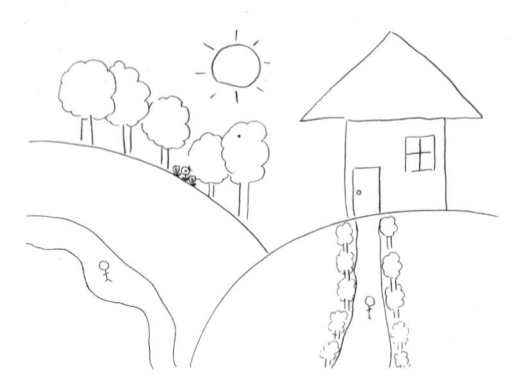

図1 統合型HTP

た。

心理テストの結果：-R成人知能検査では知的能力は正常範囲内で，ロールシャッハ・テストでは精神病を示唆するような反応は見られなかった。

統合型HTP（図1）では，用紙全体を用いて，丘の上に建つ三角屋根の家を描いていた。『大自然』と題していたが，たくさんの木があり，丘の上にはかわいらしい花々を描くなど，描画からは女性的な印象を受ける。丘の上ということもあるが，それにしても地線は極端に曲がっており，安定感に欠ける。複数の木が描かれていることからは，年齢的なことも大きいが，自己の同一性に関しても不確立な状態であることがうかがわれた。

文章完成法（K-SCT）では，「私が罪悪感をもつのは→生まれてきたこと」「私が孤独を感じるとき→最近はいつも」と答え，やはり自分自身を肯定的にとらえることができないようであった。性の問題に関しては，「男性をあいすることは→どうでもいい。苦手だし。基本的に好きじゃないし」と男性には興味がないこと，苦手なことが述べられていた。

その後の経過：上記の心理テストの結果を本人に説明した後，数回の面接を行った。

男性をなんで好きにならなければならないか，分からないという。自分の性器をみると仕方ないと思うけど，気持ちとしては男になりたいという。生理は嫌だが仕様がない。しかし，現実を受け止めざるを得ないという気持ちもあるという。

接客はスカートをはかなければならないので，高校卒業後は製造業に勤めるという。

なかばあきらめる様な形で，自分を納得させているようであった。

症例のまとめ：性自認については，いわゆる一般の女性像とは自分は異なっていることは自覚していると思われた。小さいときから男の子の遊びを好み，「○○子と女性の名前を呼ばれるのが嫌」「セーラー服は嫌，学ランが着たい」と述べることは，いわゆる性同一性障害の患者が学生時代を思い出して語る内容と一致する点が多い。現在は孤立感を抱いていることが問題と思われた。また，統合型HTPからは思春期の同一性の混乱も推察された。

本人の性の違和感に支持的に共感を示すことで，孤立感は軽減していった。

3 病因

それではなぜこのような生物学的性が異なるジェンダーを持つにいたるかについて，これまで提唱されてきたいくつかの説をみてみたい。

1）心理社会的要因

一般に妊娠中の母親は女の子を望む割合が男の子を望む割合より高く，特に上の子が男の子の時にはその傾向が強い。性の自己意識として，女性性を有する少年と男性性を有する少年の間で，母親が男女いずれの子を欲したかをみても，両者に差はなかったという[24]。

兄弟の影響では，性同一性障害の男の子に優位に男の兄弟が多いという報告がある。性同一性障害の男の子の生まれ順では，後ろの方に生まれた子どもに多いという。ただ，同性愛の男性においても同様の所見が指摘されている[24]。

Zuckerら[23]は性同一性に問題をもつ子どもとコントロール群とで性の不変性の判断を比較し，性同一性に問題にある子どもはコントロール群よりも性同一性，性安定性，性不変性の3つの領域でより低い遂行レベルを示し，ジェンダーの一貫性の獲得に発達的な遅れ持つと結論している。

性同一性障害に身体的，心理的虐待が影響することもありえる[15]。

2）生物学的要因

性ホルモンは性の分化に影響し，胎生 14 〜 20 週齢にアンドロゲン（男性ホルモン）の分泌が一時的に急激に増加する。このアンドロゲンシャワーによって男性型の脳が形成される。アンドロゲンに曝されなければ女性脳が形成され，かくして男女の脳がつくられると想定されている。性同一性障害の成因の1つとして性ホルモンの影響も考えられる[6]。

LeVay[10]は前視床下部の間質核にある部分の細胞が異性愛の男性では女性の2倍容積があり，同性愛の男性に比べても2倍であったという。しかし，ジェンダーに関連する神経構造と性指向に関連した場所は必ずしも一致せず，性同一性障害と性的指向は異なる側面といえる。

Sadeghiら[14]は女性の一卵性双生児の性転換症を報告し，性転換症の原因としての遺伝的素質の可能性を示唆している。

性同一性障害の成因として心理社会的要因や生物学的要因の関与が想定されるが，まだはっきりとした結論には至っていない。

4 発症頻度と性差

小児にみられる性同一性障害の頻度は正確には知られていない。米国の研究[12]では成人男性の24,000 〜 37,000人に1人，女性では103,000 〜 150,000人に1人の発現率という報告がある。ヨーロッパの小国の資料によれば，成人男性では30,000人に1人，成人女性では100,000人に1人が性転換手術を受けている[2]。

また男女比については，Green[8]は治療機関に紹介された症例では9：1と圧倒的に男児が多いという。これは女児の男性的行動よりも，男児の女性的行動の方が，問題にされやすい文化的背景があるのではないかと考えられる。

5 診断基準

日本精神神経学会[13]によれば，診断のガイドラインは次のようである。

1）ジェンダー・アイデンティティの決定

①詳細な養育歴・生活史・性行動歴について聴取する。日常生活の状況，たとえば，服装・言動・人間関係・職業歴などを詳細に聴取し，現在のジェンダー・アイデンティティのあり方，性役割の状況などを明らかにする。

②性別違和の実態を明らかにする。DSM-IV-TR[2]（表1）やICD-10[17]（表2）を参考にしながら，以下のことを聴取する。

- 自らの性に対する不快感・嫌悪感：自分の第一次ならびに第二次性徴から解放されたいと考える。自分が間違った性別に生まれたと確信している。
- 反対の性別に対する強く持続的な同一感：反対の性別になりたいと強く望み，反対の性別として通用する服装や言動をする。
- 反対の性役割：日常生活のなかでも反対の性別として，行動する，あるいは行動しようとする。

③診察の期間については特に定めないが，診断に必要な詳細な情報が得られるまで行う。

2）身体的性別の判定

泌尿器科的または婦人科的検査の結果に基づき半陰陽，間性，性染色体異常など，身体的性別に関連する異常の有無を確認する。

3）除外診断

①統合失調症などの精神障害によって，本来のジェンダー・アイデンティティを否認したり，性別適合手術（sex reassignment surgery, SRS）を求めたりするものではないこと。

②文化的社会的理由による性役割の忌避や，もっぱら職業的利得を得るために反対の性別を求めるものではないこと。

付け加えると，性同一性障害は異性の服を着て性的興奮をともなうことはなく，性的興奮を求めて異性装を行うフェティシズム的服装倒錯症とは区別されなければならない。

4）診断の確定

以上の点を総合して，身体的性別とジェンダー・アイデンティティが一致しないことが明らかであれば，これを性同一性障害と診断すると記載されている。

しかし実際の臨床においては診断に迷う症例も存在する。それは性の自己意識が主観的認識であることから生ずる難しさやジェンダーの動揺性，多様性からくる難しさによる。したがって，性の

表1　性同一性障害の診断基準（DSM-Ⅳ-TR）[2]

A．反対の性に対する強く持続的な同一感（他の性であることによって得られると思う文化的有利性に対する欲求だけではない）

子どもの場合，その障害は以下の4つ（またはそれ以上）によって現れる。
(1) 反対の性になりたいという欲求，または自分の性が反対であるという主張を繰り返し述べる。
(2) 男の子の場合，女の子の服を着るのを好む，または女装をまねるのを好むこと，女の子の場合，定型的な男性の服装のみを身につけたいと主張すること。
(3) ごっこあそびで，反対の性の役割をとりたいという気持ちが強く持続すること，または反対の性であるという空想を続けること。
(4) 反対の性が典型的なゲームや娯楽に加わりたいという強い欲求。
(5) 反対の性の遊び友達になるのを強く好む。

青年および成人の場合，以下のような症状で現れる；反対の性になりたいという欲求を口にする。何度も反対の性として通用する，反対の性として生きたい。または扱われたいという欲求，または反対の性に典型的な気持ちや反応を自分がもっているという確信。

B．自分の性に対する持続的な不快感，またはその性の役割についての不適切感

子どもの場合，障害は以下のどれかの形で現れる：男の子の場合，自分の陰茎または精巣は気持ち悪い，または乱暴で荒々しい遊びを嫌悪し，男の子に典型的な玩具，ゲーム，活動を拒否する；女の子の場合，座って排尿するのを拒絶し，陰茎を持っている，または出てくると主張する，または乳房が膨らんだり，または月経が始まってほしくないと主張する，または普通の女性の服装を強く嫌悪する。

C．その障害は，身体的に半陰陽を伴ってはいない

D．その障害は，臨床的に著しい苦痛，または社会的，職業的，または他の重要な領域における機能の障害を引き起こしている

▶現在の年齢に基づいてコード番号をつけよ
302.6　小児の性同一性障害
302.85　青年または成人の性同一性障害

▶該当すれば特定せよ（性的に成熟した人に対して）
男性に性的魅力を感じる
女性に性的魅力を感じる
両性ともに性的魅力を感じる
両性ともに性的魅力を感じない

表2　性同一性障害の診断基準（ICD-10）[17]

F64.0　性転換症

異性の一員として暮らし，受け入れられたいという願望であり，通常，自分の解剖学上の性について不快感や不適当であるという意識，およびホルモン療法や外科的治療を受けて，自分の身体を自分の好む性と可能な限り一致させようとする願望をともなっている。

診断ガイドライン

この診断のためには，性転換的な性同一性が少なくとも2年間持続していなければならず，それが統合失調症のような他の精神障害の一症状であったり，半陰陽の，あるいは性染色体のいかなる異常とも関連するものであってはならない。

F64.1　両性役割服装倒錯症

異性の一員であるという一時的な体験を享受するために，生活の一部で異性の衣服を着用しているが，より永続的な性転換あるいはそれに関連する外科的な変化を欲することは決してないもの。本障害は，服装を交換するにさいして性的興奮をともなっておらず，フェティシズム的服装倒錯症と区別されなければならない。

〈含〉青年期あるいは成人期の性同一性障害，非性転換型
〈除〉フェティシズム的服装倒錯症

F64.2　小児期の性同一性障害

通常，小児早期に（そして常にはっきりと思春期前に）最初に明らかとなる障害であり，自らに割り当てられた性に関する持続的で強い苦悩によって特徴づけられ，それとともに異性に属したいという欲望（あるいは固執）をともなうものである。患者は，異性に属する服装および／または行動および／または患者自身の性の拒絶についても心を奪われている。これらの障害は比較的まれであると考えられ，よりしばしばみられる決まりきった性的役割行動への不服従とは混同すべきではない。小児期の性同一性障害の診断をくだすには，男性性あるいは女性性の正常な感覚に重大な障害がなくてはならない。少女の単なる「おてんば」や少年の「女々しい」行動だけでは十分ではない。この診断はその人がすでに思春期に達している場合にはくだすことができない。

〈除〉自我異和的な性の方向づけ
　　　性成熟障害

F64.8　他の性同一性障害
F64.9　性同一性障害，特定不能のもの
〈含〉特定不能の性役割障害

自己意識の決定にあたっては時間をかけた長期にわたる診察，判定が必要であり，これをリアルライフテストという。

塚田[16]によれば，リアルライフテストについては，「生活状況」においては服装，トイレ・更衣室はどうするか，家族や友人の「サポートシステム」はできているか，自分が性同一性障害であることを告白し，周囲がそれを受け入れてくれるかという「カミングアウト」，望みの性別でどの程度社会的に通用しているかという「パッシング」等が問題になるという。また，性同一性障害者にとって自らの名を望む性別と見合ったものにするという「改名」の問題も将来的には考えなければならない。

なお，ICD-10[17]では性同一性障害を性転換症，両性役割服装倒錯症，小児期の性同一性障害，他の性同一性障害，性同一性障害（特定不能なもの）に分類しているが，詳細は表2を参照されたい。

6 治療

1）児童期の場合

行動療法，家族を含めた精神療法またはそれらの折衷療法が行われる。

精神療法では，Greenら[9]は男児の症例に対し，家族内で母と男児との密着をやめ，父親の関わりを増やすよう家庭内力動の修正を提唱している。Zucker[22]も子どもの治療に両親を巻き込むことで，両親が子どもの問題に気付き，子どもの治療はよりスムースに進行することを指摘している。

しかし，児童の場合でも重度の症例においては，性同一性を逆転させようとするのは，良くない。その試みのために心的外傷を残したり，少なくとも他の接近法に劣る結果となるという[4]。

2）思春期・青年期の場合

正常な同一性危機と性同一性の混乱が共存し，自殺企図などの行動化がよくみられる。青年期の症例では性同一性を本来の性に戻すのは難しい[15]。性の悩みに対し支持的，共感的態度で接することが大切である。

3）日本精神神経学会の性同一性障害に関する診断と治療のガイドライン（第2版）[13]

治療は，原則的に第1段階（精神的サポート），第2段階（ホルモン療法とFTMにおける乳房切除術），第3段階（性器に関する手術）という手順を踏んで進められる。ここでは慣例に従って身体的性別を基準とし，身体的性別が男性である場合をMTF（Male to Female：男性から女性へ），身体的性別が女性である場合をFTM（Female to Male：女性から男性へ）と表記する。

①**第1段階の治療**：これまでの生活史のなかで，性同一性障害のために受けてきた精神的，社会的，身体的苦痛について，治療者は十分な時間をかけて注意を傾けて聴き，受容的・支持的，かつ共感的に理解しようと努める。

その時点で，いずれの性別でどのような生活を送るのが自分にとってふさわしいのかを検討させる。家族や学校にカミングアウトを行った場合，どのような状況が生じるのかなどを具体的に検討させ，その範囲や方法，タイミング等についての示唆を与える。

上記の内容を満たすことを確認できるまでの期間行うと記載されている。

山内[18]は精神療法には本人の人格の判定と精神療法の限界の決定と次の治療手段をとるかどうかの判定が含まれるという。本人ならびに家族や親しい人も含めた精神療法で7割近くの人が安定感を得るが，なかには体を自らの持つジェンダーに近づけたいと強く望む場合があり，精神療法が限界に達することもあるという。

②**第2段階の治療へ移行するための条件**：第1段階の治療を経た後，身体的性別とジェンダー・アイデンティティとの間に不一致が持続し，そのために苦悩が続いている。また，新しい生活スタイルについての必要十分な現実検討ができている。

ホルモン療法ないし乳房切除術を希望する場合，それによる身体的変化や副作用について，少なくとも重要なことに関する知識がある。さらに，身体的変化にともなう心理的，家庭的，社会的困難に対応できるだけの準備が整っている。

ホルモン療法，乳房切除術ともに，受けられる年齢は18歳以上である。ただし，18歳以上であっても未成年者については親権者など法定代理人の同意を得る必要があると記載されている。

これに対しYolanda LSら[20]は，注意深い診断と厳密な診断基準を適応し，16歳と18歳の間にホルモン療法を始めている。早くホルモン療法をすることで，第2次性徴による体の変化を抑え，思春期の性同一性障害による友人関係や恋愛等の心理的，情緒的問題を防ぎ，手術の時期を延期し，手術後の後悔を避けることができるという。

③**第3段階の治療へ移行するための条件**：ホルモン療法または乳房切除術によってある程度精神的に安定していても，依然として身体的性別に関する強い不快感や嫌悪感が持続し，社会生活上も不都合を感じており，第3段階の治療（性器に関する手術）を強く望んでいる。

少なくとも職場や学校以外のプライベートな場所では，希望する性別での生活を当事者が望むスタイルでほぼ完全に送られており，後戻りしない状態がすくなくとも1年以上続いている。

年齢は20歳以上であることと記載されている。

7 予後

報告によって差はあるが，小児の性同一性障害で成人した後も性転換願望を持ち続けていたものは2％から10％とされており，いずれにしても大部分のものは成長するにつれて自然に性転換願望を断念していっているものと考えられる[21]。

Green[7]は女性的な男子と評価をされた子どもを平均7歳から19歳まで経過を追った。経過を追うことができた子どものうち75％が両性愛あるいは同性愛のファンタジーを持ち，性経験のある子どもの80％が両性愛あるいは同性愛と診断されたという。

子どもの性同一性障害と大人の同性愛の繋がりは経験的に明らかである。しかし，多くの性同一性障害の子どもが特別な介入もなく成長するとともに性同一性が正常化するのも事実である。

Zucker[22]は，治療の長期的効果については思春期以前が最も有効であり，青年期に移行すると性を変更したいという希望の治療はより困難になるという。

Ⅳ おわりに

人が存在する上で，ジェンダーはたいへん重要である。性同一性障害で悩む人たちは身体的特徴の方を変えようと試みるのであり，自分の考えや性別意識を変えようとはしない。それは，ジェンダーが人間存在と深く関わっており，ジェンダーを中心に据えて自らを位置付けているからである。その意味では，我々が普段気づかないでいるジェンダーには深い意味があるといえる。

児童期の性同一性障害は比較的予後が良いとされているが，いじめにあったり，将来同性愛になったりする症例があることを考えると，早期から取り組むべき問題と思われる。

青年期の症例では，性の悩みに共感的，支持的に接し，時には患者が欲する性同一性に満足できるよう援助することが大切である。

文　献

1. 阿部輝夫, 加澤鉄士, 塚田攻他：座談会 性同一性障害と思春期. 思青医誌 13; 67-84, 2003.
2. American Psychiatric Association：Diagnostic and statistical manual of mental disorders 4th Edition, Text Revision. Washington DC；APA, 2000. (高橋三郎, 大野裕, 染谷俊幸監訳：DSM-Ⅳ-TR 精神疾患の診断・統計マニュアル. 医学書院, 2002.)
3. 新井康充：脳の性差. 共立出版, 1999.
4. Baker P：Basic Child Psychiatry, 6th Edition. Oxford；Blackwell Science Limited, 1995. (山中康裕, 岸本寛史監訳：児童精神医学の基礎. 金剛出版, 1999.)
5. Bradley SJ, Zucker KJ：Gender identity disorder: A review of the past 10 years. J Am Acad Child Adolesc Psychiatry 36; 872-880, 1997.
6. 深津亮：神経解剖学的に見た性同一性障害. In：山内俊雄編著：性同一性障害の基礎と臨床. 新興医学出版社, 2001; pp.166-181.
7. Green R：The "Sissy Boy Syndrome" and the Development Homosexuality. New Haven；Yale University Press, 1987.
8. Green R：Gender identity disorder in children. In：Gabbard GO (ed)：Treatment of Psychiatric Disorders, 2nd ed, vol.2. Washington DC；American Psychiatric Press, 1995; pp.2002-2014.
9. Green R, Newman LE, Stroller RJ：Treatment of boyhood "Transsexualism": An interim report of four years' experience. Arch Gen Psychoanal 26; 213-217, 1972.
10. LeVay S：A difference in hypothermic structure between heterosexual and homosexual men. Science 253; 1034-1037, 1991.
11. LeVay S：The Sexual Brain. Massachusetts；MIT Press, 1993. (新井康充訳：脳が決める男と女. 文光堂, 2000.)
12. Meyer-Bahlburg HFL：Gender identity disorder of childhood: Introduction. J American Academy of Child Psychiatry 24; 681-683, 1985.
13. 日本精神神経学会 性同一性障害に関する第二次特別委員会：性同一性障害に関する診断と治療のガイドライン（第2版）. 精神経誌 104; 618-632, 2002.
14. Sadeghi M, Fakhr A：Transsexualism in female monozygotic twins: A case report. Australian and New Zealand Journal of psychiatry 34; 862-864, 2000.
15. Sadock BJ, Sadock VA：Kaplan & Sadock's Pocket Handbook of Clinical Psychiatry, 3rd Edition. Philadelphia；Lippincott Williams & Wilkins, 2001. (融道男, 岩脇淳監訳：カプラン臨床精神医学ハンドブック第2版. メディカル・サイエンス・インターナショナル, 2003.)
16. 塚田攻：性同一性障害（その1）—精神科医の役割. 思青医誌 9; 62-68, 1999.
17. World Health Organization：The ICD-10 Classification of Mental and Behavioural Disorders: Clinical Descriptions and Diagnostic Guidelines. WHO, 1992. (融道男ほか訳：ICD-10 精神および行動の障害. 医学書院, 1993.)
18. 山内俊雄：性同一性障害の概念と診断・治療の諸問題. In：牛島定信, 山内俊雄編：摂食障害・性障害. 中山書

店, 2000; pp.467-478.
19 山内俊雄：性の境界．岩波書店, 2000.
20 Yolanda LS, Smith M Sc, Stephanie HM, et al : Adolescents with gender identity disorder who were accepted or rejected for sex reassignment surgery: A prospective follow-up study. J Am Acad Child Adolesc Psychiatry 40; 472-481, 2001.
21 Zucker KJ : Gender Identity Disorder in Children: Clinical Descriptions and Natural History. In: Blanchard R, Steiner BW (eds.): Clinical Management of Gender Identity Disorders in Children and Adults. Washington DC; American Psychiatric Press, 1990; pp.3-23.
22 Zucker KJ : Treatment of Gender Identity Disorders in Children, Clinical Descriptions and Natural History. In: Blanchard R, Steiner BW (eds.): Clinical Management of Gender Identity Disorders in Children and Adults. Washington DC; American Psychiatric Press, 1990; pp.27-45.
23 Zucker KJ, Bradley SJ, Kuksus M, et al : Gender constancy judgment in children with gender identity disorder: Evidence for a development lag. Arch Sex Behav 28; 475-502, 1999.
24 Zucker KJ, Green R, Coates S, et al : Sibling sex ratio of boys with gender identity disorder. J Child Psychol Psychiat 38; 543-551, 1997.

＃Ⅱ部
アセスメント

──子どもたちとの出会いを治療に結びつける

第1章　初診の際に抑えておくこと

主として思春期例で留意すること

青木省三・鈴木啓嗣

I　はじめに

　思春期はまさに子どもの延長であり，そして大人の始まりでもある。そのため，この時期の子どもたちを診るには，児童精神科医学と成人精神医学の両方の知識を必要とする。生物としても成長が加速し，第二次性徴が発現する変化の時期であり，また時代と文化を含めた環境が，原因としても修飾する因子としても影響を直接的に与えやすい時期でもある。まさに，生物—心理—社会を視野に入れた見立てと診断が求められる時期と言える。ここでは思春期の見立てと診断，すなわち初診の際のいくつかの留意点について述べたい。

II　受診に至るまで

1　誰のニードか

　まず，誰が，何を問題と捉え，何の目的で，受診を勧めたのかを知る必要がある。

　家族であれば，母親か父親か祖父母かなど。学校の教師であれば担任教師か養護教諭かなど。学校の教師の勧めであれば，家族も子どもも納得していない場合があるし，家族の勧めであれば，子ども自身は納得していない場合がある。子どもや家族は，どのように受診を考えているのかを知る必要がある。

2　精神科であるということ

　受診を望んだのが子どもであっても家族であっても，精神科を受診するということが決まった時点から，関係者の中に何らかの変化が起きている可能性がある。精神科受診に対して，ある時は羞恥心や嫌悪感が高まるかもしれないし，期待や好奇心が高まるかもしれない。精神科医は予断なしに子どもたちに出会うことを望んでいるが，子どもや家族はさまざまな思いをもって精神科医を見ていることを念頭においておく。

3　拒否

　例えば，強い拒否や怒りの気持ちが伝わってくる子どもなどの場合は，受診経緯を知り，不本意さを労うことからはじめる。急性の精神病状態などで，当事者である子どもの意思よりも，治療や保護が優先されるという場合を除き，基本的には子ども本人の気持ちを尊重し，「せっかく来てくれたのだから，何か話してくれてもよいし，嫌なら今日はこれで終わりにしよう」と私は話す。そうするといくらかの子どもは話しはじめ，いくらかの子どもは帰ると言う。帰るという子どもには，「何か相談したいと，ふと思ったら来てくださいね」と話す。精神科受診への強い誘いは，時には「二度と精神科に来ない」という強い拒否を生むことがある。受診には，子どもと家族に適切な時機というものがあり，精神科医はその時機を待たなければならないことが多い。

4　受診前のすれ違い

　精神医学の敷居が低くなるとともに，自覚や動機の薄い受診の割合も増えていく。受診する子どもと受診を勧めた関係者との間に，受診についての思いちがいがあることは少なくなく，自覚や動機の薄い受診でもそれが表面化しないままにまぎれてしまう可能性は決して低くない。受診前のこうしたすれ違いが背景に潜んでいる場合，一見，問題のないような受診が，しだいに手ごわい経過

に変化していくことがある。

Ⅲ　診察室に入る前に

1 受診前の説明

　精神科をはじめて受診する人のなかには，精神科医に会えばいきなり治療が始まると思いこんでいる人もいる。本診の前に予診を行う場合にはなおさらのこと，病歴を取る（尋ねる）という状況を説明してから聴取に入る必要がある。受付から始まる一連の診察行為のできるだけ早い時期に，全体的な受診のシステムをきちんと説明しておくことが，受診者の無用な不安や混乱を防ぎ，結果的に正確な情報を早く手に入れることにつながる。同時に治療者側のねらいは問題解決への何らかの寄与であり，誰か特別な人に肩入れをしたり，倫理的道徳的な指摘や非難を目的とするものでないことも告げておく方がよい。これらはインフォームド・コンセントの出発点であり，受診者が医療をより自主的に利用するために役に立つ。

2 予診

　このような手続きがなされた結果，予診であることがはっきり了解される場合であれば，予診においては家族から情報だけを得ることもよいと思う。しかし本診察が始まるときには，会話の能力がある子どもであれば，子どもだけが入室するのか，家族同伴で入室するのかを本人に選んでもらうべきである。家族と別れて入室するかどうかを尋ねることで，本人に家族よりも主導権があることを知らせる，裏返すと子どもに治療への自覚を求めることにもなる。

Ⅳ　診察の始め方

　最初のやりとりは後の治療を左右するかもしれない重要なものである。
　治療者は自分が，どのような存在であろうとしているのか。患者に肯定的な関心を持っているのかどうか。どの程度誠実なのか。落ちついているか。想像力を持っているか。などを患者にさらすことになる。決して幻想的な理想の治療者を目指す必要はない。むやみに理想的な印象を与えてしまうと，どこかで患者を落胆させることになる。しかし中立を意識しすぎると，大事な関係の糸口を失ってしまうおそれがある。患者の受診やこれまでの苦労をねぎらうことは，治療者が患者を応援するという位置関係を示すことになるであろう。

Ⅴ　病歴を聞く

1 情報を得るとは

　情報を得るという面から考えればできるだけ詳しく尋ねることがいいように感じられるが，あまりに質問が探索的な場合，相手に必要以上の不自然な防衛を引き出して，情報の正確さや治療関係の構築に支障を来す危険がある。相手が子どもであっても大人であっても，病歴は陳述者と治療者の関心が重なっていく自然な流れを重視して聞くべきである。私は「話したくないことは話さなくてもよい。話せることだけを話してね」とはじめに話すことが多い。
　信頼できる情報を手に入れるためには，できるだけ具体的な状況に重点を置いて話を聞く方がよい。陳述者によっては待ちきれずに思いの丈を述べる人もいるが，気持ちについてはあまり深入りしないほうが，一般的には情報として振れが少ない。それぞれの陳述者について，話している情報が主観的なものなのか客観的なものなのか，その人が考えたものなのか感じたものなのか，あるいはその人が聞いたり見たりしたものなのかを明らかにしておかねばならない。ズレを含んだ複数の情報を集めることは，三次元的な立体感を得ることにつながる。

2 時間の流れ

　病歴をきちんと把握するためには，時間の流れについて十分に意識して聞く必要がある。ただし古いことから順に聞き出そうとして，陳述者の話の腰を折る必要はない。時間的に古い話が聞きたいときは，話がひとまとまりしたところで前にもどって聞くことで十分である。現病歴においては，受診のきっかけとなった問題が起きたとき，問題が起きてから専門家にかかるまでの期間，相談機

関や治療機関など専門家を利用してから今回の受診に至るまでの期間，そしてきっかけとなった問題が起きる以前の時期，のように4つの時期についての情報が必要である。

3 観察

表情や話しぶり，しぐさや服装などから，年齢相応か，過度に不安緊張が強くないか，逆に弱くないか，などを観察する。診察を進めていくなかで，言葉や状況への理解，大人あるいは他人に対する緊張や親密度なども同時に観察する。多動や注意の障害は身体診察時だけでなく，入室直後，診察に慣れた時期，少し状況に飽きてきた時期など複数の時期について観察し評価する。なお教科書的に矛盾する所見が得られる場合がある。これも非常に意味のある所見なので，あわてたり，不思議がったりしない。それまでの聞きかたと違うと思わせるような聞き方はバイアスをもたらす。しつこく所見を取り直すなどは無用のことである。

4 子どもは相手と場面によって変わる

実際，思春期の子どもの姿は，相手と場面によって異なる。診察室の子どもの姿が，その子どもの全てではない。ある子どもは，母親の前では，「学校に行きたくない。死んでしまいたいくらいつらい」と述べ，登校を促す父親の前では，何も言わず，それどころか明るい顔を見せ，学校教師には，限られた時間ではあったが真剣に耳を傾け授業を受けた。このように人と場面によって，子どもが見せる姿が異なることはしばしばである。母親は「死んでしまうのではないか」と心配し，父親は「今ががんばり時」と思い，教師は「彼なりに努力している」と感じていた。これはいずれも真実であるが，母親と父親と教師がそれぞれの目の前の子どもの姿を子どものすべてであると思うと，それぞれの間で不信や亀裂が生じやすい。目の前の子どもの姿は，子どもの一面であって決して全てではない。だからこそ，母親と父親と教師が，それぞれの目の前の子どもについて話し，率直に他の人の前の姿にも目を向けたとき，子どもをより深く，立体的に理解することができる。

5 子どもの日常生活を聞く

子どもの実際の日々の生活について知る。子どもの生活背景，友人や教師との関係などを含めた学校状況，親や兄弟との関係を含めた家庭状況などをたずねる。嫌なこと嫌いなこととともに，必ず好きなこと楽しいことは何かと尋ねる。ひきこもった生活をしている場合には，一日をどのように過ごしているのか，外に出て何かをしている場合にも，具体的に一日をどのように過ごしているかたずねる。苦しみや悩みは心の中に形作られるものではあるが，それは子どもの毎日の生活と呼応している。抽象的な話ではなく，できる限り具体的な生活を知り，それが少しでも楽しみと潤いがあるものにしていくことが大切である。

また，「毎日の生活で，時には笑うようなことがありますか」と私はよく尋ねる。そう尋ねたとき，「そんなこと全然，ありません」と微かに笑って答える子どもがいる。「笑えるくらいなら来ないよね」というと「そうです」と笑って答える子どももいる。

診察は，あまり緩んだものとならないほうがよいが，緊張しっぱなしもよくない。初診のときにも，診察のときにも，一回くらい笑いがでるくらいを，つまり少し緊張が弛んでその場に親しい信頼関係が感じられるくらいを心がける必要がある。

対人関係など関係性が絡むことについては，関係の空間的な広がりをイメージしながら聞くのがよい。本人と，核となる家族メンバーとの関係，核家族を取り巻く大家族との関係，地域や学校での大人との関係，地域や学校での子ども同士の関係などについて地図を埋めていくような感覚で尋ねていく。陳述者が持っている情報の量から，空間内における陳述者の位置も測ることができる。

6 適切な距離を測る

病歴を聞くという作業はそこで情報を得ているだけではない。話を聞く時には，次第に治療者と患者の互いの関係が位置づけられていく。互いの

位置と距離とは話の内容とある程度関連する。患者との心理的距離が近づけば話は情緒的に深まるし，距離をとれば客観的な陳述になる。治療者はねらいによって適切に距離を測らなければならない。手持ちの時間や医療機関の能力もかかわってくる。むやみに共感的な振る舞いを強調することで理想化を起こしてしまう可能性もある。逆に，必要以上に冷静を装って知性化を発展させてしまう可能性もある。話を聞く態度にも発信の意味があることを意識しておく。

VI 既往歴，家族歴，生育歴

既往歴や家族歴は，できれば子ども本人の話と家族の話をともに聞いておきたい。遺伝的な負因といった問題だけでなく，たとえば家族メンバーについて尋ねれば，その答え方に必ず家族力動が表れる。唐突には触れにくい家族内の微妙な問題を，このときに聞いておくのも工夫のひとつである。身体的な疾患があり継続的に医療にかかっていた場合には，病名や治療期間だけでなく検査や服薬の内容，生活上の規制や指導についても陳述者の解る範囲内で詳しく聞いておく必要がある。多くの慢性疾患たとえば内分泌や代謝，アレルギーなどの疾患，整形外科的疾患，神経疾患，呼吸器や循環器の疾患などは生活に大きな影響を与える要因となる。

発達歴の中では，少なくとも妊娠中や分娩時のエピソード，運動や言語の発達，睡眠覚醒リズム，乳幼児期の気質的な特徴，多動や好奇心，人見知りなどについて尋ねておく必要がある。発達障害の場合に発達歴が大切なのはもちろんだが，たとえ青年期の情緒的問題であることが明らかな症例であっても，発達歴から意外な情報が得られる場合がある。現病歴以外の病歴は，本人と家族とが同席したままでも話を聞きやすい話題である。時には発達についてのやりとりが，幼少時のほほえましいエピソードを記憶から引き出して親子間の緊張が和らいだり，子どもが親のことを見直したり親が昔を振り返るきっかけになるなど思わぬ恩恵さえある。

生育歴では，養育者をはじめとする養育環境と幼小児期の社会的関係を中心に聞くことになる。主たる養育者，同居者，引越や転校，幼い頃の他者との交流や保育園幼稚園などでの様子などを尋ねる。現病歴やその他の病歴と部分的に重なる場合が多いが，とばさずに行うことで再チェックの機会として活かすことができる。

VII 病歴，見立て，診断

1 仮説を立てる

病歴全体をその人の人生の記録として眺めつつ，空白や矛盾を探し出し，それを補う情報を増やすことで，病歴という形をとった人物像は練り上げられていく。病歴を聞く中で診断評価の仮説と検証とが繰り返され，洗練されたものになっていくと言いかえることもできる。

どの時点で，たとえば初診の時にどこまで病歴の緻密さを求めるかは，診断の結論が急がれるかどうかにも左右されるし，子どもや関係者の治療に対する心の準備具合にもよる。完璧な病歴を初診で聴取することは理想であるが，実際には難しいと考えておくべきである。むしろ疑問点をどのように整理して残すか，その整理に注意を向けるのがよい。もちろん緊急性の高い問題についての疑問点は残すべきではないし，どちらか一方に決めた場合のリスクが高くなるような疑問点はむしろ結論を急ぐべきではない。

2 時間軸に沿う

病歴をまとめるときに必要な視点として最も重要なのは，やはり時間軸に沿った見方である。絵巻物のように，時間の流れのなかでエピソードが位置づけられるようにまとめたい。絵巻物のようになった病歴を眺めると，発達の問題ならば臨床的な所見がしだいに集約していく過程を見ることができる。情緒反応的な問題ならばその屈曲点を確認することはもちろん，その前後での適応の落差にも大きな意味がある。さまざまな行動の問題が散発してまとまりが悪い場合には，そうした行動が目指す先を意識することで隠れた意図を見つ

けることもできる。

病歴から得た空間的な構図は治療に取りかかる上で非常に重要な情報である。当事者を取り巻く資源の状況，子どもや家族が持つ対人関係上の弱点，現在の社会的機能の状態などがそこに浮かび上がる。

3 DSM-IV と ICD-10

DSM-IV の診断基準，ICD-10 の疾病分類では，この子どもはどのように診断・分類されるかと考えることは重要である。DSM-IV の診断基準，ICD-10 の疾病分類は，診断における共通語をつくろうとしたものであり，臨床家が独断的な世界に入らないためにも意義あるものである。ただ，いずれの場合も○○障害など，「障害」と診断する際には慎重に留意すべきことがある。一つには，「障害」はその状態が固定したものという印象を与えやすいことである。たとえば，DSM-III（1980）以前には，「思春期危機」などが診断名に使われていたが，それには，健康な子どもと連続したものというイメージ，思春期に悩み苦しむことは心の成熟にとって重要であるという肯定的なイメージ，一過性というイメージがあった。しかし，○○障害と診断されると，子どもや親，そして教師などの周囲の大人に与える影響は，かなり異なったものとなる。診断そのものが与える影響についても常に考えておく必要がある。

次いで，○○障害という病名が一人歩きすることにも留意が必要である。「△△さんは，○○障害だから」と，子どものすべての言動が障害の症状として理解されるようになることは，最も注意が必要なことである。子どもは障害や病気を持とうと持つまいと，その子どもなりの思いや考えや喜びや悲しみを持っているのであり，診断名はその子どもを診断・分類することが目的ではなく，細やかに理解，援助するためのものでもあることに留意しておきたい[3]。

VIII 個人的要因が大きいのか，環境的要因が大きいのか

まず，子どもを前にして，子どもが訴える症状や，親や周囲の大人が訴える「問題行動」を引き起こしていると考えられる要因，特に個人的要因と環境的要因を判断することが大切である。多くの場合，両者が関与しているが，その割合を考える必要がある。それは治療や援助にも関わってくる。

例えば，思春期の抑うつ状態の子どもを診断するときには，個人的要因と環境的要因を同時に評価する必要がある。例えば，将来の目標がなく，また当面やることのないという状況に置かれている青年の抑うつ状態では，より環境要因への働きかけが優先される。つまり，まずは青年の置かれている状況を少しでも改善するようなアプローチが求められ，抗うつ薬の処方には慎重にならなければならない。

IX 発達障害が背景にないか

個としての発達，関係の発達，大きな出来事などについてたずねる。身体的，知的，言語などの発達はどうであったか。母親や父親などへの反応はどうであったか。人見知りや甘え，愛着が充分に形成されたか。また少しずつ離れて行くことができたか。子ども集団に入り，一緒に遊べたか。特別なものに興味や関心，こだわりなどはなかったか。多動傾向はどうか，などをたずねる。また，親の価値観や経済状態なども可能な範囲で知りたい。

これらの情報によって，子どもと子どもを取り巻く環境を知り，その中で子どもが自身の特性と人的環境との相互作用を通して，どのように成長・発達してきたかを知る。そして，子どもが，親をはじめとした周囲の人たちをどのように捉えているかを知る。

最近，不登校やひきこもり，そして強迫性障害，摂食障害，不安障害，適応障害などの背景に高機能広汎性発達障害（アスペルガー障害など）を認めることが多くなった。そのような例では，学校でのよい成績や高学歴にも関わらず，意外なほどにコミュニケーションが成り立っていないことがある。そういう場合には，率直に，自分の質問や話していることが，どの程度わかるか聞いてみる

ほうがよい。「私の話がわかりにくくなかったですか？ もし，そうだったなら，何％くらい分かりましたか？」などとたずねる。

X 統合失調症などの前駆状態ではないか

思春期の症状や「問題行動」を認める場合，統合失調症などの精神疾患の前駆状態，潜伏期の可能性を考えておく必要がある。アット・リスク精神状態（at risk mental state）というような，①閾値下／微弱な精神病症状（subthreshold/attenuated psychosis）群，②短期間欠性精神病症状（brief limited intermittent psychotic symptoms：BLIPS）群，③素因と状態のリスク因子（trait and state risk factors）群など，精神病様症状などを短期間あるいは微かに呈する状態では，10～50％に精神病に移行する可能性があること[4]，また，特に①②を主体とする精神病様症状体験（PLEs；psychotic-like experiences）がわが国の12歳から15歳の中学生を対象とした研究でも約15％に認められ，そのうちの約6割が精神的不調を抱えていることが報告されている[5]。これは，幻覚や妄想などを体験している思春期の子どもがかなりの程度いることを示唆している。私見としては，慎重で非侵襲的なアプローチにより，心の危機状態から脱することを援助することが重要ではないか[2]。つまり，それらの短期に微かな症状を呈する群を精神病に移行させないことが思春期精神科領域の予防的アプローチとして求められていると考える。

XI おわりに

20年程前に，英国で minimum essential psychiatry という考え方を学んだ。必要最少量の精神科医療というのだろうか。精神科医がなるべく前面にでず，福祉や教育や司法などの諸領域のサービスをバックアップする。精神科受診の敷居が低くなり，また地域が人を支える力が弱まった現在，私たちは医原的に精神科患者を作り出さないように，改めて留意する必要がある。特に思春期の精神科医療においては，個人の成長・発達する力を最大限に引き出す，また自然の回復力，治癒力を最大限応援するような環境や連携が必要となり，精神科医が自身の役割をその時々で適切に自覚することがますます必要になると考えている。

文　献

1 青木省三：思春期の心の臨床. 金剛出版, 2001.
2 青木省三, 池田友彦：分裂病以前―青年期臨床の立場から. 臨床精神病理 23(2); 133-139, 2002.
3 青木省三：僕のこころを病名で呼ばないで. 岩波書店, 2005.
4 宮越哲生, 松本和紀, 伊藤文晃, 松岡洋夫：統合失調症の前駆症とアットリスク精神状態. 臨床精神医学 36; 369-375, 2007.
5 西田淳志, 岡崎祐士：思春期精神病様症状体験（PLEs）と新たな早期支援の可能性. 臨床精神医学 36; 383-389, 2007.

第2章 身体と脳の検査，画像診断

川崎葉子

精神疾患とは心理，社会的見地からは心の病，脳からみると脳機能の乱れということになる。精神疾患においては，行動や精神内界の評価をすることと，併せて脳機能の評価が必要である。ブレインレスマインド（脳機能を軽視し，心理的な面だけで説明しようとする）ではいけない。もちろん，マインドレスブレイン（心理的な面を軽視して脳機能のみで説明しようとする）にも陥らないように。検査は，患者さんに余分な負担がかからないように必要最低限とする。検査をする際には，目的，方法，起こりえるトラブルを説明し，できれば本人，本人が低年齢のため，あるいは，発達障害などのために意思決定が困難な場合は保護者の同意を得る。

児童精神科で施行する，あるいは依頼する主な検査には，以下のようなものがある。

I 一般診察の中で評価するもの

心理検査や精神症状は他項で述べている。

1 身体から得られる情報

体格を評価しておく。定期的に発行される厚生労働省の乳幼児身体発育調査や文部科学省の学校保健統計調査の資料がその時代の体格の参考値になる。身体バランス（四肢，体幹比）も見ておく。頭囲が大きい時には水頭症を疑う，体格が小さい場合は，染色体異常，代謝異常，ホルモン異常など，および虐待のような不適切養育を疑うが，両親の体格も参考にする。外表奇形もチェックしておく（表1）。外表奇形がいくつか重なると症候群が形成される。

外胚葉系に何らかの偏倚があることは，同じ外胚葉系の脳にも同様の偏倚がある可能性を示唆するものである。症候群の背景には共通の染色体，遺伝子異常が推定される。現時点で明らかになっているものもある。

表1 主な外表奇形

頭頸部	小頭，侠頭，大頭，毛髪異常（色，捻れなど），翼状頸
顔面	両眼解離，内眼角贅皮，小眼球，小顎，唇裂，口蓋裂，鞍鼻，小耳，耳介低位，小耳，外耳道閉鎖
躯幹	漏斗胸，鳩胸，副乳，臍ヘルニア，鼠径ヘルニア，側弯
性器	尿道下裂，停留睾丸，陰茎低形成
四肢	小指内彎，多指症，合指症，内反足，O脚，X脚
皮膚	血管腫，母斑，魚りんせん

2 神経学的検査

腱反射，筋緊張，脳神経系の所見をとる。脳障害の局在部位が想定される古典的な神経症状に対し，その説明ができない軽微な神経症状をソフトサインと呼んでいる。脳成熟のわずかな遅れや偏りが想定されている。であるから，成長につれて所見が軽減してくる。古典的な神経症状とともにソフトサインを評価する（表2）。

3 聴力，視力

言葉の遅れや学習困難が，視力や聴力の問題に起因する場合もある。診察室ではその可能性を念頭に病歴を得ると同時に音源定位ができるか否か，本を見るのに目を近づけすぎないかなど大まかなチェックをする。障害を疑う場合は聴力検査や視力，視覚検査を施行する。

表2　年齢別ソフトサイン一覧（辻井正次, 宮原資英編著『こどもの不器用さ』ブレーン出版, 1999 より引用）

（下の年齢用で陽性のものは陽性とする。）

5～6歳用
- 開眼片足立ち：　5秒以下を陽性とする。
- 片足飛び：　　　不可能なものやぎこちないものを陽性とする。
- スキップ：　　　不可能なものを陽性とする。
- 爪先歩行：　　　1～2歩しか歩けないものを陽性とする。
- 指の対向テスト：スムーズにできない。また鏡像運動が出現するものを陽性とする。
- 指折りテスト：　同上

7～8歳用
- 開眼片足立ち：　年齢の秒数以下を陽性とする。
- 片足飛び：　　　10回以内を陽性とする。
- 舞踏病様運動：　直立, 閉眼で両腕を前方へ進展し指を広げさせる。手肢に捻るような運動がみられるものを陽性とする。
- 変換運動：　　　両手を同時に膝上で回内回外させる。ついで片手ずつ手の平の上で, 回内回外運動を行わせる。著しく拙劣なものを陽性とする。

9～10歳用
- 変換運動：　　　円滑にいかないもの, また前腕を挙上させ片側ずつ回内回外をさせたとき鏡像運動が出るものも陽性とする。
- 2点刺激識別：　閉眼させ手のひらを下にして机の上におき, 同じ指もしくは異なった指に同時に触れ, 何本の指に触れたか当てさせる。識別できないものを陽性とする。
- 左右の弁別：　　開眼で右手, 左手を挙げさせる。ついで検査者の右手, 左手を当てさせる。自己の左右の識別ができないものを左右弁別陽性, 検査者の左右の識別ができないものを対向左右弁別陽性とする。
- 手指の弁別：　　開眼で手のひらを下にして机の上におき, 指に触れて, その名前を当てさせる。滞りなくできるまで繰り返し教えたのち, 閉眼で同様に指の名前を当てさせる。正しく識別できないものを, 手指弁別陽性とする。

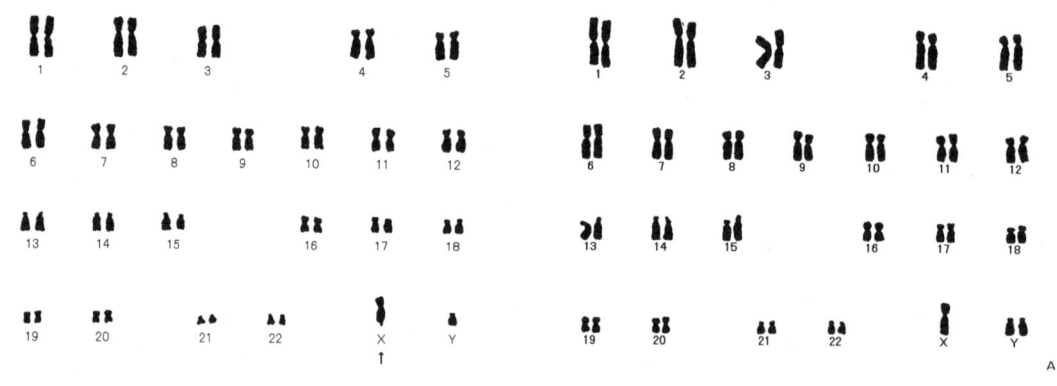

図1　フラジャイルX症候群の染色体（葉酸欠乏培地による, X染色体に所見あり；左）, Turner症候群（XYY）（G-Bandingによる, Yが1本多い；右）

II　血液検査

1 病因検索

　精神発達遅滞, 多発奇形, 成長障害が存在する時に, 必要に応じて染色体検査および代謝異常検査を施行する。染色体検査は数を確認するだけでなく, 分染法, 高精度分染法, 特殊培地を使用する方法等が開発されている（図1）。最近は遺伝子レベルでの検査が可能になり精神科領域でもレット症候群で異常所見が検出されている。

　代謝異常の検査では, 糖質, 有機酸, アミノ酸, プリン等が対象となる。神経伝達物質（ドパミン, セロトニンなど）の測定も適応となることがある。

2 薬物血中濃度

　服薬の適量を決めるために, 血中濃度を測定する。表3に主な薬物の血中濃度と服用法を示した。

3 副作用チェック

　薬物療法中は, 電解質, 血算, 肝機能, 腎機能,

表3　薬物の血中濃度と服用法

薬剤名（略語） 商品名	有効血中濃度 （μg/ml）	有効濃度に要する服用量 （mg/kg/日）	定常状態に達する数	服薬回数 （回/日）
Phenobarbital（PB） フェノバール，ルミナール	10～30 成人1.5～2	小児2～4	21日	1～2
Phenytoin（PHT） アレビアチン，ヒダントール	10～20	小児5～8 成人3～5	6～10日	1～2
Carbamazepine（CBZ） テグレトール，テレスミン	4～12	小児10～20 成人7～15	10日	2～4
Sodium valproate（VPA） デパケン，セレニカ， ハイセレニン，バレリン	50～100	小児20～30 成人10～20	2～4日	2～3， 除放は1
Ethosuximide（ESM） ザロンチン，エピレオプチマル	40～100	小児15～30 成人10～20	7～14日	1～2
Zonisamide（ZNS） エクセグラン	10～30	4～8	12～17日	2～3
Clonzepam（CZP） リボトリール，ランドセン	0.015～0.06	0.025～0.1	4～6日	3～4
Clobazam（CLB） マイスタン	0.05～0.3	0.2～0.8	クロバザム　7日 DMクロバザム　28日	1～3
lithium リーマス	0.6～1.2mEq/l	200～1,200	5～7日	3

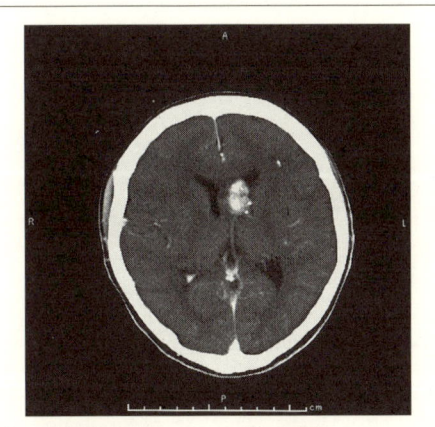

図2　結節性硬化症のCT。石灰化の所見

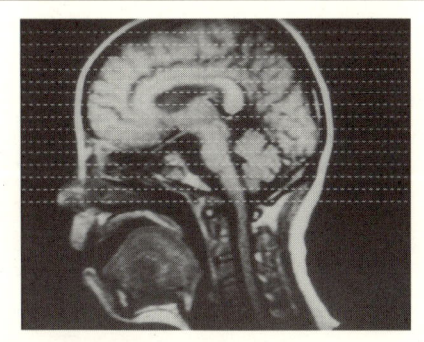

図3　MRI 矢状断面

血糖，抗核抗体，抗DNA抗体等，薬剤の副作用により異常値を示す可能性が報告されているものについて定期的に血液検査を行う。

Ⅲ　中枢神経系の評価

1 CT（Computed Tomography）

　X線を利用し，脳の形態を断層像にしてみる方法である。後述する解析の精度がより高いMRIに取って変わられつつあるが，MRIでは急性期の頭蓋内出血や，骨病変，石灰化等の検出能が低いこと，また磁性体を体内に装着した患者には検査ができないことがあるために，MRIに全面移行にはならない。石灰化像など推測される病変によってはCTを選ぶ（図2）。

2 MRI（Magnetic Resonance Imaging）

　核磁気共鳴現象を利用し，脳形態を断層像にしてみる方法である（図3）。CTに比べての長所は骨からのアーチファクトがなく，X線被爆がないという点，また矢状断面，前頭断面など任意の断面が得られ，後頭蓋窩，脊柱管内の所見が得やすいという点である。短所は，CTの項で述べた

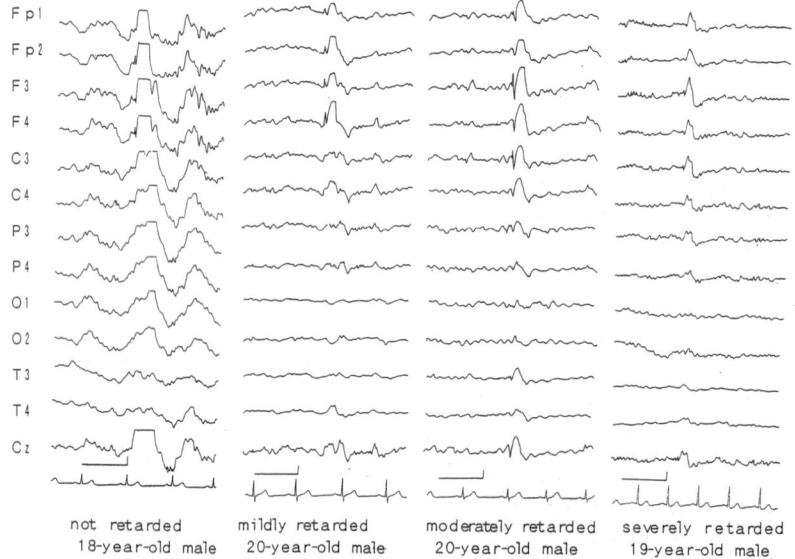

図4 全般てんかんの例 3 Hzの棘徐波複合が全般性に出現

図5 部分てんかんの例 4例の自閉症の脳波，いずれも前頭部に発作波が出現

以外に撮影時間が長いことがあり，小児では長く鎮静を得るために麻酔が必要となる。小児の脳は成熟途上であるため，読影に際しては，年齢を考慮する。特に2歳前の子どもは髄鞘形成にともなう信号変化を考慮して読影する。

3 脳波（Electroencephalography＝EEG）

大脳皮質の電気活動を評価するもっとも一般的な検査である。主にはてんかん波の検出，意識水準の評価，発達および退行の評価に用いる。目的に応じて安静覚醒時と各種賦活時の両方を記録する。賦活には，開閉眼，睡眠，過呼吸，光刺激，音刺激，認知課題などがある。てんかん波は睡眠記録中に出現することが多く，てんかんが疑われるときには必ず睡眠賦活を行う（図4，図5）。

脳波の賦活課題による検査として，①誘発電位（Evoked Potentials），②事象関連電位（Event-related Potentials）がある。これらの電気活動は，頭皮上から記録すると振幅が小さくなるため，心電図や筋電図，背景脳波などにかくれて検出でき

ない。このため加算し平均することで刺激に無関係な活動を相殺し目的とする電気活動を得る方法をとる。

①は外来刺激に対し一定の潜時で出現する電位変化をみるものである。刺激の種類により視覚誘発電位（VEP），聴覚誘発電位（ABR），上下肢体感覚誘発電位（SSER）などがある。ABRは聴力検査にも用いられる。

②は刺激依存ではなく，刺激に対して起こる心理的反応（期待，予測など）に関連して出現する電位であるので誘発電位よりも潜時が長い。以下のものがある。

- 後期陽性成分（Late Positive Component = LPC または P300）：視覚，聴覚など何らかの刺激に注意を向け，まれに出現する標的刺激を認知した時だけに出現する電位。
- 随伴陰性変動（Contigent Negative Variation = CNV）：予告刺激と命令刺激を一定間隔で与え，命令刺激に対して反応させた場合，予告刺激に続いて検出される陰性電位。
- ミスマッチネガティビティ（Mismatch Negativity = MMN）：同一の聴覚刺激の中に，異なった刺激が稀に提示されると出現する陰性電位。

脳波の長所は電気活動を計測するだけであるので非侵襲的で安全無害であること，被検者が一定程度なら活動していても検査可能なことである。そして諸検査の中で時間分解能に最も秀でていて0.001秒の単位で脳活動を検出できることである。てんかん波などmm秒単位の事象には必須検査である。優れた時間分解能ゆえに上記のような認知活動も検出可能となるのである。短所は空間分解能の低さで20～30mmの範囲でしか確定できない。

4 脳磁図（Magnetoencephalography = MEG）

超伝導量子干渉素子（superconducting quantum interference device = SQUID）の開発で電流の周囲に発生する微弱な磁場の測定が可能になった。脳磁図は脳内の電気活動を磁気により測定する方法である（図6）。すなわち電気活動その

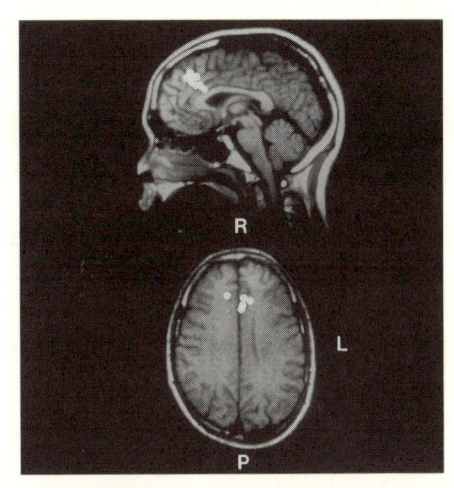

図6 自閉症において脳波に出現したてんかん波を脳磁図で検出し，MRIに重ね合わせて白丸で表示

ものを測定する脳波とは異なった方法で同一現象を検査するものである。てんかんの焦点の同定，聴覚，視覚や体性感覚誘発磁場等が測定される。

長所は，磁気を計測するだけであるから，非侵襲的な安全無害な検査法であること，空間分解能が脳波よりも優れており，電源局在推定は，2～10mmの精度であることである。時間分解能に関しても，後述する諸検査では血流の変化を測定しているが，本検査は脳波と同様，細胞の電気活動そのものを測定しているため，0.005秒と極めて優れている。MRI画像の上に表示できること，電極が不要なことも利点で，現在は頭部を306チャンネルに細分化し全頭をカバーするものができている。しかし短所として，心臓ペースメーカーのような体からはずせない磁気を帯びたものがある場合は検査できない。体動のある状態では検査できない。脳波が脳表に対して水平な電流双極子は検出困難なのに対し，逆に脳磁図は垂直な電流双極子は検出できないので，脳波と相補的に使う検査といえる。また，脳活動部位を点として推定する電流双極子推定法では，活動部位の広がりを評価することは困難であり，現在種々の電流推定法が試みられている。皮質下の活動の記録は困難である。

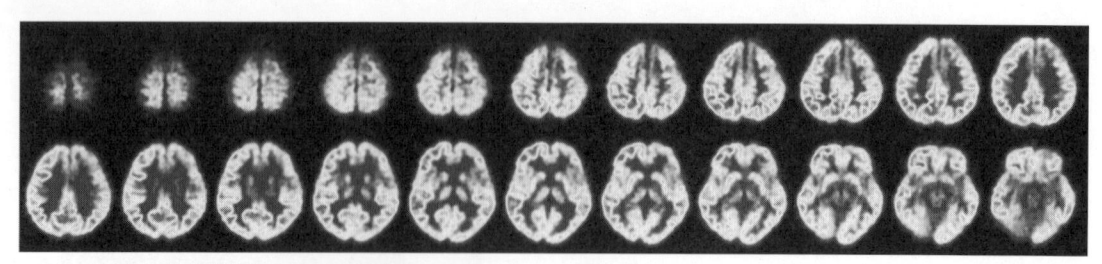

図7　PETの図。左前頭葉てんかん9歳男子

5 ポジトロン放出断層撮影法（Positron Emission Tomography ＝ PET；図7）

体内に投与されたラジオアイソトープで標識された薬剤が脳に集積する状況を，ラジオアイソトープから放出される放射能を体外から検出し，これをコンピューターを用いた断層像として画像化する方法である。ポジトロン放出核種で標識した薬剤を用いる。生体構成元素化合物である酸素（^{15}O，半減期2分），窒素（^{13}N，半減期10分），炭素（^{11}C，半減期20分），フッ素（^{18}F，半減期110分）などを利用する。以下のように利用される。

- 脳循環や代謝の測定：脳血流やブドウ糖代謝は局所の神経活動と平行して変化するとの推定のもと，その変化を測定することで局所神経活動の変化を検知。
- 脳機能賦活検査：課題を遂行しているときに血流の増加が認められた部位がその課題遂行に何らかの役割を担っているという推定のもとに検査。
- 神経伝達機能画像：脳内の受容体に特異的に結合する放射性物質で標識された薬剤を投与し，神経伝達物質の脳内の分布状態を追跡。

長所は空間分解能が4 mmと後述するSPECTよりも高いこと，皮質のみではなく深部まで検出できることである。短所は放射線被爆の問題がある。全身に換算した放射線量は自然界から受ける年間放射線量の約4倍とされている。半減期の短さは欠点でもあり，ポジトロンは検査施設内にて製造しなければならず，このため装置を設置できるのは限られた施設のみである。体動のある状態では検査できない。そして時間分解能が1〜20分と低く，秒単位の神経活動の変化は検出できない。PETは放射能の分布すなわち，機能を見ているのであり，形態描出の精度はCTやMRIより落ちる。

6 単光子放出コンピューター断層撮影法（Single Photon Emission Computed Tomography ＝ SPECT）

ガンマ線放出核種で標識した放射性薬剤である^{99m}Tc（半減期6時間）や^{123}I（半減期13時間）を利用し断層画像を得る方法である。以下のように利用される。

- 脳機能賦活検査：課題を遂行しているときに血流の増加が認められた部位がその課題遂行に何らかの役割を担っているという推定のもとの検査。
- 神経伝達機能画像：神経伝達物質の受容体に特異的に結合する放射性物質で標識された薬剤を投与し，脳内の分布状態を追跡。

長所は施設内での薬剤合成が不要なために普及しやすい検査であることである。短所は放射線被爆の問題，体動のある状態では検査できないこと，ガンマ線はポジトロンに比し半減期が長いために一定期間内の繰り返しの検査ができないことである。しかしこれは反面長時間の追跡が可能ということになりPETに比し長所ともなりえる。空間分解能は8 mm，時間分解能は1.5分である。

7 機能的磁気共鳴画像法（functional Magnetic Resonance Imaging ＝ fMRI；図9）

神経活動時に生じる血液量と酸素代謝の変化を磁気共鳴画像装置を用いて測定するものである。一定の運動，心理テストなどへの反応（神経活動）により，特定の脳の部位の機能異常を検出する。

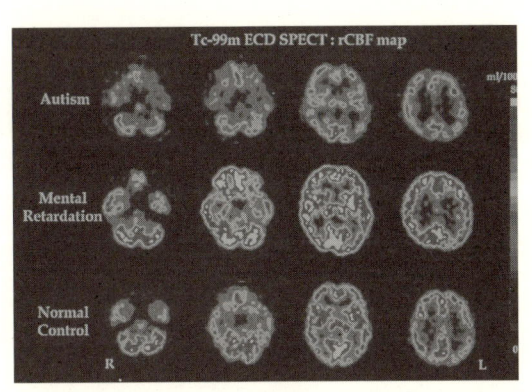

図8　99mTc-ECDによる自閉症，非自閉的精神遅滞，健常のSPECTによる脳血流量の図

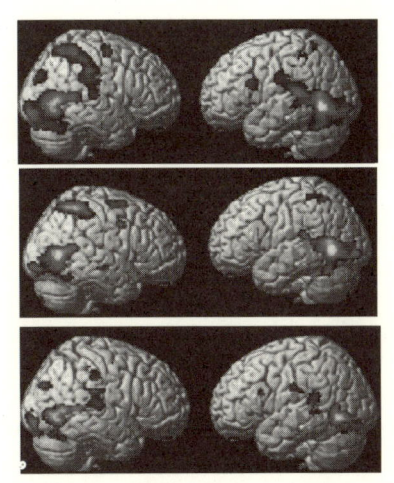

図9　アスペルガー症候群のfMRI（左が動画（右から手が出て物体を掴む）に反応，右が静画（物体とその上方に人の手がある）に反応した血流増加の部位

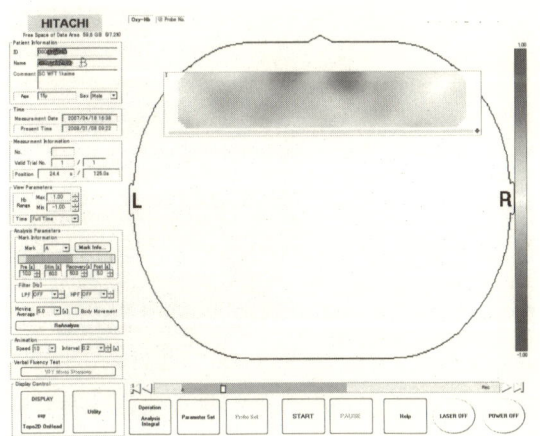

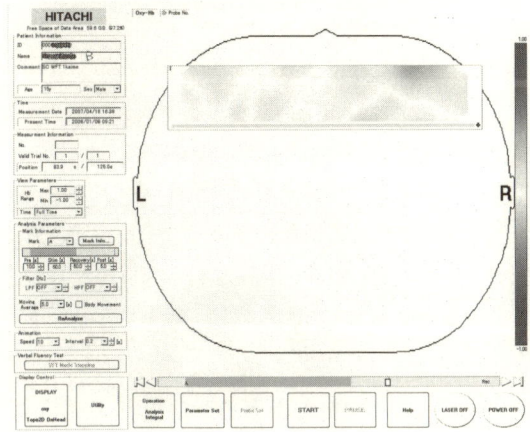

図10　光トポグラフィー検査（左：課題施行中，右：課題終了後）

　長所は，造影剤が不要な点で，そのため事象関連電位や学習効果に伴う脳活動の変化など同一被験者に複数回撮影が必要な実験に利用できる。また空間分解能は5 mmと高い解像度が得られる。短所は高磁場での検査であること，体動がない状態での測定となるので，動きを伴う課題は対象となれず，また小児や，知的障害例では検査が難しいことである。また時間分解能に関しては，血流を観察していることから，脳波や脳磁図のような電気的変化よりも劣り0.1秒である。

　PETやSPECT，fMRIの画像では，個々の例での所見のみでなく，同一障害のある例を群としてその特徴を健常群など他の群と比較する統計解析手法（Statistical Parametric Mapping = SPM）も開発されている。個々の例では頭部の形状が異なるため，標準脳に変形させ（Talairachなどが基準脳として汎用される），脳内の各部位の情報を一括することにより比較する方法である。

8 近赤外線分光法（Near Infrared Spectroscopy ＝ NIRS，光トポグラフィー検査；図10）

　近赤外線（波長800 mm前後）が頭皮や頭蓋骨を比較的良好に透過することを利用しヘモグロビン濃度の変化を経時的に計測することで，言語課題，運動課題等における脳活動を測定する方法で

表4　各種検査の特性の比較

	時間分解能	空間分解能	侵襲	被検者の条件
EEG	0.001秒	20〜30mm	なし	一定の動き可能
MEG	0.005〜0.1秒	2〜10mm	なし	体動不可
PET	1〜20分	4mm	放射線	体動不可
SPECT	1.5分	8mm	放射線	体動不可
fMRI	0.1秒	5mm	高磁場	体動不可
NIRS	0.1秒	10mm	なし	一定の動き可能

ある。

　長所は非侵襲的，安全無害であること，装置が簡便で搬送可能であること，ある程度の体動にも耐えられることから，日常的な座位や立位で，口頭や筆記を通した心理課題などもできることである。短所は空間分解能が10mm程度と低く，測定できるのは脳表面付近のみで，視床，辺縁系，規底核などの深部の血流は測定できないことである。また時間分解能は0.1秒で変化量しか測定できない。

　これらの検査の特性を表で一覧する（表4）。
　各検査は日進月歩の進化を遂げているので，表は年余にわたる資料とはならない。それぞれに長短がある。有効性と限界を知って利用するものである。

IV　まとめ

　以上，児童精神科で施行する検査について述べた。専門科に依頼する検査も多い。ただし，あくまでも検査はその側面に関しては的確な情報を提供してくれるが，それはその部分に関してという限定されたものである。全体を見た時にその結果をどう位置づけるか総合的に診断するのは，主治医である。

謝辞：図の資料収集に福島医大の丹羽真一先生，埼玉医大の松田博史先生，国立精神・神経センターの大西隆先生の協力をいただきました。記してお礼申し上げます。

第3章 児童思春期で用いられる心理テスト

吉野美代

I はじめに

　児童精神科の診断や治療において，心理テストは用いられ方によっては，成人の場合よりもその有用性は大きい。最も大きな理由としては，児童思春期の子ども（以下「子ども」と略）が心身の発達途上にあり，また成長過程にあるという独自性があげられる。子どもの行動の理解には，心身の発達の流れの中でみていく視点を欠かすことができない。子どもの発達は，特に低年齢であるほど，進む速さや様相はさまざまで，個人差も大きい。一方，発達に遅れや偏りがあるために，会話や行動が滑らかに行かず，子どもの日常生活や周囲の人との関係が難しくなっている場合がある。発達テストや知能テストの目的は，本来，その結果の評価や分析を，子ども自身の治療や指導・教育に生かすことである。発達や知的能力面を客観的に評価し，遅れや偏りの特徴を知ることは，子どもの全体像を把握する上で大切な一側面である。

　一方，診察の場で治療者が，連れて来られた子どもと初めて対面した時，子どもであっても，成人の場合のように，直接本人から話を聞くことが欠かせない。しかし，子どもは言語能力が成人と比べ未熟であり，自分の意図を伝えたり，つらさや気持ちをまとめて説明することが十分できないことが多い。心の問題は成人であっても，うまく言葉で言い表せなかったり，他人に理解しやすく伝えることが難しい。年齢が幼いほど，精神的な苦痛や不安が，言葉でなく身体や行動で表現され易いことも知られている。特に，連れてきた親や家族との関係に関わるような事情であったり，微妙で複雑な問題になると余計に，子ども自身の力で言い表すのは難しい。子ども自身の言葉を補うものとして，また直接聞くのとは違った角度から，心理テストの資料が参考になる場合も多いだろう。例えば，心理テストの中でも投影法で用いられる絵などによる表現は，子どもの得意な非言語的表現の，直接的で自由な力を生かせるという意味で子どもの心の理解に役立つことも多い。心理テストの解釈にも，発達の流れの中にある存在として子どもを捉える視点，そして発達変化する可能性を捉える視点がやはり必要になる。心理テストは結果を治療や指導に生かされることにより，真に有用なものになる。心理テストが治療や指導への架け橋の役を果たせるかどうかは，そのテストをする人の力量によるところが大きい。

II 心理テストを実施する時, 児童思春期において特に注意すること

1 母子分離の状況

　低年齢の子どもの場合，心理テストは同時に母子分離の体験でもある。励ましても無理なら子どもを無理やり保護者から離そうとしすぎないことである。不安そうなら，例えば母の持ち物を一つ借りて本人が持っていくなど，励ます工夫をしてもよい。難しい場合には，保護者に一緒に検査室に入ってもらうと安心して取り組める場合も多い。しかし，一緒だとどうしても親の反応を気にして普段の力が出せないなど，圧力に感じる場合もある。親が答えを先に言ってしまったり，できないと促したり叱ることもあり，あらかじめ黙ってみていてほしいことをお願いしておく。特殊な状況で実施した時は，その影響を結果の分析に生

かすことが大事である。

2 一人で心理テストを受ける

一人で受けられても，初めての人と対面する状況であり思春期の子どもでも一般的にかなり緊張するだろう。始める前に検査者は自己紹介して，子どもの年齢や理解力に応じた言葉で，テストの目的と理由を説明する。いきなりテストに入るのでなく，できれば短い予備面接が大事である。検査者は予備面接での観察から，テストの進め方や反応を予測し，場合によっては組合せを再考できる。子どもにとっては検査者とのやり取りのウォーミングアップとなり少し安心できる。

3 子どものペースを良く見て

一般に子どもは成人より疲れやすく飽きやすい。テストは心理的負担を与えるものなので，なるべく能率よく進め，タイミングよく提示して短時間で終わるよう心がける。子どもは成人より言葉での表現力，理解が不十分なので，一定の教示は決まっているが，わかる言葉で丁寧に説明し，場合によっては質問して理解を確かめることがいる。部屋には余計な刺激はありすぎない方が良く，気が散りやすい子どもは壁に向かい机を置く，検査用具を視野の外に置くなど設定の配慮をするとよい。しかし，知能・発達検査は特に所定の検査手順を守ることが原則である。逸脱や無理が生じれば，その事実自体が大切な情報となるので，記録しておき，その理由や意味を十分考えて結果を検討する。

4 行動観察の重要性

心理テストを受けに来た子どもを理解しようとする作業は検査室の机上課題のみではなく，彼と付き添いの保護者に初めて会い，かかわりを持った時点からすでに始まっている。子どもの心理テストでは，特に距離を持った客観的観察と同時に，理解しようとする態度やかかわりながらの観察（参与しながらの観察）が大事である。子どもにとっては，テスト場面という一定の制限枠のある場での社会的行動や人とのやり取り自体が課題になる。心理テストを受けにくる子どもは，割合として対人関係や行動面でもさまざまな困難な課題を抱えていることが多い。場面や人になじめなかったり，言葉が遅れていたり，言葉でのやり取りが苦手で自己表現が器用にできない子どもがむしろ多い。落ち着きや集中の度合い，持続性，注意力，粘り強さ，疲れやすさ，慣れてくるかどうかなど，時間の経過による変化も観察するが，検査者は否定的な面だけでなく見逃されやすい肯定的な面も見つけようとする姿勢が大事である。

5 テストに集中できないとき

幼児や学童期の子どもで，多動傾向があり，テストになかなか集中できないことがある。しかしこのような子どもは，かかわり方によっては集団の中より個別に対応してもらえる状況の方が，もてる集中力が発揮でき，より力が出せる場合も少なくない。基本的には促して今の課題に注意を向けさせるが，分かりやすくはっきりと，しかもきっぱりと促し，励ますことが大事である。子どものペースと年齢に応じたメリハリのある対応が特に必要であり，注意をそらさぬような課題提示のタイミングと，そのために能率良く進められるような準備の工夫も必要である。

III 心理テスト：知能と発達

心理テストには，大きく分けて，主に子どもの知能・発達状態を把握する目的で用いられるものと，心理や性格面を把握する目的で用いられるものがある。

1 知能検査

1）日本版 WISC-III 知能検査

Wechsler Intelligence Scale for Children, 3rd Edition：ウエクスラー式児童用知能検査第3版。適用年齢5歳0カ月～16歳11カ月。

Wechsler Dにより開発され（1949），日本版として標準化された。児童用では，東洋ら日本版WISC-III 刊行委員会による日本版 WISC-III（1998）が最新版である。成人用として日本版WAIS-III（Japanese Wechsler Adult Intelligence

Scale-Third Edition：適用年齢 16 歳以上），幼児用として日本版 WIPPSI（Wechsler Preschool and Primary Scale of Intelligence：適用年齢 3 歳 10 カ月〜7 歳 1 カ月）がいずれも標準化され，用いられている。

　WISC-III では，知能を多くのさまざまな能力で構成される全体的機能として因子構造的に捉える。異なる能力を測定する複数の下位検査を用いて，種々の知的機能を明らかにし，認知的特性の全体像をプロフィールから把握・分析し，治療や指導につなげることを目的に作られている。問題構成は言語性検査・動作性検査に分かれ，評価点から言語性 IQ（Verbal IQ: VIQ），動作性 IQ（Performance IQ: PIQ），全検査 IQ（Full scale IQ: FIQ）が得られる。ビネー式検査での IQ（知能指数）が，その子どもの生活年齢を尺度とした知的発達の程度を示すのに対して，WISC-III の IQ は「偏差 IQ」（偏差知能指数：Deviation Intelligence Quotient）で，その子どもの属する同年齢集団の中での相対的な位置を示しており，平均 100，標準偏差 15 に分布するようになっている。WISC-III ではさらに 4 種の群指数（Index Score：言語理解，知覚統合，注意記憶，処理速度）が得られるので，能力的に得意・不得意な分野，特定の認知的偏りの傾向などを把握する。これらの統計的有意差を検討して，個人プロフィールの全体特徴を分析し，認知特性から診断や治療に生かせる情報を求める。発達障害児群などの WISC-III プロフィール上の特徴や認知特性について，近年さまざまな研究がみられ参考になる。認知面の特性把握が得意な ITPA や K-ABC などと組み合わせて実施することで，より詳しく能力特性が分析できる場合もある。いずれも結果分析には，行動観察や発達歴・環境など背景情報，器質的検査所見等を合わせ総合的に解釈・評価することが求められる。

　2）田中ビネー式知能検査

　ビネー式知能検査（1908）は，フランスの Binete A により考案された。田中ビネー式知能検査は，改訂されたアメリカのスタンフォード・ビネー検査（1916）をもとに田中寛一（1882-1962）により作成された（1947）。初版以来 60 年以上経過しているが，何度か改訂され，子どもの発達環境の変化に応じて問題の現代化と共に標準化が重ねられ，最新版は 2003 年に発行された「田中ビネー知能検査 V（ファイブ）」（改訂 5 版）が現在使用されている。

　ビネー式知能検査では，総合的な知能を年齢を基準とした知能発達の速さや進み具合により表そうとする。知能発達の上昇に応じて年齢級ごとに問題を配列した「年齢尺度」（1 歳〜成人）を用いる。成績の総計から「精神年齢（Mental Age: MA）」を算出して，その子どもの「生活年齢（Calendar Age: CA）」と比較し，「知能指数（Intelligence Quotient: IQ）」を算出する。精神年齢（MA）÷生活年齢（CA）×100 が，知能指数（IQ）の計算式である。

　「年齢尺度」という考え方については，年齢との関係で知的発達が上昇する傾向がある幼児や児童にとっては意義があると考えられるが，ある年齢以上になると知的発達のあり方が変わってくるため，思春期から成人にもこれを同様に適用することは難しい面があり，従来の田中ビネー式知能検査の測定法については実際的な不備や矛盾が指摘されていた。しかし，最新版の田中ビネー知能検査 V では，2〜13 歳まではこれまで通りの年齢尺度を採用し，精神年齢（IQ）で表示する方法を残しているが，14 歳以上は知能を構成する因子から因子構造的にとらえる方が適切とし，ウェクスラー式知能検査と同じく原則として「偏差知能指数（Deviation Intelligence Quotient: DIQ）」（同年齢集団の中での相対的位置で知的発達を捉える）で表すように改訂された。14 歳以降は結晶性，流動性，記憶，論理推理の 4 領域の問題が設定された「成人級」にまとめられ，領域ごとの評価点や領域別 DIQ，総合 DIQ を算出し，特徴をプロフィールで表示するようになっている。田中ビネー式検査は，知的障害が重く，WISC-III，WAIS-III などでは難しい幼児から思春期の子どもの場合に，おおよその知的発達の水準を推定する目的で使われることがある。しかし，WISC-III の換算表によっても，得点から発達年齢に換

算することができるので，大まかな目安となる。

2 発達検査

　乳幼児を対象にしている。年齢尺度に基づき，各領域毎の精神機能の発達水準を把握する。子どもに個別検査を実施するものと，質問紙により母親に子どもの日常行動を評価してもらうものがある。個別検査では，発達の基本課題に即して子どもの行動を細かく観察する。全体像を把握すると共に，各領域間の発達水準のバランスをみて，どこに発達のつまずきがあるのか，その要因や課題，援助の手がかりなどを考えることが重要である。

1) 発達検査

　発達検査としては，例えば新版K式発達検査 (Kyoto Scale of Psychological Development) がある。京都市児童福祉センター（旧京都児童院）の関係者による実践・研究の中から作成され，標準化を経て公表された (1980)。「増補版」(1983) の改訂版手引きの最新版が「新版K式発達検査」(2001) である。代表的な個別発達検査として広く発達相談や検診でも，医学的精密診断の必要性を選ぶ目的や発達援助の手がかりとして用いられている。適用年齢は0歳から12,3歳までで，項目の多くはGesell Aの発達診断の検査項目から採択し，精神発達の状態を「姿勢・運動」(postural motor: P-M)，「認知・適応」(cognitive adaptive: C-A)，「言語・社会」(language social: L-S) の3領域の精神活動から捉える。Binete Aらによる年齢尺度の考え方を用い，得点を領域毎に発達年齢に換算し，合算して全領域発達年齢および発達指数を求める。所定の検査記録用紙は，描かれた全検査プロフィールから発達の様相が読み取れるよう工夫されている。

2) 発達質問紙

　国内の乳幼児について標準化され，使われている質問紙として「KIDS乳幼児発達スケール」(KIDS：0歳1カ月～6歳11カ月)，「津守稲毛式乳幼児精神発達診断法」(0歳～7歳) などがある。質問紙は，子どもの発達の指標となる日常生活の行動についての諸項目で構成され，発達の各分野ごとに，また発達の順序に沿って作られている。例えばKIDSでは，全体の発達を子どもの生活の9分野（運動，操作，理解言語，表出言語，概念形成，社会性（対子ども，対成人）しつけ，食事）に分けている。分野ごとの得点から発達プロフィールをグラフに表わし，発達年齢，発達指数が求められる。大まかな発達状況を把握することが目的だが，発達全体のプロフィールを検討し，子どもがどの発達段階・発達分野のどこでつまずいているのか，可能性としての前段階のめばえがどの位見られるかなど，指導や援助の手がかりを考えながら進めることが大事である。質問紙は，子どもに対して個別検査が実施できない時，例えば，どうしても子どもが検査に応じることが難しい場合，母子分離が難しい場合などに，母親に記入してもらうと参考になる。評価に主観的要因が加わることもある点を考慮し，検査者の行動観察ともあわせて活用する。可能であれば，面接しながら母親と一緒に質問紙に記入していくと，発達面の情報に加え，母親の育児態度や現状の発達状態をどのように見ているかなどさまざまな情報が得られ，参考になる。

3 認知面の心理テスト

　従来の知能検査の視点に加え，教育心理学や神経心理学の理論に基づき，障害のある子どもの言語コミュニケーションや認知能力の特徴を捉えて教育的指導プログラムに結びつけることを目指して開発された心理テストである。診断のためには，以下のK-ABCなど認知面の検査は，基本的にWISC-IIIなどの知能検査による知的能力の全体特徴を把え，組み合わせて使うことで，得られた情報をより有効に生かせる。

1) K-ABC日本版（K-ABC心理・教育アセスメントバッテリー）

　K-ABC (Kaufman Assessment Battery for Children; 1983) は，Kaufman夫妻 (Alan S. Kaufman & Nadeen L. Kaufman) により作成され，筑波大学の松原達哉らにより日本版（初版，1993）として標準化され現在使われている。K-ABCは神経心理学や認知心理学を理論的基礎とし，心理学的観点に加え，教育的観点からのアセスメント

図1　ITPA臨床モデルに基づく下位検査

[表象水準]	[受容過程] →	[連合過程] →	[表出過程]
聴覚-音声回路の下位検査	【ことばの理解】…	【ことばの類推】…	【言葉の表現】
視覚-運動回路の下位検査	【絵の理解】…	【絵の類推】…	【動作の表現】
[自動水準]	〈構成能力〉	〈配列記憶〉	
聴覚-音声回路の下位検査	【文の構成】	【数の記憶】	
視覚-運動回路の下位検査	【絵探し】	【形の記憶】	

を目的に作られている。認知過程に関する理論から，子どもが課題を解決する過程に焦点を当て，知能を「未知の課題に対処・解決する能力」と定義し，子どもの「問題解決能力とその際に情報を処理する認知処理様式」によって知的能力を測定する。14の下位検査とそれらを組み合わせた4種類の総合尺度からなっており，総合尺度は同時処理尺度，継次処理尺度，認知処理過程尺度（同時処理尺度と継次処理尺度を総合したもの），および習得度尺度である。習得度尺度は，従来の一般的知能検査に多く含まれている「過去に習得された知識に関する尺度」として，「課題解決能力」と分けて別に測定する。各尺度間の有意差などを比較検討し，その子どもの得意とする課題解決の仕方やその特徴を分析して，診断や心理教育的指導のプログラムに結びつけることを目指している。適用年齢は2歳0カ月から12歳11カ月であるが，教育指導との連携を視野に入れれば，就学前時から小学校年代の子どもが適しているといえよう。

2）ITPA言語学習能力検査

ITPA（Illinois Test of Psycholinguistic Abilities）は，個人内の言語学習能力の発達水準や特徴を捉え，言語学習障害児の診断や治療指導を目的に作られた。イリノイ大学でKirk SAらにより開発され，1973年に日本版が市販された。最新版の改訂版手引きが1993年に出版されている。本検査の臨床モデルは，コミュニケーション過程に必要な心理的機能の組み合わせから構成されており，Osgood CEのコミュニケーションモデル（1957）に基づいている。言語学習能力を，情報伝達の「回路」，言葉を習得し使用する「過程」，コミュニケーションの習慣が個人の内部で組織化されている程度による「水準」の3次元構造と仮定して，それぞれ独立した10の下位検査で測定する（表1）。

主な指標として，言語学習年齢（PLA: psycholinguistic age＝粗点を年齢による発達尺度値で表したもの），評価点（SS: scaled score＝PLAの持つ限界を補い，各下位検査間の比較を可能にするため規格化された換算値，各年齢群とも平均36点，1標準偏差6点になるよう基準化）などで表示する。結果プロフィール・パターンを分析し，個人内のコミュニケーションにかかわる心理機能の発達水準や能力間の差異の特徴を把握する。本検査が開発された背景には，教育分野の治療教育的発想に基づく学習障害（LD: learning disabilities）という考え方がある。適用年齢は3歳0カ月～9歳11カ月と比較的対象年齢幅が限られている。

IV 心理テスト：性格・人格

性格・人格テストは，質問紙法と，投映法に分けられる。

1 質問紙法

質問紙法は，統計的操作により選ばれた心理性格面についての質問項目を，子ども自身に読んで選択肢の中から当てはまるものを選んでもらう。統計処理した基準に照らして得点を換算し，平均値と比べた性格特徴を捉えることができる。方法や採点基準が一定で，検査者が変わっても一定の結果が出るのが特徴である。限られた範囲の結果なので，プロフィール図表作成まで比較的短時間で検査処理ができる。質問紙は，後で結果のプロフィールを一緒に見ながら説明する時に使ったり，性格や親子関係・人間関係などについて話し合い，治療に使う方法もある。一方，質問紙は標

準化されたもので，設問は子ども向けにやさしく工夫されているものの，性格についての質問内容には微妙なものも多く，特に低年齢の子どもなどでは，言葉の意味を理解し，自分自身の性格についてどの程度内省して答えているのかを確かめることが難しく，理解度を評価の際に考慮する必要がある。他方，質問紙によっては嘘やあいまい反応がどれだけあるかを評点できる仕組みになっているものもあるが，子どもであっても設問の意図や評価を予測し，答え方を意識的にコントロールすることができるなどの限界がある。

1）小児用エゴグラム（小児・ANエゴグラム：AN-EGOGURAM）

エゴグラムはBerne Eが考案した「交流分析」理論に基づいて，自我状態の機能分析をグラフ化したもので，Dussay J（1977）が質問紙法の心理テストを作った。日本では成人用エゴグラムがTEG（東大式エゴグラム）として標準化され使われているが，小児版に標準化されたものが小児用エゴグラムである。交流分析は，Freud Sの精神分析理論の基本を実用的に平易にしたもので，自己分析を目指し，対人関係改善や医学的臨床にも応用され普及した。エゴグラムでは，交流分析の考え方による個人の3つの自我状態（親の自分：Parent = P，大人の自分：Adult = A，子どもの自分：Child = C）の組み合わせと各部分の相互関係をエゴグラム・パターンから読み取って，性格や対人行動の特徴を類型化して解釈する。評価基準が年齢ごと異なるため，質問用紙は小学校低学年期小1～3年，小学校高学年期小4～6年，中学校期，高等学校期用と分かれている。

2）親子関係テスト

統計処理がなされ標準化されたものとして，例えば東洋らによるFDT（Family Diagnostic Test）が使われている。親には子どもへの感情や自分の養育態度，子どもには親の自分に対する養育態度やそれをどう感じているかなどについてアンケート式に質問し，親用と子ども用それぞれ別々の質問紙を用いる形になっている。質問を理解して答えられる小学校高学年以上が対象である。得点を基準により換算してプロフィールがグラフ化した図で示される。FDTでは，親用は子どもに対する「無関心，養育不安，夫婦間不一致，厳しいしつけ，達成欲求，不介入，基本的受容」度を測定し，子ども用は親からの「被拒絶感，積極的回避，心理的浸入，厳しいしつけ，両親間不一致感，情緒的接近」度を測定するとしている。一般に，子どもに対して心理テストを実施して情報を得ることが必要な状況では，同時に，親ともよく話し合い，親子関係のさまざまな問題点を探ることが必要である。特に養育態度の問題を前向きに共に考えることが，子どもの治療に役立つ可能性があると判断される時，また家族も希望した場合には，上記のような質問紙に記入してもらい話し合いの糸口に利用する方法もある。しかし，事前に家族に意図を良く説明し協力の同意を得ることが大事である。

2 投影法

投影法の「投影」という言葉には精神分析理論の投影（Projection：自分の内界にある自我が認めたくない感情や欲求を，外界の対象に無意識的に転化させてしまう無意識的な防衛機制の一つ）という概念が基本にある。しかし，心理テストの「投影法」という言葉はFrank LK（1939）により初めて使われて以来，一般的には，より広い意味で使われている。投映法とも書かれることも多い。投影法の心理テストは，一定の方法で構成度の低い刺激を与え，得られた個人の多様な反応表現から，パーソナリティ（広く統一的な人格・その人らしさ）を無意識水準まで深く捉えようとする。結果の分析・解釈は，基本的な所定の技法によるが，解釈理論によって幅があり，検査者の直観や経験など主観的要素が含まれる点が特徴である。子どもの投影法では，発達面は欠かせない視点であり，特に小学生年代までの子どもでは，反映される発達的な側面を同時に十分把握しながら，全体のパーソナリティ特性を理解することが重要である。

1）SCT文章完成法テスト（SCT：Sentence Completion Test）

書きかけの文に続けて文章を自由に完成させる

もので，Ebbinghaus H（1887）が心理学的な能力検査として用いた。その後，パーソナリティや性格特性を捉えるテストとして発展し，日本の子どもに対する調査研究を基に刺激項目を選んで日本版とした佐野勝男らによる「SCT」が開発され使われている。選ばれた刺激文は，過去・将来のことから学校・家族など身近な日常生活の人間関係，関心事，自己意識，内面的欲求や感情面についてなど幅広い。SCT反応からは，本人が環境や自分について意識水準で認識していることと，無意識水準で求めていると解釈できることの両方を把握することができる。SCTはパーソナリティを広く大まかに理解して問題点を把握する目的で使われる。さらに検討し，必要に応じて，より深い水準の投影法検査を組み合わせて使う。用紙は小学生・中学生用があり，高校生以上は成人用を用いる。小学生以上の年代であっても，連反応を書字で文にするという形式上，ある程度以上のエネルギーと内省力，国語力が求められる。

2）描画法

幼児は自発的に絵を描き始める3歳位から，錯画（なぐり描き）から図式画，写実画へと一般的に成長発達していく事実が知られている。描画法は，子どもの描画についての発達研究の積み重ねを基礎に，Goodenough FL（1926）による人物画知能検査（DAM: Draw-A-Man Test）から出発し，因子分析的研究や臨床的研究が進み，性格・パーソナリティ検査として開発され活用されるようになった。大きさの決まった紙に鉛筆で絵を描いてもらうもので，課題や設定の仕方は，描画から何を知ろうとするかにより異なる。

ほかの代表的な心理テストとして，HTPテスト（House-Tree-Person technique: Buck JN, 1948），人物画テスト（Machover K, 1949），バウムテスト（Baum test: Koch K, 1949），家族画テスト（Hulse WC, 1951）などが日本にも紹介され使われている。また，さまざまな技法的開発がなされ，発達的臨床的研究も積み重ねられている。例えば，「何かしているところを描いて」と動的要素を加えた動的家族画（K-F-D: Kinetic Family Drawing）や動的HTP画（Kinetic-House-Tree-Person Drawing），1枚の用紙に描いてもらう統合型HTP法（Synthetic House-Tree-Person Test），複数枚連続の樹木画（「2本の木」または「3本の木」描画）などがある。

描画法の解釈は筆跡学とイメージの世界を扱う象徴学が基礎になっているが，理論背景に文化人類学や宗教学，分析心理学，自我心理学，精神分析学など多方面の知識理解が求められる。子どもの描画は小学生年代までは視覚・運動系の発達を始め，発達面が主に反映される。言語によらない描画表現は年齢を問わず幼い幼児でも，言葉や聴覚に障害のある子どもでも自発的に取り組みやすく，短時間で済み精神的負荷も少なくて済む。描画後に何をどのように描こうとしたかなどを聞くことにより，内的世界の解釈や理解を深めることができる。絵の内容によっては，子どもと適切なタイミングで，絵について話し合うことが治療的に必要な場合がある。

3）ロールシャッハ・テスト

10枚の連続した図版を見せて，漠然とした模様に対する知覚反応から，パーソナリティの特徴を捉えようとするもので，Rorschach Hが考案した（1921）。その後，主にアメリカでパーソナリティ・テストとして盛んに使われ，さまざまな立場での研究も発展したが，日本にも紹介され，投影法の代表的な心理テストとして多く用いられてきた。ロールシャッハ・テストでは，知覚的反応だけでなく，自分が知覚したものを検査者に伝え，理由を説明するという言語的な働きが求められること，また，実施に1時間以上かかり，集中力の持続が必要であることなどから，子どもを対象とした場合，中学生以上の年代に使われることが多い。ロールシャッハ反応は，無意識水準の自我の統制力や統合力を反映する側面があり，臨床診断の手がかりを求める目的で使われることが多いが，子どもは思春期年代であっても，成人と比べ未完成で自我の発達し変化する途上にあり，判断が難しい場合が少なくない。今後ともさらにロールシャッハ・テストに関する子どもの発達的な基礎研究や臨床的事例研究の積み重ねが求められる。

文　献

1. 赤坂徹, 根津進：AN-EGOGRAM（小児 AN エゴグラム）解説．日本総合教育研究会・千葉テストセンター, 1989.
2. 旭出学園教育研究所, 上野一彦, 越智啓子ほか：言語学習能力診断検査手引き, 1993 改訂版．日本文化科学社, 1993.
3. 東洋, 柏木惠子, 繁多進ほか：FDT, 親子関係診断手引き．日本文化科学社, 2006.
4. Bolander K: Assessing Personality Through Tree Drawings. New York: Basic Books, 1977.（高橋依子訳：樹木画によるパーソナリティの理解．ナカニシヤ出版, 2000.）
5. 藤田一彦, 前川久雄, 石隅利紀ほか：WISC-III アセスメント事例集―理論と実際．日本文化科学社, 2005.
6. 日々裕泰：動的家族描画法（K-F-D）―家族画による人格理解．ナカニシヤ出版, 1997.
7. 片口安史, 小沢牧子：子どものロールシャッハ反応．日本文化科学社, 1969.
8. 片口安史：改訂 新心理診断法詳説．金子書房, 1993.
9. Kaufman AS, Kaufman NL: Kaufman Assessment Battery for Children.（松原達也, 藤田和弘, 前川久男ほか：K-ABC 実施採点マニュアル, 解釈マニュアル．丸善メイツ, 1993.）
10. 家族画研究会編：臨床描画研究 2（特集：家族画による診断と治療）．金剛出版, 1987.
11. Kirk SA, MacCarthy JJ, Kirk WD 著, 旭出学園教育研究所編：ITPA の理論とその活用．日本文化科学社, 1975.
12. 小林重雄, 藤田和弘, 前川久雄ほか編：日本版 WAIS-R の理論と臨床．日本文化科学社, 1998.
13. 前川久男, 石隅利紀, 藤田和弘ほか：K-ABC アセスメントと指導．丸善メイツ, 1995.
14. 三上直子：S-HTP 法―統合型 HTP 法による臨床的・発達的アプローチ．誠信書房, 1995.
15. 日本描画テスト・描画療法研究会編：臨床描画研究 14 号（特集：子どもの描画―その発達と臨床）．金剛出版, 1999.
16. 日本描画テスト・描画療法研究会編：描画療法研究 20 号（特集：「生きること」と描画）．北大路書房, 2005.
17. 小川俊樹, 松本真理子編：子どものロールシャッハ法．金子書房, 2005.
18. 岡部祥平, 阿部恵一郎, 鈴木睦夫ほか：投映法の見方・考え方．明治安田心の健康財団, 2004.
19. 岡堂哲夫編：心理検査学―心理アセスメントの基本．垣内出版, 1974.
20. 佐野勝男, 槇田仁, 山本裕美：精研式 文章完成法テスト解説．金子書房, 1986.
21. 嶋津峰眞監修, 生澤雅夫ほか編：新版 K 式発達検査法―発達検査の考え方と使い方．ナカニシヤ出版, 1995.
22. 杉山登志郎, 辻井正次編：高機能広汎性発達障害．ブレーン出版, 1999.
23. 高橋雅春, 高橋依子, 西尾博行：包括システムによるロールシャッハ解釈入門．金剛出版, 1998.
24. 東京大学医学部心療内科編：新版エゴグラム・パターン（TEG：東大式エゴグラム, 第 2 版による性格分析）．金子書房, 1995.
25. 津田浩一：日本のバウムテスト．日本文化科学社, 1995.
26. 内山登喜夫, 水野薫, 吉田友子：高機能自閉症アスペルガー障害入門．中央法規出版, 2002.
27. Wechsler D: Wecheler Preschool and Primary Scale of Intelligence.（小田信夫, 茂木茂八, 安富利光ほか：WIPPSI 知能診断検査．日本文化科学社, 1996.）
28. Wechsler D: Wechsler Adult Intelligence Scale-Revised.（品川不二郎, 小林重雄, 藤田和弘ほか訳著：日本版 WAIS-R 成人知能検査．日本文化科学社, 1990.）
29. Wechsler D: Wechsler Intelligence Scale for Children, 3rd Edition.（東洋, 上野一彦, 藤田和弘ほか, 日本版 WISC-III 刊行委員会訳編著：WISC-III 知能検査法．日本文化科学社, 1998.）
30. Wechsler D: Wechsler Adult Intelligence Scale-3rd.（日本版 WAIS-III 刊行委員会（藤田和弘, 前川久男, 大六一志, 山中克夫）訳著：日本版 WAIS-III 成人知能検査．日本文化科学社, 2007.）
31. 財団法人田中教育研究所, 中村淳子, 大川一郎, 野原理恵ほか：田中ビネー知能検査V．田研出版, 2003.

第4章　子どもの面接の進め方：初回面接から最終面接まで

村田豊久

I　はじめに

　子どもと出会い，子どもと対面し，その子がどう困っているのか，どう苦しんでいるのかを理解しようとし，できるだけの援助をしてあげようと面接していくのだが，それはアセスメントであると同時に治療面接でもある。大人の場合もそうであろうが，子どもにおいては両者は表裏一体をなしていて，どこまでがアセスメントの面接で，どこからが治療の面接なのか明瞭な線は引けない。

　この子どものことはよくわかったといえるような段階になり，それと期を同じくして，子どもも苦しみから解放され元気を取り戻していて，もう面接に来る必要はないという状態になっていたら理想であるが，そういうことはめったにない。

　多くの場合は，十分には子どもを理解しきれなかったが，すなわちアセスメントができなかったが，日常生活にさほどの支障はないので，このあたりでとりあえず，受診，面接を終えようかということになる。それは，子どもの側の事情のみでなく，保護者（以後とりあえず親と呼ばしていただく）の事情によることも少なくない。子どもはもう少し通いたいなと思っていても，親が連れてくる時間がない，経済的にも負担である，学校や塾の勉強の方が大切だ，祖父母がまだ行くのかといやみをいう，などでもうこの辺でという申し出をする。

　治療者に対する親のもろもろの感情によって治療が終わることもある。次回の予約日を直前になってキャンセルしたり，連絡なしにすっぽかす親はその例であろう。

　また治療者側の事情で，本当はもう少し面接・治療を続けた方がよいと思っても，他に急いで綿密な面接を続けなくてはならない子どもが待っていると，かなり良くなった子どもに，では今日で一応の終わりにしようかと提案することもある。保険診療の点数算定では，子どもは初診後6カ月間は子ども加算があるのだが，それを過ぎると7分間面接ですむ大人と同じ点数になる。それも子どもの精神科治療に精神科医が消極的な一因のような気がする。

　このような状況，条件のなかで，子どもの面接・治療を私は行ってきたのだが，今章では私の診療の実情と体験をそのままお伝えしようと思う。これから，児童精神科の臨床にすすみたいという方への何らかの参考になれば幸いである。なお私の臨床の場は，保険診療で行っている（児童）精神科外来診療所である。築20年の約110㎡の木造2階建てで，2つの面接室，1つの遊戯療法室がある。予約診療制を取っていて，初回面接には75分，2回目からの面接には50分を目安としている。今の保険診療の枠組みでは，臨床心理士も，ケースワーカーも，看護師も雇うことができず，心理テスト，家族面接，医学的処置，薬の調剤などもすべて一人でやらなくてはならない。なかなか予定時間通りには終わらず，だんだんと延びて，遅くまでかかることが多い。

II　初回面接について

1 初回面接だけで終わる子どもについて

　なにもはじめから，一回限りの面接としていたわけではない。臨床医としての筆者は，ただ子どものことをよくわかってやりたいと思って初回の面接をするのだが，いろいろな事情で継続した面

接・治療が困難であったので，初回のみで終わったといえる子どもたちのことである。

　初回だけで終わるにしろ，継続して面接・治療することになる子どもにしろ，初回面接は大切である。ここを初めて訪れる親子は多少にかかわらず不安を感じている。それを和らげ，ここは心配しないでいいところだという印象を持たせることから始める。筆者は待合室まで行って挨拶する。子どもには何歳，何年生とか聞いて，よく来たね，ゆっくりお話し合いしようねと告げる。子どもが一人で面接を受けてよいという気持ちのようだったら，まず子どもと私の二人で話を始める。子どもが親も一緒だったらよいという意思表示しているように感じたら，親も面接室に入ってもらい話を始める。この際も主役は子どもなので，子どもから話を聞こうという態度をとる。今日ここにきたのはと聞くだけで，すらすら話し出す子どももいる。

　ある小学2年生の少女は，「あのね，魔女が私の体に入って来て，私に学校に行ったら駄目というの。学校に行こうとすると長い舌を出して私を引き戻すの。私は勉強が好きなのに行かせてくれないの」と話した。小学4年生の身体が頑強そうな男児は，「学校で僕のいうこと聞かない友達を叩いたら，先生に叱られた，その子のお母さんにはあんたは学校に来ては駄目といわれた」と述べる。子どもの話で受診の理由がかなりわかってくる。子どもからまず聞くのと，親から聞いてそれはどのようなことなのと子どもに説明を求めるのでは，子どもの治療者に向ける感情や，面接・治療への動機がかなり違うと思う。このように，自分からどんどん話してくる子どもはそう多くないが，はじめは話せない子どもにも，昨日は良く眠れましたか，朝ご飯は全部食べましたか，学校は楽しいですか，弟とけんかしませんよね，などの問いかけをすると，だんだんと打ち解けてくる。子どもからも話してくることが多い。

　小児科医の紹介で，医療情報提供書を持ってきた子どもでは身体的診察は省略するが，そうでない場合は簡単な聴打診や神経学的診察を行う。その後，子どもにお母さん（お父さん）からも話を聞きたいのだがよいかなと許可をもらって，親からも受診に至った事由を聞くことにしている。その間，子どもは別の面接室で，PFスタディ，SCTのような心理テストに記述してもらったり，好きな絵を描いてもらったり，塗り絵をしてもらっている。

　親から話を聞くことになると，親は待っていましたとばかりに話し出す。話すことを準備していた方も多く，子どもの症状や行動の問題点，それが起こった原因についての親の考えていることをまず語ってくれる。この子どもの性格傾向，幼児期からの発達経過などについては私が期待するほどには初回面接では明らかにならない。しかし，親がこの子はアスペルガーではないでしょうか，ADHDではないでしょうかとの質問は良く出される。このことが心配で受診したという方もいる。家庭の問題，特に父母のいさかい，不和が子どもの心理的葛藤を引き起こしているという場合はやはり多い。ただ，20年前とくらべると様相が異なっている。母親が夫や姑への不満をだらだらと述べることはない，この夫婦生活には未来がないと感じた母親はさっさと離婚する人が多い。私が住む北九州市のこの数年の離婚届と婚姻届の比は，ほぼ1対2である。半数が離婚していることとなる。私の診療所に受診する子どもの半数以上が父母が離婚した，母子家庭（あるいは父子家庭）である。初回にはまだその離婚のいきさつ，その後の父母の生活や親の心理状態が子どもに及ぼした影響について聞くことができない。

　以上のような親からの情報を得て，子どもとの面接にまたはじめる。待たしてごめんね，また話を聞かせてねと問いかける。いきなり症状や子どもの苦しみについての話ができることもあれば，他の話題，それも学校や家庭のことでなく，朝青龍はどうして今場所も休んだのかな，ソフトバンク・ホークスは巻き返せるかなについて，ちょっと話し合って本題に入ることもある。すると，私が予測していたよりも多く語ってくれることが多い。次に，子どもが困っていること，今苦しんでいること，それはどのようなことが原因かと自分は思うかについても語ってもらおうと試みる。

それは子どものさまざまレベルを映した答えが戻ってくる。子どもの，ことばや学習能力など知的面での発達はどのようなのか，分離不安はもう解決されているのか，自立と依存をめぐっての葛藤はどうなのか，友人や学校場面への社会不安はこの子どもの行動を縛っていないか，この子どもの自己意識の芽生え，成長はうまくすすんでいるか，自己評価はどうか，自己価値が余りにも下がりすぎているのではないか，などを念頭に置きながら面接をすすめる。

これらの面接過程で得られたことを基にして，その子どものアセスメントをしなくてはならないのであるが，ICDに応じた現在症診断はどうにかできても，その症状や問題行動の背景には何があるのか，どうしてそのようなことになったのか，今後どうしてあげればよいのか，についての理解はとても難しい。しかしながら，この75分の面接からの私のアセスメントによって，ある子どもはこの初回面接を最終面接として，親と話し合うことになる。そうすることにならざるを得なかったのは次のような場合である。

1) 身体化障害という診断がついても，身体的な検索，中枢神経系の精査をしたほうが良いと考え，総合病院や大学病院の小児科，脳外科へ紹介した。
2) 早期発病の統合失調症と診断されるので，多くのスタッフがいていろいろの面からかかわってもらい，集団療法や，状況によっては入院治療が必要になるかもしれないと考え，児童精神科医もいる病院に紹介した。
3) 病態も複雑で，その背景も込み入っているので，ケースワーカーや臨床心理士もいる治療機関で，多角的に治療的アプローチをしてもらうことにした。
4) 私の診療所に定期的に受診するには，余りにも遠方なので近くの治療機関を紹介することになった。
5) 私の面接やアセスメントに不信あるいは疑問のゆえと思われるが，次回の再面接を提案したが断った。
6) 一過性チック障害，夜尿症，暗闇恐怖，夢中遊行症，円形脱毛などがあったが，今はほとんど改善されているので，しばらく様子を見よう，心配が起こったらすぐ来てください，と伝えた。

2 面接・治療を継続して行う子どもの初回面接

これからも継続して面接・治療を行うことになっている（あるいはその可能性が強い）子どもに行う初回面接も，基本的には初回のみで終わる子どもへの面接と変わりはない。ただ，この面接セッションで結論を出さなくても良い，治療の最終目標に向けての戦略をねるということになるので，面接のすすめ方にもかなりゆとりがある。じっくりとこの子どもはどこが問題なのか，どうしてこうなったのか，回復さすにはどうしたらよいかを考えていけばよい。すると，この子どもたちとよい関係をつくる，子どもにこの治療者は自分のことを思ってくれている人だ，安心して付き合える人だという気持ち起こさせることが，初回面接のもっとも大切な事柄となる。

子どもや親がくつろいで治療構造のなかに入れると，自分の感情，考えを表現できやすくなる。子どもからも，親からも，おやっと思われることばが走り出て，問題の核心にむしろ近づけたと感じることも少なくない。そして，この子どもの精神病理はこんなところにあるのか，その改善のためにはどのような面接を，どのぐらいの期間続ければよいか，あるいは続けなくてはならないかの検討が必要となる。

ここでのアセスメントの対象にしなくてはならないのが，子どもたちを今の困難に追い込んだ要因だけでなく，子どもたちがそれらを乗り切る力，内在する自我修復力であろう。父親に向けている感情，母との心理的関係，母への愛着，依存の有り様，子どもが自立に向けての意志，そのことをめぐっての葛藤，きょうだいとの関係，を聞き出すべく問いかけながら，子ども自身の思いを語ってもらうよう促していく。また，学校の問題も子ども自身からどういう思いを持っているかを聞く。先生はどんなひとで，自分にはどのように接してくれるか，友人の中に苦手な子どもがいるか，クラスのなかで自分はどういう立場か，皆のことが気にかかるか，今学校に行けていないのだった

ら，早く戻りたいか，それとももうあの学校には行く気がしなくなっているかなども話してくれたらと思う。

　最後に，あなたは自分はどんな性格だと思う，という質問を私はよくする。将来は何になりたいと思っているかも聞く。そして，小学3年生以上の子どもには本人の自己意識がどのように芽生えているかに関することも聞いてみる。この世に生きていることを不思議と思ったことはないですか，これから自分はどう生きていけばよいかで悩むことはないですか，などである。これには子どもたちは意外に反応してくれて，うんあるある，ずっと前からそのことで悩んできた，などと語ってくれる。これらは，これから子どもにどのような面接方法をとってゆくのかを検討する際に役立ってくる。

　このような初回面接で知りえたことをも基にして，2回目以降の面接をどうすすめようかを考える。どのぐらいの期間が必要かも一応の私の予測も親に伝えることにしている。一過性の適応障害，分離不安障害などは3カ月を一応の目安としている。身体化障害，社会不安障害や気分障害での不登校，行為と情緒の混合性障害はおおよそ6カ月，解離性障害，強迫性障害などは1年はかかりそうですと話している。

　なお，今章の記述の対象には発達障害は含めていない。発達障害の子どもは私の外来診療所を受診する方の3分の1をしめ，私もいまなお情熱的にかかわっているのであるが，発達障害の子どもは常に変化し，発達を続ける。その面接・治療に終わりというものはない。最終回となるのは，おそらく私がダウンして診療所を閉めるときであると考えたからである。

Ⅲ　2回目以後の面接・治療

1 これからの面接の基本方針

　先述した子どもたちを続いて面接・治療することになる。小学生以上の子どもには私は話し合う面接を行なう。小学低学年では180度の対面面接，高学年では90度面接を取ることが多い。2つある面接室のどっちが良いかは子ども自身に選んでもらっている。

　話し合いが難しい幼児や，まだ話し合いになじめない小学生には，箱庭療法，催眠技法を用いた面接，遊戯療法的な面接，子ども向きの弛緩法を通しての面接などを適宜行っている。そのどれを選ぶかに決まった基準はない。面接過程が行き詰まった感じを持ったとき，一時的にそれらを導入している。やはり，子どもとの面接では，1つの手技だけでなくいくつかの方法を持ち合わせていたほうがよいと考える。

　子どもを理解し，良い援助ができるようにとの目的での面接を私はいつも張り切ってやっているつもりである。初回面接で考えたようにうまくすすみ，子どもがわかってくるにつれ，子どもも回復し，元気を取り戻してくることもあれば，なかなか思うようには面接が進まず，子どもの回復が遅れたり，良くなったり悪くなったりの繰り返しで，はじめに考えていたより終結がはるかに遅れてしまうことがある。次にこのような2事例の経過を記してみたい。

2 半年で面接・治療を終結できた事例

　S君：11歳（小学5年生），男

　看護師の母が勤めている病院の院長のすすめで受診した。その院長の手紙には，この子はこの頃しょんぼりして元気がない。学校に行けなくなった，どうも母親の悩みも関係しているようだと書かれていた。

　初回面接：母子一緒に入室してもらった。S君はいかにも憔悴しきったという表情で，やっと座っていられるという状態にみえた。ベッドに横たわらせて面接しようとしたが，いや大丈夫ですという。苦しそうね，心配なこと，困ったこと話してくれると問いかけると，しくしく泣きだす。話そうとするが当所なかなか言葉にならない。毎日眠れないこと，体が疲れやすいこと，学校のことが気になるが教科書をひらく気持ちになれないことなど，ぽつりぽつり語る。

　S君に隣室のベッドで休んでもらって，母親から話を聞いた。4歳の時父母離婚。母が本児と妹を引き取って看護師をしながら養育してきた。東

京にいる父からは養育費はこない。母は別れた父は立派な人だったとS君には話していた。その父から最近よく電話がかかって来るようになった。別れた母にお金を貸せという要求のことが多い。ある日父からの電話の後、母がひどく泣き続けているのをみて、父が母の話してくれた像とは異なることがおぼろげながら分かってきたようだ。それはS君には強い衝撃を与えたようだと母は述べた。それまでは元気な子どもで、学校を休んだこともなかった。6月末ひどい風邪にかかった。風邪は治ったようにみえたがきついきついという。小児科医は登校許可したが登校できない（その頃、前述の電話を知った）。毎日、身体がきつい、頭痛がすると訴え、何も面白くないとしょんぼりしている。うかぬ表情。食欲も落ちてくる。そのことを院長に話したら、私の診療所に行ったらとのすすめで、7月5日受診したのであった。児童期の抑うつ状態と診断、母にもそれを伝え、今はとりあえず心身の休養が一番大切だから、学校はしばらく休むようすすめた。母の勤務先の病院も本児が好転するまで半日勤務を許可してくれた。1週間隔で通院することとした。

　2回目の面接（7月12日）：少しずつ笑顔がもどり、食欲もでて、TVをみたり、マンガ本を読んだりの行動の変化がおこってきたという。しかし、まだうっとおしそうで、自分の気持ちを話せない。私も、他の話題で気を紛らわそうとした面接であった。

　5回目の面接（8月10日）：この日も母からその後の経過を聞くのが主だった。7月16日から本人が出たいと希望し登校するようになった。いまだ以前の活気はみられず、学校でも友人と積極的に話すということもなかったが、毎日登校して修了式を迎えた。夏休みになると負担が軽くなるので元気になると期待していたのだが、どうしてかかえって落ち込んでしまった。元気がない。外に出ようとしない。友人が遊ぼうと誘いにきても、疲れているからと断わる。よく泣く。何か思い出したようにしくしく泣きだす。家でごろごろ寝転がってばかりでテレビも見ようとしない。また食欲が減退してきた。母は本児が好きなものを作ってやるが、喉をとおらないという。母ちゃんごめんねとまた泣くということであった。

　9回目の面接（9月12日）：9月新学期がはじまっても、しょんぼり状態が続き学校には行けなかったという。

　S君との面接──身体が思うように動かないように見える。話し口調ものろい。とろんとした表情。動作も鈍い。夜は寝付きはよいが、しばしば目覚める。眠りが浅いようだ。学校に行かなくてはと思っているが、朝になるとどうしてもだめだと言う。

　10回目の面接（9月19日）：S君との面接──学校の先生がきて登校を強くうながしたので、9月15日登校してみた。しかし自分がみじめに思われ、たまらなく苦しかったと言う。「とても苦しかった。勉強も全く分からない。先生の教えることが何なのか分からない。黒板を写すのも良くできない。どうしてこうなったのですか」「友人がどうしたかと心配してくれるが、悪いけど話す気持ちがわかない。やはり学校は苦しい。一人になっていたい」「身体も以前と変わった。僕の体ではないみたい。すぐ疲れる。動きたくない。何もしたくない。叔父さんがパソコンを買ってくれたがする気になれない」「僕がこうなって母さんに心配ばかりかけ、すまない。僕は好い子じゃなかった。変われないような気がして不安だ。ずっと今のままでよくならないのではという考えがおこってくる。ますます不安になる。先生は大丈夫といってくれるがほんとうですか。僕はだめなような気がする。僕は人に自慢できるものは何もない。時々死にたいという気持ちもおこります」

　これまで面接場面では寡黙であったS君がこの面接では溜め込んできた苦しみを一気に吐き出すように話しだした。私は小学5年生のこの子がそこまで追い詰められた気持ちになっていたのかと、驚きもしまた改めて不憫に思ってこの子の話を聞いた。今はもう治らないのではと思うほど苦しいかもしれないがきっとよくなることを強調するとともに、今は体も気持ちも疲れているからもう少し学校を休むように伝えた。

13回目の面接（10月14日）：S君との面接——10月になって時々遅れて登校するようになった。しかしまだ本調子ではないと言う。授業を聞いてもピンと来ないし，友人ともあまり話したくないと述べる。私はもう本児に今回の発症の原因となった父の電話のことを聞いてもよいし，そうするほうがよいと判断した。そのことをうながすと，いとうこともなく話してくれた。「父さんと母さんは父さんの家の事情で離婚したと聞いていた。父さんはどんな人かな，どうしているかなと思っていたがこれまで連絡はなかった。僕も母さんに聞きづらかった」「今年の6月父さんから電話がかかるようになった。母さんがそんなお金どこにあるのって答えていた。母さんは電話の度に変だった。元気がなかった」「母さんが留守の時電話に出たら父さんからだった。お前はどうして学校に行かんのかと怒鳴るばかりだった。他にいろいろ言ったけど叱るばかりだった」。この話をするようにうながしたことを治療者は大丈夫だったかといささか心配であったが，本児はむしろすっきりした様子に見えた。

17回目の面接（12月22日）：13回目の面接のあと，だんだんと活気を取り戻してきた。学校にはこの1カ月休まず行っているという。まだ，勉強への興味がわいてこないし，友人とも積極的に話す気になれないが，S君はもう大丈夫ですと言った。この17回目を最終面接とした。

3 面接・治療が長引き，10年たってやっと終了した事例

Y子：初診時11歳（小学6年生），面接終了時21歳，女

初診時の主訴は，元気がない。淋しい，悲しいとしきりに訴える。めそめそと泣くことが多い。食欲がおちた。睡眠障害（浅眠，すぐ目覚める）。疲れやすい。皆のように楽しくやれない，取り残されたようだと嘆く，ということであった。

初診時診断はICD-9によって（313.1），悲哀感，不幸感を伴う小児期・思春期の特殊な情緒障害（Disturbance of emotions specific to childhood and adolescence - with misery and unhappiness）とした。（ICD-10ではF32.1気分障害，うつエピソード，中等度うつ病エピソードとなるのだろうが，当時はいまだICD-9だった。）

それほど深刻な病態ではなく，数カ月で回復すると考えて面接・治療を始めたのだが，私がその折々で的確なアセスメントをしてY子に必要な面接・治療ができなかったこともあって，治療経過は長引き10年，延べ425回の面接をおこなってやっと治療を終わることとなってしまった。

初診時（X年8月23日）の様子：

母と来院した。母は非常にてきぱきと要領良く，誕生から現在までの生育歴，現病経過，家庭のこと，学校のことなど早口で喋った。過去の出来事の日時まで詳しく30分間で伝えた（初診時にこれほど正確に客観的に子どもの病歴を話せた人を私は他に知らない）。

母が述べた現病経過はつぎのようなものであった。小学6年生になって何となく元気がないなと母は感じるようになった。疲れやすい傾向が目立ってきた。表情が暗く，ものうそうにしていることがある。8月10日すぎになると，淋しいと訴えるようになった。病気で入院していた父も無事退院でき仕事にもでれるようになったが，Y子は父のことをいろいろと心配する。しくしく泣くということが目だってきた。「自分に何か悪いことがおこりそうな気がする」と訴える。どんな悪いことかと母が聞くと，「言えない，言えない，誰にも絶対言えない」と泣きだす。8月15日頃から「悲しい」と母にいうようになった。「自分の不幸を想像して悲しくなるのよ」と述べる（悲しいと言いだしてから強迫的な繰り返し動作は軽減した）。ドライブや買い物にさそっても家から出たがらない。他の人が楽しそうにやっているのを見ると，ますます自分がみじめになってくるという。夜は母のもとにきて，淋しい，悲しい，考えると苦しいなどの訴えをいつまでも繰り返す。

いろいろ自由に話しあうのがここでの治療だと説明して，また明日も面接することに提案した。本児も同意した。また苦しい気持ちが和らぐ薬だからと，トリプタノール30mgを与薬した。これもY子は理解した。

初診後の治療経過：

［4回目：X年8月30日］両親と来院。初診から3週たったが抑うつ状態に変化はみられない。淋しさ，悲しさ，空しさを訴えては泣く。睡眠障害，食欲不振も強くなってきた。自殺念慮も否定しない。本児も早くよくなりたい，この状態から変わりたいとしきりに述べる。寝言で「私は悪いことしていないのにこんなになって……」とうなされたようにつぶやく。

［34回目：X＋1年3月29日］6年生3学期も無事終って小学校を卒業した。この3カ月の受診はほぼ1週1回である。学校も休むことなく登校できた。母が勤めからもどると，いろいろの訴えをする。しかしそれは自分の身体的苦痛や学校での困った出来事の苦情がほとんどで，自分の気持ちを母に聞いてもらうというものではなかった。面接場面でのやり取りも同様であった。Y子が私に一方的に訴えをし，それを私が聞くという形式になり，私が面接を主導しようとある話題に関心を向けさせようとしてものって来ない，というパターンが形成されつつあった。来月から中学に進学することになって緊張が高まると，それを緩和しようとするための質問が多くなった。中学に進むことの抱負を聞こうとしてもそれは二人の話題にならなかった。

［50回目：X＋2年3月］中学1年生の2学期，3学期が終わった。勉強へのこだわりは続いたが実際の成績も伸び，本児にとってもほぼ満足する順位になったこともあって，焦り，いらいら，淋しさの感情が訴えられることも少なくなった。この期間内に初潮があった。身長は156 cm，体重も44 kgとなり少女から若い女性への容姿の変調も感じられるようになった。それにともなう大きな心理的動揺は見られなかった。ロールシャッハ・テストでも形態水準もすぐれバランスのとれたものであった。不安，抑うつの高まりをうかがわせる所見ではなく，本児の小児期うつ病は治癒したとみなしてよいと考えた。治療を終結するかどうかを両親，Y子と話しあった。いまだ時々不安，寂寞感が起こるのであとしばらく経過報告的な受診をしたいという申し出があった。薬物療法は中止することとした。

［78回目：X＋2年8月6日］学校を思い切って休もうとしても気になって休めないと，苦しみながらほぼ登校してきた。しかし家にもどるとぐったりして数時間眠ってしまうという状態が続いた。母はいろいろの事情で勤めを辞められないことを本児とも話し合う。母が仕事からもどると母に抱かれてしくしく泣き続けるという日が続いた。夏休みになっても元気がでない，いつも憂うつな表情をしているという状態であったが，8月になって少しずつ明るさがもどってきた。「私は母さんがいたらいつまでも甘えてだらだらしてだめになります。しかし母さんがいないと気がぬけたようになるし……とても退屈な気持ちにおそわれるのです」と語るようになった。やっとこの1年間の抑うつ状態を母へのある抑制された感情との関連があるという気づきを持つようになった。それに伴い抑うつ状態にも急速な改善が起こってきた。

［113回目：X＋4年3月23日］1年7カ月の間安定した状態が続いた。1月に1〜2回経過報告と日常生活についての相談の受診は続けたが，ほとんど動揺はしめさなかった。ただ試験や学校の行事の前には緊張が強まり，不眠，頭痛，腹痛をおこす傾向はあったが，抑うつ感情や不安感を強めるという事態は起こらなかった。中学3年生の後半になって高校受験の心配が強まったが，Y子は教師や周りの人の助言にもかかわらず，偏差値的選択レベルからいうと自分の実力からははるかに低いと思われる学校を選択した。その高校が好きだということではなく，もしも失敗したらという事態を回避したものだった。その高校にはトップレベルで合格したが，そのことが本児を苦しめることになった。

［147回目：X＋5年1月28日］高校入学後に起こった抑うつのエピソードも，反応的な一過性のものと思われるほど短期間で改善した。その後はまた1月に1回の経過報告の受診をしていたが，見違えるように明るく活発になった。自分をネガティブに評価する傾向もみられなくなり，前向きの期待感をあらわすようになってきた。私も

ここで治癒したと判断し、治療を終結しようと考えたが、Y子はもう少し待ってくれと私に頼んだ。

［174回目：X＋6年3月3日］Y子一人で受診。以後の受診もほとんど一人で来た。自分はだめだと悔やむ、それに対してそう自分を否定的に考えてはいけない、なんとかなるどうにでもなるという支えをおこなうという治療内容であったが、本人も学校を続けて休もうとはせずどうにか2年生の3学期を終えた。しかし毎日の学校生活は極度の緊張をもたらし、すっかり疲れ切った状態で帰宅しそのまま眠りこけるという日もしばしばであった。授業中も思考力が失せて何も頭に残らないという。試験の成績もかなり下がり、本人にはそのことは耐え難い苦痛であった。面接場面でもただ泣くばかりというセッションが多くなった。

［197回目：X＋6年7月8日］退学したいというY子の申し出に驚いた父はそれに猛反対はしたが、Y子に真剣にかかわってくれるようになった。父は中学時代母を亡くし淋しい少年時代をおくった人なのでY子の気持ちもある程度わかる反面、この恵まれた時代に教育を拒否するなどということは理解できないと腹立たしさを隠しえないところがあった。あるところまではY子の話を聞いてやっても、学校をやめるということになると激昂するという。「父さんはお前はいつも同じパターンだ、いつまでぐずぐずすれば気が済む、お前のはさぼりじゃ、お前なんか寝る資格はない、一度倒れてみればよいと怒ります」「お前は19になっても20になっても家においてもらえると思うな、お前は20歳になっても選挙権はない、学校に行かなかったら先はみえちょる……と昨夜は怒鳴りました」とY子は述べる。父もそれに近いことを言ったのであろうが、Y子が父のせりふを借りて防衛的な自己評価をしているとも思えた。父とのこうしたやり取りはY子を傷つけたというより、この危機的状況をむしろ救ったと考えられるからである。

［216回目：X＋6年12月11日］学校をやめてしまいたい、もうどうなってもよいと決意しては、父母にもう少し頑張ってはうながされ、ため息をつきながら3年生の2学期を頑張ってきたが、抑うつ感、悲哀感はつのるばかりで、不眠、倦怠感、食欲減退もひどくなってきた。死にたいと言うことも少なくない。これ以上登校を強いることは無理と判断されるようになった。両親、教師も休学の手続きをとることに同意した。Y子の希望は退学し、大検を目指すというものだったが、この時点ではとりあえずは休学ということした。「もう治らないのではないか、自分の身体が思うように動いてくれないのです」という絶望感も表明する。何も考えないでしばらくゆっくりしようと話し合った。

［232回目：X＋7年3月26日］休学して学校生活から開放されすこしは気楽になってくれるのでは期待したのであるが、そうスムーズには好転してこなかった。確かに抑うつ感、悲哀感など感情面の落ち込みは軽減したし、所作、立ち居振る舞いなどのも軽快になって制止症状もほぼ消失した。そして母へもこれまでより自然に感情を向けられるようになった。そして3月終わりになり復学の手続きをとることになると、不安、悲哀感がまたつのってきた。腹痛、吐き気、食欲不振などの腹部症状も強まってきた。また将来への希望の見えないこと、自分への自信がわいてこないことに関する訴えも変わらず続いた。自己価値の低下というY子の基本的精神病理には好転がおこってこなかった。友人が卒業してしまって再び3年生を続けるのはY子にはとても困難と思われたが、本人が試してみたいとのべるので4月から復学することにした

［273回目：X＋7年12月26日］大検や勉強のことから離れて生活してみようということにしていたのだが、8月末には自分で大検塾を見つけてきて入学手続きをとって通い始めた。面接場面では、今の予備校で良いかという不安、やろうという気が充分おこらない不全感、試験という自分が試されることへのこだわりが話題となることが多かった。「自分がとても不幸に思えてくる。大学にいっても試験恐怖症のままで何もできない情けない人間になりそうで……」と述べる。家では夜父に試験にまつわる不安を語り助言を求めよう

としても，時々口論になるという。「父がもう塾は断ってこい，教科書は破って捨ててしまえ，お前は一生精神病院に入っておけと怒鳴りました」と言う。父がそれに近い暴言をはいたとしても，それを言うようにしむけたのはY子である。父とはそんな結びつきになってしまった。

[321回目：X＋8年10月14日] 大検の試験はほぼ全部解答できたというが，ずっと緊張が続く。微熱，ふらつき，目まいなどこれまでなかった身体症状が出現する。食欲も失せ無理して飲み込むように摂取しているが，砂をかんでいる感じだという。身体的な感覚の変化を敏感にとらえ心気的になって，母にはいつも身体故障感を訴えるという。自分の同一性感覚がよくつかめないようで，いろいろの離人体験をのべる。「私は若いのか年老いた存在か分からない時があります。惚けてしまって50歳以上も年とったように感じられます」と述べる。一方，過去の心理体験を多く語るようになり自分で今の性格形成と関連してみようとする。幼稚園のとき母に勤めに行くなと追いかけたこと，小学3年生から自分の性格が急に変わり他児の言動を非常に気にするようなったこと，中学2年生頃から他の人の感受性と自分は違うと感じて，人が楽しむことに自分は無感動だったことが語られた。

[338回目：X＋8年12月24日] 将来のこと，さしあたっては大学受験をどうするかで思い悩む。選択を迫られるとますます困惑してくる。そんな自分への苛立ちがおこる。しかし大検に合格したことで自己呵責のあり方が変わって来たと思われるようになった。自分を責めても，もしや自殺するのではないかという深刻感はつきまとわない。とりえがない情けない自分を表現するにも感傷的なところがある。「祖父が年をとるともう何もすることがない，死ぬのを待つだけだといっていましたが，それが今の私に当てはまります。生きているのに地獄みたいな，苦しみながら生きている，そんな時間がもったいないと思う，どうせ生きているのならもっと楽しまなくてはと思うけれどそれができないのです」。しかし一方では欲もみせ始めた。「父母にいったんです，いま私は八方ふさがりだけど満足していないと，どうにか抜け出したいと。今は自己満足が成立していないだけだと。しかし母はお前の相手をするのは疲れる，仏さまじゃないとやれないと言います」

[346回目：X＋9年2月20日] この2カ月大学受験をどうするかで迷うが決断がつかない。母は好きなようにしなさい，お前はもう私の手に負えないと取り合ってくれないという。父は相談によくのってくれ，大学受験を熱心にすすめる。しかしY子が堂々めぐりの悔やみ話がきっかけでまた口論になった。「父に，今年駄目だったら一生行けん，これ以上お前に無駄な投資はできない，どうせ親にたよるのだから親の言うとおりにしなさい，試験受けないのだったら4月1日から犬は保健所にやる，お前も出ていって死んでしまいなさい，などと言われました」という。どこまでが父の言でどれが本人の合理化なのか分かりかねた。しかしこういうパターンでの父とのかかわりが現実志向的な意欲を引き出した。2月下旬にカトリック系の大学の短大部英文科を受け合格した。

[361回目：X＋9年5月8日] 短大に入学した。連休にはいると気分もどんどん沈んでくる。悲観的なことばかり考える。「私はまだ20歳なのにもう70歳の祖母より活気がありません。どうして，どうやって今まで生きてきたにか，また生きてこられたのか分かりません。友人はファッションを楽しんだり，映画を見てタレントのことを話しているけど，私にはそんなこと全く興味がおこってきません。どうして皆とこうかけ離れてしまったのか。楽しみ，生きている実感がわかないのです」「私には何のとりえもありません。家にいるのもつまりません。しかしそうする他ないのです。母は時々ヒステリックにもう死んでしまったらと叫びます。そうしようかと思ったことも何回かありますが，勇気がありません。生きる価値がないといいながら，どこかで生にとらわれているのです」。今は解釈や支持保証的な働きかけをするよりは，Y子が自分を上手に自己卑下して語れるようにしてやるほうが良いと判断した。

[450回目：X＋10年10月29日] 2年生にな

って強い抑うつ状態がおこることはなくなった。友人との距離の取り方を覚えたようで，どの人とも交際できるようになってきた。面接で自己否定的な話題をだす時も，どう自分を修正すべきかという視点から語りはじめるようになってきた。大学ではシスターの先生に高い評価を受け，礼拝の司会役をするなどの体験をしたこともY子が現実性を身につけるのを助けた。進路について4年制の3年生に編入するかで迷ったが，就職を希望した。不況のなかいくつもの会社で断られたが，ある自動車部品メーカーに内定した。うまくやれるか不安であるとやはりしきりに訴える。確かに，就職してうまく適応できるかは不確かである。しかし，社会人になることは一つの区切りであると考え，私の面接をここで終わりにしたほうが本人の決意を着きやすいのではと提案した。本人もそれを受け入れ11年近くとなった面接・治療を終了した。

いまこの記録を振り返って，特にここで間違った面接をしたようにも思えない。ただ，子どもから青年期に成長して行く段階で，その時々の自己認識のありようや，自我同一性の追求にY子の立場に寄り添っての共感が足りなかったのではと反省する。

IV おわりに

子どもとの面接は，子どもの不安，悲しみ，怒り，孤独感などの様相や，その背景にあるさまざまな要因を，生い立ちや生活歴をたどりながら理解しようとする営みである。それは児童精神医学ではもっとも基本的な事柄であると私は考える。しかし，現在はそれがないがしろにされているとまでは言えないとしても，それほど重要視されない。診断評価尺度にそっての構造面接をおこない，その結果で診断を決めるという方法が良いとされ，そのような手技，手段を経た診断でなくてはあてにできないとする風潮さえある。そこでの治療となると，症状にあった薬物選択ということが中心にならざるを得ない。

そのような傾向が生まれたのはいろいろの原因があげられるが，私は現在の日本の出来高払い制度の保険医療にあると思う。大人の精神科治療と比べても，時間が数倍かかる子どもの面接・治療では収入も半分以下である。それでも子どもの面接・治療を続けるのは，変わり者が趣味か，社会奉仕か，意地でやるということになりかねない。私はもう30年まえから，児童精神医療の健康保険給付は時間払い制度にしてほしいと訴えてきたが，その方向に向かう兆しはない。児童精神科医が子どもの面接・治療では生活していけないというのでは，いくら立派な児童精神医学の書物が出ても，絵に描いた餅になってしまう。

このような状況のもとでも，子どもの面接・治療はやはり楽しいし，充実感のある毎日が送れる。私は，もう一度生まれ変わるとしたら，やはり精神科医に，そして面接にこだわる児童精神科医になろうと思っている。

文　献

1　村瀬嘉代子：子どもの心に出会う時—心理療法の背景と技法．金剛出版，1996．
2　村瀬嘉代子：心理療法のかんどころ．金剛出版，1998．
3　村田豊久：幼児のしめす不安反応．教育と医学 54 (10)；970-976, 2006．
4　村田豊久：災害に遭遇した子どもの心的後遺症．教育と医学 55 (1)；52-55, 2007．
5　小倉清：子どものこころ．慶応義塾大学出版会，1996．
6　滝川一廣：家庭のなかの子ども 学校のなかの子ども．岩波書店，1994．

第Ⅲ部
治療と治療システム

――薬物・心理・社会療法から大きな枠組みとしての「治療」を示す

第1章 薬物療法と精神薬理

松浦雅人

I はじめに

小児精神科外来では，患児自身が治療を求めてやってくることは少なく，親や教師が問題を感じて連れてくることが多く，患児は治療に抵抗しないまでも受身になりがちである。初回面接では，小児精神科医は患児と保護者に等距離に接し，患児の希望と保護者の要望とが一致しているかどうかを確認する必要がある[2]。そして，薬物療法に値する障害や症状をもっている場合には，患児に薬物治療の効果と副作用を説明し承諾を得るように努めるだけでなく，保護者が投薬に同意し服薬を援助し，効果や副作用を監視できる状態にあるかどうかを判断しなければならない。小児に対する向精神薬療法は未解決の問題が少なくなく[4]，小児精神科医は向精神薬投与にためらいを感じ，患児が服薬を拒否した場合に，無理をして服薬させるかどうかに迷うことが多い。小児科領域で処方されている医薬品234品目のうち，小児の用法・用量などが明記されていない医薬品が65％に達するという[5]。向精神薬の添付文書をみても小児に適切な投与量が記載されていないものが多く，また小児に対する安全性が確立されていないと記載されているものも少なくない[6]。長期の服薬が小児の成長発達に及ぼす影響についても十分な知見がない。向精神薬が有効であることが経験的に判明していても，小児ではプラセボ効果が大きいため科学的に検証されにくく，倫理的な問題もあって現在の薬物承認審査制度では許可されにくい。保険の適応症を厳密に適用すると，多くの薬物が使えなくなり，日常診療上大きな問題となる。医師の裁量で適応外使用を行うことは違法ではないが，薬事法に定める安全性確保システムの対象とならず，医薬品による健康被害補償制度の適用も受けられない[9]。したがって，小児に対する向精神薬療法を開始する際には，標的症状をしぼり単剤治療を基本とすべきであろう。米国や欧州でも事情は同様で，正式な研究手続きが蓄積されないまま，拡大的使用が行われ，off-label使用と呼ばれて問題視されている[3]。ここでは，小児の薬物動態の特殊性を述べ，小児精神科外来でよく用いられる向精神薬の使用上の注意点[10]について述べたい。

II 小児における向精神薬の薬物動態（表1）

腸管から吸収された向精神薬は体循環に入る前に肝臓を通り，主に肝チトクローム系P-450（CYP）代謝酵素の作用により酸化と抱合をうけ，親水性の高い化合物となって胆汁や便，および腎臓から排泄される（炭酸リチウムは例外で，水溶性のため腎臓から容易に排泄される）。小児は肝臓の大きさが体重で補正すると，成人よりも幼児で40～50％，6歳児で30％ほど大きく，薬物の肝での代謝が速い。腎クリアランスは個体差が大きいものの，成人に比べると小児では腎での排出も速い。したがって，小児は成人よりも薬物を迅速に代謝，排泄し，同等の効果を得るためには体重比で成人よりも高用量が必要となる。一方，薬物の副作用に関しては成人よりも敏感で，重篤な有害作用も多い。小児は吸収も速いため最高血中濃度が中毒域に達することがあり，分割投与して血中濃度の変動を小さくする必要がある。リチウム以外の向精神薬は脂肪親和性が高いが，小児は脂肪／筋肉比が小さいため分布容積が小さく，

表1 小児の薬物動態の特徴

薬物動態	小児の特徴	注意点
吸収	速い	最高血中濃度が中毒域に達することがある。血中濃度の変動を小さくするため分割投与が必要となる。
代謝	速い	成人よりも体重比で高用量が必要。
排泄	腎クリアランスは個体差が大きいが，やや速い	炭酸リチウムは成人よりも体重比で高用量が必要。
分布	脂肪／筋肉比が小さいため分布容積が小さい	過量服用薬物を脂肪へ貯留する防御メカニズムが働きにくい。
蛋白結合比	小さい	生物学的活性をもつ分画が高い。
その他の特徴		
説明と同意	子どもはプラセボ効果が大きく，重篤な有害作用が生じやすく，7歳以上の小児には薬物治療の説明と承諾が必要。	
行動毒性	子どもは薬物による鎮静，無気力，引きこもりなどの行動毒性を訴えない。	
認知障害	薬物による認知障害が学校での活動能力を低下させ，長期的な有害作用を生じる。	
逆説的反応	フェノバルビタールやベンゾジアゼピンなどの鎮静系薬物で，逆説的興奮や脱抑制反応が生じやすい。	
血圧低下	子どもは血圧低下に認容性が高い。	
抗コリン性副作用	抗コリン性副作用に認容性が高く，口渇による虫歯や，喘息をもつ児には気道分泌低下が問題となる。また，抗コリン性離脱症候群が生じやすい。	

過量服用薬物を脂肪へ貯留する防御メカニズムが働きにくい。また，多くの向精神薬は血漿蛋白と結合するが，小児では蛋白結合薬物比が小さいため，成人に比べて生物学的活性をもつ分画が高くなる。さらに，思春期発来の数カ月前は性ホルモンのスパートのため，薬物の蛋白結合と競合して代謝能が一時的に低くなる。薬物相互作用に関する知識も重要である。肝のCYP代謝酵素を阻害する薬物を併用すると，向精神薬の代謝が遅れ，半減期が長くなり，血中濃度が上昇し，毒性が発現することがある。酵素を誘導する薬物を服用すると代謝が促進され，半減期が短くなり，向精神薬の効果が減弱する。小児は薬物による認知障害や行動毒性を訴えないため，これらが見逃され，学校での活動や学業成績が低下し，長期的な有害作用を生じる可能性がある。これらの小児の薬物動態の特徴を表1にまとめた。

III 精神賦活薬（表2）

注意欠陥多動性障害（ADHD）の治療は，薬物療法と行動療法の併用が最も効果があるが，薬物療法単独群は行動療法単独群やコミュニティケア群よりもすぐれることが確認された[18]。薬物療法には精神賦活薬が用いられ，日本では塩酸メチルフェニデート，ペモリン，モダフィニールが市販されている（表2）。

1 塩酸メチルフェニデート

塩酸メチルフェニデートはADHD児の2/3以上の症例に有効といわれ，中核症状である不注意，多動，衝動性に対する効果だけでなく，認知機能，対人関係，攻撃的行動も改善する。しかし，効果はADHDに特異的でなく，通常の子どもでも行動と認知への効果がみられるため，ADHDの診断のために用いてはならない。将来の薬物乱用への懸念があるため，青年期になったら中止した方が良いとの指摘もある。不適切使用の抑止のためには，良好な医師・患者関係が肝要である。最近は成人期にはじめて診断されるADHDの存在についての議論がさかんであるが，成人期のADHDにも有効である[13]。

日本ではナルコレプシーに適応が認められ，ADHDに対しては適応外使用となる。しかし，実際には臨床医の40％がADHD児に用いているという[21]。6歳未満の就学前児童には原則禁忌であり，過度の不安・緊張・興奮，緑内障，甲状腺

表2　精神賦活薬[6, 19]

一般名	商品名	成人用量 (mg)	Tmax (h)	T1/2 (h)	適応症	禁忌	小児薬用量／安全性	注意
塩酸メチルフェニデート	リタリン	20～60	1-2	3-7	ナルコレプシー	重症うつ病，過度の不安・緊張・興奮，緑内障，甲状腺機能亢進，不整頻拍，狭心症，チック・トゥレット症候群の既往・家族歴，妊婦	記載なし／幼児への安全性は未確立	・6歳未満の幼児には原則禁忌 ・長期連用により体重増加の抑制，成長遅延が報告されている ・通常の子どもでも行動と認知への効果があるため，診断的に用いない
ペモリン	ベタナミン	10～200	1-2	10	ナルコレプシーおよび近縁傾眠疾患，軽症うつ病，抑うつ神経症	重篤な肝障害，緑内障，不整頻拍，狭心症，動脈硬化症，けいれん性疾患		・外国で致死的肝不全，長期投与による発育抑制の報告があり慎重投与 ・過度の不安・緊張・興奮・焦燥，幻覚・妄想，強迫状態，ヒステリー状態，舞踏病には慎重投与

Tmax：最高血中濃度到達時間，T1/2：半減期（時間）

機能亢進，不整頻拍，狭心症，チック・トゥレット症候群の既往・家族歴をもつ例にも禁忌である。しかし，軽症ないし中等症のチックでは頻度，重症度，持続のいずれも変わらなかったという報告がある[16]。てんかんの既往や高血圧をもつ児には慎重投与とされるが，実際にはADHDをもつてんかん児にも用いられることが少なくなく，臨床用量の範囲では大きな問題は生じていない[8]。長期連用により体重増加の抑制，成長遅延の報告があるが，身長の変動は3％以下で服用中に成長速度が抑制されても，中止後に青年期のスパートで代償され，最終的に身長は低くならないとの指摘がある。それでも，初回投与時と投与量変更時には，脈拍と血圧をチェックし，年に2～3回は体重と身長を測定すべきであろう。

食事の影響は少なく，1～2時間で最高濃度に達する。半減期は3～7時間と短いため，朝1回投与して午前中と午後の様子を比較することで効果を把握できる。投与量に比し血中濃度は指数関数的に上昇するが，効果は必ずしも用量と相関しない。高用量では攻撃性を増大させるという指摘もある。効果の持続は2～3時間で，その後問題行動が反跳的に増加することがあるため，学校から帰ったら構造化された環境に置く。休日や夏休みなどに休薬期間を設けると，薬物の効果を確認でき，また耐性の出現を予防できる。薬物への反応性は，性別，合併精神疾患，精神疾患の家族歴に関連なく，非反応例をあらかじめ予測することは困難である。不安症状を伴うADHDが反応性が悪いという根拠も乏しい。軽度の精神発達遅滞を持つ児も，そうでない児と同様に効果がみられる。

副作用は口渇が多く，ついで発汗，頭痛，不眠，腹痛，頻脈，抜毛，悪夢などがある。食欲不振や胃痛は食事とともに服用すれば軽減できるが，著明な食欲減退や吐き気がみられた場合は減量・中止する。焦燥感は改善することもあるが，悪化することもある。アカシジアやジスキネジアなどの錐体外路症状や幻覚妄想などの精神病症状が出現することもある。易疲労感，精神緩慢，過眠などの逆説的な過鎮静がみられることもある。幼少児には，不安・怯え・しがみつき，不機嫌，易刺激性，悲哀感（よく泣く），多幸感（"変な感じ"と訴えられる）などの行動毒性が生じ，誤って原疾患の悪化と判断されることがある。三環系抗うつ薬や抗けいれん薬と併用するとそれらの薬物の血中濃度を上昇させる。重大な副作用として，剥奪性皮膚炎，脳動脈炎，脳梗塞，狭心症，悪性症候群などが報告されている。過量服用時には，めまい，嘔吐，振戦，反射亢進，筋れん縮，けいれん，不穏，錯乱，幻覚，せん妄，高熱，発汗，散瞳，下痢，頻脈，不整脈，高血圧などがみられ，腹膜

透析や血液透析の有効性は確立されていない。

2 ペモリン

ナルコレプシーや軽症のうつ状態に適応がある。血中濃度は投与量に比例し，投与後1～2時間で最高濃度に達し，半減期は10時間と長い。口渇，不眠，食欲低下，投与後15～30分の逆説的傾眠などの副作用がある。小児では致死的肝不全の報告や，長期投与による発育抑制の報告があり，慎重投与とされている。ADHDの小児に用いられることもあるが，重大な副作用を考えると勧められない。

3 モダフィニール

国外では過眠症の治療薬はモダフィニールが一般的であるが，日本でも2006年に市販された。その作用機序は必ずしも明らかでないが，視床下部の覚醒に関連する神経核を活性化すると考えられている。半減期は10～12時間と比較的長い。認容性は高く，高用量であれば頭痛，動悸，胃腸症状など，従来の精神賦活薬と同様の副作用が生じるが，そのために服用中止に至る例はまれである。長期連用すると肝代謝酵素の自己誘導により，自身の濃度を軽度低下させる。間欠的投与では効果の減弱は起こらないが，長期連用により効果が減弱することがあり，この場合でも休薬日を設けることで効果が回復する。日本での適応はナルコレプシーのみであるが，FDAではそれ以外に交代制勤務者や睡眠時無呼吸症候群の日中の眠気にも認可されている。小児のADHDの適応は承認されていないが，経験的には眠気に対する用量よりも低い量で有効なようである。

IV　気分安定薬（表3）

小児期・思春期の躁状態や双極性気分障害だけでなく，衝動的・攻撃的な行為障害などに対しても用いられる。炭酸リチウムが第1選択薬であるが，抗てんかん薬であるバルプロ酸ナトリウムやカルバマゼピンも気分安定作用が確認されている。ベンゾジアゼピン系の抗てんかん薬であるクロナゼパムも気分安定薬の候補である。双極性気分障害は薬物を中止すると1年以内に再発することが多く，投与を開始したら2年間は使用することが望ましいが，可塑性のある小児の中枢神経系への長期投与の影響が懸念される。

1 炭酸リチウム

炭酸リチウムの正確な作用機序はわかっていない。向精神薬の中では例外的に生体内で変化せず，蛋白結合もせず，消化管からよく吸収され，ほとんどすべてが腎臓から排泄される。一般に，子どもは水分摂取が多いため半減期が短くなる。安全域が狭く，治療有効濃度は0.6～1.2μg/mlである。家族が投与を希望し，規則的な服用が可能で，血中濃度が測定できることが前提となる。腎障害をもつ児には投与しない。非ステロイド系消炎剤は，腎からのリチウム排泄を阻害する。子どもでは振戦と体重増加，多飲と多尿のため遺尿，痤瘡出現や悪化が問題となる。催奇形性があるため，青年期女子では妊娠検査を考慮する。中毒症状は，易疲労感，失調，頭痛，嘔気，嘔吐，粗大な振戦などである。脳の器質的障害を有する児で重篤な副作用が出現しやすいという指摘がある。

2 バルプロ酸ナトリウム

日本では2002年にバルプロ酸の躁状態に対する適応が認可された。最初から維持量を投与すると消化器症状が出現して，服薬コンプライアンスが悪くなるため，少量より開始して漸増する。いわゆる治療有効濃度は40～150μg/mlであるが，個人差が大きく，あくまで参考値にとどまる。半減期が短いため2～3回の分服を要するが，除放剤（顆粒）を用いれば1日1～2回の分服ですむ。投与量が増加すると蛋白結合率が低下し，遊離型の比率が増加してクリアランスが上昇し，血中濃度の増加率は減少する。ジメチル化，水酸化，グルクロン酸抱合の酵素阻害作用をもつため，他の多くの薬剤の血中濃度を上昇させる。チェナムなどのカルベペネム系抗生物質は，バルプロ酸の血中濃度を著しく低下させるため併用禁忌である。

双極性気分障害に対しては，炭酸リチウムと同

表3　気分安定薬[6,14,19]

一般名	商品名	成人用量(mg)	Tmax(h)	T1/2(h)	蛋白結合率	有効血中濃度(μg/ml)	適応症	禁忌	小児薬用量／安全性	注意
炭酸リチウム	リーマス	200～1200	2.6	18	0	0.6～1.2	躁病および躁状態	重篤な心疾患，てんかん等脳波異常，妊婦	記載なし／未確立	子どもは水分摂取が多く半減期が短い
バルプロ酸ナトリウム	デパケン，バレリン，ハイセレニン，エピレナートなど	400～1200	0.5～1	8～15 徐放剤，徐放細粒あり	90%以上	40～150	各種てんかん及びてんかんに伴う性格行動障害，躁病及び躁うつ病の躁状態	重篤な肝障害，カルバペネム系抗生物質の併用，尿素サイクル異常症	記載なし／低出生体重児，新生児は未確立	致死性肝炎，急性膵炎の報告あり
カルバマゼピン	テグレトール，テレスミン，レキシン	200～1200	4～24	単回投与36（反復投与16～24）	70～80	4～12	精神運動発作，けいれん発作，てんかんに伴う精神障害，躁病及び躁うつ病の躁状態，統合失調症の興奮状態，三叉神経痛	重篤な血液障害，第2度以上の房室ブロック，高度の徐脈	100～600mg	皮膚粘膜眼症候群，無顆粒球症，再生不良性貧血の報告あり
クロナゼパム	ランドセン，リボトリール	2～6	2	27	85	0.02～0.08	小型（運動）発作，精神運動発作，自律神経発作	急性狭隅角緑内障，重症筋無力症	乳幼児：初回0.025mg/kg，維持量0.1mg/kg 小児：初回0.5～1mg，維持量2～6mg	乳幼児で喘鳴，ときに流涎，嚥下障害

Tmax：最高血中濃度到達時間，T1/2：半減期（時間）

等の効果が得られ，炭酸リチウムに反応しない例にも改善がみられ，とくに病相が頻発する例や不機嫌を呈する例に有効といわれる．各種の頭痛の予防効果もあり，選択的セロトニン再取り込み阻害薬（SSRI）による偏頭痛も予防する．用量依存性副作用としては悪心，嘔吐，下痢，便秘などの消化器症状の他に，眠気，めまい，失調，振戦，体重増加などがある．特異体質性副作用としては早期に発現する致死性中毒性肝炎や急性膵炎と，比較的後期に発現する高アンモニア血症がある．致死性肝炎例の90％は20歳以下で，多剤併用例が多く，血中濃度が高い傾向があり，脂肪酸の先天性代謝異常が想定されている．急性膵炎例も20歳以下が多く，血中濃度は治療範囲にあり，投与後あるいは増量後まもなく出現し，直ちに中止すれば回復するが，再投与すると再発する．高アンモニア血症は必ずしも肝酵素の上昇を伴わず，多くは150μg/ml以下にとどまり無症候性である．メチルフェニデートとの併用でジスキネジアや歯ぎしりが生じたという報告がある．

3 カルバマゼピン

カルバマゼピンはてんかんや三叉神経痛に加え，従来より躁状態や統合失調症の興奮状態への適応が認められていた．双極性気分障害では，躁うつ混合状態や興奮を呈する例に有効といわれる．抗けいれん効果や抗三叉神経痛効果はすみやかに出現するが，気分安定化作用の発現には2～

3週を要する。活性代謝物のエポキシドは副作用が強く、カルバマゼピン／エポキシド比は成人では1/10であるが、小児では1/5と高い。小児で認可されている用量は100～600 mgである。最初から維持量を投与すると運動失調が出現して、服薬コンプライアンスが悪くなるため、少量より開始して漸増する。いわゆる治療有効濃度は5～12μg/mlであるが、個人差が大きく、あくまで参考値にとどまる。三環系抗うつ剤と共通の化学構造をもち、三環系抗うつ剤の過敏症の既往のある例は禁忌である。重篤な血液障害、第2度以上の房室ブロック、高度の徐脈も禁忌となる。

カルバマゼピンは強力な代謝酵素誘導作用があり、三環系抗うつ薬、非定型抗精神病薬、定型抗精神病薬、ベンゾジアゼピンなどの血中濃度を低下させ、中止すると併用薬の血中濃度が急激に上昇することがある。統合失調症例に併用して抗精神病薬の血中濃度が低下し、精神病症状が悪化したり、急激な中止により悪性症候群が生じた例が報告されている[12]。服用後1週間までは半減期が30～40時間で血中濃度がすみやかに上昇するが、連続投与すると酵素の自己誘導作用により半減期が短くなり、維持量は2～3回の分服が必要となる。マクロライド系抗生物質は代謝酵素に競合的に結合し、カルバマゼピンの血中濃度が上昇して中毒症状が現われることがある。カルシウム拮抗薬と併用すると中枢神経毒性が増強し、メトクロプラミドとの併用で歩行障害などの神経症状が生じる。炭酸リチウムとの併用でせん妄、甲状腺機能低下、不整脈などが報告されている。用量依存性副作用には複視や失調があり、中毒量では抗利尿作用による水中毒があり、とくに利尿剤との併用で低Na血症が出現しやすい。特異体質性副作用には早期の皮膚粘膜眼症候群、後期の無顆粒球症と再生不良性貧血がある。軽度の白血球減少はほとんどの例でみられ、投与中止により1週間程度で回復する。

4 クロナゼパム

長期作用型の高力価ベンゾジアゼピン系薬物で、認可された適応はてんかんのみであるが、不安、焦燥、不眠などの精神症状、アカシジア、レストレスレッグス症候群、二次性躁病にも用いられる。小児で認可されている用量は成人と同様に2～6 mgで、1～3回の分服で投与する。最高血中濃度到達時間は1～2時間と短く、半減期は18～50時間と長い。臨床用量血中濃度は20～70 ng/mlであるが、有効血中濃度域は広く、1日量0.5～10 mgと広い範囲で投与される。

V 抗精神病薬[10]（表4）

定型抗精神病薬は主にドパミン受容体の遮断作用により、幻覚や妄想などの陽性症状へ効果を示すと考えられている。しかし、この他にも中枢および末梢組織に分布するムスカリン性アセチルコリン受容体、アドレナリン受容体、ヒスタミン受容体など、さまざまな神経伝達物質の受容体に結合することが知られている（表5）。そのため、錐体外路症状などの中枢神経作用とともに、自律神経系、心血管系、内分泌系などに対して多彩な作用をあらわす。近年、錐体外路症状などの副作用が少なく、陰性症状にも効果をもつとされる非定型抗精神病薬の開発が相次いだ。主にセロトニン受容体遮断作用とともにドーパミン受容体遮断作用をもつSDA（Serotonin-Dopamine Antagonist）や、その他にアドレナリン、ムスカリン、ヒスタミンなどの多種受容体遮断作用をもつMARTA（Multi-acting Receptor Targeted Agent）である。このような薬物療法の変革は、統合失調症の病因として、ドーパミン過剰仮説に加えて、セロトニン、グルタミン酸、GABAなどの多くの神経伝達物質を含む神経回路の異常が想定されている。

1 定型抗精神病薬

小児統合失調症やトゥレット障害だけでなく、多動、興奮、衝動性、攻撃性などの行動障害に対しても用いられるが、過鎮静や認知障害、錐体外路性副作用を考えると使用は限定される。統合失調症への効果は薬剤の種類によって大差なく、小児は副作用がでやすく、成人に比べると薬物への反応性が悪いため、少量から開始して効果をみな

表4 抗精神病薬一覧[6, 10, 19]

系列	一般名	商品名(液剤、注射液の有無)	成人用量(mg)	等価量	Tmax (h)	T1/2 (h)	受容体遮断作用 (表5参照)					適応症	禁忌	小児薬用量/安全性	注意
							D2	α1	M-Ach	H1	5-HT2				
フェノチアジン系	クロルプロマジン	コントミン、ウインタミン	30~450	50	3	12	++	+++	+++	+++	+++	統合失調症など	昏睡状態、循環虚脱、中枢神経抑制薬、エピネフリン併用、皮質下部の脳障害、妊婦など	1回0.5~1mg/kgを1日3~4回/錐体外路症状、とくにジスキネジアが起こりやすいので慎重投与	・6ヵ月未満には用いない ・注射液は筋注
	レボメプロマジン	ヒルナミン、レボトミン	25~200	25	1~3	15~30	++	+++ +	++	+++	++	統合失調症など		記載なし/錐体外路症状、とくにジスキネジアが起こりやすいので慎重投与	注射液は筋注
	プロペリシアジン	ニューレプチル など	10~60	7.5			++	+++ +	+	++	++	統合失調症			内用液剤あり
	ペルフェナジン	ピーゼットシー など	6~48	5		9	+++	±	+	++	++	統合失調症、メニエル症候群など			注射液は筋注
	フルフェナジン	フルメジン	1~10	1	2	16	+++	++	+	++	++	統合失調症			・持効性注射液は筋注 (フルデカシン)
ブチロフェノン系	ゾテピン	ロドピン など	75~450	25	1~4	8	++	++	+++	±	±	統合失調症		0.1~5%にけいれん発作	
	ハロペリドール	セレネース、ハロステン など	3~6	1	5	24	+++	+	-	-	+	統合失調症、躁病	重症心不全、昏睡状態、循環虚脱、中枢神経抑制薬、パーキンソン病、妊婦	記載なし/錐体外路症状等、中枢神経系の副作用が起こりやすい	・注射液は筋注/静注、持効性注射液は筋注 (ネオペリドール、ハロマンス) ・内用液剤あり
	チミペロン	トロペロン など	3~12	0.75	3	6	+++ +	±	-	-	+++	統合失調症、躁病			注射液は筋注/静注 (注のみ)

薬物療法と精神薬理 第1章

（松浦雅人）

表5 抗精神病薬の受容体遮断作用

分類	薬剤名	用量(mg)	D2	5HT2	α1	H1	Mach	適応	禁忌・注意	標準用量	備考
ブチロフェノン系つづき	プロペリドール／インプロメンなど	3~18	1	4~6	20~31	+++	±	-	-	±	統合失調症			
	ピモジド／オーラップ	1~9	1	8	53	+++	+	±	+	+	統合失調症など	QT延長, 不整脈, 徐脈, 低K/Mg血症, 内因性うつ病, パーキンソン病, 脳障害, 昏睡状態, 中枢神経抑制薬, パーキンソン病, 重症心不全	1~6mg	・適当な休薬期間を設ける ・自閉性障害の場合にけいれん発作を起こすことがある
ベンズアミド系	スルトプリド／バルネチールなど	300~1800	80	1	3	++	-	-	-	-	統合失調症, 躁病		記載なし／安全性未確立	
	スルピリド／ドグマチール, アビリットなど	150~1200	100	3~6	7	+	-	±	-	-	うつ病, うつ状態, 統合失調症など		記載なし／安全性・有効性が未確立	注射液は筋注
	ネモナプリド／エミレース	9~60	1.5	2	3.5	+++	-	-	-	±	統合失調症		記載なし／安全性未確立	
SDA	リスペリドン／リスパダール	2~12	0.75	4.5	4	++	++	-	++	+++		昏睡状態, 中枢神経抑制薬, 過敏症		内用液剤, 口腔内崩壊錠あり
	ペロスピロン／ルーラン	12~48	4	1.2	2.5	+++	+	-	+++	+++				
MARTA	オランザピン／ジプレキサ	5~20	1.25	4.8	29	++	++	+	+++	+++		上記に加え、糖尿病とその既往歴		口腔内崩壊錠あり
	クエチアピン／セロクエル	150~750	36	2.6	3.5	++	++	-	+++	+++				

受容体遮断	効果	副作用
ドーパミンD2	抗幻覚・妄想, 抗躁, 抗悪心・嘔吐	錐体外路症状, 悪性症候群, 高プロラクチン血症
アドレナリンα1	抗躁・興奮, 緊張, 鎮静・催眠	エピネフリン併用禁忌, 血圧低下, 頻脈, 心電図異常, 性機能障害
ムスカリンMach	錐体外路性服作用に拮抗	口渇, 便秘, 排尿障害, 視力調節障害
ヒスタミンH1	鎮静・催眠	鎮静・催眠, 体重増加
セロトニン5HT2	抗自閉, 感情・意欲障害	せん妄, 錯乱

がら漸増するのがよい。フェノチアジン系薬物などの低力価の抗精神病薬は起立性低血圧や抗コリン性副作用に注意する。小児は血圧低下に認容性が高く、臨床症状が発現する以前に大きな変化が生じている可能性がある。また抗コリン性副作用にも認容性が高く、口渇による虫歯や、喘息をもつ児には気道分泌低下が問題となる。薬物を中止する際には、抗コリン性離脱症候群（嘔気、嘔吐、筋れん縮、頭痛、筋肉痛などのインフルエンザ様症状など）にも注意が必要である。

ブチロフェノン系薬物などの高力価の抗精神病薬による錐体外路性副作用は、小児でも成人と同様に認めるが、とくに青年期男性は急性ジストニーを起こしやすい。小児では錐体外路性副作用に対する抗コリン薬の反応性が良くない。また、薬物誘発性の遅発性ジスキネジアや離脱性ジスキネジアは、疾患による異常運動と誤られやすい。小児ではアカシジアの報告が少ないが、言語表現に限界のある患児では不安や興奮と見誤られる可能性が高い。トゥレット障害に連用していた抗精神病薬を中止すると、数カ月にわたる重篤な離脱性の症状悪化を引き起こすことがある。抗精神病薬の最も重篤な副作用に悪性症候群があるが、精神発達遅滞や脳に器質的な障害をもつ例に出現しやすく、死亡率も高いといわれる。

ピモジドは、小児の自閉性障害や精神遅滞に伴う異常行動などに適用が認可された数少ない抗精神薬である。しかし、強いキニジン様作用をもち、心伝導系の遅延を生じやすく、約1/4に心電図異常が生じ、多形性心室性頻脈（トルサード・ポアン）や心室細動も報告されている。先天性QT延長症候群、不整脈、徐脈をもつ例には禁忌で、低K/Mg血症、エリスロマイシンとの併用、内因性うつ病、パーキンソン病にも禁忌である。

2 非定型抗精神病薬

定型抗精神病薬と比べて、陽性症状に対する効果は同等であるが、陰性症状や認知障害に対する効果がすぐれ、急性の錐体外路症状や高プロラクチン血症による無月経が少なく、服用時の不快感も少ないためコンプライアンスがよくなる。小児の脳は発達途上にあり、抗精神病薬慢性投与による遅発性ジスキネジアを生じやすいという懸念があるが、非定型抗精神病薬はその危険を減らす可能性がある。精神病症状や攻撃的行動に対してリスペリドンが多く用いられるが、6 mg以上の高用量を用いると錐体外路性副作用を生じる。

オランザピンやクエチアピンは体重増加や高血糖の発現が問題となる。著しい血糖値の上昇から糖尿病性ケトアシドーシスや糖尿病性昏睡等の重大な副作用が発現し、死亡に至る場合があるので、血糖値の測定等の観察を十分に行うこと、また投与にあたってはあらかじめ上記副作用が発現する場合があることを、患者およびその家族に十分に説明し、口渇、多飲、多尿、頻尿等の異常に注意し、このような症状があらわれた場合には、直ちに投与を中止し、医師の診察をうけるよう指導することとされ、糖尿病およびその既往歴のある者には禁忌である。一般に、肥満をもつ中高年例に生じることが多いが、1/4の症例では肥満がなく、若年例でも高血糖、糖尿病が生じうるので、投与開始後数カ月は特に注意が必要である。

2006年には、日本で開発されたアリピプラゾールが発売された。これは上記の非定型抗精神病薬の薬理作用とは異なり、ドパミンD2受容体の部分アゴニストで、第三世代の抗精神病薬ともいえる。ドパミン神経伝達が低下しているときには、受容体に作動薬として機能し、ドパミン伝達過剰時には拮抗作用を示すものの、30％程度の活性は保たれる。ドパミン安定薬とも呼ばれる所以である。気分安定薬としての作用も期待されている。嘔気、不眠、頭痛などの副作用があるがいずれも軽微で、初診例には使いやすい。しかし、投与中の抗精神病薬からスイッチする際には陽性症状の増悪に注意を要する。アカシジアが生じた場合には減量するか、βブロッカーあるいはベンゾジアゼピンを併用する。

Ⅵ 抗うつ薬（表6）

抗うつ薬は、脳内のノルアドレナリン（ノルエピネフィリン）系とセロトニン系の機能を亢進することにより、抗うつ作用を示すと考えられてい

る。しかし，その他にも多くの神経伝達物質の受容体に対してさまざまな作用を有し，それが副作用を引き起こす原因ともなる（表7）。ノルアドレナリンの賦活は意欲減退や気力低下に有効で，セロトニンは主に不安，焦燥，衝動性に効果があると想定され，抑うつ気分，悲哀感，絶望感，罪悪感などに対しては，両者の作用が関与すると考えられている。しかし，十分量を適切な期間使用すれば，どの抗うつ薬を用いても大差ないと考えている研究者も少なくない。

1 三環系抗うつ薬（TCA）

最近は小児にも大うつ病が生じることが広く認識され，寛解後の再発率も高いといわれている。診断基準は成人と同様であるが，一部の典型例を除いてTCAによる効果が成人ほど確実でない。TCAは小児の遺尿症にも用いられ，短期的な症状改善には有効であるが，中止によって再発する可能性が高い。また，TCAは小児の不眠や夜驚にも有効なことがある。副作用は成人と同様で，キニジン様作用のため，心電図変化や不整脈を生じ，突然死の危険も指摘されている[1]。TCAの安全域が狭く，中毒量では心筋の刺激伝導を抑制し，1g以上の急性服用は致死的な結果を生じ得るため，TCA投与中は定期的に心電図をチェックすべきである。保護者に対して子どもの手の届かない安全な場所へ保管するように指導し，また自殺念慮を伴う青年期のうつ病にTCAを用いる際にはとくに注意が必要である。

TCAは末梢のα1アドレナリン受容体遮断作用のため，血圧低下を生じる。エピネフィリンを併用すると，TCAのα1遮断作用のため，エピネフィリンのα1刺激作用が発現せず，β2刺激作用のみが発現して血管拡張が生じ，逆説的に血圧低下を生じる（エピネフィリン逆転現象）ため，併用禁忌となっている。小児ではTCAによって舌や上肢の振戦やミオクローヌスが生じることがある。アミトリプチリンやアモキサピンでは体重増加が問題となる。

2 四環系抗うつ薬

マプロチリンはノルアドレナリンのトランスポーターを選択的に阻害し，セロトニンへの作用はほとんどない。抗コリン作用は弱いが，けいれんの誘発が他の抗うつ薬よりもやや高い。半減期が長いことにも注意すべきである。ミアンセリンはシナプス前のアドレナリンα2受容体遮断作用により，ノルアドレナリン放出を促進する。心毒性が弱いのが利点であるが，抗ヒスタミン作用が強く眠気や鎮静が生じる。呼吸抑制に注意する必要がある。

3 選択的セロトニン再取り込み阻害薬（SSRI）

日本ではSSRIとしてフルボキサミン，パロキセチン，セルトラリンが市販されているが，トリアゾロピリジン系のトラゾドンも選択的にセロトニン再取り込みを阻害する抗うつ薬である。うつ病やうつ状態の適応の他に，不安性障害にも認可されている。SSRIは三環系抗うつ薬に比べて心毒性がなく，抗コリン性副作用が少なく，過量服用の際でも比較的安全である。過量投与ではセロトニン症候群が生じ，錯乱，焦燥，ミオクローヌス，反射亢進，発汗，悪寒，振戦，下痢，協調運動障害，発熱を呈する。

SSRIは酵素阻害作用をもつため他剤との併用が問題となる（表8）。フルボキサミンはCYP1A2, 2C9/19, 3A3/4などの代謝酵素を阻害し，パロキセチンは主にCYP2D6を阻害し，多くの薬物の血中濃度を上昇させる。SSRI投与後2週間は嘔気，心窩部不快感，下痢などの消化器症状が生じ，治療コンプライアンスを維持するために少量から開始するのが良い。軽症うつ病では低用量でも反応がみられるが，効果発現までに2～6週を要するのは他の抗うつ薬と同様である。投与初期に賦活症候群と呼ばれる焦燥，不眠，不安，パニック発作，衝動性，易刺激性が出現することがあり，症状増悪あるいは躁転と誤られることがある。自殺関連行動が増加するとの指摘があり，投与後2週間は注意深い観察が必要である。また，4週間以上継続投与し，その後急激に中止すると，1～3日以内にめまい，嘔気，倦怠感，不眠，抑うつ，焦燥などの離脱症候群が生じる。

表6 抗うつ薬一覧[6,19]

系列	一般名	商品名	成人用量(mg)	Tmax(h)	T1/2(h)	蛋白結合率(%)	NA取り込み阻害	5HT取り込み阻害	抗コリン作用	鎮静	低血圧	心毒性	けいれん	振戦	体重増加	消化器障害	適応症	禁忌	小児薬用量/安全性	注意
三環系 三級アミン	アミトリプチリン	トリプタノール	30~150		15	90~95	+	++	++	++	++	++	++	++	++	±	うつ病、うつ状態、夜尿症	緑内障、尿閉、起立性低血圧、心筋梗塞回復初期、妊婦	夜尿症 幼児10~30mg/小児うつ病には投与しないことが望ましい	
三環系 三級アミン	イミプラミン	トフラニール、イミドール	25~200		7.6	85	++	++	++	++	++	++	++	+	+	±			夜尿症：幼児25mg、学童25~50mg/4歳以上への投与が望ましい	
三環系 三級アミン	クロミプラミン	アナフラニール	50~225	1.5~4	21	96	++	++ +	++	++	++	++	++ +	++	+	±			夜尿症：幼児10~25mg、学童20~50mg/4歳以上への投与が望ましい	注射液は点滴静注
三環系 二級アミン	ノルトリプチリン	ノリトレン	30~150		27	90~95	++ +	++	++	++	++	++	++	+	+	±	うつ病、うつ状態		記載なし/安全性未確立	
三環系 二級アミン	アモキサピン	アモキサン	25~300	1.5	8	90	++	+	++	++	++	++	++ +	++	+	±				抗ドーパミン作用による錐体外路症状に注意
四環系	マプロチリン	ルジオミール	30~75	6~12	46	88	++	-	++	++	++	++	++ ++	++	+	±			記載なし/幼児以下の安全性は未確立	
四環系	ミアンセリン	テトラミド	30~60	2	18	90	++	-	+	++ +	+	++	++	+	+	±				テルフェナジン、アステミゾールとの併用禁忌

	トラゾドン	デジレル、レスリン	75〜200	3〜4	6〜7	95	-	++ ++ +	+	++	±		記載なし／安全性未確立	
SSRI	フルボキサミン	デプロメール、ルボックス	50〜150	4〜5	9〜14	81	-	++ ++	++ ++	+	+	うつ病、うつ状態、強迫神経症、社会不安障害	テルフェナジン、アステミゾールとの併用禁忌
	パロキセチン	パキシル	10〜40	5	15	95	-	++ +	++ +	-	+	うつ病、うつ状態、パニック障害、強迫性障害	18歳未満の大うつ病性障害は慎重投与
SNRI	ミルナシプラン	トレドミン	50〜100	2.6	8.2	36〜39	++ ++	++ +	-	-	++	うつ病、うつ状態	尿閉
													腎排泄型、相互作用が少ない

表7 抗うつ薬の薬理作用と副作用

薬理作用	効果	副作用	主な抗うつ薬
ノルアドレナリン再取り込み阻害	意欲欠如、気力低下	振戦、頻脈、勃起障害、射精障害	ノルトリプチリン、アモキサピン、マプロチリン
セロトニン再取り込み阻害	不安、焦燥、衝動性、過眠、過食、強迫	消化器症状（悪心、嘔吐）、神経過敏、不眠、頭痛	フルボキサミン、パロキセチン、クロミプラミン、トラゾドン
ムスカリン受容体阻害	錐体外路性服作用に拮抗	口渇、便秘、尿閉、かすみ眼、洞性頻脈、記憶障害	アミトリプチリン、イミプラミン
ヒスタミンH1受容体阻害	鎮静、催眠	鎮静、眠気、体重増加、低血圧	アミトリプチリン、マプロチリン
アドレナリンα1受容体阻害	興奮、緊張	起立性低血圧、眩暈、反射性頻脈	アミトリプチリン、トラゾドン
セロトニン5-HT2受容体阻害	意欲・感情障害	射精障害、低血圧	アモキサピン、トラゾドン

表8　向精神薬のチトクロームP-450（CYP）代謝酵素

分子種（CYP）亜型	人種差	基質	誘導	阻害
1A2		定型抗精神病薬：クロルプロマジン，フルフェナジン，ハロペリドールなど 非定型抗精神病薬：オランザピンなど 三環系抗うつ薬（脱メチル化）：三級アミン SSRI：フルボキサミン ベンゾジアゼピン：ジアゼパム	カルバマゼピン フェニトイン フェノバルビタール プリミドン 喫煙 カフェイン	フルボキサミン グレープフルーツジュース
2C9/19	酵素欠損率 白人3～4% 日本人20%	三環系抗うつ薬（脱メチル化）：三級アミン SSRI：パロキセチン ベンゾジアゼピン：ジアゼパム 抗てんかん薬：フェニトイン，フェノバルビタール	フェニトイン フェノバルビタール	バルプロ散 フルボキサミン
2D6	酵素欠損率 白人7～8% 日本人0.7%	定型抗精神病薬：ペルフェナジン，ハロペリドールなど 非定型抗精神病薬：オランザピン，クエチアピン，リスペリドンなど 三環系抗うつ薬（水酸化）：クロミプラミン，二級アミン 四環系ほか抗うつ薬：ミアンセリン，マプロチリン，トラゾドン SSRI：パロキセチン	なし	パロキセチン 三環系抗うつ薬 フルフェナジン メチルフェニデート
3A3/4		定型抗精神病薬：フルフェナジン，ピモジド，ハロペリドールなど 非定型抗精神病薬：オランザピン，リスペリドンなど 三環系抗うつ薬（脱メチル化）：三級アミン SSRI：フルボキサミン ベンゾジアゼピン：ジアゼパム，アルプラゾラム，トリアゾラム，クロナゼパム，クロバザムなど 抗てんかん薬：カルバマゼピン，ゾニサミド		カルバマゼピン フェニトイン フェノバルビタール プリミドン グレープフルーツジュース フルボキサミン アゾール系抗真菌薬 マクロライド系抗生剤 カルシウム拮抗剤 H2遮断薬

再服用させれば，症状は24時間以内に消失する。とくに，小児・思春期例ではアカシジアや脱抑制，衝動性などの賦活症状が出現しやすく，また薬物代謝が速いので離脱症状も出やすい。SSRIは18歳未満の大うつ病へは慎重投与とされている。とくに，パロキセチンは薬効力価が高く，活性代謝物がなく，抗コリン作用を有するため，ゆっくりと減量しても離脱症状が出現することがある。また，SSRIの副作用として低Na血症やSIADHが生じることがある。

4 SNRI

ミルナシプランはセロトニンとノルアドレナリンの再取り込みを同程度に阻害する。TCAにみられるような抗コリン作用，抗アドレナリン作用，抗ヒスタミン作用などをもたない。効果発現はSSRIよりも早いといわれるが，それでも2～4週間を要する。活性代謝物をもたず，肝臓のCYP450系では代謝されず，薬物相互作用が少ない。

VII　抗不安薬と睡眠薬（表9）

ベンゾジアゼピン系薬物（BZ）は，抗不安作用，筋弛緩作用，抗けいれん作用，鎮静（催眠）作用が共通してみられ，薬物によって作用スペクトルが異なるため，抗不安作用の強いBZは抗不安薬，催眠作用の強いBZは睡眠薬などとして用いられる。作用機序は，抑制性神経伝達物質であるGABA機能の賦活による。上部消化管ではほぼ完全に吸収され，服用後30～90分で最大血中濃度に達し，ほとんどは肝排泄される。BZは長期連用すると常用量であっても断薬により離脱症状

が生じ，そのために服用が中止できなくなる常用量依存が出現することが明らかとなった。投与期間は2～3カ月が臨界期で，これを超えると精神依存が生じるといわれる[2]。近年はSSRIの抗不安作用が注目され，BZの使用は減少する傾向にある。

1 抗不安薬

不安や恐怖は小児によくみられる症状であるが，小児を対象としたBZの効果と認容性に関する系統的な研究は少ない。安全性も認容性も成人と大きく異なることはなさそうであるが，小児に対する効果は個体差が大きく，成人ほど確実なものではない。依存や乱用の問題も生じるため，漫然と長期投与すべきではない。副作用には，眠気，倦怠感，鎮静などの中枢神経系の抑制症状や，筋弛緩，認知障害などがある。短期作用型と長期作用型に分けられるが，多くのBZが活性代謝物をもち，未変化体の半減期が短くとも，活性代謝物の半減期が長い場合は作用時間が長くなる。また，脂溶性の高いBZほど血漿蛋白と結合し，脳血液関門を容易に通過するが，同時に脳や血中から末梢組織，筋，脂肪への移行も早く，半減期が長くとも作用時間が短くなる。短期作用型の抗不安薬は逆説的な興奮が生じることがあり，また薬物中止時に離脱症状が生じ，原疾患の悪化と区別困難なことがある。中～長期作用型のBZを長期投与した場合には，易怒性，衝動性，攻撃性などの脱抑制が生じることがあり，とくに精神遅滞を伴う患児では，11～25％に多幸感，焦燥，怒り，敵意，多動などの行動障害がみられたという[7]。長期作用型のBZでも，クロナゼパムは例外的にこのような脱抑制作用が少ないといわれる。チエノジアゼピン系薬物であるエチゾラムは，脳内ノルアドレナリン再取り込みを抑制し，3mgを3分服すれば抗うつ作用も示す。

セロトニンH1作動薬であるタンドスピロンは，心身症の不安・恐怖や睡眠障害に用いられる。筋弛緩作用や抗けいれん作用はほとんどなく，依存の可能性も少なく，アルコールとの相互作用もない。効果発現に1～2週間を要す。GABA受容体に作用しないため，BZから切り換えると離脱症状が生じる。抗ヒスタミン薬であるヒドロキシジンは，抗アレルギー作用とともに，不安，緊張，焦燥に対しても適応をもつ。筋弛緩作用や抗けいれん作用は弱く，依存性も低く，過度の鎮静，呼吸抑制，意識障害などを起こさない。小児に対する抗不安薬あるいは催眠薬として用いられる。

2 睡眠薬

かつて用いられていたバルビタール酸系薬物やブロム剤は，常用量と致死量の幅が狭く，急速に耐性が生じるため，睡眠薬としては用いられなくなった。睡眠薬の選択には作用発現時間と作用持続時間を考慮する。作用発現時間は最高血中濃度到達時間が参考になるが，食事の影響や服薬量によっても変化する。作用持続時間は未変化体と活性代謝物の半減期によって，12時間以内の短期作用型，24時間以内の中期作用型，24時間以上の長期作用型，90時間以上の超長期作用型に分けられる。短期作用型の睡眠薬は反跳性不眠が生じ，服用が中止できなくなる危険性があるため，一時的な使用に留めるべきである。高力価で超短期作用型のトリアゾラムは英国で認可が取り消されたが，これはもうろう状態，記憶障害，攻撃性や興奮などの異常行動を惹起して事故や犯罪と結びついたり，若年者の間で乱用されて社会的問題となったりしたことによる。長期作用型の抗不安薬は重篤な離脱症状は少ないが，日中の眠気・過鎮静や精神運動機能障害が問題となる。ニトラゼパムは古典的，標準的な長期作用型BZ系睡眠薬であるが，筋弛緩作用とともに抗けいれん作用も強いため，小児てんかんに用いられる。非BZ系睡眠薬であるゾピクロンやゾルピデムはベンゾジアゼピンの部分アゴニストで，認知，記憶，運動機能への影響が少なく，抗不安作用や筋弛緩作用も弱い。反跳性不眠を生じず，耐性形成は弱く，依存性も少なく，乱用の危険も少ないといわれる[20]。睡眠脳波研究によると，BZ系睡眠薬はレム睡眠や深睡眠を軽度減少させるが，非BZ系睡眠薬はより自然に近い睡眠パターンが得られ，深睡眠を増加させる[17]。

テーマB 児童精神医学・診断と治療の仕組み
第Ⅲ部 治療と治療システム

表9 抗不安薬と睡眠薬[6,19]

種類	系列 (BZ：ベンゾジアゼピン系)		作用型	一般名	商品名	成人用量(mg)	Tmax (h)	T1/2 (h)	活性代謝物(T1/2)	抗けいれん作用	筋弛緩作用	適応症	禁忌	小児薬用量／安全性	注意
抗不安薬	類BZ		短期作用型	クロチアゼパム	リーゼ	15〜30	0.8	6	有(6)	++ ++	++ ++	心身症、自律神経失調症、麻酔前投薬	急性狭隅角緑内障、重症筋無力症	記載なし／安全性未確立	
				エチゾラム	デパス	1.5〜3	3	6	有(16)	++ +	++	神経症、うつ病、頚椎症・腰痛症・筋収縮性頭痛、睡眠障害			
	BZ		中期作用型	ロラゼパム	ワイパックス	1〜3	2	12	なし	++ +	+	心身症、神経症			
				アルプラゾラム	コンスタン、ソラナックス	1.2〜2.4	2	14	有	+	+	心身症	急性狭隅角緑内障、重症筋無力症、HIVプロテアーゼ阻害薬		
				ブロマゼパム	レキソタン	3〜15	1	8〜19	有	++ ++	++ ++	心身症、神経症、うつ病の不安・緊張、麻酔前投薬	急性狭隅角緑内障、重症筋無力症		坐剤あり
			長期作用型	クロルジアゼポキシド	コントール、バランス	20〜60	1	7〜28	有	+	++	神経症、心身症、うつ病における不安・緊張		10〜20mg	
				ジアゼパム	セルシン、ホリゾン	4〜20	1	27.5	有	++ +	++ +	神経症、心身症、うつ病における不安・緊張、てんかん重積状態(注射液)、熱性けいれんおよびけいれん発作の改善(坐剤)	急性狭隅角緑内障、重症筋無力症、HIVプロテアーゼ阻害薬、ショック、昏睡、バイタルサインの悪い急性アルコール中毒	3歳以下：1〜5mg、4〜12歳：2〜10mg、坐剤は1回0.4〜0.5mg/kg、1日1〜2回、1日1mg/kgを越えない	・注射液は筋注／静注。・坐剤（ダイアップ）・シロップあり

第1章 薬物療法と精神薬理

（松浦雅人）

分類	作用型	種類	一般名	商品名	用量		半減期	活性代謝物			適応	禁忌	妊婦/小児	備考
抗不安薬	超長期作用型	BZプロドラッグ	クロラゼプ酸二カリウム	メンドン	9~30	0.75	30~200	有	++	++	神経症	急性狭隅角緑内障、重症筋無力症、HIVプロテアーゼ阻害薬	記載なし/安全性未確立	蓄積に注意
		その他	ロフラゼプ酸エチル	メイラックス	2	0.8	122	有	++	+	神経症、心身症	急性狭隅角緑内障、重症筋無力症		蓄積に注意
	その他	5HT1A作動薬	タンドスピロン	セディール	30~60	0.8~1.4	1.2~1.4	なし	-	-	神経症、心身症			重大な副作用として肝障害、黄疸
		抗ヒスタミン薬	ヒドロキシジン	アタラックス、アタラックスP	30~150		7~20		±	-	神経症、搔痒（注：神経症、麻酔前投薬、術前後の悪心・嘔吐の予防）			・注射液は筋注/静注
睡眠薬	超短期作用型	BZ	ミダゾラム	ドルミカム	0.08~0.3mg/kg	-（筋注0.3）	1.8（筋注2.1）	活性代謝物は迅速にグルクロン酸抱合	++	++	集中治療室における人工呼吸中の鎮静、麻酔前投薬	急性狭隅角緑内障、重症筋無力症、HIVプロテアーゼ阻害薬、ショック、昏睡、バイタルサインの抑制が見られる急性アルコール中毒		・注射液のみ ・初回/追加投与総量は0.30mg/kgまで ・呼吸/循環管理の専任者をおく
		非BZ	トリアゾラム	ハルシオン	0.125~0.25	1.2	3	有(4)	+	+	不眠症、麻酔前投薬	急性狭隅角緑内障、重症筋無力症、HIVプロテアーゼ阻害薬、高度呼吸機能低下		警告：もうろう状態、健忘を生じることあり
			ゾルピデム	マイスリー	5~10	0.8	2	なし	±	+	不眠症（統合失調症及び躁うつ病に伴う不眠症は除く）	重篤な肝障害、急性狭隅角緑内障、重症筋無力症		長期投与はさける
	短期作用型		ゾピクロン	アモバン	7.5~10	0.8	4	なし	±	±	不眠症、麻酔前投薬	急性狭隅角緑内障、重症筋無力症、高度呼吸機能低下		口腔内崩壊錠あり
		類BZ	ブロチゾラム	レンドルミン	0.25	1.5	7		+	+				
		BZプロドラッグ	リルマザホン	リスミー	1~2	3	10.5		±	++				
	長期作用型	BZ	フルニトラゼパム	ロヒプノール、サイレース	0.5~2	1.5	7	有(23~31)	++	++				注射液は静注（0.01~0.03/kg）

分類	薬品名	用量			適応	副作用・注意	備考
長期作用型 BZ	ニトラゼパム（ベンザリン、ネルボン）	5～10	2	++	不眠症、麻酔前投薬、てんかん	気道分泌過多、嚥下障害に注意	小児てんかんには10～15 mg
	抱水クロラール	0.25～1g	25	++	不眠症（末のみ）、理学検査時の鎮静・催眠、静脈注射が困難な痙攣重積状態（末、坐剤）	急性間欠性ポルフィリン症	坐剤（エスクレ）は理学検査における鎮静・催眠 30～50 mg/kg（総量1.5 gを超えない）
	トリクロホスナトリウム（トリクロリール）	1～2 g（10～20ml）		+	不眠症、脳波・心電図検査等における睡眠誘発		シロップのみ 20～80 mg/kg（総量2 gを超えない）

睡眠薬

BZ系睡眠薬，とくに短期作用型のBZは，服用後にもうろう状態，睡眠随伴症状（夢遊症状），前向性健忘が生じることがある。最近になって，非BZ系睡眠薬のゾピクロンやゾルピデムでも同様の副作用が相次いで報告された。2007年には塩酸リルマザホンや抱水クロラールなどを含め，すべての睡眠薬の添付文書にこれらの危険性が追加記載された。睡眠薬は就寝直前に服用すること，夜間に起床して仕事をする可能性があるときは使用しないことが肝要である。

Ⅷ 抗てんかん薬[14]（表10）

わが国の知的障害児の薬物実態調査では，抗てんかん薬の使用頻度が36％と最も高く，ついで抗精神病薬，抗不安薬，抗うつ薬の順であった[15]。これは，知的障害児にてんかん発作が多いこととともに，自傷行為，常同行動，落ち着きのなさなどの問題行動に対して，バルプロ酸やカルバマゼピンなどの気分安定薬が用いられたことによる。てんかん発作をもつ児には抗てんかん薬が一義的に用いられ，一次選択薬は，全般てんかんであればバルプロ酸，部分てんかんであればカルバマゼピンであり，これらに反応しない難治てんかん対しては，二次選択薬が用いられる。これらの二次選択薬を小児の行動障害へ使用することは，認知障害やその他の副作用を考えると薦められない。なお，難治のてんかん発作をもつ児に対しては，主治医が家族に抗てんかん薬の追加予薬あるいは坐剤の挿入を指示することがある。このような状況は学校や施設でも起こりうるので，日本てんかん学会は，家族や患者が希望し，予薬や坐剤挿入が家庭で行われている日常的行為であり，医師により明確な説明と指示があり，守秘義務が守られる場合には，教諭や施設職員が与薬あるいは坐剤の挿入を行うことは妥当な処置であると提言している。

Ⅸ おわりに

本稿の脱稿時点で最新の情報を記載するように努めたが，向精神薬に関する情報は日々更新されている。臨床医は新たな知見や副作用報告などに

表10 気分安定薬以外の抗てんかん薬[14, 19]

一般名	商品名	成人用量(mg)	Tmax(h)	T1/2(h)	蛋白結合率(%)	有効血中濃度(μg/ml)	適応症	禁忌	小児薬用量/安全性	注意
フェニトイン	アレビアチン, ヒダントール	200～300	4.2	16.6	90	10～20	けいれん発作, 自律神経発作, 精神運動発作	洞性徐脈(注射)	学童100～300mg, 幼児50～200mg, 乳児20～100mg	・血中濃度は指数関数的に上昇 ・注射液：太い静脈に緩徐に静注
ゾニサミド	エクセグラン	100～600	5.3	63	49	20前後	部分てんかん及び全般てんかん	エピネフリン投与	小児：初回2～4mg/kg, 維持量4～8mg/kg, 最高量12mg/kg	小児は発汗減少による熱中症に注意
フェノバルビタール	フェノバール	30～200	1.2～2.4	119～131	40～60	10～25	不眠症(内服(注射のみ), 鎮静(注射液), 熱性けいれん及びてんかんのけいれん発作, 自律神経発作, 精神運動発作	急性間欠性ポルフィリン症, ジスルフィラム又はシアナミド投与	坐薬(ルピアール, ワコビタール)は4～7mg/kg	・注射液は皮下注/筋注 ・新生児/低出生体重児には慎重投与 ・エリキシル, 坐剤あり
プリミドン	プリミドン	0.25～2	12	6～18(小児5～11, 活性代謝物は125)	0～20	3～12	けいれん発作, 精神運動発作, 小型(運動)発作	急性間欠性ポルフィリン症	2歳以下0.25～0.5g, 5～3歳0.5～0.75g, 15～6歳0.75～1g	40%はフェノバルビタールに代謝される
エトスクシミド	ザロンチンなど	0.45～1g	1～4	60(小児33.4)	0	120	定型欠神発作, 小型(運動)発作	重篤な血液障害	0.15～0.6g	欠神発作にのみ有効
クロバザム	マイスタン	10～40	1.4～1.7	1.2(活性代謝物は25.3)	90	未変化体：0.05～0.3 活性代謝物：1～4	他の抗てんかん薬に追加投与(部分発作/全般発作)	急性狭隅角緑内障, 症性筋無力症	初回0.2mg/kg, 維持量0.2～0.8mg/kg, 最高量1mg/kg	・小児への安全性は未確立 ・外国では抗不安薬としても認可されている

敏感であるべきで，薬物療法に関して最新の情報を常に取り入れる努力を怠るべきでない。

文　献

1. Busto U, Sellers EM, Naranjo CA, et al: Withdrawal reaction after long-term therapeutic use of benzodiazepines. New Eng J Med 315; 854-859, 1986.
2. Cepeda C: Concise Guide to the Psychiatric Interview of Children and Adolescents. Washington DC; American Psychiatric Press, 2001.（松浦雅人監訳：小児・思春期「心の問題」面接ガイド．メディカル・サイエンス・インターナショナル, 2001.）
3. Conroy S, Choonara I, Impicciatore P, et al : Survey of unlicenced and off label drug use in paediatric wards in European countries. BMJ 320; 79-82, 2000.
4. Dulcan M, Martini R : Concise Guide to Child and Adolescent Psychiatry. Washington DC; American Psychiatric Press, 1999.（松浦雅人訳：小児・思春期「心の問題」診療ガイド．メディカル・サイエンス・インターナショナル, 2000.）
5. 藤村正哲，梶原真人，板橋家頭夫：子どものための医薬品―現状と課題．日本医事新報 3860; 73-77, 1998.
6. JAPIC 編：日本医薬品集．日本医薬情報センター, 2007.
7. Kalachmik JE, Hanzel TE, Sevenich R, et al : Benzodiazepine behavioral side effects: Review and implications for individuals with mental retardation. Am J Ment Retard 107; 376-410, 2002.
8. 松浦雅人：てんかん発作と注意欠陥障害をもつ小児に対するメチルフェニデート．精神科治療学 5; 1475-1478, 1990.
9. 松浦雅人：小児精神科外来における薬物療法．外来精神医療 2; 6-11, 2003.
10. 松浦雅人：研修医必携：薬物療法と禁忌 統合失調症．東京医学社, 1997; pp.638-641.
11. 松浦雅人，吉野誠：抗精神病薬と抗うつ薬．In：高杉益充編：過量注意薬剤と処置．医薬ジャーナル社, 1998; pp.89-96.
12. 松浦雅人，小島卓也：精神分裂病治療における抗てんかん薬併用．In：精神科治療学編集委員会編：分裂病の治療ガイドライン．星和書店, 2000; pp.198-203.
13. 松浦雅人，大賀健太郎：成人期の ADHD. In：中根晃編：ADHD 臨床ハンドブック．金剛出版, 2001; pp.52-63.
14. 松浦雅人：てんかんの新しい治療薬．Brain & Nerve 59; 147-156, 2007.
15. 中山浩：知的障害児入所施設における精神医学的対応の実態調査とその検討．児童青年精神医学とその近接領域 42; 57-65, 2001.
16. Spencer TJ, Biederman J, Caffey B, et al : The four-year course of tic disorders in boys with ADHD. Arch Gen Psychiatry 56; 842-847, 1999.
17. Tan X, Uchida S, Matsuura M, et al : Long-, intermediate- and short-acting benzodiazepine effects on human sleep EEG spectra. Psychiatry Clin Eurosci 57; 97-104, 2003.
18. The MTA Cooperative Group：A 14-months randomized clinical trial of treatment strategies for attention-deficit / hyperactivity disorder. Arch Gen Psychiatry 56; 1073-1086, 1999.
19. 融道男：向精神薬マニュアル 第 2 版．医学書院, 2001.
20. Wagner J, Wagner ML：Non-benzodiazepines for the treatment of insomnia. Sleep Med Rev 4; 551-581, 2000.
21. 山崎晃資：AD/HD の薬物療法：課題．精神科治療学 17; 179-188, 2002.

第2章 子どもとの心理療法（個人療法）

遊戯療法を中心として

滝川一廣

I　はじめに

　子どもとおこなう心理療法にはいろいろなものがある。その代表的なものが「遊戯療法」だろう。むろん，遊戯療法ばかりが子どもの心理療法ではない。

　たとえば「行動療法」がある（後述）。ただ行動療法のほうは大人を対象に作られてきた技法の子どもへの適用という色合いが濃く，ここでは子どもの臨床そのものから生みだされた遊戯療法を中心に述べる。それによって「子どもへの心理療法的アプローチ」の基本的な特質とコンセプトを浮き彫りにできたらと願う。本稿ではとくに次の2点にポイントを置きたい。

1) これから初めて取り組もうとする初心者を念頭に，できるだけ基礎的なところから考える。いわば入門編である。
2) 現在，発達障害，すなわち発達に遅れをもつ子どもたちへのケアが大きな臨床課題となっている。これまで検討されることの少なかった発達障害への遊戯療法に力点をおいて考えてみる。

　「遊戯療法」とは子どもを対象としており，その呼称のとおり，「遊び」を通して子どもと交流（関係）し，それによって子どもの心身や行動のあり方に好ましい変化や成長・発達をもたらすことを目指すものである。

　大人を対象とした心理療法は，おおむね，「言葉」でのやりとりが軸となる。しかし，幼い子どもは「言葉」で人と交流（関係）したり，自分の内面を表現したり省みたりというわざを大人ほどは身につけていない。そこで「言葉」に代わるものとして「遊び」が選ばれるというわけ。そうであれば，言葉に遅れがちな発達障害へのアプローチにも大切な役割を果たしうるはずである。

　なぜ「遊び」が選ばれるかといえば，子どものこころの世界（精神生活）にとって「遊び」がきわめて大きな位置を占めているからである。『梁塵秘抄』に「遊びせんとや生まれけむ」とあるように子どもとは，何よりもまず「遊ぶ」存在である。いっぽう，大人のこころの世界（精神生活）にとっては「言葉」がいかに大きな位置を占めているかは，自分たちをちょっと振り返ってもわかるだろう。

　「心理療法」とはどういうものか。これはほかで検討しているので（滝川一廣「精神療法とはなにか」In：星野弘・滝川一廣編『治療のテルモピュライ』星和書店，1998），ここでは単純に「治療者と被治療者とが相互的・心理的な関わりを結び，そこに生じる交流によって，心身や行動のあり方になんらかの好ましい変化をもたらそうとする試み」はすべて心理療法だと述べるにとどめよう。大人の心理療法では，もっぱら「言葉」がその関係（交流）を結ぶ糸となり，子どもの心理療法（遊戯療法）では主に「遊び」が関係（交流）を結ぶ糸となる。

II　Axlineの非指示的遊戯療法

　遊びにもいろいろあるように遊戯療法にもいろいろある。

　その代表格が米国のAxline VMが考案した「非指示的遊戯療法（non-directive play therapy）」ある。わが国に最初に輸入された遊戯療法がこれで，原則のはっきりした，わかりやすい技法であ

り，現在にいたるまでもっとも一般的に行われている。この方法は有名な「Axlineの8原則」として定式化されている。

ただしAxlineの非指示的遊戯療法は，自閉症など発達の遅れを問題の中心に抱える子どもたちにはそのままでは適用できない（後述）。しかし，いろいろある遊戯療法の基本的な骨格はAxlineの方法で，そのまま適用するにせよしないにせよ，よく知っておく必要がある。以下に要点を説明しよう。

1 どんな方法か

設備：プレイルーム（多くの場合，砂場，遊具などが備えられ，子どもが自由に遊べるように作られた部屋）。

道具：子どもが自由に選んで遊べる各種のおもちゃ，表現具（描画道具，粘土，折り紙，楽器など）。

設定：原則として週1回，30～60分の時間枠で子どもと治療者がそこで過ごす（遊ぶ）。原則として治療者（セラピスト）と子どもは一対一でかかわり，その遊戯療法の間，プレイルームはふたりだけの空間，ふたりだけの時間となる。

原則：治療者はプレイルームの中で以下のように努めねばならない。

①治療者はそこで子どもと友好的な信頼関係をつくる。
②治療者はそこで子どもをあるがままに受容する。
③治療者は子どもとの関係で受容的な感情をつくりだす。
④治療者は子どもの行動の奥にある感情の動きを敏感に汲み取り，それを子どもに返してやり，子どもに自分の行動の意味を気づかせる。
⑤治療者は，子どもとはその機会さえ与えられれば，みずからの力で問題を解決できる能力があることを信じる。
⑥治療者は子どもの行動や会話に指示を与えない。子どもがリードし，治療者がそれに従う。
⑦治療者は治療を急がない。治療はゆっくり徐々に進む過程であることをよく理解している。
⑧治療者は，治療を現実の世界につないでおくために必要な，また治療者との関係のおいて子どもが責任のある存在であることを自覚させるのに必要な制限だけを子どもに与える。

この8原則を大切にしてプレイルームでかかわってゆけば，子どもはみずからの力で自分なりに問題を解決してゆける。これがAxlineの考えで，子ども自身がもつ解決力，自己治癒力，成長力への深い信頼がベースにある。セラピストの仕事は，子どもが安心して自由に遊び，その遊びを通してそれらの力が発揮できるよう手助けすることだというのが基本的なコンセプトである。⑤⑥⑦にその考えがよくあらわれているだろう。

2 方法の背景

どんな理論や方法も，なんらかの社会的・時代的・文化的な背景から生み出されている。その背景への理解を抜きに，理論や方法だけを持ち込んでいると，かたちだけになったり，教条的になったりしやすい。とりわけ輸入品の理論や技法にこれが起きがち。すこし回り道をして背景を解説しておきたい。

AxlineはRogers Cという米国の臨床心理学者のお弟子さんにあたる。Rogersは，最初は牧師を目指し，のちに臨床心理学者に転じた人だけれども，当時隆盛だった精神分析療法にあきたらず独自の方法を生み出した。その方法は「非指示的カウンセリング」とか「クライアント中心療法」と呼ばれている。どんな方法かといえば，カウンセラー（治療者）はクライアント（被治療者）の話すことに深く耳を傾けるだけで（傾聴），ああしたほうがよい，こうしたほうがよいといったアドバイスや指導や指示はいっさいしない。正しいとか間違っているとか評価や批評もいっさいしない。ただ，その話の底に流れるクライアントの感情や気持ちを共感とともに汲みとって（受容），それをこころのこもった相槌のかたちで返してゆく。そうすれば，クライアントはみずからの力で問題を解決したり悩みをのりこえてゆける。これが「非指示的カウンセリング（クライアント中心療法）」の基本的コンセプトである。人間がおのずと自己実現へ向かってゆく力への深い信頼が背

後にある。Axlineの非指示的遊戯療法が，その「子どもバージョン」なのはたやすく見て取れるだろう。

さて，Rogersの方法が生まれた背景である。1940年代から60年代にかけての米国は，心理療法といえば精神分析の時代だった。精神分析とはクライアントの内面に深くメスを入れてゆく方法で，治療者は尋ねたり自分の解釈を述べたり積極的に言葉で働きかけながらクライアントとのやりとりを進めて，クライアントの自己認識を深めつつこころの奥にある葛藤を解いてゆこうというものである。心理臨床では，治療者側から被治療者におこなう治療的意図をもった積極的・能動的な働きかけを「介入」と呼ぶならわしだが，精神分析はその意味で介入性の非常に高い治療法だった。とりわけ，当時の精神分析にはこの色彩が強かった。

介入性の高い治療法は一般に，ツボにはまればきわめて効果的だけれども，それだけリスクも大きい。ツボを外したり，介入のタイミングや仕方を誤ればクライアントを混乱させたり傷つける可能性も十分はらむからである。精神分析一辺倒，介入的な心理療法に強くかたよっていた米国の風土のなかから，Rogersは逆にできるかぎり介入を避ける心理療法を打ち出したのである。傾聴するだけでいっさい指示や意見や解釈を与えないという，これまた思い切ったやり方だっただけに大きなインパクトがあった。

Axlineの非指示的遊戯療法も，子どもに対して「しつけ」「教育指導」的な介入が重視され，問題をもった子どもは大人が積極的に教え導かねばならないという考え方が一般的だったところに，発想の逆転で，「目からウロコ」というところがあった。

Rogersの方法もAxlineの方法も，わが国に輸入されると，ひろく受けいれられた。正しい助言や指導を与えることが「相談（カウンセリング）」だというそれまでの通念を覆して，新鮮な驚きを呼んだのである。教育界にも影響を与え「カウンセリング・マインド」という言葉が生まれた。学校での生徒指導にあたって，「Axlineの8原則」にあるような心がまえを大切にして児童生徒にかかわろうというものである。

わが国にこの方法がひろまったのには，もうひとつ大きな理由があった。わが国の人間関係の風土は，もともと介入的なかかわりには馴染まないところがある（相手にはっきり自分の意見を述べるとか相手のこころのうちにじかに踏み込むとかは好まない）。それに対して，あるがままに受けいれるとか，相手の気持ちを汲むとかは，日本人にとってよく馴染んだ対人的かかわり方だった。親しみやすかった。ちなみに日本人の開発した「森田療法」と呼ばれる心理療法があるが，そのキーワードは「あるがまま」である。

非指示的カウンセリングや非指示的遊戯療法は，自我意識や自己主張のつよい米国の精神風土において介入性の高い心理療法が主流をなしていた土壌から，それへのいわばアンチテーゼ（反措定）ないしカウンターステア（方向修正）として生みだされたものであった。そこに大きな意義と衝撃力があったと考えられる。しかしながら，それが日本の他者受容的で非介入的な土壌に移し植えられたとき，方法は同じでも，そこで生じることの意味はちがったかもしれない。同じ種子でも土がちがえば同じ花が咲くとはかぎらない。非指示的な心理療法は，わが国ではわが国独自の展開をしたように思われる。

現在のわが国においてRogersの「非指示的カウンセリング」のやり方をそのまま厳密に踏襲している臨床家は少ないだろう。元祖Rogers自身，このやり方一辺倒ではなかった。心理療法のやり方は時代や社会によって修整され，変化してゆく。相槌だけでほかに何も話さないなんて，やっぱり極端なやり方だし……。ただ，Rogersが示した「傾聴」「受容」「共感」といった概念は，今日なお，多くの心理療法において基本的なポイントとなっている。

3 受容とは何か

「受容（acceptance）」とは，Axlineの遊戯療法においてキーワードであるばかりでなく，心理療法一般において知っておくべき大事な概念なの

で説明しておきたい。

文字どおり，相手を「受け容れる」という意味なのだが，急所は何をどう受けいれるかにある。言葉を軸とした心理療法において「受容」というのは，語られた言葉の〈内容〉のいかんを問わず，その言葉の背後にあるクライアントの〈感情〉や〈気持ち〉をあるがままにとらえる態度を指すものである。

比重のおき方は流派流儀によってちがいはあるものの，どんな心理療法においても，「受容」は治療者と被治療者との関係を支える原点となる。

例：「あいつをぶんなぐってやる！」とクライアントが語ったとしよう。なぐることの道徳的・法律的な可否や損得勘定はとりあえずおいて，なぐりたいほどの気持ちに駆られていること，さらにその気持ちの底に潜む怒りや悲しみの感情を（否定や批判をせずに）まさにそこに起きている感情としてありのまま受けとめ，その感情の本人にとってのやむにやまれなさ（必然性）を理解しようとする。これが「受容」である。

具体的に治療者がどう「受容」し，それをどう相手に返すかは治療流派によってさまざま。Rogers式なら「ぶんなぐってやりたいのですね」と気持ちをこめて繰り返すとか。もう少し分析的な方法をとるなら「なるほど！　うーん，そのお気持ちはどこからやってくるのでしょうね」と尋ねて，その感情のさらに奥を探って理解を深めてゆくとか。

このように「受容」とは，相手の〈感情〉や〈気持ち〉をありのままに受け容れる（＝わかる）という行為である。これに対して，相手の話す〈内容〉や現実の〈行動〉をありのままに受け容れる（＝認める）のは，「許容（permission）」と呼ばれて，「受容」とは区別される。

例：「あいつをぶんなぐってやる！」と語られたとき，「そうだよ，なぐったら」とか「それもいいね」とか応える。これが「許容」。実際になぐるのを黙ってみている。これも「許容」。

〈気持ち〉や〈感情〉を汲みとるのが受容。話の〈内容〉や〈行動〉を認めるのが許容。両者をはっきり区別することが，心理療法では大切となる。つぎのような大きなちがいがあるからである。

◾4 受容と許容

「受容」には制限（限界）はない。どんな激しい感情でも否定的な感情でも混乱した感情でも，その感情をありのまま受けとることはできる。また，その感情の生み出される背景をたどり，その感情のもとを理解することもできる。そして，そのことが治療につながってゆく（つなげ方は，流儀流派によってちがいがでてくるが）。

「許容」には制限（限界）があり，また制限が必要である。あまりに非現実的な内容や過度の要求をそのまま認めることはできないし，自他にとって危険な行動を許すこともできない。それは治療に反することである。心理療法にはかならず一定の「制限」（枠づけ）が必要である。

子どもの遊戯療法の場面では，しばしば，この受容と許容の問題にであう。「Axlineの8原則」の②③は受容のことである。⑧は許容の制限のことである。

「言葉」を通してなされる心理療法では受容と許容との区別や使い分け，許容の制限はわりあいたやすい。しかし，遊戯療法は遊びという実際の「行動」を通してなされるため，そこがややこしい。

どんな激しい感情でも，それが「言葉」によって表現されるかぎりは，それを受けとめることは経験を積めばそんなにむずかしくはない。しかし，遊戯療法では，子どもの〈感情〉はしばしば〈行動〉によって表現される。激しい感情は激しい行動としてあらわれやすいが，その感情を受けとめる（受容する）ためには，その行動をまったく抑えてしまうわけにはいかない（感情の表現を抑えてしまうことになるから）。一定度の許容が求められる。しかし，無制限に許容することはできないから，どこかで一線を引かなければいけない。Axlineの②③と⑧とのかねあいという問題である。ここが，むずかしい。

例：子どもがプレイルームのおもちゃを次々に壊す激しい遊びに熱中しはじめた。その攻撃的な遊び

の奥には彼がずっと抑えていた深い怒りの感情がうかがわれる。「壊してはいけない」と叱ったりただ止めてしまっては、その感情を受けとめることにならない。かといって備品のおもちゃをどんどん壊されても困るし、破壊的な遊びが歯止めなくエスカレートするのは危険でもある。

どうすればよいか。Axline の原則④、「治療者は子どもの行動の奥にある感情の動きを敏感に汲みとり、それを子どもに返してやり、子どもに自分の行動の意味を気づかせる」が、このかねあいの勘どころである。

「子どもに返してやる」やり方はいくつかあるが、その大きなものは「言葉」にして返すことだろう。行動の奥にある感情を子どもにかわってセラピストが「言葉」にいわば翻訳してやることでその子の感情を受けとめるのである。これは同時に、行動でしか表現できなかったものを言葉で表現できるよう成熟をうながすはたらきかけともなる。どこまでぴたっとした言葉で返せるかが勝負。これが原則④の意味するところだろう。

例：「ワッ、めっちゃ腹立ってるんだねえ！」と感嘆をこめて言ってみるとか。

そして、こうしたやりとりの末、「ここではどんな遊びをしてもいいけど、でも、ものを壊しちゃうのと危ないことはしない約束ね」と制限しましょうというのが、原則⑧である。これは、ただ困った行動を止めるというのではなく、子どもを子ども扱いせず、「責任ある主体」として、一人前の人格として扱うことも意味している。

遊戯療法といえば「遊び」に意識が向けられがちだけれども、実は、このように遊びの間に織り込まれる「言葉」が重要な役割を担ってゆく。

III 遊戯療法と遊びのちがい

遊戯療法はふつうの遊びとはもちろんちがう。どうちがうのか。

仲間内の符牒でしばしば「プレイ」と呼びならわされるように、「遊戯療法」とは英語の play therapy の訳語である。英語の play にはむろん「遊ぶ」「遊戯」の意味があるけれども、もうすこし幅のある概念で、「演じる」「演劇」の意味をあわせもっている。「ごっこ遊び」にはっきり見られるように「遊び」は「演じる」という側面をもつのである。遊戯療法における治療者は、日常生活のなかで子ども同士や親子が無心に遊ぶようにただ遊ぶのではなく、心理治療という意図と目的によって遊び演じる者だということができる。play therapy の play には、そういう意味がふくまれている。

1 楽しむこと

日常の遊びは楽しむこと自体が目的である。楽しくなければ、遊びではない。たしかに子どもは遊びを通して情緒や社会性を育んでゆき、そこに精神発達上のおおきな意義が見出される。けれども、それはあくまでも結果で、子ども自身はそんな目的意識から遊ぶわけではない。楽しさこそが目的。これに対して、遊戯療法の目的は、メンタルケアや発達の援助であって、（少なくとも治療者には）楽しむことそれ自体ではない。

とはいえ、初心者へのオリエンテーションとしては、まず子どもと楽しく遊んでごらん、そこからはじめてごらん、と言いたい。遊戯療法入門の定跡だろう。

第一段階が「まず楽しく遊ぼう」に始まるのは、それが Axline の原則①、「子どもとの友好的な信頼関係」をつくる近道だからである。心理療法とは「関係（交流）」を通して心身や行動に好ましい変化をもたらそうというわざなのだから、「関係」がつくられなければはじまらない。

もうひとつ。日々をすでにじゅうぶん楽しくすごせている子どもなら、そもそも心理療法なんて必要としないであろう。心理療法を求められる子どもたちには、なかなかみんなと楽しく遊べない子どもたち、うまく遊べない子どもたちがいっぱいいる。だから遊戯療法がその子にとって楽しくのびのび遊べる時間になるならば、それだけでも有意義だといえる。そういう子どもたちがいかに楽しく遊べるようになるか、そこが遊戯療法の急所ともなる。

遊戯療法は，セラピストにとってはむろん遊びではなくて「仕事」である。「お遊び」ではいけない。とはいえ，せっかく仕事をするなら（苦労はあっても）どこか楽しいほうがよいし，仮にみじんも楽しくないとすれば，きわめて困難な問題を抱えているケースか，そうでなければセラピストが遊戯療法にまったく不向きな場合かだろう。

2 演じること

演劇がお好きな方なら，演劇の舞台上の世界とは非日常的な時間・空間の世界であることをおわかりだろう。いかに自然主義的なリアリズムに立った演劇でも，そうである。発声，所作，メーキャップ，舞台装置，いずれも日常世界のものではない。その非日常的な虚構性・架空性ゆえに，そこにかえって人間の真実や夢（幻想）を自由に深く鋭く表現することが可能となり，カタルシスや感動を生むわけである。

プレイセラピーの「プレイ」も，非日常的な時間・空間の世界である。プレイルームを一目みてもわかる。室内に砂場があったり，すべり台があったり，それだけでもふつうじゃないうえ，山ほどおもちゃがならんでいて独占して自由に遊べる。日常とはかけ離れた場なのである。演劇の舞台と同様，きわめて人工的に設定された場である。

セラピストのかかわりも，同じく日常のなかで（親とか学校の先生とか）大人たちが子どもに接するやり方とは異なっている。それがいかに非日常的なものかは，「いっさい指示を与えず，子どもがリードする」というAxlineの原則⑤を日々の子育てや学校の授業で適用することの非現実性を考えただけでもわかるだろう。日常世界ではそんなことはしないし，できない。Axlineの8原則は，プレイルームという非日常的な「舞台」においてセラピストという「役」をプレイしつつ子どもにかかわるかぎりにおいて，可能かつ治療性をもつ原則なのである。

3 合意すること

先ほど遊戯療法はセラピストにとって「お遊び」ではいけないと述べたが，実は子どもにとってもたんなる「遊び」ではない。ふつう，こんなに非日常的・人工的な状況で遊ぶなんて体験はないからである。プレイルームに初めて足を踏み入れたとき，思わず尻込みする子どもがいてふしぎはない。玩具だらけの部屋で「さあ，ここで好きに遊んでいいのよ」と誘惑するこの人は何者なのか？ここがグリム童話にでてくる「お菓子のおうち」でない保証がどこにあろうか。子どもは不安になる。

初めてプレイルームに誘ったとき，遊びに入る前に次のことがらについて子どもとの間できちんとやりとりしておく必要がある。

①なぜ，ここに来ることになったのか。
②それについて本人としてはどう思っているか，何を望んでいるのか。
③セラピストのほうはどう思っているのか，何を望んでいるのか。そもそもセラピストとは何者で，何をする人間であるか。
④以上を踏まえた上で，ここで二人して，何をしてゆくのか。
⑤その目標はどこにあるのか。いつまで（どうなるまで）ここに通うのか。

これは心理治療で一般に「治療の合意」とか「治療契約」と呼ばれるもので，ここから治療が始まる。相手が子どもであっても必ずここから始めないといけない。

遊戯療法ではプレイルームという「空間と時間」が子どもとセラピストの間で深く共にされることの大事さがよく言われる。けれども，そのためにはまず①～⑤が共にされていなければならない。幼い子どもが相手であっても，こうした「治療の合意」に向けたやりとりが，その子その子に応じてなされていなければならない。ここでも重要なのは「言葉」である。この合意への努力は子ども扱いしていない姿勢を示すことでもある。

4 遊戯療法のシナリオ

演劇には（即興劇は別として）あらかじめでき上がった脚本があるけれど，遊戯療法にはそれがない。「シナリオなきドラマ」で，なかなかスリ

リングだ。しかし，脚本がまったく白紙では，どうしてよいかわからないし，ハチャメチャになるおそれもあろう。

シナリオの代りになるのは，非指示的遊戯療法でいえば「Axlineの8原則」のような，そのプレイに与えられた枠組み（原則とルール）である。その枠組みが，その遊戯療法においてクライアント（子ども）とセラピスト（大人）とがお互いにどんな役割関係におかれ，基本的にどうふるまえばよいかを設定している。その枠組みさえ守られれば，そのなかでドラマはおのずと展開してゆく（ただし，これだけでは不十分。後述）。舞台での「主役」はもちろん子どもである。

例：実際，遊戯療法が進展してゆくと，子どもが「先生は○○のことね」とか「ぼくは××で，先生は□□ね」とか配役を振ったり，「こうしたらこうするんだよ」などセラピストのプレイの仕方を指示（演技指導？）することが起きてくる。子どもは，いわば主演者兼演出家兼舞台監督なのである。Axline式のプレイは，演出・監督を全面的に子どもにゆだね，それに沿って忠実にセラピストが助演をしてゆけば，ドラマはおのずと解決にむかうというシナリオを前提としている。

しかし，セラピストの役割はプレイにおける「助演者」であるだけではない。もうひとつの大切な役割があって，それは同時にプレイの観察者，すなわち「ドラマの観客」たることである。

初心者のうちは，まず楽しく遊ぶ工夫からはじめればよい。しかしやがて，ただ遊ぶばかりではなく，ふたりの間で生起する感情，遊びにはらまれている意味，遊戯療法がどう運んでいるかの全体的な流れ（ドラマのストーリー展開）などを同時にとらえてゆく努力が求められてくる。これができれば，初心者卒業である。そのためにはプレイに対する観客的な目が必要になる。

助演者として舞台でプレイしつつ同時にその舞台をみつめる観客というのは，「関与しながらの観察（participant observation）」と呼ばれる心理療法の高等技術で，言うはやすく，行うは難い。初心でいきなりそんな芸当はできっこないから，セッションが終わって記録を書くつど，以下の4点を意識しながら記録するように心掛ければよい。

① 子どもはどんなことをしたか（主演）。
② 自分はどんなことをしたか（助演）。
③ ①と②のつながりや相互性（主演と助演とのからみ，やりとり）。
④ プレイのなかでそれらをどう感じ，どんな意味がとらえられ，プレイはどう進行しているように見えたか，全体の印象や感想（観客の目）。

5 遊戯療法における「意味」

日常の遊びでは，この遊びはどんな意味か，などとわざわざ考えはしない。必要もない。強いていえば，遊びそのものが意味であるというしかない。遊びには観客はいらない。

しかし，遊戯療法においては，そこでなされる遊びが，その子にとってもつ意味を考えることが大事になる。助演者と観客とを兼ねなければならないのは，このためである。たとえば；

事例A：小学校1年生の男の子。まわりと関わることに不安が強く孤立傾向がみられ，学校の集団生活になじめず，いじめられているという訴え。初回の遊戯療法で，棚に並んでいた変身ロボット（一見ふつうの車が操作によって戦闘ロボットに変身する玩具）に興味。ひとつを棚から取り，セラピストに背をむけ，ひとりで熱心にいじりはじめる。セラピストそっちのけで操作に苦心していたが，車が次第にロボットに変化してゆく様子にセラピストは思わず「かっこいいなあ」と感嘆の声をもらす。とたんに子どもはセラピストをふりむき，変身途中のそれを差し出す。セラピストはそれを受け取ってロボットへの変身を完成させた。すると子どもは棚から次々にもってきてセラピストに渡しては変身操作をさせる。そのあと，それらの変身ロボットを走らせたり，空を飛ばせたり，セラピストに手伝わせてガソリンを補給したりして遊ぶ。

これはある遊戯療法のテキストか抜粋して要約したものだが，この遊びにどんな意味が読み取れようか。たとえばこんな読み；

意味：変身ロボットは，怯えやすく不安の強いこの子の心の奥にひそむ「力強く自由にとびまわれる存在になれたら（変身できたら）」という思いを示すものなのだろう。だから変身させようと熱中したのだろう。ただ，孤立傾向が強い子なので，その遊びをセラピストとわかちあえず，背をむけてひとりで取り組んでいたと考えられる（しかし操作は複雑で変身を仕上げるのは難しかっただろう）。セラピストはあえて介入せず見守っていたが，思わずあげた嘆声が期せずしてこの子の変身ロボットへの思いにぴたりとフィットしたのだろう。気持ちが重なって，この子はセラピストに自分から手助けを求め，セラピストもそれに応え，ふたりで一体感をもって変身ロボットで遊べたのである。

　もちろん，これはひとつの読みで，数学の方程式を解いてでてくる答みたいな絶対なものではない。「変身ロボット」の遊びなら，いつでもどこでもかならず「変身の願望」を意味するともかぎらない。英単語で辞書を引けばその意味が載っているというように，遊びや玩具ごとにその意味があらかじめ決まっているわけではない。

　遊びの「意味」とは，あくまで治療者側の，この遊びから自分はこの子どもについてこう感じた，こう思った，こう考えたという「主観の入った子どもへの理解」である。こういう治療者側の主観の入った理解のことを心理療法では「解釈」と呼ぶ。解釈はあたっているかもしれない。あたっていないかもしれない。また解釈とは，ひとつとはかぎらず幾とおりもありうるものである（この問題はあとでもう一度考える）。

　「遊びの意味を考えることが大事」と言いながら，なんだか頼りない話に思われるかもしれない。しかし，意味を考えるというセラピストのこころのはたらきそのものに意味がある。そのこころのはたらきが，その遊びをふたりの間の「交流（関係）」へと導いてゆくからである。冒頭に述べたごとく，心理療法とは治療者とクライアントとの相互的な「交流（関係）」によってはじめてなりたつ。

　好きに遊ばせて自分はただ客観的に眺めているだけなら，あるいは単に子どもに求められるまま

のお相手をしているだけなら，子どもにとっての「遊び」ではあっても，「遊戯療法」ではない。関係をもった交流に乏しいからである。治療者が意味をとらえようとすることによって，はじめてそこに子どもとの心理的な関係（交流）が育まれる。意味をとらえようとする行為そのものが，すでに相手のこころの動きへの積極的な関心（つまり心理的なかかわり）だからである。

　また，どんなふうに意味をとらえるかによって，その遊びにおけるかかわり（助演）の仕方もかわってくるだろう。シナリオのないドラマと前に述べた。あらかじめ書かれたシナリオがない代わりに，主演者のふるまいとそのつど助演者がそこにどんな「意味」を感じとり読みとるかのからみが，プレイを導いてゆく。先に「枠組み（原則とルール）」さえ守られればドラマは展開するが，それだけでは不十分とカッコをつけたのは，こうした相互的なかかわりが不可欠だからである。

　では，いかにして意味をとらえたらよいのだろうか。セラピストは「助演者兼観客」と述べたけれど，どのような「観客」であればよいのか。

6　「意味」の多様性と相対性

　演劇で同じ舞台を観ても観客によって，そのドラマをどう観たか，どんなことを感じとり，どんな批評を抱いたかには広い幅が生じる。観客それぞれの演劇観や人間観や世界観，価値観のちがいが鑑賞に反映されるからである。同じように，遊戯療法のなかでの起きたことの「意味」をどう読みとるかにも，そのセラピストの流儀流派や理論的立場，さらに人間観，世界観，価値観など個性の差によって幅ができる。遊びの「意味」を，どんな方向で読みとるか，またどこまで深読みするかによってもちがいが生まれる。

　たとえば精神分析的な方向性をもつ治療者は，どちらかといえばできるだけ深読みをする傾向をもつ。実際の事例；

事例B：1歳半の男の子。まだどうにか理解できる片言を少し発する程度で早熟とはいえないが，しつけはとてもきちんと守れるお行儀のいい良い子。お母さんが大好きでよくなついているが，お

母さんがいなくても泣いたりせずにひとりでお利口さんに過ごせるようになっており、問題のない子だった。ところがやがて、ちょいちょい玩具や小物を部屋の隅やベッドの下に投げ込むという困った癖が始まり、親はあとでそれを捜すのに一苦労するようになる。

あるとき、その子はひとりで紐を巻きつけた糸巻きで遊びはじめた。見ていると、紐の端をもったまま糸巻きをベッドの向こう側に投げ込み、糸巻きが見えなくなると「なぁーなぁーなぁー」（「なくなる」「いない」を意味するこの子の片言）と満足げに声をあげる。次に紐を引っ張って、ベッドの陰から糸巻きが姿を現すと一層うれしそうに「いたー」（「あった」「いた」を意味する片言）と声をあげて糸巻きをたぐりよせる。これを飽くことなく繰り返して遊んでいた。

精神分析の元祖 Freud S その人が記した有名な事例である。この男の子は実は Freud の孫で、だからこれは正確には遊戯療法の記録ではなく、Freud が家庭生活のなかで孫の行動を観察して精神分析的な読みを示したものである。Freud がこの遊びの意味をどう考えたかといえば（Freud は精神分析の言葉で語っているので、ふつうの言葉にくだくと）；

意味（1）：この子は母親がいない状況も受けいれるようにしっかりとしつけをされたため、「お母さんにいつもそばにいてほしい」という幼い欲求はあきらめるようになった。あきらめる代わりに、母親のいなくなることと再びあらわれることを自分で演出する行為によって、その埋め合わせをしていたのである（放り込まれて消えた玩具や小物が、探し出されてやがてまた出てくる）。

ベッドのむこうに消える糸巻きはいなくなる母親、紐をひっぱって出てくる糸巻きはいなくなってもきっとまた来てくれる母親を意味している。「いたー！」というこころからうれしそうな声は再会の喜びと満足を表すものだろう。これに対して糸巻きの消失は母親がいなくなるという不満なできごとを表すものだが、それでもこの子は「なぁーなぁーなぁー」と満足そうに声をあげるのはなぜか。いったん消えることが再び出会うという無上の喜びを期待させるものだからかもしれない。

もう一歩踏み込めば、こうも考えられる。母親がいなくなるのも再び現れるのも、現実生活においては、子どもにとって主導権のないまったく受け身のできごとである。しかし、「遊び」のなかでだけは、それを自分の力でなくしたり出現させたりという能動的な現象にかえられる。不在と再会を自在に支配できる。だからこそ、この遊びはこの子にとって喜びに満ちた遊びになったのである。さらに、支配ということで言えば、おもちゃを放り込む行為には、自分を置き去りにする母親へのお返しの意味も隠れているかもしれない。「いなくなっちゃうお母さんなんか、ボクのほうからあっちへやっちゃうんだい」というような意味である。

もちろん、言葉もじゅうぶん発達していない段階の幼児が文字通り上に述べられたとおりの思考をしているわけではないだろう。まだ未分化ながらこの子のうちにたゆたっているある種の〈気もち〉、言語的思考はまだ萌芽段階における〈思い〉みたいなものが、この糸巻き遊びに象徴的に読みとれ、それをあえて「大人の言語（思考）」に引き寄せて翻訳すればこうでもあろうかというのが上述の「意味」である。いずれにせよ、これはあくまで Freud の「解釈」である。このように発達早期の子どもの遊びからすでに対人関係的な（つまり心理的な）文脈での「意味」を深読みしてゆくのが精神分析的な理解のし方で、元祖 Freud による原型がここに示されている。

いっぽう、ここまで深読みせず、別の方向から「意味」を読む立場もあるだろう。たとえば；

意味（2）：乳幼児は一般に「いないいないバア」を喜ぶ。最初は大人がやってみせるのを受動的に眺めて楽しむことにはじまるが、1歳を過ぎると自分のほうからも能動的にやってみせるようになる。顔が隠れたり出てきたりという単純明瞭な反復が幼児の興味をそそり、またこれを通じて、事物は隠れても（見えなくても）ちゃんとあり続けているということ（対象物の永続性）を子どもは学び、それを繰り返し確認しては満足するのがこの遊びのミソである。

この子の糸巻き遊びは、能動的な「いないいないバア」の延長に位置づけられるもので、いうなれば糸巻きを使って、ひとりで「いないいないバ

ア」遊びに興じていたと考えられる。「なぁーなぁーなぁー」と「いたー」の繰り返しは、まさしく「いないいない」と「バア」の繰り返しである。対象物（糸巻き）の永続性という認識と、投げ込んでは紐を引っぱるという能動的な操作によって独力でそれを確かめることを、この子は飽きずに楽しんでいる。それがこの遊びの「意味」である。

Freud とは対照的な解釈で、対人関係的な視点をとらず、子どもが成長につれ外界物をどうとらえ外界物にどう働きかけるようになるかという知能発達（認識の発達）の文脈のなかで遊びの「意味」を読みとろうとするものである。対人心理的な深読みはしない（認知発達論的な深読みはしても）。

さて、（1）と（2）とで、どちらの読みが正しいだろうか。残念ながら、この子に訊いて確かめるわけにはいかない（実証不能）。つまり、いずれにせよ仮説にとどまらざるをえない。ここでは対照的なふたつを並べたが、もちろん、まだほかにも読み方があるかもしれない。先にも述べたように解釈は幾とおりもありうるからである。そして決定的な「正解」はわからない。

これは同じ演劇を鑑賞しても、人さまざまの批評や感想が生まれ、しかしどの批評や感想が「正解」とは決定できないのと似ている。人間のこころが人間のこころ（の表現）を判断したり扱ったりする世界は、必ずこうした多様性（多義性）と相対性とを本質としている。心理療法もこの世界に属している。方程式の答のような「正解」はない。が、だからといって、どう読もうと勝手で恣意的な解釈でよいかといえば、そういうわけではない。「正解」はなくとも「誤答」はある。

たとえば『オセロ』を観て、批評は各人各様としても「実に愉快でユーモアあふれる喜劇だった」と評する人はまずいまい（あんまりヒドイ芝居だったので皮肉で言うのは別として）。また、どんな批評も同等なのではなくて、はっと目を開かされる批評もあれば、そうかなあと首をかしげる批評もあるだろう。唯一絶対の正解はないけれども、相対的な妥当性の差はおおきくある。遊戯療法（心理療法）における読み（解釈）にもこうした差はあらわれる。

さて問題は、この相対性のなかで少しでも妥当性やプロバビリティが高くて治療に役立ちそうな意味の読み（解釈）はどうしたらできるかである。

7 「意味」をどう読みとるか

入門編として、めんどうな理屈は省こう。心理療法における意味の読み（解釈）の妥当性や、それを保証するものは何かという問題にはいると議論はつきなくなる。ここは実践上の、いちおうのコツだけ。

①意味は広い視野から

その子どものぶつかっている問題、その子の性格、経てきた体験や生育史、家族状況、生活環境など背景を広く視野において、それとの関係のなかからプレイの意味を読みとってゆくこと。背景への理解が乏しいほど読みはあてずっぽうになりやすい。また、そのつどのプレイのなかだけで読むのではなく、治療の全体的なながれのなかで意味を考えてゆく。

②意味は多重に

意味はひとつとはかぎらない。というか、できるだけ重層的に意味を読みとろうとすることが大事。事例Bでいえば、意味（1）と意味（2）とどちらがより正しいかと考えるよりも、どちらもありうるとして多重化して意味をとらえてみる。それによって子どもの理解に厚みや奥行きが生まれる。

③意味は関係のなかで

プレイのなかで起きていることはセラピスト（助演者）である自分と主役である子どもとの関係（相互作用）のなかから生じているという視点を忘れない。その視点から読むとすれば、どんな意味が読みとれそうかを考えてみる。

④意味はゆるやかに

意味をつかむときに「かくかくの意味だ！」とぎゅっと握りしめるようなつかみ方はしない。「まあ、こんなふうな感じかなあ……」くらいにぼんやりとやわらくつかむ。こういう意味だ！と強く確信的につかんでしまうと、それにとらわれすぎたり視野が狭くなったりしやすい。心理療

法家の高等技術に「自由に漂う注意（free-floating attention）」と呼ばれるものがある。治療者が相手のこころの動きをデリケートかつ的確にキャッチしてゆくためには，ギンギンに注意を集中させるのではなく，やわらかくゆるやかに注意をまんべんなく漂わせるような感覚でいることが大切とされる。意味を読みとろうとするときの姿勢も同じだろう。

⑤意味はむこうから

うんうん頭をひねって意味を考える必要はない。プレイをしながらおのずと湧いてきたりフッと思い浮かんだりしたものが大事。いわば，意味はこっちがひねり出すというよりも，むこうからやってきたといった感じのものがよい。

⑥意味は読みとれなくても

ここまで述べたことをひっくりかえすようだが，意味が読めなくてもそれはそれでよい。ものごとのすべてが「意味」をもっているとはかぎらない。この世にはとりたてて意味のないことがらも偶然にすぎないことがらもある。こちらの読解力がおよばないばあいも，もちろん，たくさんある。うんうん考えてむりやり意味づけても，こじつけに終わる。プレイのなかで，どうも意味がわからないとか，ふしぎだとかいう遊びや言動がみられたら，「？」をつけてこころにとどめておけばよい。あんがい大事な鍵が隠されていたり，治療が展開するうちに「ああ，そうだったのか」とわかったりする。

意味の読みとり，すなわち「解釈」のための語彙や文法を体系づけて技法化している心理療法もある。Freud の精神分析がその最初のものだろう。臨床経験の大きな蓄積と，自分たちの文化の基底でさまざまな事象にそれぞれどんな象徴的意味や喩えが込められているか，ある事象と別の事象がどんな連想の糸で結ばれるかといった解析とから培われた解釈体系である。

こうした体系を学べば，将棋で定跡を知っているのと似て，その読み筋に従って「意味」を手際よく解釈できるメリットがある。ただし，定跡だけで将棋は指せないのと同じく，特定の解釈技法に依るだけではクライアントの理解にならぬことへの深慮が必要。さもないと，その技法のもつ語彙や文法の強引なあてはめによる無理な意味づけとか語彙や文法に適った箇所だけを拾った偏った意味づけになるリスクが高い。かえってクライアントの理解から遠ざかってしまう。精神分析の体系をつくった Freud 自身はそれに気づいて，深慮を欠いた読みとりを「乱暴な分析」と呼んで厳に戒めている。

8 読んだ「意味」をどうするか

セラピストがプレイのなかで読みとった意味をどう扱うのかは，その流儀流派，技法，治療者の個性によって差がある。

精神分析的で介入性の高い遊戯療法としては Melany Klein という英国の精神分析家が作り上げた方法が知られている。これは遊戯療法場面での子どもの遊びをすべて，こころの内奥を象徴する表現としてとらえ，精神分析理論にもとづく語彙と文法によって積極的に意味を読みとり，その意味を子どもに「こうなんだよね」と返して（解釈して）ゆくものである。「言葉」を介すか「遊び」を介すかのちがいだけで，大人の精神分析と同じ考え方，同じ手法をとる。

いっぽう，やはり精神分析のながれを汲む遊戯療法の創始者に Freud の娘，Anna Freud がいる。彼女は精神分析で行われる「自由連想法（頭に浮かんだままをノーチェックで自由に話してもらう方法）」の子どもバージョンとして自由に遊ばせる「自由遊び」を考案した。Anna Freud のほうは，子どもは親との結びつきが強いため，治療者との関係（結びつき）のなかで生じる現象を軸にして問題を解いてゆく大人の精神分析の手法は適用できないと考え，親への指導やかかわりに重点をおいた。遊戯療法のなかでとらえた意味を親に伝えて親の理解を深め，親子関係のなかで子どもが改善にむかうことを重視したのである。どちらがよいか，Klein と Anna Freud との間で大論争が起きたのは有名な話。

Axline の非指示的遊戯療法では，非介入的に子どもの遊びに寄り添ってゆくのが原則のため，

なんらかの特定の文法によって意味を読みとったり，その意味を子どもにじかに返したりすることはふつうしない。「意味」というものが治療の前面にでてこない方法である。

しかし，「非指示的」とはいえ，セラピストは受け身の遊び相手ではなく，実はそのつど読みとり感じとった意味によっておのずと子どもへのかかわり（どう助演するか）の舵取りがなされている。さもなければ，子どもはひとりで遊んでいるのと同じで，心理療法としての治療性は期待できないだろう。そして，そこにおける意味の読みでも，Kleinほど思いきった深読みはしないけれど，遊びのなかに子どもの気持ちやこころの動きが象徴的にあらわれるという考えそのものは共通している。

おおむねの遊戯療法は，いっぽうの端をKlein，他方の端をAxlineとして，その広い幅のうちのどこかに位置づけられる。親へのかかわりを重視したAnna Freudの考えは，遊戯療法と同時に親へのカウンセリングをおこなう「親子並行面接」と呼ばれる治療システムに生きている。初心者入門コースとしては，介入性の（したがってリスクの）相対的に少ないAxline式が安全だろう。

Ⅳ　発達障害をもつ子との遊戯療法

発達障害をもつ子どもとの遊戯療法は，とくに自閉症を対象にして，ある時期まで熱心に取り組まれていたが，やがて自閉症の脳障害説の高まりとともに（一部を除いて）潮が引くように廃れていった。しかし，この子は脳障害だからとわが子と遊ぶのをやめる親はいまい。子どもたちは遊びを通して成長発達してゆく。そうであれば発達に遅れをもつ子どもたちにとって，発達の支援のためにも遊びは大切なはずで，ここではその観点から遊戯療法を考えてみよう。

発達に遅れがあるとはそういうことで，この子どもたちはなかなかうまく遊べない。ひとり遊びばかりになったり，ほかの子のように遊具が使いこなせなかったり，遊び仲間に入れなかったり，入れてもルールどおりにできなかったり，パニックを起こしやすかったり。このため，遊びがおの

ずと発達をうながし，発達が遊びをより高度な遊びにステップアップさせ，その遊びがさらに発達を伸ばし……という一般の子どもたちが進んでゆく道をたどれない。いや，たどろうとはしているのだが，その足取りがきわめてゆっくりで，途中でつまずいたり足踏みしたりしがちで，そこに手助けが必要になる。

その手助け，すなわちその子の障害のあり方や発達のレベルに応じた工夫と配慮をこまやかにしながらともに遊びつつ発達をうながすはたらきかけが，発達障害における遊戯療法の基本となる。

１　どこにちがいがあるか

発達障害をもつ子でも，もたない子でも，「遊戯療法」の構造は原則的には同じである。両者を異質なものと考える必要はない。遊戯療法の枠組みを守り，子どもが主役でセラピストはそれを支える助演者としてプレイをし，同時に観客として遊びの意味をとらえ，その意味に導かれて子どもへのかかわりを舵取りしてゆく，このことにかわりはない。ただ，3点，おおきなちがいがある。

①主役のあり方，つまり子どもがであっている問題のあり方がちがう。
②したがって，助演のスタンスがちがってくる。
③同じく，意味の読みのポイントがちがってくる。

これらのちがいを具体的にみてゆこう。

２　発達障害をもたない子のばあい

発達には遅れがなく，ものごとを理解したり人と関係を結んだりする力は年齢相応に得られている子どもが主役である。そのような子どもたちが日常の現実生活のなかでなんらかの大きな葛藤（悩み）にぶつかってつまずいているとき，その援助のひとつとして遊戯療法が選ばれる。

現実生活のなかでの葛藤は，できるならその現実生活のなかで，日常のまわりの人たち（家族や教師や友人など）との間で解決されるのが望ましい。というか，事実，大人であれ子どもであれ，私たちの葛藤のほとんどはそうして解決・処理されている。しかし，その葛藤のあらわれ方が複雑

困難すぎて手にあまったり，まわりの人たちまで巻き込まれて混乱したり，どうしても行き詰まったりという場合，まわりにいる者以外による手助けが求められる。心理療法とはそんなときの手助け法のひとつで，遊戯療法もそれである。

まわりの人たちとの日常的なかかわりによっては解決ができなかったり，こじれたりして窮したケースに関わるのが心理療法であるため，心理療法ではなんらかの点で日常とは異なったかかわりが選ばれる。先に演劇になぞらえて遊戯療法の「非日常性」を指摘したのは，ここのところである。

そこで遊戯療法においては，子どもにプレイルームでの非日常的な時間と空間を保証し，そこで心身をのびやかに解放させたり，遊びを通してファンタジーを自由に表現させたりしながら葛藤をときほぐしてゆこうとするのが基本的なコンセプトとなる。日常生活のなかでは機会が得られなかったり，うまくできなかったりしたこころの体験を，プレイルームでの遊びによって可能にしようというものである。

したがって助演者（セラピスト）のかかわりも，できるだけ子どもからのびのびした解放性や自由性をひき出すようなスタンスが望まれる。たとえばAxlineの原則②⑥は，そのようなはたらきをもつ。

意味の読みにおいては，遊びを子どもの内的な世界の象徴的な表現としてとらえようとするところに軸足がおかれる。言葉ではまだじゅうぶんに表現できない（意識されない）その子の内奥のさまざまな感情や思いやファンタジーを，遊びのなかから汲みあげようとするのである。

3 発達障害をもつ子のばあい

精神発達の遅れそのものが現実的な困難や悩みをもたらし，その困難がさらに発達の足をひっぱったり，失調をもたらしたりしている子どもたちが主役である。一般に子どもたちは日常生活のなかでふつうに遊びながら，それを成長の糧としてゆく。遅れをもつ子も同じだけれど，先に述べたようにこの子どもたちは遊びを自力で発展させてゆく力が不足している。それをおぎなうために，大人のほうから積極的に遊びを工夫してかかわり，成長の糧としてやらねばならない。そのような発達支援的なかかわりが，この子どもたちにおける遊戯療法の基本である。

発達障害のうちでもとりわけ自閉症と呼ばれる子は，まわりの人と能動的にかかわりをもって人との関係をより深く，よりひろく伸ばしてゆくところに大きな遅れ（力不足）をもっている。しかも，人とのかかわりの遅れは，たんにその遅れだけにとどまらず，人とのかかわりの積み重ねを通してはじめて発達可能なその他のこころのはたらきにおいても二次的な遅れを招き寄せることになる。このため，重い自閉症や放置された自閉症では，広汎な精神諸機能にわたる発達の遅れが結果されてしまう。それを少しでもふせぐためには，人との交流をできるだけ伸ばせるはたらきかけが，できるだけ早期からなされねばならない。遊戯療法もそのはたらきかけのひとつ。

以下に，自閉症を頭におきながら，発達障害をもたない子どもの遊戯療法とのちがいを述べよう。

①助演の仕方

ここにまず大きなちがいがある。先に述べたとおり自閉症の遊戯療法は昔から熱心に行われていたけれど，60年代終わりから70年代にかけて激しい批判にさらされた。ひとつは自閉症の原因は「脳」の障害だから「心理」治療は無意味で遊戯療法は無効だというもの。もうひとつは実際によくならないじゃないかというものだった。

前者は「原因療法」（原因を取り除いてこそ治療）という古典的な治療観に立った批判で，この治療観は古くて狭い。精神発達には人との関係的（心理的）な交流が不可欠である。自閉症が社会性の発達の遅れなら，その発達を助けるためには関係的（心理的）なかかわりを少しでも手厚く育む努力がいっそう大切なはずである。子どもへのそのかかわりとして「遊び」が大きな意味をもつのは，一般の子どもだろうと自閉症だろうとかわる道理がない。

後者は真剣に省みるべき批判で当時の遊戯療法にはたしかに大きな穴があった。遊戯療法といえばAxlineの時代で，自閉症にも多くそれがそのま

ま忠実に適用されていたことである。原則⑥「子どもがリードし，治療者はそれに従う」。しかし，自分から人とかかわってゆく力に乏しいこの子どもたちにこの原則で接すれば，いっそうかかわりは薄くなってしまう。ひとり遊びをただフォローするだけにおちいりやすく，これでは心理治療にも発達支援にもならなかった。原則⑤「子どもがみずから解決できる能力をもつことを信じる」という子どもの成長力への信頼はたしかに大切だけれども，その成長の力がふつうの子にくらべてずっと弱いからこそ「発達障害」なのである。

自閉症の遊戯療法では，「セラピストがリードし」という面が深く求められる。助演者側からの能動的なはたらきかけが重要なのである。ただし，こちらが積極的にはたらきかけさえすれば，すぐにかかわりあえるようになるくらいなら，その子は自閉症とは呼ばれない。工夫と根気が求められる。強引なリードはよけいかかわりを忌避させたり不安やおびえを引き出したりする。デリケートなリード，繊細なはたらきかけが必要（くわしくは後述）。

②意味の読み方

一般の遊戯療法での遊びはその子の内面世界の象徴的な表現として解釈されるのに対して，自閉症の場合は発達論的な視点から遊びの意味をよむことに軸足がうつる。事例で示そう；

事例C：2歳8カ月の自閉症児C君。膝にだっこされて座っていたC君が突然床を蹴ってうしろにのけぞった。その力におされてセラピストはうしろに倒れそうになった。そこで「アレェー！」と声を上げてC君をだっこしたままうしろに倒れてみせた。するとうれしそうな笑い声をあげた。C君が喜んだので，セラピストはだっこをしたまま，今度はわざとうしろに倒れてみせた。倒れるとき，「いち，にのさん！」と掛け声をかけた。C君はキャッキャとはしゃぎ声をたてたので，掛け声を合図にだっこしたC君と一緒にうしろにひっくり返る遊びをなんども繰り返した。そのうちC君は掛け声が「いち，にの」のところまでくると（さあ，倒れるぞ）と期待するようにほほえみ，倒れる身構えをとる様子がみられた。そこで「いち，にの，さぁーん！」とはずみよく掛け声をかけて大きくごろーんとうしろにひっくり返ってみせ，C君とセラピストは笑い合った。次にセラピストの掛け声が「いち，にの」までゆくとC君は期待するように身体をあずけてきたので，セラピストは「まだまだ」と気をもたせるように間をあけ，それから「さぁーん！」とひっくりかえるとC君は大喜び。セラピストは「いち，にの」から「さぁーん」までの間をながく引き伸ばしたり，短くしたり，いろいろなリズムで掛け声をかけて倒れる遊びを繰り返した。

これは障害児療育における遊びの場面（上阪法山「障害児療育にみる母子関係」In：島田照三・黒川新二編『母性喪失』同朋舎，1988）から採った。「セラピストがリードした遊び」になっていることがわかる。もちろん，一方的なリードではなく，子どもの様子や反応をうかがいながら少しずつ遊び方に変化をくわえている。この遊びにはどんな意味が読みとれるだろうか。

意味：抱かれたままうしろに倒れる感覚を喜ぶ単純な遊びであるが，掛け声をかけるというはたらきかけによって，倒れることを予測して期待するというこころの動きがC君から引き出されている。子どもは発達過程で，現象と現象とを結びつけて（因果づけて），それによって予測をたてるというこころのはたらきを伸ばしてゆくが，この遊びはその初期段階を示すものである（「掛け声」→「倒れる」というシンプルな予測）。

そしてC君は掛け声を手がかりに倒れるタイミングを測り自分もその態勢をとるというようにセラピストに呼吸やタイミングを合わせはじめた。相手と呼吸やタイミングを合わせる力は対人交流を発展させてゆくうえで重要なもので，幼い遊びながら，この遊びは発達援助的な意味をもっている。

さらにセラピストは，掛け声の間を伸ばしたり縮めたりすることによってC君が，倒れるのをいまかいまかと待ち構えたり，タイミングが予想ぴったりだったり外されたりという変化を楽しめるよう工夫した。これによってC君は（さあ，次はどうするつもりだろう）とセラピストその人へも注意を向けるようになる。「他人のこころの動き」への注意・関心で，これこそが自閉症と呼ばれる子に伸ばしたいものなのである。また倒れたとき一緒になって笑いあうことで情動の波長を合わせ，

情動を共有するという経験をC君は得ている。

　お気づきのとおり，こうした遊びは，日常，親が幼児をあやしたり戯れあうなかでなにげなくやっているものにすぎない。しかし，そのなんでもない遊びに，子どもがものごとを因果関係としてとらえたり，それをもとに先を予測したりという〈認識（理解）の発達〉の糧や，相手とタイミングを合わせたり，相手がどうでるかに注意と関心を向けたり，情動をともにしたりという〈関係（社会性）の発達〉の糧がはらまれている。

　こうした日々の遊びの積み重ねをとおして，子どもは認識力（理解力）と関係性（社会性）とをのばしてゆく。遊びが発達をうながすとは具体的にはこういうことである。一般の子育てにおいては，親はその「意味」などいちいち考えるわけでなく，むしろ子どもから引き出されるようにおのずとこういう遊び（かかわり）を楽しんでいる。

　発達障害をもつ子どもとの遊戯療法は，このような親がおのずとやっている遊びをセラピストのほうから意識的・方法的にリードしてゆく試みである。そのかかわりを導く糸となるのが，精神発達論なのである。ここでいう発達論とは，何歳何カ月でこれができるようになるといった発達年表と見くらべて，この子は正常とか遅れているとかを決めることではない。精神発達とはどんな仕組みをもったプロセスで，それがどんなかかわりに支えられて進んでゆくかをとらえることである。

4 発達論的視点が必要なわけ

　発達論の視点が大切なわけを，自閉症でおおきな問題となる「言葉」を例にして説明しよう。発達論的視点をもたないばあいどうなるか。そのばあい，言葉の遅れへのアプローチは次の2つになる。

　1つのアプローチは，そこが遅れているのだから，そこに的を絞って直接にはたらきかけようというもの。代表的なものにLovaas OIという学者が取り組んだ言語発達に大きく遅れた自閉症児へ行動療法の技法を用いた言語治療があげられる。たとえば，りんごの絵をみせて「リンゴ」と言えたらご褒美をあげるという反復練習によって言葉を直接的に習得させる方法で，一時たいへん注目された。これによって，それまで言葉のなかった自閉症児が「リンゴ」と発話することがたしかに認められたからである。

　もう1つのアプローチは，そこが遅れるのはその能力を支える脳の基盤に障害（欠陥）があるためだとして，そこに的を絞るよりも，別の障害されていない能力でおぎなう方途をさぐろうというもの。たとえば言葉に大きな遅れがあれば，言葉の発達をうながすよりも，絵・写真・サインなど視覚を手段としたコミュニケーションを教えるという発想である。米国ノースカロライナ州でさかんな自閉症への総合的治療教育，「TEACCH」にこの考え方が組み入れられている。

　一見，正反対のアプローチなのだがどちらにも共通しているのは，言語能力をはじめ人間の精神機能（こころのはたらき）が，どのような条件に支えられ，どのような手順と筋道をおって獲得されてゆくのかという発達的視野から発達障害をとらえる視点に欠けているところである。とうぜん言語発達論もぬけている。

　Lovaasの方法は，なるほど子どもはりんごの絵に対して「リンゴ」と言えるようにはなるものの，実物の林檎を「リンゴ」と呼んだり林檎が欲しいときに「リンゴ」と言ったりするようにはならないという壁にぶつかった。Lovaasらはこの壁を自閉症には「汎化（ある状況下で学習した行動がそれに類した他の状況へも拡張されること）」の能力に障害があるためだとして子ども側の病理のせいにした。しかし，ほんとうはLovaasの方法が言語発達のしくみを踏まえていなかったところに壁があったのである（語学学習と言語発達との区別がついていなかった）。

　TEACCHのプログラムは工夫に富んではいるが，これは本質的にはリハビリテーションの方法論といえる。障害を固定した（それ自体は改善不能な）ものとしてとらえ，それに合わせた環境整備や，それを補完や代替する技能（スキル）を習得させて社会適応をはかろうとする考えだからである。比喩的にいえば，歩行に障害があればエレ

ベーターやスロープなど社会環境のほうをその障害に合わせ，また脚のかわりに車椅子で代替して社会適応をすすめようという発想を適用するものである。

この発想そのものは障害児・者の社会的援助やリハビリにおいておおいに役だつ発想である。ただ，この発想を発達障害にあてはめるさい，そこにみられる遅れがほんとうに固定したものなのか，発達支援的なかかわりのなかで伸びうるものなのかを検討しないまま無条件に早期から適用されるとリスクもはらむ。たとえば，重度の歩行障害者に対して，ハードなわりに達成困難な歩行訓練を強いるより，車椅子を与えて自在にのりこなせる練習をさせたほうがよいという発想は合理的なものだろう。しかし，それなりに歩行の発達が可能だったはずの子どもまで早期から車椅子にしたらどうなるだろうか。そうなれば，じっさい歩行不能で車椅子でなければ動けない人になるだろう（そして，そうなったその人を見れば，なるほど歩けないのだから早くから車椅子に習熟させておいて「成功」だったと見えてしまう）。

TEACCHの自閉症観は「自閉症児は環境の意味を理解できない（環境からの情報を処理する能力や抽象的な理解力のうまれつきの障害である）」というもので，そこには子どもはどのようにして「環境の意味を理解」するようになってゆくか，「外界の情報の処理」や「抽象的理解」の力はどんなプロセスによって獲得されるのかという発達論がぬけている。こまかく構造づけられた療育プログラムで，科学的・実用的にはみえるのだが，肝心の自閉症理解がいささかラフなのである。車椅子のたとえは極端としても，発達論的な吟味のないままTEACCHをそっくりもちこむのは慎重でなければならない。

それでは，遊戯療法では自閉症の言葉はどうあつかわれてきただろうか。言葉は人との関係がなければ生じない。だから遊戯療法を通じて関係が育てば，それによって言葉もおのずと開かれるだろうというのが，かつての遊戯療法の考え方だった。まったくのまちがいではないけれど，やはりラフでおおざっぱに過ぎ，関係から言葉への道筋がつかまれていなかった。関係にどう支えられ，どんなステップを踏んで言葉が発達するかという言語発達への理解に欠いたのである。これも遊戯療法がなかなかうまくいかなかった理由だろう。

「遊戯療法」にせよ「行動療法」にせよ他のどんな治療技法にせよ，それ自体は有用性の高い技法であっても，相手の特質や目的に適っていなければ役に立たないだろう。ケアに必要なのは，子どもに技法をあわせる工夫であって，技法に子どもをあてはめる工夫ではない。

V 自閉症の遊戯療法の実際

ここから，実際にかかわるときの留意点を，自閉症を例として述べてゆきたい。もちろん，障害の度合い，その子の発達のレベル，年齢，個性などによっていろいろなちがいが出てくるのは当然だが，ここでは基本となる考え方を述べる。

このような子どもたちとの遊戯療法では，セラピストが能動的にはたらきかけてかかわりをつくってゆかねばならないけれども，それが容易にできるくらいなら自閉症ではないのは，すでに述べたとおりである。どこにむずかしさがあるのだろうか。

1 かかわりがむずかしいわけ

せっかく，こちらがなかよく遊ぼうと手を差し伸べても，フワーッとその手を抜け出してしまう，伸べた手をさりげなく振り払われてしまう。強く接近をこころみるとパニックを起こしてしまう子もいる。なんとかはたらきかけねばと願っても，おそるおそるついてまわるだけになったり，離れて見守るだけになったり，というのが自閉症児の遊戯療法のスタートである。いや，それでよい。人間，最初からうちとけられるわけではない。

一緒に遊べないには遊べないだけの，その子なりの事情がある。あなたのせいではない。その子の事情を尊重しよう。そっと観察しながら，どんな事情か考えをめぐらしていこう。子どもによって事情はいろいろ。いくつか考えられそうな事情をあげてみたい。

①孤立が常態

自閉症と呼ばれる子どもたちは人とのかかわりの薄い，孤立性のたかいこころの世界（精神生活）を生きてきている。かなり対人関係がもてる子でもなお，かかわりの密度は一般の子とはくらべものにならないほど薄い。ながくこの世界に生きてきた子どもは，その孤立したあり方にその子なりの適応をして，独りの世界を常態化させている。そのため，その世界に他人が入りこんでくるのは，それなりに維持している適応をゆるがされることで，邪魔や侵害として体験されやすい。

　②不安緊張の高さ

　この子どもたちは皆おおきな不安のなかを生きている。自分にとってまだよく理解も対処もしきれない環境のなかを生きていかねばならないからである。正確にいえば，これは自閉症だけでなく，発達障害をもつ子ども全体に共通している。さらにいえば，幼い子どもはだれしも十分理解や対処できないことがらに取り囲まれている（だから幼児は不安が高い。ちょっとしたことでこわがり，泣く）。しかし，一般に子どもは理解力も対処力もおよばない環境世界でも，養育者をはじめ周囲の大人に頼ることによって，その支えで不安が過度にならず済んでいる。また，周囲の大人とのかかわりを通してしだいに理解力や対処力をのばして，さほど不安にならなくてもよくなってゆく。ところが自閉症のばあい，大人に依存する力に乏しいため，理解も対処もしきれない世界を支えもなくひとり生きているのである。比喩的にいえば，未知のジャングルを孤独に探検しつづけているみたいな状態にあり，不安緊張の高さは当然だろう。こういうばあい，知らない他人の不用意な接近はいっそう不安や緊張を高めるもので，回避（避難）をひきだしてもふしぎはない。

　③知覚の過敏性

　この子どもたちはしばしば知覚が過敏で，さほど強くないはずの知覚刺戟でも過度に強く感受する傾向がみられる。うまれつきの過敏さゆえに発達早期の愛着の形成につまずいてしまうのではないか（ふつうなら愛着をうながすここちよいはずの刺戟が，過敏性ゆえに不快な過剰刺戟となって愛着をさまたげるのだ）と考える研究者もいる。

また，うまれつきばかりでなく，②で述べた不安緊張が知覚世界を過敏で脅威的なものにしているとも考えられる（だれしもジャングルを歩いているときは耳を尖らし，小さな物音にも過敏にとびあがるだろう）。さらに言えば発達に遅れるということは，まわりの世界を意味や概念を通してとらえ分けるわざの獲得に遅れることを意味し，そのぶんだけ直接の知覚に頼ってまわりをとらえ分けている度合いが高い。これが知覚の過敏さ（プラスにはたらけば豊かさ）として現れると考えることもできる。

　このようなわけで，笑いかけや話しかけ，身体接触などふつうなら親和的な接近も不快な刺戟や脅威として体験されるかもしれない。

　これらの事情は，それひとつだけというわけではなく，しばしば互いにからみあった関係になっている。こんな事情だから，すぐにかかわりがもてなくても焦らなくてよい。これらの事情を頭において，この子のばあいはどうなのだろうとゆっくり観察をしよう。このようにその子のこころのなかではどんな体験が起きているかにあれこれ推測をめぐらしながら，かかわりの糸口を手さぐりすることが大切になる。そっと手さぐりをいれつつ観察する，つまり「関与しながらの観察」である。

2 かかわりの糸口

　自閉症の子どもも人とのかかわりにまったく無関心なわけではない。一般の子どものそれにくらべたらかかわろうとする力がずっと弱いだけで，それに加えて，上のような諸事情がかかわりをさらにもちにくいものにするため，対人的なかかわりの世界から遠のく方向へ悪循環が生じやすいのである。

　目を合わさぬようでいて目の隅でチラッとこちらの姿をとらえたり，接触を避けるようでいて，何かの拍子にこちらの身体の一部にフッと触れたり，子どものほうからかすかな「かかわり」の糸口を示すことに気がつくだろう。たとえば，こんなふうに；

テーマB　児童精神医学・診断と治療の仕組み

第Ⅲ部　治療と治療システム

事例D：初回のプレイである。プレイルームに入ってもセラピストをみようとしない。一度，こちらの顔をちらりと見たが，セラピストがその視線をとらえ返そうとするとすっとそらした。落ち着かず，棚のおもちゃを手にとってもすぐに放してふらふらと歩き回っている。セラピストはどうしたらよいか思いつかなかったが，「この子もどうしてよいかわからず，手さぐりで探索しているだろう」という考えが浮かんだので，むりをせず子どもの動き全体をしずかに追うようにした。目の隅でセラピストにちらっと視線を送る瞬間があるため，こちらを意識していないわけではないとわかった。しかし，近づこうとするとさりげなく離れたり，身をわきに逸らしたりする様子から，セラピストへの警戒や，この場への不安緊張がうかがわれた。

そこでセラピストは，子どもがこちらを見ようとすればよく目に入り，しかし不安になるほどは接近しすぎない距離を選んで，おだやかに傍らにいるようにこころがけた。そうするうちに徐々にながら，セラピストが近寄っても身体をわきにかわすことがなくなり，ふと，子どものほうからセラピストに近づき，そっと膝に触れてみるようになった。ただし，触ってもすぐ手を離し，触るときも顔は逸らしており，まだためらいがちの様子ではあるが。

子どもがふっとみせるかすかな接近のサインへのめざとさ（アラートネス）が大切。自閉症をはじめて報告した児童精神医学者 Kanner L は「この子どもたちは用心深く触手をのばしながら，少しずつ共同世界に歩み入ってくるのだ」とすでに最初の論文で述べている。その「触手」のかすかな動きに，こちらがタイミングをのがさず，そっと合わせながら，少しずつ一緒に遊ぶ世界へと誘ってゆけばよい。

事例Dは，子ども側の事情でいえば「②不安緊張の高さ」が前に出ているケースであろう。セラピストはそれを察して，子どもを脅かさないように接し，プレイルームやセラピストに子どものほうが徐々に慣れるのを待ったのである。また「③知覚の過敏性」へ配慮して，急な接近をさけ，距離をたもって，しずかなひっそりした雰囲気で接するようにこころがけている。

この例にみるように自閉症児はしばしば目をあわせること（アイ・コンタクト）がむずかしい。一般に乳児にとって養育者とまなざしを合わせることが愛着形成のチャンネルのひとつになっていることを考えると，ここにもこの子どもたちの「かかわり」を自分のほうから育む力の弱さがみてとれる。

アイ・コンタクトの問題について，自閉症児は人とのかかわりを拒むために意図的に視線を避けるのだとする考えから，人の目とかぎらず自閉症児はなにものにも持続的な注視ができないのだとする考えまでいろいろ出されてきた。しかし，「目を合わせる」とは，一方では（恋人同士のときみたいな）深い愛着や強い関心を示す行為だけれども，他方では（森で野獣にあったときや気心の知れぬ人に対したときみたいな）危険や不安を招く行為でもありうる。また過敏性が高ければ，「目」とは強すぎる刺激（脅威）となるかもしれない。人間の目とはけっこうこわいものなのである。

事例E：セラピストに関心を示さず，プレイルームのなかをうろうろと歩き回っている。トランポリンに上がってみたり，ブランコをゆすってみたりしても，長くは続かず，すぐほかに移ってゆく。セラピストが接近するとうるさそうに払うそぶりをみせ，相手にしてもらえない。そのうち外庭に続くドアに気がついて，開けようとするがうまく開かずノブをがちゃがちゃさせはじめた。プレイルームの外に出すのはどうかと迷ったが，子どもの熱心な様子に「ひらけぇ，ゴマ！」と唱えながらドアを開けてやった。子どもはセラピストにちらりと目をやった。

通常，子どもたちはまわりの大人に深く依存して生活しているのに，自閉症児はその依存の度合いが格段に低い。事情①のように「孤立が常態」で，ひとに頼ることわずかなまま，ひとり生きている。いうなれば「自立性」が高い。しかし，幼い年齢段階で自立して独力でなせることや身につけられることはわずかだから，けっきょくはきわめて狭い行動レパートリーと幼い発達段階になが

く足踏みしてしまう結果となり，社会的な自立におおきく遅れてしまう。ほんとうの自立には，なによりまず依存が欠かせない。

この子はプレイルームを探検しているのだけれども，「自立性」が高く，探索をまったく単独行動として自分ひとりでしている。ドアも自力で開けようとするのだが，うまく開かない。それを見てセラピストは手助けをした。しかし，ただ開けてやるだけでは，この子にとって自動ドアと同じなので，「ひらけ，ゴマ！」と声をかけ「この人が開けてくれた」ことを少しでもくっきり印象づけようとしたのである。自立から依存へ，依存から協同へと少しずつ共同世界へと歩み入らせてゆく，これはその最初のはたらきかけである。

3 かかわりの発展

最初はひとりでふるまっているかのようだった子どもが少しずつセラピストを意識するようになれば，それはもう立派な「関係」である。自閉症の遊戯療法のすべりだしは，不安や脅威をあたえないようにこころを配りながら，その関係を足がかりに少しでも場面や体験の共有をこころみてゆくことにはじまる。

事例F：夏のプール遊び。子どもはプールに入らず，ひたすらプールサイドの水道をジャージャー流しながら，頭をかたむけて見入っている。「ねえ，ねえ，プールに入ろうよ」と誘っても，動かない。セラピストが先に入って「ほら，ほら」と楽しそうに水を跳ね返しても，目もくれない。プールではいつもその繰り返し。

しかたがないのでセラピストもプールサイドで一緒に水道を眺めていた。すると，蛇口からの水流にゆらぎがあって，それによって水の線がよじれたり，跳ね返る水が陽光にきらめいたり，排水溝に吸い込まれる水音の音色がかわるのを子どもは確かめている様子に気がついた。右手でカランを握り，それで水量を微妙に加減しつつ，水の変化を見ている。「へえ，おもしろいねえ」と感心すると，チラッと微笑をみせた。

砂遊びや水遊びの場面でよくあるこうした行為を，自閉症の「常同行為」「こだわり」として（つまり症状として）かたづけてしまえば，それまでである。その行為が，そのときその子にはどんな体験となっているかを観察し，推測し，こちらがそれを「共有」するところからかかわりがはじまる。自閉症児が私たちの共同世界に用心深く歩み入るのを援助するためには，まずこちらがこの子たちの体験世界に歩み入ることが先だからである。

ここでも「遊びの意味」をよむことが求められるわけだが，一般の遊戯療法では内面世界の「象徴的な表現」としてよむ方向にかたむくのに対し，自閉症ではそこで起きている「現実的な体験」としてよみ，それがどんな体験になっているかを推しはかって追体験（共有）する方向をとる。その場で生じているその子の体験や感情や気持ちを推しはかり，理解すること（つまり「受容」）に努めるのである。

自閉症とは「他人のこころのうちを推測する能力の障害」だとする説（心の理論障害説）を唱える学者もいる。けれども，他人のこころを適切に推しはかる力がつくためには，その土台として，自分のこころが他人から適切に推しはかられ，それにかなった対応をなされる経験の積み重ねが必要だろう。この子どもたちに対して「ひとのこころが推しはかれない」と言う前に，私たちのほうこそ，この子どもたちの体験世界がどんなものか，そのこころの内側をどれだけ推しはかり追体験できているのかを省みたい。

この子どもたちのこころの世界を追体験（共有）する助けに，その知覚世界にふれておこう。知覚は体験の窓口だから。これは事情③の「知覚の過敏性」ともつながっている。その世界は次のようなものである；

> 赤ん坊は生まれた当初から私たち大人が知覚しているのと同じにまわりを知覚しているわけではない。はるかに混沌とした「生(なま)の感覚刺激の世界」としてまわりを知覚している。この時期，赤ん坊が知覚している世界は，まだ「意味」をもたないさまざまな色彩やかたちや音声などが入り乱れている感覚刺激の世界である。その知覚世界をしだいに秩序づけ，やがて意味を通して世界をとらえ

てゆくのが「知覚的認知の発達」のプロセスである。

子どもがこのプロセスを首尾よくたどるためには、すでに意味を通して世界を知覚し、秩序づけている大人との能動的なかかわりが必要である。そのかかわりにうすい自閉症の子は、そのぶんだけ混沌とした感覚世界、「意味」を通さない生の知覚世界にながくとどまらざるをえない。これは不安と脅威にみちた感覚世界でもあり、他方、ヴィヴィッドで直接的な独自の豊かさをもった感覚世界でもありうる。この両面は、発達をとげた自閉症者が幼児期をふりかえった手記をよむとよくわかる（ドナ・ウィリアムズの『自閉症だった私へ』など）。

たとえば、風に木々の若葉がいっせいにゆれている光景にであったとしよう。私たちはそれをいちいち意識しなくても「風」によって「葉」が「揺れている」ところだというふうにおのずと言葉（意味）を介して眺めている。そのうえで新緑がきれいだなとか今日は風があるなとか感想をもつ。それ以上でも以下でもない。しかし、より生に知覚する自閉症児のばあい、それは得体のしれぬ明暗の乱舞とざわめきで不安をさそわれる光景とみえたり、あるいは鮮烈な光彩のきらめきで魅入られる光景とみえたりするのである。

もちろんこの子どもたちも知覚のありかたを発達させてゆく。けれども、人に依存し人とのかかわりを通してものごとを身につける度合いが少ないだけに、知覚世界を意味づけ秩序づけてゆく際も、まわりの人々との共有性に乏しいその子独自の意味づけや秩序づけにかたむきやすい。かれらの一見理解しがたい行動やこだわりの背景に、こうした事情がひそんでいることがしばしばである。

追体験の一方法として、実際にその子の行為を、その場で（その場でできなければ遊戯療法のあとにでも）セラピスト自身、まねしてやってみるのがよい。「あ、なるほど、水道の水がこんなふうに楽しめるんだ！」とか、気づくことがある。つまり、その子を「模倣」してみるのである。

模倣とは、他者の体験を自分も共有しようというこころのはたらきのあらわれである。人とのかかわりの遅れる自閉症にあっては模倣の発達が遅れ、また模倣の遅れがさらにかかわりの発達を遅

らせる。そのような子どもに対してはセラピストのほうから模倣をこころみて少しでも共有をはかる努力をしてみよう。

子どもの体験のあり方を理解（共有）するとともに、子どもの行動そのものをいかに共同の体験にしてゆくかの工夫が大切。ともすればひとり遊びにおちいりやすい子どもの遊びにセラピストが「場」をともにするところからはじまって、「遊び」自体をともにする、さらに「やりとり（関係性）」を楽しむ遊びにするという方向へとリードしてゆくのである。その子の興味のあること（楽しめること）を最初の接点にして、共同の体験をつちかってゆきたい。

事例G：子どもはトランポリンがお気にいり。最初のうち、セラピストの介入を避けひとりで跳びたい様子だったので、セラピストはトランポリンのわきから子どもに呼吸をあわせて「いち、に、さん」と声を掛けるだけにしていた。そうするうちに子どもは掛け声を意識する様子をみせはじめた。そこでトランポリンの端に上がってみたが別にいやがらなかったので、トランポリンの上で掛け声をかけるようにした。次に様子を見ながらセラピストも一緒になって跳んだ。はじめはただ跳んでいたが、やがてG君の手を取って跳び、掛け声によってジャンプの高低に変化をつけるようにしたところ、はしゃいだ声を上げた。

ここで目をむけたいのは、一緒にジャンプするという行動の共有ばかりでなく、それを通して楽しさが共有されていることである。掛け声に同調して子どもが声を発する、ジャンプの瞬間に目が合う、ほほえみがかわされる、など情動の波長がかみあうようになってきている。幼いかたちだが、情動的な交流がこの遊びのなかで生じているところにポイントがある。なぜポイントかを次にかんがえてみよう。

4 情動の共有

乳幼児が私たちのもつ共同世界へ歩み入るための最初の、そしてもっとも大切な導きの糸は、まず養育者との間でかわされる情動の共有である。Stern DN という学者は母子相互作用の観察研究

からこれをとらえ,「情動調律（affect attunement）」と名づけている。なお,情動とは感情といってもよいのだが,使いわけるときには「感情」はより社会的な気もちの動きを,「情動」はより身体に近いプリミティブな気もちの動きを指すことが多い。情動調律にSternがあげている例；

例：生後9カ月の女の子が,おもちゃにとても興奮し,それをつかもうとする。それを手にすると「アー！」という喜びの声をあげ,母親のほうを見る。母親もその子を見返し,肩をすくめて,ゴーゴーダンサーのように上半身を大きく振ってみせる。その体のうごきは,娘が「アー！」と言っている間だけ続き,同じくらい強い興奮と喜びに満ちている。

例：生後9カ月の男の子が,母親と向かい合って座っている。手にはガラガラを握り,楽しそうに,ふざけながらそれを振り回す。それを見ながら母親は,息子の手の動きにあわせてうなずきはじめる。

日常の育児でよくみるほほえましい情景だろう。養育者はほとんど無意識のうちにおのずとこうしたかかわりを子どもから引き出される。ここには母子間の情動が互いに溶けあうようにかみあって,一体のものであるかのように共有されている現象がみられる。この体験を乳幼児は日々重ねて,発達の糧としているのだ。

精神発達とは何か。ひとことでいえば,生物学的な個体（孤体）として産み落とされた子どもが社会的・文化的な共同性を身につけ,人々の共同世界に歩みいってゆくことである。さまざまな行動様式を共有し,言語を共有し,ルールを共有し,文化を共有し,この世界を共有してゆくことである。人間のこころ（精神機能）とはふしぎである。あくまで個々人の脳のなかで生起しているものでありながら,その脳の外に深く広くひろがった共同性（共有性）をもつことを本質としている。その意味では,こころの世界は脳の内側の世界ではない（脳を調べるだけでは,こころはわからない）。裏返せば,発達障害とはなんらかの共有の遅れとしてあらわれてくる。

情動調律の研究は,産れ落ちた子どもがさまざまなものを私たちと共有して共同世界に歩み入る重要なステップが「情動の共有」にあることを示唆している。自閉症を初めて報告したKannerの論文は『情動的交流の自閉的障害（Autistic disturbance of affective contact）』（1943）というタイトルだった。だが,その後の自閉症研究は「認知」（知的理解）の障害説にながれ,情動への着眼をいったん捨ててしまった（情動的交流といった視点から自閉症を考えるのは「脳」の障害である自閉症を「心理」的にとらえるもので,しかも交流の相手である養育者を責めるものだとして禁圧してきた）。

しかしいち早く情動的な交流につまずきがあるとみたKannerの臨床眼は,やはり,急所をとらえていた。自閉症とは,こころの世界を人々と「共有」してゆくことの遅れをなによりもくっきりと示す子どもたちである。そして,その遅れは「情動の共有」の遅れにはじまっている。かれらへの発達的な援助には,情動を共有するという体験がまず前提なのである。

事例H：3歳半の男の子。トランポリンのうえでオンブを求める。背中にオンブして跳んでやるとうれしげに声をあげる。跳びながらふりむくと笑顔だった。「げんこつ・やまの・たぬきさん・おっぱい・のんで……」と調子よくアクセントをつけて歌い,それにあわせて跳ぶ。まだ言葉のない子だが,歌にあわせるように小さく声をあげはじめたのに気づく。うれしくなって,ふりかえりふりかえしながら跳んだ。ふりかえるたびに目があう。

Sternの例でもわかるように情動調律（情動の共有）は楽しい情動に生じやすい。よいもののほうが共有しやすくてとうぜんだろう。遊戯療法で楽しく遊べることをめざすのも,まさにこのためである。

しかし,泣き叫んでいる幼児を母親が「悲しいのね,よしよし」と抱いてさすったりそっと揺すってやったりしてなだめて,母親の腕のなかで幼児が泣きじゃくりながらしだいに落ち着いてゆくというプロセスには,やはり情動調律がはらまれている。ひとりでは処理できない悲しみや苦痛を

母親がわかちもってくれることによって慰撫され、母親の落ち着いた情動を自分も共有して落ち着いてゆくプロセスだからである（子どもと一緒になって母親も泣き叫ぶことが情動の共有ではない。それはめいめいが情動にまきこまれ、いっそう刺激しあっている状態でしかない）。

不安定な情動、混乱した情動は、とうぜんながら調律（共有）はむずかしい。事情②③のような高い不安緊張や知覚の過敏さのなかを生きている自閉症の情動は不安定で混乱しやすい。これも自閉症において情動の共有が遅れるわけだろう。もうひとつ、大きなわけがある。事情①のように大人に依存しようとするこころのはたらきが弱いため、子どもの側から調律（共有）を引き出すこころの動きに乏しく、そのため共有がおおきく遅れるのである。ネガティブな情動にみまわれたときも、それを大人にわかちあって（共感して）もらい、それを支えに混乱をおさめたり気持ちをもちなおしたりするすべを知らない。そのため混乱した情動を独力で処理せんとする努力が常同行為（こだわり行動）を生んだり、処理しきれずパニックとなったりする。これらは鶏が先か卵が先かというように循環しあい、からみあった関係を形成している。

この子どもたちがパニックをおこしたときは、泣き叫ぶ子をお母さんがなだめるやり方をまねしてみるのがよい。

> 事例Ⅰ：一瞬のことでなにがあったかわからないうちにⅠ君は「きいっ！」と怒りだした。地団太をふむように身体を前後に揺する。「やだったんだね。でも、だいじょうぶ……だいじょうぶ……」と小声でしずかにささやきながら、身体の揺すりにリズムをあわせるようにして背中をおだやかになぜてやるうちにパニックはなんとかおさまった。

リズミカルでおだやかな刺戟には、情動の興奮をしずめるはたらきがある。これでおさまらなければ、「落ち着くまでこうしていようね」としずかにしっかりと抱き締めて鎮静を待つ。こういうときはセラピストにはおだやかだがキッパリした姿勢が必要である。パニック行動を物理的に押さえつけるというよりも、セラピストの落ち着いた情動を少しでも子どもにつたえ、それによって子どもに自分の情動がしずまってゆく体験（情動の共有体験）をもたせることが目的である。この体験が情動のコントロールを身につける第一歩となる。

ここまでお読みになっておわかりのように発達に遅れをもつ子どもとのの遊戯療法の原点(原型)は、一般の子育てにおいて養育者が日々おこなっているかかわりにある。発達支援なのだから、養育的なアプローチが基本になるのはけだしあたり前といえようか。

ただし、一般の子育てでは、養育者の側がことさら意図するまでもなく、子どものほうからそのかかわりを自然にぐいぐいと引き出してくれる。自閉症と呼ばれる子たちはその力がとても弱いので、大人の側が積極的・能動的にかかわりをもってゆく努力が必要とされるのである。しかも、①②③などの事情があるため、それもかんたんにはもてず、固有の配慮や工夫、根気とねばりが求められる。ここにちがいがある。

5 かかわりの現実性

自閉症における遊戯療法は、子育てというきわめて日常的で現実的なかかわりを原型としている。ここからも発達障害をもたない子における遊戯療法とのちがいがあらわれる。後者は非日常的な時空のなかで子どもの内的なファンタジーを展開させることが中心なのに対して、前者は日常的・現実的な共同世界へ子どもを導きいれてゆくかかわりが中心となる。

たとえばMelany Kleinの遊戯療法では、親を治療に参加させるのは子どもの内面世界の自由な発露や展開をさまたげるおそれがあるとして避けられた。Anna Freudのほうは親の参加を重視したけれども、親子並行面接のシステムをとり、子どもの遊戯療法と親の面接とを部屋も担当者も原則として別々にわけた。いずれも遊戯療法の「非日常的な時空」を厳密にまもるためである。プレイルームと日常生活の場とを、無関係ではないが、原理的には別次元（ファンタジーの次元／現実の次元）の世界とするのである。

これに対して，自閉症での遊戯療法は日常の現実世界と直接につながっている。成長の場である家庭と切れていたり子育ての担い手である親と分離されていては発達の援助はすすまない。また，プレイルームの「非日常性」をKlein的，Freud的厳密さでまもらなくてよい（いや，まもってはならない）。遊戯療法のありかた自体が「日常性・現実性」の高いかかわりだからである。

その子がどんなこころの体験をしているかを推しはかりつつかかわる大切さを強調したけれども，このためにはプレイルームのなかのその子を観察しているだけではたりない。プレイルームと日常生活の場は，そっくり同じではないが，別次元ではなく地続きの世界だからである。意味を読みとるコツで「①意味は広い視野から」と述べたが，自閉症と呼ばれる子と関わるばあい，これがとりわけ大事になる。日々の生活のなかでその子がどんな体験をしているかと照らし合わせて，はじめてその意味を汲みとれる行動が少なくないからである。

子どもの心理療法でしばしば定番化している「並行面接」ではなく，プレイルームに親も入ってもらって子どもの遊びをみてもらう，遊びに参加してもらうなど，子どもとの遊びそのものを親と「共有」してゆく工夫が求められる。週に1回，2週の1回の数十分のプレイルームの遊びだけで子どもの発達が支えられる道理はなく，そこでの体験が日常の遊びのなかに持ち帰られることに治療的な意義があるからである。

6 自閉症にあらわれるこだわり

自閉症にしばしば見られるものに，ひとつのパターンに固執し，変化をおそれる「こだわり」がある。たとえば；

> いつもコーラのビンを持ち歩いていて離さない。お母さんと一緒に通園する道順が同じでなくてはだめで道路工事でいつもの道が通れなかったらパニックを起こしてしまった。子ども部屋の絨毯を取り替えたらパニックになり，もとの絨毯にもどすまで落ち着かなかった。棚に並べてある食器の配置にこだわり，いつも同じ位置に並んでいないと承知しない，などなど。

遊戯療法の場面でも子どもによっていろいろなこだわりが見られることが少なくない。こだわりに終始して，そのため，遊びが発展しなかったり，なかなかかかわりがもてないケースもあり，こんなときセラピストは困る。こだわりの理由にはいろいろあるように思われる。いくつかあげてみよう；

1つ目は，発達の途上でどんな子どもにも多かれ少なかれみられる現象としてのこだわりだろう。子どもはみなじゅうぶん理解したり対処したりできない世界を生きているため，自分なりに理解可能・対処可能なパターンにしがみつき，なれないパターンや新しい状況に不安をもつのがふつうである。一般には理解や対処の力が発達するにつれて，この種のこだわりは消えてゆくのだが，発達が遅れる子どもはながくこの状態にとどまることになる。だから精神遅滞（知的障害）と呼ばれる子にもこだわりはつよくみられる。

ふつう子どもは理解や対処能力のおよばない状況におかれれば，まわりの大人に頼って安心を得て，それを力にあらたな状況になじんでゆく。また，まわりの大人がどうするかを観察模倣して，対処法のレパートリーを増やしてゆく。自閉症では，ひとに頼りひとに真似ることが薄いため，なじんだ自分だけのパターンへのしがみつき（こだわり）が強くならざるをえないのである。歩きなれた道でないとパニックを起こしたりするのは，これであろう。

2つ目は，前にのべた自閉症児の知覚世界の特徴によるものだろう。自閉症児は「意味」を通してまわりの世界をとらえることに遅れるため，混沌とした生の感覚世界にいる度合いが高い。「自分の部屋」という「意味」を通して部屋をとらえている子どもにとっては絨毯の色がかわっても，そこが「自分の部屋」であることにかわりはない（新しい絨毯が気に入るかどうかという問題はあっても）。しかし，まだ「意味」を通してまわりをとらえられないばあい，子どもは直接の知覚を手がかりに部屋をとらえている。そのため，絨毯がかわっただけでそこは光景が一変した別の部屋となってしまう。つまり，自閉症の子に目立つ強いこだわりとは，混沌とした知覚世界をその子が自分なりのやり方でなんとか秩序づけようとする懸命

3つ目に、不安や情動のコントロールの問題がある。こだわり行動が無理に止められるとしばしばパニックがおきるということは、逆にいえば、自閉症児はこだわり行動によって不安や情動の混乱をなんとか処理しようとしている可能性がかんがえられる。「情動の共有」のところで、一般に幼い子どもたちは不安や情動の混乱にみまわれたとき、それをまわりの大人に分かちもってもらうことで処理すると述べた。これに対して、ひとへの依存性のよわい自閉症では自分ひとりで処理するすべしか知らない。しかし、そういうものを自力だけで処理するのはもともとむずかしいうえ、発達に遅れがあれば処理法のレパートリーもかぎられている。

　なじんだ行動を反復して安定を求める、前にこうしたらよかったというパターンにしがみつく。これが、この子たちにとってはなけなしの処理法なのである。これは外からみれば常同的、強迫的なこだわり行動になる。これによってうまく処理できれば、それで行動はおさまるわけだが、そうはうまくいかない。しかし、ほかに方法を知らないのだから、無効であってもこれを繰り返し続けるしかなく、こだわり行動はエスカレートや常態化をまねきやすいのである。

　こうしてみると「こだわり」は、障害的な異常行動というより、なんとかまわりの世界に適応する努力のあらわれとみることができる。ほんらいはひととのかかわりから学ばれ、ひととのかかわりによって処理されるべきものが、孤立した対処行動としてなされているため、結果的にはうまくゆかず、しばしば困難なすがたをとらざるをえないのだけれども。そのうえ、こだわりのつよさが体験世界の拡大を妨げ、行動がいっそうせまくかぎられてしまうという悪循環が生じる。

　こだわりへの対応は、直接やめさせようとするのではなく、かといってさせるがままにしておくのでもなく、それ自体をかかわりの足がかりにしてゆくことだろう。

事例J：セラピストにおんぶされてトランポリンで跳ぶのを楽しむようになったが、毎回それに固執するようになった。部屋に入ると一目散にトランポリンに駆けつけおんぶを求める。終了時間がきてもやめられない。ほかの遊びにさそってもがんとして拒む。どこかパターン化しており、トランポリンが「こだわり」になってしまったように思われてきた。体力的にもたいへんだし、遊びが固定されてひろがらない気がする。そこで、あるときトランポリンの途中で「今日は輪投げしようか」と声をかけ、「輪投げ、おもしろいよぉ」とセラピストが先にトランポリンをおりようとした。輪投げは前になんどか楽しんだ遊びである。しかしJ君は「やだぁ！」と悲鳴をあげ、おりようとするセラピストの腕をぎゅっとつかんで、ひっぱりあいになった。

　パニックをひきだしたのを失敗と思わなくてよい。ここではトランポリンに固執する子どもと別の遊びにさそおうとするセラピストの「対立」というかたちで、ある意味で深い「かかわり」が起きようとしているとみることができるからだ。セラピストへの「おんぶ」がこだわりになっているようにすでにふたりにつながりができていることが、それを可能としているわけだが。ただし、ここでパニック（情動の混乱）のままで終わってしまっても、子どもを許容してやっぱりトランポリンばかりを続けることになっても、かかわりは発展しないだろう。ここが遊戯療法のむずかしいところ。

　常同的な行動パターンを、すこしずつ相互性をはらんだパターンへとリードしてゆくことが必要である。たとえば「じゃあね、あと15回跳ぼう。15回跳んだら輪投げしたいなあ。さあ、J君もいっしょに数えて。そうしたら跳ぶね」と提案してみる。制限を設定すること、いっしょに数えることで常同的になっているジャンプに相互性をもちこんでゆくことをめざすわけである。むろん、15回跳んだら、すっと輪投げに移れるようならこだわりではない。押したり引いたりしながら「うーん、じゃ、あと10回だけおまけ」「特別サービス、あと5回！」「えい、負けた、あと1回」と減らしてゆき、それ以上は減らせないから「もう、なくなってしまいました。トランポリンおしまい。こんどは輪投げ」とゆずらないとか。それ

が落ち着いたキッパリした態度でしめされるなら，そんなに脅威や侵入的なものにはならない。

VI 行動療法的アプローチ

最後に行動療法にも少し触れたい。子どもは遊びだけで育つわけではない。子育てでは親はわが子と遊ぶばかりではなく，しつけというかかわりをもち，これも大切な発達の糧である。発達障害へのケアにおいて，遊びを通して発達する側面を方法化すれば遊戯療法，しつけを通して発達する側面を方法化すれば行動療法。

治療理論上，両者はまったく別個の方法として分けて扱われることが多い。水と油のように思われていた時期すらあった。しかし，これはいってみれば療法家の頭のなかの都合で，子どものほうは「いま遊戯療法を受けているんだ」とか「これは行動療法だな」とか区別して臨んでいる次第ではない。子どもに大切なのは，それが自分にとって安心がまもられつつ生き生きした興味や能動性が引き出される体験か否かで，ふだんの遊びやしつけは一般にそういう体験を子どもたちに与えている。さらに日常生活では子どもにとって遊びやしつけは切り離されず，同じ家庭を場に同じ養育者の手で重なりをもって与えられているはず。

発達支援のための行動療法的アプローチは上の構造を内にはらむことになる。たとえば，事例Jのトランポリンでのかかわりは「遊び」のかたちをとっているけれど，行動療法的な性格をはらんでいることはすぐわかるだろう。一般にも「遊び」は「練習」という側面をしばしば内在させている。

行動療法の基本を子どもにも通じる言葉で平たくいえば，ポイントは3つである；

①やれるところから少しずつやってみよう。だんだんできてゆくよ。
②思い切ってやってみよう！ 案外，大丈夫だよ。
③自分でやれるよ。ほら，すごい，できるじゃない！

いずれも生活の中で機会のあるつど養育者が子どもにかけてやっている言葉だろう。ただそれだけではなかなかうまく伸びられない子どもたちへの援助として，基本的には同じことをより技法化したかたちでおこなうことになる。

①でやっても実際にできなければ失敗感を強いるし，②で思い切ってやったらちっとも大丈夫でなかったとしたら大変である。③の自分でやれるという能動性や自信の育みを逆に損なってしまうにちがいない。いまこの子がやれるのはどこまでか，どんなサポートをすればさらにもう一歩ができるのか，やってもほんとうに大丈夫なところに来ているのか。それらの的確な秤量が必要で，そのため，丁寧できめこまかな行動観察こそが行動療法のかなめとなる。深い観察力によってそれらをたえず読みとりながら，それに基づいて①②③を治療者がリードしてゆくのが行動療法であろう。

VII むすび

子どもの遅れに気づいて専門機関を訪ねた親ごさんから「自閉症」とか「広汎性発達障害」という障害名を「告知」されただけで，親としていま何ができるのか，この子にこれからどう関わればよいかの具体的なアドバイスが得られない，との訴えをきくことがある。

本稿が，プレイルームでのかかわりにとどまらず，家庭で親が子どもに関わる目安ともなればさいわいに思う。子どもは圧倒的に多くの時間を家庭で過ごし，そこがほんらいの遊びの場なのだから。自明のことながら，子どもは訓練室やプレイルームのなかで成長発達してゆくわけでない。家庭や園や学校でのふつうの日常のなかで育ってゆく。心理治療とは，その日常が少しでもよき育みの世界になるための小さな支援である。

注
1）本稿は愛知教育大学治療教育センターにおいて遊戯療法を実践する学生用に私家版の手引きとして作成したものを原型としている（2002.6.15）。同センターで毎週積み重ねてきたケースカンファレンスにおける参加メンバーとのディスカッションに多くをおっている。記して感謝する。
2）論中の事例は，愛知教育大学治療教育センターにおける実践例を中心とし，刊行されている事例からいくつかを選んで加えたものである。例示にあたっては匿名性保護とポイントを簡明にする目的から内容の一部や表現に手を入れた。文責は筆者にある。

第3章 社会療法

a．思春期の社会療法：デイケア，SSTなど

森岡由起子・山本佳子

I 思春期における社会療法の位置づけについて

　思春期に精神疾患や発達障害と診断された際に，医療機関では，その疾患や発達障害に注目して，症状や不適応状態を改善するような治療的な働きかけを行うことが優先されるように思われる。医療機関における治療がこのような医学モデルに基づいたものであるのは当然であるが，思春期の精神医学的な治療は，症状や不適応状態の改善だけで終わることは少ない。例えば，神経性無食欲症に罹患した時に，入院による身体管理，薬物療法，行動療法，家族カウンセリングなどが行われるだろう。時に応じて，個人心理療法，家族療法なども施行されるかもしれない。しかし，神経性無食欲症から回復するまでには，何年もかかることは希ではない。そして，神経性無食欲症に罹患した思春期の女子が，回復した後に友人関係の問題や学校への適応に困難を感じることは少なくない。疾患から回復しても，長い治療の間に同年代の子どもたちの発達から取り残されてしまったり，同年代の仲間との交流の体験が十分に持てなかったりすることが，このような問題の背景となっている。このことは，神経性無食欲症に限らず，重症の強迫性障害，双極性障害など，治療によってかなり改善する可能性はあるが治療に長期間を要する疾患に共通した問題である。また，友人関係上の問題や学校への適応上の問題，不登校などを主訴として精神科を受診する思春期の子どもたちも少なくない。この場合，治療の主眼は，対人関係に関する発達を支援することになる。さらに，統合失調症や広汎性発達障害などの長期にわたり継続する疾患や発達障害の場合には，同年代の仲間との交流の体験を持つことが困難な状態が続く場合も多く，その場合も仲間との交流体験の場を提供し，対人関係のスキルを向上させる支援を行う必要が生じる。

　思春期の子どもは，身体の急激な変化，親からの分離・自立，仲間集団との交流，異性との交流，社会参加の方向性の模索などのさまざまな発達上の課題に直面し，そして同一性の確立への道筋を歩んで行くことが求められている。その急速な変化と多様な発達上の課題に向き合いながら発達していく際に支えになるのは，両親を中心とした家族と仲間集団である。特に親からの分離や自立が課題になっている思春期の子どもにとっては，仲間集団への参入の体験は，不可欠と言ってもよい。仲間との交流が，両親との葛藤的な関係の中で孤独に陥りやすい子どもの心の拠り所になり，価値観や視野を広げると同時に，対人関係の練習の場にもなるからである。思春期に長期にわたる精神疾患に罹患したり，発達上の躓きが長引いたりした場合には，仲間集団との交流の体験の不足を補い，その子どもの社会的発達を支援するための治療環境が必要になるのである。つまり，思春期の臨床においては，個人的な治療や家族への支援に加えて，仲間体験の場を提供し対人関係や社会生活に関するスキルを向上させることを目的とした社会療法が重要な位置を占めることになる。

　それでは，社会療法には，どのような方法が含まれるのだろうか。実は，社会療法という言葉には，明確な定義がある訳ではないし，心理療法（精神療法）との境界線もあいまいである。心理療法は，治療を行う専門家から患者への助言や専

社会療法　第3章

思春期の社会療法：デイケア，SSTなど（森岡由起子・山本佳子）　a.

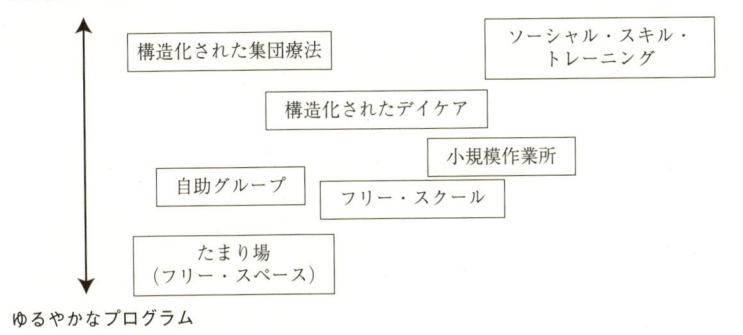

図1　思春期臨床における各種社会療法の位置づけ

構造化されたプログラム ↑
- 構造化された集団療法
- ソーシャル・スキル・トレーニング
- 構造化されたデイケア
- 小規模作業所
- 自助グループ
- フリー・スクール
- たまり場（フリー・スペース）

↓ ゆるやかなプログラム

交流を重視 ←→ スキル習得を重視

門家と患者との交流を媒介として行われ，一定の理論に基づき，治療の枠組み（場所や時間，治療的な交流の方法など）がほぼ固定されているという特徴を持っている。それに対して，社会療法は，生活の場に近い設定の中で，通常は複数のスタッフが関わり，スタッフと患者が共同して，作業やレクリエーション，遊びなどの集団活動を行う中で，対人的な交流の体験をしたり，社会の中で生きていくためのスキルを学んだりすることを目指す治療と言えるだろう。集団療法やソーシャル・スキル・トレーニング（SST）などは，心理療法と社会療法の境界線上に位置している。社会療法と心理療法の境界線があいまいなので，心理社会的介入とか心理社会療法という言い方をして，より包括的な表現をすることもある。ただし，心理社会療法という言葉を社会療法と同じ意味で使っている人もいる。ここでは，社会療法として，デイケア，たまり場（フリースペース），集団療法，ソーシャル・スキル・トレーニングをとりあげ，主として著者らの経験をもとにして，述べていくことにする。なお，さまざまな社会療法の位置づけについて，図1に示した。この図の位置づけは，おおよそのものであり，実際は個々の活動の性格によって位置づけは変化するものである。

II　デイケア

デイケアは，精神疾患などで治療中の患者さんに対して，週に1～5回，昼食をはさんで日中6時間程度，一定のプログラムに沿った活動の場を提供するものである。施設によっては，デイ・ホスピタルと呼ぶこともある。ただし，アメリカを始め，夜間も含めた入院治療を受けると莫大な医療費がかかる国では，医療費の削減のために，急性期に短期間の入院した後に，数週間，同じ病棟で昼間だけ入院患者と同じ治療プログラムを受ける方法もあり，それをデイ・ホスピタルと呼ぶことがある点に注意が必要である。日本では，そのような形式のデイ・ホスピタルは医療制度上運営が困難で，存在しないと思われる。日本では，医療機関で行われるデイケアは，入院病棟とは独立した施設で外来治療の一つの形態として行われているのである。日本のデイケアは，急性期の治療が終わって，ある程度，症状や行動が落ち着いた段階で，導入されることが多い。

思春期のデイケアと言っても，どの年代をターゲットにするか，どのような疾患や障害の子どもたちを扱うのかで，方法や目的が異なってくる。我が国で，思春期の年代をターゲットとしたデイケアは，児童・思春期専門の精神科医療機関の他に，単科の精神科病院，精神科クリニック，都道府県や政令指定都市の精神保健福祉センターなどで，さまざまな形式で試みられている。もっとも，精神科クリニックや単科の精神科病院で思春期デイケアと称していても，実際は20歳代の参加者が多数を占める場合もある。純粋に思春期だけを対象としたデイケアはむしろ少ないだろう。参加者の診断名も統合失調症などの精神病圏の患者さんが中心の場合もあるし，アスペルガー障害や高機能自閉症などの発達障害が中心となる場合もある。しかし，不登校状態や集団生活になじめないことが主要な問題で，統合失調症や発達障害ではない参加者が多いデイケアもある。このように，思春期のデイケアと言っても多様であり，プログラムの内容，運営のしかたも個々の施設で異なっている。我が国の精神医療・福祉の現場でデイケ

表1　構造化された思春期デイケア・プログラム

	月曜	火曜	水曜	木曜	金曜
9：30	ミーティング	SST	ゲーム	買い物調理	集団療法
12：00	昼食				
13：30	運動	お茶会	創作・工芸	カラオケ	芸術鑑賞
15：30	スタッフ・ミーティング				
16：30					

表2　ゆるやかな思春期デイケア・プログラム

	月曜	火曜	水曜	木曜	金曜
9：30	話し合い	自由時間	集団療法	調理など	運動
12：00	昼食				
13：30	運動	お茶会	自由時間	自由時間	自由時間
15：30	スタッフ・ミーティング				
16：30					

注：自由時間に参加者発案の行事やパーティが入る時もある。

アが始まったときには，成人の慢性の統合失調症患者を対象としたデイケアがほとんどであった。そして，比較的プログラムが固定されていて，曜日ごとに料理や芸術的な活動，運動，ミーティングなどのメニューがほぼ決まっていて，それに季節に応じた外出（お花見や映画鑑賞）やパーティ（クリスマスや誕生会）を行い，場合によって集団療法やSST，心理教育などを取り入れるというのが，標準的なデイケアのあり方だったと思われる。

思春期でも，統合失調症や発達障害がターゲットのデイケアの場合，構造化されていて，毎週のプログラムがほぼ固定されている方が，混乱が少なく，安心できる治療環境を提供することになるだろう。しかし，学校や集団生活への一時的な不適応，摂食障害，強迫性障害などの神経症圏，あるいは軽症のパーソナリティ障害を持つ思春期の子どもたちの場合には，構造化が固定化しすぎたデイケアは，学校のような雰囲気に感じられたり，自発性や創造性を発揮したり，仲間同士の交流を深めたりするゆとりが不足している印象を与える可能性がある。また，多くの思春期の子どもたちは，最初は見学や部分的な参加からデイケアに入って，自分に合った場なのかを確かめる期間が必要である。そこで，思春期のデイケアの場合は，プログラムの中に自由に過ごせる時間を多めに設ける，プログラムの内容に子どもたちの話し合いの結果を積極的に取り入れる，一定のプログラムに参加しなくても過ごせる場所を確保するなどの手段で，自由度を高める必要が高い。自由な活動や自発的に始められた活動の中で，それぞれの子どもの思わぬ才能や創造性が発揮されて，スタッフを驚かせることがある。また，デイケアでの出会いをきっかけに，一緒に街にでかける，アルバイトを紹介し合うといった交流も生まれてくるものである。思春期デイケアのプログラムでしっかり構造化したものとゆるやかなものの2例を，表1，表2に示した。表2のゆるやかなデイケアの自由度を高めていくと，次節で述べる「たまり場」に近いものになってく。

デイケアの設備としては，通常の活動には狭い教室程度の広さの部屋があれば十分だが，他に調

思春期の社会療法：デイケア，SSTなど（森岡由起子・山本佳子）

理をする設備やインターネットやビデオゲームなどができる場所があって，体育館か運動ができる公園などが近くにあれば十分である。備品として，コンピュータやビデオ（DVD）を見たりゲームをしたりするためのテレビ，運動用具，トランプなどの遊具，通常の筆記用具やサインペン，画用紙や模造紙，食器，冷蔵庫などがあればよい。スタッフの構成と役割であるが，常駐するスタッフは，看護師・保健師・作業療法士・精神保健福祉士・臨床心理士・ボランティア（大学院生など）であるが，10名程度のグループであれば，3名くらいのスタッフで十分である。ゆるやかなプログラムのデイケアの場合には，常時いるのは1名でもよいかもしれない。医師は，大きな行事の時や集団療法やミーティングの時には参加することが望まれるが，他の時間は診療の合間に顔を出す程度でも構わない。

著者の森岡ら[2]が山形県精神保健福祉センターで実践している思春期デイケアは，参加者が10名程度で，比較的若い臨床心理士もしくは臨床心理士を目指している大学院生が嘱託スタッフとして常にグループの中にいて，プログラムの計画の相談にのったり，個々のメンバーの相談を受けたりしている。クリスマス会やお花見などの時には，常勤の臨床心理士や保健師，嘱託の臨床心理士が参加するようにしている。基本的にプログラムは自由度が高く，「たまり場」に近いデイケアである。このデイケアに参加する思春期の子どもたちは，適応指導教室，単位制高校や通信制高校，サポート校，フリー・スクールなどの生徒も多く，学習支援を望む参加者もいた。また，さまざまな教育機関に関する情報や進学に関する情報，アルバイトの情報を他の参加者やデイケアのスタッフに聴くことも少なくない。山形県精神保健福祉センターのデイケアの場合，スタッフが進学や学習の場に関する情報を伝え，家庭教師などを紹介することもあった，デイケアは社会的資源に関する貴重な情報収集の場にもなるし，場合によっては学習支援の場にもなり得るのである。また，医療機関や精神保健福祉センターで行われるデイケアのメリットの一つとして，個別相談につなげやす

表3　思春期におけるデイケアの諸機能

居場所機能	家の居心地が悪い，学校に行けない状態であるなどの子どもたちに，とりあえずの昼間の居場所を提供する機能。
交流機能	同世代の仲間，同じような悩みを持った人と出会い，遊んだり会話をしたりしながら，支え合い，情緒的な交流を体験する場としての機能。
対人的スキル学習の機能	交流機能に近接する機能であるが，会話の進め方，集団の中での暗黙のルールの理解，自己主張のしかたなどを学ぶ場としての機能。
情報収集機能	病院，単位制高校や通信制高校，フリー・スクール，アルバイトなどの情報を交換・収集する場としての機能。
危機介入機能	病状悪化，自己破壊的行動化などがあった時に，親や適切な機関に連絡を取る，とりあえず一時的な居場所を提供するなどの危機介入を行う機能。

いということがあげられる。デイケアに参加しながら，その合間に必要に応じて個人的で仲間には話せない悩みを主治医や臨床心理士に相談できるように配慮すれば，多面的な支えが提供できる。また，主治医がデイケアのある機関外の医師だとしても，セカンド・オピニオンの場として，あるいはワンポイントの相談の場として，利用してもらうことはできる。デイケアのある機関の医師が主治医であり，臨床心理士も個別の心理療法を施行している場合には，個別相談や診療と社会治療の場としてのデイケアとの連携が円滑に行えるメリットがある。思春期におけるデイケアの機能には，居場所としての機能，交流の場としての機能，ソーシャル・スキルの学習の場としての機能，情報収集の場としての機能，危機介入の機能などが考えられる。これらの機能については，表3に簡潔にまとめて示した。

デイケアの参加期間についてであるが，半年や1年などの期間を設定しているところが多い。しかし，発達障害や統合失調症などの息の長いケアを必要とする子どもたちの場合には，長期間の利用を認める方がよいだろう。もっとも，そのようにしていくと，デイケアの参加者の中で発達障害や統合失調症の人が占める割合が高くなってしまうという問題が生じ，その場合，デイケアを2つ

のグループに分ける必要性も生じるかもしれない。比較的健康度が高く，発達の一過性の躓きと考えられる子どもたちは，長くても3年くらいの利用期間で巣立っていくことが多い。

Ⅲ　たまり場

デイケアが一定のプログラムに基づいており，構造化された社会治療の場だとすると，これから述べるたまり場やフリースペースは，たいていの場合，一定のプログラムを持たず，出入りも自由な場である。「たまり場」という言葉を，思春期の臨床における治療的な場として，最初に報告したのは岡山大学の青木ら[1]である。著者の森岡ら[5]も，以前，山形大学医学部附属病院で，思春期患者が外来診療の合間に過ごせる場を提供した経験がある。広めの診察室を2つつないだ構造で，テレビゲームやビデオ，サッカーゲーム，トランプ，麻雀，バトミントンやグローブとボール，ホワイトボードなどが置かれているだけの空間であった。主として，不登校状態にある神経症圏と発達障害の子どもたちがおしゃべりやゲームをしながら，その場を利用し始めた。しばらくするとその場は，神経症圏の子どもたちがリーダーシップを発揮し，自発的な交流の場として育ち，お菓子作りやパーティなど子どもたちの発案でさまざまな活動が行われることになった。学校に行かずに，家に引きこもりがちだった子どもたちが，活き活きと交流し，やがてそれぞれの場をみつけて，巣立っていった。ある子は，バンド活動を始め，何人かは通信制の高校に通い始めた。普通の全日制高校に通い始めた子もいた。森岡らの設定した「たまり場」の場合，その部屋には医師か心理士が必ず1人はいるように配慮したが，特別の指示はせずに，話を聞いたり，質問に答えたりしているだけであった。子どもたちが学校へ行けなくなった理由はさまざまであるし，病態もさまざまであった。そして，個人的な診察や心理療法，親へのカウンセリングだけでは，行き詰まりを感じていたいくつかのケースで，この場を利用することで活動的になり，ひきこもった状態から抜けだすきっかけをつかんだと思われた。デイケアに比べて，スタッフの負担は比較的小さく，それでいて，子ども同士の交流の場や居場所を提供するという機能の他に，子どもたちの自発性や創造性を引き出す機能も果たし得るのである。

青木ら[1]や森岡ら[5]の「たまり場」の報告から，すでに20年近い年月が過ぎた。この間に，一時的に不登校状態になったり，家に引きこもりがちになったりしている思春期の子どもたちのためのたまり場あるいはフリースペースが，医療機関以外のNPOやボランティア団体，家族会などの団体によって，地域の中に次々と設置された。それぞれの運営主体によって，その運営のしかたや利用者の年齢層，抱えている問題の性質やさまざまであるが，広い意味での社会療法の場として，これらの場は無視できない存在である。教育委員会の運営する適応指導教室，医療機関のデイケアが，学習やプログラムを重視した場であるのに対して，そうした場になじみにくい思春期の子どもたちや自由で自発性を尊重してもらえる場を求めている子どもたちにとって，こうした場は貴重な社会資源であろう。ただ，それぞれの場の特徴や運営方針は，外部からは見えにくいという問題もある。精神保健福祉センターや教育相談所などの行政サービス機関は，こうした場の特徴を把握し，時には研修会等を通じて，その運営メンバーとの交流を持つことが望まれる。また，民間の団体に任せるだけでなく，医療機関や教育相談機関でもゆるやかな交流の場を設定することをもっと積極的に考慮してよいように思われる。

Ⅳ　集団療法

ここまで述べてきたデイケアとたまり場は，集団の中で遊びや運動，おしゃべりや創作活動，調理，パーティなどを通じて，自宅以外の場所で，同世代の仲間やスタッフとの交流体験を持つことが重要な治療手段ともなっている。これに対して，集団療法は，より心理療法に近い治療技法である。集団療法においては，一定の場所と時間の枠（治療構造）の中で，主として言語を介した交流を行い，自己開示を行い他者に理解される体験，他者の言動の観察や集団の動きの体験を通じて，自己

思春期の社会療法：デイケア，SSTなど（森岡由起子・山本佳子）

理解や内省を深めていくのである。この意味で，より専門性の高い治療方法である。集団療法の人数は，数名から30人程度まで多様である。数名から8名くらいのグループは小グループと呼ばれるが，思春期のグループは6～9名程度がよいと言われている。クローズド・グループは，メンバー，期間，期限をあらかじめ定めて行う集団療法で，オープン・グループは，人数や期間をきちんと決めずに，終結やドロップ・アウトがあると次の患者を加える形の集団療法である。自我機能の脆弱な患者の場合はクローズド・グループ，自我機能の比較的高い患者の場合は，オープン・グループが適している。自我機能が脆弱な場合，メンバーが出入りする不安定な設定は，その変化を受け止めることが難しいということがある。一般に，言語を介した狭義の集団療法は，1時間くらいの時間設定が適切である。頻度も週1～2回実施されることが多い。デイケアの一環として，集団療法が行われる場合もある。メンバーの構成は，グループ全体の包容力やグループとしての発達の段階を考慮して定められる。行為障害などの外向きの行動障害のある子どもや急性の精神病状態の子どもを，内向的な問題を抱える患者中心のグループに入れることは慎重である必要がある[7]。

集団療法のスタッフは，精神科医，臨床心理士，看護師，精神保健福祉士，作業療法士，医療福祉領域を専攻する大学院生などが参加することが多い。この中で，リーダー的な役割を果たすスタッフには，集団療法のトレーニングの体験や精神力動・集団力動に関する専門的な知識が要求される。思春期の集団療法の効果として，孤独の感覚に悩んでいる思春期の子どもに他のメンバーから共感され受容される体験を提供すること，グループの中で自分の言動の結果や他の子どもの言動の影響を観察できること，さまざまなパーソナリティの子どもたちの仲間にいてそれぞれの強さや弱さをみること，自分には見えていなかった自分自身の部分を再発見できることなどがあげられる[7]。

V ソーシャル・スキル・トレーニング

子どものSSTは，社会的スキル訓練やソーシャル・スキル教育[3]と言われ，さまざまに取り扱われているが，渡辺[8]によると「人と人との付き合い方を学び，不足している知識を充足し，不適切な行動（非言語的な行動も含めて）を改善し，より社会的に望ましい行動を新たに獲得していく方法」と，定義されている。SSTそのものは，教育分野だけでなく，精神医療分野でも，精神障害者のリハビリテーションなどに積極的に活用されている[3,4,6]。発達障害児や精神障害者は，認知の障害や，行動の障害だけでなく，ソーシャル・スキルに欠け，コミュニケーションがうまくいかず，社会性の障害も併せ持つことが多く，社会適応を進めるには，ソーシャル・スキルの獲得が重要になっている。

対象としては，精神遅滞児・学習障害児・自閉症児・注意欠陥多動性障害児などの発達障害児や，非行・攻撃的・衝動的・引っ込み思案などの行動上問題のある子に対して，教育的，治療的に行われてきている。そして，今では，健常な発達をしていると思われる子どもたちにとっても，離席，他児とのおしゃべり，学習に対する自信や意欲の低下，集中力の低下等の問題となる行動が目立ってきており，①コミュニケーション能力の低下，②社会的スキル能力の低下，③欲求不満耐性の低下，④集団や社会に関わる意欲の低下，⑤知識と生活経験の遊離，などが見受けられ，SSTの必要性が叫ばれてきている。

子どもたちのさまざまな面での「学習」が成立するためにも，ソーシャル・スキル（対人関係に関する能力）の教育が必要であり，ソーシャル・スキルは「個々人の性格ではなく，学習の過程で形成されたもの」であるから，その学習を強化する，トレーニングが可能であると，考えられている。

そして，子どもにとっての社会的スキル訓練の意義は，以下のようにまとめられる。

1) 発達的視点：社会性発達を促す（子どもの全般的な社会的スキルレベルを高める）。
2) 予防的視点：教育的・発達的アプローチ（社会的スキルに欠けている子どもを早期に発見し，適

3) 治療的視点：臨床的・治療的アプローチ（重度の社会的スキル欠如を治療し，再適応をはかる）。

具体的なSSTは，対象者の特性，行動パターン，能力，発達年齢に応じて，ゲームや遊びを取り入れて行われるもの，グループやクラスで行われるもの，個人や数人の少数で構造化された環境でなされるものなどさまざまである。

しかし，SSTは，行動療法理論に基づいていて，多くの場合，①教えられて学ぶ（言語的教示），②結果から（オペラント条件付け），③人のまねをして（モデリング），④試して学ぶ（リハーサル），⑤定着化（ホームワーク・般化）の技法を使って行われる。

進め方（流れ）は，①インストラクション，②場面の提示，③ディスカッション，④モデリング，⑤練習，⑥フィードバック，⑦宿題の順で行われることが多い。

インストラクションは，今日のテーマを明らかにし，目標達成のための参加者の動機付けを高める。場面の提示は，生活にそった，よくある場面を，劇や紙芝居，ゲームなどで追体験する。ディスカッションでは，「どうすればうまくいくか」の具体的な案を参加者に考えさせ，新しい獲得行動に気づかせる。モデリングでは，お手本を見せることにより，練習しやすくする。練習は，「リハーサル」とか「ロールプレイ」と呼ばれるが，実際に模擬場面（失敗のない守られた場面）で行動し，それが「ほめられる」というフィードバックを他の参加者から受けることによって，自信，自己達成感を持つことになり，宿題として，実際の場で試してみることを促進する。家庭や他の教職員と連携し，宿題が行われる機会を増やし，宿題実行時にもほめることができると，新しい行動はより定着・般化しやすくなる。

この際，気をつけるべき指導計画の留意点としては，①対象者に応じた指導すべきソーシャル・スキルを決める，②対象者に合った指導用教材を準備する，はもとより，③楽しい開放的雰囲気，④充分な正のフィードバック（ほめられること），

第1回	CSSTってなぁに？	
第2回	怒る前の信号機	衝動のコントロール
第3回	怒る前の信号機 Part.2	
第4回	「お話の極意」を使ってお願いしよう	対人関係を形成するために必要な基礎スキル
第5回	お友達の話を聞こう！	
第6回	仲間に入れてもらおう！	
第7回	お友達を誘おう！	
第8回	上手に断ろう！	対人関係を維持・促進するためのスキル
第9回	上手に謝ろう！	
第10回	上手に頼もう！	
第11回	自分の気持ちを言葉で伝えよう	

図2　セッションの内容（全12回）

⑤恥ずかしがらない，笑わない，冷やかさないなどの「約束事」，⑥実際の生活場面に適した練習内容，⑦具体的で観察しやすい行動から取り上げること，⑧適切な評価をこまめにしていくこと，などがあげられる。

よく取り上げられるソーシャル・スキル[3]としては，

1) 初級：あいさつ・自分を分かってもらう友達のことを知る・上手な聞き方・質問する。
2) 中級：仲間の誘い方・仲間への入り方・あたたかい言葉・気持ちをわかって働きかける教えられる社会的スキル。
3) 上級：あたたかい頼み方・上手な断り方・自分を大切にする・トラブルの解決策を考える。

などがある。

福島県立医科大学附属病院心身医療科では，平成6（1994）年度より，子どものSSTを施行してきている。スタッフは6〜7名で，医師1，臨床心理士3に，学生ボランティア2〜3名からなる。平成16（2004）年度を例に取ると，ADHD，LD，アスペルガー症候群などの広汎性発達障害などの診断を受けた軽度発達障害を持つ小学4年生から6年生の児童8名（男児5名，女児3名）を対象にし，6月から12月までの6カ月を1セッションとしている。間隔は2週間ごとで，水曜日の16時から17時の1時間であった。

内容は図2のとおりで，参加児童たちとの事前面接，事前評価の結果，彼らに必要と思われるソーシャル・スキルを抽出し，発達段階も考慮した

①あいさつ
②今日の予定の確認
③ウォーミングアップ
④目標の確認→良かったカード
⑤信号機の復習
⑥今回のスキルの動機付け
⑦失敗のロールプレイ
⑧対処法をみんなで考える
⑨子どもによるロールプレイ
⑩宿題設定
⑪あいさつ

図3　子どものSSTの流れ

上で，グループとして共通に取り上げられるものを選んだ。セッションの流れは図3のように，上記の標準的なものを元にしながらも，約束事の確認として「信号機の復習」をはさみ，「場面提示」の段階では「失敗のロールプレイ」をあえて出すことで，参加児童の直面化への抵抗感を和らげ，現実に即したディスカッションができるようにした。その他にも，行動療法の理論に基づいて，①同一スタッフによるマンツーマンのサポート，②トークンエコノミーの利用，③CCQ（Calm, Close, Quiet：穏やかに近くで静かな声で話しかける）を用いた指示，④係活動の利用，⑤発達障害児の特徴的な行動リストを参照に観察評価，などの工夫をすることによって，個々の特徴を持つ子どもたち一人一人に即した対応が可能になった。その結果，本人の社会的スキルが向上するのみでなく，セルフ・エフィカシーも上がり，学校場面でもストレスを感じにくくなるという効果が認められた。

文　献

1　青木省三，鈴木啓嗣，塚本千秋：思春期神経症の治療における「たまり場」の意義—関係の生まれる培地として．集団精神療法 6(2); 157-160, 1990.
2　日下部啓子，森岡由起子，鈴木靖子：精神保健福祉センターにおける思春期・青年期デイ・ケアの試み．第41回日本児童青年精神医学会抄録集 131, 2000.
3　小林正幸，相川充，国分康孝：ソーシャルスキル教育で子どもが変わる—小学校．図書文化社，1999.
4　Matoson L, Ollendick TH: Enhancing Children Social Skills Assessment and Training. Pergamon Press, 1988.（佐藤容子ほか訳：子どもの社会的スキル訓練．金剛出版，1993.）
5　森岡由起子：「たまり場」を利用した青年期患者の検討．In：斉藤万比古，生地新編著：不登校と適応障害．岩崎学術出版社，1996; pp.29-46.
6　東大生活技能訓練研究会編：わかりやすい生活技能訓練．金剛出版，1995.
7　渡部京太，森岡由起子：集団療法．In：山崎晃資，牛島定信，栗田広，青木省三編：現代児童青年精神医学．永井書店，2002; pp.568-573.
8　渡辺弥生：ソーシャル・スキル・トレーニング．日本文化科学社，1996.

第3章　社会療法

b．障害児保育

太田昌孝

I　はじめに

　障害児保育の意味するところは，非常に広い。基本的には，乳幼児期から児童期にける障害をもつ子どもに対する保育的働きかけを意味している。乳幼児期においては療育という用語と重なり合いを持っており，学童期においては特別支援教育との関連をもつ。

　現在の東京大学医学部こころの発達診療部の前身である東京大学精神科小児部のデイケアは1967年5月に東大で始まった[15]。当時，学校に受け入れてもらえなかった自閉症の幼児，学童についての行動学的研究を行うと共に，保育士が主体となって外来においてこれらの子ども達の療育にあたっていた。そして，そこには，子ども達を預かって通常の保育をするという観点を越えて，保育的療育の志向があった[22]。

　ここでは，障害児保育とは，精神医学的や心理学的知見に基づいて，医師などの多職種との連携のもとに，保育士や幼稚園教諭をはじめとする専門職が主体となって，一日の一定の長さの時間に乳幼児期の発達障害児に対して，直接に関わる系統的働きかけと言うことにする。言い換えれば，乳幼児期の発達障害児に対する治療教育と言うことになる。

　障害児保育の場としての保育所を例にあげれば，当時の状況は共稼ぎなどで「保育に欠ける」子どもしか受け入れられなかった。自閉症など社会的行動に困難のある子ども達は行くところがなく，障害児を受け入れているわずかな保育所を探して入所していた。やがて，乳幼児保育が一般的になってくるに従い，その中から，発達障害の子どもが偶然に見つかり問題にされるようになった。

　現在においては，乳幼児健康診査で早期発見された発達障害のリスクの子ども達を障害児の早期保育の場として受け入れの場となってきている。とりわけ，高機能発達障害の子ども達である。単に保育に欠ける子どもを預かるのではなく，積極的な働きかけがも求められるようになってきている。この意味で，障害児保育は新しい事態に突入してきているといえる。

II　障害児保育の対象

　障害児保育の対象は広い範囲に及んでいる。ここでは，児童精神医学的の観点から見た発達障害児を対象とする[16]。

■1 子どもに固有な発達障害

　発達障害の概念の成立の背景には，子どもも人間として大人と同じように尊重されるべきだとする子どもの人権思想の高揚がある。またその概念の成立は，子どもの心と行動について興味が持たれ始めたことと子どもには大人と異なった固有のこころと行動に関連する障害があることが認められてきたことに関連する。そして，この障害を持った子どもたちに対して特異性を考慮した適切でかつ総合的な働きかけを早期から行うことにより，子どもたちも人生を有意義なものに変えることができうる経験の積み重ねがある。

　私どもは社会の中で行動を通してこれらの子どもたちとさまざまな関わり合いをもつ。最近になり，早い時期からこれらの障害を持った子ども達と出会うようになっている。この障害を持った子

図1 子どもに固有な精神と行動の障害の診断基準の領域

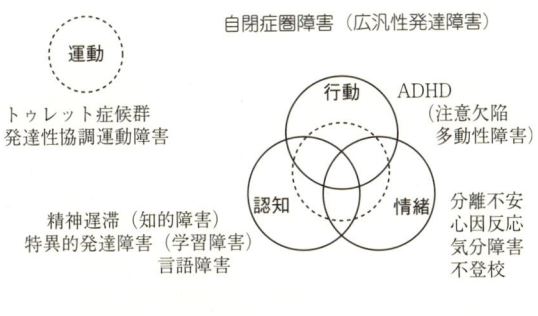

注）重なり合いのない情緒の領域を除いたものが発達障害である。
運動の領域は三つの領域に重なっていることが多い。

どもたちのこころをとらえることには時には困難が伴ったり，その障害を誤解したりして，不適切な働きかけをしてしまうこともある。子どもたちの行動と心をきちんととらえた働きかけが大切となる。こころはまた，脳の機能に支えられている。子どもをより深く理解するには脳の機能のことについての知識も必要となる。

児童精神医学的に発達障害を見ると，発達障害は人生の早い時期に社会的諸関係のなかで現れ，その原因は脳機能障害にあり，診断名としては，知的障害，言語と学習障害，自閉症，注意欠陥多動性障害（ADHD）などをさす。発達障害について，どの範囲を含めるかについての議論があるが，ここではその問題には踏み込まない。このような障害のためにあるいはそのリスクのために日常の養育に困難を感じている子どもが障害児保育の対象となろう。

2 発達障害の診断の原理

ICD-10[32]やDSM-IV-TR[1]の診断基準にある子どもに固有なこころと行動の障害について，認知，行動，情緒および運動の4つの領域に着目することにより，発達障害の診断の位置づけや分類分けの意味を明確化することができる（図1）[16]。

認知の領域についてみると，精神遅滞（知的障害）の診断は知的能力の遅滞を中心に組み立てられている。特異的発達障害（学習障害）は言語や学科あるいは他の認知能力などに関係する能力のうちのひとつ，あるいはいくつかが特異的に落ち込んでいる障害であり，認知的能力の障害の領域で構成された診断である。

行動の領域についてみると，自閉症は人生の早期に認められる対人関係の障害を中心とする3つの行動特性で定義される障害である。ADHDは著しい多動や落ち着きのなさと注意散漫および衝動性の高さという行動症状によりまとめられた診断名である。

情緒の領域をみると，情緒の発達が未熟であり，幼児期においても不安を中心とする障害は認められ，また，学童期以降に問題となっている不登校もこれに含まれる。年齢が高くなるとともに情緒も発達し大人におけるような抑うつ状態や神経症などが認められるようになる。

運動の領域では，明確な中枢神経系に起因する症状を有さない発達性協調運動障害つまり極端な不器用が含まれる。トゥレット症候群は音声チックと複数の運動チックからなる障害である。

発達障害とは，脳機能障害を原因とする，行動と認知および運動の障害が前景にでる主なる症状により診断名を指す。情緒の領域に属す診断は発達障害に含まれないが，どの発達障害においても，程度の差はあれ，行動，認知，情緒および運動の4領域の症状を多かれ少なかれ合わせて持っていることがあることに注意を払っておかねばならない。

III 発達障害の子ども達との出会い

1 障害の種類と早期発見

一人一人の子どもには，発達が早い子もあり，遅い子もあるが，運動発達や言葉や対人関係の発達は似たような方向性をもって発達していく。

発達の時期により，早期発見の指標が異なり，発見されたり，発症したりする発達障害の種類に特徴がある。身体の奇形や麻痺などの身体的な症状があれば，出生間もなく発見される。その後，乳幼児健康診査のシステムの中で早期発見と早期治療・療育が進められる。障害の発見者もまた，障害の種類や時期によって異なる。早い時期は医師など医療関係者によりなされる。そして，親に対して障害についての告知がなされる[11]。

その後，それらの子どもに治療や療育が行われたり，親に対して治療や療育についてのガイダンスや支援などがはじまる。早期から始めることにより，発達障害を治癒させたり，予防したり，軽減したりすることができる。

2 乳幼児健康診査

このサービスの主体は市町村であり，このため担当職種も施行場所も，市町村により異なっている。保健センターのみならず，医療機関が関与して行われている場合もある。1歳半，3歳児健康診査の受診率は非常に高く90％前後となっている。チェック内容にも少しずつ差があるが，自閉症はじめとする発達障害全般にわたっての早期発見にも力が入れられるようになってきている。

乳児一般健康診査では，乳幼児期の発達の里程が遅れたりすることにより，知的障害などの発達障害のある子どもや疑いのある子どもたちが発見される。1歳6カ月児健康診査（1歳半健診）では，乳児期から幼児期のはじめにかけて出現する行動を指標にして発達障害を早期発見する方法[25]が全国で発達障害の集団スクリーニングに活用するところが増えてきている。この時点で自閉症のリスクのある子どもを行動の特徴からスクリーニングや診断することができるようになってきている。3歳児健康診査では，発達障害では，軽度の知的障害，発達性協調運動障害（不器用症候群），発達性言語障害，ADHDや高機能自閉症圏障害の子どもなどが発見されるようになる。

3 保育所・幼稚園の子どもの

保育所において乳児保育が広がってきているが，入所した子どもの経過を見て，その健やかな発達を支援する必要がある。その中の子どものうちで発達障害が明確となる子どもやそのリスクがある子どもに遭遇することがある。また，幼稚園では3歳あるいは4歳のところでそのような子どもに出会ったり，親から相談を受けることになる。これらの場も発達障害の子どもの早期発見の場としても位置づけられる。

4 親への障害の告知と受容

親に対して，子どもが障害を持っているかを，どのように説明するかを告知とよぶ。その説明を受ける側から見れば受容ということになる。告知時期と説明はその障害によって異なってくる。出生時にはっきりした身体症状があった場合においても，単に障害名を伝えることではない。自閉症などのような行動の異常で診断される障害においては，障害の確定診断に困難が伴うので告知については一層の配慮が必要となる。永井ら[24]の親に対する調査によると自閉症を疑った時期と受診した時期とは1歳半頃にピークがあるが，診断を告知された時期は2歳半から3歳頃となっていると報告している。

親はすぐにはその現実については受容できないのが常である。障害が夢であってほしい，何で私だけがこのような不幸を背負うのか，さまざまな感情が渦巻く。そこにどのように告知し，その障害の受容を支援するとともに，子どもへの適切な治療，療育へ進めることが必要となる。早期療育や障害児保育は親にとって見れば，障害の受容の過程でもある。

5 障害児保育の場とその担い手

健康診査などで，発達障害を指摘されたとしても，それは必ずしも発達障害が確定されたわけではない。それゆえ，早期発見は早期治療や療育あるいは育児相談と結びついてこそ意義がある。

早期に発見された子ども達を対象とする障害児保育の場は，学齢前の発達障害をもったあるいはその疑いのある子どもへの働きかけであるとの観点から見ると，保育所，幼稚園，通園施設，障害児通園事業（児童デイサービス）および療育センターなどがあげられる。障害児保育はまさに発達障害を持つ子どもに対する早期発見，早期療育の最前線にあるといえる。

その主体となる職種は保育士，幼稚園教諭があげられるが，看護師，保健師，理学療法士，作業療法士，臨床心理士，臨床発達心理士，栄養士，医師などとの連携が不可欠となる。

Ⅳ 障害児保育の原理

1 障害児保育の2つの側面

　発達障害への対応は，保育・教育的のみならず，医学的，心理的あるいは福祉的な内容が必要であるので，ここでは「働きかけ」という言葉を用いる。その働きかけは大きく2つに分けられ，1つは環境への働きかけであり，もう1つは個人への働きかけである。

　環境への働きかけとしては，親子関係を整える，保育・教育環境を整える，社会環境を整えるなどがある。個人への働きかけとしては，脳機能のレベル，精神障害のレベル，行動のレベルへの働きかけがある。この働きかけは医学的から心理的あるいは教育的な内容へと広がりをもっており，治療教育，精神療法，薬物療法を含めた生物学的な治療などが含まれる。

　現在の発達障害への働きかけの中心は，子どもの心を理解した上での治療教育である。障害児保育もこの範囲の働きかけに含まれると考える。一般に治療教育というときには，個人への働きかけを指すが，乳幼児期では適切な環境を整えることはとりわけ重要である。

　発達障害児への障害児保育については，このところ多くの成書が出版されている[7,12,13,23]。それらの目的をまとめると以下の通りであるといえる。個々の幼児の障害の状況や発達の特性に応じて，集団活動などを通して生活を充実させ，体験を増やすことにより，成長・発達を可能な限り高めることを目的としているとまとめられる。この考え方は治療教育に通じるものであるので，次に治療教育についての歴史と意義とを簡単に振り返ってみる[14,19]。

2 障害児保育と治療教育

　心や行動に障害を持つ子どもに対する治療教育の必要性は古くから主としてドイツで主張され，その起源は1861年にGeorgeus JDとDeinhardt HMの共著による『治療教育学』(*Heilpädagogik*)にさかのぼるという[9]。日本では戦後になり，高木四郎[27]は児童精神医学の著の中で，治療教育が有用である障害として，「精神薄弱および学業の問題」，「教育上の特殊欠陥および近縁疾患」（先天語盲，先天語聾などを指し現在の学習障害に相当する）を上げている。菅[5]はHellerの治療教育学を基礎として，知的障害者に対して，身体医学や精神医学の治療法や，教育学の理論・技法をも含んだ治療教育学を主張し，実践に移した。1973年には，平井信義がAsperger[2]の「治療教育」を翻訳し日本に紹介している。現在は，治療教育は療育という言葉とほぼ同じ意味として用いられているといえよう。なお，療育との用語は肢体不自由児への治療教育あるいはリハビリテーション的働きかけを意味する言葉として高木憲次[26]により作られたものである。

　自閉症について見ると，1960年代に入り，ようやく絶対受容の観点から脱却して，世界的にインテグレーションも含めて，治療教育的あるいは保育的な観点からの働きかけが始まったといえる[3,21,24]。われわれは[17,18]，自閉症児を中心とする子どもたちに対する総合的な働きかけとして病院におけるデイケア治療が有効であり，それは教育と保育と医療と心理とが同一の場において治療教育に参加することにより達成できると主張した。そこでの成果は認知発達治療として発展して現在に至っている。

3 障害児保育の現在的意義

　障害児保育とは治療教育の源泉があり，乳幼児期の子どもの発達の特徴に基づいた治療あるいは療育の方法であるといえよう。発達障害への働きかけのである治療教育とは，精神医学，心理学などの科学的な成果に基づいており，教育的な手段あるいは保育的手段を使うことにより，精神機能の障害や行動の異常を改善するように働きかけたり，精神発達や適応行動を促進したりする方法である。障害児保育の内容や方法は対象としている障害の特徴により異なるし，関連する職種や立場によって異なることになる。

　治療教育あるいは障害児保育というので教育や保育の分野に限定したものと間違えられやすいが，教育や保育を越えた科学的内容を包括してお

り，教育，保育の分野に収まるものではない。精神医学，心理学，教育学あるいは保育学などの学際的な分野で構成される治療・療育についての科学と言うことができる。このため，障害児保育は多領域の専門家との連携によって行われることが基本的前提となる[6]。そして，精神医学などの発展と共に，常に発展している働きかけである。

4 障害児保育に必要な要件

障害児保育についてのいろいろな考え方や方法がある。とりわけ自閉症の子ども達についてはこの傾向は著明に見られる[28]。そこで，障害児保育が自閉症とその関連する発達障害児に対する個人的な側面に注目して働きかける総合的な人間の科学となり，質的に高い生活の獲得と社会参加の一助となる手段となるために必要な要件をあげてみた[17]。

1）発達的観点を持っていることである。例えば，自閉症の特徴的症状として反響言語があげられる。これは奇妙であったとしても反響言語が早い時期に現れることは，言葉の発達を意味しており，適切な言葉の獲得につながる可能性のある現象である。
2）自由な，受容的な方法ではだけでは不適切で，子どもの気持ちをとらえて，保育内容や環境をわかりやすく整えて，積極的に働きかけることである。例えば，全身運動の課題は集団として入りやすい。集団活動などをじっと見ていることも，これからやろうとする意思表示である。端的なわかりやすい個別の言葉かけも必要である。
3）対人関係の改善と異常行動の減弱のみに目を奪われることなく，必ず，認知発達と適応行動の獲得のプログラムが用意されていることである。
4）行動の変容や改善については，普通の子どもで適応できる範囲から，逸脱しない働きかけであることを心がけることである。
5）行動や発達などを適切に評価して，書き留めておくことは重要である。
6）発達障害は親がその原因ではないが，親の接し方により子どもの行動は変化する。この点を考慮して親に対しては支持的に接することが必要である。保育所などと家庭との情報交換もまた重要である。

表1 治療教育の3つの次元

1）心の発達の促進とその障害の代償と克服
　・認知発達治療
　・その他
2）個々の適応行動の発達を促すこと
〈幼児期〉
　・基本的生活習慣の確立
　・意志伝達技能（話し言葉や言語の獲得を含む）
　・社会性（他人と関わる基本的能力）
　・微細および粗大な協応運動
〈学童期〉
　・コミュニケーション技能
　・学科学習
　・社会性（集団生活への参加と適応）
〈青年期〉
　・職業的技能
　・社会性（社会参加と社会的責任の遂行）
3）行動の異常と偏倚の減弱と予防

7）特別の働きかけを始めたりするときには，親に十分に説明することである。
8）子どもの保育はチームであり，困ったときには，独りで解決しないことである。巡回相談員へのコンサルテーションや保育所内あるいは関連職種との事例検討の追求も重要である。
9）働きかけは，3つの次元から組立てられる必要があることである（表1）。すなわち，①自閉症の心の発達の促進とその障害の克服と代償であり，イメージを豊かにすること，②個々の適応の領域についての発達を促すこと，③行動の異常を減弱させたり，予防したりすること，の3つの次元である。
10）発達障害のイメージを当てはめたり，独断での解釈は避けるべきである。ある特定の方法を優先させて押しつけることも避けることである。発達障害の子どもを素直に見て，個に応じた働きかけをすることである。

V 障害児保育としての認知発達治療

1 認知発達治療とは

われわれが開発した認知の発達段階に応じた太田ステージ評価に基づいた自閉症に対する治療教育・障害児保育である。自閉症の子どもでは，本人の発達に合った課題は内発的な動機がかかり，良く学習する。その学習を通して認知と情緒の発達を促し得る。認知発達治療は，自閉症の子ども達のこの特徴に基づいて，太田ステージ評価によ

表2　ステージ段階と定型発達児の相当年齢

Stage	定義	おおよその認知発達年齢
Stage I	シンボル機能が認められない段階	1歳半くらいまで
Stage II	シンボル機能の芽生えの段階	1歳半～2歳くらいまで
Stage III-1	シンボル機能がはっきりと認められる段階	2歳半前後
Stage III-2	概念形成の芽生えの段階	3歳から4歳～5歳
Stage IV	基本的な関係の概念が形成された段階	4歳～5歳から7歳～8歳くらい
Stage V		7歳～8歳より上

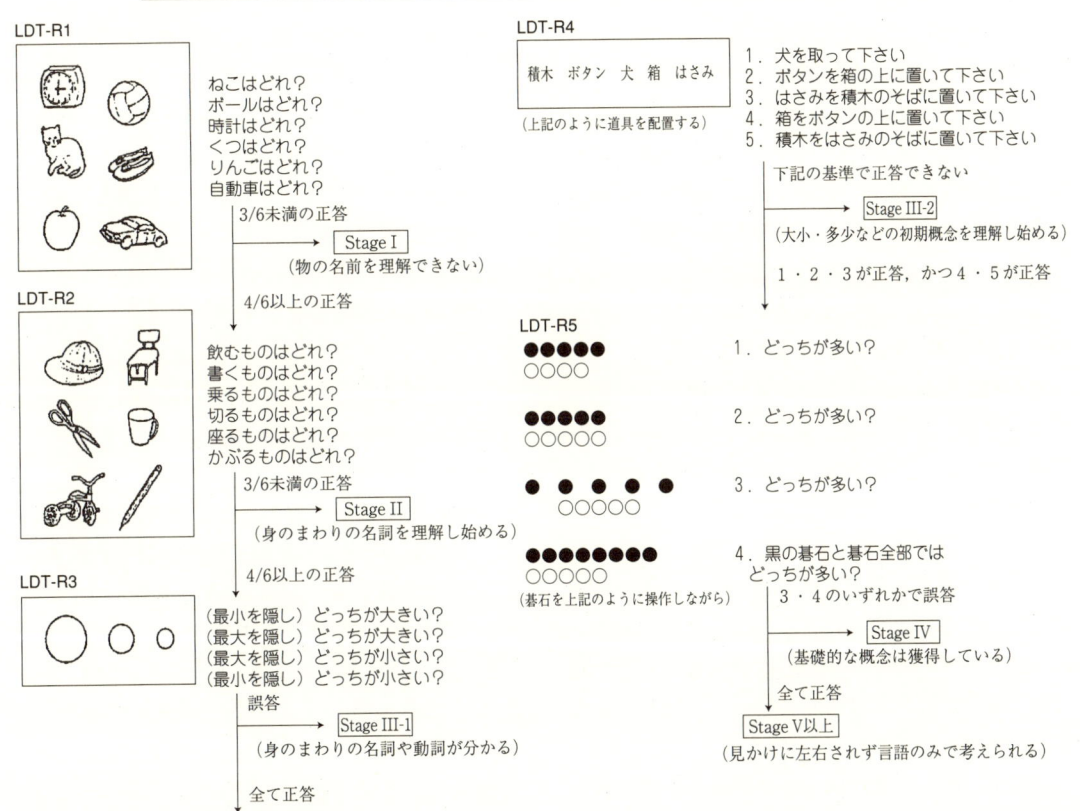

図2　太田ステージ評価表（操作基準）

る発達的な観点から課題を整理したものである。前述した3つの次元に注目して，多職種が関与して療育計画を立てる。合わせて，親に対して援助をしていく。

2 太田ステージの操作基準

Piaget[20]，Wallon[29]らの定型発達の子どもについての発達理論を基礎としながら，自閉症の障害特性をふまえて発達段階を設定したものである（表2）[17]。おおよそ何歳くらいの幼児期の認知発達段階であるかを知ることができると同時に，子どもの行動の意味を理解し，その子どもに合った療育目標や課題を提供することができる[4,17,18]。太田ステージ評価は，多くの検査用具を必要とせず，5分程度で施行でき，簡便でしかも客観性がある。短時間で評価できることは，対象の子どもへの負担が少なく，個に応じたプログラムの作成の手がかりとなる（図2）。

3 ステージ別の代表的状態像と認知発達治療

自閉症についてステージ別の代表的状態像と認知発達治療の第一次元に絞って療育のポイントを紹介する[8,10]。自閉症を中心として述べるが，ステージ別の療育のポイントは個別や集団活動の場

において他の発達障害にも応用ができる。

1）ステージⅠ（感覚運動期）

認知発達的には，1歳半位までの前言語期あるいは無シンボル期にあたる。ステージⅠは，要求行動によって3つの下位群に分け，それによって対応する。

代表的な状態像：大部分の子どもが有意味語をもたず，要求手段は大人の手を取って示すクレーン現象が多い。指さしはあっても要求に使うのみである。視線が合わない，表情が乏しい。言葉かけへの反応は乏しいが，日常繰り返し経験していることは言葉がわかるかのように行動する。玩具の機能的な遊びは少なく，物を振る・叩く・水流し・砂をパラパラなどの感覚刺激的な遊び。この段階の後半には物並べが目立つことがある。感覚の異常，睡眠障害などをもちやすい。

療育のポイント：スキンシップ，追いかけっこ，歌などを通し身近な人との安定した関係を作る。要求手段（指差し，身振り，言葉他）を増やし，物に名のあることの理解の基礎（弁別・マッチング，分類），模倣を促す。睡眠，排泄，食事などの生理的リズムを整え，基本的な生活習慣の形成を図る。掴む・放す・ねじる・ジャンプ・バランス・目と手の協応等の各種感覚の発達と統合を育てる。集団参加の基本態度（待つ・呼ばれたら応じる，順番，合図で動くなど）。

留意点：短い言葉かけで物や行動を一致させておくこと，繰り返し根気よく働きかけることなど。

2）ステージⅡ（シンボル表象の芽生えの時期）

1歳半から2歳位に相当する。シンボル表象への移行期。

代表的な状態像：単語や反響言語がみられ，言葉の全くない子どもは少なくなる。人への要求にはクレーン現象の他に複数の手段（指差し・発声・単語・ジェスチャーなど）をもつようになる。人への関心の乏しさや興味の範囲の狭さ，日常の物事の位置や手順へのこだわり，儀式的な行動，それらに伴うパニックがめだってくる。

療育のポイント：言語・遊び・描画・模倣など多側面からシンボル機能の芽生えを促すこと，人への関心の芽生えを適切な方向へ伸ばす。構成などで見本通りに作ること，物の名の理解を確実にする（離れた物をとってくる，一部を見て分かる，いろいろ描かれた絵の中から探せるなど）。物の属性を操作で抽出できる（色形のマトリックス，合成・分解など）。

留意点：対人・認知ともに限られた部分的理解であるために，自分の思い込みとズレたときには，パニックを起すことが多くなる。この段階は不適切なパターンが身につきやすいので，良い生活パターンを形成するように働きかける。

3）ステージⅢ-1（シンボル表象期の初期）

2歳半前後に相当する。シンボル期の最も初期の段階。

代表的な状態像：2語文が使える。しかし，やりとりとしての会話はほとんど成立しない。日常の文脈を離れると反響言語や視線回避，パニックなどを起しやすい。言語・行動ともに最もパターン化しやすく柔軟性に欠ける段階。

療育のポイント：言葉による属性の抽出（赤い丸，黄色いバナナ），動詞を知り2語文の世界へ。記憶（3つ位）を伸ばし語彙数を増やす，一連（2〜3動作）のごっこあそび，くくりの言葉（果物他，風呂場にある物，○○さんの物）がわかる，大小・同じ・違うなどの概念の基礎を作る。

留意点：確認行為や物事のパターンへのこだわりがしばしばあるので，少しずつパターンをくずし，前もっての言い聞かせなどで混乱を少なくすることなどである。

4）ステージⅢ-2（概念形成の芽生えの時期）

3歳から4〜5歳くらいまでに相当する。大小など基本的な関係の概念が分かる。

代表的な状態像：3語文以上の言葉が可能だが，文字通りの理解となる。言葉でのごく簡単なやりとりができる。対人関係での希薄さは少なくなるが，人との協調性のなさ，言葉のこだわりや独特の質問癖などがよりめだってくる。一番病・百点病など勝ち負けにこだわったりする。

療育のポイント：Ⅲ-1までに学んだ，名・用途・色形・上位概念・数などを柔軟に組み合わせ

て考えられるようにすること。誰・どこ・いつ・何の質問に答えられるようにする。文字・数量などの概念形成を促す。自我形成や自発性を促すことが大切である。役割交代の理解を促し，大人の介助で子ども同士のやりとりが楽しめるようにする。家事の手伝い・買い物などのスキルを伸ばす。

留意点：本人なりの趣味を尊重しつつ余暇を広げる。一方的な指示にならないように本人の意思を尊重すること。

5）ステージⅣ（概念形成のできた段階）
4〜5歳から7〜8歳に相当する。

代表的な状態像：言葉での説明を理解できるようになる。複文（接続詞・係り言葉）の使用，なぜ・どうなるにも答えられるようになる。しかし，イマジネーションが十分でないので，文字通りの理解になる。助詞ややりもらい言葉などは難しい。能力の凸凹具合がはっきりしてくる。友人への関心が高まるが，チームの自覚は薄いことが多い。社会的なことへの関心の芽生えも見られる。

療育のポイント：思考の柔軟性を育てる。いろいろな側面から物事を見られるようにする（物の見え・相手の左右・受身能動・やりもらい言葉他）。言葉の定義，因果関係の理解，時刻と時間の理解，生活の中で必要なソーシャルスキル（言葉遣い・マナー・良いこと悪いこと）。

留意点：正解をこちらが用意するのではなく，体験の中から本人自身が解決の仕方を発見できるようにする。友人関係での傷つきも起きるので，本人の気持ちを十分に受け入れつつ適応的行動に導く。

Ⅵ おわりに

発達障害を持つ子どもやそのリスクを持つ子どもに対しての早期発見，早期治療はこの上もなく重要である。これらの子どもに早期において介入する障害児保育の意義は大きく，それを担う保育所や幼稚園の役割はもちろんのこと，療育機関の役割も同様に大きなものがある。この意味で障害児保育は大きな発展の時期にさしかかっているといえよう。現在，徐々に障害児保育の実践が積み上がってきている。また，障害児保育になう保育士や幼稚園教諭はじめとする地域の多職種の連携の体制が早急に必要になってきている。

文　献

1　American Psychiatric Association: Diagnostic and Statistical Manual of Disorders, 4th ed Text Revision (DSM-IV-TR). Washington DC; APA, 2000.
2　Asperger H: Heilpädagogik: Einführung in die Psychopathologie des Kindes für Äerzte, Leher, Psychologen, Richter und Füersorgerinnen, IV Auflage. Wien; Springeer-Verlag, 1965.（平井信義訳：アスペルガー――治療教育学．黎明書店，1973.）
3　Campbell M, Schopler E, Cueva JE, & Hallin A: Treatment of autistic disorder. Journal of American Academy of Child and Adolescent Psychiatry 35-2; 134-143, 1996.
4　鏡直子，永井洋子：Q24 軽度発達障害を診療する上で，臨床心理検査（発達検査・知能検査をふくめて）はどのようにテストバテリーをくめばよいですか？　一般の小児科医にもできる簡単な検査はありますか．小児内科 39-2; 233-236, 2007.
5　菅修：精神薄弱児の治療教育．In：秋本波留夫ら編：日本精神医学全書 6巻 特殊項目［13］．金原出版，1965.
6　金生由紀子：小児精神医療における多職種チームアプローチの実際．In：松下正明監修：臨床精神医学講座 S5 精神医療におけるチームアプローチ．中山書店，2000; pp.59-68.
7　近藤直子，白石正久，中村尚子：新版 テキスト障害児保育．全障研出版部，2005.
8　武藤直子，太田昌孝：Q42 自閉症における「認知発達治療」はどのように行うのですか？　小児内科 39-2; 290-292, 2007.
9　長畑正道：障害児の教育．In: 新小児医学大系 36巻 社会小児医学・小児保健学．中山書店，1985; pp.166-195.
10　永井洋子，太田昌孝：太田ステージと認知発達治療．医学の歩み 217-10; 990-996, 2006.
11　永井洋子，林弥生：広汎性発達障害の診断と告知をめぐる家族支援．発達障害研究 26-3; 143-152, 2004.
12　中根晃：自閉症児の保育・子育て入門．大月書店，1996.
13　大場幸夫，柴崎正行：新 保育講座 障害児保育．ミネルヴァ書房，2001.
14　太田昌孝：発達障害児への教育的訓練．In：武田雅俊編：認知科学と臨床．中山書店，2003; pp.287-302.
15　太田昌孝：教室 120周年・精神科小児部の 40年．In: 東京大学精神医学教室 120年編集委員会編：東京大学精神医学教室 120年．新興医学出版社，2007; pp.163-168.
16　太田昌孝：発達障害をどうとらえるか．In: 太田昌孝編：発達障害．日本評論社，2006; pp.1-17.
17　太田昌孝，永井洋子編：自閉症の治療の到達点．日本文化科学社，1992.
18　太田昌孝，永井洋子編：認知発達治療の実践マニュアル．日本文化科学社，1992.
19　太田昌孝：障害児の医療と教育—その過去・現在・未来．

総合リハビリテーション 30; 53-59, 2002.
20 Piaget J, Inhelder B: La Psychologie de l'enfant. Collection Quesais-Je? No.368. Presses Universitaires de France, 1966.（波多野完治訳：新しい児童心理学．白水社, 1969.）
21 Rutter M, Sussenwein FA: Developmental and behavioral approach to the treatment of preschool autistic children. J Autism Child Schizopher 1; 376-397, 1971.
22 佐々木正美：東大精神科小児部におけるディケアとその周辺の問題．児童精神医学とその近接領域 16-2; 112-124, 1975.
23 佐藤曉，小西淳子：発達障害のある子の保育の手だて―保育園・幼稚園・家庭の実践から．岩崎学術出版社, 2007.
24 Schopler E, Brehm SS, Kinsbourne M, Reichler RJ: Effect of treatment structure on development in autistic children. Archives of General Psychiatry 24-5; 415-421, 1971.
25 清水康夫：発達障害の早期発見と早期介入．In: 太田昌孝編：発達障害．日本評論社, 2006; pp.19-36.
26 高木憲次：療育の基本理念．療育 1; 3-15, 1951.
27 高木四郎：児童精神医学各論―児童相談の諸問題．慶応通信, 1964.
28 Volkmar FR, Lord C, Bailey A, Schultz RT, Klin A: Autism and pervasive developmental disorders. J Child Psychol Psychiatry 45-1; 135-170, 2004.
29 Wallon H: L'evolution Psychologique de l'enfant. Collection Armand Colin, 1941.（竹内良知訳：子どもの精神的発達．人文書院, 1983.）
30 World Health Organization (WHO): The ICD-10 Classification of Mental and Behavioral Disorders: Clinical Descriptions and Diagnostic Guidelines. Geneva; WHO, 1992.（融道男，中根允文，小宮山実訳：ICD-10 精神および行動の障害―臨床記述と診断ガイドライン．医学書院, 1993.）

第4章　子どもの精神科と入院治療

市川宏伸

I　はじめに

子どもの精神科では、治療の原則は外来を中心とした通院治療である。身体科と比べて治療体系で一番異なるのは、手術適用や特効薬の存在はまずないということである。ほとんどの精神疾患の原因は不明であり、いくつかの仮説が存在しているだけである。診断も操作的診断基準が使われており、これらは表面的に出ている症状をもとに作られている。操作的診断基準はDSM-IV-TR（米国精神医学会）とICD-10（世界保健機関：WHO）が使われている。例外的に広汎性発達障害に自閉症スペクトラム診断が行われている。入院が選択される場合は、①自傷他害の恐れが強い、②行動上の問題が激しく、家庭での対応が困難と診断される場合などに限定されている。

II　子どもの精神科と入院治療

1 子どもの心の診療の現状

子どもの心の診療に携わる医師は少なく、診療は限られた医療機関で行われてきた。近年のこの分野の必要性の増大にかんがみて、厚生労働省は母子保健課が中心になり、子どもの心の診療にかかわる医師の増加を目指して平成17（2005）年度から検討会を開いてきた。①一般の精神科、小児科の医師に子どもの心の診療に関する研修を受けさせること、②子どもの心の診療を定期的に行う医師、および③子どもの心の診療を専門的に行う医師の養成をはかることとした。実際には、関連する学会などがこれにあたる予定になっている。これらにかかわる医師は、精神科の中で子どもを中心に診療している医師、小児科の中でここ

ろの診療を行う医師に分けられる。

近年、首都圏を中心に、子どもの心の診療を標榜する医療施設は増加している。この背景には、受診者の増加と、平成14（2002）年度から精神科外来診療の中に、思春期加算が設定され、一定の経済的裏づけが得られるようになったことと関係する。しかし、この加算も6カ月に限定され、まだ十分とはいえない。

2 入院治療の現状

子どもの精神科の専門的入院病床は、実稼動病床では全国で1,000床に満たないと思われる。成人の病床が33～34万床とされ、WHOから減床を求められていることに比べ大きく異なっている。このことは、子どもの精神科の医療機関が少ないこと、専門的に治療できる医師・医療スタッフが少ないこととも関連している。この背景には、児童青年科の医療には多職種が必要であり、多くのマンパワーを必要としているため、現在の医療保険制度では、経済的な裏づけが取りにくいこととも関係がある。平成14（2002）年度より、一定の条件を満たせば、入院についてもある程度の加算が得られることになったが、極めて条件が厳しいこと、加算が十分でないことが問題点であり、医療機関は十分な経済的な裏づけが得られない。結果として、大多数の医療機関は国公立機関であり、民間の医療機関は極めて稀である。日本児童青年精神医学会では、これらの現状を打破するため、数十年にわたって、①医学部に講座ができること、②児童青年精神科が医学会に認められ、独立した標榜科になることを目指してきた。残念ながら、未だ実現性が乏しいのが現状であり、この

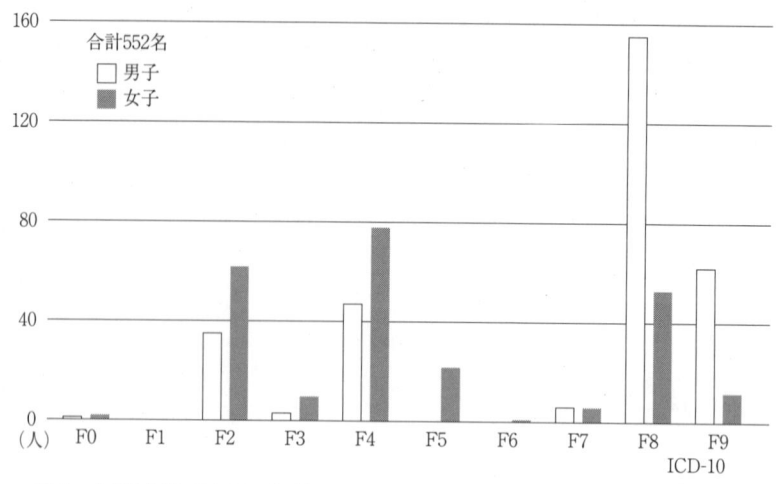

図1 入院患児数（平成17年度）

合計552名
□ 男子
■ 女子

3 入院システムについて

したがって子どもの精神科の専門的病床における入院治療は大学ではなく，全国児童青年精神科医療施設協議会を中心とした，28の正会員およびオブザーバー医療機関で行われてきた。形態は①総合病院の中に専門病棟を持つもの，②成人精神科病院の中に専門病棟を持つもの，③単科病院として存在するものなどに分けられる。多くの医療機関は1病棟で行っているが，梅ヶ丘病院（東京都），あすなろ学園（三重県）は複数の病棟を持っている。一方，小児科では日本小児総合医療施設協議会が中心に26の会員医療機関があり，心療系専門外来が16施設，固有病棟（混合病棟を含む）は8病院にある。入院病床数では，圧倒的に精神科医療施設が多い。

医療保険制度が大きく異なるため，そのままでは比較できないが，米国と比較しても子どもの精神科医療機関も医療スタッフも圧倒的に少ない。専門病床も人口比にすれば，50分の1程度しかないと思われる。

ことは適切な保険点数が得られていないことにも関連する。

3 入院システムについて

精神科の入院治療は，精神科の医療施設で精神保健福祉法に則って行われ，子どもの場合も，この法律に則って行われる。この法律は入院だけを対象にしているもので，内容を吟味すると，未成年の存在をあまり考えていないと思われる点もある。入院については，自傷他害の恐れが強い場合に，警察などが関与して行われる措置入院，医師および保護者が入院の必要性を判断する医療保護入院，本人の意思にもとづいて署名して入院する任意入院の3種がある。措置入院については成人と大きく異ならない。医療保護入院について，成人と大きく異なる点は，法律上の保護者の選出であり，未成年の場合は親権が代行することになっている。したがって，医師，保護者が必要と判断すれば入院となるが，保護者については法律上の保護者全員であるため，通常は両親の署名が必要となる。都道府県で判断は多少異なるが，東京都では海外に赴任中でも，行方不明でも原則として署名を要求される。任意入院については，本人の署名があれば成り立つが，子どもの場合何歳から署名の実効性があるかについての定見はない。過度に適用を厳密にすれば，子どもでは任意入院は極めて限定されたものになり，医療保護入院が増加して，この法律の趣旨に合致しなくなってしまう。ただし，国民皆保険制度のもとで保護者の医療保険を使用して入院費を支払っている現実を考えれば，入院当事者である子どもの意志のみによる入院が存在するか否かは疑問である。

4 入院と疾患（筆者の病院での現状）
1）統計的検討（図1〜3参照）

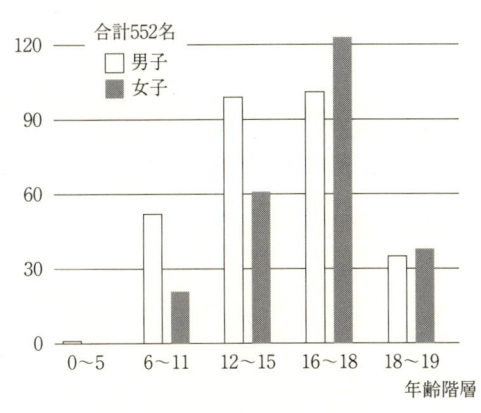

表1　ICD-10

F0	症状性を含む器質性精神障害
F1	精神作用物質使用による精神および行動の障害
F2	精神分裂病，分裂病型障害および妄想性障害
F3	気分（感情）障害
F4	神経症性障害，ストレス関連障害および身体表現性障害
F5	生理的障害および身体的要因に関連した行動症候群
F6	成人の人格および行動の障害
F7	精神遅滞
F8	心理的発達の障害
F9	小児期および青年期に通常発症する行動および情緒の障害

図2　年齢階層別入院者数（平成17年度）

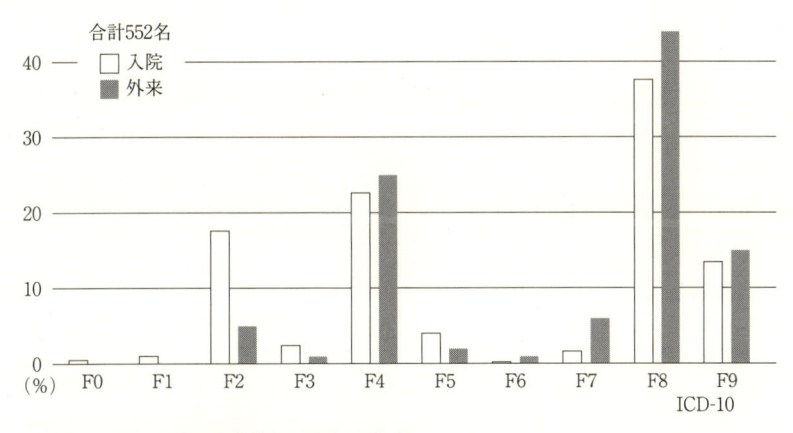

図3　入院・外来別疾患割合（平成17年度）

筆者の勤務する病院（梅ケ丘病院）は，全国の専門病床の約25％を占めている。ここではこの病院での現状を紹介しておく。

平成17年度の全病院入院者の疾患（主診断：ICD-10）では，F8が約38％，F4が約24％，F2が約18％，F9が約13％と続いている。外来初診者の診断と比べると，F8が約44％，F4が約25％，F2が5％，F9が約15％となっており，F2（統合失調症など）が入院を極めて必要としている疾患であることが分かる。男女別で比較すると，男子ではF8，F9，F4，F2の順であり，女子ではF4，F2，F8，F5の順であり，男子では発達障害が，女子では神経症，統合失調症が多くなっている。このことは成人の精神科病棟でF2，F3などが多いことと大きく異なっている。

2）治療スタッフ

病棟の治療スタッフ構成は，思春期入院治療加算がとれる体制となっている。このような病棟は全国に10数カ所あり，病棟ごとに2名の医師（1人は指定医），16名の看護師（2対1看護以上），1名の心理士，1名の精神保健福祉士が必要である。これを満たしていれば，1日一人当たり350点加算があるが，医療機関としてはとても採算はとれない。

このことは小児の場合，精神科としての入院基本料が1300点から始まるのに対して，小児科としての療養病棟入院基本料が2100点から始まることと比べても明らかである。

各職種の大雑把な役割を挙げてみる。

①医師：各病棟に1名の病棟医と数名の医師（研修医を含む）が配属されている。治療チームの中で，さまざまな指示や薬物の処方を行う。カンファランスの場で，多職種の報告を総合して，全体的な治療の方向性を決めて行く，オーケストラにおける"指揮者"のような役割を果たす。

②看護師：患児に一番接する時間が長い存在で

あり，処置だけでなく，ちょっとした本人の変化や，他児との関係も観察し，疑問や質問があれば対処するとともに医師へ報告する。日課として，病棟での生活全般を支えるとともに，院外スケジュールへの参加をはかる。看護としての対応などを"申し送り"で確認しあう。

③心理士：医師の指示のもとで，心理検査や個人的なカウンセリングを行ったり，病棟におけるグループミーティング（大病棟方式における集団精神療法）を病棟医とともに取り仕切る。病棟を越えてグループカウンセリングを行い，交流関係の拡大やSST（社会技能訓練）による社会性の獲得を目指す。

④精神保健福祉士：医師の指示のもとで，院外の学校，児童相談所，福祉事務所，保健所，総合精神保健福祉センター，子ども家庭支援センター，発達障害者支援センター，他医療施設などとの連絡を行い，治療の円滑化をはかる。

⑤保育士：病棟を越えたグループ活動とともに，院内の行事を中心になって取り仕切る。

⑥作業療法士：極端に不器用な入院児や，作業能率の低い入院児を対象にさまざまな訓練を行う。

⑦院内学級：日中に入院児が過ごしていることが多い場所であり，お互いに情報交換を行いながら，入院児に接している。長期不登校による勉強の遅れや学習遅進を示す入院児が多いため，一人一人に合った学習内容を用意してくれている。

病棟内においても，スタッフが一堂に会して，毎日のように"申し送り"を行い，情報交換を行って入院児への支援を考える。病棟スタッフと院内学級教師と定期的に情報交換を行う。これ以外にも，緊急性がある場合は，緊急のミーティングがもたれる。

Ⅲ　治療体系の一環としての入院治療

入院治療は独立したものとしてではなく，大きな治療体系の一環として存在する。したがって治療という連続体の一部をなしており，入院にいたる段階で退院後のことも予測しておくべきである。子どもの精神科治療は，保護者の希望を満たすためのものではないし，本人の主張をすべて実現するためのものでもない。本人・保護者お互いが，これまでを見つめて，改めるべき点は変えなければならない。治療者はどちらの主張にも組することなく，本来のあるべき姿について論じるべきである。治療者は，アドバイスはできても当事者になることはできない。結果について，予測を述べることはできても，本人・保護者の選択を決めることはできない。入院治療も本人あるいは保護者の希望のもとに行われるものであって，一方のみの希望が通る状況は望ましいものではない。

1 入院に至る経緯

精神科救急システムの中で，未成年が入院の対象になり入院となることがある。この場合は，自傷他害など緊急性の高い状況での措置入院となる。

任意・医療保護入院の場合，外来治療中の症状の悪化への対応，診断の確定，薬物の調整，生活リズムの改善などが入院治療の目的となる。医療保護入院を例にとると，①保護者は入院を希望しているが医師から見てその必要性がない場合，②医師から見て入院が必要だが，保護者が希望していない場合，③保護者も医師も入院の必要性を考える場合に分けられ，③の場合のみ入院となる。

一般的には，②の時期が長く続き，③に至るまでに長時間を必要とする。その心理的背景としては，「親子の絆が断絶されるため，入院治療は選択されるべきでない」という考え方も根強い。しかし，「あまりにも密着した関係になってしまって，収拾ができなくなっている」例もある。この場合は親子関係を適切な距離に戻すために入院治療が必要になることになる。もちろん，入院の大前提に本人あるいは保護者の納得が必要である。

2 入院の前に

入院治療は入院になる前から始まっており，入院になる前から退院以降のことが考慮されていなくてはならない。特に入院に対する本人・保護者の心理について十分に考慮されることが大切であ

る。任意入院はともかく，医療保護入院では保護者の要請が前提になっている。入院を選択することにより，「保護者としての責任を放棄した」という世間の目に耐える必要があるし，詳細を理解していない第三者から非難されることもある。当事者である子どもからも非難されることは珍しくない。これらの心理的葛藤を乗り越えなければ，入院の継続は難しい。切羽詰っている場合を除けば，保護者に「今はどんなに大変でも，入院させれば寂しくなるし，ご本人からは『どうして入院させた』と責められるし，事情の分からない方からは『だらしのない親だ』といわれるかもしれませんよ」と伝えることもある。時には入院期間より長い時間をかけて保護者の心の整理を待つことも重要である。決して入院の成果を誇張して伝えず，いくつかの可能性を含めて予測を伝えることになる。しかし，この作業は入院治療の成否を決める大きな要素となる。前もって治療現場を見てもらい，入院の実際について知ってもらうのも，インフォームド・コンセントの一環として大切なことである。

3 入院前後について

措置入院では，鑑定の結果として行政の関与のもとで入院してくるし，任意入院の場合は本人が納得して入院してくる。入院後，精神症状が悪い時期，本人が望む場合は個室で過ごすことが多く，落ち着いたら他児と一緒の部屋に移ることが多い。一部の入院児は他人と会うことが難しく，個室生活が長引くが，将来的に同年齢集団に戻っていくのであれば，共通の話題を持つ友人を一人でも作ることは重要なことである。

医療保護入院では，本人が入院に納得していないと言っても，外来通院の中で機嫌の良い時に入院という選択肢があることを伝えておくことは重要である。それで「入院してもいいかな」と言ったとしても，保護者へのリップサービスであることが多く，そのことが直接入院という行動につながるわけではない。法律的に病院が入院の前段階に関与することは難しいため，入院に際しては保護者が中心になって病院まで連れてくる必要があ

る。家庭内での暴力が激しい場合には，親類，知人，担任の先生などが付き添って来院することもあった。最近は，母子家庭などの増加に伴い，親類，保健所，児童相談所など，以前から保護者が相談していた機関が関与することもある。いずれにせよ，親権を持つ保護者が中心になっていることが前提である。"民間の救急車"などもあるようだが，患児から見ると，入院の際だけ費用を払って他人の手を借りることについて，保護者に対して批判的になることが多い。

病院の外来で，本人に入院を説得する場合も，保護者に対しては，「自分を見捨てるのか？」という言動がよく見られる。保護者の気持ちが整理されており，「自分もつらいが，あなたのためにも自分のためにもこれが一番の選択肢である」と言えれば本人の気持ちも落ち着いていく。多くの場合は，保護者が姿を消すと，人が変わったように落ち着く。

入院の目的として，「保護者と本人の関係を適切に戻す」ということが含まれているとすれば，入院後も保護者との関連は重要である。多くの場合は，「自分が集団生活でつらい思いをしているのに，家人は自分がいなくなって喜んでいるのではないか」という不安に襲われる。病棟から家庭に電話をして，「いかに自分が病棟でひどい目にあっているか」を訴えることがある。本人の気持ちとしては，「できるだけ楽な方法で治療したい」と考えており，治療者からみると，保護者に対して「自分はこれで良くなるのか？」と確認している行為に思われる。保護者が見捨てていないことと，これが最善の手段であることを説明できれば，本人は安心できる。保護者がこの段階で不安になるとすれば，治療を継続するのは難しくなるし，この段階で治療中断となれば，入院以前より症状が悪化することも多い。

入院直後から，他の入院者との適切な関係が作られる場合は，神経症圏と判断されることが多い。他の患児との関係が成立しがたい場合は，治療スタッフが仲介することになるが，元から同年齢児との関係が作れなかったのか，症状が始まってからそうなったのかは，疾患を判断するのに重要な

情報である。

1～2週間ほどは,「どうしてここにいなければならないのか？」と考えていることが多い。1日に何回も自宅に電話をして,「早く迎えに来い」と保護者に迫ることもある。何日間不登校を続けていても,「学校に行く自信がつきましたので,退院します」と訴えることもある。「親にだまされて入院させられた」とスタッフに訴えることもある。「それでは,君には悪いところは1カ所もないの？」と聴くと,少し間をおいて「ちょっとはね」と答えてくれることがある。「ちょっと悪い点を治して,早く家に帰る方法を考えようよ」と話すところから本来の治療は始まる。「病棟にいてもいいかな？」と感じるようになると,周囲の同年齢児の様子が見えてくる。

入院時に入院に強く反対した場合と,自分から入院した場合で,その後の経過に大きな違いがあるわけではない。かえって,入院時に大騒ぎしたほうが,本人なりに納得している場合もある。疾患の種類,対人関係の持ち方などのほうが予後に影響を与える。

入院後には,生理学的検査（心電図,脳波,CT,NMRIなど）,生化学的検査（血液検査,尿検査など）,心理学的検査（発達検査,性格検査など）などが用意されている。これらの検査結果を,本人,保護者に説明し,治療内容に反映させる。

学齢期の場合は,入院期間によって教育の保障を行う必要が生じる。多くの入院児は,入院前に不登校状態になっており,本来の学年に比べると学業が遅れている。遅れを取り戻すためにも,入院中の教育が必要であり,精神的に安定すれば本来の学校に通学する。距離的に遠い場合や不登校が長期間にわたっており,登校が難しい場合は院内学級への登校をはかる。入院している児の多くが不登校経験者であり,本人の学業水準に合わせて授業をしてくれるため,登校への心理的抵抗がある者の多くも院内学級へは通える。

4 入院後の展開

入院に至る経過によっては,スタッフとは安定した関係をもてても,保護者との関係を持つことが難しい場合もある。この場合は治療スタッフも一緒になって面会を行う。ある程度落ち着いてくれば,保護者同伴の外出を行い,お互いに自信を持てた段階で,院内学級のない週末を中心に自宅で過ごしてもらう。最終的には,自宅で本人・保護者が落ち着いて過ごしてもらうことが目的であり,このためには本人・保護者ともに以前の状態についてのなんらかの気持ちの整理ができている必要がある。通常は,本人のほうが先に気持ちの整理がつき,保護者がこれに続く。本人の気持ちが切り替わっても,保護者がそれまでの様子を変えなければ本人もまた以前に戻ってしまう。入院を契機に,本人も保護者も,冷静な時間を過ごして,これからの方向性を考えてもらう必要がある。

入院直後の激動の時期が終われば,本格的に治療に取り組むことになる。担当医との話し合いの中で,それまでの生き方や,考え方に無理がなかったか否かが話しあわれる。よく行われるのは自分を改めて見つめてもらうことである。自分のよい点,悪い点を再確認することは意義のあることである。多くの入院児は,なんらかの挫折を味わっており,自己評価が低下している。最近増加している発達障害児では,この傾向は著明であり,どうやって自己評価を高めるか,あるいは自分がどのような行動をとるとうまく行くかを学習していく必要がある。このことは,保護者との関係においても同じであり,本人に家人の良い点と悪い点を整理してもらう必要がある。保護者についても同様であり,子どものよい点と悪い点を話し合うのは有意義である。

外来と違って,24時間本人の様子を観察できるので,自宅に居た際の様子を推測することや,他児との関係の持ち方も目の当たりにすることが可能である。医療者は,外来での様子,入院時の検査結果,病棟での様子などをもとに診断の確定をするとともに,スタッフとともに病棟内での対応の仕方を話し合う。必要に応じて病棟を越えた集団治療,院内学級への通学,薬物調整などを行う。これらの結果については,必要に応じて本

人・保護者に説明して，今後の方向性を話し合う。

5 退院に向けて

入院はそれだけで完結するものではなく，退院後の対応も重要である。病棟生活を送っているうちに，本人も周囲も退院が近付いて来たと考える場合は，その準備に取り掛かることになる。通常は，「自宅での生活をどう送るか」，「退院した後の学校生活をどう送るか」が大きな問題となる。

入院中に精神的に安定したとしても，自宅で落ち着いて過ごせるかが，大きなテーマである。入院中の外泊で，その様子はある程度分かっているが，毎日過ごせるか否かについては，本人および保護者の気持ちが重要である。お互いに不安があるままで過ごすことは難しく，両者がある程度の"自信"を持ってくれることが重要な課題である。そのためには，本人，保護者の個別の話し合いだけでなく，治療スタッフを交えた話し合いを持つことも必要である。

学校については，本人の登校への意欲も重要であり，本人の意思を尊重することが重要である。義務教育であれば，原籍校との話し合いの中で，通級指導教室の併用，他校への転校などが話し合われる。この際には，保護者と本人の希望が異なることがあるが，登校する本人の希望を尊重する。高校生年齢であれば，全日制，定時制，通信制などの普通校に加えて，養護学校（普通科，高等科）などが用意されている。普通校も生徒に合わせて，さまざまな学級が作られている。これ以外にも，提携校，技能連携校，専門校などがあり，生徒数の減少との兼ね合いで，特定の学校にこだわらなければ入学できる状況である。

6 退院後

退院後，多くは外来に通うことになる。外来では，薬物治療，個人精神療法，集団精神療法，作業療法，デイケアなどが用意されている。学校に通う自信がない場合は，中間施設的なものが用意されている。フリースクール，デイケアなどがこれにあたる。当院のデイケアは10数年前から開かれている。それまでは保健所などのデイケアを利用していたが，成人を中心としたデイケアであったため，話題などが合わず，長続きしないことが多かった。そのため，当院で思春期の利用者を対象としたデイケアをスタートさせた。友人が少なく自宅にいても閉居的生活を送りがちな思春期者を中心に22歳未満を対象とした。昼間をデイケアで過ごして，夕方から高校に通う者，アルバイトのない日に利用する者などさまざまであった。多くは入院を経由した者達であったが，他のクリニックに通いながら利用する者もいる。デイケアでも，利用者に人気のあるプログラム，堅苦しくないプログラムなどを用意している。発達障害児の増加に伴い，社会性を身につけるためのSST（社会技能訓練）などが，人気メニューとなっている。多くの利用者は，22歳が来るまでに自分の新たな居場所や行き先を決めて飛び立っていくが，一部は成人のデイケアなどに移る。途中で具合が悪くなり，再入院になる利用者も居る。

Ⅳ　入院治療の必要性

入院治療の意義は，①何よりも同年齢集団の中で生活して，その中で対人関係を学べることにある。多くの入院児は不登校になっており，友人も少ない者が多いため，学校に行けてないことに対する"気後れ"は少ない。その入院児から「君も行かないか？」と誘われると，「あの友達も行っている学校だから」と院内学級に通うことになる。退院後は同年齢集団の中で過ごすわけであるから，院内で他児との関係が構築されることは重要なことである。治療スタッフが手伝うこともあるが，入院児が少しでも仲間関係の構築に自信を持ったり，そのためのスキルを身につけることができるように模索する。また，②多くの入院児は，家庭に自分の（心の）居場所がなくなっているため入院によって居場所を提供するという意味もある。そのうえで本人も保護者も，少し離れて自分を見つめる時間としてもらうことも重要である。本来この年齢の子どもは，成人に比べると，はるかに健全な心身を持っている。治療スタッフがしていることは，この健全な部分の成長を促進する

都立梅ケ丘病院

AD／HDクリニカル・パス

IDカード

主治医（ ）副担当医（ ）PNs（ ）ANs（ ）病棟保育士（ ）PSW（ ）心理（ ）

患者氏名〔 様 〕

入院日 年 月 日
2006年 2月改訂

	実施期間	Ⅰ 保護的治療期（入院～1ヶ月）〔 月 日～ 月 日〕	Ⅱ 集団適応期（入院後1ヶ月～3ヶ月）〔 月 日～ 月 日〕	Ⅲ 退院準備・促進期（入院後3ヶ月～6ヶ月）〔 月 日～ 月 日〕	退院
医師	到達目標 アウトカム	□確実に服薬できる □生活リズムが整う □職員の援助で行動のコントロールができる □病棟ルールを理解し日課に参加できる □その他（ ）	□確実に服薬ができる □集団生活に適応できる □登校あるいはリハ棟のプログラムに参加できる □職員の援助で行動のコントロールができる □自分の気持ちを言語化し、行動の振り返りができる □その他（ ）	□服薬継続の必要性が理解できる □気持ちの言語化ができ対処方法を共に考えることができる □外泊中トラブルなく過ごす事ができる □学校・アルバイト・デイケア・社会資源を活用できる □その他（ ）	〔退院日〕 年 月 日
	精神症状	□衝動行為 □興奮 □反抗 □暴力 □集団適応困難 □その他（ ）	□衝動行為 □興奮 □反抗 □暴力 □集団適応困難 □その他（ ）	□衝動行為 □興奮 □反抗 □暴力 □集団適応困難 □その他（ ）	〔退院先〕 □自宅へ □施設へ □その他 （ ）
	身体症状 （薬物副作用を含む）	□眠気（ ）□問題あり □改善 □自律神経症状（ ）□問題あり □改善 □消化器系症状（ ）□問題あり □改善 □その他（ ）□問題あり □改善	□眠気（ ）□問題あり □改善 □自律神経症状（ ）□問題あり □改善 □消化器系症状（ ）□問題あり □改善 □その他（ ）□問題あり □改善	□眠気（ ）□問題あり □改善 □自律神経症状（ ）□問題あり □改善 □消化器系症状（ ）□問題あり □改善 □その他（ ）□問題あり □改善	
	行動制限 及び 社会活動	□隔離 □拘束 ※詳細は「隔離・拘束医師指示実施簿」参照 □同伴外出 ⇒ □院内（ ／ ～）□職員 □家族 □院外（ ／ ～）□職員 □家族	□単独外出 ⇒ □院内（ ／ ～）□院外（ ／ ～） □同伴外泊 ⇒（ ／ ～） □単独外泊 ⇒（ ／ ～）	●社会活動 □分教室（ ／ ～ ／ ） □地元校（ ／ ～ ）学校名（ ） □社会活動（ ／ ～ ）場所（ ）	〔退院後外来通院〕 □当院（ 医師） □他院 □なし
看護師	NANDA 看護診断	□対他者暴力リスク状態 □社会的相互作用障害 □成長発達遅延 □コーピング（非効果的 ・ 防御的） □家族コーピング（ 無力化 ・ 妥協化 ） □家族介護者役割緊張（ ） □自己尊重状況的低下 □睡眠パターン混乱 □その他（ ） サイン	□対他者暴力リスク状態 □社会的相互作用障害 □成長発達遅延 □コーピング（非効果的 ・ 防御的） □家族コーピング（ 無力化 ・ 妥協化 ） □家族介護者役割緊張（ ） □自己尊重状況的低下 □睡眠パターン混乱 □その他（ ） サイン	□対他者暴力リスク状態 □社会的相互作用障害 □成長発達遅延 □コーピング（非効果的 ・ 防御的） □家族コーピング（ 無力化 ・ 妥協化 ） □家族介護者役割緊張（ ） □自己尊重状況的低下 □睡眠パターン混乱 □その他（ ） サイン	
	看護介入	□病棟オリエンテーションする □治療・疾患に対する認識をアセスメントする □受容的態度で共感を示す・傾聴の姿勢で聴く □モデルとなる行動を教える □本人の良い面、肯定的な面を見出し伝えて行く（良い点をほめる） □達成感・自尊心を高める援助をする □家族の精神的サポートを常に心がける □家族の心労を傾聴して、家族も「今は休養するように」説明する □「困った時はいつでも相談を」「一緒に対処方法を考えていきましょう」と説明する □家族の入院に対する意向を確認する □家族会の紹介する	□学校、リハ棟、集団生活での状況をアセスメントする □受容的態度で共感を示す・傾聴の姿勢で聴く □モデルとなる行動を教える又は、一緒に考える □本人の良い面、肯定的な面を見出し伝えて行く（良い点をほめる） □達成感・自尊心を高める援助をする □外泊中の生活に対する助言・指導を行う □家族の受け入れ状況、症状理解をアプローチする □面会時に患者の状況を伝え家族の定期的な面会を働きかける □家族役割の重要性、外泊中の対応についての説明する □家族と情報を共有する合同面接する □家族関係調整する	□受容的態度で共感を示す・傾聴の姿勢で聴く □モデルとなる行動を教える又は、一緒に考える □本人の良い面、肯定的な面を見出し伝えて行く（良い点をほめる） □達成感・自尊心を高める援助をする □退院後の生活に対する助言・指導を行う □退院に対する不安を受け止め、対処行動を一緒に考える □退院後の家族・本人の受け入れ状況をアセスメントする □長期外泊中・試験登校中の対応について指導する □家族役割の重要性を説明、家族関係調整する □退院後の生活について指導する □家族希望及び必要に応じて訪問看護・ディケアなど活用できるよう説明する	〔精神科退院前訪問指導〕 □ 要 （ 月 日） （ 月 日） （ 月 日） □ 不要 〔精神科訪問看護・指導〕 □ 要 （ 月 日） □ 不要
	身長・体重	／（ cm）／（ kg）□BMI □肥満度（ ）	／（ cm）／（ kg）□BMI □肥満度（ ）	／（ cm）／（ kg）□BMI □肥満度（ ）	
コメディカル	PSW	□家族・関係機関情報収集	□関係機関調整	□社会資源の紹介 □地域社会生活資源の調整（ ）	
	リハビリ	□個別 □グループ名（ ／ ～）〔 〕 ・保育士サイン ・OTサイン	□個別 □グループ名（ ／ ～）〔 〕 ・保育士サイン ・OTサイン	□個別 □グループ名（ ／ ～）〔 〕 ・保育士サイン ・OTサイン	□思春期デイケア利用
	心理	□検査・観察（ ／ ）〔 〕 サイン □グループミーティング・面接 ／（ ）	□検査・観察（ ／ ）〔 〕 サイン □グループミーティング・面接 ／（ ）	□検査・観察（ ／ ）〔 〕 サイン □グループミーティング・面接 ／（ ）	
	薬剤科	□持参薬の確認 ／ サイン	□ 服薬指導 ／ サイン	□ 服薬指導 ／ サイン	□退院服薬指導 ／
	栄養科	□栄養食事指導 ／ サイン	□栄養食事指導 ／ サイン	□栄養食事指導 ／ サイン	
総合	各期の評価	CC（ ／ ） サイン	CC（ ／ ） サイン CC（ ／ ） サイン	CC（ ／ ） サイン CC（ ／ ） サイン CC（ ／ ） サイン	
	バリアンス				

図4 ADHD のクリニカル・パス

ことにある。この過程で，保護者への働きかけが必要になることもあるが，保護者は子どもに比べれば変わりにくい存在である。時には時間をかけて入院治療を行い，本人の成長を促進することに力を注ぐこともある。

V　おわりに

　子どもの精神科全般の問題であるが，医療だけでは完結できない点が多い。入院についても全く同じであり，保健，教育，福祉などの機関との連繋を密にしないと難しい。

　虐待を例にとれば，身体的虐待は視覚的に分かりやすいが，心理的虐待，養育無視（ネグレクト）などは判断に迷うことも多い。入院しただけで落ち着く，代理ミュンヒハウゼン症候群と判断されるものもある。治療者も，より専門性を磨いて，症状の判断，その背景にあるものを見逃すことなく対応する必要がある。

　子どもの抱える問題の背後には，さまざまな分野で指摘されていることだが，家族の変化がある。子どもの入院治療でもこの点が大きな問題となる。大家族，核家族と呼ばれていた家族の形態も大きく異なっている。母子・父子家庭は珍しくないし，単身赴任，家庭内別居も珍しくない。国際結婚や海外生活による，文化的影響もある。入院治療を続けていくと，その背後に親子関係，夫婦関係，嫁姑関係などが焙り出されることも珍しくない。時には，家族を包括的に治療対象としなければならないこともある。

　最近は，「生活リズムを立て直したい」「不眠を治したい」「自宅に居場所がないから」など本人の希望で入院する例も増えており，入院期間は短縮されている。当院でも，統合失調症，摂食障害，注意欠陥多動性障害などにはクリティカル・パスを作って対応するようになり（図4参照），以前に比べると入院期間の短縮がはかられ，より多くの子どもに入院治療の場が提供できるようになっている。一方で，成人を対象とした精神科救急は，それなりにスタートしているが，"子どもの精神科救急"は未整備である。今後社会がより複雑化して，より緊急の対応が必要な際，短期の入院設備を持つ，専門性の高い子どもの精神科救急が必要となるのではないか。当院でも移転統合計画があり，この際にこのような視点を取り入れる予定である。

第5章 家族へのアプローチ

鈴木廣子

I はじめに

　思春期の臨床では，子どもが意欲的に私たちの前に現れることは皆無で，子どものことを心配し，憔悴しきった家族が目の前にいる。子どもと思春期の精神医学領域は，最初に家族援助から開始されるといってもよいのかもしれない。2003年度，厚生労働省から出された『10代・20代を中心とした「ひきこもり」をめぐる地域精神保健活動ガイドライン』の詳細は，「ひきこもり」の子どもを抱えた家族の援助であり，家族の来院・来所が困難な「ひきこもり」青年の援助になるとまとめられていて，これまで以上に「家族」そのものに視点が置かれている。特に子どもと思春期の精神医学領域は，幅広く，続々と新しい病理・病態が現れることから，家族援助も必要性を増している。子どもにとって最も身近な「家族」という不可欠な資源をより有益な資源として，機能を促すことが重要である。今回，家族へのアプローチとして，個別の家族支援と家族教室における集団家族支援について臨床場面の経験から考えてみたい。

II 乳幼児期とトラウマ

　現在，子どもと家族が社会の中で，その存在そのものを脅かされている時代である。連日，子どもが被害者または加害者に，または家族が被害者または加害者になった事件の報道が目立っている。子どもは，「子宝」と表現され，また，子どもの成長の節目を祝う様々な行事や風習が日本社会に伝承されてきたように，「家」の宝，繁栄の象徴として大切に育てられてきた。もちろん，子どもは病気に罹りやすく，医学が発達していない時代，無事に育てることは非常に困難であり，それゆえ，子どもは家族，「家」，地域社会から守られてきた長い歴史があって，子を持つ母親も家族，「家」，地域社会から守られてきた。臨床現場で出会う子どもたちには，心から安心する感覚，平たく言えば「安心感」が希薄になっている。子ども自身に「守られている実感」が不確実で，そして「守られる保障」も不確実である。子どもが誕生して乳幼児期から母親や家族から与えられるはずの「安全感」が不確実なのである。それは子育てしている母親達にも同様なことが言える。子どもが誕生し，成育していく中で，子どもと母親は一対をなして乳幼児期を過ごしていく。筆者が乳幼児精神保健に関わるようになって，家族に子どもが誕生する（また妊娠した）時から，親子間には実に様々な出来事が展開され，次第にその出来事が時々のライフイベントに絡んで影響を表していく過程を見るようになった。第1子が早産の未熟児で誕生して，出産後に赤ちゃんの情報は何も聞かされずに，分娩室に一人母親が残された彼女は「『何ってことを私はしたんだ。どうして丈夫に産んでやれなかったのか，赤ちゃんは無事なのか，誰も教えてくれない，これは天罰だ』と考えながら，気持ちがずっしりと沈み込んでいくのがわかった」と話した。彼女は第3子を出産して，第2子の大きな泣き声に悩まされて，やがて，泣き声を聞くとイライラして，子どもに手を挙げてしまうと訴えて受診した産後うつ病のケースだった。彼女は「子どもを産んでから心から笑えたことがなかった」としみじみ語った。3人の子どもたちは誕生した時から母親の心からの笑顔を見ることなく成長したことになり，子どもたちの心が受け

た影響は計り知れない。誰かの目に触れ，あるいは当事者が何らかの問題意識や症状を呈することで，また，子どもたちは周囲にある「安全」なものと関わることで影響を回避することも多いが，何らの対応もなく，子どもが成長して児童期，思春期に問題を抱えた場合に，問題が増幅することは容易に想像できる。さらに誕生した子に何らかの障害があると複雑な因子が加わる。母親の罪悪感，無力感とともに，独特な反応をする子ども（赤ちゃん）が存在して，それでも相互作用で関係は構築されていくが，受け入れ難い母親と，関わり難い子どもとが存在し続けていく。母親が子どもに対して「受け入れ難さ」を感じる体験は，1つのトラウマとなって，罪悪感や不安感を抱くと，そのような母親の眼差しが子どもにとってもトラウマとなり，関係性の中で悪循環を形成する。思春期の子どもの問題に関わる時に，近年，注目されている「トラウマ（心的外傷）」を中心に乳幼児期を改めて注目する必要がある。赤ちゃんは一対をなす母親からの影響をもっとも大きく受ける。良いまたは悪い影響でも，母子間では循環し，それなりの関係が構築される。赤ちゃんと母親が受けるトラウマを考えてみると，

1 妊娠中に受けるトラウマ

切迫流産，強い悪阻，不妊治療，過去の死産や堕胎の経験，婚姻の有無，周囲の対応などが挙げられる。少子化が進む中，妊娠・出産は昔に比べて，華やかさや満足度の追求を求め，ブランド化（特別な部屋で，豪華なインテリアに囲まれ，リッチな気分で出産を演出されたい願望）されているが，女性の体にとって妊娠・出産は大きなストレスを伴ない，予想もしなかった出来事に遭遇する可能性は昔と変わりない。「幸福」の象徴のようなイメージ下での妊娠中に何らかの出来事に遭遇することがトラウマになる可能性がある。また，不妊治療や過去の死産や堕胎も暗い影をもたらすことが多い。

2 出産時のトラウマ

早産，帝王切開，児の状態，過去の死産や堕胎，医療関係者の対応などが挙げられる。早産や帝王切開などは，産褥婦にすると予想困難な状態での出産であり，影響は非常に大きい。未熟児や様々な障害を持つ児を出産した場合，産褥婦は大きな罪悪感，自責感，不安感をもつことは知られている[10]。筆者も10年程度，盛岡赤十字病院で産褥婦に対してエジンバラ産後うつ病自己評価票（EPDS）[6]を試行して，出産後すぐにNICUに入った児を持った産褥婦の精神的不安定さを直接調査したが，母子間での出産時の出会いから始まる交流が極めて重要である[8]。過去の死産や堕胎は，無事に産まれた児を見ながら，産褥婦が心の闇の中で罪悪感を強くする場合がある。

3 乳幼児期のトラウマ

世代間伝達からくる育児困難，産後うつ病，母乳の問題，具体的な子育て，障害児，児の状態などが挙げられる。世代間伝達からくる育児困難では，母親自身に自分の乳幼児期の様々な記憶や感覚（親または養育者との関係，出来事，体験）が出産直後または育児が本格的に始まってから甦り，「児を触れない」「泣き声が気になる」「不安で仕方がない」「育児ができない」「赤ちゃんが泣きやまない」などで育児相談される。「赤ちゃん部屋のおばけ」[1]に表現される世代間伝達は様々で虐待の問題もあれば，その家族が抱えてきた問題が影響することもある[9]。産後うつ病も発病率が高い割にはまだまだ理解されていない病態[10]で，赤ちゃんに大きな影響を与える可能性があり，また，産褥婦自身も「うつ病」の自覚が少なく，周囲からも理解されず，「わがまま」「怠け」と誤解をうけることがある。児が思春期になって何らかの問題を抱えて母親が受診し，初めて母親が「産後うつ病」だったとわかり，その後の育児に大きく影響した症例も経験した。母乳の問題は産褥婦にとって，母乳の出の良し悪し，直接児に母乳をあげられるか，児との波長は合うのか，非常にはっきりと結果に出るために，さらに自分の赤ちゃんに母乳をあげる行為自体が，児を産んだ実感が得られる瞬間であり，少子化になればなるほど，妊婦の憧れとして，母乳を我が子にあげてい

る姿がイメージされる。そうなると，母乳の出が悪い，直接に母乳をあげられない（NICUの児に搾乳で届けるなど），乳首の陥没や児の哺乳力が低くてうまく吸えないなどが，産褥婦のトラウマとなることは予想できる。具体的な育児とは，身近に赤ちゃんと接する機会が少ない事ないことが当たり前の社会になって，児を出産して，「抱く」「母乳（ミルク）を与える」「おむつを替える」「あやす」などの行為の拙劣さが産科病棟で危惧されている。現実的に「世話ができない（他の人に比べて）」ことがトラウマとなるのも少なくない。出産した児と母親の間に流れる不協和音，児の個性だったり（母親がイメージしていた赤ちゃんより大きな声で泣く，逆に泣かない），母親が家庭内（夫婦間や義父母，両親）のことで不安定だったりして，児との関係がしっくりいかず，周囲から批判されることもある。現在，日本社会が過去，経験したことのない少子化が進み，「元気な子どもを産んで幸せな子育て」的なイメージがある中で，障害児や低体重児を出産した母親の心境は計り知れないほどに動揺[3]し，長期的な援助が必要である。また，多胎出産も未熟児で生まれ，その後の子育ての負担度が大きく，適切な援助が必要である。

以上，母親に関しての妊娠・出産・育児におけるトラウマとなり得る可能性を述べたが，これらのトラウマは一般的には母親本人や周囲の人々にもあまり認知されることなく，「子育てはみんながやっている普通なこと」として扱われている。もちろん，早期介入を試みて成果を挙げ，母子を守っている貴重な仕事をされている方々も多いが，残念ながら，まだまだ少数派である。この重要な乳幼児期の母子に対して，小さなサインや訴えを丁寧に拾い上げることができると，母子間の「安全感」「安心感」がある程度，保障されることが期待される。思春期の問題の予防は乳幼児期にあると思う。多くの母親たちがこの心身ともに不安定な時期に，何らかのトラウマを受けても，適切な介入がなされないことが現実であろう。そこで，臨床場面でインテークをする際に，訪れた母子が過ごした妊娠から誕生そして乳幼児期に注目して詳細な情報を得る丁寧な関わりが，臨床家にとって，極めて重要な情報や問題解決のためのヒントになると思われる。

III　乳幼児期から思春期へ──臨床場面から

子どもが何らかの問題や障害を抱えた時，その時に親の心情を一概には言えないものの，混乱，驚愕，悲しみ，怒り，そして罪悪感，自責感，無力感などである。子どもが「不登校」で相談に親子で訪れ，疲れ切った，または困惑した表情で母親たちが，「自分の子育てが悪かったのでしょうか？」「私があの時こうしたから子どもがこうなったのでしょうか？」と訴えることはよく経験される。

不登校で母親だけが受診したケースを紹介すると，母親は非常に苦悩に満ちた表情で，「学校の話をしたら，子ども（長女）がバリケードを作って自室に閉じこもってしまった」と訴えた。筆者が長女を中心に話を聞いていくと，母親は，「問題は自分なのだ。一人っ子の自分が長女を育てたからこうなった。生きていても仕方がない」と泣くばかりなので，母親に緊急の援助が必要と考え，どのようなことでそう思うのかを尋ねた。母親は，「長女を産んでから長男が産まれるまで6年かかった。長女が2歳のときに，舅から"一人っ子は可哀相だ。あなたも一人っ子で社交性がないから，そうなったら困るだろう"と言われた。その時は何とも思わなかったが，長女が不登校になって，舅の言葉を思い出して，『何てことをしてしまったのか，自分が長女をこう育てしまった』と思って，とても落ち込む。そんな自分だから，自分のやり方が悪くて娘がバリケードを作った」と話した。そこで，筆者は母親自身のトラウマの治療を提案し，母親からの同意を得て母親の個別面接ではトラウマの治療としてEMDR[7]を施行した。母親自身が回復すると，「私も学校時代，色々あったけれども何とか頑張っていた。娘も大変なことが沢山あると思うが何とか頑張ってもらいたい。私が体験したように人との良い出会いもあるかもしれないし」と話し，長女の今後を心配

しながら，根気強く長女を支援すると話した。このケースのように，家族自身が子どもに問題や障害が生じたりしたことで，過去の出来事がトラウマとして甦る。そして母親自身の安定が図られると，母親は自然に子どもの最も有力な支援者となる。

　次に子どもに対しての障害の診断を告知されたことが子ども本人や家族のトラウマとなる場合もある。最近，思春期で広汎性発達障害，特にアスペルガー症候群，高機能自閉症と診断されることが多くなっている。特に成長してから診断された広汎性発達障害の場合，もちろん，親子がその「診断」を受け入れることは難しい。その母親の「受け入れ難い」眼差しを敏感に感じ取っていた子どもが漸く，「どうしてそんな目で自分を見るんだ！」と声を挙げているような場面を経験する。ケースを紹介すると，「友人が欲しい」との主訴で来室した17歳の男子は，母親の希望で本人だけの個別面接となり，筆者が話を聞いていくうちに，「高機能自閉症」の疑いが出て，母親からその子の誕生からの経過を聴取した。特に乳幼児期，そして幼稚園，小学校の生育記録を持参してもらってみると，成長の節目で，広汎性発達障害の特徴が表現されている記録があり，その都度，母親は様々な専門家（主に教育分野）から上記の診断を何度かされていたが，母親は医学的な精査を子どもに受けさせなかった。本児が高校生になって，本格的に学校不適応となり，様々な問題行動が出現して中退したが，本児は「友人が欲しい」と言い続けていた。母親は様々な場所で指摘された「広汎性発達障害」の診断を受け入れることが困難で，「子どもが集団生活をできるようになれば，友人ができれば」と思い，関わり続けてきた。「診断をお聞きになって驚かれましたよね，大変でしたね」と筆者が母親に話すと，意外な顔して，「いいえ」と母親は答えた。筆者が特に乳幼児期の成長過程を丁寧に聴取し，「辛かったですね」とその都度，声を掛けると，母親が涙ぐみ始め，この時点から母親が本児の「障害」を少しずつ受け入れ始めた最初の段階になった。

　逆に「診断」が明らかにされないことで混乱した家族のケースを紹介すると，小学2年生の男子で，「小学校入学後まもなくから，母親に何度も行為を確認する，母親が対応しないとパニックになり物を壊すなど暴力的になる，四六時中母親を独占したがり母親から離れない，どのような対応がよいのか」など訴えて来室した両親だった。すでに薬物療法は他病院精神科で開始されているが，病態の説明はなかったという。筆者が学校での本児の様子を聞くと，「特に問題がない」と担任からは言われていた。母親が児との対応に疲労困憊していて，「アスペルガー症候群か，ADHDなのでしょうか？」と話し，父親は「自分の言うことは子どもはきくのに，母親が子どもに振り回されていて」と話した。本児の誕生から乳幼児期について丁寧に聴取すると，母親は，「これが悪かったのでしょうか？」と話したが，筆者は特に問題は感じられなかったため，次の回に子どもにも来室してもらって診た。本児は面接場面にスムーズに入り，特に母親にまとわり付くこともなく，色々な物に興味を示し，笑顔で動いていた。筆者がそれを見ながら，「初めての場所でも息子さんは落ち着いていますよね」と母親に話しかけると母親は安心した感じで，「私もそう思います」と話した。本児は様々に遊んで時々両親の所にやってきて，また，遊びに戻るというように自然な様子で，最後にはスタッフと考えた遊びと言って，ホワイトボードを使って披露してくれた。ここで筆者は両親が帰宅するまで預かっていると言う父方祖父母の来室を提案した。3回目の面接で，両親と父方祖父母が来室し，筆者が「強迫性障害」の診断を伝え，情報提供をして，病態の特徴，薬物療法について説明し，これまでの対応を振り返り，これからの対応について話し合ってもらった。次第に母親の表情が良くなってきて，父親に対して，「〜をやってみましょうよ」「お父さんにこうしてもらえると助かります」と積極的に発言するようになった。強迫性障害で，長男が母親に確認を何度もさせたり，母親が絡むとパニックになるという行為から，「症状は母親が作っているのではないか」と思いが家族の中に生じて，暗黙のうちに，母親への負担や批判が増大して，悪循環が

生じていると考えられた。本児を心配する家族がそれぞれに本児の症状の改善に協力する家族に変化することで、家族内葛藤も軽減され、次第に症状の回復してきている。いずれのケースでも、まず、子どもが問題や症状を抱えたことで、乳幼児期にあったトラウマ的出来事が甦ってきたり、障害を持つ子どもの関わりにくさが母親のトラウマとなったり、乳幼児期に関わってきた母親が問題視されることで、家族特に母親が混乱したと考えられ、家族がもっている本来の力を回復すること、また家族内の葛藤などを軽減することは、子どもの臨床では最も大切である。直接、本人と会うことがなくても本人の変化が期待できる。何よりも家族は治療者にとって、最も貴重な資源といえるだろう。家族が家族として、存分に機能した時、子どもは基本的に守られ、安心感、安全感が子どもに提供され、子どもが回復への意欲をもつことが可能になると思う。

IV 思春期家族への具体的な援助

1 個別面接における家族への援助

筆者は、約10年月1回、母親学級で妊婦さんたちに講話をしている。その中で、「育児は周囲の援助があってこそ行えるもの、母子が周囲に支えられている実感が大切」と話してきたが、思春期の子どもと家族も全く同じことが言える。問題や障害を抱えた思春期の子どもの家族が、周囲から受け入れられ、それは家族自身が受け入れられた実感がなくては意味がない。家族自身が周囲から受け入れられて、そして、問題や障害を抱えた思春期の子どもを家族が受け入れられるようになるのは自然なことである。家族が受け入れられることが「援助」であるが、家族が援助を受けているという実感を得るには、家族が求めている援助を治療者がすることだ思う。今日、医療界でもユーザーのニーズに合わせた対応、援助が求められている。ユーザーの声に焦点を絞ると、第1に、「診断」に対する充分な説明、わかりやすい説明、ユーザーの状況を配慮した説明が求められている。第2には、治療における方法（薬物療法、様々に考えられる精神療法でのアプローチ）と期待できる効果の説明。第3に今後の経過や予後の見通しの説明になる。そして、筆者が特に大事にしたいのは、家族の本来持っている「力」、家族が子どもに提供できる「安全感」の回復であり、それゆえに家族援助が重要であると考えている。では、どのような援助が可能なのか。家族の援助は、もちろん、家族の「気付き」を促す様々な考え方があり、その家族にあった介入方法の熟練は必要である[5]。思春期の家族援助は、乳幼児期における「育児指導」「乳幼児健診」「育児相談」のようなイメージでもあると思う。

「社会的ひきこもり」のケースを例に挙げてみたい。社会的ひきこもりの場合に、極端な場合、例えば、家庭内暴力が激しい、強迫行為で生活困難などがあれば、様々な機関に相談も可能で、精神科医などの訪問も依頼できる。しかし、逆に、時には外出して、家族とも何とかトラブルも少なく生活している社会的ひきこもり青年の場合には、何とか相談に家族が出向いても、「様子をみましょう」と言われることも多い。家族自身も特に大きな問題がないと、「本人がその気のなるまで待てばいいのではないか」と考えることも多い。しかし、いくら問題が少ない社会的ひきこもり青年でも、時間が経ってくるにしたがって、社会との心理的距離が確実にできることが新たな問題になる。では、社会的ひきこもりの青年を抱える家族が、実際にどのようなニーズをもっているのかまとめてみると、

①家にいる本人に直接、関わってもらいたい。より具体的に言うと家庭訪問や本人を家から連れ出してもらいたい。家族だけの関わりに家族自身が限界を感じていたり、無力感、罪悪感、拒否感、嫌悪感などが強くなっていたり、両親間の葛藤、意見の食い違いが生じて、様々な二次的な問題が生じてくる。親族や親しい友人たちとも連絡を絶って、子どもと共に家族もひきこもってしまうこともある。

②なぜ、子どもがひきこもったのかの原因を知りたい。自分達の子育ての何が悪かったのかを知りたい。

③とにかく、1日も早く外（社会）に出てもらいた

第5章 家族へのアプローチ
（鈴木廣子）

い。

となる。このような家族のニーズに対してどのような対応が可能であろうか。相談にきた家族は、ひきこもりの子どもを抱えたことで、様々に考え、悩み、そして様々な周囲の誤解や偏見に傷つき、疲労困憊している。家族の面接をする時に、彼らの子どもを思うその深さを、彼らが示す、嘆きや悲しみ、そして怒りから汲取り、彼らが持っている希望や期待にして彼らに返すことが治療者に重要である。例えば、余りに疲労困憊して、泣くばかりの母親に、「お母さん自身が少しでも楽になるには何がよいでしょうね？」と尋ねると、母親は驚いた顔して、「もちろん、子どもが家から出られるようになればいいんです」と答えた。筆者は、「今、お母さんが余りにお疲れになっている様子なのでお聞きしました」と返すと、母親は子どもがひきこもってから自分もほとんど外出しないようになったと話した。筆者がその理由を問うと、母親は「子どもが出られないのに、私が出たら子どもが嫌な思いをするのではないかと思って」と言うので、筆者が「本当に子どもさんはお母さんが気分転換に外出されたら、嫌な気分になるのでしょうか？」と問うと、母親は考えて、「そうですよね。私が勝手に思い込んでいたのかもしれない」と話し、最終的に母親は好きな山登りを再開することになって、その後、彼女の表情は一変した。それから、来室した母親からは青年の生活の姿が語られ、何が青年の援助になるのか、どのような働きかけを望んでいるのかと視点を変えて関わるようになった。「本来の問題」は解決されていないが、ひきこもりの子どもを抱えた母親の苦労や苦悩を軽減したことで、母親の活力が甦り、母親に余裕が生じたことになる。家族が本来持っている機能がよい循環で作用することで、家族が「安定感」を子どもに提供できたら、子どもは安心して自分の問題に向き合えることになるだろう。家族が持っている可能性に家族自身が気付き、機能させることが援助なのだと思う。そして、家族が最初に求めていたニーズは柔軟に変化して、子どもへの援助への力となると思っている。

もし、家族が「うちの子は、いつになったら社会に出られるようになるのでしょうか？ 私たちが死んだら仕方なく出るのでしょうか？」と嘆いたら、その負のエネルギーを家族の持っている正のエネルギーにして投げかけるように、「その辛抱強さを今使ってみませんか？」と問いかけると、家族は、「そうですよね、今やれることやってみることですよね」と援助を考える家族になっていく。子どもへの援助を考える家族になってくると、「どうして子どもがひきこもりになったのか」という疑問は自然と小さくなっていく。家族が治療者と共に子どもへの援助を考えて、共通の目標に向かって進んでいくことで、その原因探しから解放されていくように思う。家族にとって乳幼児時代に側にいた助産師や保健師のように、敷居が低く、かつ、安全感を提供できることが治療者に求められていて、治療者の「まなざし」[4]に思春期の子どもと家族を包み込むような統合的な余裕が大切であると思う。

2 心理教育・家族教室における家族への援助

個別の家族面接では、家族が深く抱き続ける葛藤として、「自分達がどうしてこんな思いをするのだろうか？」「やはり自分達親に、家に何か問題があるのではないか？」「いつまでこんな苦しい状態が続くのだろうか」があり、やがて、時間が経過すると、「自分だから、自分の家族だからこうなった」と罪悪感や無力感に次第に変化するように思われる。心理教育・家族教室の大きな特徴は、教育（障害や症状に対する情報提供）と同じ障害を抱えた当事者の家族や当事者本人が集まってのグループワークと言える[2]。しかし、治療者サイドからすると、個別の家族面接と心理教育・家族教室で差ははないが、当事者や家族には非常に大きな違いがある。個別面接が乳幼児期の乳幼児健診や育児相談だとすると、心理教育・家族教室は保健所や保育園が行う育児サークルに匹敵するのかもしれない。当事者や家族にとって、「自分だけの問題」「自分の家族だけの問題」と認知してきたことが、同じ体験をし、そして同じ思いをしている人々を目の前にした時、「自分だけ

<313>

じゃない」「この思いは自分達だけじゃない」と実感した時に，想像もしなかった安堵感に包まれるようだ。治療者サイドからしても，個別に障害や症状について当事者や家族に説明をする（教育＝情報提供）が，その反応が明らかに，心理教育・家族教室で情報提供する時では手応えが違う印象がある。治療者サイドが，個別でも家族教室でも，「この障害は，本人や家族に問題があるわけではなくて，どこの家族にも生じる可能性があって……」と説明したとすると，個別の家族面接では，家族はその治療者サイドの説明を，「自分達に気を使って言っている」と思っていることが本当に多い。同じ説明を個別面接および家族教室ですると違いは歴然で，家族教室では，家族は目の前に他の家族をすると初めて耳に入る情報提供になると筆者は何度も経験した。心理教育・家族教室での家族同士の出会いは当事者やその家族の孤立感や罪悪感，無力感を軽減することに大きな効果を期待できる。そして，心理教育・家族教室の中で，当事者やその家族は，グループワークにより具体的な対処を考え，お互いに援助し合うことで本来の力を回復していくと思う。

筆者はこれまで，心理教育・家族教室として，「不登校」「摂食障害」「社会的ひきこもり」を経験してきた。この3タイプの家族教室はそれぞれに特徴があった。「社会的ひきこもり」の家族教室では当然，当事者が参加することはないわけで，「不登校」「摂食障害」の家族教室では，次第に当事者の参加が増え，「摂食障害」の家族教室では，全家族が親子でまたは夫婦で参加する状況を経験したので，「社会的ひきこもり」と「摂食障害」の家族教室とを対比してみたい。「社会的ひきこもり」の家族教室は家族の参加がほとんどで，日本の心理教育のスタイルそのものである。この家族教室は，家族の「居場所」的役割を持ち，一家族が抱えた問題を参加者一人一人が真剣に考え，支援し，その家族が気づかない変化を気づき，評価することで，その家族が力を発揮するように感じている。そして，その家族がまた，他の家族の問題を真剣に考え，変化に気が付き，援助することが繰り返される。本当に，当の家族が気付かない変化を，他の家族が的確に気が付き，評価をする援助が実に素直に生じていく。「摂食障害」の家族教室では，当事者と家族が参加することが多くなって，「自助グループ」的要素と元来の「家族教室」的要素が合体したような会となる。一人の当事者の発言に，他の家族がその家族の気持ちを代弁したりすると，当事者は他の家族から言われたことは意外なほど素直に聞き入れる。また，家族間では，なかなか困難な会話，例えば「どうして食べて吐くの？」「食べたり，吐いたりしているときに止めてもいいの？　見ていられないからどうすればいいの？」と家族が問いかけると，当事者たちが，「～してくれると私は助かる」「うちでは～してもらって嬉しかった」「～が良かった」などと答えてくれて，安全でかつ，収穫のあるやり取りが行われる。そして，当事者も家族も一致して言うのは，「痩せる，太るよりも体力が何より大事だよね」とまとまるのをみて，集まった当事者や家族たちの本来の力を感じさせられる。

筆者は3タイプの家族教室しか経験はないが，心理教育・家族教室の適応範囲は果てしなく大きいと思っている。心理教育・家族教室では，家族が「一人は皆のために，皆は一人のために」真剣に援助し，されていく。その出会いからその後も家族たちはお互いに支え合っていき，子どもたちを援助していくのである。

V　まとめ

思春期の子どもたちは，時代の流れや社会構造の変化の中で，様々な問題や障害を抱えることは避けられない事実である。彼らに「安全感」を提供できる力がもつ家族たちを包み込み，家族たちが本来の力を発揮できるような援助がわれわれに求められている。そのためには，乳幼児期から母子に対して，「安全感」を提供しながら，見守り，時には介入し，子どもが持つ大きな可能性を信じる「心」を家族と共有することが重要である。

文　献

1　Fraibreg S : Clincal Studies of Infant Mental Health. London; Travistock, 1980.

2 後藤雅博:効果的な家族教室のために. In:後藤雅博編:家族教室のすすめ方. 金剛出版, 1998.
3 橋本洋子:NICU のこころのケア―家族のこころによりそって. メヂィカ出版, 2000.
4 村瀬嘉代子:統合的心理療法の考え方―心理療法の基礎となるもの. 金剛出版, 2003.
5 中村伸一:家族療法の視点. 金剛出版, 1997.
6 岡野禎治, 村田真理子, 増地聡子ほか:日本版エジンバラ産後うつ病事故評価票 (EPDS) の信頼度と妥当性. 精神科診断学 7(4); 525-533, 1996.
7 崎尾英子:EMDR が心の医療現場にもつ意義. In:崎尾英子編:EMDR 症例集. 星和書店, 2002.
8 鈴木廣子:マタニティブルーズと産後うつ病の観察ポイントとその対応. 周産期医学 32; 525-533, 2002.
9 渡辺久子:母子臨床と世代間伝達. 金剛出版, 2000.
10 吉田敬子:母子と家族への援助―妊娠と出産の精神医学. 金剛出版, 2000.

第6章 子どもの医療・保健・福祉の中での
コンサルテーション

地域におけるコンサルテーション精神医学活動

本間博彰

I はじめに

コンサルテーションは，例えば精神医学の領域においてはコンサルテーション精神医学と称され，リエゾンという表現と同様に，関連領域の連携や協力を志向した活動の一つとして重要視されてきた手法である。特に精神科医療やメンタルヘルスなどの心の問題を扱う領域においては重要な手法となっている。その理由としては，この領域には多くの職種が働いており，特に子どもの領域においては児童精神医学に携わる精神科医師，小児科医師，心理技術者をはじめとして，地域の医療や保健の支え手である保健師や保育士そして養護教諭などの学校関係者といったように実に多彩な顔ぶれが集い，さまざまな有機的な連携の上に成り立つからである。また子どもの心の問題はその子ども自身の生物学的心理学的な問題と，親や家族さらには学校や地域といった子どもを取りまく環境的な条件との相互作用の結果として発現される場合も少なくない。臨床に関わる者は多くの要因を考慮に入れて対応しなければならず，子どもと関わっている専門職それぞれの視点や取り組みが集められてこそ，子どもの理解がより確かなものとなるからである。

加えて子どもの心の問題に対応するためには発達支援を基本にするが，そのためには子どもの生活空間でもある家庭や学校，そして地域といった発達に貢献しうる環境を配慮して支援を行うことが不可欠であることから，この領域では多くの専門家が連携や協働作業を意識して治療や援助を提供しなければならない。

本稿では精神医学領域におけるコンサルテーションについて述べるが，コンサルテーションというテーマを扱うことは，治療に対してよりシステム的な視点を持ち込むことにもつながり，コンサルテーションをめぐる手段手法の議論以上に治療のあり方に戦略的な視点を持ち込むことにも通じるように考えられる。

II コンサルテーションとその展開が必要な理由

■1 コンサルテーションについて

コンサルテーション精神医学あるいはリエゾン精神医学という用語が使われるが，これらの概念を簡単に述べておく。この2つの用語は一般的には同等視されているが，方法と目的において相違点がある。Glickman LSによれば，リエゾン精神医学では精神科医は他の診療科の治療チームの一員となり，定期的にミーティングを持ちチームの取るべき方法，構成，そして治療中の全ての患者の治療に助言をする。それに比べるとコンサルテーションでは，コンサルタントをする精神科医あるいは心理技術者はアウトサイダーのような役割をする。病院に赴いて特定の患者の治療に助言をするというものである。こうした米国のコンサルテーションおよびリエゾン精神医学の考え方や制度に対して，医療制度や土壌も異なる日本においては臨床現場でそれなりの工夫がされながら，関連機関の連携と協力がなされている。

■2 子どもの精神科医療体制の現状

子どもの精神医学に関しては，児童精神医学あ

るいは小児精神医学といった2つの用語で表される専門領域があるが、いずれも英語で表せば、"Child Psychiatry"であり、中身は同じであろう。しかしこれらに対応する専門診療科は正式には日本には未だ存在せず、ほんの一部の機関が子どもを専門にした精神科診療を行っているにすぎない。児童精神科の病棟を有する医療機関にしても、そのおおよその実態は全国児童青年精神科医療施設協議会に所属する診療機関が19カ所とそのオブザーバー9カ所の計28箇所に代表されるように、極めて貧弱な現状と言わざるを得ない。専門医にしても日本児童青年精神医学会による認定医がようやく120名を越えたにすぎない。そのため、多くの精神科医師が成人を診療するかたわらで子どもの診療をしているのが一般的な現状と考えられる。

精神医学的な問題で悩む子どもたちのほとんどは、成人と一緒に診療を受けている。また未だ精神科に対する抵抗も存在することから、親が子どもに精神科医療を受けさせることに二の足を踏む場合も少なくなく、精神科医療を受けることができない子どもは数多く存在する。

子どもの精神科医療体制が貧弱であることから、幼児であればあるほどその子どもの心の問題に理解が及ばず、精神科医療につながらないままでいることが多い。さらには年齢の小さな子どもに対応する精神科医療資源は極めて少なく、幼児にとって精神科医療は極めて不備な状態にある。

次に述べるように、心の問題を呈する子どもは増え続けているにもかかわらず、精神科医などの人的な社会資源が少ないため、専門家は多少の無理をしても問題を抱えて困惑している親子や地域の専門職のニーズに応えてゆかなければならないのもコンサルテーション活動が求められる理由の一つとなろう。

3 心の問題を呈する子どもの増加

心の問題を有する子どもの実態は子どもの精神科が十分に発展していない現状では掴みようがないが、大変な数値に上ることは確かであろう。例えば、不登校は子どもの心の状態に配慮して支援をすべき状態の一つであるが、不登校の子どもの中には様々な心の問題を持つ場合が多く、不登校の子どもの増加は心の問題を持つ子どもが増加していることを示すものと考えられる。こうした不登校が児童生徒の中で占める割合は、平成14（2002）年度は前年より減ったとされているものの中学生全体の2.8％に達している

また、文部科学省が特別支援教育を打ち出して教育上の支援のあり方を変革しようとしているが、対象となる子どもは高機能自閉症やADHDなどであり、認知の問題が背景にあるものの、心のあり方を十分に配慮したケアや教育を要する。こうした子どもの実態を把握するに「切れる子ども」というとらえ方で調査をした際の数値は、6.3％であったとされている。

心身症の状態にある子どもの実態もなかなか深刻であり、平成12（2000）年度厚生科学研究奥野晃正班（奥野晃正氏 旭川医大名誉教授）の全国調査によると、小児科を受診した3歳以上の子どもの約6％が、「心身症」や「神経症」と診断されていた。「心の問題あり」と診断された子どもは思春期に近づくにつれ増え、男子で最も多かったのが、14歳の15.7％、女子は15歳の25％が最多であったということである。

こうした断片的にしか把握されていない子どもの精神医学的な問題の発生率は、単純に加算してその実態を把握することはできないが、相当な数値に達するであろうことは明白である。

4 子どもの精神医学は学際的である

子どもにおいては成人以上に精神医学的問題に関わる職種は多彩になる。乳幼児期には母子保健による行政的介入として母子の健康対策が進められ、3歳6カ月までに数回にわたって健診が行われ、保健師が中心的な担い手となる。当然、子どもの心身の発達の問題や母子の関係性の問題あるいは母親のメンタルヘルスが把握され、保健師のレベルで対応できなければ、その上の専門機関の介入や援助が必要になる。保育所や幼稚園に進んだ幼児においても、日々子どもと接する保育士が子どもの心の問題に気づき、必要に応じて他の機

関の援助を求めたり，子どもと親を専門機関に橋渡しをしている。

小中学校の時期には，不登校をはじめとして様々な問題が出現し，担任教師や養護教諭が子どもの最前線でこの問題と関わり援助の対策を講ずることになる。現在は多くのスクールカウンセラーが専門的に関わり，校医をはじめとして多くの職種が学校精神保健活動に従事している。

子どもの時代は，子どもの年齢によって心の問題の主たる援助者が交替することになるが，実に学際的である。そしてそれぞれの専門職が子どもとの間で交わす関係や支援のテーマも異なる。

以上見てきたような理由から，子どものメンタルヘルスの領域においては，コンサルテーション精神医学が重要な役割を求められ，これによってより適切な援助や治療システムが作られる可能性が出てくる。精神医学的問題の成り立ちや問題が現れやすい場所に着目すればこそ，またそれぞれの専門性の持つ長所や限界があるからコンサルテーションが必要になろう。そしていずれの職種が，あるいは誰が，援助や治療の全体をコーディネイトすることが望ましいか，さらにはその時々の中心的な担い手を支える役割をどの職種が担当するかといった事柄についても検討が必要になる。

III 精神科コンサルテーションの実際

1 母子保健領域における連携とコンサルテーション

わが国においても乳幼児精神保健と呼べるような活動が営まれている。母子保健はその代表であろう。その一つとして，乳・幼児期の子どもに対して健康な心身の成長発達を確保するために，市町村では母子保健活動として定期的に健診が行われている。特に1歳6カ月児と3歳6カ月児に対しては，保健師が精神的な発達についても把握すべく健診をおこなっている。平成11（1999）年度に制度の一部変更があったものの精神発達に問題のあった子どもについて，保健師の要請に基づいて児童相談所が必要に応じて心理学的および精神医学的な健康診査を行うことができるため，宮城県の児童相談所では以前より引き続いて精神科医や心理判定員が精神発達精密健康診査を行ってきた。

この精神発達精密健康保健診査では，市町村における健診の後を受けて，精神遅滞をはじめとして知的領域の発達障害を持つ乳幼児の心理・精神医学的アセスメントや必要な指導を行うが，障害受容ができていない親についてはガイダンスやカウンセリングを行うこともある。また乳幼児期の関係性の障害の問題も精神発達の遅れとして現れてくることもあり，精神発達精密健康診査に持ち込まれることもある。さらには育児に支障をきたしている母親についても保健師が母親の援助を行うための相談として精神発達精密健康診査制度が重要な役割を果たしている。

精神発達精密健康診査は保健師のコンサルテーションの場としての役割を果たしている。健診は行政的な介入でもあるが，さらに専門的な介入を必要とする母子に対する保健師の関わりの是非やその方法をめぐってコンサルテーションが行われる。児童相談所では保健師からこの要請を受けるときに，相談を希望している人物，例えば親か保健師かそれとも子どものケアを担当している保育士が主たるクライエントであるかについてできるだけ明確にするように初回の面接時に使用する書式を定めて対応している。保健師から依頼されたケースと面接や心理検査などを行って以後の関わりや保健師のその後の指導内容について検討するのである。

以下に示す図1は宮城県で行われてきた健診とその後のフォローアップシステムを概観したものである。このシステムでは，市町村の母子保健活動である乳幼児健診制度を入口にし，保育所や遊びの教室という市町村が行う幼児の社会化促進や母親の育児支援を目的した取り組みなどとネットワークを構成して，発達に問題のある乳幼児や精神医学的な問題を持つ乳幼児とその母親をサポートしている。児童相談所がコンサルテーションを担当し，市町村の保健師や保育士などの専門職のサポートをしながら地域における乳幼児精神保健活動を展開している。ここで示した児童相談所が市町村母子保健に対して提供しているコンサルテ

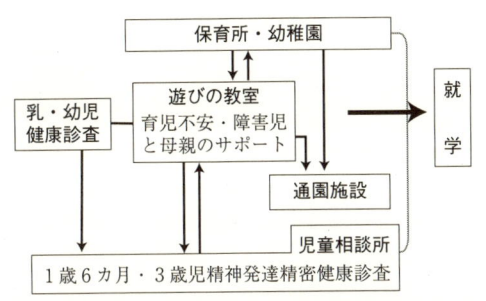

図1 母子保健を中心にした乳幼児精神保健活動のシステム

ーションは行政の事業として実施されているものである。

2 学校保健活動について

　学校は，子ども達が自らの心の問題を現しやすい場でもある。教師の対応や他の子どもとのトラブルによって発生する問題のみならず，自らが抱えてきた問題が学校内でなんらかの困難に出会ったとき，あるいは大きな不安を抱いたとき表出される。学校はこのような問題に取り組むため外部の機関との連携や支援を必要とし，学校保健さらには学校精神保健活動が営まれてきた。よって学校保健はコンサルテーション活動を必要とする場であり，気の利いた学校は外部に積極的に相談を求めてくる。図2は，子どもの問題の発見，扱うべき問題，とるべく対策を中心にした，学校精神保健の概観を示したものである。

　養護教諭は，受け持ちの子どもの対応に苦慮している担任教師と外部の専門機関の橋渡しをしたり，その子どもの親に対して精神科医などを利用する道筋をつけるなどの援助をする。その際，養護教諭や担任教師が子どもや親の受診の前にコンサルテーションを求めてくる場合がある。しかしながら，子どもの親にとっては学校から精神科受診を勧められても容易には受け入れないことが多い。不安を抱いたり，学校への反発や不信感を強める場合も少なくない。よって精神科医などが直接関わる場合でも事前に準備が必要になる。子どもが出している問題であっても，子ども自身に原因のある問題か，教師の関わりに検討が要る問題なのか，などについて学校と事前に検討しておく必要がある。こうしたことを目的にコンサルテーションを求めてくる学校も出てきた。どのような受け方をすることがお互いの臨床に利益をもたらすのかの検討が必要になる。

IV　コンサルテーション精神医学に向けて

　コンサルテーションは精神医学に関連した多くの考えや技術を応用した取り組みでもあることから，適切に実施するにはそのための土壌作りなどのいくつかの課題が横たわっている。また，コンサルテーションは医療点数として計上できないため，医療機関としては日常的な業務にはできにくい。コンサルテーションは関係する機関との信頼関係や個人的なネットワークによって成り立つところがあるのでコンサルテーションを行える機関は限られてくる。例えば，精神保健センター，児童相談所などの公的な機関や一部の医療機関あるいは積極的な専門職によって可能となる。

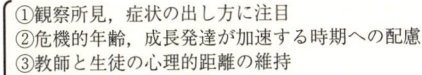

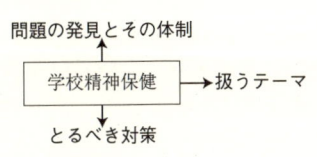

図2　学校保健活動の全体像

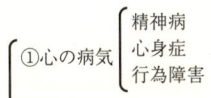

1 著者の経験から

　著者の勤める宮城県子ども総合センターは関係機関支援を業務の一つとしていることから，学校職員や保育所職員などがしばしばコンサルテーションを求めてくる。著者自身がコンサルテーションの必要性やコンサルテーションの環境作りを意識したのは，子どもの精神医学を専門にしようと思った頃からである。その理由は，当時は現在以上に児童精神科診療を行う上で社会資源が乏しかったこと，児童精神科臨床を行う上で自分の持ち合わせる能力と技術が不十分であったこと，そして子どものメンタルヘルスやケアなどの仕事にかかわる職種の多彩さに気づくようになったことなどから次第に人的なネットワークのあり方に関心が向いていった。こうしたことを簡単に紹介する。

　青森県にはすでに20年以上の歴史のある青森県不登校等連絡協議会という名称の，子どもの心の問題に関心を持つ専門職が勉強をしたり，連携を模索する集まりがある。精神科医，心理技術者，教師などからなるネットワークである。著者も立ち上げの段階から数年間メンバーとしてかかわった。その後，昭和63（1988）年頃から宮城県思春期問題研究会の設立にかかわり，10年間を県内の養護教諭や心理技術者たちと心の問題を呈する思春期の子どもについて症例検討や研修に取り組んできた。ケース検討を通して間接的に治療や援助にかかわるだけではなく，直接，学校などから子どもの治療を依頼される経験を重ねてきた。このような経験により，子どもの精神科臨床にはコンサルテーションが大きな柱をなすことや，関係機関や専門職がネットワークを保つことがいかに重要であるかを学ぶこととなった。その一方で，こうした臨床は医療保険点数として算定できず，いわばボランティアのように無償で提供することになり，通常の臨床業務としては位置づけ難いと感じていた。

2 児童相談所の臨床

　児童相談所は児童福祉行政の中核的な機関であり，心理臨床が日常的に営まれている。常勤精神科医を抱えている場合は，精神科医療が提供されている。いくつかの児童相談所では精神科医師によるコンサルテーションが行われている。通常業務として市町村の専門職や児童福祉施設の職員が取り組んでいる問題の相談をしばしば受ける。児童相談所は18歳以下の児童に関するあらゆる相談に対応することが業務となることから，相談者は親をはじめとして児童に関わりを持つさまざまな職種に及び，コンサルテーションによって対応することが実に多い。児童相談所はネットワークやコンサルテーション活動を行うのに最も適した機関の一つと考えられる。

3 宮城県子ども総合センター

　宮城県では平成13年度から子ども総合センターという名称の多機能を有する機関を開設した。主要な機能は，児童精神科診療，子どもの精神科デイケア，保育士などの子どものケアに従事する専門職の研修，子どものメンタルヘルスに関連した支援事業などからなる。個々の子どもの診療を行う一方で，教師や保健師そして保育士などからの相談を受け，コンサルテーション活動を行っている。必要があれば，子どもと親の受診につなげ，連携と協同により支援を展開している。

　子ども総合センターの職員構成は，精神科医師，心理技術者，保健師，保育士，教師からなり，他機関の同職種からの相談が入りやすくなっている。コンサルテーション活動が業務の一部として提供できるため，診療や事業の展開につながるとともに，研修と事業により保育所や保健センターとのネットワークがさらに強まることが期待される。

　また子ども総合センターと県内3カ所の児童相談所が一体的に機能すべく，同じ建物に居を構え，同時に職員の一部が兼務となっていることから，児童相談所職員のコンサルテーションのみならず児童福祉機関に対するコンサルテーションも行われている。

　最近は，子育て支援対策や児童虐待の早期予防の一環としての産後うつ病対策が母子保健行政の重要な課題となっていることから，子ども総合セ

ンターは保健所や市町村保健センターとの連携が求められ，母子保健領域からコンサルテーションに対するニーズが増えている。これらには医師にとどまらず保健師もコンサルテーション活動に従事しているところである。

V 実践的なコンサルテーション精神医学のための課題

実践的なコンサルテーションを行うためには，有機的なネットワークを有していることが必要であろう。お互いにどこかでつながっているという意識が必要であろう。先に触れたように，医療機関は契約で成り立ち，保険点数が契約報酬となるが，わが国ではコンサルテーションは保険点数として計上できない。それでもコンサルテーションは必要な活動であり，このため専門職が信頼や相互に援助しあえるようなつながりとしてのネットワークがコンサルテーションのために大きな役割を果たしている。子どもの精神科臨床の展開にとってはこのネットワークが不可欠であり，コンサルテーションと併せて理解する必要がある。

1 ネットワークと課題

子どもの治療，すなわち臨床は治療に関係する人間の間に一定のつながりができていることが必要である。ある程度の信用が得られていないと，医師としての信用が，心理技術者としての信用がないとネットワークは成立しないようである。言い方を換えると，それぞれの専門家は個としてあるレベルで確立していなければならないとネットワークは成立しない。ネットワークの重要な要素である，技術や知識を補完しあうことが可能になるのである。

心の問題にかかわるということは，ネットワークのような，人の作る輪の中でその輪をより健康的なものにしてゆく作業が必要になる。その健康な輪を維持することこそが治療環境を整えることに他ならない。

ネットワークにおいてはヒエラルキーが存在しない。より現実的で実際的な確かな考え方を持つ人の考えや意見が第一に尊重される。お互いの違いを認識し，積極的に評価しながら，協力できるところは協力し，対立するところでは対立し，それぞれの専門性を基本にして交流することが重要である。

2 子どもの問題が人を結びつける

子どもの心の問題の成り立ちには，子ども自身の生物学的および発達的な問題に加えて，家族の問題や親の問題が大きくかかわる。また，その時代の社会的な問題や学校などの環境の問題も見逃せない。だからこそ，診察室や面接室の中だけでは問題を的確に把握したり，あるいは治療が進まないこともでてくる。

また，子どもは大きなパワーや可能性を秘めているので，治療は絵に描いた餅のようにはうまくいかない。多くの人を巻き込みながら治療が進んでゆく。子どもは大人のいろいろな側面から何かを得たり学んでゆくことで発達の歩を進めてゆく。この環境や条件を守ることも治療であるから，専門職がこうした子どもの発達のプロセスを見守ることや，専門職自身が困窮した時には自らの援助を求める必要があるのである。ここにコンサルテーションが必要となる所以がある。

3 コンサルテーションを行う専門職に求められる課題

コンサルテーションを行う専門職は精神医学と関連のある心理学的あるいは社会学的な事柄に関して幅広い関心や知識を有していることが必要である。また，このような知識や経験を常に求めようとする姿勢が欠かせられない。そしてコンサルテーションを行う際には，クライエントと患者とされる子どもの両者が登場してくる。クライエントとはコンサルテーションを求めてくる人物，すなわち他科の医師であり，心理技術者，教師，保健師であったりする。患者は，彼らが適切な治療や援助を提供する上で頭を痛めていたり，手を余している子どもである。この両者を視野におきながらクライエントのニーズに応えてゆく。このために以下の点について十分な知識と力を有していたい。

1）クライエントの問題の把握と再定義

コンサルテーションに求められている問題を適切に把握すること，つまりクライエントが問題と感じている事柄やあるいは苦慮している事柄を明確にしてゆく。クライエントの考えにできるだけ添って，クライエントが問題としてとらえている問題を掘り下げ，クライエントにもう少し広い視野と別の角度からの視点から問題を調べられるような支援をする。

2）診たての力

クライエントが持ち込んでくる患者について，おおよその問題の把握と診断的な理解をしたい。そして，クライエントが対応できる問題や疾病であるかについて把握し，クライエントの考えや持ち合わせる能力を尊重して，クライエントのネットワークの中で対応できる専門職について検討する。解決しやすい道筋を一緒に探すことも見立ての一つである。

3）ノウハウとノウフウ

ネットワーク活動を首尾よく行うためには，「know how」よりも「know who」，つまり誰を知っているかが重要となろう。多くの専門職とのつながりを持っておればこそ協力関係や援助を得やすくなるし，新たな視点で行き詰まっている問題の答えを得ることができるかもしれない。

Ⅵ　終わりに

地域におけるコンサルテーション精神医学活動を主にして，コンサルテーション精神医学の実際とそのための課題について述べた。コンサルテーション精神医学は，今日のようにメンタルヘルスのフィールドで多くの専門職が活躍する時代にあってはこれら専門職の能力がより適切に生かされる上で重要な手法となり，同時に患者の立場に立った場合，実践的な治療的戦略でもある。しかし，医療制度からは十分に理解されておらず，一般化しにくい面もある。

コンサルテーション精神医学を展開する上では，実践者のネットワークが機能していることが不可欠であるが，このためにも実践者は精神医学のみならず関連領域にもしっかりとした知識と技術を持ち，こうした臨床に対して積極的で柔軟な姿勢を必要とする。このような理由でコンサルテーション精神医学はより応用的な精神医学となるものと考えられる。

文　献

1　Glickman LS : Psychiatric Consultation in the General Hospital. New York; Marcel Dekker, 1980.（荒木志朗，柴田志郎，西浦研志訳：精神科コンサルテーションの技術．岩崎学術出版社, 1983.）
2　本間博彰：小児科とのコンサルテーション・リエゾン精神医学（精神科MOOK No. 27）．金原出版, 1991.
3　本間博彰：思春期精神医学に関するネットワークについて．安田生命社会事業団, MINDIX Vol.5, 1993.
4　本間博彰：児童相談所における児童精神科医療の現状と課題．精神医学 41(12); 1297-1302, 1999.
5　奥野晃正：心身症，神経症等の実態把握及び対策に関する研究．平成12年度厚生科学研究子ども家庭総合研究, 2000.

第7章 染色体異常，遺伝性疾患，遺伝カウンセリング

長谷川知子

I　はじめに

　人間は，さまざまな環境の変化に適応し，人間相互の関係においても，現実社会のなかで自分自身と他者との願望や要求などを調整し，適切な状況判断を行うことで生活を保持しているが，健常な人であっても，はじめて出合うことが問題解決能力を超えた場合には認知の歪みが生じ，その程度が大きい場合はうつ病や不安障害にもなりうる。このことは，生まれた子に先天異常がみられた場合にもあてはまる。さらにその疾患が，遺伝性と判明した時は，遺伝に対する不確かな知識や誤解も加わって不安は増大しうる。

　このような場合に何にもまして重要なことは，親に対する正しく適切な説明と心理支援，育児支援，および社会的支援である。それによって親は認知能力を取り戻し，自信も回復するので，児に不安なく愛情を注ぐことができ，障害をもったわが子を受容できるようになる。児に障害があると，この基本を飛ばして早期療育が勧められることもあるが，親へのさまざまな支援を欠いた早期療育は，訓練至上主義や専門家依存に陥りやすい。さらに，その目標・時期・方法などが個々人に適さないものであれば療育は害にもなる。

II　先天異常や遺伝の正しい認知に

　先天異常については，現在の日本では医学の専門分野ですら教育がほとんどなされていないので，その基礎について少し解説したい。近年，遺伝子解析や出生前診断の技術が急速に発展したことから，先端的研究の対象として先天異常への興味が広がっている。しかしその反面，基礎知識や医療・ケア，倫理・社会面よりも早く医科学の技術が進んでいることによる深刻な問題も生じている。このような問題への対処には，まず先天異常を正しく知り[8]，一人ひとりが考え，互いに話し合う機会が必要であろう。先天異常はまれでも特別でもなく，新生児の約3％以上にみられている。なかには一生気づかれない軽いものもあり，先天異常が問題にされるのは，ハンディキャップ（社会的不利）になる場合だけである。

　「先天性」とは，発症時期を問わず，生まれる前に原因があったことを意味する医学用語である。したがって，高年齢で新たに発症する疾患も先天異常に含まれる。出生前に存在した遺伝子の変化による疾患（遺伝性疾患）はすべて先天異常である。先天異常の要因には環境もあげられるが，遺伝と環境どちらかが単独で発症することは少なく，両方の要因が多かれ少なかれ関与している。遺伝子は身体の基礎となる蛋白を作る設計図のようなものである。遺伝子から胎児の体に至る過程には，遺伝子どうしの関連や環境の影響が加わっている。出生後も，体の内外の環境からの多種多様な影響や人間どうしの相互関係などが，身体的だけでなく精神心理的にも発達の個人差をもたらす。この複雑性を無視すると，短絡的な遺伝至上主義（遺伝子還元主義）に陥るおそれがある[11]。

　いかなる疾患や障害も基本的な対応は同じであるが，先天異常による疾患の場合は，出生直後（または胎児期）から一生涯にわたって心身に影

注：受容という言葉は誤解されやすいが，障害受容という意味で私は受容を使っていない。受容とは，愛し理解しありのままに受け容れることなので，障害という一部だけを受容することはない，と思うからである。

響をもたらすものも多いため，年齢別の適切な対応が必要となる。しかし，先天異常は特別視されがちなので，医療などの専門職ですら積極的関与を避けたいようである。社会通念でも先天異常への見方は否定的であって当然と思われているが，それは，知識や経験不足による，偏見・差別にもつながりうる「認知の歪み」であり，一面をみているにすぎない。さらに先天異常が遺伝性のものであれば，次の世代に受け継がれたり，家族内で共有されたりする可能性があるが，それに対し，遺伝子を有している本人以外の人，たとえば親などが過度に心配し，その人の貴重な人生を潰してしまうこともまれではない。

先天異常があったとしても基本はふつうの人である。障害だけが人間にあっては生きていられないし，逆に，いわゆる健常人であっても完全ではありえず，「障害」の部分をどこかにもっているが，"障害児"となると，普通の子と同じ状態であっても障害のせいと誤認されやすい。ある母親が，ダウン症の息子が「人前にでると自分が出せなくて困る」と訴えたとき，医師から「お母さんと同じでしょ」と言われ目からウロコが落ちたと語っていたことがある。

医師の業務は診断と治療をすることであるから，障害部や病気の部分に焦点をあてるのは当然であろう。しかし，親が同じように疾患だけを大きくとらえては，わが子の否定的な部分だけしか見えなくなってしまう（図1）。それによって，認知の歪みと考えられるような絶望感や罪責感にとらわれたり，不自然な親子関係を築いてしまうおそれがある。特に，新生児・乳児期は愛着形成期であり，社会的にも開かれていない時期であることから，最初に出会う医療の場は重要である。本来，どの人も「健常部」が主であって，疾患や障害は一部にすぎない。その認識がなければ受容には至りにくいし，子どもに備わっている発達の力も抑えられてしまう。健常部分の存在を確認しつつ「障害部」をどう的確にとらえ，どう改善し補っていけばよいかを学んでいく作業が必要と考えている。

関連する各専門職は，子どもが伸びやかに発達できるような安定した生育環境に向けて，適切な専門的援助・支援を行う立場でもある。そのような環境では，親も成長し自立することができ，さらに，家族全員のQOLも向上するであろう。それには「子育て」以上に「親育て」が必要ではないだろうか。療育の場においても，子どもへの療育だけでなく，子どもの受容に向けた親への支援と親育て（親への療育）に力を入れてほしい。

Ⅲ 先天異常を説明する際の留意事項

疾患の診断や状態の説明は親にとってトラウマとなりうるが，これは医療において「やむなく作る傷」と言えよう。むしろ全く傷を作らないような配慮は無責任かもしれない。しかし不必要に大きな傷を作ってはならない。たとえば，「お子さんは，残念ながら○○症候群です」と告知されれば，○○症候群の子を産むことは悪いことかと親は受け取り，絶望感をいだくであろう。医療者自身が，先天異常は特別な病気で，治らないから医療で手の施しようがなく，社会にも受け容れられないというような否定的イメージを持っていると，言動も否定的になる。聴き取り調査を行ったところ，親たちは，説明された内容よりも，態度や言葉（肯定的かどうか，広い心か，優しさがあったか，丁寧か），説明の仕方（具体的か，わかりやすいか，的確か）などについてよく覚えていた[6]。

ただし，この「告知」という言葉も適切とは思えない。それは，①重大で絶望的な病気や障害という暗示を与え，②医師からの一方的な説明を示し，③知らせてお終いという冷たい印象をもたらす。むしろ「ご説明します」という表現を使ったほうが中立的で質問もしやすいであろう。また，医療者のよく使うムンテラという似非外国語も，

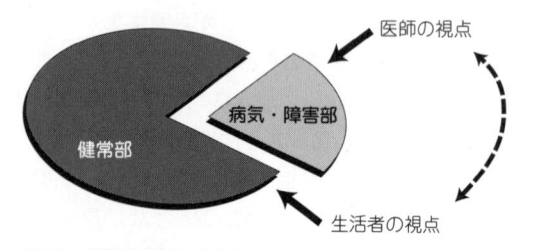

図1 障害は健常と共存する
（健常部／病気・障害部／医師の視点／生活者の視点）

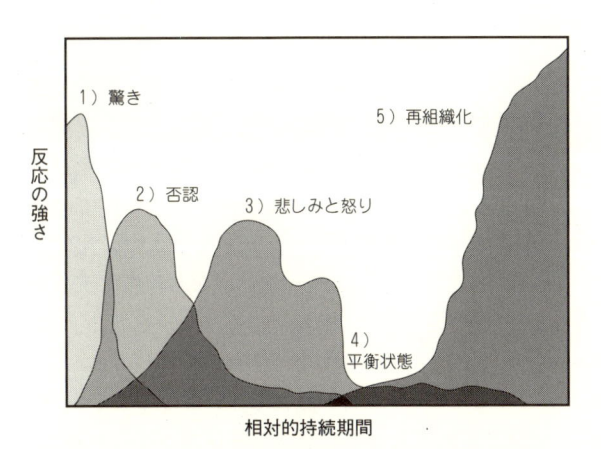

図2 ドローターによる先天異常を報告されたとき後の親の心理状態モデル

（縦軸：反応の強さ、横軸：相対的持続期間）
1）驚き　2）否認　3）悲しみと怒り　4）平衡状態　5）再組織化

患者への説明を手技より軽くみた不適切語である。

医療で作られた傷は医療の場で治療すべきである，ということは身体面の医療ではごく当然のことだが，心の傷は深くて治りにくくても，目に見えないので放置され悪化しやすい。逆に，傷つけるのを恐れて診断や状態を伝えなければ，児への適切な対応を逸したり，誤った自己診断をされたり，後で判明したときに後悔や不信感につながったりするおそれがある。

診断を受けると親たちは自ら不安を解消しようとする。その足で書店に行き参考書をあさることも多い。しかしそれは，さらなる不安を招いてしまうことがある。また，医学書をコピーして詳しく説明せずに渡す医師もいるが，専門的基礎知識を知らない親に対して無責任な行為と言えよう。最近はインターネットで情報を得ようとする患者・家族が増えているが，その情報は玉石混淆なので，正しく読みとり選択するメディアリテラシーの力がなければ振り回されてしまう。一方，インターネットで情報提供する専門家は，内容の誤解を防ぐため，多種多様の受信者を想定して内容や提供方法を考えるべきである。

図2は新生児に先天異常があった時の親たちの心理的変化について，1975年にDrotarらによってなされた聴き取り調査の結果である[3]。彼らは，ショックを引き起こしたのは，親たちが期待していたわが子のイメージからはずれたことが原因であると解釈したが，それをより深く追求したのが要田の仮説である[29]。要田はダウン症の子をもつ家族の聴き取り調査から，親のいだく障害者観（または健常者の論理[30]）がショックを引き起こし，さらに受容に大きく影響すると結論した。特に，親が障害児（者）に関わる仕事の場合，児（者）をどうみているか，自身との関係をどうとらえるかで，わが子の障害への反応が異なるという。たとえば今までの障害者観が大いに差別的であれば，立場の逆転に苦悩することになる。

親がショックから立ち直り，わが子を受容していくためにはさまざまな支援が必要となる。不安の方程式（不安＝リスク／資源）によると，リスクがいかに大きくても資源がその上をいけば不安は減ることになる[4]。先天異常に対する不安をおさえるには，資源として，正しい知識・適正情報の選択・治療とケア・人々（特に家族・親戚・友人）の支え・自助および支援団体・社会的理解・各種社会資源などが必要と考えられる。

専門職の援助・支援以上に，同じ立場の人々からの支援は重要である。専門職に依存せず，専門職と上手に提携しながら，QOLの向上をめざすためにも，本人と親の自助・支援団体の役割は大きい。ただし，諸団体の目的や実状はさまざまであるから，漠然とした情報だけで紹介せずに，できるだけ自分で確かめるべきである。障害をもつ子の親といっても，当然ながらさまざまなタイプの人がいるが，とくに日本では組織が情緒的に動きやすく，本人・親の会も仲間で固まる傾向がある。しかし，このような組織は目的指向で動くべきである[27]。そのためには，客観的な立場で第三者（専門職など）がコーディネータとして関与したほうが円滑にいくかもしれない。自助・支援団体ではピアサポートが必要であるが，技法を学ぶ機会はあまりないようなので，カウンセリングの専門家にはピアサポート習得のような援助にもたずさわることを願いたい。

先天異常では，いままで述べた全般的・共通的な問題のほかに，それぞれの疾患に特有の問題がある。それを把握するには，障害の影響が大きい

部位か（外見，認知，感覚，姿勢運動，行動など），診断名がついているか，どんな診断か，重複障害があるか，治療の可能性はどうか，治療で障害を残すか，完治しても心の負荷が残っているかなどのことがらに対し，綿密な検討が必要となる。ほとんどの親は障害の軽重について質問し，「軽い」という答えを期待し，そう言われると安心する。しかし障害が重度の場合，生活は大きく制限されても，親が精神的に安定していることも多い。障害が軽ければ悩みも軽いわけではない。軽度の場合は周囲から軽くみられ，心の支えが得にくくなる。また，学業の強制など親からの過度の期待に耐えかね続発的に重度化することもよくある。多指を手術で除去し，誰にも全く気づかれないのに，親の心のなかには幻肢のように残り恐怖と不安を常にいだいていた例もある。軽重にとらわれず，個々の問題を具体的にみていく必要がある。

Ⅳ ダウン症を例にとって

先天異常や遺伝性疾患に関する一般的な説明では，イメージが湧きにくいかもしれないので，例としてダウン症候群（一般名はダウン症，遺伝学的名称は21トリソミー）をあげて解説したい。ダウン症を選んだのは，出会う機会が多く，頻度も新生児1,000人に1人と先天異常では多いほうで，原因は一定，個人差は大きくも共通面が多いことから，先天異常を知るための最適なモデルと考えるからであって，ダウン症だけが特殊なわけではない。他の先天異常と同様，ダウン症も「基本的にはふつうの人」である。それを忘れては人間としての尊厳が損なわれ，偏見をもった関わりになってしまう。ただし，ダウン症としての共通の特徴も知らなければ，彼らを理解し，適切に支援することはできない。ダウン症の特徴は，支障となるだけでなく高い評価を受けるところもある。子どもは誰も，ありのままの姿で受けとめられれば最も良く伸びるが，彼らも同じである。親子関係も，「ダウン症」を必要以上に過大視しても無視しても不自然になる。特殊視には，穏やかで素直というようなダウン症の美点が強調されすぎることも含まれる。ダウン症だったらよかった

のにと，常染色体異常が診断された時に言う医療者や，ダウン症でなくてよかったと言う性染色体異常が判明した子の親もいる。また，ダウン症はマスメディアが好む題材のようでもあり，ダウン症の一般イメージは実像と解離していることを感じる。しかし特性を正しく知らないと，少しでも普通に近づけようと強く願い早期訓練至上主義や専門家依存に向かってしまう。

親が出産直後にわが子を見た時，何か違うと気づくことは多いが，全く気づかないこともある。また，周囲の反応で異常な雰囲気がつくられると，親は不安をきたす。最近来診した10カ月の子の母親は，わが子の可愛いさや発達の順調さは認めながらも，ダウン症の悪いイメージが脳に貼りついたようで，一般児を理想化し，比較しては今何かしなければ手遅れになるという強迫観念におそわれていたが，児の受容を阻害する要因は，出産時に立ち会った小児科医の暗い不安そうな表情と，出産時にお祝いを言われなかったという体験にあった。最も理解してほしい医師や看護職が，障害の否定面だけしか知らなければ表現も否定的になるであろうし，たとえどんな良いことを言っても，多くの親は医療者の自己一致欠如を見抜くであろう。専門職の否定的認知からわが子を否定しなくても，親によっては強く反発し意地で発達を促そうとするが，いずれも不適切な育児につながりやすい。不適切な育児は，知的障害をもつ子にとって，一般の子以上に心身の発達を阻害する可能性が大きい。

１ ダウン症（候群）の診断と説明にあたって

ダウン症の臨床診断は，ほとんどが出生時に可能であるが，最近は出生前に診断される例も増えてきた[10]。臨床診断を確認するためには染色体検査が必要である。染色体検査は親の承諾を得てなされる。検査の結果，21トリソミーと判定されると，両親そろって（できれば祖父母も一緒に）説明を受けることになる。説明の目的は，児の状態を正しく知ることで，家族の不安を減らし，家族の一員として温かく迎え，愛し理解し（受容し）適切な養育がなされることである[7]。説明を受け

た時，親たちの一番知りたいことは，乳児期早期の診断であっても遠い将来のことが多い。そこには現実を回避したい気持ちが含まれているのかもしれない。最初の説明で，親の不安を減らすためには，ダウン症の人たちの現状を知っている必要があるが，もし居住地域の現実が暗ければ前向きの説明も嘘になってしまう。医療者の意識やレベルの向上だけでなく，彼らのQOLの改善に向けた活動への協力も，専門職の努めとして必要になるであろう。なお，診断を知った後の両親の思いにも，それぞれ違いがあるように思える。まだ印象以上のことは言えないが，母親はまず自分自身の責任を感じやすく，父親は治療の可能性や将来の行く末を気にすることが多いように思う。双親の思いをじっくり聴くことは必要で，それは夫婦相互の理解にも良い影響を与えるであろう。

前述したように，ダウン症の人も基本的にふつうの人であり，ふつうと同じ発達過程をたどるが[25]，彼らを正しく理解するためには，ダウン症にみられる特徴についても知っていなければならない。その特徴とは，大きく分けて次の3つが考えられる。

1）特徴的な精神発達とその遅滞。
2）筋緊張低下（低緊張）。
3）さまざまな合併症の可能性。

このうち1）について，発達の遅れは全員にみられるが，発達の質的特徴として，たとえば，情緒が非常に豊かで，人に対する感受性が強く繊細で，対人関係を大事にし，視覚的認知が聴覚的認知より優れていることがあげられよう。ただしその程度は，個人差が大きく，また合併症が影響することがあるので一概には言えない。発達遅滞については"後退すること"と誤解されないよう「普通よりゆっくり発達します」と説明している。彼らは聴覚的認知が弱いため対話が不得手で，耳で聞いたことを自分の思いだけでイメージしがちであり，そのため知的能力を低く見積もられやすいという問題があるが，一方それは彼らの魅力でもある。ただし，聴いた音楽のメロディーやリズムを正しくとり題名を当てることは上手である。彼らの対人関係における鋭敏さは高い能力であるが，状況によっては敏感すぎて，それが挫折感につながりやすい。立ち直りが遅れた場合は精神障害をもきたしうる。

2）で低緊張を重要視したのは，それが運動面の遅れや姿勢保持の問題，それに摂食や構音障害などを引き起こし，成長後のQOLに影響するだけでなく，意欲や行動，さらに円滑な人間関係を阻害する原因にもなりうるからである[25]。そのため正しい関わりで基礎的な力をつける必要がある。赤ちゃん体操や理学療法，摂食指導，言語指導などの意義は大きい[5]。ただし，運動面は遅れても彼らは不器用ではない。もし身辺自立に大きな遅れがあるとすれば，重度の合併症がない限り，過保護による経験不足が最大の原因と考えられる。

3）の合併症は実に多種多様であるため，定期検診によって早期に発見し適切な治療をすることが重要である[5,9]。合併症の有無，種類および程度については個人差も大きいが，ほとんどは治療可能であり，適切な治療によって抑制が取れ心身の発達は格段に向上する。ダウン症の特徴というと顔貌が真っ先にあげられるのだが，これは視診に役立つ共通の特徴程度の意義であって，原因は主に上顎部の低形成によるものである。それが，呼吸障害，副鼻腔炎，中耳炎，口腔機能障害などの症状を引き起こさなければたんなる個性としての特徴にすぎない。

2 育児支援・療育・保育・教育

子どもはだれも模倣（モデリング）で発達する。ダウン症の子は観察力が優れているので，模倣が上手である。ただし，彼らは，かたちだけを模倣しやすく，意味の理解や，それを共有するような模倣は苦手なので[24]，できる／できない，という明らかな結果だけを求めていると，発達のずれを固定化してしまう。療育の場でも，できるようにさせて健常児に近づけようとするのは問題である。療育を謳っていても，なかには差別的な意識で進められているものや詐欺的なものがないとは言えない。療育とは治療教育の略語であるが，もっと

深い意味を有している。療育の今日的概念は「どのような型の障害であっても，どのような障害程度であっても，その子どもが生きているかぎり子どもは発達するものであり，その障害と共存しながらそれを越えて伸びようとする過程を援助するすべてのかかわりをいう」と定義されている[14]。

ダウン症の子は模倣が上手であるが，それが特殊性を強調したステレオタイプの評価（偏見）になってはならない。偏見は誰もが心の根底にもっているものであるが，それに気づかないと差別的な言動を無意識にしてしまう。親も含め，いわゆる健常者は障害をもつ人たちの視点を知らない。しかしわれわれもまた，ダウン症で生まれていたかもしれない。もしそうだったら，どのように遇してほしいだろうか，と考えてみよう。これは専門家にも親にも言えることである。われわれは，ダウン症の幼児の母親たちと，子どもを受容し親も自立するためのワークショップを行っているが，親にとって，わが子の立場に立って考えることはかなり難しいようである。障害をもつ人たちは主張を言語化することが苦手なので，彼らの非言語的メッセージや小さなサインを感じとる力を，親も専門家も学ぶ必要がある。

これも偏見と言えようが，障害をもった子の親は偉い立派だとよくいわれることがある。障害児の親という言葉がよく使われるが，これは特殊化しすぎではないだろうか。たしかに，ほとんどの親が，障害あるわが子から教えられた，自分が成長できた，子育てを考えられた，仲間の親との交流で支え合いの大切さを知ったと言っている。健常の子の場合，挫折がなければ親が子育てや社会的交流の本質に気づきにくいので，その違いはあるかもしれないが，ほとんどの人はごく普通の親である。なかには子どもとの関わりがとびきり上手な人もいる一方，関係作りが苦手なタイプの人もいる。さまざまな障害をもつ人も，虐待されてきて悩んでいる人もいるし，努力は全て認められるものと錯覚している高学歴の人もいて，一般の子の親たちと何ら変わりはないと思われる。

さらに，きょうだいのことも忘れてはならない。親が患児だけに集中すると，他児との関係が希薄になり，患児を通しての親子関係になりやすい。また，きょうだいが過大の期待を担って，良い子を装ったり，問題行動をおこしたりすることもある。一方，きょうだいも大事にされることで，健常児だけのきょうだいより成長している家族も多い。親支援の次には家族全員を視野にいれる必要がある。患児だけでなく家族もまた豊かな人生をおくるべきである。障害ある子がいることが家族の不利になってはならない。適切な初期支援とは，親がわが子を愛し受け容れることができるようになり，両親も成長し，楽しく子育てができるようになるための支援であり，それは家族全員の豊かな将来を築くための土台づくりでもある。

3 遺伝相談・遺伝カウンセリング

遺伝相談も遺伝カウンセリングも，端的に言えば，本人や家族に遺伝性疾患か先天異常，またその可能性がある場合に，それらの疾患や遺伝学の基礎についての正しい認識を得ることによって，自らが問題を解決または緩和できるように，さらに，その疾患や発症リスクのために生じた心理的・家族的・社会的問題に適応できるように支援する対話プロセスである。今までは臨床遺伝医が主に行っていたが，2005年より専門の遺伝カウンセラーが認定され，担当職種が広がった。看護職の関心も高く，遺伝看護を専門職にするための活動もなされている。クライエントが自律的に選択した結果を，きめ細かく支援しケアすることも非常に重要であるが，その際にも看護・心理・福祉などの専門職と提携して行うことが望ましい。

カウンセリングには指示的・非指示的の両方があるが，遺伝カウンセリングは優生的な方向に指示しないという点や，クライエントの自己決定を支えるという点から非指示的と考えられている。クライエントが自律的に選択した結果をその後もきめ細かく支援し，ケアすることも非常に重要である。遺伝相談と遺伝カウンセリングの相違は明確ではない。そもそも遺伝相談は Genetic Counseling の訳語であるが，イメージとしては，遺伝相談はクライエント側が使いやすい言葉で（「遺伝相談に行く」），遺伝カウンセリングはカウンセ

第7章 染色体異常，遺伝性疾患，遺伝カウンセリング

(長谷川知子)

ラー側の使いやすい言葉（「遺伝カウンセリングをする／受ける」）のようでもある。

ダウン症のような染色体異常においても遺伝相談は行われる。染色体異常も遺伝子が複合的に変化しているため遺伝性疾患に含まれる。ダウン症のうち数％にみられる転座型のうち約1/2～1/3には親からの転座染色体が受け継がれている。親に転座がある場合，次子の発生確率（危険率の語は誤解を招くので用いない）は経験的に5～20％程度といわれている。また，出生前の胎児超音波検査でダウン症の疑いがあると告げられることも増えているが，その際にも，広い視野をもった正しい情報を提供し，不安を軽減するための遺伝相談（遺伝カウンセリング）とその後の充分なケアが必要である。ダウン症の本人では，男性は不妊と言われているが，女性は妊娠が可能であり，その際ダウン症の子が生まれる確率は上昇する。子どもを産んで育てている人もおり，思春期以降はそのことも念頭におく必要がある。

4 思春期以降成人期の問題と対策

ダウン症の人たちは，対人関係を楽しむ才能があるが，それが発揮できない環境では心を閉ざし，精神心理面の支障すらきたすおそれがある。思春期以降に「元気がなくなる」状態はまれではなく，今までできていたことができなくなり，引きこもりや，うつ，幻覚などの精神症状をきたしたりする。しかしこれは普通の子にもみられる，いわゆる「思春期挫折症候群」[13]と基本的には同じではないかと思われるが，ダウン症に特有の退行と呼ばれることがある。この際の退行とは，医学上の診断名と違い状態（現象）にすぎないが，特に教育関係で，あたかも診断名のように使用されていることがあり，学校や作業所，施設などで，ダウン症では退行がおこって当然と放置されていることもまれではない。家族は，この語を見聞きしたり，ホームページで見つけたりして不快感をいだいている。それに反発する家族はまだしも，絶望して育児意欲が削がれたり，不適切な対応に陥ったりする例もあり，非常に問題となる言葉である。

退行とは，通常，赤ちゃん返りのような，葛藤や不安が生じて心が不安定になったときなど，ストレスがかかったときに発達段階が後戻りすることをいい，これは一般人でも挫折の後に生じうる現象だが[22,23]，そのことを知らされず名称だけが一人歩きすれば，親たちは当然，絶望感におそわれるであろう。

また，身体医学で退行といえば，退行変性による異常を指す。ダウン症とアルツハイマーの過剰な関連づけは，ダウン症について病理組織と遺伝子だけから判断された生半可な知識をもつ医学者によって強調されているので，よけいにダウン症と退行変性が関連づけられやすくなる。しかし，ダウン症の認知症合併は35歳以上の13％くらい[26]と言われ，それも原因はアルツハイマーと断定できないし，また，年齢が高くなっても，社会のなかで活動している人に認知症はほとんどみられないことが報告されている[2]。たとえアルツハイマーのリスクが一般より高いとしても，思春期にはアルツハイマーの退行変性は生じないことから関連性は否定できる。また，精神医学で急速な退行現象がみられたときは，まず，うつ病の発症を考えるであろう[19]。ダウン症におけるうつ病の頻度は5～13％と報告されているが[1,21]，一般人でも一生涯でうつ病になる頻度が20％はあると言われているので，ダウン症で特別多いとは言いがたい。むしろ彼らは，うつが軽度であっても，思考や情緒の自己コントロールがしにくいこともあり，重症化しやすいとも考えられる。実際，福祉施設でダウン症の退行だからとレッテルを貼られ放置されていたのを，親から相談を受けた遺伝専門医が精神科の受診を勧め，うつ病の治療をしたところ改善をみた例も報告されている[20]。医療・教育はもとより専門家の言動が家族に与える影響は非常に大きいし，専門家の意見には素人より重い社会的責任があることを自覚し，直接の関係者だけでなく，思春期医学の専門医，精神科医や心理療法の専門家，臨床遺伝医などとの連携のもとに慎重な対応をしてほしい。甲状腺機能低下などの身体疾患の合併が認知症の症状を呈した例もある[2]。甲状腺機能低下症のほか，睡眠時無呼吸，

脳腫瘍などの身体疾患も誘因となっている可能性があるので，全身的なチェックも欠いてはならない。

ダウン症の思春期以降でときにみられる，このような精神状態も，おそらく最初は正常な反応としての退行（withdrawal）現象にすぎなかったであろうが，早期に適切な関わりがなされなかったため増悪してしまったとも考えられる。彼らが自力でそこから脱却することはまず無理であり，適切な治療と援助が必須となる。当然のことながら，ダウン症の人にとっても思春期は子どもからおとなになる過渡期であり，自我は大きく発達し，さまざまな葛藤がおこる。彼らも，思春期に入ると自分さがしを始めるが，自分を守るため防衛も作っていく。その防衛が過度であると人格の成長は妨げられよう。ダウン症の人には，一般の人や他の障害ある人と違った心理的特性もある。その一例として，精神心理療法の際，患者と治療者の間の転移関係は夢の中にいるようで，主体と客体のそれぞれのアイデンティティが明確に位置づけられていないがごとくであるとMillerは述べている。しかし治療のなかで，自己と対象が明瞭に分化され，別々のアイデンティティをもっているものとして体験されるとき，治療関係の中での発達が起こるという[19]。

人生において一番長いのが成人期である。育児も結果は成人期以降に現れるものが多いが，その連続性が実際の育児で認識されているとは言いがたい。

障害をもった子は，周囲のおとなから，発達を促そうと些細なことまでほめられていることがある。そのような人の場合，現実と直面し自己評価が低下することは非常に大きな衝撃となり，過度の防衛が作られやすくなるであろう。それまで親の保護（支配？）の下にいて，（ダウン症の人特有の優しさで）親の期待が満たされていたり，他者からの評価だけで満足していたとすれば，自他を分化させて思春期を乗りこえるのは大きな困難になるであろう。ダウン症の人たちは，それらの衝撃や困難に耐えらなかった時，旺盛な想像力を用いて，快適な「夢の世界」に逃避するのではないだろうか。しかしその心理を周囲のおとなは認識しにくい。たとえば，親が語りかけると，さっと心を閉ざす人がいるが，それに親は気づいていない。精神心理療法は，親の学びの場としても重要であろう。

彼らの精神的葛藤の表出は退行現象だけではない。次にあげるのは，福祉施設で暴力をふるって困ると言われると，受診時に母親から訴えのあった青年（A君）との対話である。

Dr.：どうして，暴力をふるったの？
A君：命令されるから。
Dr.：そうか，もうおとななんだから，命令されたら嫌だよね。
A君：そうだ。（うなだれていたのが突然，元気になり，母親に，「命令されたらどうする!?」と言う）
母：そりゃあ嫌よ。（それを聞いて安心したように表情が和らいだ）

そこで，「おとなに命令するのはおかしいよね。作業所の人たち，気がついていないのだから，僕はもうおとなだから命令しないでちゃんと説明してくださいって，言ったほうがいいと思うよ」とアドバイスした。母親にも，彼をおとなとして遇してもらうよう，よく話し合うことを勧めたが，こんな当然のことが，社会のなかでは理解されにくいことに驚く。障害者は永遠の子どもという固定観念が浸透しているのであろうか。その他，ダウン症では心因性の痙攣様発作がみられることがある[17,27]。著者も，脳波の発作波と痙攣の激しさが一致しないので心因性ではないかと，てんかんの専門医から紹介された中学生女児の例をみている。その際の発作は，家や学校で，理解が得られない時に起こっていることが後からわかった。有能な子で，周囲の期待にこたえ頑張りすぎていたことに気づいた母親が，先を急がず本人のペースに合わせ，ゆとりある生活に変え，幼い子に接するような態度をやめて本人の思いを理解しようとしたところ，家庭での発作は激減した。

現在調査中であるが，子どもの頃から家族と一緒に普通の現実的な生活を営み，世間話を楽しみ，

ありのままの姿を家族から認められ，希望や期待と現実との差も知って，挫折に直面しても解決法を家族と一緒に考えてきた人には，このような現象はみられにくいように思われる。さらに，自分がダウン症であり，それも自分のアイデンティティであることを知って肯定的に受けとめられる人も，思春期をうまく乗りこえておとなになっているように思う[18]。これは，ダウン症の人の思春期特性を考えれば充分納得できることである。成長してからは，親以外に「若者との対話」を理解して相談にのってくれる人も必要になろう。

幼少時には少しの変化でも心配されたであろうに，学童期以降になると，異変に気がついても，なぜか対処が遅れてしまうようである。不適切な介入がされていることも多い。その上，小児医療を卒業したあとは，どこで治療してもらえるかわからないことも，一日延ばしにされてしまう理由であろう。医師から向精神薬の投与だけがされていることも多い。しかし，このような異常状態（障害）は，思春期の総合的な医療と精神心理療法のなかで十分対応できるはずであるから，今後，医療の進歩と普及を期待したい。知的障害（英国では learning disabilities ; 学習障害）のある青少年との精神療法を引き受けることは困難であっても魅力的な仕事であるということを，英国の思春期専門精神療法家 Miller は述べているが[18]，全く同感であり，わが国でもこのような専門家が増えることを心から願っている。

引き金となった挫折体験（失業，職場での人間関係・処遇，親子関係など）が複雑な場合は，関係者が単独でなくチームとして十分に検討する必要もある。また，順調だった過去の状態に戻すような解決策は，効果が上がったようにみえても，一時的な心の安定の保証にすぎず，根本的な解決にはならない。この退行様の現象は，思春期の「壁」に直面しとまどったときの一時停止や後退と考えられることから，頓服的対処にとどまらず，彼らの視点や思いを理解するよう努め，成熟したおとなに向かう自我を支援することが最重要であり，それを常に念頭において対処方法を考えることこそ根本的な解決になるのではないだろうか。

さらに予防のために最も必要なことは何か考えてみたい。ある知的障害の成人施設を訪ねた時，「利用者の彼らは，幼少時から人間として年齢相応に遇されてきたのだろうか」という疑問が湧いてきた。案内してくれた職員にそのことを告げると，全く同感という答が返ってきた。しかし，「自分たちも時々，それを忘れてしまうことがある。反省している」とも言われた。彼らもわれわれと同様，個性をもって生まれ育ってきた人間である。ただ，部分的に障害があるために，発達の速度がより遅かったり，発達バランスを欠いていたり，また器質的・機能的不全が比較的大きいために支障をきたしているのであるが[11,18]，われわれのようないわゆる健常者が彼らの視点に立つのは容易ではない。さらに健常者は無意識のうちに優位に立ってしまうおそれがある。まずは自分自身との共通点を想像することから始め，差違に思い至ることで，彼らへの理解は進めやすくなるであろう。

ダウン症をもつ成人女性の母親で静岡市手をつなぐ育成会会長の河内園子氏は，彼らの心理と行動について，彼らに代わって下記のように述べている[15]。なお，河内氏は，心理相談員として，知的障害や身体障害をもつ人だけでなく，不登校や家庭内暴力などで自己を表現せざるをえなかった人たちをも長年援助してきた専門家でもある。

青年期のこころと行動の変化について　河内園子

近年，ダウン症の青年におきている問題について，"退行"とか"落ち込み"という言葉で表現されている行動の変化が話題になる事が増えてきました。今までの行動表現と比較してみると，動作が緩慢になったり，今までできていた日常生活がスムーズにゆかなかったり，言葉を失ったように無口になったり，囁くような小さな声で話したり，言葉の数が減少したりの状態をみせます。

しかし，この彼らの状況を説明する表現として"退行""落ち込み"という言葉が使われる事にはあえて異論を唱えたいと思います。これは彼らの立場にたっての表現ではなく，家族，特にまわりの人達が彼らの状態を表現している言葉だとおもうからです。それは，親（まわりの人達もふくめ

て，代表として"親"とします）にとって，今までの彼らの行動とは違って，理解しにくく，日常生活に支障を来す原因になる行動を指して言われているのではないでしょうか。このような彼らの行動の変化に出会って，親が戸惑うことは当たり前のことです。何とか以前の，親達にとっては理解しやすい行動に戻そうと，あちこち"治療"のために奔走します。しかし，"ちょっと待ってください"と私は言いたいのです。彼らにとっては，当たり前の行動，そうせざるを得ない行動なのかもしれません。

私たちが彼らのことで戸惑う時，いつもその"源"は彼らの側にあると考えてしまうのではないでしょうか。思い出してみてください。このような親たちの思考回路と行動は，私たちがはじめてわが子に"ダウン症"という診断をされた時の，そしてそれからの数年間の行動に似ていませんか。

彼らには彼らの通りたい道，やりたいこと，行動したいやりかたがあるのではないでしょうか。

今まで彼らがあるいてきた道は，親をはじめ学校やまわりの人達が，愛情をもって，彼らに示してきた道でした。彼らも楽しく，ある時はがんばってやってきたのです。そして今，彼らが直面しているのは，これまでの道筋が間違っていたというのではなく，彼らが"いままでの在り方では違うなあ""ちょっと待って"と自分のことを考えなおす必要な時間なのではないかとおもいます。

人生を旅行の行程に置き換えてみてください。目的地につくまでには，山あり谷あり河ありと地形の変化があり，手段としては，特急電車や急行，鈍行列車の旅があるでしょう。彼らが子どもの頃，私は彼らの子育てについての捉え方に，鈍行列車の旅，各駅停車ののんびりとした旅の良さを，よく譬えとしてきかされました。こうしてみると，私たちは乗り物での旅しか考えられなくなっている時代なのだと気づかされます。しかし，彼らの旅にはもう一つ，徒歩での旅も選択肢の中にあったかもしれません。

もし，今の彼らの行動を，すべてがストップしたり，後退したり，あるいはトンネルの中にいるような状態と感じられるのであれば，それが何故なのかを考えてみてはどうでしょう。

彼らは次の町へ行くのに，列車の旅ではなく，便利なトンネルを利用するのでもなく，この山を，峠をこえて，歩いて行きたかったのかもしれませ

ん。もし，トンネルの中に入ってから，"これではいやだ"と気づいて足がすくんでいるなら，じっと見守っているだけでなく，少し手がかりをあたえて，手をひいてゆっくりとトンネルの出口まで導いてあげればよいのではないでしょうか。

人生を"旅"だと考え，現在の状態をその1ショットとして捉えると，トンネルに入る前の景色と，出てからの景色は当然違うはずです。彼らの行動を，以前の彼らの姿に戻そうとすることは意味がないのではないでしょうか。トンネルを抜け出た時，そこには以前の彼らとは違う姿があるはずです。きっと彼らにとって必要な時間なのです。

彼らのひとつひとつの行動を"親"の基準に合わせて「今日はよかった」「きのうより今日は元気がない」と観察しているのではなく「今日はお話が楽しかったね」「今日は静かに過ごしたね」と，ひとつづつ肯定してゆくこと，彼らの行動のひとつひとつに意味のあることを考えてあげたいとおもいます。

これを機会に，私たちの子どもへの接し方について考える良い機会だと捉えてみませんか。彼らの行動について考える時，親やまわりの人が，今までの生活から推し量って，彼らのことは全て理解していると錯覚して，彼らの言いたいことであろうことを先取りしてしまうことはありませんか。

私の出会ったこんな場面からも教えられることがありました。

Aさんは私に，次の日の予定について伝えたいとおもっていました。いつもお話をしているお母さんには，多分，彼女の話し方ですべて通じたのではないかとおもうのですが，私にはなかなか聞き取れず，こんな会話になりました。

Aさん「あしたね，お～～～ね」。私「ええ，おもちゃ図書館ね，よろしくお願いします」。Aさんはいつもボランティアをしてくださるので，私は勝手にそう返事をかえしてしまいました。するとAさんは，「そうじゃなくて，あしたね，～～～だから」

～～～の部分が私には聞き取れません。何回か繰り返して，"ピアノがあるから"がわかりました。早とちりな私はまたもや，「お休みなのね」，と，Aさん「そうじゃなくて，ピアノあるから，おひるから行きます」と，何回かの問い直しの後，私が「あしたのおもちゃ図書館には，ピアノのお

稽古があるから，午後から来てくださるのね」と，判ったときの彼女の満面の笑みと大きく頷いた姿にとても感動しました。何回もの問い直しにもかかわらず，いやな顔も見せず，そして自分の伝えたいことが正しく伝わるまで，根気よく対応してくださった事と，その間，側にいらしたお母さんが，しずかに見守っていてくださったことにとても感謝しました。

こんな場合もあります。ここしばらく言葉の数が減っていたBさんが久しぶりに，私の耳元で囁くように話しかけてくれました。「〜〜〜〜〜」何回かこの繰り返しがあって"ディズニーの"が聞き取れて次のことばを探っていた時，そばでじっと二人の会話に耳をすませていたお母さんが，「実はね……」と，彼女がディズニーランドがすきなので，その歌のCDを楽器屋で見つけたと，彼女が何を話したいのかを察して，その日の出来事を説明してくれました。彼女は，黙ってそのまま脇で，私とお母さんの話を聞くはめになりました。これは私たちのよくやるパターンではないでしょうか。

Aさんは自分の思いを自分の力で，自分の納得のゆくまで根気よく解決の努力をする事を身につけたのだとおもいます。Bさんの場合は，ことばの足りない部分については，誰かが補ってくれる経験が多かったといえるのではないかとおもいます。

ことばの面を譬えにつかいましたが，これはよくあることです。先日もこんな場面に出くわしました。子どもが自分で靴を脱ごうとしていると，お母さんが現れて靴を脱がそうと手をのばしたのです。すると子どもは，せっかく自分でぬごうとしていたのに，さっさと止めてしまったのです。気がついたお母さんが手を引っ込めたのですが，もう子どもは自分でぬぐことは止めて，お母さんに脱がせてとグズグズ言って，結局お母さんが脱がせるはめになりました。おかあさんは「無意識に手が出ているのよね」と反省しきりでした。そんな積み重ねが，いつか子どもの自信をも失わせていくのではないでしょうか。

（以下略）

V おわりに

先天異常は，一人で多種多様な症状や障害をかかえていることが多い。そのためチーム医療が非常に重要となってくる。チームワークが成果を得るためには，メンバー全員が互いの専門，力量，限界などを熟知し，具体的な話し合いをかさねることによって共通認識を確かめ，共通認識のもとに課題にあたる必要がある。リーダーや核となる人は問題や内容によって違ってもかまわない。そのためには，各々が専門分野を前面に出しながら，流動的に補い合えるような，サッカー的チームワークが望ましいかもしれない[24]。

障害をもった子は負の存在と思われがちであるが，それは彼らをよく知らないからである。「この子らを世の光に」という名言があるが[16]，彼らだけでなく，親も，障害をもつわが子を育てることで，子育てを考え学ぶことができれば，育児経験のとぼしい一般の親をも支えていくこともできよう。著者が診ている幼稚園児の母親，厚子さんは次のような経験を語っている。これも特別むずかしいことではなく，親がさまざまな支援を受け安堵感をいだくことによって，日常生活のなかで気負いなく自然に行えることであろうと思う。

この子がダウン症でなかったら，きっと，何でこんなこともできないの！とお尻をたたいてがんばらせてしまったと思う。何が大事なことかも気づかなかっただろう。子どもの成長をゆっくり見られるようになってきた。実家の母からも，この子のおかげで親が成長したと言われている。幼稚園の他のお母さんたちをみていると。早期教育に焦っていたり，大いに期待して英語塾に通わせたり，何でできないのと怒りまくっていたりしている。「でも，うちの子はゆっくりでいいの」と言うと，他のお母さんたちからは，「ぎょっとした」「考えさせられた」という声が聞かれた。「子どもを育てる基本的なことを思い出させてくれた」と言ってくれる人もいて嬉しい。

文　献

1　Cooper S-A & Collacott RA: Clinical features and diagnostic criteria of depression in Down's syndrome. British Journal of Psychiatry. 165; 399-403, 1994.

2　Devenny DA, Silverman WP, Hill AL, Jenkins E, Sersen EA, Wisniewski KE: Normal aging in adults with Down's syndrome: A longitudinal study. J Intellect Disabil Res 40; 208-221, 1996.

3 Drotar D, Baskiewicz A, Irvin N, Kennell JH, Klaus MH: The adaptation of parents to the birth of an infant with a congenital malformation: A hypothetical model. Pediatrics 56; 710-717, 1975.（竹内徹ほか訳：親と子のきずな．医学書院，1985.に掲載）
4 Freeman A: The Practice of Cognitive Therapy, 1987.（遊佐安一郎訳：認知療法入門．星和書店，1989; 4-19.）
5 藤田弘子：ダウン症児の赤ちゃん体操，親子で楽しむふれあいケア．メディカ出版，2000.
6 長谷川知子：先天異常医療におけるインフォームド・コンセント．小児内科 26(4); 4, 1994.
7 長谷川知子：わが子がダウン症と診断された親ごさんへ．ペリネイタルケア 17(3); 53-57, 1998.（「日本ダウン症ネットワーク＝JDSN」および「静岡ダウン症児の将来を考える会」ホームページに転載）
8 長谷川知子：先天異常に対する誤解を解く．周産期医学 31; 811-815, 2001.
9 長谷川知子：ダウン症の子どもと家族へのトータルケアの視点にもとづく援助と支援．日本未熟児新生児学会雑誌 13; 31-37, 2001.
10 長谷川知子，中込さと子：出生前のダウン症候群の告知と医療ケア：カウンセリング，およびフォローアップ．小児看護 24; 53-58, 2001.
11 長谷川知子：遺伝と人間理解．ペリネイタルケア 22; 8-11, 2003.
12 長谷川知子：本人への告知について．小児科診療 67; 235-241, 2004.
13 稲村博：思春期挫折症候群．In: 國分康孝編：カウンセリング辞典．誠信書房，1990; p.231.
14 片野隆司：療育．In: 小出進編：発達障害指導事典．学習研究社，1996.
15 河内園子：静岡ダウン症児の将来を考える会会報．1999年11月16日．（平成10年4月の成人の会での提言に加筆．）
16 京極高宣：この子らを世の光に——糸賀一雄の思想と生涯．NHK出版，2002; pp.1-262.
17 松尾真理，塩田睦記，髙沢みゆき，伊藤康，大橋博文，小国弘量，大澤眞木子：症候性前頭葉てんかんと心因反応による偽発作を契機に診断されたモザイク型21トリソミーの女児例．第48回日本人類遺伝学会発表，2003.
18 Miller L: 学習障害の青年期患者との精神療法．In: Anderson R, Dartington A (Eds): Facing It Out: Clinical Perspectives on Adolescent Disturbance. Routledge, 1999. （鈴木龍監訳：思春期を生きぬく．岩崎学術出版社；pp.48-69.）
19 水野誠司，鈴木淑子，三浦清邦，熊谷俊幸，早川知恵美，松本昭子，宮崎修次：いわゆる「青年期退行」から回復したダウン症候群児（者）の検討．第108回日本小児科学会発表，日本小児科学会雑誌109; 263, 2005.
20 宮川公子：うつ病を発生したダウン症候群の一例．第48回日本人類遺伝学会発表，2003.
21 Myers BA & Pueschel SM: Major depression in a small group of adults with Down syndrome. Reseach in Debelopment Disabilities, 16(4); 285-299, 1995.
22 西本香代子：退行．．In: 小此木啓吾，大野裕，深津千賀子編：精神医学ハンドブック．創元社，1998; p.534.
23 小此木啓吾，中村留貴子：固着と退行．In: 小此木啓吾，大野裕，深津千賀子編：精神医学ハンドブック．創元社，1998; p.113.
24 大野裕：私信，1995.
25 白石正久：子どものねがい・子どものなやみ—乳幼児の発達と子育て．かもがわ出版，1998; pp.57-58.
26 Tyrrell J, Cosgrave M, Mccarron M: Dementia in people with Down's sundrome. Int J geriatr Psychiatry. 16(12); 1168-1174, 2001.
27 Weiss JO, Mackta JS: Starting and Sustaining Genetic Support Groups. Johns Hopkins University Press, 1996. （長谷川知子監訳：いでんサポートグループ．メディカ出版，1999.）
28 米山明，佐々木淳子，中谷勝利，渡辺章充，村山恵子，児玉真理子，北住映二，児玉和夫：心身障害児における精神医学的問題　第1報。偽発作を呈した心身障害児（者）の臨床的検討．脳と発達28（総会号）; 319, 1996.
29 要田洋江：障害児の親たち．In: 藤田弘子，松島恭子，堀智晴，要田洋江共著：「養護学校」の行方—義務化10年目の検証．ミネルヴァ書房，1990; pp.163-231.
30 要田洋江：障害者差別のしくみと「世間」．In: 要田洋江：障害者差別の社会学．岩波書店，1999; pp.15-134.

第Ⅳ部
社会資源をどう活用するか

リソースの大事さは言うまでもない。より具体的に，各機関にどうかかわってもらうべきか

第1章　児童・思春期精神保健福祉と地域ネットワーク

近藤直司

I　はじめに～ネットワークの2つの側面

　本稿では，児童・思春期精神保健福祉における社会資源の活用とネットワークのあり方について取り上げる。想定される関係機関は表1のようにまとめられる。このうち，山梨県の精神保健福祉センターと児童相談所，総合教育センターの相談事業，および保健所で実施されている発達相談の種別と実績を示しておく（表2，3，4，5）。こうした機関の組織や機能，支援対象は都道府県・政令都市によっても違うので，それぞれの所報や広報用のパンフレットなどを参照していただきたい。

　こうした関係機関のネットワークについては，大きく分けて2つの側面から検討することができる。第1に，ある問題に対する保健・医療・福祉対策を検討するために，個々の機関やそれぞれの職種がどのような役割を担うのか，あるいは多くの関係機関がどのような視点から，どのような技術を用いて問題の解決・軽減に貢献するのか，といった全体的・包括的なネットワークのあり方を検討する側面がある。そして第2には，さまざまな支援課題やニーズをもち，一つの支援機関では対応しきれないようなケースに対して，いくつかの関係機関による支援を的確に組み合わせて提供することによって，より効果的な支援が可能になるという側面があり，ここでは個々のケースに焦点を当てたネットワーク支援のあり方が検討されることになる。

　まず，児童虐待対策を例にあげて第1の側面について述べ，続いて第2の側面から個別ケースを対象としたネットワーク支援において重要と思われる視点につい整理したいと思う。

II　児童虐待対策からみた機関ネットワーク

　児童虐待は児童相談所や福祉事務所，乳児院，児童養護施設といった児童福祉領域の課題として捉えるだけでは不充分である。平成14（2002）年6月19日付けの厚生労働省健康局長及び雇用均等・児童家庭局長通知「地域保健における児童虐待防止対策の取り組みの推進について」において，保健所，市町村保健センター等が取り組むべき課題として，①児童虐待の発生予防，②児童相談所との連携・協力，③研修等の強化，という3点が示された。また，平成15（2003）年6月，社会保障審議会児童部会で取りまとめられた「児童虐待の防止等に関する専門委員会」報告書では，児童虐待対策の中核である児童福祉関係機関の充実と法整備などの課題の他に，地域保健領域における予防対策，あるいは虐待を受けた子どもと虐待者である養育者や家族への治療的アプローチの必要性が強調されている（表6）。こうした視点を都道府県レベルでシステム化した一例として，山梨県における虐待防止対策・施設体系を示す（図1）。

　ただし，こうした行政施策は関係機関の大まかな役割分担を示すだけに留まることが多いので，それぞれの機関が着手する支援内容とその実効性についても具体的に検討することが不可欠である。ここでは，児童虐待の発生予防や早期発見に貢献するための母子保健活動と精神保健活動の実際として，その一例を紹介しておきたい。

1 虐待の発生予防における母子保健活動の役割

表1　児童・思春期の精神保健福祉に関連する機関・施設

〈保健〉 　市区町村（保健福祉センター） 　保健所（都道府県・政令市保健福祉セ 　ンター・地域振興局健康福祉部など） 〈福祉〉 １．公的相談機関 　児童相談所 　女性相談所 　福祉事務所（都道府県・政令市保健福祉 　センター・地域振興局健康福祉部など） ２．児童福祉施設 　授産施設 　乳児院 　母子生活支援施設 　児童養護施設 　知的障害児入所施設 　知的障害児通園施設 　肢体不自由児施設 　重症心身障害児施設	児童自立支援施設 　児童厚生施設（児童館など） 　保育所，へき地保育所 ３．母子福祉施設 〈精神保健〉 　精神保健福祉センター 　保健所 　市町村 〈医療〉 　精神科 　小児科 　産婦人科 〈司法・矯正〉 　家庭裁判所 　少年鑑別所 　保護観察所 　弁護士事務所	〈警察〉 　県警本部生活安全企画課少年対策室 〈教育〉 　幼稚園 　学校（普通学級・特別支援学級） 　養護学校・特別支援学校 　総合教育センター 　適応指導教室 　都道府県・市区町村教育委員会 　教育事務所 〈民間〉 　地域団体（愛育会など） 　虐待防止センター 　子育て支援サークル 　療育サークル 　発達障害児をもつ親の会 　NPO，ボランティア活動

表2　山梨県立精神保健福祉センターにおける新規相談の内容と件数（平成14（2002）年度）

相談内容・おもな問題・診断	件数				
１．保育・幼稚園・学校に関わる 　　相談	53	情緒不安定 　強迫・こだわり	3 2	飲酒問題	2
不登校・不登園	40	いらいら感	2	７．受診・入院・福祉制度に関わる 　　相談	32
学校不適応（暴力を含む）	9	その他（将来への悩みなど）	5	精神疾患について	5
教師・友人関係の悩み	2	４．発達上の問題に関わる相談	4	痴呆について	2
身体症状	2	発達の遅れ	2	受診・入院相談	6
２．行動の問題に関わる相談	24	広汎性発達障害の疑い	2	施設入所について	3
摂食障害	6	５．対人関係の問題に関わる相談	11	社会復帰・制度について	12
家庭内暴力	5	家族関係について	4	その他（服薬についてなど）	4
自傷行為	3	職場での関係について	2	８．育児不安・困難，虐待に関わる 　　相談	4
PTSD	4	その他（異性・隣人）	5	９．心理検査依頼	4
その他	6	ひきこもり	20	合計	183
３．性格や習癖に関わる相談	26	６．物質依存に関わる問題	5		
抑うつ状態	14	シンナー吸飲	3		

　児童虐待の予防に母子保健活動が機能するためには，ハイリスクケースに対するリスクアセスメントの技術や実効性のある支援計画の立案，他機関との円滑な連携を図るためのカンファレンスの運営技術などが全国的な優先課題であるように思われる。この際，リスクアセスメントや緊急性を判断するために関係機関が共通して使用できるアセスメントツールの普及が有効であろう。ただしアセスメントツールの有効性は，「この親子は何か変」「何か気になる」という担当者の"気づく力"を高め，その印象から虐待を疑う姿勢，あるいは養育者の抑うつ状態にせよ多胎にせよ，何らかのリスクファクターが存在するときに他のリスクファクターの有無を確認しようとする姿勢を身につけていることが前提となる。また，その疑いから虐待の有無と程度を確認・検証するための情報収集，とくに養育者へのインタビュー技術を身につけることが同時に必要になり，こうした技術を習得するための研修が不可欠である[10,13,14]。

　近年，虐待ハイリスクケースを早期に把握するための具体的な方法論の一つとして，養育者の産後うつ病，ないしは抑うつ状態のスクリーニングが注目され，各地でその実践が試みられている[7,8,10,13,19]。山梨県内では，保健所と精神保健福祉セン

表3　山梨県における児童相談所の相談受付状況（数字は実件数）

	平成9年度	10年度	11年度	12年度	13年度	14年度
養護相談	183	251	275	376	422	558
保健相談	18	5	8	8	14	16
肢体不自由相談	60	107	73	119	50	105
視聴覚障害相談	6	3	4	2	3	9
言語発達障害相談	224	231	179	229	226	187
重症心身障害相談	50	74	116	146	284	484
知的障害相談	632	655	858	963	1,202	1,730
自閉症相談	6	8	12	12	13	23
ぐ犯行為等相談	83	109	62	59	70	87
触法行為相談	23	29	17	26	18	29
性格行動相談	133	154	124	124	388	193
不登校相談	84	115	95	77	97	70
適性相談	10	26	14	15	9	11
しつけ相談	79	91	89	102	253	84
その他の相談	99	100	81	93	109	127
合計	1,562	1,957	2,007	2,351	2,827	3,615

表4　山梨県総合教育センターにおける新規相談（面接の延べ件数）の主訴別件数（平成14（2002）年度）

不登校	いじめ	交友関係	学業不振	進路問題	学校問題	家庭問題	情緒問題	無気力	反社会的問題	生活一般	その他	計
135	12	1	0	3	11	1	19	1	2	1	11	197

表5　山梨県の保健所発達相談における相談理由と相談結果（平成13（2001）年度）

相談理由	理由別相談児数	相談結果					
		指導済み	経過観察			要医療	その他
			発達相談管理	発達訓練	発達相談と訓練		
発育不良	40	7	27	0	0	6	0
肥満	5	0	4	0	0	1	0
先天性疾患	24	3	12	0	4	1	1
アレルギー性疾患	0	0	0	0	0	0	0
歩行異常	3	1	1	0	1	0	0
その他の身体的疾患	17	5	6	0	2	3	1
運動発達の遅れ	23	5	7	1	9	1	0
精神発達の遅れ	70	6	36	1	17	6	7
精神運動発達の遅れ	92	4	48	1	33	9	1
情緒障害	15	1	8	0	4	1	1
心身症	5	1	4	0	0	0	0
学習障害	28	5	13	1	6	2	1
多動傾向	21	3	10	0	6	3	0
自閉的傾向	52	0	27	2	18	7	0
習癖	1	0	0	0	0	0	1
緘黙	6	0	3	0	3	0	0
言語発達の遅れ	144	16	86	0	32	11	1
発声・構音障害	58	12	32	1	1	14	0
その他	48	15	24	0	5	3	2
合計	652	84	348	7	141	68	16
虐待の疑い（再掲）	21	0	16	0	3	2	1
未熟児（再掲）	14	2	8	0	2	0	1
親の養育能力不足（再掲）	41	5	28	1	4	5	1

表6 これからの児童虐待対策（平成15年6月，社会保障審議会児童部会「児童虐待の防止等に関する専門委員会」報告書より抜粋）

1．発生予防における取り組み
　①一般の子育て支援の充実
　②虐待リスクのある家庭の把握
　③虐待リスクのある家庭のリスク低減
　④連携による支援体制の確保
　⑤虐待を認めない社会づくり

2．早期発見・早期対応における取り組み
　①対応機関の機能・システム
　②虐待の早期発見・通告・早期対応システム（自治体とNPO・民間団体との連携）
　③児童相談所の行政権限，裁判所の関与

3．保護・支援等における取り組み
　①児童福祉施設，里親等の機能・システム
　②児童福祉施設職員，里親等の資質向上，資格要件，人材確保，メンタルヘルス
　③在宅支援の強化
　④子どもに対する治療・援助法の確立
　⑤保護者に対する治療・援助法の確立
　⑥医療機関の機能・システム

ターが協力し，3つの町の乳幼児健診で母親を対象とした自己記入式抑うつ尺度（Center for Epidemiologics Studies Depression Scale, CES-D）を導入した結果，10％前後が一次スクリーニングされ，その中には児童虐待のハイリスクケースや，すでに虐待が起こっているケースが含まれる[7,8,14]ことがわかってきた。いくつかの事例を示す。

事例1）
　母親は23歳。第1子の1歳6カ月健診に訪れた。CES-Dは47点という高得点であった（CES-D日本語版では16点がカットオフ・ポイントとなっている[15]）。夫とは離婚し，現在は子どもを連れて実家に戻っている。担当保健師には，うつ状態のため精神科クリニック通院中であること，自分のことで精一杯で，ついつい子どもに手を上げてしまうこと，実家の両親との関係も悪く，充分な協力が得られていないと感じていることを話していた。また，保健師の行動観察によれば，子どもは発語が少なく，遊びの中で母親を振り返ったり，助けを求めることがないという。担当者のはたらきかけで保育園を利用するようになると，子どもは言葉が増え始めた。母親はいくらか活気を取り戻し，仕事に出るようになった。

事例2）
　母親は29歳。第3子を連れて4カ月健診を訪れた。CES-Dは37点。20歳のときに第1子を妊娠し現夫と結婚したが，不和が続いている。第3子は，離婚を決心した後に妊娠した子どもであるという。イライラして酒とタバコの量が増えており，第1子と第2子を叩いたり，蹴ったりしてしまうという。第3子についても，「この子をいつ殺してもおかしくない。虐待で子どもを殺す人の気持ちがわかる」と話していた。小学校3年生の第1子は，赤ちゃん言葉と遺尿がみられており，学校では頭痛や腹痛のため，しばしば保健室を利用しているという。1年生の第2子は乱暴で落ち着きがなく，学校では「問題児」とみられている。第1子が，母親に髪の毛を掴まれてテーブルに額を叩きつけられたことを養護教諭に話したことが契機となり，学校と保健福祉センターとの協議の結果，町として児童相談所へ通告するに至った。

2 発生予防・早期発見と精神保健活動

　児童虐待の発生にはしばしば養育者のメンタルヘルス上の問題が関連していることから，精神保健福祉領域の貢献も不可欠である。精神保健相談から虐待の介入に結びついた事例を提示する。

症例3）
　夫，長男（小4），二男（小2），実母と暮らしている32歳の母親である。イライラ感と抑うつ気分を主訴として児童相談所を訪れ，精神保健福祉センターを紹介された。相談面接において，長男と次男を月に1〜2回激しく叱る，叩くなどの虐待行為が続いていることが確認され，児童相談所と精神保健福祉センターの両者で支援してゆくこととなった。
　母親は抑うつ的であり，友人関係について被害的・妄想的な発言が目立った。また，子どもへの虐待行為については解離症状との関連が疑われたため，医療機関を紹介し，抗うつ薬を中心とした薬物療法が開始された。児童相談所は継続的なリスクアセスメントと一時保護を視野に入れた家族調整，精神保健福祉センターでは母親への支持的・補助自我的な継続面接，長男についての発達

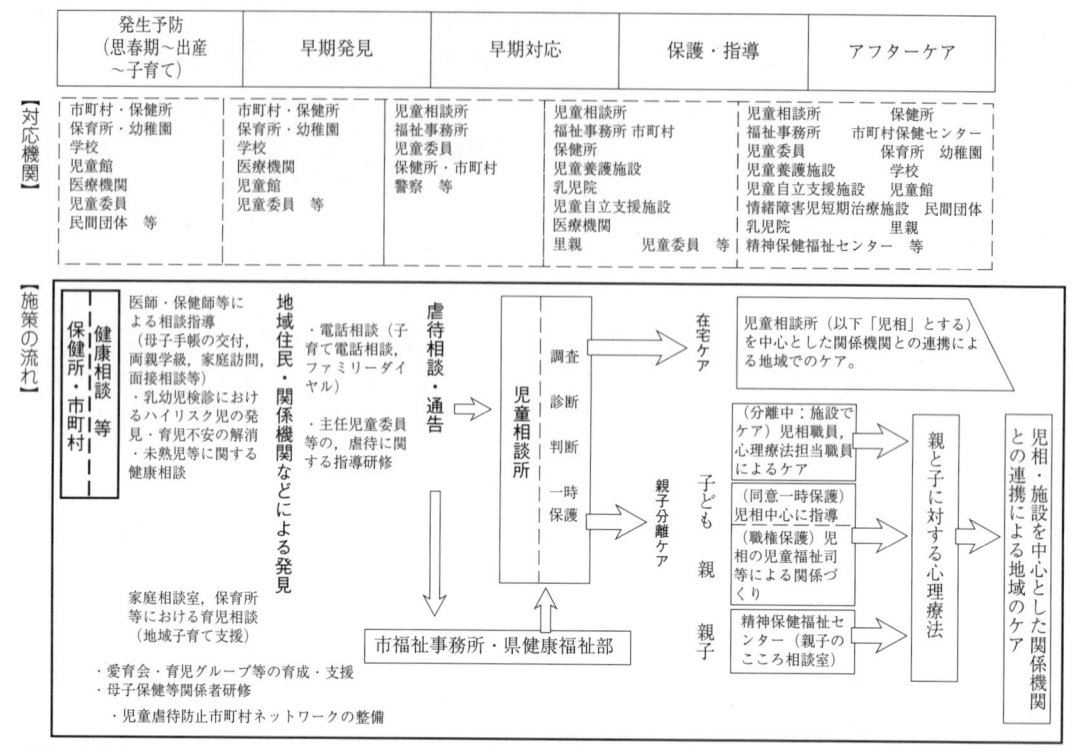

図1 山梨県における虐待防止対策（施策体系）

	発生予防 (思春期～出産 ～子育て)	早期発見	早期対応	保護・指導	アフターケア
【対応機関】	市町村・保健所 保育所・幼稚園 学校 児童館 医療機関 児童委員 民間団体　等	市町村・保健所 保育所・幼稚園 学校 医療機関 児童館 児童委員　等	児童相談所 福祉事務所 児童委員 保健所・市町村 警察　等	児童相談所 福祉事務所　市町村 保健所 児童養護施設 乳児院 児童自立支援施設 医療機関 里親　　児童委員　等	児童相談所　保健所 福祉事務所　市町村保健センター 児童委員　保育所　幼稚園 児童養護施設　学校 児童自立支援施設　児童館 情緒障害児短期治療施設　民間団体 乳児院　　　里親 精神保健福祉センター　等

【施策の流れ】

保健所・市町村：健康相談等
- 医師・保健師等による相談指導（母子手帳の交付、両親学級、家庭訪問、面接相談等）
- 乳幼児検診におけるハイリスク児の発見・育児不安の解消
- 未熟児等に関する健康相談

地域住民・関係機関などによる発見
- 電話相談（子育て電話相談、ファミリーダイヤル）
- 主任児童委員等の、虐待に関する指導研修

家庭相談室、保育所等における育児相談（地域子育て支援）
- 愛育会・育児グループ等の育成・支援
- 母子保健等関係者研修
- 児童虐待防止市町村ネットワークの整備

虐待相談・通告 → 児童相談所（調査・診断・判断・一時保護）→ 市福祉事務所・県健康福祉部

→ 在宅ケア：児童相談所（以下「児相」とする）を中心とした関係機関との連携による地域でのケア。

親子分離ケア → 子ども／親／親子
- （分離中：施設でケア）児相職員、心理療法担当職員によるケア
- （同意一時保護）児相中心に指導
- （職権保護）児相の児童福祉司等による関係づくり
- 精神保健福祉センター（親子のこころ相談室）

→ 親と子に対する心理療法 → 児相・施設を中心とした関係機関との連携による地域のケア

ガイダンスとペアレント・トレーニング，および支援ネットワークのマネジメントを担当した．

母親によれば長男は幼児期から軽い発達の遅れがみられ，保健所の発達相談でフォローされていたが就学後も忘れ物が多く，言うことを聴かないので手を焼いているという．また，同級生との遊びについていけない様子がみられ，母親はイライラを募らせていた．WISC-Ⅲでは全検査101，言語性IQ 90，動作性IQ 113であったが，生活場面における言葉の理解は数値以上に低い印象を受け，学習面でも文章の読解について個別的なサポートが必要な状態であった．これらのアセスメントを伝えると母親はこれまでの育てにくさが腑に落ちた様子で，これ以後，長男への関わり方について援助者の助言を積極的に取り入れるようになり，虐待行為も止まっている．

"虐待を疑う目"とその疑いを確認するためのインタビュー技術は，すべての関係機関・専門職に求められている[9]．また，児童虐待に対する認識のズレをいかに解決するかが重要な実践的課題となる．特にネグレクトや心理的虐待については，「虐待だとは認識していなかった」というズレが生じやすく，あらゆる関係機関・職種に児童虐待の定義と早期発見のポイントを繰り返し周知し，"疑う目"を持ち続けてもらう必要がある．また，「通告することで養育者との関係を壊してしまう」「守秘義務違反に問われるのではないか」といった不安をもつ関係者も多く，守秘義務についての法的理解（後述）を普及することも重要である．

3 再統合過程における精神科的・心理療法的アプローチについて

児童虐待ケースへの支援は，一時保護や施設への措置などによる危機介入が成功すれば，それで終結できるわけではない．養育者と子どもへの治療的アプローチをとおして再統合の可能性を探ること，あるいは虐待によって生じた子どもの将来的な精神病理学的リスクを軽減させるために息の長い努力が必要であることが認識されつつある．

予防から早期発見，危機介入，施設や里親への措置（委託）後，養育者と子どもとの再統合，といった一連の介入・支援過程において，養育者と子どもへの精神科治療や心理療法の担うべき役割は大きい。

4 連絡会議の役割

以上のように，包括的な児童虐待対策は児童福祉機関を中心に教育や保健，医療などの関係機関がその前後を固めるようなデザインとなる。さらに，子育て支援サークルや虐待防止センターなどの民間団体，小児科・産婦人科医療，あるいは法律の専門家などの協力が得られれば，ネットワークはさらに厚みを増す。このような機関ネットワークの形成にあたって，しばしば関係団体の代表や各機関の管理職クラスの連絡会議が事業化されることが多いものの，全体的に形骸化しやすい傾向があるように思われる。また，実務者によるネットワーク会議を地域単位で定例化する取り組みも各地で試みられているが，長続きせず数年で休止状態に陥っている地域もある。

こうした連絡会議の運営・開催にあたっては，その目的を明確にすることが重要である。情報交換のために開催するのか，新しいシステムの構築を目標にした意見交換を目的としているのか，あるいは新たな課題や支援システムを周知するために説明をおもな内容とするのか，実務者のエンパワーが重視されるのかなどであり，その目的に応じて，各機関の管理職を呼ぶのか，担当課長や実務担当者なのか，できるだけ多くの教師に参加してほしいのか，生徒指導主事会や養護教員会の代表など，それぞれのシステムの代表者を通じて現場に周知を図りたいのか，などが検討されることになる。またこうした会議の成功は，それぞれの機関の役割が内外に共有され，実務担当者が動きやすくなることに役立つ。担当者の努力がそれぞれの組織内で正当に評価されることが重要であり，会議の運営にあたっても，その点に充分な配慮が求められる[18]。

5 研修事業について

専門職を対象とした研修は，近年，医療，保健，福祉，教育など，さまざまな領域において開催されている。研修は専門職の知識と問題に対する認識を深め，支援スキルを向上させるための機会であると同時に，ネットワーク形成を進めてゆくうえでも貴重な機会となる。

研修の企画について重要なことは，やはりその目的を明確にすることである。たとえば，普及啓発を目的とした一般市民までを含めた講演会なのか，専門職が理解・認識を深め，ある支援技術を習得するための研修会なのか，単一の職種を対象にするのか，多くの職種が対象になるのか，研修は単発でよいのか，フォローアップやステップアップのためにシリーズ化する必要があるのか，講義やシンポジウム形式が良いのか，あるいはグループでの討論や意見交換，演習を中心に他職種とのネットワークの促進を図るのか，などである。

6 機関ネットワークから個別ケースに対する支援ネットワークへ

ここまで，一つの問題に対する包括的なネットワークシステムの構築に必要な視点について述べてきた。こうしたネットワークを有効に機能させ実際の支援に反映させるためには，個々のケースに応じたネットワークのマネジメント技術が必要になる。以下，児童・思春期ケース全般に視点を広げ，冒頭で述べた第2の側面，つまり多様な課題とニーズをもち，多くの関係機関の貢献が必要となるようなケースへのネットワーク支援について述べていきたい。

III 児童・思春期ケースにおけるネットワーク支援

児童・思春期ケースでは，①子ども本人への生物学的・心理療法的アプローチや療育プログラム，②養育者への心理的サポートや子どもの発達を促進するようなガイダンス，あるいは家族療法的アプローチ，③幼稚園，保育園，学校などへのコンサルテーション，といった枠組みがほとんどすべてのケースに必要である。深刻な非行や自傷行為などが問題となるケースにおいては，これら

に加えて法的な危機介入を想定する必要もある。そしてこうした枠組みが一つの機関で充足できない地域が多いこと，また子どもの月年齢によって主たる支援機関が変わる場合があることを考えれば，関係機関による"縦と横"のネットワーク支援が重視されるのは必然である。

しかし，近年あらゆる施策で用いられるようになった"連携"という用語は，ケースを独りで抱え込んで立ち往生する援助者を減らすことに貢献した一方で，それぞれの機関・職種で果たすべき役割や責任意識に乏しく，"お任せできる機関"を探すだけの援助者，あるいはケースに対する有効な支援よりも，"仲良しネットワーク"の構築やネットワークのメンバーを躁的にエンパワーすることばかり考えている援助者を増加させた面もあるように思われる。良質のネットワーク支援は，個々の援助者・専門家が目の前にいるケースに対して自らの知識と技術を総動員して貢献しようとする努力を続けることから始まる。そしてその支援過程において，"わからないこと"や"できないこと"，新たな課題やニーズが把握されたときに，そのケースが他の機関からも支援を受けられる機会を的確に提供することがネットワーク支援の原則である。以下，ネットワーク支援の実践に際して重要と思われる点について述べる。

1 他機関の役割と専門性について知る

関係機関の事業内容や他職種の"得意技"を知っていることで，援助者・治療者は援助・治療方針を検討する際にいくつかの選択肢をもつことができるし，子どもや家族も利用する支援やサービスを自ら選択できるようになる。たとえば不登校問題に対しては，教育や児童福祉の領域でさまざまな支援システムが事業化されている。教育支援センター（適応指導教室）は，小学校高学年から中学生の不登校ケースに対しては広く活用されている。この事業は，多くの場合，市町村や都道府県・政令市の教育委員会が主管しているが，フリースクールのように信頼できる民間団体が活発に活動し，多くのケースに貢献している地域もある。また，ひきこもりを伴う不登校ケースに対しては，児童相談所の事業であるメンタルフレンドも活用しやすい[5]。

非行問題については児童相談所や警察の生活安全課などの他，少年鑑別所でも相談事業を実施している。また危機介入としては，児童相談所への一時保護や児童自立支援施設への措置入所など，児童福祉法による介入が利用しやすいが，反社会的な性質が強い場合や重大犯罪に結びつきそうなケースについては，早い時期から少年法による介入が選択されることもあり得る。精神保健福祉法による非自発的入院は，その後の援助戦略を考えると必ずしも適切とはいえない場合もあり，法的な危機介入はその後の展開を読みながら慎重に判断する必要がある[3]。ただし，一時保護所や児童自立支援施設は精神科医療機関に比べると，法的背景においても構造的・人的条件においても子どもの問題行動を制限する力は弱い。その点では，精神科医療の代役は難しいことを知っている必要がある。

2 他機関への紹介

他機関を紹介する際には，個々の来談者が新たに他機関を活用する必要性をどれだけ認識できているか，また他機関に確実につながるためにどの程度の支援が必要なのかを的確にアセスメントすることが必要である。援助者側の「○○を紹介した」と来談者の「□□は何もしてくれなかった」「□□から○○にたらい回しにされた」という認識のズレは，しばしばこのアセスメントが不充分であったときに起こっているように思われるからである。たとえば新たな情報を自ら有効に活用できる人に対しては，関係機関の名称と連絡先を教えるだけで充分かもしれないし，同じ情報を有効に活用できない人には紹介先の担当者を特定して紹介する，同席のうえで紹介先に電話をかけ，紹介先の担当者と直接やりとりしてもらう，紹介先への初回相談に同行するなどのサポートが必要かもしれない。

また，どんなに丁寧な紹介を心がけたとしても，何らかの理由で紹介先に定着できないこともある。そのまま支援が中断し，問題がさらに深刻化

してから再び事例化することが稀ではないことから，山梨県立精神保健福祉センターでは，「ご紹介した○○では不充分だとお感じになったら，もう一度私にご相談ください」と伝えておくことを相談事業の内規としている．

3 他機関へのコンサルテーション

最も日常的な機関連携は他機関へのコンサルテーションや技術的な支援である．地域の中核的な機関やある問題に対して指導的な役割を果たす助言者（コンサルタント）には，困難なケースに直面している援助者（コンサルティー）の求めに応じて問題点の整理やアセスメント，実際に変えられることとすぐには変えられないこと，問題解決に貢献してくれる関係機関やその効果的な動かし方などを助言する役割が求められる．コンサルティーの置かれた状況や問題解決能力を見極め，ケースの利益につながるような助言を提供することがコンサルタントの役割である．ただし，その助言を採用して実行するかどうかはコンサルティーの責任と主体性に任されていることが原則である．

4 児童・思春期精神保健活動とケアマネジメントの視点

児童・思春期ケースのうち，とくに多問題ケースに対するネットワーク支援の技術としてケアマネジメントの有用性は高い．思春期事例に対するケアマネジメントの特徴として，野中は，①身体－心理－社会的な要素に対して総合的に判断し介入すること，②家族に加えて医療保健福祉，教育，司法，労働などの多様な専門職が協動すること，③状態を固定したものととらえず成熟への過程とみること，④保護と自立に関する注意深い見定めが必要になることなどを強調し，思春期事例の援助には本人と親に対してそれぞれの支援チームが必要であり，本人への支援チームは「分離独立を果たすこと」，親への支援チームは「分離独立を認めること」，が課題となることを述べている[11]．そして一般的には，児童期ケースではより保護的で発達を保証する視点が重視され，思春期以降の青年期ケースについては，より本人の自律的な責任が重視される．

5 ケースカンファレンスの活用

ケアマネジメントの実践において，ネットワーク・ミーティングの果たす役割は大きい．多くの機関が関わるカンファレンスは，リーダーシップを発揮する参加者の有無，参加者の力量やパーソナリティ，所属先の上司の考え方，ケースの緊急性や問題行動の深刻さ，司会者の力量など，多様な要因に決定付けられるきわめて動的なプロセスであり，参加者全員が建設的な方向性を見出せることがある一方で，何ともいえない不毛な結果に終わることもある．たとえば，児童虐待はすべて児童相談所が解決してくれると思いこんだり，非行少年を学校から排除するために引き取り先を探し回るといった万能的・依存的な期待ばかりが活性化したり，期待に応えてくれない関係機関を批判するばかりでそれぞれの役割や責任は一向に明確にならない，あるいは「親の関わりが悪い」といった短絡的な因果論から一歩も抜け出せない，などである．

それだけに，カンファレンスをどのように開催・運営するかは，ネットワークの機能を維持・向上させるための重要な課題である．多くの関係者が参加する児童・思春期ケースのカンファレンスについては，杉山や田中の実践が参考になる[16,18]．いずれも，多角的な視点でケースを捉えるセンスを養うこと，あるいは参加者の主体性を尊重し，それぞれが有益な学びの場と体験できるための気配りが施されている．ここでは，ケアマネジメントのプロセスで開催されるカンファレンスの要点をまとめて紹介しておきたい[6,12]．

まず，カンファレンスを開催する目的を明確にすることが重要である．情報交換なのか，情報収集によるアセスメントなのか，支援方針までを検討するのかといった目的が不明確なまま開催されるカンファレンスはしばしば機能不全に陥る．また参加者には，そのケースについてそれぞれの機関・組織としての理解と支援方針を固めたうえで出席してもらうことも重要である．通常，カンファレンスの開催を呼びかけた機関が当日の運営・

司会役を担当し，事例の概要を説明することになるので，カンファレンスの冒頭でその目的を確認・共有しておきたい。事例の概要説明にあたっては，把握している情報に所見や客観的な評価を加え，一つの意味ある文脈として整理し，他の職種・参加者が理解できるように簡潔にプレゼンテーションすることが重要である。

次に，参加メンバーの共同作業としてアセスメントに移る。アセスメントは二段階に分かれ，第一段階は情報収集と情報交換，第二段階はその評価が課題になる。このとき問題点ばかりに囚われず子どもや家族の能力に目を向けること，広く情報を提供し合うことにより固定化した見方に陥らないような運営が重要である。支援計画の検討にあたっては，子どもと家族のニーズを踏まえ，どこから誰が関わってゆくか，何を変化させ得るか，といった具体性・実現性を重視する。役割分担については，「誰が」「何を」「いつまでに」「どんな方法で」といった具体的な手順が話し合えるとよい。足りない情報にこだわり過ぎず，どうしても入手したい情報については同様の手順で支援計画に含める。立案された支援計画は，その場で支援計画表にまとめるか後日送付すると参加者がそれぞれの役割を再確認できるし，職場や上司への報告にも便利である。継続的な支援が必要なケースについては，初回のカンファレンスで立案された計画のモニタリングと計画の再調整を目的としたカンファレンスが継続的に開催されることになる。

ケアマネジメントは本来，危機介入の必要な局面に用いられる技術ではないが，「誰が」「何を」「いつまでに」「どんな方法で」といった具体的な手順は児童虐待などの危機介入においても重要である。厚生労働省は虐待致死事例の検討結果において，関係機関との連携において主導的な役割を果たす機関が不明確で，相互の役割分担や日程等の具体的な打ち合わせ，進捗状況の確認が不充分であった事例を示している[10]。また野中は，カンファレンスで"行うべきでない事柄"を以下のようにまとめている。①事例提供者の不備を責めること：今ある情報で勝負するのであって，わからない不全感を提供者にぶつけてはならない。②その場にいない機関や人を悪者にして安心すること：必要と感じたら改めてその機関から情報を得るべきである。③納得しないまま聞いていて発言しないこと：権威者の意見を拝聴する場ではなく，参加者の義務は自分の意見を表明することである。④記者や裁判官のように真実を求めること：目的は真実追究よりも問題解決である。⑤専門家と連携しないまま判断してしまうこと：福祉関係者がいないまま年金申請を諦めるとか，就労支援の専門家の意見なしに就労できないと判断してしまうことが目立つ。⑥結論が出ないまま終了すること：必ず当面の行動計画や役割分担を結論として共有する[12]。

しかし，さまざまな工夫によってもなお，ネットワークが機能不全に陥ることは珍しいことではない。田中はADHDをもつ子どものネットワーク支援について述べ，問題の大きさに関係者が焦りを感じて性急な解決を求めすぎているときや，関係者の足並みが揃っていないときにアセスメントが短絡的な因果論に陥りやすいことを指摘し，「落ち着いて，諦めないで，これまでの経過を振り返り，少しずつ積み上げてきた流れを再確認すること」を勧めている[18]。このような発想や機転はしばしばネットワークの危機を救ってくれるので，こうした局面の打開に貢献してくれる助言者やキーパーソンを確保しておくこともカンファレンス主催者の重要な役割・技術であろう。

ただし，「カンファレンスは解決しなさをいかに持ちこたえるかが試される機会」「カンファレンスが常に割り切れる問題を扱っているわけではない」という鈴木の指摘[17]や，狩野や野中の「チームがうまくいくという幻想を捨てる」[4]，"仲良しのチームワーク"や"快適なカンファレンス"も，利用者サービスに反映されていなければどこかが誤っている」[12]という認識はどこかに持ち続けている必要があるように思う。難しかったケースを後から振り返ったときに，"わからなさ"に耐え続けた時期が必ずある。また，どこかの機関や担当者が不本意ながらも余計な役割を引き受けることによって初めて支援が展開し始めること，あるいは"ケースの重さ"に耐えることがネット

ワークの課題になることも多いからである。

6 ネットワーク支援と守秘義務について

　ネットワーク支援における重要な問題の一つとして，情報交換と守秘義務との間に生じるジレンマがある。江畑らは精神保健福祉における地域ネットワークにおいて守秘義務がどのように認識・運用されているかを調査し，①守秘義務に対する態度や施設内外における個人情報の交換は職種・職場によって異なっており，専門職は困難と混乱に陥っていること，②ボランティアとの守秘義務契約が立ち遅れていること，③多くの専門職が守秘義務に関するガイドラインの設定を望んでいることを報告し，他機関や他の専門職に個人情報を伝達することについて本人の（児童・思春期ケースでは養育者からも）承諾を得るという原則を遵守すると同時に，本人（と養育者）に対する適切な情報開示が不可分の関係にあるという認識が必要であると指摘している[2]。

　飛鳥井はイギリスにおけるケアマネジメント・システムにおける個人情報保護の原則を紹介し，以下のように要約している。①利用制限の原則：情報は当該目的にのみ利用されなければならない，②収集制限の原則：サービスの利用者，あるいは患者に関する情報は，通常，当人の承諾を得た場合のみ関係機関が共有できる，③収集ならびに目的明確化の原則：情報は「知る必要がある」という基準で入手されなければならない，④目的明確化の原則：サービスの利用者，および介護者に，誰が何のために情報を入手するか知らせなければならない，⑤安全保護の原則：個人情報はすべて厳重に保護されなければならない[1]。

　飛鳥井が指摘しているように，我が国においては高齢者介護や在宅障害者に対するケアマネジメントとして導入された介護保険制度においても，医療・福祉情報の取り扱いについて具体的な指針は設けられていない[1]。平成15（2003）年5月に施行された個人情報保護法を踏まえ，情報交換や基本情報のデータベース化について本格的なガイドラインの作成・普及が待たれるが，当面は本人や家族への情報開示を進め，他機関との情報交換について同意を得ることを原則とすべきである。実際にこうした姿勢で支援を進めることは多くの場合は難しいことではないし，子どもや養育者との間で良好な支援関係を築くうえでも役立つことが多い。ただし，子どもの月年齢に応じて保健所の発達相談から保育園，幼稚園から小学校といった"縦"の連絡にはついて抵抗感をもつ養育者もおり，より慎重な配慮が必要である。

　また例外的な観点が必要なのは，たとえば児童虐待や反社会的行動などのうち支援関係よりも危機介入が優先されるケースである。たとえば児童相談所職員には，児童福祉法第61条「児童相談所において，相談，調査および判定に従事した者が，正当の理由なく，その職務上取り扱ったことについて知得した人の秘密を漏らし（てはならない）」という規定があり，保健・医療・福祉領域のほとんどの専門職にも同様の守秘義務が課せられている。そこで，この「正当な理由」の解釈が問題となる。「正当な理由」とは，①他の法律によって義務とされていること（たとえば児童虐待防止法に基づいて通告すること），②本人の承諾がある場合，③他人の正当な利益を保護することとの比較において秘密を漏らす方が重要である場合，と解されている。

　法的な裏づけが明確な虐待通告や社会的な影響が大きく公益を優先すべき場合などを除けば，最も問題が少ないと考えられるのは，やはり②の「本人の承諾」に基づく情報交換や情報提供・収集である。江畑らが強調した「本人（児童・思春期ケースでは養育者を含む）の承諾を得るという原則と，本人（養育者）に対する適切な情報開示が不可分の関係にある」という観点からは，たとえば担当者が養育者の行為を虐待と判断していることを明確に伝えたうえで支援関係を維持することになるし，そのような姿勢が養育者に肯定的に受け入れられることは決して稀なことではない。また，③を「子どもの正当な利益」「地域住民や多くの児童・生徒の公益」と解して情報収集や情報交換を行う場合には，その相手や情報の内容について慎重な検討が必要であるものの，とくに虐待の予防や解決のために必要な範囲の情報を第三

者に提供することは守秘義務違反には当たらず，賠償義務を負うことはないと解されている[10]。

Ⅳ　おわりに

本稿では，全体的・包括的なデザインとしてネットワークのあり方を検討する側面，そして個々のケースに焦点を当てたネットワーク支援のあり方という二つの側面から，地域ネットワークの実際について述べた。また，有効な地域ネットワークを構築するためにケアマネジメントやケースカンファレンスの技術が必要であること，研修事業や形骸化しがちな連絡会議にもネットワークを強化するために積極的な可能性があることを述べた。

個々のケースに対して真剣に取り組み，関係機関からの求めに誠実に貢献しようと努力する援助者・治療者には周囲の関係機関も積極的に貢献しようとしてくれるものである。また，関係機関とのネットワークを重視する援助者が他機関の"得意技"やその有効性と限界をよく知っており，その結果として，それぞれのケースに最もフィットする支援ネットワークの構造化に長けているのも当然のことである。個々のケースへの支援をとおして蓄積された関係機関からの信頼感が有効なネットワークの源泉となることを強調しておきたい。

追記：本稿は，平成16年度の児童福祉法改正以前に執筆したものである。地域の児童家庭相談体制はこの法改正に伴って抜本的に見直され，平成17年4月から，市町村の業務として児童家庭相談に応じることが明記された。また，要保護児童対策地域協議会の設置は，本稿で述べた「機関ネットワーク」が法的に位置づけられたものと捉えることができる。守秘義務の適用範囲や守秘義務違反に対する罰則についても明記されているので，ご参照いただきたい。

文　献

1. 飛鳥井望：多職種チームとアプローチにおける守秘義務問題と個人情報保護．In：松下正明総編集：臨床精神医学講座S5，精神医療におけるチームアプローチ．中山書店，2000；pp.69-78.
2. 江畑敬介，前田雅英，樋田精一ほか：地域ネットワークの形成と守秘義務との関係に関する研究．精神神経誌 105；933-958, 2003.
3. 後藤雅博：ひきこもりケースへの危機介入．In：近藤直司編著：ひきこもりケースの家族援助．金剛出版，pp.203-212.
4. 狩野力八郎：個人からチームへ―専門化する入院治療とチーム医療．思春期青年期精神医学2；128-136, 1992.
5. 加藤由起子，猪股丈二：地域精神保健．In：松下正明総編集：臨床精神医学講座11，児童青年期精神障害．中山書店，2000；pp.399-406.
6. 北川明子：カンファレンス・ケース会議の演習．乳幼児を虐待する養育者への支援技術に関する検討会報告書．平成14年度地域保健総合推進事業，2003
7. 近藤直司，青木豊，河西文子：児童・思春期の予防を目的とした母子メンタルヘルス活動のあり方についての研究．平成13年度厚生科学研究（子ども家庭総合研究事業），地域における新しいヘルスケア・コンサルティングシステムの構築に関する研究報告書（主任研究者，山縣然太朗），2002
8. 近藤直司，河西文子，小林真理子他：児童・思春期不適応の予防を目的とした母子支援の試み．思春期青年期精神医学12；109-118, 2002.
9. 丸山京子：乳幼児虐待ハイリスク養育者への面接の基本．乳幼児を虐待する養育者への支援技術に関する検討会報告書．平成14年度地域保健総合推進事業，2002.
10. 日本子ども家庭総合研究所編：厚生省・子ども虐待対応の手引き．有斐閣，2001.
11. 野中猛：思春期事例に対するケースマネジメントの工夫．思春期青年期精神医学13；17-25, 2003.
12. 野中猛：精神保健現場におけるケースカンファランスの技術．精神科治療18；415-419, 2003.
13. 乳幼児を虐待する養育者への支援技術に関する検討会報告書．平成14年度地域保健総合推進事業，2002.
14. 佐藤拓代ほか：子ども虐待防止のための保健師活動マニュアル．平成13年度厚生科学研究（子ども家庭総合研究事業），被虐対児童の保護者への指導法の開発に関する研究報告書（主任研究者，庄司順一），2001.
15. 島悟，鹿野達男，北村俊則，浅井昌弘：新しい抑うつ性自己評価尺度について．精神医学27；717-723, 1985.
16. 杉山登志郎：発達障害の臨床における児童精神科医の役割―外来以外の臨床を中心に．こころの科学94；39-45, 2000.
17. 鈴木国文：特集にあたって．精神科治療学18；383-384, 2003.
18. 田中康雄：ADHDの明日に向かって．星和書店，2001.
19. 吉田敬子：母子と家族への援助．金剛出版，2000.

第2章 学校精神保健

学校教育とその周辺教育機関

北村陽英

I　はじめに

　児童期・青年期は，学校生活から見ると，各発達段階すなわち幼児期（保育所・幼稚園），児童期（小学校低学年・中学年），思春期（小学校高学年・中学校：青年期前期），青年期中期（高等学校），青年期後期（専門学校・短期大学・大学ないしそれらに相当する年齢層）にあり，それぞれの時期に特有の精神保健上の問題が出現するし，問題に対処するにあたっては，各発達段階に応じた対処が必要である。

　例えば，知的障害にしても，今日では乳幼児健診で比較的早期に発見されるが，それなりの家庭生活を送っていたものが保育所や幼稚園に入るときになって問題性が表面化し，保育所や幼稚園側はその子どもへの対応の仕方に工夫が求められる。また，個人差と性差があるが，多くの児童は小学校高学年に思春期に入る。身体面の変化（第二次性徴）だけではなく，精神内界も，それまでの児童期の様態とは違った様態へと急激に変化し始める（第二自己主張期）。思春期に入った児童生徒は，本人が意識するしないに関わらず，発達課題（性の発達，他者との関係のなかでの自己の確立＝社会性の発達，自己実現）に直面する。これらの発達課題や身体の変化はこれまで未経験なものばかりなので，児童生徒にとってこれらの体験が成長の糧となる一方で，課題への取り組みがうまくいかずに社会的には蹉跌という形に陥ってしまいがちでもある（図1）[2]。

　児童・青年が患者として精神科を受診したとき，あるいは学校内の相談組織や学校外部の相談機関に相談があったとき，精神科医師あるいは相談を受ける者は，患者が単なる児童・青年期の患者ということだけではなく，同時に幼稚園・小学校・中学校・高校・大学などの生活を送っていることをよく承知しておかねば，診断・見立てをはじめとして，問題のあり方を把握することが不十分になるし，さらには治療・対応に有効性を発揮できない。

　また，幼稚園・義務教育機関・高校・大学等のなかには保健活動組織がある。それは往々にして学校内で，医療活動や相談活動を援助するものになるし，患者のために有効に働くものであり，医療関係者や相談活動を行う者は学校保健組織を良く知っておく必要がある。

II　児童生徒の精神保健上の問題の実情

1 教員が把握した精神保健上の問題を抱える児童生徒数

　1994年度に兵庫県医師会・教育委員会が兵庫県下のすべての小・中・高校の学級担任と養護教諭に児童生徒の心の問題を問うた調査によると[1]，表1に示すように，「孤立的」（全件数の31.9％），「気分が変わりやすい」（31.6％），「ぼんやりした表情」（29.2％），「1週間以上連続して不登校」（28.3％），「自分勝手」（27.7％），「身体的にあまり異常がないのに頭痛を訴える」（26.7％），「黙りがち」（26.4％）などの児童生徒が多く見られた。これらを校種別に見ると，小学校では「気分が変わりやすい」（小学校全件数の31.5％），「自分勝手である」（29.8％），「注意を引きたがる」（28.8％），中学校では「1週間以上連続して不登校」，（中学校全件数の39.7％），「孤立的である」（38.2％），「ぼんやりした表情」（33.6％），高校

<347>

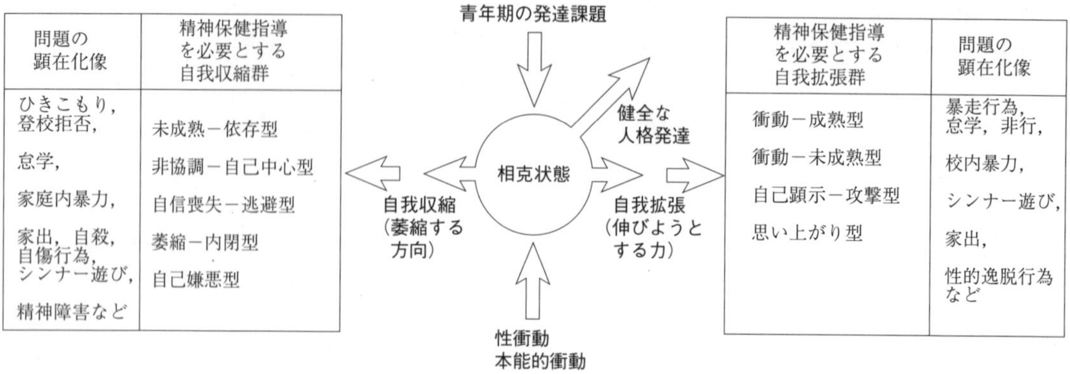

図1 青年期生徒の精神構造とその蹉跌像

問題の顕在化像	精神保健指導を必要とする自我収縮群
ひきこもり，登校拒否，怠学，家庭内暴力，家出，自殺，自傷行為，シンナー遊び，精神障害など	未成熟-依存型 非協調-自己中心型 自信喪失-逃避型 萎縮-内閉型 自己嫌悪型

精神保健指導を必要とする自我拡張群	問題の顕在化像
衝動-成熟型 衝動-未成熟型 自己顕示-攻撃型 思い上がり型	暴走行為，怠学，非行，校内暴力，シンナー遊び，家出，性的逸脱行為など

中央：青年期の発達課題／健全な人格発達／相克状態／自我収縮（萎縮する方向）／自我拡張（伸びようとする力）／性衝動 本能的衝動

表1 担任に聞く児童生徒の心の問題 (1994年度兵庫県医師会学校保健委員会調査)

問題内容	件数	(%)	問題内容	件数	(%)
孤立的である	1,056	(31.9%)	強情である	599	(18.1%)
気分が変わりやすい	1,047	(31.6%)	甘えすぎる	542	(16.4%)
ぼんやりした表情	968	(29.2%)	カーッとなって乱暴しやすい	536	(16.2%)
1週間以上連続して不登校	936	(28.3%)	その他の問題行動	510	(15.4%)
自分勝手である	917	(27.7%)	はしゃぎすぎる	479	(14.5%)
身体的にあまり異常なく頭痛	884	(26.7%)	不平が多すぎる	448	(13.5%)
黙りがちである	876	(26.4%)	ひどく恥ずかしがる	426	(12.9%)
やる気がない	797	(24.1%)	ひどくいらいらする	420	(12.7%)
時々不登校がある	772	(23.3%)	やりっぱなし	404	(12.2%)
注意を引きたがる	747	(22.6%)	寝つきが悪い	392	(11.8%)
人を避ける	693	(20.9%)	怖がりやすい	354	(10.7%)
目つきがキョロキョロ	633	(19.1%)	すぐ泣き出す	330	(10.0%)
動きがのろい	607	(18.3%)	保健室登校が時々ある	314	(9.5%)

%：全体数3,312件中に占める割合

では「孤立的である」（高校全件数の37.7%），「気分が変わりやすい」（33.2%），「身体的にあまり異常がないのに頭痛を訴える」（31.9%）が出現頻度の高いものであった。

2 養護教諭が把握した精神保健上の問題を抱える児童生徒数

大阪府学校保健会の調査によれば，1987年度に心の健康問題を抱えていると養護教諭が認識した児童生徒数は，平均して小学校1校で5.1人，中学校15.3人，高校15.5人であり，当時の保健室への1日あたりの来室児童数は平均して30～35人であった[6]。しかし，7年後の1996年の日本学校保健会の調査によれば[5]，保健室来室児童生徒数は34～38人に増加していた。養護教諭から見て，小学校よりも中学校，高等学校において精神保健上の問題を抱える生徒が，学校規模を考慮しても多く出現している。

3 教育センターの教育相談利用状況

某地方公共団体の教育センターの教育相談担当者は，電話相談に5名ほどの元教員が従事し，来所相談には2名の児童青年精神科医師，1名の小児科医師，6名ほどの教育心理・臨床心理関係者が従事している。この他に，近年，同センターではEメールでの相談も受け付けている。電話相談，来所相談ならびにEメール相談の対象者は同地方公共団体の住民である児童・生徒・青年とその保護者ならびに教員であるが，時には県境を越えて相談が来ることもある。

同センターの2002年度の電話相談件数においては，表2に示すように，保護者からの相談が非常に多く，相談内容は，「学校・教職員の問題」と「不登校傾向」が最も多く，次いで「性格・行

表2　2002年度教育相談利用状況

電話相談内容	校種別相談件数							相談者別相談件数			
	幼児	小	中	高	中退	その他	合計	児童生徒	保護者	教員	合計
不登校傾向	4	96	102	210	2	4	418	24	367	27	418
進路・適性	1	1	33	90	5	21	151	17	131	3	151
学校・教職員の問題	31	218	84	104	1	24	462	32	405	25	462
保育・育児	141	37	0	0	0	0	178	0	178	0	178
交友関係	23	176	45	32	0	31	307	87	219	1	307
家族関係	16	72	29	69	1	99	286	53	230	3	286
学習上の問題	3	65	49	32	0	3	152	20	132	0	152
性格・行動	11	152	41	51	2	107	364	16	347	1	364
いじめ	6	62	38	18	0	1	125	17	107	1	125
非行	0	19	38	26	2	1	86	2	79	5	86
神経症的傾向	3	34	11	86	2	83	219	30	147	42	219
その他	28	151	91	104	9	144	527	137	320	70	527
合計	267	1,083	561	822	24	518	3,275	435	2,662	178	3,275
来所相談内容	幼児	小	中	高	中退	その他	合計	児童生徒	保護者	教員	合計
不登校傾向	0	8	112	231	0	15	366	150	254	46	450
進路・適性	0	0	0	1	0	2	3	3	0	0	3
学校・教職員の問題	0	1	0	0	0	18	19	17	1	1	19
保育・育児	0	5	0	0	0	0	5	0	5	0	5
交友関係	0	0	0	2	0	1	3	0	0	3	3
家族関係	1	0	0	30	0	0	31	8	24	2	34
学習上の問題	0	0	0	0	0	0	0	0	0	0	0
性格・行動	0	0	0	6	0	7	13	6	6	1	13
いじめ	1	1	0	6	2	0	10	10	5	0	15
非行	0	1	1	4	0	0	6	0	9	2	11
神経症的傾向	0	19	27	177	11	47	281	139	129	120	388
その他	11	37	8	44	12	15	127	79	99	25	203
合計	13	72	148	501	25	105	864	412	532	200	1,144

動」「交友関係」「家族関係」「神経症的傾向」が多く見られた。来所相談件数においては，保護者と児童生徒の来所が多く，相談内容は「不登校傾向」と「神経症的傾向」が特に多く見られた。Eメールでの相談件数も電話相談件数と似たような件数であったが，相談者は圧倒的に児童生徒が多く，相談内容は「交友関係」が極めて多かった。来所相談件数を校種別に見ると，小学校児童：中学校生徒：高校生徒の相談件数の比率は，約1：2：7と，学年が上がるにつれて多くなり，高校生の相談が非常に多く，特に「不登校傾向」と「神経症的傾向」のあった高校生の相談が多く見られた。

Ⅲ　高校生の相談より

同教育センターの教育相談において筆者が精神科医師として1993年3月から2003年3月の間に来所相談を担当した95例の高校生・高校中退者について，主な相談内容を表3に示した。訴えは学校教育の場に生徒があることを反映した内容が多い。他方では，友達関係をもてず，孤独で閉居（ひきこもり）し，時に家庭内暴力を示す例も多い。

当初，不登校傾向とともにその他の訴えで紹介されてきた者は65例（68.4％）もあったが，面接を繰り返して事情が知れるにしたがって，どう見ても高校不登校といえる例は表4に示すように19例（20.0％）だけであり，他の76例（80.0％）は精神医学的に，人格形成不全，行為障害，統合失調症圏，躁うつ病圏，強迫神経症，トゥレット症候群，摂食障害，醜貌恐怖，解離性障害，自閉性障害，知的障害，円形脱毛症，てんかんなど，様々な病名がついた。

相談内容は，明らかに病的でありすぐに精神科

テーマB　児童精神医学・診断と治療の仕組み
第Ⅳ部　社会資源をどう活用するか

表3　主な相談内容（重複あり）

相談内容	男	女	相談内容	男	女	相談内容	男	女
不登校	38	27	虚言	4	3	ナイフ持ち歩き	2	1
友だちなし	31	17	視線恐怖	2	4	偏食	3	0
家庭内暴力	26	3	緘黙	3	3	美容形成希望	1	2
閉居	14	4	留年・退学不安	2	4	ピアス・頭髪染め	3	0
いじめ	11	5	退学勧告	5	1	転換症状	1	2
自殺企図	8	7	手首切傷	1	4	体調不良・倦怠	0	3
生徒間暴力	14	0	空笑	4	1	過換気症候群	1	1
容貌のこだわり	6	5	不眠	3	2	乗り物恐怖	1	1
退学希望	6	5	けいれん	5	0	テスト恐怖	0	2
胃腸症状	5	6	実技教科恐怖	2	3	孤食	2	0
対教師暴力	10	0	チック・奇声	4	1	飲酒	1	0
外出不安	7	2	頭痛	1	4	つめかみ	1	0
無気力	8	1	非行	4	1	刃物恐怖	0	1
自殺念慮	6	3	保健室登校	1	4	体臭恐怖	1	0
強迫症状	6	2	バイク・乗用車	5	0	心因性発熱	0	1
体育恐怖	5	3	注意集中困難	5	0	脱力・睡眠発作	1	0
了解不能行為	6	2	精神運動興奮	4	0	頻尿・頻便	1	0
喫煙	8	0	部活の悩み	1	3	下剤乱用	0	1
家出	5	3	退行現象	2	2	放尿	0	1
性的行為障害	5	3	独語	3	1	不潔恐怖	1	0
幻聴・幻視・幻臭	4	3	健忘	2	2	窃盗	1	0
抑うつ症状	3	4	ろう火・放火	3	0	借金	1	0
拒食・過食・嘔吐	1	6	体罰	2	1	セクハラ	0	1
関係被害妄想	6	1	動作・作業が遅い	3	0			

表4　診断名（疑いを含む）

高校不登校	19	統合失調症圏	8	
人格形成不全	15	躁うつ病圏	7	
行為障害	10	自閉性障害	3	
強迫神経症	4	知的障害	3	
トゥレット症候群	4	注意欠陥性多動性障害	1	
摂食障害	3	円形脱毛症	3	
醜貌恐怖	3	心身症	1	
解離性障害	3	てんかん	3	
視線恐怖	2	ナルコレプシー	1	
転換性障害	1	診断未確定	1	
		計	95	

医療を必要とする例，学校側がその生徒の行動異常のために教育的処遇に苦慮している例，学校では問題を顕在化していないが家庭で保護者が苦慮している例など様々である．相談を受ける者（精神科医師）は問題の内容の見極め（診断）と今後の対処について比較的短期間に対処（治療）計画を立てねばならない．その一方では，例えば「昏迷状態」を示す青年を例にとっても，青年期の病理像の捉えがたさの問題がある．解離性障害の昏迷なのか，緊張病性の昏迷なのか，その時の状態像だけでは判断しにくく，病歴を詳しく聴くことが重要になる．治療しながら確定診断をできるようになるまで経過観察をせざるをえない場合も多い．また，学校側が学校生活の中で，生徒の精神科的に心配な問題に気づき，相談員へ学校から相談をもちかけられるが，保護者が子どもの問題を受容できずに，学校に疎外感，時には被害意識を強く抱いて，その後の治療的な介入が困難な場合も多い．様子をみているうちに事件になったり，学校生活が困難になると，学校も保護者も積極的に対応し始めるが，ややもすると学校は家庭に，保護者は学校にその原因と責任をもっていく傾向にあり，当の生徒自身の抱える問題を解決するために精神科受診にもっていくことが困難な場合も時に見られる．やむを得ず，事件になった時は，学校として生徒指導上の処分（謹慎など）を行い，その処分を解く条件として，児童相談所や精神科受診を勧めることもあるが，保護者は処分を早く解いてもらいたいがために子どもを受診させるものの，子どもの抱える問題性を理解したうえのことではないので，受診は一回きりの形式的なものになってしまい，相談や治療の効果をあげる段階

までに至っていないこともある。

学校は学校内において生徒に何らかの障害が発生すると、学校管理下の責任を問われる。その理由だけではないが、事前にそのような事態が予想される時、それが精神科的障害によるものであれば、学校は必死の思いで受診を勧めるが、保護者がそれを理解しないとき、あるいは保護者が不在のとき、不幸な結果が生じ得るし、生じた時は取り返しのつかない事態になっていることもある。自傷行為、自殺企図、傷害、生徒間暴力、対教師暴力、有機溶剤乱用、各種の犯罪行為（窃盗、金銭の恐喝が多いがストーカーも見られる）などがそれである。

Ⅳ 対 応

1 介入の仕方

生徒には一定の勢いのようなものがあり、次々に問題行動を起こす生徒に反省を求めても生徒を急に方向変換させることは困難な場合が多い。生徒はいろんな経験をしていく中で軌道修正している場合が多い。要は、事を起こしたときに軌道修正の機会はあるのであり、その時に周囲の人（教員、保護者、相談員・カウンセラー、精神科医師など）がその生徒の心境とその生徒を取り巻く環境を読んで、いかにそれを有効にキャッチし、集団全体を視野に入れたうえで当人を導くかであろう。同級生、友人、遊び仲間の影響は非常に強い。教員と保護者は日常的に交友関係を把握しておくことが重要であるし、何よりも当の生徒と信頼関係が気付かれていることが最も重要であり、そうでなければ治療、保健指導、生徒指導は効果があがらない。

孤独な児童生徒には学校内においては、教員が濃厚に接触しておく体制が必要である。集団の場（教室、学校）に居りにくい児童生徒には保健室登校も一つの方法である。

2 学校教育の中での保健指導・健康相談活動とその法的根拠

予防医学的な観点から学校教育の場を見ると、一次予防（病気の予防）として小学校3年から保健の授業があり（学習指導要領）、チーム・ティーチングや養護教諭による保健授業で生活習慣病、薬物乱用、性教育その他の保健上の問題を取り上げて教えられている。しかし、精神保健上の問題の一次予防は教えるという形だけでは充分な効果をあげるところまでには到達していない。二次予防（病気の早期発見・早期治療）のためには学校は絶好の児童生徒を観察できる場であり、早期発見に充分な効果をあげている。しかし、対応については、学校内で問題の解消をはかれる性質のものも多いが、その限界を越える例もまた多く、そのような例には学校は治療機関ではないため、外部医療機関受診を必要とし、医療を受ける児童生徒について学校教育関係者が中心となり、児童生徒の病的現象の解決に向けて保護者と医療機関との連携作業が重要になってくる。三次予防（リハビリテーション・社会復帰・学校復帰）については、学校教育の場は、受け入れ態勢を整え、病気がちであった、あるいは病気の後遺症を持つ児童生徒への対処について過去から多くの経験を積んできている。児童生徒の在学中という期限はあるにせよ、学校教育の場そのものが三次予防のための有効な手段となっている。その一方では、病気あるいは問題の内容次第では、学校教育の場になじまず、退学・進路変更という形で教育の場から排除される例もまた多い。

学校教育には教育活動の一環として保健指導がある。これは、保健の授業をするのではなくて、児童生徒の健康保持増進のために保健指導活動をするとともに、健康問題を抱えた児童生徒について教員が相談に応じてその問題の解決に向けて指導活動をすることをいう。学校教育法はその第12条に「学校においては、別に法律に定めるところにより、学生、生徒、児童および幼児ならびに教員の健康の保持増進を図るため、健康診断を行い、その他その保健に必要な措置を講じなければならない」と定めている。この条文の「別に法律で定めるところ」が学校保健法である。学校保健法は第1条で「この法律は、学校における保健管理及び安全管理に関し必要な事項を定め,児童,生徒、学生及び幼児並びに職員の健康の保持増進

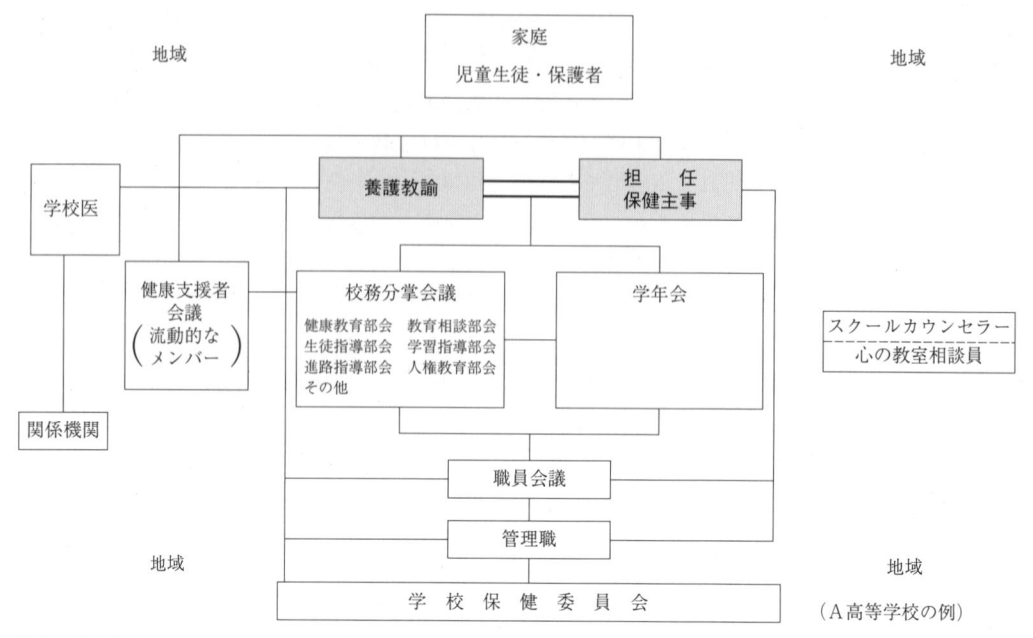

テーマB　児童精神医学・診断と治療の仕組み
第Ⅳ部　社会資源をどう活用するか

図2　健康相談の校内組織（出典：徳山[8]）

を図り，もって学校教育の円滑な実施とその成果に資することを目的とする」とうたい，第2章で「健康診断」「健康相談」，第6章第19条で「学校には，健康診断，健康相談，救急処置などを行うため，保健室を設けるものとする」と定めている。さらに1972年の保健体育審議会は答申「児童生徒の健康の保持増進に関する施策について」の中の「学校保健に関する職員及び組織」において，「保健主事及び養護教諭は，学校において保健活動を推進する中心的職員であり，児童生徒の健康の保持増進が学校教育の大きな課題となっている今日，きわめて重要な役割を担うものであるが，……」と保健主事と養護教諭の役割の重要性について言及している。学校教育法施行規則では「保健主事は教諭または養護教諭をもってあてる」となっている。以上の学校教育関連法規とその後に出た保健体育審議会答申から，児童生徒の健康相談活動や保健指導は学校内では養護教諭が中心となって行われるといえる。保健活動推進は最終的には全教員が取り組まねばならないことであるが，保健活動を推進する中心的な教職員は養護教諭であり，精神保健活動の推進役もまたその中心は養護教諭である。また，健康相談活動は養護教諭の主たる職務になっている。健康相談活動は，医学的立場から見れば，心身の病気はもちろん悩み相談まで非常に広域にわたるが，精神保健上の相談もこの中に含まれる。

3 健康相談活動に関する学校内組織

心に問題を抱えた児童生徒は，意識的に，または無意識に周りの人々へサインを送っている。教員はそのサインを見逃さずにしっかり受け止めることが大切である。そのうえで，学校内外の様々な立場の人々が共通理解を深め，連携して児童生徒と関わることが大切になってくる。

図2は担任・養護教諭が児童生徒の心のサインをキャッチするところから始まり，学校内連携組織，学校外医療機関・相談機関，保護者と連携しながら対応していくにあたって，学校内にある相談組織を示したものである[8]。学校内において，養護教諭は児童生徒の心身の健康状態の把握と，健康上の問題がある場合は，それを見極める能力が要請されている。医療でいえば診断であり，養護教諭にとっては養護診断である。

4 学校精神保健活動の例

表5　学校精神保健活動の諸形式

形式	対象	実施場所
生徒指導・教育相談	児童生徒	校内，学習適応指導教室
研修・講習	教諭，養護教諭	講習会，研修所，校内
コンサルテーション	児童生徒，保護者，教諭，養護教諭	教育相談所，子ども家庭センター，精神保健センター，青少年相談室，家庭児童相談室
学校保健指導医	養護教諭，教諭	教育委員会保健体育科学校保健係
巡回相談	教諭，養護教諭，保護者，児童生徒	校内，公民館
合宿訓練	児童生徒，教諭	訓練所
寄宿施設（公的）	児童生徒，教諭，養護教諭	施設
民間相談	児童生徒，保護者	民間相談機関
医療相談	児童生徒，保護者，養護教諭	医療機関精神科
学校精神保健活動（精神科校医）	教諭，養護教諭，児童生徒，保護者	校内

表6　中学校精神保健活動の技法と対象

活動内容	活動関係者（人数）	実施時期	対象者
スクリーニングテスト	心理検査員（4名），精神科医*	1学年4月	新入生全員
検討会	学級担任，生徒指導主事，学年主任，養護教諭，心理検査員，精神科医*	1学年7月	1年生全員
月例相談	学級担任，生徒指導主事，学年主任，養護教諭，精神科医*	毎月1回	全生徒，保護者
緊急相談	同上	不定期	生徒，保護者，教員，学校管理者
校内研修会	教員全員，精神科医*	不定期	教員
修学旅行付き添い	3年生担任全員，養護教諭，生徒指導主事，精神科医*	3学年5月	3年生全員
卒業後の指導	精神科医*，生徒指導主事，養護教諭，旧学年担任	不定期	卒業生

*精神科医：児童青年専門の精神科医師

　現在のところ学校内において児童生徒の精神保健問題について，見極め（診断），働きかけ，治療的対応ができる学校関係者は学校医，養護教諭，生徒指導係り，教育相談係り，スクールカウンセラーなどであるが，学校医のほとんどは内科医師であり，その他の学校関係者にしても児童青年期専門の精神科医師ほどの精神保健活動はできていない。

　表5にこれまで行われてきた学校精神保健活動の主なものを示した。教師への集団コンサルテーション形式や，それよりも積極的活動といえる各学校を定期的に訪問する巡回相談形式の活動などが行われてきた。しかし，この程度の活動すらわが国では未だ少ないものである。これらの活動をさらに一歩進めて，一定の学校教育現場へ相談・治療スタッフが定期的に出向いて，精神保健活動を濃厚に実施すれば，各教員の児童生徒理解を深め，管理職を啓発できて，児童生徒の指導だけでなく予防効果もあがると考えられる。しかし，このような児童青年期精神科専門医が校医として学校内で相談・指導，そして治療・予防的活動を実施している例は未だ持って極めてまれである[4]。

　これまで行われてきた学校精神保健活動は，相談所・治療機関に児童生徒もしくは保護者が相談に来るのを担当者が待ち受けている形式が多い。問題を抱えた児童生徒・保護者がわざわざ治療・相談機関へ相談に来たときは，すでにその児童生徒・保護者は自己の問題に気付き，積極的に解決しようという意志を持っており，その相談・治療は自己の意志で相談にこない児童生徒・保護者よりも比較的容易に行われると思われる。ところが，自主的に相談にいくことができずに，学級や家庭にこもっている児童生徒が多い。このような児童生徒に，熟練した治療が教育現場と家庭に出向いて，養護教諭や保護者とともに働きかけを行えば，相談・治療は有効なものになると考えられる。しかし，このような積極的な学校精神保健活動を行っている例は，現在のところほとんど見られない。

V　おわりに

　1968年から筆者たちは中学校精神保健活動を

行ってきた。その活動に関わった医療関係者と学校関係者は表6に示すとおりである[2]。このような活動を続けてきた経験からいえることは，教員が医療関係者と児童生徒の問題について相談するうちに，教員は問題を抱えた児童生徒について理解力を深めたことと，教員の児童生徒を見る視点が児童生徒の内面へ届くようになったこと，医療関係者のカウンセリング，精神療法などの精神科医療技術を活動をとおして教員が身につけたこと，などであった。

このような活動を行うことは，人員と経済的理由（教育予算）から1960～1980年代は困難を伴った。今日においては全国のすべての学校に1名の児童青年期専門の精神科医師を配置することは困難にしても，教育事務所・学区などの単位であれば可能な時代になっているのではなかろうか。

引きこもりがちな児童生徒が多くなっている今日において，思春期・青年期の発達課題の一つである社会性の発達のために，フリースクールの試みは有意義なものと思われる。また，身につけられなかった学習を補足するために，通信制単位制高等学校は大変有意義なものである。問題は，なぜ公立学校としてこれらの活動がされないのか，ということである。

文　献

1　兵庫県医師会・兵庫県教育委員会：学校精神保健―心の健康相談マニュアル．1997．
2　北村陽英：中学生の精神保健．日本評論社，1991．
3　北村陽英：養護教諭養成と学校精神保健．児童青年精神医学とその近接領域 34; 303-320, 1993.
4　北村陽英：学校精神保健活動の実際―精神科医はどう学校に関与するか．精神医学 39; 456-463, 1997.
5　財団法人日本学校保健会：保健室利用状況に関する調査報告書．1997．
6　大阪府学校保健会：心の健康実態調査まとめ報告書．1991．
7　大阪府教育センター：学校教育相談初期対応マニュアル―いじめ・不登校問題を中心に．1999．
8　徳山美智子：健康相談活動と連携．In：森田光子，三木とみ子編：健康相談活動の理論と方法．ぎょうせい，2000; pp.109-122.

ケース・カンファレンス　軽度発達障害のある子どもたちの Natural Habilitation

田中康雄

I　はじめに

2001年にWHO総会で改訂された国際生活機能分類では，人間と環境の相互作用を基本にして，障害のために生じる社会的不利（Handicap）は，社会参加制約とされ，ここには，本人にある機能障害だけではなく，環境にある阻害因子が二次的な活動制限を引き起こすという視点が加わった[2]。

軽度発達障害のある子どもたちが，「なにかしらの生きにくさ」を感じているとき，養育者や保育・教育の関係者は少しでもその不便さを軽減しようと願う。

見えにくい障害と呼ばれる「軽度発達障害」は，環境に内在する障害へのまなざしや対応の仕方が，障害のある子どもたちの活動の制限や社会参加制約に大きな影響を与えることになる。

軽度発達障害のある子どもへの養育者，関係者の関わりについて事例を挙げることで，追いつめることのない，穏やかでお互い様の，赦しあえる環境の重要性を述べてみたい。

II　見えにくい障害としての軽度発達障害

発達障害学の進歩により，発達支援の充実が求められる子どもたちにある障害は，高い医療介護を必要とする重症心身障害から軽度の機能障害まで，広いすそ野を示しながら，いわゆる両極化を呈している。

ここで述べる軽度発達障害とは，（高機能）広汎性発達障害，注意欠陥多動性障害，いわゆる学習障害，発達性協調運動障害，軽度・境界域の知的障害を含むもので，

①健常児との連続性のなかに存在し，加齢，発達，教育的介入により臨床像が著しく変化し，
②視点の異なりから診断が相違してしまい，
③理解不足による介入の誤りが生じ安く，
④二次的情緒・行動障害の問題が生まれやすい，

という独特の困難性が指摘されている[3]。

特に，子どもたちに認められる「自己評価の低下，低い自尊感情」は，機能的な障害が軽度だからといってその子どもたちにある課題が軽視されるべきではないという，大きな問題を提起している。

この障害の存在とそこから生じる二次的問題までもが「見えにくい」という課題を孕んでいる。

この見えにくさは，その障害のある子どもへの円満な接近を躓かせてしまう。子どもたちには，一見発達のアンバランスさと呼べるような障害があるように見えないために，彼らが示す落ち着きのなさやせっかちで待てないといった行動上の問題や，相手に対して関心を示さないあるいは一方的な関わりをしてしまう対人関係性上の特徴，生活場面におけるさまざまな不器用さ，学習の積み重ねにくさなどは，養育者の躾不足や子どもへの関心の乏しさといった誤解を生みやすい。実際に周囲から指摘され傷ついている養育者も少なくない。あるいは，保育・教育の現場で適切な指導が行われていないと関係者が批判されたり，子ども本人の気持ち，やる気のなさが問題にされてしまうこともある。

III 「軽度発達障害のある子ども」はどのように医療に登場するか

　養育者は子育て初期の時点で，多くの誤解に晒されたことで自信を失っている。わが子に対して，医学的診断がつけられてしまうのだろうかという大きな不安と，もしかしたら診断はつかないかもしれないと迷いつつ医療機関を訪れる。これが受診となる。

　養育者にとっては，診断がつかないならやはり子育てに問題がある，診断がつくのなら子育てへのさまざまな指摘は誤解であったと安堵できるが，次にはわが子にある障害と向き合わねばならないという，どちらに傾いても，種類の異なる苦悩に直面する作業となる。

　一方，当の子どもたちは，受診の段階で自分自身にあるかもしれない軽度発達障害を自覚的な問題としていない。今の時点で，従来の医療に求める「なんとかしてほしい」という改善策を期待しての受診ではないことは自明である。すなわち，熱があるから，体がどうも疲れやすいから，咳が止まらないから，お腹が痛いからという，さまざまな自分の状況に対してなんとかしてほしい，という本人の切実な思いが，ない。軽度発達障害を「問題」としているのは，その課題のある子どもたちではなく，周囲（環境）であるといえよう。

　われわれは，子どもたちが外来に相談に見えたとき，病院に来た理由を尋ねることがある。いじめや精神的に不安を抱いている子どもであれば，相談したい内容をある程度聞き出せる。あるいは自らの症状に困っているときや不登校に至っている場合なども，病院に来た理由をなにかしら明らかすることができる。

　しかし，軽度発達障害のある子どもたちの多くは，養育者からの説明もなく，あるいは，数日前か受診当日の朝，突然に「ちょっと出かけよう」と言われ，連れてこられたと答えることが少なくない。

　時には，「ボクがバカだから」「私がだらしないから」という理由？を口にする子どもたちもいる。待合室まで来ていても，「ボクには，相談したいことはない」と診察室に入ってこない子どもたちもいる。実際になにか困っていることはないだろうか？　という問いに「なにもない」と答える子どもたちも少なくない。同席した両親から「昨日あったことを話してみたら」と水を向けられても，「いや，あれはもう大丈夫」と，気丈に答える。われわれは，さらに話してくれないかという質問を控え，「自分で解決できて，よかったね」と応答するのがやっと，ということも多い。

　また，外来受診の説明（説得）がうまくいかずに，「私たちだけで来ました」という親だけの相談も少なくない。幸いにも，子どもたちのなかには，受診後に何かを感じたのか，親が上手に背中を押し続けてくれるのか，外来相談が継続する子どもたちもいる。親相談を続けているうちに1年ほどしてからようやく本人に出会えた，ということもある。

　また，軽度発達障害のある子どもたちが直面する「なにかしらの生きにくさ」は，家庭内だけではなく家庭外である（ことが多い）。すなわち保育所，幼稚園，学校の現場で問題になりやすい。受診のきっかけに関係者の存在も影響している。

　軽度発達障害のある子どもたちとの出会いは様々であるが，養育者主導の受診であること，どのような結果であっても養育者は追いつめられやすさを内在していること，子どもたち自身は改善を求めての受診ではなく，受診によりおぼろげにでも低い自己評価を強化してしまう可能性をもっていること，関係者をその後，どのように巻き込んでいくかという課題があること，などを念頭に置いておかねばならない。

IV　事　例

　2つの事例とも，守秘のため本質を損なわないよう改変してある。

■ 事例1

　小学6年生のAくんが，今後の進路などを検討するために，母親と一緒に就学指導委員会に来たとき，私は医学診断担当医師という立場で，小さな診察室で出会った。

軽度発達障害のある子どもたちのNatural Habilitation **ケース・カンファレンス**
（田中康雄）

　Aくんは，幼児期より知的な発達がゆっくりで，友人も少ない子どもであった。社会的なルールは良く守れ集団行動もとれるが，引っ込み思案で，時にうつむいてしまうと全く言葉が出なくなってしまう。児童相談所では以前から「精神薄弱（知的障害）」と評価され，療育手帳も発行されていた。

　就学指導委員会では，知能指数が50以下で，中等度の知的障害と評価された。学習面ではひらがな，カタカナは読み書きできるが漢字になると難しく，計算は一桁なら足す・引くはできるが，繰り上がり算になると困難という状況であった。自分の興味のあることは比較的話をするが，ちょっとわからない話になると黙り込んでしまう。一度黙り込むと何の反応も返ってこなくなるという。返事を強要されるとどうしてよいか判らなくなるようで，時に家から出て行ってしまい，家の周囲をぐるぐると何度も歩いてしまうこともあるという。

　私は知的な問題よりも，顔を伏せ，言葉の少ない彼の自信のなさが気がかりで，医学診断の席で，母親に外来に来ませんかと誘った。

　医学診断後1カ月程してAくんは母親と一緒に外来を訪れた。面接では会話が続かないため，私は診察室でAくんと将棋とオセロをやり続けた。その合間に母親から，日常の生活を教えてもらい，母親の質問に答える，共に悩んでは考えるということを続けた。Aくんの会話は断片的で，野球と相撲の話題に限定しており，広がらず，やや発音が不明瞭なこともあり，母親の通訳に助けられることもあった。

　中学では知的障害児学級に通うことになり，病院には月2回の割合で受診しては，将棋とオセロをひたすらやり続けた。毎回，僅差で私が負けた。私はとても弱く，この手のゲームは本当に苦手であった。

　勝ち続けていくAくんは，どんどん上達していく。たまたま父親が将棋が得意なこともあり，休みの時にはよく父親と将棋をすることが報告された。将棋をきっかけに父親との会話が増え，週末には父親と釣りに出かけるようになったという話を母親から聞くことができた。2年生になってからは，「最近明るい服を好んで着るようになった」と母親から報告されたり，夏休みの宿題では，とても頑張った木彫の作品を誇らしげに見せてくれるようになった。外来診察室では，もう顔を伏せることも少なくなった。3年生の時には知的障害児学級の委員長になった。家でも「強く注意をうけてもすぐ立ち直り，我が強くなって妹とも喧嘩するようになった」という。

　はじめてオセロに負けたとき（ようやく私が勝ったとき）も，Aくんは私に向かって「仕方ないね。でも，まだ僕の方が沢山勝っているよ。次は負けない！」と胸を張って帰っていった。

　高校は養護学校を選択し，2年目からは一人で週末のバス帰省を行えるまでになった。出会った頃の弱々しい瞳は消え，日に焼けてたくましくなった青年の表情を見せてくれるようになり，高校卒業と同時に外来通院も終了した。

　外来通院時，終始行っていたのは将棋とオセロであり，日常の相談は両親や学校の先生方が十分に行ってくれていた。

■ 事例2

　Bくんのことで相談に見えたのは，母親である。中学進学を控えた冬，1月の中旬であった。

　相談内容は，「親としては注意欠陥多動性障害（ADHD）だと思う息子が，この春に中学生になる。学習や対人面でいろいろと心配がある」ということであった。本人を受診させる気持ちは「ない」ときっぱりと話された。これまでの事情を伺うと，3歳時健診で言葉の遅れを指摘され，紹介された児童相談所で知的障害と自閉傾向があるかもしれないと言われたが，その後の繋がりはなく，幼稚園，小学校と通常クラスを利用してきたという。これまで学習にはやや心配をもっていたが，専門機関に相談に行く必要は感じなかったという。「児童相談所での経験から，どこに行っても診断名のようなものをつけられて，様子をみましょうと，それでおしまい。1年後にまた来てくださいと言われたので，もういいや」と思ったそうだ。母親としては，診断名はどうでもよく，これ

<357>

まで比較的担当の先生に恵まれてきたという。
　Bくんの様子を伺うと，友人は少ないが，家庭では父親とも関係は悪くない，家で心配なことはまったくないという。学校では，算数の計算などの手順が決まった勉強や記憶に頼る社会科などはできるが，国語の問題で「気持ちを聞かれる」ことや自由作文課題などは，とても苦手であったという。急に予定が変わったりすると，小学低学年のころは，おどおどしていたが，最近はあまり動揺しないという。他の生徒との会話は，かみ合わずに一方通行になりやすく，人の話も落ち着いて聞けないようで，小さい頃は時々教室を飛び出したりもしていたという。
　落ち着きのなさ，人の話が聞けないことや待つことが苦手といったことで，最近新聞で目にしたADHDかもしれないと思ったという。しかし，母親は「診断には，特にこだわっていない」と何度も強調された。
　今回受診したのは，4月から中学校ということで，沢山の先生に息子のことを理解して貰えるかどうか，ということが一番の心配であるという。終始ニコニコした表情で落ち着いた応対をしてくれるが，どことなく不安も強そうな母親という印象であった。
　私は，Bくん本人を診ていないので，当然正しく診断することはできないが，幼児期から発達に心配な面を指摘されてきた子どもであるから，母親の言うとおり中学校に相応の配慮をしていただくことがよいだろうと伝えた。そして学校との橋渡しをしてもよいだろうかと相談し，承諾を得たため，早速進学先の中学校の養護教諭に連絡を取った。
　後日お会いした養護教諭からは，前回の母親の話とやや食い違う情報を得ることができた。
　Bくんは，小学校入学時に就学指導委員会で検討され，自閉症という医学診断のもと，情緒障害児学級の活用が勧められた。しかし，家族の希望で通常学級の活用のまま経過していたという。
　小学校入学後，次第にBくんは学習についていくことが困難となり，小学4年生以降は，通常学級内でBくんにだけ別課題を提示していたとい

う。しかし，Bくんは時々理由もなく大声を出したり，教室から出ていってしまうことがあるため，家族と相談を持ちたかったが，なかなかBくんのことでご家族と話し合うことがしにくかったらしい，といったことなどを，養護教諭から説明を受けることができた。
　養護教諭と2人で，まだ診（見）ることのないBくんについて，相談した。

1）母親には，障害名について急がないことにして，障害名での対応をせずに，Bくんの入学後の様子を丁寧に見て，情報交換を密にしていこう。ここでのポイントは，Bくんが少しずつでも中学校生活になれること，楽しい学校生活が送れることに留意するということ。
2）入学前に，中学校の先生全員に「軽度発達障害」についての研修を受けてもらい，イメージを共有しておくこと。
3）校内にBくんが安心できる空間を設けること，当面は保健室で，次第に情緒障害児学級などの活用も検討しておくこと。
4）学校としては，常に「Bくんにある，なにかしらの生きにくさ」に対して心を砕き，配慮ある関わりに腐心しているという姿勢を明確に示し続けること。
5）Bくんの行動の意味がうまく掴めない時は，常に母親に「このような行動を示すときは，どのような気持ちなのだろうか」と伺いを立てること，Bくんの育ちをずっと見てきて対応してきた親の関わりを尊重し，最優先すること。
6）医療としても，親の承諾が得られれば，学校訪問時にBくんの様子を診せてもらうこと。
7）定期的に親と担任，養護教諭とで情報交換会を開くこと。
8）なにがあっても母親を責めたり，非難したり批判しないように気を配ること。
9）Bくんが安心して通学できるように，とくにいじめについて注意を払うこと。

などを取り決めた。
　養護教諭の迅速な対応により，入学前に校内研修会が開かれ，担任と養護教諭の連絡も円滑になされるようになった。新学期早々に一度学校訪問した際に，保健室にいたBくんと「偶然」出会う

ことができた。養護教諭から「担任と養護教諭の友人で、なにか困ったことがあるときに相談に乗ってくれる人」と紹介していただけた。

Bくんは入学式を予想以上に頑張り、最後まで落ち着いて参加した。しかし、5月の連休頃からすこしずつ元気がなくなり、時に保健室で大声を上げるようになった。早速初回の情報交換会が開かれた。皆の一致した意見は、Bくんが入学以降非常に努力して登校し、中学校生活を過ごしている点であった。適時休息を取らせたいが、元来Bくんは適当に休むこと、力を抜くことができない性分であると母親は顔を曇らせた。

医療として、ここはドクター・ストップの指示をBくんにしましょうと提案してみた。困ったときの相談役だったからと彼に外来に来てもらい、「担任と保健室の先生と相談して、今日から1週間休んでもらうことになりました。医者からの命令ですので、すみませんが休んでください」と告げた。Bくんは、あまりにもあっさりと「はい」と答えた。1週間後に受診したBくんに、休んでいる間のことを尋ねると、学校は気になったが、ドクター・ストップであれば仕方がない、それに休めて体が楽になったという報告を聞くことができた。私はすかさず「Bくんの担任と保健室の先生は、とても信頼できるかたなので、ドクター・ストップ・カードというのを渡しておきます。このカードが出たときは担任か保健室の先生と相談して一定期間休んでください」という約束を取り付けることができた。これは、後にBくんの自己判断で施行できる「有給休暇カード」になっていった。

学校生活全般では、Bくんがひとり集中して行える学習時間が必要であろうということになった。そして学校側と母親の承諾のもと、「Let's Speak English」と「信号機調査団」という個人学習時間が設けられた。前者は教頭先生による英語の個人学習で、後者は一人でインターネットを駆使して行う「信号機」の調査研究時間である。Bくんは元来信号機が好きで、さまざまな信号機の種類と形を知っていた。この興味関心から接点を持とうとして、担任と養護教諭はさまざまな信号機について学び、Bくんと議論するようになった。こうしたBくんの研究は、夏休みの課題学習（町にあるさまざまな信号機地図）につながった。

2学期後半に至り、5回目の情報交換会の時、私は母親にBくんに対する見立てとして「自閉症」という診断をもっとも疑っており、初診当時のADHDはあまり考えにくいように思われると説明した。この時、母親は「そんなこと、もうどうでもいいです」と答え、担任と養護教諭に向かって「中学校でこんなに良くしてもらえるなんて、信じられません」と、頭を下げた。

2年生になると、本人の希望で情緒障害児学級を拠点にした学校生活を行うことになった。これまでの担任のほかに、Bくん個人の担当として、若い男性教諭がつくことになった。母親の話から、これまでの学校の担任は女性ばかりで、男性の担任は初めてであることがわかった。男性教諭は、さっそくBくんと「メンズ・クラブ」という2人だけの活動を始めた。これは、一緒にトイレに行くことから始まり、次第に一緒に温泉に行くという活動に広がった。男性教諭は、Bくんと背中を流し合いながら、思春期を迎えようとしているBくんに文字通り「体を張って」向き合ってくれた。

じゃれるように保健室を活用していたBくんから、数名の男子生徒の名前が出るようになり、情緒障害児学級にいる上級生を「先輩」と呼ぶようになっていった。同じような理由で保健室を利用していた同級生を諭したりする場面も時々見られるようになった。母親に対しても、ちょっとした反発（自己主張）を示したり、一人にしてと言うようになったという。

定例の情報交換会では、情緒的に母親から離れようとしてきたBくんに対する母親の心寂しさが、担任と養護教諭に話された。女性担任や養護教諭も同じように寂しさを語った。新たに加わった男性教諭は「たのもしいですよね」とほほえんだ。このころから何度か情報交換会にBくんの父親が参加するようになった。

一度情報交換会の帰り際、母親が車を病院玄関に回してくるまでのわずかな時間に、私は父親と

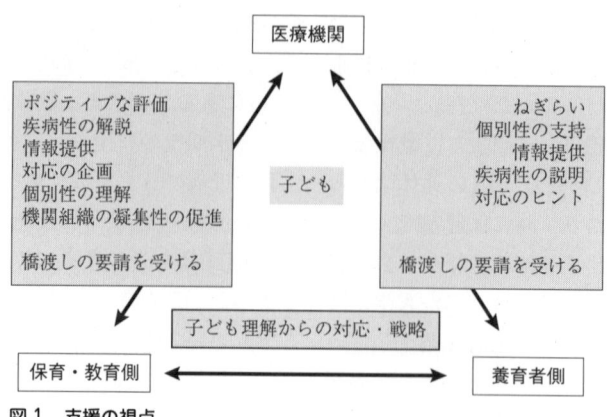

```
                    医療機関
                    ↑   ↑
  ┌─────────────────┐ │   │ ┌─────────────────┐
  │ ポジティブな評価 │ │   │ │ ねぎらい         │
  │ 疾病性の解説     │ │子ども│ 個別性の支援    │
  │ 情報提供         │ │   │ │ 情報提供         │
  │ 対応の企画       │ │   │ │ 疾病性の説明     │
  │ 個別性の理解     │ │   │ │ 対応のヒント     │
  │ 機関組織の凝集性の促進 │ │ │                  │
  │                  │ │   │ │                  │
  │ 橋渡しの要請を受ける │ │ │ 橋渡しの要請を受ける │
  └─────────────────┘ │   │ └─────────────────┘
         ↓      子ども理解からの対応・戦略      ↓
     保育・教育側 ←――――――――――――――→ 養育者側
```

図1　支援の視点

2人だけで話をすることができた。

「今まで，なにかとカミサンが中心のようでしたが，そろそろボクも出番かなと思っています。私としては，ちょっとうれしいんです。あまりにもカミサンが一生懸命だったので，これまで私はなにも言えませんでしたから。ほら，どうしても仕事とかでびっしりそばにいるわけじゃないですから，カミサンをさしおいては，ちょっとね」。わずかばかりの言い足りなさを残して，父親は母親が回した車に乗り込んでいった。

Bくんは，順調に有給休暇カードを使いながら，学校生活を続けていた。

Bくんが3年生になった春，彼を慕う後輩が入学してきた。「言葉数は，互いに少ないけど，そこには毅然とした先輩・後輩の上下関係があるんですよ」と担当の男性教諭は目を細める。個別の英語教師を行ってくれていた教頭先生は，校長に昇進し，別の学校に転勤していった。その後もBくんは，「メンズ・クラブ」の温泉ツアーに元教頭先生を誘い，元教頭先生も時間の許せる範囲で参加した。

通常学級の担任と養護教諭は，3年間Bくんのそばで育ちにつき合っていった。定例の情報交換会は，Bくんが卒業するまで続けられた。私が心がけたことは，Bくんにある障害特性とBくんの人柄を説明し，養育者のこれまでの育てを労いながら尊重し，学校生活に応用できるヒントを引き出すこと，担任や養護教諭などの学校関係者に対しては，日々の関わりを評価して励ますことだった。

「ここに来て確認できることで，また1カ月頑張ろうと思える」とは，参加された方達の言葉であった。

Bくん自身が病院の外来を直接利用したのは，結局ドクター・ストップの指示と解除の2回だけだった。

卒業前に，母親はBくんの成長を認めながら就労を重視し，本人と相談のうえ，高等養護学校への進学を決めた。

V 「軽度発達障害ある子ども」と親と関係者にとっての支援とは

見えにくい軽度発達障害があることで，本人だけでなく，さまざまな関係者は，「なにかしらの生きにくさ」を持ってしまっている。この不便さを軽減することを目標にしたいが，そのためには具体的な対応策を提示することはもちろんであるが，本人と関係者全ての苦労を労うことが最も重要であろうと思われる。

子ども本人の自尊感情の低下だけでなく，養育者の自責の念，あるいは障害に向き合うことの大変さを，私たちは診察場面から学ぶ。

自閉症と診断された4歳の娘を連れ，病院外来に相談に見えた養育者は，「尋ねたいことは，これからこの子がどのような人生を送るか，ということです。小学校はどこがよいのでしょう。中学校は，高校は行けるのでしょうか。恋人にときめくことは無理なのでしょうか。結婚はできないのでしょうか。仕事は，大人になっての生活は……この子を残して死ねないと，先に死ぬことができ

ないねと主人と話し合っているのです」と話された。その重たさに私たちは発する言葉を失う。

　支援とは，障害に向けてではなく，それぞれの成長の証人になることであろう。かつて，支援の視点について検討したことがある（図1）[4]。具体的な対応や関わりの提案よりもなによりも，養育者と関係者に対する「労い」や「これまでの関わりへのポジティブな評価」をまず大切にしたい。そのうえで，子ども本人の励ましを心がけることであろう。

　かつて，ADHDのある子どもに「この薬は，もしかするとキミの本当の力が発揮できるようなお手伝いをしてくるかもしれないよ」と話をして，リタリンを処方したことがある。

　その子どもは，リタリンを服用してから文字がきれいになり，画を丁寧に描き上げることができた。家に帰り，いままで使っていたノートと以前の絵を引っ張り出してきて，「お母さん，これずいぶん汚い字で下手な絵だけれど，誰のだろうね？」と，明るく無邪気に母親に話しかけたという。

　初診時，周囲から言葉のいじめや無視にあい，そのことを担任に相談しないのかと尋ねたときに，冷ややかな冷めた表情で「担任というのは，子どものそういったところには，首をつっこまないもんだよ」と語った子どもであった。

　外来に来て，このことに話が及ぶと，その子どもは「先生，これは薬の力ではなくて，ボクの力が，本当の力が出たってことだよね」と，頭をまっすぐに上げて尋ねた。私は，「そうだよ，隠れていた，キミの本当の力だよ」と伝えることができた。

　どうしようもなく追いつめられている養育者がいた。ある親の会で「誰にも判って貰えていない」と泣きじゃくる母親に向かって，同席していた関係者がおろおろと言葉を探していたとき，会場にいた別の母親が「以前の私が，今のあなたと同じだったわ。ずっと泣いて過ごしたの。でも，今私は息子のおかげで成長したわ。そう言えるようになった。だから，きっとあなたも大丈夫。今は泣きなさい」ときっぱりと声を掛けたことがある。静かな迫力，当事者でないと伝えられない想いをみた。

　わが子とうまく向き合えないまま，毎日のように登校先の小学校の校長室を訪れる養育者がいた。親の希望は，わが子への特別な配慮といったことであるが，学校側の対応をテープレコーダーに毎回録音しては，後日，対応の言葉尻を上げ連ね「謝罪」を要求するばかりで，良い方向への進展がない。私は，そこに障害の消失という幻想に向かおうとしている，養育者の癒えない傷を見てしまう。

　あるいは，就学後毎日のように学校から自宅に電話が入り，その都度母親が学校に呼び出され，時にわが子の粗暴さの対象になった子どもの家に謝罪に行くように指示されるということで，疲労困憊していた母親が子どもを連れて受診したことがある。子どもの診察を行った後，私は，障害の特性と本人の心情（ADHDによる不注意や落ち着きのなさ，せっかちで考える前に行動しやすく，あとで非常に後悔する）を代弁しようと，養育者と一緒に学校にお邪魔したことがある。担任は「ご説明は理解できますが，所詮，お医者さんや親御さんは，教育の現場をおわかりではないのです。いつも見ているのは私たちです。私たちのやり方でいいじゃないですか」と話され，同席した学年主任からは「あの子ほど好きなことをやって楽しく生きているヤツはいませんよ」「家ではどんなふうに関わっているのですか」と尋ねられ，校長からも，「小学1年生ですからね，仕方ないかもしれません。親は，常に子どもの目線に立って抱きしめてあげれば大丈夫ですよ」と，やんわりと養育姿勢を批判されるような話になり，最後には，「まあ，お母さんそんなに心配しなくても，3年生くらいになれば，何を心配していたんだろうと思うくらいになりますから，どうか学校にお任せください」という話し合いの経験をしたことがある。

　しかし，また翌日から，母親の家には「暴れていますので，迎えに来てください」という学校からの呼び出しが尽きないという。

　物語は，ハッピーエンドばかりではない。

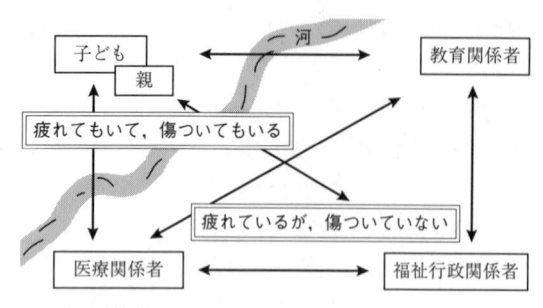

図2 関係者と子ども・養育者に跨る河

いつも理解ある出会い，手を携える出会いばかりではない現実も確かにある。

私は，どんなにうまくいっている支援状況においても，関わる関係者は，子どもと養育者にどれだけ近づこうと思っていても，所詮跨げない河があると思っている（図2）。私たちは，この問題に関わることで「疲れてしまう」ことはある。しかし，子どもと養育者にある「傷つき」までは経験していない（できない）。

VI おわりに

青木ら[1]は，精神科疾患の早期発見・早期治療において診断名の早期発見・治療よりも，状態像の早期発見・援助に重点を置き，穏やかで安全な人間関係の網の中で，状態像が少しずつゆるんでいくのを目指すことの大切さを説いた。

われわれも，軽度発達障害という見えにくい障害に目を向けながら，早期発見を急がずに，障害が個人的要因だけでなく環境的要因から生み出される「生きにくさ」に注目するべきであろう。そして，その生きにくさを穏やかな環境のなかで修正できればという願いを持つ。

Habilitation とは，"Habilus（人間としての権利を与える）"という語源に由来しているという。軽度発達障害のある子どもたちに「当たり前の関わり，日常的な対応」によって人間としての権利が守られることの願いとして Natural Habilitation という言葉を掲げたい。

そうした意識のなかで，常に子どもが主役（children first）であってほしい，と願う。

文　献

1　青木省三，池田友彦：分裂病以前―青年期臨床の立場から．臨床精神病理 23(2); 133-139, 2002.
2　佐藤久夫：新しい障害のモデル（ICF）とは．In：田中康雄，佐藤久夫，高山恵子共著：アスペルガー症候群の理解と対応．えじそんブックレット，2003; pp.46-49.
3　杉山登志郎：軽度発達障害．発達障害研究 21(4); 241-251, 2000.
4　田中康雄：医療側のアプローチについて．小児の精神と神経 42(3); 189-194, 2002.

テーマ C

児童精神科臨床における主要病像

第Ⅰ部
状態像から見た医学的疾患

身体が精神に与える影響と，各疾患への対応を考える——

第1章 自律神経症状の発現機制

宮本信也

I 自律神経系とは

　神経系は，情報の処理と指令を行う中枢神経系と刺激の伝達を行う末梢神経系に分けられる．末梢神経系は，機能的に，体性神経系（動物神経系）と自律神経系（植物神経系）に分けられる．体性神経系は，随意運動や意識化される感覚系の刺激の伝達を行うことでそれらの機能の調節を行う系である．自律神経系は，意識化されない身体機能の調節に関する刺激の伝達により身体内部機能の調節を行う系である．

　自律神経系（autonomic nervous system）は，その活動が意識されることはなく，人の意思のコントロールを受けずに，文字通り自律して活動し，人の身体の機能を調節している神経系ということができる．自律神経が調節の対象とするのは，主として，平滑筋，心筋，外分泌腺である．器官系としては，循環器（心臓・血管），呼吸器，消化器，腎臓，汗腺などが主な対象となる．自律神経系は，これらの器官に働き，具体的には，血圧，呼吸運動，消化管運動（蠕動），排尿，発汗，体温の調節を常時行っている．

　役割的にいうならば，自律神経系は，身体の状態を常に一定に保つこと，つまりは，身体の恒常性（homeostasis）を維持するという働きをしており，いわば内部環境の調節系といえる．ちなみに，体性神経系は，随意運動によって外に働きかけたり，外部からの刺激を感覚器を通して中枢神経系に伝えることで，外部環境へ適応することの調節系ということになる．

II 自律神経の歴史[1]

　自律神経と関連した記載は，すでに，紀元前，ギリシアのGalenosによってなされているといわれている．やがて，16世紀に交感神経幹が発見された．1732年，フランスの解剖学者Winslowは，身体の個々の部分が互いに影響を与え合うことを交感（sympathy）と呼び，そうした機能を仲介する神経という意味で，交感神経（nervus sympathicus）という名称を用いた．しかし，彼が提唱した交感神経は，今の自律神経全体を指していた．その後，19世紀末から20世紀はじめに，イギリスの生理学者Langleyが，この「交感神経」に対して自律神経という用語を提唱し，その下位分類も，今の交感神経と副交感神経に改め，現在に至っているとされる．

III 自律神経系の構成[1,2]

　自律神経系の構成は表1のようになる．自律神経系は，歴史的に，遠心系を中心として論じられてきた経緯がある．「自律神経は交感神経と副交感神経から成る」とよくいわれるのは，そのゆえである．しかし，自律神経にも求心系は存在し，内臓感覚を伝達している．

1 遠心系の自律神経

　自律神経系の中心を構成しているのは，遠心系である．遠心系の自律神経系には，よく知られているように，交感神経系（sympathetic nervous system）と副交感神経系（parasympathetic nervous system）がある．交感神経と副交感神経は，もともとは，機能ではなく解剖学的違いに

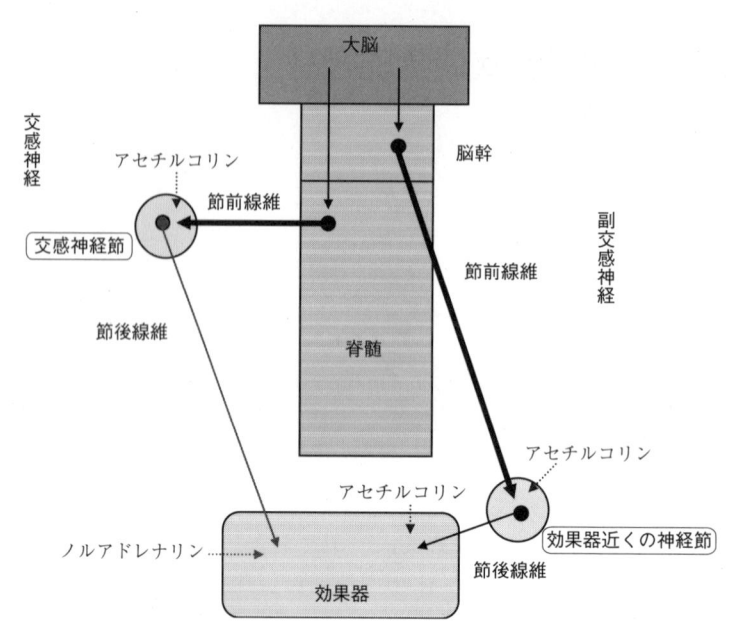

図1 交感神経・副交感神経の節前線維と節後線維 (岩瀬[2]より引用・改変)

表1 自律神経系の構成

1. 遠心系：平滑筋・心筋・腺を調節
    1) 交感神経
    2) 副交感神経
2. 求心系：内臓感覚を伝達
    特定の構造はなく、体性感覚神経と一緒に走行

より分類されたものである。節前線維（後述）が、胸髄から腰髄にかけての脊髄から出ているものが交感神経であり、脳幹と仙髄から出ているものが副交感神経である。

1) 遠心系自律神経の組織

遠心系自律神経は、その神経組織の構造に特徴がある。それは、中枢から効果器に至るまでに2回、シナプスを作るという点である。中枢からの指令は、脳幹あるいは脊髄レベルで、その部位にある自律神経ニューロンに1回目のシナプスを介して伝えられる。この、脳幹や脊髄に存在する自律神経ニューロンから出た神経線維は、脳幹・脊髄外にある自律神経の神経節で2回目のシナプスを作り、その神経節のニューロンに刺激を伝達する。その後、神経節のニューロンが、その刺激を効果器に伝え、効果器が反応することになる。神経節に入ってくる神経線維、つまり、脳幹や脊髄にある自律神経ニューロン（節前ニューロン）の神経線維を、神経節の前の線維ということで、節前線維と呼ぶ。一方、神経節のニューロン（節後ニューロン）から出て効果器に向かう神経線維は、節後線維と呼ばれる（図1）。交感神経は、節前線維は短く、節後線維が長い。副交感神経は、節前線維が長く、節後線維が短いという特徴がある。

節後ニューロンは、効果器に直接作用を及ぼすニューロンであり、機能的には、体性神経系における脊髄前角にある運動神経と同様に考えることができる。結局、節前ニューロンは中枢からの指令を受け取って節後ニューロンに伝える役割をし、節後ニューロンが効果器を直接動かす役割をしている、といえる。この形態は、交感神経・副交感神経、どちらも同じである。ただし、例外が一つある。それは、副腎髄質に対する交感神経支配に関してである。副腎髄質は、交感神経節が特殊化したものとされており、そのため、交感神経節前線維から直接支配を受けている。

2) 遠心系自律神経の神経伝達物質と受容体

交感神経と副交感神経、どちらも、節前線維のシナプスにおける神経伝達物質はアセチルコリンである。一方、節後線維のシナプスにおける神経伝達物質、つまり、効果器に作用する神経伝達物質は、交感神経ではノルアドレナリン、副交感神

表2　自律神経の受容体

1．アドレナリン作動性受容体
　1）α受容体：基本は平滑筋の収縮。主として血管に広く分布。
　　α1：シナプス後膜に存在。血管収縮。
　　α2：シナプス前膜に存在。神経伝達物質の放出抑制。ノルアドレナリンのフィードバック機能と関連している可能性があり。
　2）β受容体
　　β1：主に心臓に分布。心収縮力の増加
　　β2：その他の多くの器官に分布。気管支・骨格筋血管の拡張。腸管運動促進。
　　β3：脂肪細胞に分布。脂肪分解。
2．コリン作動性受容体
　1）ニコチン受容体（N受容体）：交感神経・副交感神経，両者の神経節に分布。
　2）ムスカリン受容体（M受容体）
　　M1：神経節に分布。
　　M2：心臓・平滑筋に分布。徐脈，心収縮力低下，平滑筋弛緩。
　　M3：外分泌腺・回腸に分布。分泌促進，回腸収縮。
　　M4：線上体・肺に分布。機能不明。

経ではアセチルコリンと，両者で異なる。ここでも，例外があり，汗腺を支配する交感神経では，アセチルコリンが神経伝達物質となっている。

交感神経が血管に作用すると，一般に血管の収縮が起こる。一方，気管支に作用すると，気管支の拡張が生じる。どちらも，作用する伝達物質はノルアドレナリンであり，効果器は平滑筋であるにもかかわらず，反対の作用結果となる。こうした違いは，受容体の違いによって生じる。

ノルアドレナリンに対する受容体は，アドレナリン作動性受容体（adrenergic receptor）と呼ばれ，α受容体とβ受容体に分けられれ，それぞれは，さらに下位分類されている（表2）。アセチルコリンに対する受容体は，コリン作動性受容体（cholinergic receptor）と呼ばれ，同様にいくつかに下位分類されている。

3）交感神経系（図2）

交感神経は，胸髄から腰髄にかけての脊髄に節前ニューロンがあり，そこから出た節前線維は脊髄前根を通り，脊髄神経の中を走り，途中から分かれて，交感神経節に入る。交感神経節は，22対の神経節が脊柱の両側で数珠上に上下に走っている。これを，交感神経幹という。

交感神経は，興奮・緊張したり，身体を活発に動かす必要性があるときに主として活動する神経系である。交感神経が活動すると，循環や呼吸の活動が亢進し，血圧の上昇が起こる。このため，交感神経は，「闘争か逃走」（fight or flight）の神経ともいわれる。このように，ほとんどの器官の活動性を亢進させる働きを持つ交感神経であるが，消化管に対してはその活動性を低下させる作用をする。

実際には，交感神経の機能は，活動性の亢進というよりも，身体のエネルギーを消費する方向に活動するもの，という方が適切である。この視点で考えると，消化管の動きが低下すると，消化管自体が消費するエネルギーは減少するが，消化管の機能としての栄養の消化，吸収の働きも低下するため，結果として，身体のエネルギーは少なくなる方向に動くことになり，消化管に対する交感神経の作用も，結局は，他の器官に対するものと変わらないことが理解できるであろう。

4）副交感神経系（図3）

副交感神経は，節前ニューロンが，脳幹と仙髄に限局している。副交感神経の特徴は，節前線維が長いことである。特に，迷走神経は，脳幹から出て腹腔までシナプスを介することなく走行している。副交感神経には，交感神経のような神経節はなく，効果器周辺の神経叢や効果器の壁内にある節後ニューロンとシナプスをつくる。したがって，節後線維は，極めて短い。

副交感神経は，全体としては，各器官の活動性を抑える働きをしている場合が多い。睡眠中やリラックスしているときに活動することが知られている。結局，副交感神経は，身体にエネルギーを蓄える方向に作用している神経ということができる。

5）交感神経・副交感神経の機能（表3）

交感神経と副交感神経には，その機能にいくつかの特徴がある。1つは，二重支配といわれているもので，対象となる器官が，交感神経，副交感神経，双方の支配を受けるものである。ただし，一部，どちらか片方からの支配しか受けない器官も存在する。2つめは，交感神経と副交感神経の作用は，お互いに反対の作用を器官に対して行う，

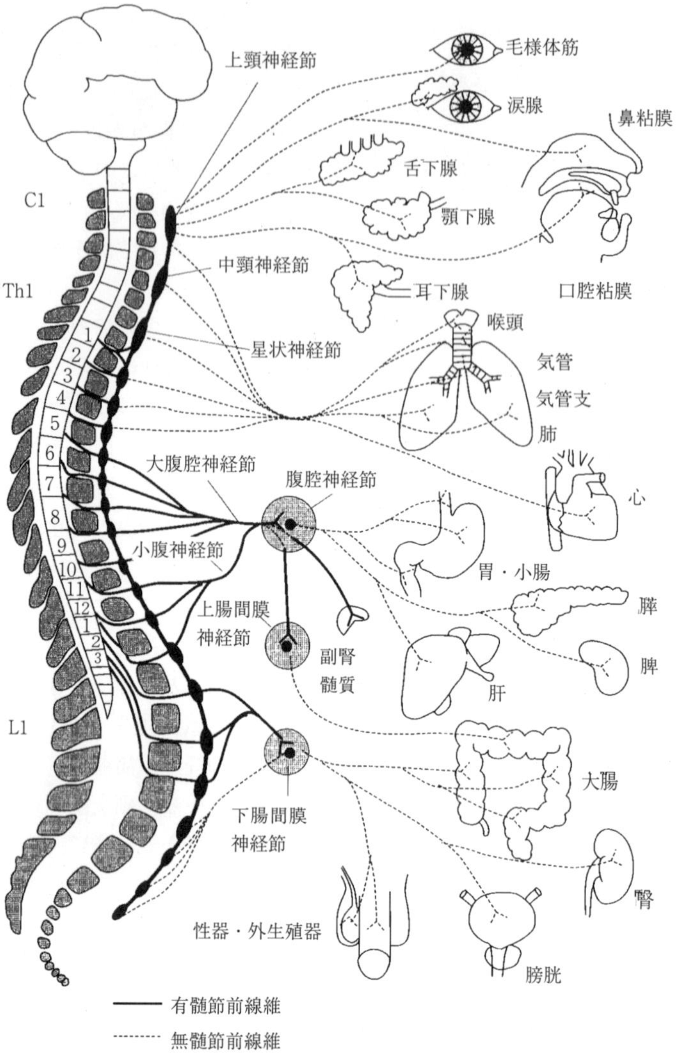

図2 各臓器に対する交感神経支配 第1胸髄～第2腰髄から出た節前線維は,交感神経節あるいは腹腔神経節,上腸間膜神経節,下腸間膜神経節に入り,ニューロンを無髄節後線維に換え,標的器官を支配する（岩瀬[2]より引用）

つまり,拮抗するというものである（拮抗支配）。3つめは,どちらの神経も,持続的にある程度の緊張,興奮状態にあるということである。常にある程度の強度で器官に作用しているため,その緊張度を変化させることで,対象となっている器官の活動性を変化させることができることになる。この仕組みにより,亢進と抑制という相反する複数のニューロンがなくても,一つのニューロンの働きで,器官の活動を亢進させることも抑制させることも可能となっている。

2 求心系の自律神経

内臓感覚を伝える求心性の自律神経が存在する。しかし,交感神経と副交感神経に分かれるものではない。自律神経の求心系については,まだ,あまり分かっておらず,現時点では,交感神経・副交感神経の経路から最終的には体性感覚神経と同じ経路を走行し,大部分の求心性刺激は,視床下部に到達すると推定されている。

IV 自律神経の調節系

1 自律神経反射[8]

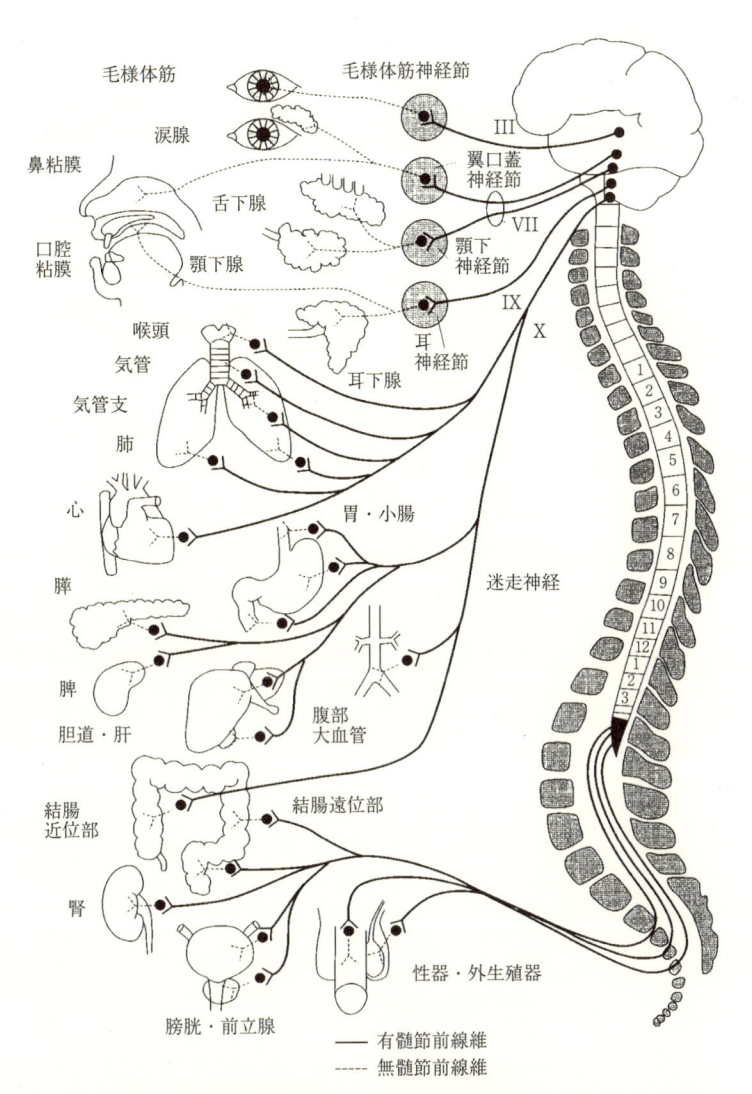

図3　各臓器に対する副交感神経支配　副交感神経は，第Ⅲ，Ⅶ，Ⅸ，Ⅹ脳神経，特に第Ⅹ脳神経である迷走神経（全副交感神経線維のうち，75％を占める）と，第2～第4仙髄から出る。これらの副交感神経は，標的器官のそばにある神経節まで有髄節前線維として走行し，ニューロンを無髄節後線維に換えた後，標的器官を支配する（岩瀬[2]より引用）

　自律神経反射とは，反射経路に自律神経が関与しているものである。表4に示した3種類がある。反射経路に体性神経系が関与している場合には，反射経過を意識することが可能である。交感神経が遠心路の場合，血管の反応が全身性に生じやすく，血圧の変化として表面化する。延髄に存在する血管収縮性を支配しているニューロンが，分枝により他の交感神経節前線維に連絡するからである。

2 自律神経の中枢

　自律神経を制御する中枢は，大きく2つに分けて考えることができる（表5）。

　下位中枢とでも呼べるものが，脊髄と脳幹である。この部位には，自律神経の節前ニューロンがあり，反射的な機序で循環や呼吸機能など，単一器官あるいは機能に関する調節を行っている。脊髄・脳幹レベルでの自律神経機能の調節は，自律神経反射を介して行われているものが多い。

　上位中枢は，下位中枢に影響を与えて自律神経

表3　交感神経と副交感神経の刺激に対する効果器の反応（岩瀬[2]）

		交感神経刺激	副交感神経刺激
眼	散瞳筋	収縮	－
	縮瞳筋	－	収縮
	毛様体筋	－	収縮（輻輳）
肺	気管・気管支	弛緩	収縮
心筋		心拍数増加 心収縮力増加	心拍数減少 心収縮力減少
消化管	輪状筋・縦走筋	活動低下	活動亢進
	括約筋	収縮	弛緩
外分泌	唾液腺	粘液性分泌	漿液性分泌
	涙腺	－	分泌
	鼻・咽喉腺	－	分泌
	気管支腺	－	分泌
	汗腺	分泌	－
	消化器腺	分泌低下	分泌
	腸粘膜腺	分泌低下	分泌
肝臓		グリコーゲン分解 糖新生	－
膵内分泌		分泌低下	分泌
膀胱	膀胱壁筋	弛緩	収縮
	内括約筋	収縮	弛緩
生殖器	精嚢・前立腺	収縮	－
	精管	収縮	－
	子宮	収縮	－
末梢血管	四肢体幹皮膚	血管収縮	－
	顔面皮膚粘膜	血管収縮	血管拡張
	骨格筋	血管拡張	－
	冠動脈	血管収縮	－
	静脈	血管収縮	－
立毛筋		収縮	－
褐色細胞		熱産生	－
脂肪細胞		脂肪分解	－
副腎髄		NA, Ad分泌	－
松果体		メラトニン産生	－
リンパ節		免疫抑制	－

NA：noradrenaline（ノルアドレナリン），Ad：adrenaline（アドレナリン）

表4　自律神経反射

1．反射経過が意識されないもの
1）内臓－内臓反射
　求心路，遠心路とも自律神経系
　圧受容器反射・排尿反射など
2．反射経過が意識されるもの
1）体性－内臓反射
　求心路が体性感覚神経
　対光反射・唾液分泌反射など
2）内臓－体性反射
　遠心路が体性運動神経
　呼吸反射・筋性防御など

表5　自律神経の制御中枢

1．下位中枢
1）脊髄：反射性の制御
2）脳幹：循環，呼吸，嚥下，嘔吐，排尿の制御
2．上位中枢
1）制御機能
①視床下部
　体温，血糖，水分，本能行動の制御
　自律神経と内分泌系（下垂体系）の橋渡し
2）修飾機能
①大脳辺縁系：扁桃体，海馬，帯状回
　情動と自律神経の橋渡し
　高次脳機能と自律神経の橋渡し
②大脳皮質：前頭前野，島皮質
　ストレッサーと自律神経の橋渡し
　高次脳機能と自律神経の橋渡し

機能の調節を行う他，体温調節など複数の自律神経機能を必要とする機能の調節を行っている。上位中枢には，視床下部，大脳辺縁系，大脳皮質などがある。

　上位中枢の中心は視床下部である。視床下部は，自律神経の節前ニューロンと連絡しており，直接的に自律神経機能を調節することができる。一方，視床下部は，大脳辺縁系から多くの投射を受けており，大脳辺縁系の影響を受けることが理解できる。

　したがって，大脳辺縁系は直接に，大脳皮質は大脳辺縁系を介して，それぞれ視床下部に影響を与え，結果として，脳幹・脊髄レベルでの自律神経機能に影響を与えることになる。

　結局，大脳皮質，大脳辺縁系，視床下部は，相互に神経線維連絡があり，交感神経系を中心として自律神経の節前ニューロンを調節するシステムを形成しているということができる。

表6 ストレスに対する神経内分泌系の反応
1. 視床下部−下垂体−副腎皮質系
　ストレッサーに反応してグルココルチコイドが分泌される系
　ストレス耐性を高める
2. 交感神経−副腎髄質系
　ストレッサーに反応してカテコールアミンが分泌される系
　活動性を高める

V　神経内分泌系[3]

　自律神経と関連して身体機能に影響を与える重要なものとして神経内分泌系がある。神経内分泌系には，2つのシステムが存在する（表6）。

1 視床下部−下垂体−副腎皮質系

　大脳皮質で認識されたストレッサーは，その性質と程度に応じて，大脳辺縁系で不快な情動を引き起こす。視床下部にある視床下部室傍核（paraventricular hypothalamic nucleus; PVN）は，前頭前野，扁桃体，海馬から神経連絡を受けており，ストレッサーの影響を受けることとなる。PVNは，正中隆起を介して下垂体前葉に影響を及ぼしている。ストレッサーの情報を受けたPVNでは，コルチコトロピン放出ホルモン（corticotropin releasing hormone; CRH）産生ニューロンが活性化され，CRHの分泌が亢進する。増加したCRHは，下垂体前葉からの副腎皮質刺激ホルモン（adrenocorticotropic hormone; ACTH）の分泌を亢進させ，結果として，副腎からのグルココルチコイド（コルチゾール，コルチコステロン）の分泌が増加することになる。グルココルチコイドは，いわゆるステロイド剤に相当するものであり，ストレスホルモンとも呼ばれているものである。糖代謝を始めとして各種代謝過程を活性化し，ストレス耐性を高めてくれる。

2 交感神経−副腎髄質系

　視床下部−下垂体−副腎皮質系で増加したCRHは，青斑核にあるノルアドレナリン神経をも活性化し，その刺激は副腎へ伝えられる。結果，副腎髄質からのカテコールアミン（ノルアドレナリン，アドレナリン）の分泌が増加する。カテコールアミンは，交感神経の節後線維の神経伝達物質と同じであり，交感神経が活発になったのと同じ作用をもたらす。結果，個体の活動性が増強し，ストレッサーへの対処能力も上がることが期待できることになる。

VI　自律神経症状[4,5]

1 自律神経症状とその背景

　自律神経疾患や悪性腫瘍・膠原病などの全身性疾患に際して，さまざまな自律神経症状が出現することは珍しくない。一方，そうした明らかな身体的異常がないにもかかわらず，自律神経症状が出現することも少なくない。むしろ，日常診療においては，後者の方が多いともいえる。

　身体的異常がない状況で見られる自律神経症状について，表7にまとめた。いわゆる不定愁訴といわれるものが中心となるが，その他，患者さんの身体特性（素因）によっては，特定の器官に症状を認めることもある。

　こうした不定愁訴あるいは自律神経症状の背景としては，いろいろなものが考えられる（表8）。通常，不定愁訴と呼ばれるときは，一般的な身体疾患の可能性は低いということが前提になっている。そうした状況の不定愁訴の背景となる主なものは，心身の疲労の蓄積状態，もともと自律神経のバランスを崩しやすい体質がある場合（自律神経失調症），心身症，精神疾患などである。一方，稀に，明らかな身体疾患が隠れていることもある。

　自律神経失調症として小児で最もよく知られているのは，起立性調節障害と呼ばれる起立性低血圧である。起立時の血管の反応が悪く，脳へ行く血液の流れが減少し，不定愁訴を来しやすくなる。

　心身症は，日本心身医学会では，「身体疾患のうち，その発症と経過に心理社会的因子が密接に関与し，器質的ないし機能的障害の認められる病態を呈するもの。ただし，神経症，うつ病などの精神障害に伴う身体症状は除外される」と定義されている[7]。「心身症」という特定の疾患は存在せず，ある身体疾患があった場合，その治療に関し

表7 自律神経症状

1. 不定愁訴
   1) 身体全体・身体のどことも直接関係しないような訴え――「（身体が）だるい」，「気持ちがわるい（吐気ではなく）」，「疲れる（疲れやすい）」，「身体が熱い・ほてる」，「食欲がない」など。
   2) 関連性のない複数の部位に関する訴え――「頭とお腹が痛い」，「胸が苦しく足が痛い」など。
2. 循環器系
   動悸，低血圧，立ちくらみ（失神），手足の冷え・ほてりなど。
3. 消化器系
   腹痛，胃部不快感（もたれ），嘔気，下痢，便秘，残便感，腹部膨満感，放屁など。
4. 呼吸器系
   息切れ，呼吸困難感，胸内苦悶感，過換気など。
5. 神経系
   頭痛，頭重感，肩こり，振戦，不眠，しびれ感，感覚鈍麻など。
6. 皮膚科系
   発汗，湿疹，皮膚掻痒感，蕁麻疹，脱毛など。
7. 耳鼻科系
   めまい，耳鳴り，咽頭違和感など。
8. 眼科系
   眼の疲れ，充血，眼の痒み，眼痛など。
9. 泌尿器系
   頻尿，残尿感，遺尿，勃起不全など。
10. 婦人科系
    月経不順，月経痛など。
11. 精神面
    焦燥感，イライラ感，不安感，抑うつ感，怒り衝動など。

表8 不定愁訴の背景

1. 疲労
2. 体質としての自律神経失調症
   起立性低血圧など。
3. 心身症
   過敏性腸症候群など。
4. 精神疾患
   神経症性障害（身体表現性障害，不安障害など），うつ病など。
5. 隠れている身体疾患・身体状況
   1) 不定愁訴の表現型を示すことがある一般的な身体疾患……内分泌疾患，膠原病，てんかんなど。
   2) 不定愁訴が主症状となる身体疾患・身体状況……上腸間膜動脈症候群，咬合異常，更年期など。

て心理社会的要因を考慮する必要がある場合，その疾患は「心身症」としてとらえられることになる。「心理社会的要因を考慮する必要がある場合」とは，治療に際して心理社会的要因への介入をしない限り完治しない状況のことである。心身症の身体的基盤として，自律神経系・内分泌系・免疫系の働きのアンバランスさがあるので，同様にさまざまな身体不調を併発しやすくなる。

精神疾患としては，身体表現性障害や不安障害，さらには，うつ病などで不定愁訴を伴いやすいことが知られている。身体表現性障害とは，身体的異常がない，あるいは，あった場合でも，その状況に見合わない強さと頻度で，身体面の不調を訴え続ける精神障害である。不安障害は，不安を主症状とするもので，不安症状は必ず自律神経症状を伴うので，身体不調が自覚されることになる。うつ病では，食欲低下，体重減少，睡眠障害，全体的な調子の悪さなどが，身体症状として自覚されることも少なくない。

一方，明らかな身体疾患・身体状況でありながら，不定愁訴が出現しているために，十分な検索がされないで，不定愁訴として対応されていることがある。そうしたものとしては，一般的な身体疾患がありながらその症状が不定愁訴の形で出現しているものと，その身体疾患・身体状況では不定愁訴が認められやすいものとがある。前者としては，内分泌疾患，膠原病，てんかん，脳腫瘍などがある。甲状腺機能亢進症では，動悸，身体がほてるなどの症状を認めることは稀ではない。膠原病は，全身が冒される病気であるので，全身のさまざまな症状が出現し，診断が難しいことがある。後者としては，上腸間膜動脈症候群，僧帽弁逸脱症候群，咬合異常，更年期などがある。上腸間膜動脈症候群は，上腸間膜動脈が圧迫されて生じるもので，腹部不快感，食欲低下，吐き気などを認めるが，消化管や一般的な血液検査等では異常が出ない。噛み合わせが悪い場合，肩こり，頭痛，身体の不調などが出やすいことがあるといわれている。小児では関係ないが，更年期は，ホルモンのバランスが崩れるので，さまざまな身体不調が出ることが知られている。

小児で一般的に認める不定愁訴の場合，疲労，自律神経失調症，心身症の3つが主なもので，思春期以降は，これに，神経症性障害が加わってくると考えればよいであろう。

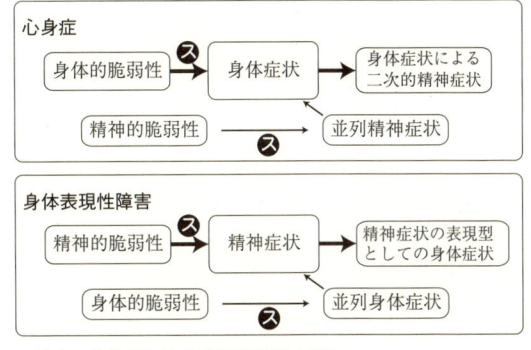

2 心身症と身体表現性障害

　身体表現性障害とは，身体的異常がない，あるいは，あった場合でも，その状況に見合わない強さと頻度で，身体面の不調を訴え続ける精神障害である。さまざまな身体症状を訴える身体化障害，訴えというより神経障害を思わせる症状（運動障害，知覚障害など）を主として示す転換性障害，痛みと痛みの苦痛を訴える疼痛性障害，症状というよりも重大な病気に罹っているのではという不安を訴え続ける心気症，などが代表的なものである。

　心身症と身体表現性障害との違いを図示したのが図4である。心身症では，素因としての身体的脆弱性が先ずあり，そこにストレッサーが作用して身体症状が生じる。ときに，それと並列の精神的脆弱性も存在し，そこから精神症状が出現することもあるが，その精神症状は，身体症状とは並列のものである。この精神症状が，また，身体症状を修飾する。さらに，身体症状の持続により，不安・うつなどの二次的な精神症状が出現してくることもある。一方，身体表現性障害では，精神的脆弱性が先ず存在し，そこにストレッサーが作用し，精神的不安定状態あるいは精神症状が生じ，その精神症状の表現型として身体症状あるいは身体的訴えが前面に出てくる。ときに，並列の身体的脆弱性から身体症状が出現することもあり，この身体症状が，また，精神症状を修飾することもある。

　結局，心身症では，基本症状は身体症状であり，精神面の問題があったとしても，それは，身体症状と並列に存在するか，あるいは，身体症状の持続による二次的なものと考えられる。それに対し，身体表現性障害では，精神面の問題・症状が基本症状であり，身体症状はその表現型に過ぎない，と考えられるのである。

VII　自律神経症状の発現機制[4,5]

1 生理学的発現機制

　ストレスと自律神経症状の関連性を最初に示したのは，生理学者であるCannon WBである。彼は，犬を目の前にした猫の血液中にアドレナリンが大量に存在し，交感神経系が興奮した状態を生じることを示した。いわゆるfight or flight（闘争と逃走）反応である。身体の恒常性を維持するために，自律神経や内分泌系が活動するが，その活動が長期化した場合，二次的に身体機能の問題が出てくると，彼は述べた。

　さらに，心身相関のメカニズムを説明する最初の学説と考えられるストレス学説を提唱したのがSelye Hである。彼は，ストレス状況では，主として副腎皮質ホルモンの影響により身体にさまざまな反応が生じるとした（全身適応症候群）。この反応は一種の生体防御反応と考えられ，警告反応期，抵抗期，疲弊期の3段階に分けられる。警告反応期は，ストレッサーを受けて身体にさまざまな急性の変化（心拍・血圧の変動など）が生じる時期である。抵抗期では，ストレッサーに対する抵抗力が増加し，一見安定したように見える時期である。疲弊期は，ストレッサーの持続により抵抗力が弱まり，さまざまな身体変化が再び出現する時期である。心身症やさまざまな自律神経症状は，この疲弊期に生じる状態と考えることができるであろう。

　Cannonは自律神経系を介した心身相関を示し，Selyeは主として内分泌系の視点からの心身相関を示したと言うことができる。上述したように，自律神経系の中枢とされる視床下部は，神経系においては，大脳皮質・大脳辺縁系・脳幹・脊髄と神経線維連絡を持ち，内分泌系においては，下垂体を介して各内分泌器官とつながっている。前者はCannonが述べた系，後者はSelyeが述べ

図4　心身症と身体表現性障害の違い

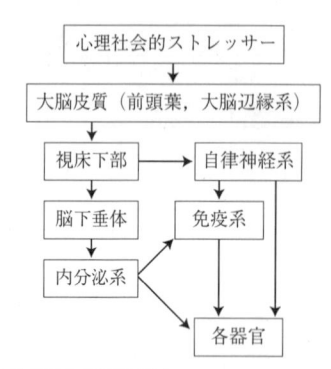

図5　心身症の生理的基盤

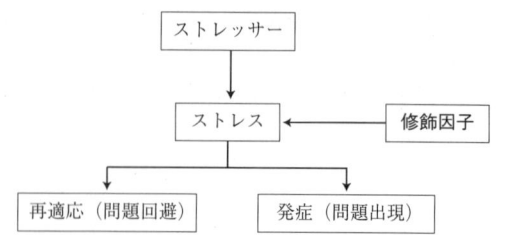

図6　心身症発症に至る心理社会的過程[7]

修飾因子
①ストレッサーの性質：新規さ，望ましさ，持続期間など
②個人の特性：年齢，性，各能力，身体問題，経験など
③援助システム：家族・友人・教師との関係など

た系ということができるであろう。

大脳皮質で認知されたストレッサーは，大脳辺縁系と呼ばれる脳の部分に影響を与える。大脳辺縁系は，快・不快などの情動を引き起こす。大脳辺縁系からは，視床下部に神経線維の連絡があり，視床下部に影響を及ぼす。視床下部には自律神経の中枢があり，さらに，下垂体でのホルモン分泌を調節している。一方，身体の抵抗力をつくっている免疫系は，自律神経系や内分泌系の影響を受けている。結局，視床下部が受けた情動の影響は，自律神経系，内分泌系，免疫系の働きに影響を与えることになり，その結果，身体機能のさまざまな不調が生じてくることになるのである（図5）。

2 心理社会的発現機制過程

自律神経症状は，何らかの心理社会的ストレス状態と関係していることが少なくない。心理的要因が背景にある場合は当然であるが，基礎疾患として身体疾患がある場合でも，自律神経症状は慢性的経過をたどることが多く，その経過自体が，心理社会的ストレッサーとなり，症状を修飾することが多いからである。一般に，心理社会的ストレッサーが身体面に影響を与える経過は，図6のように考えることができる[7]。

ストレッサーがあった場合，必ず何らかのストレスが生じる。生じるストレスの状態は，ストレッサーが加わったときにその小児に関連していた修飾因子により左右される。修飾因子とは，ストレッサーに対する個人の受けとめ方や感じ方（perception or sensitivity）に影響を与えるものである。それらは，①ストレッサー自体の特徴，②個人の生物的・心理的特性，③その個人が持つ援助システムの状況，から成り立っている。さらに，こうして生じたストレスに再び修飾因子が関係する。そして，問題回避に働く修飾因子と問題増強に働く修飾因子との相互関係により，再適応して安定化するか，再適応に失敗し心身症発症や心理・行動面の問題が出現するかのどちらかに分かれていく。例えば，ストレッサーの持続が長期間であっても毎日のように話を聞き励ましてくれる友人がいたり，運動能力が高くないのに選手に選ばれた小児に対して暖かく練習を指導してくれる指導者がいたり，宿題が溜まってだれも手伝ってくれなくともその小児の学力と集中力が極めて高かったりした場合，生じているストレスをうまく乗り切れる可能性は高いであろう。

結局，心理社会的ストレッサーから心身症発症に至るかどうかは，修飾因子で左右されると言うことができる。

Ⅷ　自律神経症状への対応

1 対応の概要

自律神経症状への対応は，心身医学的対応が方法論の原則となる。心身医学的対応は，身体症状を真摯に受けとめながら（身体症状の治療を疎かにしない），心理社会的要因を考慮し，心理社会的要因への介入を必要に応じて行うという姿勢のことである。心理社会的要因への介入は，必ずしも子どもへの直接的な心理的対応とは限らない。子どもとその家族への日常生活指導，子どもへの

対応方法の家族への指導，学校などの家庭外への環境調整指導なども含まれる．むしろ，思春期前の子どもでは，子ども本人への直接的心理的介入よりは，子どもの周囲の大人（保護者や学校の教師）への働きかけが中心となることの方が多い．

2 保護者・教師への対応

虐待やいじめなど，明らかに子どもが直接的な暴力被害に遭っている場合は，そうした状況の緊急の解消が何よりも優先される．子ども虐待の場合は，関係機関（市町村の家庭相談窓口，児童相談所など）へ連絡し，連携して対応を考える．いじめの場合には，いじめの改善なくして，いじめられている子どもへの介入をしても意味がないことを説明し，学校・家庭が積極的に対応するように助言する．

そうした緊急の状況がない場合には，自律神経症状の成り立ちを説明して身体疾患に対する不安を解消するとともに，子どもの症状は仮病ではなく，実際に存在し，子どもは苦しんでいることの理解を求める．したがって，身体症状に対する薬物療法や生活指導は大事であることを確認してもらう．

子どもの身体症状を受け入れながら，身体症状がありながらでも可能な日常生活，学校生活を考え，それに必要な配慮，工夫を考えてもらうよう説明，助言する．どうしても，何をしたらよいか分からない場合，それまでやってきた対応の中で効果がなかった対応を，とりあえず止めてみる，という「対応」をすることを勧める．状態を改善しようとする働きかけ自体が，症状を持続させている要因になっていることがあるからである．

そうした働きかけを行いながら，その子どもの年齢相当の日常生活，学校生活をできるだけ体験できるように配慮し，今の状態よりどうやってよくするかではなく，今よりも悪くならないにすることを心がけて関わっていくことの重要性を説明する．なぜならば，子どもは，成長発達する存在であるため，低空飛行でも，何とかその状態を保っていると，子どもの発達とともに，子ども自身がその状況を処理できるようになっていくからである．

文 献

1 本郷道夫：自律神経概説．In：後藤由夫，本郷道夫編：自律神経の基礎と臨床 改訂3版．医薬ジャーナル，2006; pp.16-27.
2 岩瀬敏：構造と機能．In：後藤由夫，本郷道夫編：自律神経の基礎と臨床 改訂3版．医薬ジャーナル，2006; pp.30-46.
3 木村淑恵，野村総一郎：ストレスと自律神経．In：後藤由夫，本郷道夫編：自律神経の基礎と臨床 改訂3版．医薬ジャーナル，2006; pp.113-119.
4 宮本信也：心身症発症のメカニズム．心身医療 9(1); 81-85, 1997.
5 宮本信也：心身相関のメカニズム．In：星加明徳，宮本信也編：よくわかる子どもの心身症―診療のすすめ方．永井書店，2003, pp.3-14.
6 日本心身医学会教育研修委員会：心身医学の新しい診療指診．心身医学 31; 537-576, 1991.
7 Rabkin JG, Struening EL: Life events, stress, and illness. Science 194; 1013-1020, 1976.
8 照井直人：自律神経反射．In：後藤由夫・本郷道夫編：自律神経の基礎と臨床 改訂3版．医薬ジャーナル，2006; pp.107-112.

参考文献

衛藤隆，中原俊隆編：学校医・学校保健ハンドブック―必要な知識と視点のすべて．文光堂，2006.
田代信雄編：情動とストレスの神経科学．九州大学出版会，2002.

テーマC　児童精神科臨床における主要病像
第Ⅰ部　状態像から見た医学的疾患

第2章　身体疾患と背景の精神心理的問題

佐藤喜一郎

I　はじめに

　病気の治療は，病態の悪循環的増悪を止め，病人を癒すことが中心になる。そのためには，病気・病人を bio-psycho-social な要因が複雑に関与していることを前提に捉え，各要因間の相互作用と関係性について熟慮し，対応していく必要がある。子どもの病気は家族の当たり前な日常生活を崩壊させ，家族内に大きな波紋を起こし，子どもの病気をさらに複雑にすることが少なくない。

　身体疾患に関連した精神医学的問題は2つに大別される。1つは過剰に現実に適応しようとして，緊張などの心的ストレスなどによって自律神経系症状が慢性的に持続し，感染やその他の身体機能の低下などが加わり，実際に身体疾患が惹起される（心身相関によって症状が左右されるいわゆる心身症と呼ばれるものである）。もう1つは，慢性疾患や致死性身体疾患の治療中の患児や家族に起きる精神医学的問題であり，家族内の葛藤が顕在化したり，治療のために欲求不満がうっ積し，家族メンバー間のコミュニケーションが巧くいかず，治療に抵抗したり，干渉する母親や不満を持つ同胞などのメンバーとの抗争が起きたりする。

　一方，身体化障害は心的ストレスによって自律神経系症状を中心とした身体症状が出現するが，症状はあるが臓器は障害されていず，適応障害を警告しているか，適応障害を合理化し，厳しい現実から逃避ないし回避するもので，検査しても明らかな異常は発見されないことが多い。

　現代のように，便利で快適だが，価値基準が曖昧で，時間・空間的にけじめのつきにくい生活環境は子どもたちにとっては有害なことが多い。便

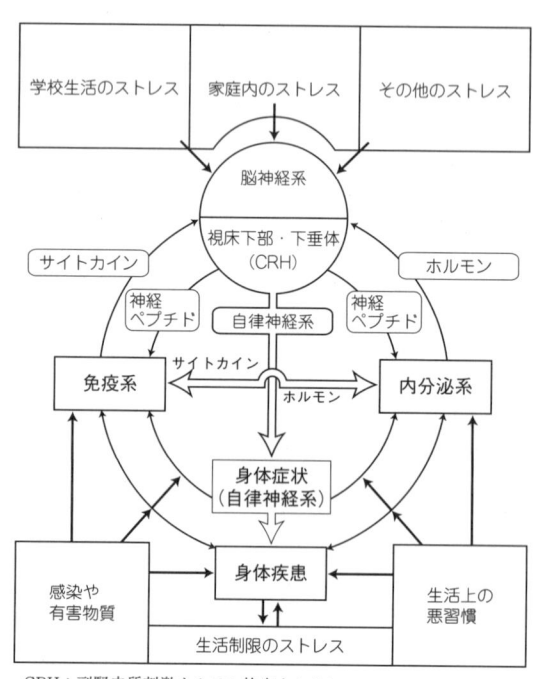

CRH：副腎皮質刺激ホルモン放出ホルモン
図1　ストレス－身体機能－身体疾患

利で豊かな生活の獲得のために，両親ともに働くことが多くなり，親と一緒に経験し，努力・工夫しながら習熟していくべき，現実対応上で不可欠な感覚や協調運動・技能が身につきにくい。また，職住分離は，親の働いている姿や努力・工夫を見ることが少なく，親との情緒的な絆が育ちにくく，親の行動の模倣や生活の知恵の獲得を軽視しやすくなる。これらの技能や知恵を獲得しないと，逞しく生きる・危険回避・社会的行動などのために生来的にもっている様々な脳機能などが開発されず，未発達なままであり，状況に応じて適切な行動を取れなくなってしまう。また，子どもたちが

行動や判断の基準を習得する機会が減り，躾が十分にできないことが多くなっている。

　最近の親は高度成長時代に育った鍵っ子や少子化世代の子どもたちであり，多くは，母親の子育てを十分に見ていず，子育ては育児書に頼っていることが多い。実際に，親と別所帯の夫婦，育児書に頼りすぎて，子育てに苦労しているか，自分勝手に育てているかのどちらかになってきた。子どもたちが順調に育てば問題は少ないが，そうでない場合には，子育ての方針を巡って責任の擦り合いや夫婦のトラブルにまで発展することがまれではない。また，育児書に頼った養育は，良い子に育つことが当然と錯覚しやすく，同年齢の他児と比較して過干渉・過保護になりやすい。また，この世代の親は高度成長時代に，責任をもたず，他人任せで，挫折を知らずに生活してきた者が多く，育児さえも他人任せにしたがる傾向をもった者が少なくない。お金があれば何でも手に入ると錯覚している者も多く，豊かさを求めて，子どもを保育園・託児所に預けることに抵抗が少なすぎる。

　長年，臨床をやっていると，子どもたちにとって，親からの最大の贈り物は「両親の仲がよく，家庭に団欒がある」ことに尽きる。それほど，両親が家庭に不在時間が長く，両親を交えた会話や情緒的交流が少ない。とくに，最近のように不況で，収入が不安定になると，母親も働きに出ることが増え，家族が一緒にいる時間が大幅に減少し，家族がバラバラに生活していることが大問題である。

　両親の不仲も実に様々であり，結婚前から引きずっている問題から，内緒の借金，不倫，親と祖父母の葛藤，両親・両家の価値観の違い，リストラがらみの失業と経済的不安定さなど，夫の妻子への暴力・妻の夫無視まで多様である。最近は，祖母も娘の離婚を止めないばかりか，離婚を勧めることさえある。お互いに無視して，仕事に逃避し，会話のない場合から，派手な暴力的抗争まであり，子どもが八つ当たりを受けることも少なくない。再婚同士の夫婦の不仲は子どもにより深い心的外傷を残すことが多い。再婚の夫婦の間に子どもができると，他の同胞と同じに愛情をそそいでいるつもりでも，彼らの依存欲求不満はかなり強く，反抗的になるか，いじけた子ども返りを起こしやすい。

　このような場合，子どもたちは親に嫌われない，良い子であることを言外に強いられ，自分の欲求を抑えて生活しており，親の承諾を得ないと行動できなくなっている。病気や問題行動のある子や親の出現は家族のまとまりを悪化させ，家族の団欒を失わせ，家族・家庭の崩壊を簡単にもたらす。この典型が病気や障害をもった家族メンバーの出現である。母親などが彼らの世話に当たると，他のメンバーは母親にかまってもらえる時間が減り，家族に迷惑をかけずに生活することを求められる。当然，母親とのコミュニケーションの機会が減り，依存欲求不満になりやすいが，実際には，より良い子を演じざるを得なくなり，欲求不満を何かに熱中することで発散させなくてはならなくなる。

　身体疾患を持つ子どもの精神医学的問題の多くは両親・同胞や祖父母，保母や学校の教師・生徒との関係の中で生み出され，増悪することが多い。また，家庭内の両親の不仲や同胞葛藤が子どもの精神発達に悪影響を及ぼす。

II　子どもの身体疾患

1　小児喘息

　喘息は遺伝的体質と胎児期から幼児期以前の生活環境によって発病するもので，環境汚染と化学薬品の添加された食物によって増加している。体質はアトピー性体質が最も多く，胎児期に母親がとる食物によってアレルギー反応を引き起こしやすい状態になっており，乳幼児期に喘息を起こしやすい抗原によって感作されている。誘因はハウスダスト，ダニ，花粉，カビの胞子などが多いのであるが，最近では卵白，ソバ，小麦粉，牛乳などの食品によるものが増えている。とくに，気管支の炎症があると起こりやすく，激しい運動や精神的ストレスも交感神経系の不安定さを惹起して喘息を誘発しやすくなり，喘息発作を複雑にし，治りにくくする。

小児喘息と精神医学的問題との関連では，約半数に精神・心理・社会的要因が密接に関与しており，10％の患児は喘息発作がストレスによって誘発されることを自覚しているようである。ダニやカビの発生しやすい家庭環境，家族や仲間とのストレスの多い生活環境と生活の制限や喘息発作への不安・恐怖，睡眠や運動の不足などが問題になる。喘息発作は死の恐怖を生むほどに呼吸苦をもたらす。発作時に母親や家族がいない場合，この恐怖は強烈である。したがって，発作が起きた場合は軽視せずに，すぐに対応してあげることが重要である。しかし，発作を恐れすぎて，子どもの伸び伸びとした生活を制限しすぎ，ストレス発散ができず，欲求不満を強めないように配慮する。さもないと，かえって母親などに依存的になりすぎになりやすい。

治療的には，薬物療法と誘因物質の除去と環境調整，呼吸機能の改善が欠かせない。ストレス発散法を身につけること，親が干渉しすぎないこと，時には同胞葛藤の調整，などが重要である。心的ストレスの関連の強いタイプでは，喘息発作が夜間以外の時間帯に多くなる。予想外に悪影響があるのが，親や医療スタッフのまたかといった反応と医療に対しての不信感である。この場合には，別の専門医か児童精神科医に相談することを勧めている。また，喘息発作の多発は母親を不安にして，患児にかかり切りになりやすい。これは他の健康な同胞が放任され，同胞が欲求不満になり，別の身体疾患を起こすようになることもまれではなく，交互に，母親を悩ます症状を競うあうようになることもある。

思春期になると，喘息発作は急減していく。しかし，大学生や若い社会人で，治療薬を中止にしている場合，突然の喘息発作は呼吸困難を来たすことがある。青年以上になると強がって，呼吸困難を軽視して死亡することがまれではあるが起こる。このため，絶対に軽視しないように注意しておくことが肝要である。

アスピリン喘息：アスピリンやNSAID（非ステロイド系鎮痛薬）によって喘息が起こるものである。通常，学童期以前にはなく，思春期以降の青年に起きやすい。

2 アトピー性皮膚炎

小児喘息と同様にアトピー性皮膚炎も増加している。アトピーとは不思議な，わけの分からないといった意味である。実際には，遺伝性要素の強い先天性過敏症のことをいうが，何に過敏で起こるのかがよく判っていない。最近では，脳と免疫系の伝達物質であるインターロイキン4，5を介してのIgE（免疫グロブリンE）の増加が起きていることが問題にされている。

アトピー性皮膚炎の子どもは，顔色が青白く，目の下にクマが出やすく，皮膚は乾燥し，ウロコ状をしており，毛孔も角化している。乳児期は，頭から顔にかけて，ジュクジュクした皮疹が出現してくる。4歳以降になると，肘・膝などの関節などの皮膚が肥厚し，ザラザラして来る。その後，次第に額や首，臀部などに広がって行くことが多い。さらに問題になるのが，red faceにまでなった小中学生である。顔面に赤い皮膚炎が広がり，わずかだが膨隆するため，人目につきやすくなる。思春期の子どもら（とくに女子）の悩みは深刻であり，外出や級友との交遊も避けるようになりやすい。

痒みが強く，落ち着けず，勉強などに集中しにくくなりやすい。また，本人が気にするほどに皮膚が汚れて見えるため，級友などに「汚い」「バイ菌」「うつる」などとからかわれやすく，仲間はずれにされることもまれではない。とくに，思春期以降になると，美容上も気になりだし，自分の身体イメージや自己イメージを悪化させられ，不登校・ひきこもりや対人恐怖などの精神医学的問題に悩まされることが少なくない。とくに，red faceの思春期の子どもたちでは深刻で，干渉する母親に攻撃的になり，家庭内暴力を振るったり，自己嫌悪や孤立感からリストカットを行うこともある。

アトピー性皮膚炎の子どもと親はお互いにアンビバレントである。多くの母親は食事や治療などに干渉的な面と罪責感から過保護になる面とがあり，子どもへの対応が矛盾しやすい。子どもも甘

えと敵意が並存し，親に矛盾した態度をとりやすい。

ストレスの多い生活もアトピー性皮膚炎を悪化させる。ストレスで痒みが強くなり，掻破することが皮膚炎を悪化させる。また，皮膚炎による容貌の変化そのものが強いストレスになるため，悪循環をしやすく，本人も親も苦労させられる。最近，発汗が抗体を増加させることが判明し，発汗をさせるような運動や刺激を避けることが悪化を防止し，外気や室内の温度差にも注意することが有効であるとされている。必要以上に子どもの行動を制限し，安全第一主義になりすぎず，子どもを精神的に拘束しすぎないことが重要である。

治療は，あせらずに，副腎皮質ホルモンとその他の外用薬を病状に合わせて小まめに調節して使う。副腎皮質ホルモンは皮膚炎を良くするが，漫然投与は副腎皮質ホルモンの中止を困難にし，症状を複雑にしやすいので注意したい。タクロリムスなどの免疫抑制剤も使われるようになってきたが，使い方は専門医とよく相談して使用する必要がある。また，食事が問題にされるが，実際には，特定のタイプ（牛乳や卵白）の患児以外，必要以上に制限せず，食べ物のことでもめてしまい，食卓のだんらんが失われないように配慮したい。

3 円形脱毛症・悪性脱毛症

大きさや数は様々だが，円形に脱毛するのが特徴である。頭髪が多いが，眉毛，睫毛，陰毛などにも脱毛が起こる。多数の円形脱毛巣がほぼ同時に発生し，融合するものを悪性（円形）脱毛症と言う。すべての体毛が脱毛することもまれではない。

ストレスが誘因となり，頭髪脱落の原因となるリンパ浮腫を起こすが，この浮腫発生のメカニズムはまだよく解っていない。ストレスとしては過剰不安や失敗の恐怖などが考えられ，自分で自分が許せない状況になった場合に出現しやすい。頭部の自己免疫性疾患の可能性が高いが，悪化させる誘因として，心的ストレスによるインターロイキンの増加と，インターロイキンを介してのIgEの増加がみられる。

4 抜毛症（トリコチロマニア）

自分の指で頭髪を引き抜くために脱毛のように見えるが，円形脱毛症と異なって，毛根は残っており，短い断裂した頭髪が残っている。また，抜毛巣は境界が不鮮明で，不規則な形で，抜け方も一定していず，円形であることはまれである。通常，利き手側の前頭から側頭部から始まるが，後頭部にも少なくない。まれには，頭部全体や眉毛，睫毛も抜いてしまうこともある。

意識的にしていることもあるが，無意識に抜いていることが多く，勉強や気が進まないことをしている時が多い。しかし，ゲームなどに熱中している時や退屈な時にも抜毛していることが少なくない。

原因は依存欲求不満や精神不安定にさせる状況の持続であり，多くは母親と対抗的になっている精神医学的問題をもっていることが多い。したがって，母親に叱られ，受容されていないと思わせる刺激が多くなればなるほど，抜毛が多くなる。しかし，多くは脳波に特有な異常（6 & 14 Hzのpositive spike & wave）がみられるなど，自律神経系の不安定さが目立つことが多い。

5 夜尿症

睡眠中に遺尿をしてしまい，衣類や寝具を湿潤させてしまうものを夜尿症と言う。夜尿は睡眠中に膀胱に尿が充満し，排尿のメッセージが脳に達しても覚醒せずに排尿してしまうものと，排尿のメッセージが出ない内に，排尿してしまうものとがある。前者は睡眠覚醒機能の未熟性がベースにあり，後者は膀胱・排尿機能の未熟性がベースにあると考えられている。通常，この両者が並存し不満と叱責・制止されやすい子ども側の精神医学的問題があり，膀胱・排尿機能が不安定か成熟しにくい状況が挙げられている。その他に，夜間の抗利尿ホルモンの分泌の少ないタイプがあるが，このタイプも睡眠覚醒リズムの未熟性が関与していると考えられている。

心理的要因として，他の同胞に比して，母親に甘えられない状況にあり，母親に甘えられる同胞との心的葛藤をもち，欲求不満が高いことが挙げ

られている。多くは，母親に叱責されるような，他の同胞に劣る問題をもっていて，同胞にも馬鹿にされていることが多い。

夜尿症が治らないと，ますます母親に嫌われ，叱責され，悪循環的に自己評価やイメージが低下することである。結果的には，家庭でも学校でも大人しく，表面的には問題行動を起こさないが，欲求不満や同胞への敵意をペットに向けて虐待していたり，母親が困る万引きなどの問題を起こすことがまれではない。

6 過敏性腸症候群（irritable bowel syndrome）

慢性的な腹痛や腹部不快感があり，便通の異常（便秘と下痢の交代性出現）を伴い，通常，排便で改善する。睡眠中の腹痛があり，睡眠中の脳波が異常で，腸管の運動の異常は消失している。

過敏性膀胱，過敏性大腸，慢性便秘などがこの症候群に該当すると考えられている。多くは，幼児期からの厳しすぎる躾と欲求不満が関与しており，欲求不満やストレス代償法の習得が重要視されおり，親子関係などの調整や精神療法的アプローチの併用が必要である。

過敏性膀胱も同様なメカニズムによると考えられている。

7 子どもの糖尿病と肥満

最近，子どもの肥満と糖尿病が問題になっている。とくに，糖尿病になると，給食や食事を皆と同じに楽しめず，仲間との交遊にも支障をきたし，欲求不満をつのらせ，仲間とのコミュニケーションにも支障をきたし，学校生活を楽しめなくしてしまうことが多くなっている。

肥満にはホルモン代謝系の異常による症候性肥満と，生活習慣や社会・心理的ストレスと関連した漫然摂食による単純性肥満とがある。最近，この単純性肥満が子どもに増えており，インスリン分泌異常と関係の少ない，成人に多い，非インスリン依存性糖尿病も見られるようになって来ている。

1）単純性肥満

単純性肥満は（遺伝性）体質が関係しているが，生活習慣と関連した食べ物のとり過ぎで起きる。とり過ぎの原因には大別して2通りがある。1つは，躾や養育に食べ物を利用するタイプで，親などの大人の言うことをよく聞く良い子であると，ごほうびに食べたいものを与えるタイプである。もう1つは，共働きの両親の家族などで多い，母親への依存欲求不満や学校でのストレスなどを食べることで解消したり，ストレス発散の代償行為として食べるタイプで，心の空虚感を食べることで満たそうとするタイプである。食べることは，噛む，噛み付く，飲み込む，消化するなど，攻撃性や不満を代償する方法でもある。したがって，甘える，不満を言う，ねだる，喋って相手を攻撃したり，優越感を持つなど，話を十分にできない子どもたちに欲求不満解消の方法として食べることが使われやすい。

予防・療法には，食べ物を躾などの取り引きに利用しないこと，子どもたちを依存欲求不満にせず，話をよく聞いてあげること，食事時を欲求不満発散の場やだんらんの場として利用することである。親が子どもたちにまめに付き合い，依存欲求不満やストレスを発散させることと，一緒にいる時に言いたいことを言いやすい雰囲気をつくることが最も有効である。知的障害児や自閉症児では肥満から脂肪肝や痛風・糖尿病になることがまれではなく，注意を要する。

2）糖尿病

糖尿病には，インスリン依存性糖尿病（Ⅰ型：若年性糖尿病）と非インスリン依存性糖尿病（Ⅱ型）とがある。Ⅰ型には遺伝性のものとウイルス感染症などによるインスリンを分泌する膵臓のランゲルハンス島の組織の破壊によるものとがある。Ⅱ型は単純性肥満が高度になった場合に起こるもので，中年以降のⅡ型と同じものである。共に，過食，ストレス，激しい運動・運動不足などが増悪因子であり，血糖値のコントロールが難しく，学校生活を楽しめなくなることが問題になる。とくに，母親や教師などから食事や運動に関しての干渉が多くなり，母親にはアンビバレントになりやすい。母親が働いていたり，子どもに関心がないと子どもは反抗的になり，母親が困るような

問題行動を起こし，母親を傍にいさせたがる。小中学生では，母親不在中の過食，高校生ではインスリンの注射の拒否などの治療上の問題や無断外出や外泊などが多い。なかば故意に高血糖や低血糖を起こし，母親を病院に来させる。

自己抗体（抗膵島抗体）の増加が病気を悪化させるが，糖尿病の子どもたちは良い自己像をもてなくなり，自己嫌悪に陥っており，自己抗体が低下しにくくなっている。

8 慢性腎不全とCAPD患児

幼児期から腎炎ないし腎機能の低下を来たしている子どもは，小学校に入学する頃から慢性腎不全になることが少なくない。ネフローゼ症候群の患児では，ステロイド薬を使わざるを得ず，満月様顔貌や躯幹の肥満や多毛などのクッシング症候群に悩まされる。多くは母親に依存的で，級友と対等のコミュニケーションをもって，楽しく遊ぶことが苦手で，内向的で消極的になっていることが多い。他の慢性腎不全の患児はクッシング症候群には悩まされないが，食事制限や行動制限によって級友と対等にコミュニケーションをとれない。さらに進行すると，血液透析をしなくてはならなくなる。多くは，CAPD（腹膜透析）をせねばならず，バッグ装着は学校生活を楽しむ上で大きな支障を来たす。最近は，一日一回のバック交換で済むようになり，学校でのバック交換の心配は減ったが，腹膜炎やカテーテルの損傷に気を使い，伸び伸びとした学校生活を送れていない。

彼らは身障児やバイ菌扱いされることが多く，自己像が悪化しやすい。このため，親の期待に応じられず，自分でも認めがたい状況に，強迫的になって，登校拒否，対人恐怖症・外出恐怖症，洗滌・不潔恐怖症などになることがまれではない。

9 子どもの臓器移植

子どもの腎・肝・骨髄移植などが増えてきている。これまでは治療法がなく，亡くなっていた子どもたちがこれらの臓器を移植することで救命・延命できるようになったことは親にも大きな救いである。しかし，臓器移植も良いことずくめではない。移植後のメンタルサポートを軽視すると，せっかくの恩恵を生かしきれなくなりやすい。

臓器移植は病児の救命やより健康人に近い生活を送るには不可欠な治療法であるが，わが国では脳死者からの臓器提供はまれであり，親や同胞などの近親者からの臓器提供が多い。

生体臓器移植はドナーの臓器提供という大きな犠牲の上に成立しており，単にドナーの臓器が移植されるだけではなく，同時にドナーの愛情や期待，時には敵意（死体腎移植患者では亡くなったドナーの霊魂や家族の期待）なども患者に移植される。術直後には，患者はドナーの健康状態を気にし，拒絶反応による移植腎の機能低下よりも移植臓器の廃絶や，ドナーへの恩返しができなくなることを心配しているものが多かった。拒絶反応は不成功への不安だけでなく，ドナーにも拒絶される不安をも引き起こす。成人例の精神医学的問題の多くはこの拒絶反応と死への恐怖・ドナーへの罪責感と密接に関連していたが，小児例ではドナーとの関係から派生する問題のほうが多かった。小児例では青年期以降に拒絶反応への恐怖が増加し，自己像などの評価の低下に困惑させられ，成人例と同様にドナーへの罪責・負債感などに悩まされるようになる。また，小児・青年期例では健康な生活の経験が乏しく，就労の経験がないだけに，その苦悩は深刻化しやすく，新たな生活を楽しめなくなってくる。通常，移植後の経過がよく，コミュニケーションや適応能力のよいものでは，経過のよさが一種の免罪符になり，ドナーへの罪責・負債感は次第に薄れていく。社会復帰できたものでは日常生活場面では移植を意識することはなくなり，社会生活への適応も改善し，社会性も回復ないし獲得されていく。

また，著明な共生的退行状態の多発も生体腎・肝移植で特徴的であった。成人例でも見られたが，小児例では透析療法中に母親に過度に依存的になり，移植後に幼児的・母子共生的な退行状態になったものが多い。この原因は，患者には生体腎移植が「再生の幻想」や「ないものねだり」の達成感をもたらし，親子の情緒的結合が強化され，親からの完全な許容という「失われたパラダイス」

表1　生体臓器移植の精神・心理学的キーワード
1）臓器移植は一種の「ないものねだり」と「再生の幻想」であり，ドナーや家族の心理や願望の移植でもある。
2）臓器移植の精神医学的問題には，義理と人情，世間体などの古い日本人の倫理観が根深く関与している。
3）移植後のレシピエントの精神・心理的課題はドナーなどへの贖罪と報恩であり，親からの自立である。
4）ドナー選択上の問題は隠された取引とドナーの本音である。
5）ステロイドや免疫抑制薬による精神症状と身体像変化も問題。

が再獲得されることにある。とくに母子間の移植では，ドナーの母親が過保護・過受容であり，心理的一体感が補強され，患者が幼児的な共生状態に留まりやすい。一部のものでは，シャム双生児効果（一方の心身の機能が低下したりすると，他方も同様に感じたりする感応現象）を呈する。また過剰な同一視の結果，ドナーの好ましくない特性の取り入れに悩み，異性間移植例では性同一性の混乱に戸惑うこともある。思春期以降には，ドナーや家族から自立を要請され，他者を意識し出すと，精神医学的問題に悩まされ始める。現実適応能力の低いものや入院を繰り返した患児で見せかけの適応は比較的よいものの，現実回避的で内的緊張が強い。このため，退行的な依存状態になりやすく，一部のものでは支配性依存を呈することが少なくない。とくに，経過不良の患児では依存的・回避的な人格特性が固定してゆくものが多くなる。

このため，病児（被移植者：レシピエント）と臓器提供者（ドナー）の親との心理的一体感が予想以上に強くなり，シャム双生児現象を起こしやすい。こういった症例では，レシピエントとドナーがお互いに拘束するはめになり，レシピエントが伸び伸びとした，自由な生活を送れずに，人格の発達にゆがみを来たしやすい。レシピエントが年少であればあるほど，この問題が起こりやすく，移植後のメンタルサポートが必要になる。

子どもの肝移植はほとんど全てが先天性胆道閉塞症の手術不成功例であり，腎移植例よりもはるかに年少であり，乳幼児が多い。この病気には他に積極的な治療法がなく，肝移植をしなければ子どもは亡くなってしまう。このため，移植後に親子などのドナーとレシピエント関係が密接になりすぎ，お互いに拘束的になり，母親などの家族関係の影響を大きく受けやすい。うまく行けば，健康人に近い生活が送れるが，周囲が過保護・過干渉になりやすく，拒絶反応の可能性が残っており，親子が共生的になり，必ずしも伸び伸びとした生活を送れるとは限らない問題が残りやすい。

骨髄移植を必要とする疾患も重篤で，他に有効な治療法がない場合に行われるため，肝腎移植よりもに精神医学的問題が多いことが少なくない。

10 子どもの癌——ターミナルケア

子どもが癌などの致死性疾患の終末期を迎えた場合，家族や医療スタッフもどう対応してよいのかに悩まされる。子どもの癌は10年前と比較して，治ることが多くなっている。しかし，まだ25％の癌などの子どもが亡くなっている。また，子どもの癌が治療可能になったにもかかわらず，癌という病名に恐れおののき，冷静に子どもの癌の治療やメンタルサポートに取り組めない親（時には若い医療スタッフ）が少なくない。小児癌や白血病の治療法が進歩し，治療成績が大幅に改善し，治癒が望めるようになったが，患児，母親や家族のストレスはかえって増大している。

「子どもの死は最も親不孝である」といわれてきたように，親は子どもの死を到底受け入れるわけにはいかない。子どもも同様であり，親に叱られ，見捨てられる恐怖さえもつ。したがって，癌の末期になっても，多くの親は子どもが死に至る病であることを伝えていられず，母親などが懸命に最善の治療やケアをしてあげようとしているが，不安が強く，かえって子どもを困惑させていることが多い。中には，母親や家族はもちろんのこと，医療スタッフでさえ子どもの死を敗北と考え，現実を直視できずに，臨死の子どもとのコミュニケーションを避けることさえある。医療スタッフも病名告知は家族に任せているところが多い。親は告知する勇気がなく，伝えることで惹起される子どもの混乱を支える自信がなく，子どもを支えられなくなることを恐れる。このような状況では，緩和ケアはできない。親子ともに死を意

識しすぎて，適切に対応できず，子どもの死を受容することなどできない。

しかし，子どもは親の言動や病棟の雰囲気で通常の病気でなく，死ぬかもしれないことを直感的に感じ取る。子どもの年齢にもよるが，幼児でも死の近いことを感じ取り，悲しそうな表情をみせる。思春期以降の子どもでは，死の概念が形成されつつあるだけに，死への反応は複雑である。誰も死が近いことを知らせなくとも，病室が変わったり，治療法が他の患児と著しく異なり，医療スタッフの対応が違ってきたことなどから，死を意識する。彼らは痛みで恐怖を伝えてくる。また，「また皆と遊べるようになる」「僕何か悪いことをしているの？」などと質問して，親や医療スタッフを困惑させる。

医療スタッフが死の近い子どもたちにしてやれるのは，痛みを軽減してあげるか，治療に最善を尽くし，子どもたちに心を込めて処置や対応をしてあげることである。子どもたちに触れてあげることも重要である。身体接触はコミュニケーションの原型であるが，触る人の感情や思いを隠蔽しにくい，誤魔化しにくい手段でもある。親や医療スタッフが治療や身体接触に一生懸命になりすぎると，患児は不自然に感じて，複雑な心理的反応をひきおこしやすい。しかし，親や医療スタッフには治療に最善を尽くし，患児の反応を恐れすぎずに，よくコミュニケーションをとり，できるだけ患児の傍にいてあげることしかできない。姑息的な方法や対応はかえって後悔を生むことが多い。

患児の死後，親も医療スタッフも最善を尽くしてあげられたかが最大の心理的課題として残るのである。

III おわりに

便利で快適だが，時間・空間的にけじめのつきにくい生活環境は子どもたちにとっては有害なことの方が多い。病気の療養をしなくてはならないが，自宅で退屈せずに，相手をしてくれる遊具や道具があふれているゲームボーイやコンピューターゲーム（とくに対戦ゲーム・将棋に囲碁）やインターネット，テレビにビデオ・DVD・アニメや映画，マンガやコミック誌などなど，退屈している暇もなく，かえって時間が足りなくなる。小学生以上の病児ではこれらにはまらないように注意しなければならない。中学生以上になると，メール友達（メル友）ができると，孤立を恐れて，メル友の誘いを断れずに，禁止されている行動を取りやすくなる。また，自殺やリストカットをそそのかされたり，家族にとっての迷惑行動をとりやすくもなる（行動化）。

しかし，青年期までに，治っている保障はない。治っていても，同輩者と対等に就職して，同等の仕事をしていけるのか心配になる。親は焦るなと言いながら，対等に仕事をして欲しいというメッセージを送ってくる。結果として，親子の葛藤が顕在化してくる。社会生活では，同輩者・先輩・上司などとのコミュニケーションが最重要であるが，一人遊びの機械や仲間とのコミュニケーションの乏しい生活をしていては，コミュニケーション能力やソーシャルスキルは十分には獲得できない。といって，病気を隠し，仲間とのコミュニケーションをとろうと治療上必要な制限を無視して，無理をすれば病気が悪化しやすく，病気の治療を優先すれば仲間とのコミュニケーション能力は伸びないというジレンマ（ダモクレス症候群）に陥ってしまう。

身体疾患をもった子どもたちへの支援も時代に沿った，その病児の家庭や生活環境に合わせて，個別的に行う必要性がますます高まってきた。精神科医や医療スタッフは柔軟に支援方法を検討し，家族全体の健全性にも配慮しながら，包括的に，短期・中期・長期の支援戦略をもちながら，継続的に支援を行っていく必要があることを強調したい。

第3章 子どもの意識障害とせん妄状態

松浦雅人

I はじめに

意識障害の重症度は，Japan Coma Scale（JCS）で評価されることが多く，学童以降であれば成人と同じ分類が適用でき，乳児の場合は一部改変した方式が用いられる（表1）。これは3-3-9度方式とも呼ばれ，意識混濁の程度を1桁から3桁の数値で表現するものである。一見すると意識障害があるようにはみえず，刺激をしなくても覚醒している軽度の意識混濁は1～3の1桁の数値で表される。刺激すれば目を開けるが，刺激をやめると眠り込む中等度の意識混濁は10～30の2桁，刺激をしても目を開けない重度の意識混濁は100～300の3桁の数値で表される。1桁の軽度の意識混濁は多彩な精神症状を伴い，不穏状態や錯乱状態を呈することがあり，この場合にはJCS分類の数値にR（Restlessness；不穏）を付けて，1R～3Rなどと記載される。これは意識変容状態と呼ばれ，せん妄ともうろう状態とが区別される。2桁以上の意識障害は生命の危険を伴う緊急事態であり，精神科を受診することはまれであるが，1桁の軽度の意識障害，とりわけせん妄やもうろう状態を呈している場合は精神科外来を受診することが多い。

せん妄とは，短期間のうちに現れる認知の変化を伴う意識障害である[1]。意識混濁の程度は軽く，注意を集中し，維持し，転導する能力が障害され，知覚障害を伴う（表2）。知覚障害は錯視や幻視など視覚性のことが多いが，聴覚，触覚，味覚，嗅覚領域のこともある。通常，数時間から数日間で発症し，1日のうちでも変動し，夜間に増悪する傾向がある。子どものせん妄の原因は，感染症が最も多く，ついで物質誘発性が多く，その他に外傷性や代謝性など多彩である[17]。乳幼児は高熱時や熱性けいれん後に一過性で予後良好なせん妄を呈することがあり，小児は高熱時や薬物中毒あるいは離脱時にせん妄を発症することがあり，思春期例では精神活性物質乱用に関連したせん妄が多い[13]。子どもにみられるせん妄は，脳炎・脳症との鑑別が重要であり，睡眠時随伴症や脳震盪後行動障害との鑑別も必要となる。

もうろう状態は意識混濁が軽く，錯視や幻視などの病的体験は伴わないが，意識野が狭窄した状態である。外界の認知は可能であるが，状況を周囲との関連で適切に判断することができず，被害的に解釈したり，不安や恐怖を伴ったりする。困惑したまとまりのない行動や，非協力的な行動を示すことが多い。ときに不機嫌，易怒的で，制止されると攻撃的，衝動的な行動を呈することもある[3]。けいれん発作後のもうろう状態が有名であるが，心因性の解離性障害との鑑別も必要となる。

小児に意識変容を疑わせる行動がみられることはまれではないが，意識変容状態の存在を的確に診断することは必ずしも容易でない。子どもが高熱時に「うわごと」を言っても，夢をみている，あるいは空想をしているなどと解釈され，見過ごされる。幼児では夢と覚醒時の出来事が判別できなかったり，小学生低学年では自らの意識状態を適切に言語化できない。脳波検査は意識混濁の有無を鋭敏に反映するため，軽度の意識混濁の存在や，意識変容状態の鑑別診断にきわめて有用である。患児が協力的でなかったり，多動状態であったりすると，安定した脳波記録が得られないが，脳波

表1 Japan Coma Scale：JCS（3-3-9度方式）

意識障害の程度	評点	小児および成人（太田富雄ら，1975）	乳児（坂本吉正，1978）
1桁：刺激しなくても覚醒している状態	1	大体意識清明だが，今ひとつはっきりしない	あやすと笑う，ただし不十分で，声を出して笑わない
	2	時，人，場所がわからない（見当識障害）	あやしても笑わないが視線は合う
	3	自分の名前，生年月日が言えない	母親と視線が合わない
2桁：刺激をすると覚醒する状態（刺激を止めると眠り込む）	10	普通の呼びかけで容易に開眼する	飲み物をみせると飲もうとする，あるいは乳首をみせればほしがって吸う
	20	大きな声，または体をゆさぶることにより開眼する	呼びかけると開眼して目を向ける
	30	痛み刺激を加えつつ呼びかけを繰り返すと，かろうじて開眼する	呼びかけを繰り返すとかろうじて開眼する
3桁：刺激をしても覚醒しない状態	100	痛み刺激に対し，払いのけるような動作をする	同左
	200	痛み刺激で少し手足を動かしたり，顔をしかめる	同左
	300	痛み刺激に全く反応しない	同左

表2 せん妄の診断基準[1]

A．注意を集中し，維持し，他に転じる能力の低下を伴う意識の障害（すなわち環境認識における清明度の低下）。
B．認知の変化（記憶欠損，失見当識，言語の障害など），またはすでに先行し，確認され，または進行中の痴呆ではうまく説明されない知覚障害の発現。
C．その障害は短期間のうちに出現し（通常数時間から数日），1日のうちで変動する傾向がある。
D．病歴，身体診察，臨床検査所見から，その障害が一般身体疾患の直接的な生理学的結果により引き起こされたという証拠がある。

基礎活動が1分間だけでも記録できれば判読が可能である。また，施行が容易で侵襲性がないため，繰り返し行うことによって縦断的な意識状態の変化を把握できる。親しい人でもなだめることができない小児の異常行動は意識変容の存在を疑うべきであり，小児にみられる意識障害やせん妄の特徴について，脳波所見を含めて概説する。

II 高熱せん妄

高熱せん妄はまれな病態ではなく，高熱とともに生じる一過性の意識障害で，乳幼児に多い[14]。不安や恐怖，失見当識，幻視を主体とする幻覚を伴う。始まりと終わりが明確でなく，睡眠と関連して生じることが多く，断続的であるが数時間以上続くことがある[6]。脳波検査を行うと，後頭部優勢にδ波が出現する徐波異常脳波を呈し，このδ波は開眼刺激によって減衰する[12]。一部の例には，（多）棘波を伴った徐波群発がみられ，ミオクローヌスを伴うこともあるが，解熱とともにこれらのてんかん性異常波もミオクローヌスも改善する[12]。脳炎・脳症の脳波所見が，広汎性に著明なδ波が連続して生じ，刺激に反応しない点で区別される。しかし，高熱せん妄が脳炎・脳症の前駆症状である可能性を念頭におき，意識状態の変化を経時的に観察し，神経学的所見に注意し，繰り返し脳波検査を行う必要がある。

III 脳炎・脳症

興奮を伴う意識障害が遷延したり，頭蓋内圧亢進症状やけいれん発作を合併したり，神経学的局在所見が出現する場合には，脳炎・脳症の発症を考える[16]。1歳以降になれば，項部硬直，Kernig徴候，Bruzinski徴候などの髄膜刺激症状がみられることがある。脳炎とは脳脊髄液に細胞数増多や蛋白量増多などの炎症所見をともない，髄液から病原体を分離したり，特異抗体を証明したものをいう。臨床症状が脳炎に一致するが，髄液に炎症所見がみられなかったり，病原体が同定できないものを脳症といい，感染により誘発された自己免疫反応を介する脱髄性炎症や非炎症性脳浮腫などがある。病初期から典型的な意識障害や神経症状を呈する場合には診断はさほど困難でない。確定診断には脳画像検査と髄液検査が有用である。

しかし，精神症状で発症し，意識混濁が軽度で，典型的な神経症状を欠き，血清学的検査，髄液検査，画像検査でも正常，ないし軽微な異常にとどまる例も少なくない。ごく初期の場合に，初回脳波検査が正常であっても，やがて特徴的な持続性δ波が出現するようになることから，縦断的に脳波検査を繰り返し行う必要がある[9]。以下に，精神症状で発症して精神科外来を受診し，ヘルペス脳炎が疑われた1例を示す。

■ 症例1．16歳，女性

X年4月28日頃から37℃台の発熱と風邪症状があり，近医にて風邪薬の投与を受けていた。5月8日頃から頭痛が出現し，夜間の不眠が出現した。翌9日には，パジャマの上からシャツを重ね着したりする奇異な行動がみられた。また，「家の中に誰かが入ってくる」「髪が抜ける」「心臓から水が出る」「二階からラジオの音が聞こえる」「頭の後ろにカチカチと音がする」などと奇妙な訴えをし，突然泣き出すなど情動が不安定となった。翌々10日には，朝から「変だ，変だ」「頭がおかしい」などと口にし，不穏状態となったため，精神科救急外来を受診した。

初診時はかろうじて自分の名前を言える程度で，軽度の意識混濁（JCS：2R）を認めたが，髄膜刺激症状やその他の神経学的所見はみられなかった。髄液検査を行うと細胞数が241/mlと異常値を示し，蛋白40mg/dlと糖60mg/dlは正常域であった。脳波検査を行ったところ，広汎性δ波が持続して出現していた（図1）。頭部MRI検査では，T2強調画像にて右前頭葉から側頭葉にかけて高輝度領域を認めた。ヘルペス脳炎を疑い，抗ウイルス剤の投与を行った。

本例は風邪症状の出現をウイルス感染時期と考えれば，12日目に精神症状で始まる脳炎を発症し，軽度の意識混濁と多彩な精神症状を伴うせん妄状態を呈して受診に至り，生命はとりとめたが人格変化を遺した例である。抗ウイルス剤への反応は年齢が若いほど，また早い時期に投与するほど良好な結果が得られる。脳炎は治療が遅れると生命予後が不良となる神経学的緊急事態であり，早期診断がきわめて重要である。

IV　精神活性物質中毒と離脱

せん妄を引き起こす薬物や毒物には多くのものがある（表3）。有機溶剤や鎮咳剤などの依存症により中毒症状や離脱症状を呈して精神科に入院する例は20歳代が多いが，その乱用は中・高校生に始まる。また，鎮痛剤，睡眠薬，抗不安薬といった医薬品の依存症は40歳代が最も多いが，乳幼児では誤嚥による中毒が問題となる。精神活性物質中毒や離脱によるせん妄が疑われる場合には，脳波検査を行うと診断に有用な情報が得られる。一般のせん妄時の脳波所見は，意識混濁の程度に応じた徐波化がみられ，意識混濁が軽度であればα波が減少してθ波が混入し，中等度〜高度であればθ波主体あるいはδ波主体の脳波となる。しかし，精神活性物質中毒や離脱時のせん妄の場合には速波の増加がめだち，徐波化が明らかでないことがある。この場合に，同時記録した眼

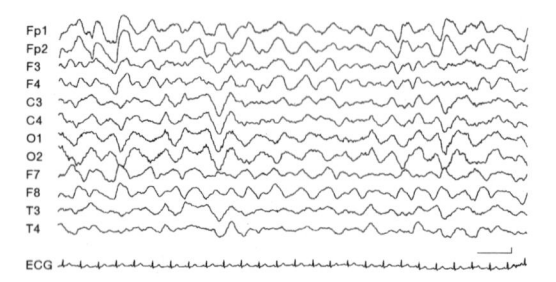

図1　症例1の初診時の脳波

表3　せん妄を引き起こす物質[3,13]

治療薬	毒物
麻酔薬	有機リン
鎮痛剤	殺虫剤
抗喘息薬	一酸化炭素
抗てんかん薬	有機溶剤
抗ヒスタミン薬	揮発性燃料
降圧剤	
心血管系治療薬	
抗微生物薬	
抗パーキンソン薬	
副腎皮質ステロイド	
胃腸薬	
ヒスタミンH2拮抗薬	
免疫抑制剤	
炭酸リチウム	
筋弛緩薬	
抗コリン薬	

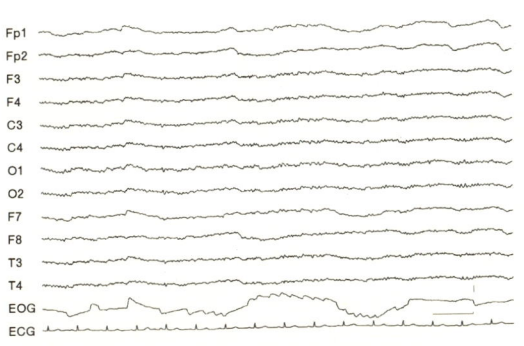

図2 アトロピンによるせん妄の脳波と眼球運動

球運動所見が参考になる。せん妄では，通常は眠気の際にみられる緩徐な眼球運動と，緊張の高い時期にみられる速い眼球運動が，同時に重畳して出現する特異なパターンが出現する（図2）[5]。治療目的による常用量の薬物投与でも意識変容状態が生じることがあり，抗けいれん薬であるゾニサミドによってせん妄が生じた1例を示す。

■ 症例2．9歳，女児

出生時は仮死状態で，その後，首すわりとはいはい，および始語がやや遅れた。6歳時，風邪からの解熱後，全身けいれん発作が初発し，その後の3年間に同様の全身けいれん発作が3回みられた。学校の成績は不良だが，絵と本が好きなおとなしい子であった。

X年11月，無熱時の全身けいれん発作が再発し，近医を受診し，脳波検査にて広汎性棘徐波複合を指摘され，ゾニサミド200 mg（7.1 mg/kg）の服用を開始した。その後，日中の眠気が出現し，食欲が低下し，不機嫌となり，仲のいい友達とも遊ばなくなった。次第に落ち着かなくなり，集中力がなく，動作が鈍く，猜疑的になった。物にこだわり，人の持ち物も自分の物だと主張して離さない。怒られると自分を噛んだり，体をぶつけてあざをつくったりする。また，友達を引っかいたり，噛んだりする。友達や教師の目をみず，呼ばれても返事をしない。やがて，チカチカするものが見える，おばけがいる，丸坊主の人がいる，おじさんがいる，その人と話しをするなど，幻視を疑わせる言動が出現した。また，悪口が聞こえる，すれ違いざまに「お前は変だ」と聞こえたなどと，

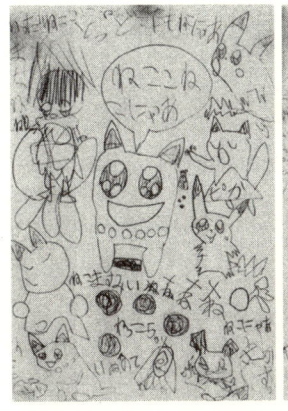

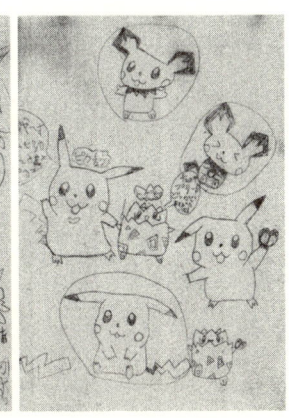

図3 症例2のゾニサミド投与中（左図）と中止後（右図）の描画

幻聴が出現した。感情の起伏が激しくなり，すぐに泣いたり，怒りっぽくなった。鼻ほじり，紙を丸める，クシャクシャと音をたてたりするなどの強迫的行動が出現した。目に見える物を口にいれる，食べ物をみると店のものでも食べてしまうなどの口唇傾向も出現した。絵を書くのが好きで相変わらずよく描いていたが，幼児の絵のようであった（図3左図）。キーキーと鳥の鳴き声のような声を出すこともあった。

精神科を初診した際には，医師と目を合わせず，診察室を走り回り，非協力的な行動がめだった。ゾニサミドを中止して，カルバマゼピンに変更したところ，徐々に多動が改善し，行動にまとまりがみられるようになり，年齢相応の絵を描くようになった（図3右図）。薬物の変更により，幻視，幻聴，強迫的行動を伴うせん妄状態が消退したことから，常用量のゾニサミドによって誘発された意識変容状態と考えられた。

V 睡眠時随伴症（表4）[15]

錯乱性覚醒（睡眠酩酊ともいう）は，5歳以下の幼児を強制的に覚醒させたときに誘発される錯乱状態で，数分から数時間続くことがある。失見当識，反応の緩慢さ，不適切な行動などが生じ，恐怖や移動は伴わないが，拘束されると反抗したり，攻撃的になる。年長児や青年でも，睡眠覚醒リズム障害や特発性過眠症などをもつ例に生じることがある。夜驚症（睡眠時驚愕症）は，主に学

表4 小児の睡眠時随伴症[15]

	錯乱性覚醒（睡眠酩酊）	夜驚症（睡眠時驚愕症）	睡眠時遊行症（夢遊病）
好発年齢	5歳以下	4〜12歳	4〜8歳がピーク
頻度	不明	3%	1〜15%
診断基準	1. 覚醒時に精神的錯乱が繰り返し起こる 2. 強制的覚醒によって誘発される 3. 恐怖や移動は伴わない	1. 睡眠中の強い恐怖 2. 夜間睡眠の最初の1/3 3. 部分的あるいは全健忘	1. 睡眠中に起こる移動行動 2. 小児に発症 3. エピソード中に覚醒させることは困難 4. 健忘を残す 5. 夜間睡眠の最初の1/3
症状	数分から数時間の失見当識、思考・発語・反応の緩慢、不適切行動、前向・逆行健忘。拘束されると反抗・攻撃的。	引き裂くような悲鳴や叫び声。外的刺激に反応しない。頻脈、呼吸促迫、皮膚紅潮、発汗を伴う。排尿を伴うこともある。覚醒させると錯乱し、失見当状態。夢や幻覚を報告することあり。逃走、攻撃などもある。	数分から数十分の持続。起き上がる程度から、ドアを開けたり、窓を乗り越えたり、逃走などさまざまな行動。寝床に戻って寝るなど、自然に終わり、全く覚醒しないこともある。強制覚醒で錯乱・攻撃・暴力。ときに寝言や放尿。
関連する疾患	特発性過眠症、ナルコレプシー、睡眠時無呼吸症候群、代謝性あるいは中毒性脳症など。	悪夢（夢内容を鮮明・詳細に記憶、不安・発声・自律神経症状は少ない、大きな運動は伴わない、容易に覚醒）を合併することもある。	家族性発症。睡眠時無呼吸症候群や中毒性脳症でもみられる。

童にみられる睡眠中の強い恐怖で、引き裂くような悲鳴や叫び声をあげ、おびえた表情で激しく泣く。持続時間は1〜10分程度であるが、週に1回以上生じる。頻脈、呼吸促迫、皮膚紅潮、発汗、散瞳、筋緊張亢進などの自律神経系の変化を伴い、攻撃的になったり、逃走しようとすることもある。外的刺激に反応せず、強制的に覚醒させると錯乱状態となる。エピソード中の出来事は後に想起できないことが多いが、悪夢や幻覚を報告することもある。睡眠時遊行症（夢遊病）は4〜8歳がピークだが、ときにより年長者にもみられる。数分から数十分の持続する睡眠中の移動行動で、起き上がる程度から、ドアを開けたり、窓を乗り越えたり、逃走するなどさまざまな行動を示す。寝言や放尿を伴うこともある。寝床に戻って寝るなど、自然に終わり、翌朝は健忘を残す。エピソード中に覚醒させることは困難で、強制覚醒すると錯乱、攻撃、暴力などが生じることがある。発熱時の睡眠時にこれらの異常行動がみられた場合には、高熱せん妄との鑑別が必要となる。多くは青年期以前に自然に消退するので、特別な治療は要さないが、怪我をさせないことが肝要である。夜驚症や睡眠時遊行症は入眠して2時間以内に生じることが多いので、症状の出る時間帯にあらかじめ起こしておくとよい。

VI 脳震盪後障害

脳震盪は頭部外傷直後に5分間以上の意識消失を伴い、その後、注意を集中したり転換することや、物事を記銘したり想起することが障害された状態を呈し、通常は12時間以上持続する健忘を残す。小児の場合は、突然襲った出来事に驚愕して緘黙状態であったり、表現力が貧困であったりするため、外傷後の意識障害の有無や持続時間を正確に評価することが困難なことが多い。脳震盪後に脳波検査を行うと、後頭部にδ波群発を含む著明な徐波化が生じており、しばしば左右差を示すが、これに対応する神経学的所見はない[7]。小児の脳は成熟過程の途上にあり、脳の反応性が大きいため著明な脳波変化を生じると思われるが、このような脳波の異常所見は1〜2週で回復する（図4）。脳震盪後に長期間にわたって多彩な精神身体症状を訴えることがあり、脳震盪後障害と呼ばれ、学童の場合には外傷後から学業の不振が持続することもある（表5）。

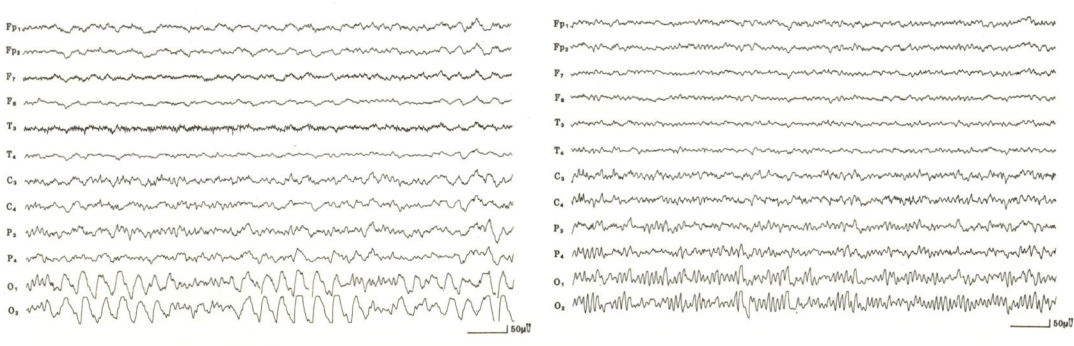

図4　10歳，女児の脳震盪直後（左図）と1カ月後（右図）の脳波

表5　脳震盪後障害の診断基準（抜粋）[1]

A．著しい脳震盪（意識消失，健忘，まれには外傷後けいれん発作）を起こした頭部外傷の既往歴。
B．神経心理学的検査による注意または記憶の障害の証拠。
C．以下の3つ以上が外傷後まもなく起こり，少なくとも3カ月以上持続している。
　1）疲れやすい。
　2）睡眠障害。
　3）頭痛。
　4）めまいまたはふらつき。
　5）契機のないいらいら感または攻撃性。
　6）不安，抑うつ，感情易変性。
　7）人格の変化。
　8）無感情または自発性の欠如。
D．学齢期の子どもの場合，外傷後に始まった学業成績の著しい不振として現れることがある。

Ⅶ　けいれん発作後のもうろう状態

　熱性けいれんは，通常38℃以上の発熱に伴って生じるけいれん，あるいは非けいれん性の発作で，中枢神経感染症，代謝異常，その他の原因疾患のないものをいう[4]。好発年齢は6カ月～6歳で，とくに1～2歳に多い。高熱せん妄と熱性けいれんの好発年齢は一致するが，高熱せん妄は体温が39℃以上と，熱性けいれんよりもさらに高い発熱時にみられることが多い。熱性けいれんの直後に無目的な行動がみられるもうろう状態を呈することがあり，高熱せん妄との鑑別を要する。
　子どもではてんかんや，てんかん以外のさまざまな疾患でけいれん発作を生じ，発作後にもうろう状態を呈することがある[2]。乳幼児にみられる憤怒けいれんは強直間代発作を生じるが，特別な処置を要さず，2歳をすぎると出現しなくなる。これには，恐怖，怒り，不満，痛み刺激などが誘因となり，激しく泣いた後，チアノーゼが出現し，身体を硬くしたり，弓なりになり，意識を消失する泣き入りひきつけ（チアノーゼ型，あるいは青色失神）と，予期しない痛みや驚き，転倒による頭部打撲，眼球圧迫などとほとんど同時に，あまり泣くことなく意識を失い，蒼白となり，身体を硬くして，数回の間代けいれんを伴う息止め発作（蒼白型，あるいは白色失神，あるいは反射性無酸素発作）とがある。いずれも1分以内にあえぐような呼吸とともに息を吹き返し，数分で顔色も回復する。もやもや病（図5）などの血管障害や副甲状腺機能低下症などの代謝障害でもけいれん発作が生じるが，いずれも発作間欠期脳波にてんかん性異常波はみられず[8]，鑑別診断に脳波検査が有用である（表6）。

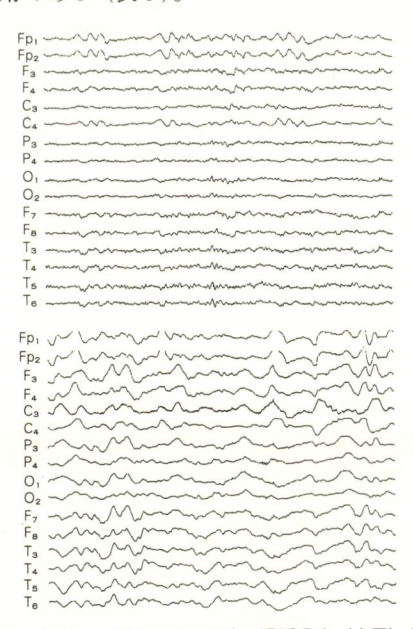

図5　13歳，女児のもやもや病の過呼吸中（上図）と過呼吸後（下図）の脳波

表6 てんかん以外でけいれん発作を生じる疾患[2]

疾患名	好発年齢	臨床症状	発作間欠期脳波所見
良性乳児けいれん	4カ月〜3歳	特発性の無熱性けいれん，発作回数は少なく，予後は良好でてんかんとは区別される	てんかん性異常波はみられない
憤怒けいれん	6カ月〜2歳	呼気状態で呼吸を止め，口唇チアノーゼ，意識消失，強直間代発作	てんかん性異常波はみられない
軽症下痢に伴うけいれん	6カ月〜2歳6カ月	脱水を伴わない軽度の下痢，嘔吐などの胃腸症状があるときに強直間代発作	てんかん性異常波はみられない
熱性けいれん	6カ月〜5歳	38℃以上の発熱に伴う強直間代発作，意識消失発作	約30％に非特異的てんかん性異常波を認める
もやもや病	3歳〜5歳の発症が多い	一過性脳虚血発作または焦点性けいれん／左右交代性の片側性けいれん	てんかん性異常波はみられず，過呼吸終了後に特徴的な再徐波化
(偽性)副甲状腺機能低下症	思春期発症が多い	低カルシウム血症によるテタニー，腹痛後，意識消失を伴う四肢の強直，チアノーゼをみることが多い	てんかん性異常波はみられない（頭部CTで大脳基底核の石灰化）

Ⅷ おわりに

子どもに解離性健忘や遁走などの典型的な解離性障害がみられることは少ないが，離人症や白昼夢様のトランス類似状態がみられることがある。また，てんかん発作に似たけいれん様の発作やもうろう状態がみられることがあり，偽発作と呼ばれる[11]。発作症状を観察できれば，てんかん発作に特有な重篤感がなく，チアノーゼや自律神経症状を欠くため，鑑別はさほど困難でない。発作を直接目撃できなくても，人前でしか発作が生じず，噛舌や失禁を伴わず，発作のたびに症状の推移や持続時間が異なるなど，詳細な病歴聴取によって解離性障害の診断は可能である。子どもは被暗示性が高く，依存性や二次的疾病利得を高めすぎないように注意しなければならない。脳波検査を行って異常のないことを伝え，両親の不安を取り除くことも重要である[10]。

文献

1　American Psychiatric Association：Diagnostic and Statistical Manual of Mental Disorders, 4th Edition, Text Revision. American Psychiatric Press, Washington, 2000.
2　Browne TR, Holmes GL：Handbook of Epilepsy. Lippincott-Raven, Philadelphia, 2004.（松浦雅人訳：てんかんハンドブック．メディカル・サイエンス・インターナショナル，2004.）
3　Cummings JL, Trimble MR：Concise Guide to Neuropsychiatry and Behavioral Neurology. American Psychiatric Press, Washington, 1995.（松浦雅人訳：精神医学・行動神経学コンサイスガイド．メディカル・サイエンス・インターナショナル，1996.）
4　韓春錫，松浦雅人：児童・思春期の精神障害治療ガイドライン，てんかん．精神科治療学16増刊；405-414, 2001.
5　石塚千秋，松田えみ，多田幸司ほか：アトロピン治療により特徴的な脳波・眼球運動所見の推移を示した有機リン中毒の2症例．臨床脳波 39；634-639, 1997.
6　柏木充，田辺卓也，七里元督ほか：高熱に際しせん妄が出現した症例の鑑別診断．脳と発達 35；310-315, 2003.
7　松浦雅人，周秋平，富田博樹：小児の脳震盪急性期の脳波変化．精神科治療学 6；609-614, 1991.
8　松浦雅人：もやもや病の脳波にみられる re-build up. 精神科治療学 11；85-90, 1996.
9　松浦雅人，多田幸司，石塚千秋ほか：ウイルス性脳炎の初期の脳波変化．精神科治療学 12；83-87, 1997.
10　松浦雅人：偽発作の診断と治療．In：小島卓也編：てんかんの診断と治療．真興交易医書出版，2000；pp.150-163.
11　松浦雅人：転換性障害と解離性障害．In：加藤進昌編：看護のための最新医学講座16 精神疾患．中山書店，2001；pp.318-327.
12　尾上幸子，西垣敏紀，小杉恵：高熱せん妄を呈した小児の脳波．脳と発達 35；29-35, 2003.
13　Rundell JR, Wise MG：Concise Guide to Consultation Psychiatry. American Psychiatric Publishing, Washington, 2000.（松浦雅人，松島英介訳：コンサルテーション・リエゾン精神医学ガイド．メディカル・サイエンス・インターナショナル，2002.）
14　高橋寛，中澤友幸，渡辺響子ほか：小児期高熱せん妄に関する調査―とくに熱性けいれんとの関係について．小児科臨床 49；263-266, 1996.
15　Thorpy MJ (Chairman), Diagnostic Classification Committee：International Classification of Sleep Disorders: Diagnostic and Coding Manual. American Sleep Disorders Association, 1990.
16　富樫武弘，古田博文，松薗嘉裕ほか：インフルエンザ流行期に発症した小児急性脳炎・脳症．日児誌 103；202-209, 1999.
17　Turkel SB, Braslow K, Tavare CJ, et al：The delirium rating scale in children and adolescents. Psychosomatics 44；126-129, 2003.

第4章 小児てんかん

とくに難治てんかんについて

松浦雅人

I はじめに

てんかんとは，てんかん発作を繰り返す慢性脳疾患の総称で，乳幼児期と小児期に発病率が高い[4]。有病率は人口1,000人に対し4～9人とされており，一般人口の100人から200人に1人が罹患していることになる。てんかん発作は，突然起こり，短時間で突然消失し，持続は数十秒から数分以内である。人によっては一生に1回のみの発作を生ずることがあるので，2回以上くりかえす場合をてんかんと診断する。てんかん発作をおこしやすい体質によって生ずるものから，脳の障害を原因とするものまでさまざまである。てんかん性素因が原因と考えられる場合は特発性てんかんと呼ばれ，他の脳機能に異常はみられない。ほとんどは多因子遺伝で，ごく一部の特殊な特発性てんかんでは原因遺伝子が特定されている。一方，脳障害を原因とする場合は症候性てんかんと呼ばれ，知的障害や運動機能障害などを合併することがある。臨床的には症候性と考えられるが，MRI検査などで異常が見られない例も少なくなく，特発性と症候性の境界は必ずしも明確ではない。

小児期のてんかんは多彩で，年齢依存性に各種のてんかん症候群が発症する（表1）。治療の必要がないか，治療が容易か，後遺症を残さずに治癒するものは良性てんかん症候群と呼ばれる。また，すべてのてんかん発作が感覚刺激で誘発される場合は反射てんかん症候群と呼ばれ，熱性けいれんなどとともにてんかんの診断を必要としない。一方，てんかんの異常自体が脳機能の進行性障害をもたらす病態はてんかん性脳症と呼ばれる。ここでは発作の完全抑制が困難な難治てんかんを中心に紹介する。"難治"の定義は必ずしも明確でないが，2種類の抗てんかん薬単剤の十分量を十分な期間使用しても発作が抑制されないときに難治とすることが多い[5]。難治てんかんを予測させる徴候としては，新生児・乳児期の発症，頭部MRI検査などで陽性所見，てんかん重積の既往，運動発達遅延の存在などがあり，背景にさまざまな疾患群が存在することがある（表2）。

II てんかんの診断

てんかんの適切な治療のためには正確な診断が前提であり，脳波検査が重要となる[7]。脳波記録中にたまたま発作が起これば確定診断が可能となるが，発作間欠期にも特有なてんかん性異常波がみられる。覚醒時よりも睡眠時に異常波が出現しやすいので，検査前日の睡眠時間を制限して入眠しやすい状況にするなど，睡眠時記録が得られるように工夫する。自然に睡眠が得られない場合には，トリクロホスナトリウム（トリクロリールシロップ）や抱水クロラール（エスクレ坐薬）などの入眠導入剤を使用する。できるだけ脳波記録と共に，ビデオ映像の同時記録を行う。

てんかんの病因を同定するためには，脳の画像検査が必要である。頭部CT検査は短時間で施行でき，脳の石灰化を検出するのに優れる。MRI検査は30分程度の時間はかかるが，詳細な構造変化を描出するのに優れる。SPECT（single photon emission computerized tomography）は核医学検査で，てんかん焦点部位の脳血流や抑制性伝達物質受容体の分布を計測する。てんかん外科手術の術前検査として，正確な焦点部位を同定する目的で，脳磁図（magnetoencephalography,

表1 良性および難治性の小児てんかん

主たる発病時期	良性てんかん症候群	難治性てんかん性脳症（略語は本文参照）
新生児期	良性家族性新生児発作（BFNC*）	早期ミオクロニーてんかん性脳症（EMEE） 大田原症候群（早期幼児てんかん性脳症，EIEE）
乳児期	良性乳児発作（BFNIS*） 乳児良性ミオクロニーてんかん	ウエスト（West）症候群 ドラベ（Dravet）症候群（乳児重症ミオクロニーてんかん，SMEI）
幼児期	早期良性小児後頭部てんかん（Panaytopoulos型） ドーゼ（Doose）症候群（ミオクロニー失立てんかん）	レンノックス・ガストー（Lennox-Gastaut）症候群 ランドウ・クレフナー（Landau-Kleffner）症候群 （徐波睡眠時に持続性棘徐波を示すてんかん）
学童期	遅発良性小児後頭部てんかん（Gastaut型） 中心側頭部に棘波を示す良性小児てんかん（BECCT*） 小児欠神てんかん（CAE*）	
思春期	若年ミオクロニーてんかん（JME*） 覚醒時大発作てんかん（GEA*，全般性強直間代 発作のみをもつてんかん）	

*benign familiar neonatal convulsion, benign familiar neonatal / infant seizures, benign epilepsy of children with centro-temporal spikes, childhood absence epilepsy, juvenile absence epilepsy, juvenile myoclonic epilesy, grand-mal type epilepsy on awakening

表2 難治性小児てんかんの原因となりうる疾患群

疾患群	疾患名
進行性ミオクロニーてんかん	ラフォラ病，ウンベルリヒト・ルンドボルク病など
神経皮膚障害	結節性硬化症，スタージ・ウエーバー病など
皮質発達障害	裂脳症，片側巨脳症，一側性多小脳回，皮質形成異常など
脳奇形	エイカルディ症候群，尖頭脳梁症候群など
腫瘍	胚芽異形成性神経上皮腫瘍（DNT），海綿状血管腫，星状細胞腫，視床下部過誤腫など
染色体異常	環状20染色体，反転二重項15症候群など
単一遺伝子メンデル型遺伝病	脆弱X症候群，アンゲルマン症候群，レット症候群など
遺伝性代謝異常	非ケトン性高グリシン血症，ピリドキシン依存症，アミノ酸血症，メンケス病，ミトコンドリア病など
出生前・周産期脳感染症	孔脳症，脳室周囲白質軟化症，小頭症，トキソプラズマ症など
出生後感染症	ヘルペス脳炎，細菌性髄膜炎など
出生後要因	頭部外傷，脳血管障害など
その他	セリアック病など

MEG）や核医学検査のPET（positron emission tomography）も行われる。

　てんかんと鑑別すべき症状は多い。偏頭痛は直前に目がチカチカしたり，物がゆがんで見えたりする前兆がある。失神（血管迷走神経性失神，単純失神，情動失神）は，高温多湿の環境に長時間立っているなどの際に，眼前暗黒感の前兆とともに，めまい，冷や汗，吐き気などが生じる。意識が消失してその場に倒れたりするような強い失神では，約半数例で眼球上転や四肢強直を伴い，強直発作と誤られやすい。生後6カ月〜2歳の乳幼児には泣き入りひきつけがみられ，恐怖，怒り，不満などが誘因となり，激しく泣いた後，チアノーゼが出現し，身体を硬くしたり，弓なりになり，意識を消失する（チアノーゼ型，青色失神）。1分以内にあえぐような呼吸とともに息を吹き返し，数分で顔色も回復する。一方，息止め発作とは予期しない痛みや驚き，転倒による頭部打撲，眼球圧迫が誘因となり，瞬時に意識を失い，蒼白となる（蒼白型，白色失神）。あまり泣くことはなく，身体を硬くし，数回の間代けいれんを伴う。反射性無酸素発作ともいう。

　心因性発作は偽発作などとも呼ばれ，すべての年代でみられるが，とくに知的障害があったり，難治の発作をもつ小児に多く合併する[6]。これを真の発作と誤ると，不必要なあるいは不適切な治療を受けることになる。十分な問診が鑑別の要点であるが，発作を目撃するか，発作のビデオがあ

表3　心因性発作（偽発作）を示唆する徴候[6]

誘発因子	環境変化，情動葛藤，暗示，人前
睡眠中の発作	覚醒後（偽睡眠）に生じる
発作の起始と終了	緩徐に始まり，緩徐に終わる
発作の持続時間	全身けいれん様発作が2分以上続く
発作の経過	症状の強度が変動する，意識清明と思われる反応がある，全身けいれん様発作にチアノーゼを伴わない
発作中　眼症状	眼瞼に速い振戦がみられる，ずっと閉眼している，強制開眼に抵抗する，強制開眼すると眼球は上方に転位している，対光反射・角膜反射が存在する，頭部を回転させても眼球位置が固定したまま，散瞳は起こりうる
口症状	ずっと口を硬く結んでいる，強制開口に抵抗する
運動症状	左右四肢の非協調運動，後弓反張，下腹部を突き出す動き，頭部や全身を左右に振る運動，すすり泣きや涕泣，悲鳴やうめき声，複雑な内容のささやき，痛み刺激への反応は無いことがある，神経学的検査に抵抗する
発作後	全身けいれん様発作後にもうろう状態がない
外傷	打ち傷や切り傷は起こりうる
咬舌	舌先や口唇を噛む
失禁	起こりうる
脳波検査	閉眼していて意識障害を思わせる状態でα波が出現している，両側性の運動症状があるのに脳波変化がない
血液学的検査	発作後30分以内の採血で，血中ステロイド，プロラクチンの上昇がない，全身けいれん様重積で動脈血ガス分析に変化がない

表4　てんかん発作と睡眠時随伴症の鑑別

	ノンレム睡眠からの覚醒障害 （錯乱性覚醒，睡眠時遊行症，夜驚症）	悪夢	てんかん発作
好発年齢	3〜8歳	全年齢	全年齢
家族内発症	有	無	まれ
発現時刻	前半（中等度〜深睡眠）	後半（レム睡眠）	不定（おもに軽睡眠）
持続時間	1〜10分	3〜30分	数秒〜3分
叫び声，恐怖感	無（夜驚症は有）	まれ	ときに有
徘徊	錯乱性覚醒は無／睡眠時遊行症は有／夜驚症はまれ	無	有
姿勢異常，ジストニア	無	無	有
尿失禁	無	無	有
刺激による覚醒	困難	可能	不可能
誘因	断眠，発熱	ストレス	無

れば鑑別はより容易となる（表3）。また，小児期には各種の睡眠時随伴症がみられ，夜間のてんかん発作との鑑別を要する（表4）。最初に原因遺伝子が同定されたてんかんは常染色体優性夜間前頭葉てんかん[13]であるが，当初は突発性覚醒，夜間突発性ジストニア，あるいは挿間性夜間徘徊などと，睡眠時随伴症として報告された。前頭葉てんかんは通常の脳波検査ではてんかん性異常がみられないことがあるため，ときに鑑別は困難である。症状をスコアー化して両者を鑑別しようとする試みがある（表5）。

その他にも，家族性てんかん症候群の原因遺伝子が同定されつつあり，そのほとんどがイオンチャネルをコードする遺伝子（チャネル遺伝子）であるため，てんかんはチャネロパシー（チャネレプシー）とも呼ばれる。しかし，同じてんかん症候群であっても遺伝子異常が見つかる例は1割にも満たず，また異なった遺伝子異常で同じてんかん症候群が発現したりするため，てんかんの遺伝子診断はいまだ現実的でない。後に述べるドラベ症候群は例外で，7〜8割の例に遺伝子異常が見つかり，遺伝子診断が早期発見に有用な唯一のて

表5 前頭葉てんかんと睡眠時随伴症の鑑別表[2]

臨床的特徴			スコアー
発症	最初の症状は何歳で始まったか？	55歳未満	0
		55歳以上	-1
持続	典型的な症状の持続は？	2分未満	1
		2〜10分	0
		10分以上	-2
群発	典型的には一晩で何回生じるか？	1〜2回	0
		3〜5回	1
		6回以上	2
時刻	最も起こりやすい時刻は？	入眠後30分以内	1
		好発時刻がない	0
症状	明らかな前兆を伴っているか？	はい	2
		いいえ	0
	寝室から出て徘徊したことがあるか？	はい	-2
		いいえ／不明	0
	複雑な目的を持った行動をしたか？（例えば，物を拾う，着替える）	はい	-2
		いいえ／不明	0
	明らかなジストニー姿位，四肢の強直伸展，筋クランプがあった？	はい	1
		いいえ／不明	0
常同	いつも同じ症状か？ 変化するか？	いつも同じ	1
		ときに異なる／不明	0
		いつも異なる	-1
想起	その出来事を覚えているか？	はい，鮮明に	1
		いいえ／ぼんやりと	0
発語	出来事の最中に話をしたか？ 話しをしたとすれば，後で内容を思い出せるか？	いいえ	0
		はい，音や単語を発した	0
		はい，まとまった話をしたが，内容はよく覚えていない	-2
		はい，まとまった話をして内容も覚えている	2

合計スコアーが正であれば前頭葉てんかん，負であれば睡眠時随伴症と判定する

んかんである。

III 小児の難治てんかん

1 新生児てんかん

出生後2カ月以内に発現する新生児発作は，良性のてんかん症候群（BFNC あるいは BFNIS；表1参照）のこともあるが，神経学的に悪い転帰が懸念される。生後数カ月は，脳の神経細胞やグリアの成長と分化，髄鞘化，神経化学的変化が著しく，脳構造間連絡が未発達なため，てんかん発作は全般せず，部分発作，多焦点性発作，移動性発作が多い。病的な新生児では常同的で律動的な運動が多く，てんかん発作と間違われやすい。両者を臨床症状だけから鑑別するのは困難で，脳波検査が必須である。脳波が平坦あるいは低振幅であったり，群発と抑制を繰り返すバースト・サプレッション・パタンを示すと，予後不良の徴候である。標準的な抗てんかん薬が効果のないことが多く，第1選択薬はいまだにフェノバルビタールである。新生児てんかん性脳症の一つである早期ミオクロニー脳症（early myoclonic epileptic encephalopathy；EMEE）は，頻発するミオクロニー発作と睡眠時脳波でバースト・サプレッションを特徴とする。予後不良で，生存例も以下に記載するウエスト症候群あるいはレンノックス・ガストー症候群に進展することが多い。大田原症候群（early infantile epileptic encephalopathy；EIEE）は強直発作が1日に10〜300回生じ，覚醒時脳波にもバースト・サプレッションがみられ，約半数例は数カ月以内に死亡する。これらのてんかん性脳症のおよそ2/3の例に，低酸素・虚血性脳症や脳血管性障害などの特異的病変がある。

2 ウエスト（West）症候群

　乳児スパスム（infantile spasm）あるいは点頭てんかんとも呼ばれる。スパスムの群発，脳波上のヒプスアリスミア，精神運動発達の退行を特徴とする。通常は1歳未満（4〜9カ月が最も多い）の乳児に発症し，2歳を超える小児での発症はまれである。男児にやや多い（1.4対1）。ヒプスアリスミアとは，500 μvを超す高振幅，非同期性徐波に多焦点性棘波からなる高度の脳波異常である。代謝性疾患，脳形成不全，低酸素性虚血性疾患，染色体異常などの基礎疾患をもつことが多く，一般血液検査に加えて，アミノ酸分析，有機酸分析，染色体検査，頭部CT/MRI等の検査を行う。予後は原因の脳障害に依存する。最も有効な治療はACTH投与で，発症後できるだけ早く使用すべきである。最適投与量，投与方法，投与期間は標準化されていないが，できるだけ少量で，短期間が推奨される。抗てんかん薬としては，バルプロ酸，ニトラゼパム，クロナゼパム，ゾニサミドなどが用いられるが，有効例は少ない。ビガバトリンは視野狭窄の副作用のために日本では承認されていないが，結節性硬化症によるウエスト症候群に有効なことがあり，個人輸入で使用している例がある。その他に，スルチアム，ビタミンB6大量療法，γグロブリン大量療法，ケトン食療法などが有効であったという症例報告がある。

3 ドラベ（Dravet）症候群

　重症乳児ミオクローヌスてんかん（severe myoclonic epilepsy of infancy；SMEI）ともいう。男児に多く，男女比は2対1である。正常発達の児に，熱に誘発される片側あるいは全身のけいれんで初発する。やがてミオクローヌス，交代性の片側部分発作，非定型欠神発作，非けいれん性てんかん重積状態などが発現する。脳波は最初のうちは正常であるが，しだいに頭頂部に徐波律動が出現し，やがて両側性棘徐波複合と多焦点性棘波がみられるようになる。標準的な抗てんかん薬に反応せず，欧州ではストリペリドールを使用するが，日本ではまだ市販されていない。臭化カリウムや臭化ナトリウムなどのブロム剤が重積状態を終息させるのに有効なことがある。このような古い薬剤は不採算品目であり，日本てんかん学会などでは厚労省に供給の中断がないよう要望している。

4 レンノックス・ガストー（Lennox-Gastaut）症候群

　強直発作を主とするが，ミオクロニー発作，非定型欠神発作，脱力発作，強直間代発作といった複数の発作をもち，脳波上は全般性遅棘徐波複合を示し，多くは精神発達遅滞を伴う。強直発作は数秒から1分程度で，覚醒時にもみられるが，夜間睡眠中に繰り返し生じることが多い。非定型欠神発作は覚醒時に頻発するが，ボーッとした外見だけで，両親にも気付かれないことが多い。脱力発作は転倒による外傷を引き起こすため，頭部を保護するためのヘッドギアが必要となることがある。わが国ではバルプロ酸が，外国ではラモトリギンが第1選択薬となるが，薬物への反応性は良くない。第2選択薬も含めた各種の抗てんかん薬を用いても発作が完全に抑制されることは少なく，多剤併用療法はむしろ薬物の蓄積による副作用がQOLを低下させる。ケトン産生食事により発作を抑制できるという症例報告がある。

5 ランドー・クレフナー（Landau-Kleffner）症候群

　幼児期から小児期にかけて，突然あるいは徐々に言語能力を喪失する後天性の失語と，脳波検査で側頭・頭頂部のてんかん性異常波を特徴とするまれな病態である。部分発作，ミオクロニー発作，強直間代発作などがみられるが，これらの発作をもたない例もある。自閉的な行動特徴を示すこともある。入眠すると脳波上に持続性棘徐波（continuous spike-wave discharges during sleep；CSWS）を示し，睡眠時電気的てんかん重積状態（electrical status epilepticus during sleep；ESES）とも呼ばれる。典型例では棘徐波が徐波睡眠中の85％以上を占める。バルプロ酸やラモトリギンを使用するが効果は不十分である。ステロイドが有効なこともある。長期経過では発作や脳波は改善傾向を示すものの，失語は持続することが多

い。

Ⅳ　てんかんの薬物治療

　小児のてんかん治療は両親を介在して行うことが多く，治療期間が長期にわたるので，良好な患児－親－医師関係を築くことが重要である。治療は発作の抑制だけでなく，日常生活や学校生活での心理的サポートも含めた包括的なものとなる。初回発作の場合には，直ちに抗てんかん薬を投与することはしない。背景に急性脳疾患や身体疾患がないことが確認され，インフォームド・コンセントにより了解が得られれば，2回目に発作が生じた時点で治療を開始する。初回の無熱性けいれん後，2年間を追跡して発作が再発する確率はおよそ半数である。しかし，2回目の発作が生じた場合には，3回目以上の発作の再発率はきわめて高くなる。初回発作後の再発率はさまざまな要因で変わり，脳障害が存在したり，脳波にてんかん性異常波が出現するなどして，再発の危険性が高いと予測される場合に初回発作であっても治療を開始することがある。その際，一旦治療を開始すれば長期にわたる服薬が必要となり，さまざまな生活上の制限が生じることを考慮に入れなければならない[10]。

　抗てんかん薬は発作型に応じて適切な薬物を選択する。単剤治療が原則であり，第1選択薬は部分発作であればカルバマゼピン，全般発作であればバルプロ酸が推奨される。しかし，上記した小児難治てんかんではこれらの標準的抗てんかん薬が奏効しないことが少なくない。抗てんかん薬の副作用は，治療開始後数週で起こる早期のものと，ゆっくりと生じる後期のものとがある。バルプロ酸による肝障害や膵炎，フェニトインによる歯肉肥厚など，薬物特有の副作用もある。カルバマゼピンやフェニトインなどによる薬剤性過敏症症候群は，服用開始後2～6週後に38℃以上の高熱と発疹が生じ，はしかや風疹などと間違われたり，薬剤が原因と気付かれずに重症化することもある。薬剤の中間代謝物が特異的Tリンパ球を活性化し，ヒトヘルペスウイルス6型を再活性化させることが原因で，臓器障害を伴い，薬剤中止後も遷延する。抗てんかん薬の治療開始後，3～4カ月は過敏症の有無をチェックし，以降は定期的に副作用をモニターする必要がある。抗てんかん薬の血中濃度モニターは，治療抵抗例の服薬コンプライアンスの確認，中毒症状の確認，フェニトインの薬用量決定などの場合に行われる。最適な薬用量には個人差が大きく，公表されている抗てんかん薬の治療域はおおよその目安である。

　長期にわたって発作が抑制された場合に，治療の終結を考慮することになるが，抗てんかん薬中止に関する明確な基準はない。一般には，最終発作後2～4年，脳波異常が2年以上消失し，神経学的所見がない場合に中止を試みる。薬物は3～4カ月ごとに25％程度を漸減する。小児てんかん例で，治療後すぐに発作が抑制され，その後の経過が良好な例では，成人になる前に服薬中止を試みる。

Ⅴ　てんかん重積状態

　てんかん発作が頻回に生じ，次の発作が起こる前に前の発作から回復しておらず，30分以上にわたって持続する場合を重積状態という[9]。てんかん重積にはけいれん性と非けいれん性とがあり，前者は長引けば生命の危険を伴う神経学的緊急事態である。発作の抑制だけでなく，低酸素による脳障害の予防，脳圧亢進の予防，血圧の維持，代謝性アシドーシスの補正などが必要となる。てんかんの診断が確定している例に生じる場合と，初回発作が重積状態の場合とがある。

　小児のてんかん重積に関しては，岡山市で詳細に検討されている[11]。1歳代の幼児が最も頻度が高く，ついで0歳代の新生児・乳児であり，2歳までが全体の60％を占め，男児が女児よりも多かったという。発熱を伴うてんかん重積が半数以上で，熱性けいれん重積と脳炎・脳症による症候性てんかん重積とがあった。突発性発疹が原因となっていることが多く，ついでインフルエンザが多かった。その他に，発熱を伴わないてんかん症候群による重積もあり，特発性の場合と脳性麻痺や脳奇形などの症候性てんかんの場合とがあった。

表6　内側側頭葉てんかん[3]

項目	特徴
病歴	複雑熱性けいれんの既往，てんかんの負因，10歳以前の発症，二次性全般化発作は少ない，思春期以前に数年間寛解，やがて難治化，うつ状態などの発作間欠期の行動障害
臨床発作	前兆が存在，複雑部分発作，発作後もうろう状態がある
神経学的および検査所見	記憶障害以外の神経学的所見はない。MRI検査で海馬萎縮。脳波検査で片側あるいは両側独立の前側頭部棘波，複雑部分発作時にのみ側頭底部に最大振幅をもつθ律動，発作間欠期のFDG-PET検査で片側側頭葉の低代謝，SPECT検査で発作間欠期に低血流，発作時に高血流，記憶障害と対側アミタール注入で健忘

　熱性けいれんはてんかんではないが，初発時にけいれん重積状態を呈することがあるため，脳炎・脳症に伴うけいれん重積状態や，ドラベ症候群との鑑別が問題となる。熱性けいれんは初発年齢が3～5歳とやや高く，発作の持続がやや短い。経過をみれば，熱性けいれんでは単回のことが多く，再発したとしても長期間を経過した後で，6歳以降には消退する。

　てんかんの診断は要しないが，1～3歳児に発熱，脱水，電解質異常などがなくとも胃腸炎に伴ってけいれんが起こることがあり，「軽症胃腸炎に伴うけいれん」と呼ばれる。短時間に複数回のけいれん発作を繰り返すことが多いが，発作間欠期の意識が清明である点が，けいれん重積とは異なる。熱性けいれんの場合はジアゼパム坐薬（ダイアップ）が奏効するが，本疾患には効果なく，フェノバルビタール坐薬（ワコビタール，ルピアール）が奏効する。

VI　難治てんかんの外科的治療

　難治てんかんのなかに外科治療の対象となるてんかん症候群（surgical remediable epilepsy）がある。小児例では，発作の減少・消失により脳の発達に対する悪影響が除かれるとともに，脳の可塑性によって外科的侵襲による後遺症が代償されることが期待される。とくに出生直後から発作が頻発し，精神発達遅滞（DQ 30以下）を合併する，いわゆる破局型てんかん（catastrophic epilepsy）では，早期に手術の決断が求められる。発作の完全消失とてんかん根治をめざすてんかん焦点切除術と，転倒発作などの傷害を惹起する発作（disabling seizure）の軽減をめざす緩和外科（palliative surgery）とがある。

　てんかん焦点切除術は，内側側頭葉てんかんと，切除可能で境界明瞭な病変をもつ新皮質てんかんが適応となる。とくに内側側頭葉てんかん（表6）は，片側の海馬・扁桃体にてんかん焦点が存在し，選択的海馬・扁桃体切除術が行われ，発作の完全消失率が高く，後遺障害も少ない[3]。それでも罹病期間が長いと手術成績が低下するため，1次選択薬に反応しなければすみやかに外科治療を考慮した方が良いと言われる。国際抗てんかん連盟の外科治療ガイドラインは，成人では手術までの罹病期間を2年以上としているが，小児では2年以内を推奨している[1]。

　また，スタージーウエーバー症候群，ラスムッセン脳炎，皮質形成異常による破局的二次性全般化発作など，半球離断術が有効な小児てんかん症候群もある。

　一方，切除不能なあるいは両側性の局所病変のために転倒発作を繰り返し，傷害事故が絶えないような場合には，脳梁離断術などの緩和手術が適応となる。ウエスト症候群の早期発症例では両側焦点の可能性が高く，脳梁離断術の診断の意味も大きい。初発発作までが正常発達の例では脳梁離断により発作が消失することもある。

VII　てんかん児の生活指導

　てんかんをもつ子どもの治療は，発作の抑制にとどまらず，家庭や学校での生活のQOLを高めることが目標となる。てんかんに関する情報は，親および患児自身へ十分に提供されなければならない。患児自身への病名告知は子どもの理解力にもよるが，小学生中学年になればおおむね可能である。学校への病名告知は微妙な問題を含むが，学校と医療機関の密接な連携があれば告知するこ

とが望ましい。頻回のてんかん発作があったり，重複障害をもっていたりすると，過保護や過規制といった極端な養育態度をとりやすく，行動範囲を抑制しがちとなる。その結果，子ども本来の探索行動が阻害され，成人になっても困難な状況へのストレス耐性が低く，他者との葛藤状況で適切な対処行動がとれないことがある[8]。過度の制限を避け，自尊心をはぐくみ，自立を見守りつつ援助することが肝要である。

発作に伴う事故は溺水が問題となる。発作が完全に抑制されていない場合は，家庭でも一人での入浴には注意を要する。海での水泳やマリンスポーツは避けた方がよい。学校のプールでの水泳は，通常の監視体制があれば禁止する必要はない。その他のスポーツについては，剣道や柔道などのコンタクト・スポーツや長距離走などの耐久スポーツを含め，避けるべき合理的な理由はない。

テレビ視聴やビデオゲームについては，点滅する光に対する過敏性素質（光過敏性）がある場合は注意が必要となる。明るい部屋でテレビ画面より3m以上離れ，短時間の視聴であれば禁止する必要はない。光過敏性は脳波検査でチェックすることができ，抗てんかん薬治療によって光過敏性が抑制される。

予防接種については，最終発作から3カ月以上経過していればどの予防接種も可能である。発作が抑制されていない場合や，発熱によって長時間発作が誘発されるタイプの発作の場合は注意が必要となる。麻疹の予防接種は発熱の頻度が高く，安全に施行するための予防策を講じておく必要がある。解熱剤やジアゼパム坐薬などを準備して，発熱時の処置を家族に指示しておく。学校教諭や施設職員であっても，家族あるいは患者が希望し，坐薬挿入が日常的に行われている行為であり，医師による明確な指示と説明があり，守秘義務が守られる場合には行われて良い。

VIII　おわりに

難治てんかん例は専門施設で治療を受けていることが多く，一般医がてんかん発作を目撃することが少なくなった[12]。長期的な治療は専門医が行うとしても，突発的な発作に対しては，家族に適切な処置を指示しなければならない。通常のてんかん発作は数分で終了するため特別な処置を要しない。強直間代発作の場合でも，あわてることなく衣服をゆるめ，ゆったりと呼吸できるような状態をつくり，静かに危険でない場所に寝かせるようにする。発作後に嘔吐することがあるので，顔は横向きにする必要がある。舌を噛むことをおそれて物をかませたり，口の中に割り箸を差し込んだりすると，のどを刺激して嘔吐を誘発したり，時には窒息につながるので，絶対にしてはならない。

文　献

1 Cross JH, Jayakar P, Nordli D, et al.: Proposed criteria for referral and evaluation of children for epilepsy surgery. Recommendations of the subcommission for pediatric epilepsy surgery. Epilepsia 47; 952-959, 2007.
2 Derry CP, Duncun JS, Berkovic SF: Paroxysmal motor disorders of sleep: The clinical spectrum and differentiation from epilepsy. Epilepsia 47; 1775-1791, 2006.
3 Engel J Jr: Principles of epilepsy surgery. In: Shorvon S, Dreifuss E, Fish D, et al. (eds): The Treatment of Epilepsy. Blackwell, 1996; pp.519-529.
4 韓春錫，松浦雅人：児童・思春期の精神障害治療ガイドライン，てんかん．精神科治療学 16; 405-414, 2001.
5 Kwan P, Sander JW: The natural history of epilepsy: An epidemiological view. J Neurol Neurosurg Psychiatry 75; 1376-1381, 2004.
6 松浦雅人：偽発作の診断と治療．In：小島卓也編：てんかんの診断と治療．真興交易医書出版，2000; pp.150-163.
7 松浦雅人：てんかんの診断プロトコル．Medical Technology 30; 146-152, 2002.
8 Matsuura M, Adachi N, Muramatsu R, et al.: Intellectual disability and psychotic disorders of adult epilepsy. Epilepsia 46; 11-14, 2005.
9 松浦雅人：てんかん重積状態．精神科治療学 20; 367-369, 2005.
10 松浦雅人：研修医の精神科研修ハンドブック てんかん．エルセビアジャパン，2006, pp.86-98.
11 Nishiyama I, Ohtsuka Y, Tsuda T, et al.: An epidemiological study of children with status epilepticus in Japan. Epilepsia 48; 1133-1137, 2007.
12 岡崎光俊，松浦雅人：てんかん外来―現状と問題点．外来精神医療 6; 16-21, 2006.
13 Scheffer IE, Bhatia KP, Lopes-Cendes I, et al.: Autosomal dominant frontal epilepsy misdiagnosed as sleep disorder. Lancet 343 (8896); 515-7, 1994.

第5章 精神遅滞と精神医学的問題

末光　茂・笹野京子

I　はじめに

精神遅滞はかつて精神薄弱（mental deficiency）と称した時代もあったが，不適切な用語であることから，近年精神遅滞（mental retardation）が用いられている。また1999年4月から我が国では法律用語として知的障害（intellectual disability）を用いることとなっているが，医学的概念ではないことから，ここでは精神遅滞を用いる[1]。

II　定　義

DSM-IVによると，「精神遅滞の基本的特徴は，明らかに平均より低い全般的知的機能で（基準A），以下の少なくとも2つの技能領域において適応機能の明らかな制限を伴っている：コミュニケーション，自己管理，家庭生活，社会的／対人的技能，地域社会資源の利用，自律性，発揮される学習能力，仕事，余暇，健康および安全（基準B）。発症は18歳以前でなければならない（基準C）」とある（表1）。標準化された知能検査により測定された知能指数（IQ）が70以下としているが，知能検査が施行困難な例では他の発達検査による発達指数（DQ）をIQに準用したり，臨床的に知能水準を推定することとなる。

適応水準は知能検査ほど厳密な尺度ではないが，適応行動尺度や社会成熟度検査によって測定したり，臨床的な判断に基づくこととなる。

なお，精神遅滞は知能指数IQ水準により軽度（IQ 50～55からおよそ70），中度（IQ 35～40から50～55），重度（IQ 20～25から35～40），最重度（IQ 20～25以下）および特定不能（標準的検査では測定不能）と分類される（表1[2,3]）。

アメリカ精神遅滞協会の「定義，分類および支援体系」第10版（2002年）によると，精神遅滞とは，「知的機能および適応行動（概念的，社会的および実用的な適応スキルによって表される）の双方の明らかな制約によって特徴づけられる能力障害である。この能力障害は，18歳までに生じる」と定義されている。またこの定義には，表2に示した5つの前提が不可欠だとある[4]。

III　精神遅滞の精神医学的問題

精神遅滞の精神医学的問題としては，他の発達障害の併存と新たに合併する精神科疾患，さらに特有の行動異常が挙げられる。

精神遅滞は一般人口よりも精神医学的問題を示す率が高いことはよく知られている。精神遅滞児の1/3から2/3は何らかの精神医学的問題を示すといわれている。その背景にはもともと脳機能に偏りや脆弱性があること，ストレス状況下での援助要求の表現や問題解決能力が低いこと，その両方の結果として行動化や身体化がおこりやすいこと，などがある。

1 併存する発達障害

1）広汎性発達障害（自閉症）

最近の調査では広汎性発達障害の3～6割がIQ 70未満であるとの報告が多い。精神遅滞に広汎性発達障害を伴う率については，知的障害養護学校での調査では約3割という報告が多い。診断には幼児期の発達歴が必要なので，その情報が充分でない場合，診断が困難なことがある。また，精神遅滞が重度である場合，独特の言語面の症状や同一性保持，興味の偏りがはっきりしないこと

表1　精神遅滞の診断基準（DSM-IV）
Ａ．明らかに平均以下の全般的な知能能力：個別的に施行された知能検査でIQが70以下である（乳幼児の場合は，明らかに平均以下の知能能力を臨床的に判断）。 Ｂ．現在の適応能力（すなわち，その人の属する文化集団によって，その人の年齢に対して要求されている基準に，その人が合致する程度）の欠陥や障害が，以下の2領域以上で存在：意思伝達，自己管理，家庭生活，社会的／対人的技能，地域社会資源の利用，自立性，学習能力，仕事，余暇，健康，安全。 Ｃ．18歳未満の発症。

表2　精神遅滞の定義（AAMR）
精神遅滞は，知的機能および適応行動（概念的，社会的および実用的な適応スキルによって表される）の双方の明らかな制約によって特徴づけられる能力障害である。この能力障害は，18歳までに生じる。 以下の5つの前提は，この定義の適用には不可欠である： 1．現在の機能の制約は，その人と同年齢の仲間や文化に典型的な地域社会の情況の中で考えられなければならない。 2．妥当な評価は，コミュニケーション，感覚，運動および行動の要因の差異はもちろんのこと，文化的および言語的な多様性を考慮しなければならない。 3．個人の中には，制約がしばしば強さと共存している。 4．制約を記述することの重要な目的は，必要とされる支援のプロフィールを作り出すことである。 5．長期間にわたる適切な個別的支援によって，知的障害を有する人の生活機能は全般的に改善するであろう。

がある。しかし，治療の必要な行動異常の背景には，知覚過敏や変化への抵抗といった広汎性発達障害の特徴があることが非常に多いので，常に併存を疑って観察するべきである。

2）注意欠陥多動性障害（ADHD）

多動，衝動性，不注意の症状も精神遅滞で頻度が高い。DSM-IV-TRの診断基準では精神遅滞の程度にかかわらず診断可能となっているが，通常は精神年齢に不釣合いにこうした症状がある場合，すなわち軽度精神遅滞に診断を併記することが多い。

ICD-10には「精神遅滞および常同運動に関連した過動性障害」という概念があり，IQは50以下で重篤な過動，常同運動を示し，自閉症，多動性障害の診断基準を満たさないものをいうとしている。

2 合併症としての精神疾患

1）統合失調症

精神遅滞に統合失調症を合併する頻度は一般人口より約3～4倍高く，おおよそ3％に発症するとされている。その理由としては，①精神遅滞では脳機能の脆弱性や偏りがあり，統合失調症と同じ病態（神経伝達物質の代謝異常など）をおこしやすい，②精神遅滞では心理社会的ストレスにより容易に人格の統合が崩れてしまう，などの要因が考えられる。しかし，一方で広汎性発達障害の症状や他の精神疾患の合併，不安や混乱からとる奇異な行動が誤診されている可能性も指摘されている。診断においても，病前の人格がわかりやすく，幻覚などの症状を言語化できる軽度精神遅滞では診断しやすいが，中度，重度においては困難が伴う[5]。

精神遅滞に特有の臨床症状はなく，幻覚妄想，興奮，不眠が見られる。急性期には昏迷状態に陥ってADLの低下がみられることもある。妄想の内容は無邪気なものが多く，幻覚では幻聴が多いといわれている。

総じて精神遅滞に合併した統合失調症は予後がよいとされ，薬物療法においても少量で効果があるという。薬物療法は一般とかわらないが，副作用が出やすいことに注意する必要がある。

2）気分障害

気分障害は精神遅滞では頻度の高い精神疾患であり，うつ病性障害，双極性障害を始めとしてあらゆるタイプがみられる。

うつ病性障害の出現率は1～3％といわれている。障害の程度にかかわらず症状として観察されやすいのは，不眠，食欲不振などの生活リズムの変化，活動性の低下，不機嫌などである。軽度・中度精神遅滞では言語や態度で不快感や悲しみ，孤独感を表現するが，幻覚妄想を示すこともある。言語のない重度・最重度精神遅滞では非特異的な症状を呈するので，注意が必要である。興奮やかんしゃく，自傷，攻撃的行動，常同行動や自己刺激的行動の増加などの背景に抑うつがあることもある。ADLの退行がみられることもあり，病前の能力を知らないと判断が困難であったり，成人では痴呆との鑑別が問題となる。

双極性障害は一般と比べて周期が短い傾向や混合状態がよく見られるという報告が多い。躁状態の場合，活動性の亢進，興奮，不眠などが見られ，重度の場合，多幸気分がみられることは少ないという。

また，精神遅滞の場合，症状がてんかんなどの他の中枢神経障害や自律神経異常，内分泌異常，抗てんかん薬などの薬物の影響を受けていることも多い。女子で初潮前後に周期性の精神症状が出現する例や季節性の症状変化を示す例がしばしばみられる。

診断にあたっては長期間のエピソードを把握して検討する必要がある。また，必ずしも抑うつや多幸といった気分の症状が見られるとは限らないので，周期性の行動の変化に着目することが重要である。

環境因によって誘発される反応性の抑うつ状態も精神遅滞では頻度の高い症状で，家族の問題や環境の変化などのストレスによって急速に発症する。不安，強迫，心気的な訴え，食欲低下，不眠などが見られる。重度・最重度遅滞では自傷などの行動異常の悪化や，無欲状態などが見られる。

治療は一般的な気分障害の治療プロトコールで行う。

3）身体表現性障害，心身症

児童期において，心理的葛藤が身体化しやすいのと同様に，精神遅滞でも身体症状が心理的問題と結びついていることはよくある。宮本[6]によれば，発達障害児・者では気管支喘息などの慢性の身体疾患が経過中に心身症化するものは少なく，消化器系や食事・排泄と関連する症状が多い傾向があるという。症状としては拒食，食欲不振，腹痛，嘔吐，下痢などである。また，不安や孤独感から過食が見られることも多く，肥満に結びついてゆきやすい。排泄面では夜尿や遺尿，便秘，遺糞がみられることが多い。これらは心理的問題よりも身体的成熟や日常生活習慣の学習困難，不適切なしつけや誘導の失敗，トイレでの排泄場面への抵抗感などの相乗作用から生じていることが多い。

軽度精神遅滞では転換性障害もよくみられる。特にけいれんの偽発作は，もともとてんかんを持っている場合にもそうでない場合にも多く，型としては大発作が多い。発作重積と間違われやすく，脳波検査を頻回に行って観察する必要がある。てんかんの既往がない場合，身近に発作を見聞きしたことに影響されていることもある。また，偽発作は重度精神遅滞でも認められ，強いストレス下で心因反応的に生じることもあるという。

4）老化，退行

精神遅滞の中で，遺伝性で早期老化をきたす症候群として有名なものに Cockayne 症候群がある。また，ダウン症候群では，退行や老化の頻度が高いことが知られている。

ダウン症候群では一般より早期に老化が見られることが知られており，30歳代までに脳に神経原繊維変化やアミロイド沈着老人斑などのアルツハイマー型の老人性変化が生じる。実際の症状発現時期はそれより遅れ，Lai と Willams の研究では[7]，35〜49歳で8％，50〜59歳では55％，60歳以上では75％に痴呆症状が見られ，その出現時期は平均54歳であった。また，ほとんどが Alzheimer 型痴呆である。痴呆症状出現から死亡までは平均4年半であり，てんかんを合併する率も高く，症状が重篤であるという。視覚，聴覚障害の合併が機能低下をより早める場合もある。

こうした早期老化とは別に，ダウン症候群では青年期に能力や活動水準の低下，人格変化，行動異常が出現する「退行現象」を示す例があることが知られている。斉藤らの調査によれば[8]，15歳〜25歳のダウン症候群200例のうち「退行」現象を認めたものは6％，好発年齢は18歳〜22歳であったという。心因反応，うつ病性障害，早期老化など多様な病態が含まれているとされる。甲状腺機能低下の関与している場合もある。抗うつ剤やアマンタジンなどの薬物療法，環境調整が効果を示した報告がある一方，あまり変化のない例や急速に病状が進行する例があり，予後も一様ではない。

Ⅲ　行動障害，行動異常

精神遅滞では周囲の状況や年齢にそぐわない逸

表3　強度行動障害判定基準表

行動障害の内容	1点	3点	5点
1．ひどい自傷	週に1，2回	一日に1，2回	一日中
2．強い他傷	月に1，2回	週に1，2回	一日に何度も
3．激しいこだわり	週に1，2回	一日に1，2回	一日に何度も
4．激しいもの壊し	月に1，2回	週に1，2回	一日に何度も
5．睡眠の大きな乱れ	月に1，2回	週に1，2回	ほぼ毎日
6．食事関係の強い障害	週に1，2回	ほぼ毎日	ほぼ毎食
7．排泄関係の強い障害	月に1，2回	週に1，2回	ほぼ毎日
8．著しい多動	月に1，2回	週に1，2回	ほぼ毎日
9．著しい騒がしさ	ほぼ毎日	一日中	絶え間なく
10．パニックがひどく指導困難			あれば
11．粗暴で恐怖感を与え，指導困難			あれば

上記基準によってチェックした結果，家庭にあって通常の育て方をし，かなりの養育努力があっても，過去半年以上様々な強度な行動障害が継続している場合，10点以上を強度行動障害とし，本事業対象としては20点以上とする。

表4　強度行動障害判定指針

行動障害の内容	行動障害の目安の例示
1．ひどい自傷	肉が見えたり，頭部が変形に至るような叩きをしたり，爪をはぐなど。
2．強い他傷	噛みつき，蹴り，殴り，髪ひき，頭突きなど，相手が怪我をしかねないような行動など。
3．激しいこだわり	強く指示しても，どうしても服を脱ぐとか，どうしても外出を拒みとおす。何百メートルも離れた場所に戻り，取りに行く，などの行為で止めても止めきれないもの。
4．激しいもの壊し	ガラス，家具，ドア，茶碗，椅子，眼鏡などを壊し，その結果，危害が本人にもまわりにも大きいもの。服を何としてでも破ってしまうなど。
5．睡眠の大きな乱れ	昼夜が逆転してしまっている。ベッドについていられず，人や物に危害を加えるなど。
6．食事関係の強い障害	テーブルごとひっくり返す，食器ごと投げるとか，椅子に座っていられず，皆と一緒に食事できない。便や釘・石などを食べ，体に異常を来たしたことのある拒食，特定の物しか食べず，体に異常を来たした偏食など。
7．排泄関係の強い障害	便を手でこねたり，便を投げたり，便を壁面になすりつける。強迫的に排尿・排便行動を繰り返すなど。
8．著しい多動	身体・生命の危険につながる飛び出しをする。目を離すと一時も座れず，走り回る。ベランダの上など高く危険な所に上がる。
9．著しい騒がしさ	耐えられないような大声を出す。一度泣き始めると大泣きが何時間も続く。
10．パニックのもたらす結果が大変なために処遇困難な状態	一度パニックが出ると，体力的にもとてもおさめきれず，付き合っていかれない状態を呈する。
11．粗暴で相手に恐怖感を与えるため，処遇困難な状態	日常生活のちょっとしたことを注意しても，爆発的な行動を呈し，関わっている側が恐怖を感じさせられるような状況がある。

脱行動である「行動異常」がしばしばみられる。こうした行動異常が持続して本人の健康や社会参加を阻害する場合に「行動障害」と呼んでいる。

■1 強度行動障害

「強度行動障害」とは精神遅滞の人が示す「直接的他害（噛み付き，頭突きなど）や間接的他害（睡眠の乱れ，同一性の保持，例えば場所・プログラム・人へのこだわり，多動，うなり，とび出し，器物損壊など）や自傷行為などが，通常考えられない頻度と形式で出現し，その養育環境では著しく処遇の困難な状態」をいう。これは医学的な診断ではなく，我が国での知的障害児・者福祉上の概念であり，特別な対応を要する「状態」を意味している。

こうした状態を呈する人の8割以上が重度精神遅滞と広汎性発達障害を基礎疾患として持っている。強度行動障害の判定に用いられる基準を表3，4に示す。1993年より知的障害施設において「強度行動障害特別処遇事業」が始まり，治療的な処遇の研究や実践が行われた。その結果，強度行動障害の状態に至るには，障害の重度さに加えて気分障害や強迫性障害，トゥレット障害などの精神科疾患の発症が関与している例が多いことが

指摘されている[9]。したがってこの状態の改善のアプローチには，基礎疾患と合併精神科疾患についての適確な診断と治療の方向付けが求められ，精神科医が重要な役割を担っている。一方，学校教育や知的障害関連施設との適切な連携の有無が経過を大きく左右することも報告されている。特に組織的対応が強く求められる領域である[10]。

2 自傷

自分自身の身体組織の損傷をおこす行為を自傷（self-injurous behavior）という。ここでは精神遅滞でみられる自らの皮膚を引っ掻く，つねる，噛む，頭部を打ちつける，叩く，髪を抜くなどの行動について述べる。

精神遅滞における自傷の合併頻度は 8 ～ 14 ％とされるが，施設入所では在宅より頻度が高いという報告もある。重度精神遅滞では中・軽度よりも明らかに多く，IQ 50 以下に有意に多いとされる。Cornelia de Lange 症候群，Lesch-Nyhan 症候群などの基礎疾患を持つ例には頻度が高いことも知られている。広汎性発達障害の併存例が非常に多く，知覚過敏に関連している。

年齢的にみると，正常発達でも乳児期には 6 ～ 9 カ月くらいの時期に自己刺激的な軽い頭打ちなどがみられることがある。広汎性発達障害では乳幼児期にかんしゃくに伴って自傷がみられることも多いが，こうした現象は一過性のことが多く，遊びやコミュニケーションの発達に伴い消えていく。しかし，この時期から反復持続する自傷がみられる例もまれにある。

行動障害といえるほどの自傷は 10 歳ごろから出現し，ピークは 15 歳～ 20 歳である。広汎性発達障害やトウレット障害が併存しており，強迫的な性質を伴っていることが多い。また，こうした状態にはしばしば波があり，気分障害やうつ病性障害との関連がある場合もある。

自傷のおこる生物学的原因としてはドーパミン活性の異常，セロトニン活性の低下，オピオイド仮説（β-endorphin の過剰放出が痛覚を抑制する）などが研究されてきた。心理学的には自傷により触覚や前庭覚に刺激を与え，覚醒レベルを調節している，または不快刺激を遮断しているという仮説がある。また，自傷により不快状況を回避したり，周囲の注意を喚起することを学習したために持続していくという仮説も知られている。

実際に長期経過をみると，初期には自己刺激的であったり，内的な不快感の表現であったものが，自傷を止めようとする周囲の対応によって，注意喚起や要求手段の意味あいを帯びてくることがよくある。また，激しい自傷は不快刺激に伴っておき，興奮を伴い強迫的にエスカレートする。強迫性があるときは本人が物理的抑制を求めたり，自ら狭い空間に入る，ポケットに手を入れるなどの何らかの抑制手段をとろうとすることもある。いずれにしても単一の原因で定着する行動ではないので，発達的，医学的視点から観察する必要がある。

自傷をする部位は顔やその周辺，上腕が多く，頭部に強い打撃を与え続けた場合には網膜剥離や白内障の発症に至るケースもある。

治療としては興奮や強迫，気分障害などに対する薬物療法の他に，非可逆的な外傷を負う危険がある場合は一時的に物理的拘束をせざるをえないこともある。自傷のおこる背景にある環境要因を探り，不快刺激を取り除く必要がある。本人にとってコミュニケーション手段になっている場合は他の代替手段を探す，興味の幅を広げる，などのアプローチが必要である。

3 攻撃行動

攻撃行動には 2 種類の要因があると考えられる。1 つは不安や恐怖，パニック状態にあるとき周囲の刺激に対して反応するものであり，うつ状態や被害念慮など病的な問題が背景にある場合もある。もう 1 つは攻撃行動がコミュニケーション手段や周囲の反応を誘う不適切なパターンになっている場合である。前者の場合は興奮や不安焦燥感など，基盤にある症状に対して精神科薬物療法を行う場合もあるし[11]，生活に見通しが持て，不安の少ないものになるように援助する必要がある。後者の場合は適切な行動で満足感が得られるよう環境や援助の方法を変える。なお重度精神遅

滞の自傷および他害などの問題行動に炭酸リチウムが有効だったとの報告もある[12]。

4 食行動異常

重度精神遅滞では異食，反芻嘔吐，多飲，過食などさまざまな摂食に関する行動異常がみられる。在宅の障害者より施設入所者に圧倒的に多くみられるという。

重度精神遅滞では，興味の幅が狭く遊びを発展させることができず，自己刺激的になりがちである。また，味覚，嗅覚，口腔内の触覚などの感覚の異常があることもある。施設環境が貧しければ，外界からの刺激が乏しいうえ，食事が数少ない楽しみになり，食に関連した行動異常が発生しやすいと考えられる。杉山[13]は，単調な生活，人的資源の不足，余暇活動の制限，情緒的充足のなさが，食行動異常に結びつきやすいと述べている。

この中で異食は危険物を嚥下した場合や胃石を形成した場合に生命的な問題になるとして，深刻にとらえられる。知的障害が重度であるほど高率にみられるが，食べ物と認知できないために口に入れるとは限らない。多くの場合，個々人によって口に入れるものの形状は一定しており，感覚的な好みが関連していると思われる。鋭利な物や電池，タバコなどが危険であるのはもちろんのこと，髪の毛などの繊維質のものは大量であると胃石を形成したり，消化管閉塞をおこす可能性がある。亜鉛などの重金属の欠乏やうつ状態との関連も報告されている。

対応としては，異食の対象となる物を環境から排除すること，他の適切な行動を引き出す刺激を用意することが基本となる。異食のおこりやすい状況を分析してその場面を変化させることも必要である。さまざまな行動療法的アプローチの報告もなされているが，有効性は一定していない[14]。うつ状態や強迫性障害が疑われれば，その治療を行う。

反芻は一度嚥下した食物を口腔内に戻して咀嚼する，または嘔吐する行動である。正常発達でも乳児期に認められることはあるが，その場合は一過性である。知的障害者では習慣的に続くことがあり，体重減少や栄養障害，齲歯の原因となる。たまたま嘔吐したことがきっかけとなることがあり，異食と同じように刺激の少ない充足感のない生活により，持続する。対応としては一度に急速に大量の食物を摂取したり，同時に水分を大量に飲んだりすると嘔吐を誘発しやすいので，ゆっくり適量の消化の良い食事を摂取させること，食後は口腔内を清潔にし，すぐに場面を切り替えて他の活動へと注意を向けさせることがよい。嘔吐を起こす器質的な身体疾患の精査も念頭においておく必要がある。

強迫的な多飲は特に広汎性発達障害を伴う重度精神遅滞でみられることが多い。もともと水遊びに没頭するなど，水へのこだわりがあることが多く，適切な生活環境におかれない場合に感覚的な満足を求めて多飲になると推測される。重症の場合は衝動性の亢進や他の強迫的な行動障害が同時にみられる。こうした場合には精神科薬物療法の対象となるが，向精神薬の副作用によって逆に誘発される可能性もあり，精神障害者の多飲と同様，慎重な検討が必要である。水を蛇口から直接飲む習慣をやめさせ，1回に飲む量を視覚的にわかりやすく示すこと，生活全体のスケジュールを見直し，飲水以外に興味を向けさせることが基本であるが，水道から物理的に遠ざけるなどの生活制限が必要な場合もある。

5 常同行動

常同行動とは，随意的，反復的，非機能的（そしてしばしば律動的）な運動で，身体や頭をゆする，抜毛，毛を捻る，指をはじく，手を叩く，跳ぶ，手をひらひらさせる，物を振る，回すなどがみられる。ICD-10では常同性運動障害として分類し，自傷行為の中で常同的なものもここに含めており，反復する頭打ち，顔叩き，目を突く，手や唇，他の身体部分を噛むことを例として挙げている。視覚障害がある場合，目の前で手を振ったり，目の周辺をいじるような独特の常同行動がみられることが多い。いずれもその行為のために身体に傷が残ったり，有用な活動に支障をきたすとき治療の対象になる。

こうした行動は外界からの刺激が乏しかったり，あっても興味が持てなかったりしたときに自己刺激行動として現れる。快，不快に伴って興奮とともに強く出現することもある。自傷以外で強迫的な要素の少ないものは，他に興味を向けさせるような環境の工夫により，減少させることができる。身体的不快がある場合に増悪することがあるのと，強迫やうつ状態といった精神症状の有無に注意してみきわめることが必要である。

6 行動障害・行動異常への対応

以上述べてきたように精神遅滞児・者の行動障害・行動異常の背景には本人の持っている脳器質性障害，知的レベル，コミュニケーション能力などの一次的要因と精神科疾患の合併などの二次的要因，さらに不適切な環境や関わりの影響が組み合わさって存在することが多い。改善策を立てるためにはこうした要因の分析が欠かせない。表5に分析の視点をまとめた。分析を行うためには，健康状態のチェック，脳波などの生理学的検査といった医学的精査，正確な発達評価やリハビリテーションの視点での評価，家庭や学校，施設での様子の比較を行うことが望ましい。また，問題となっている行動がいつ，どこで，何をきっかけに起こり，どのような対応で，どうなったか，を記録にとってみることが有用である。

精神科医はこれらの情報を整理し，精神医学的診断や薬物療法について説明し，関わる人が共通認識を持てるよう援助することが求められる。本人が安心し，見通しを持って意欲的に生活できることを目標としたい。

Ⅳ おわりに

アメリカ精神遅滞協会の「定義，分類および支援体系」（第10版）は国際生活機能分類ICFの基本理念をふまえ，知的障害の多次元性に根ざした支援モデルを提示している。そこには，個人因子への働きかけの重要性とともに個人因子に深く関わりをもつ生活環境への適切な働きかけを含む「本人を中心にすえた個別支援計画づくり」の重要性が指摘されている[15]。精神遅滞の精神医学的問題への対応にはその視点が特に欠かせない。

表5 行動障害の背景となる要因

A．本人の要因
① 発達レベル
　生理的機能（睡眠覚醒リズム，体温調節など）の未熟さ
　運動機能（粗大，微細運動）の不器用さ
　認知，理解のレベル（場面や因果関係，概念，社会的ルールの理解）の問題
　コミュニケーション能力（快−不快，Yes − No，要求の表現，指示の理解など）の問題
　対人関係，愛着の発達レベルの問題
② 脳器質性（機能性）障害
　広汎性発達障害
　多動，衝動性，固執性，易興奮性など
　てんかん発作
③ 感覚障害
④ 身体の不調
⑤ 精神科疾患
⑥ 気質，性格

B．環境要因
① 対人関係
　威圧的な対応，共感性のない関わり
　過大な期待，要求水準
　不適応行動を強化する関わり
　達成感，満足感の欠如
② 生活環境
　見通しのもちにくい日課
　本人の発達レベルや嗜好にあわないプログラム
　環境刺激の質，量の不適切
③ 不安，恐怖，緊張感をひきおこすできごと

文　献

1　末光茂：精神遅滞．精神科治療学 16 増刊号（小児・思春期の精神障害治療ガイドライン）149-154, 2001.
2　APA　高橋三郎，大野裕，染矢俊幸訳：DSM-Ⅳ-TR 精神疾患の診断・統計マニュアル：医学書院：57-63, 2002.
3　Kaplan HI, Sadock, Sadock BJ, Sadock VA, et al. (eds) (1994) Kaplan and Sadock's synopsis of psychiatry, 7th ed. Lippincott Williams & Wilkins.（井上令一，四之宮滋子監訳：カプラン臨床精神医学テキスト DMS-Ⅳ診断基準の臨床への展開．医学書院, 1996; pp.706-722.
4　American Association on Mental Retardation (1988) 原著タイトル．（栗田広，渡辺勧持訳：知的障害—定義，分類および支援体系 第10版．日本知的障害者福祉連盟, 2004.）
5　長尾圭造，奥野正景：発達障害と精神障害—精神遅滞に見られる精神分裂病．発達障害研究 23(4); 27-37, 2002.
6　宮本信也：発達障害と心身症．発達障害研究 23(4); 1-15, 2002.
7　Lai F, Williams R: The natural history of dementia in Down's syndrome. Arch Neurol 46; 849-853, 1989.
8　斉藤優子，宮本信也：青年期ダウン症候群における「退

行」現象．小児の精神と神経 40(1); 5-10, 2000.
9 中島洋子：強度行動障害とその周辺の医療（発達障害医学の進歩 No.13）．診断と治療社, 2001.
10 飯田雅子：強度行動障害を中心とした学校と施設との連携の実態と今後の課題—全国調査から．発達障害研究 23(2): 25-34, 2001.
11 柄澤昭秀：精神保健．In：今村理一監修：新版 高齢知的障害者の援助・介護マニュアル．財団法人日本知的障害者福祉協会, 2007; pp.245-256.
12 西村浩，忽滑谷和孝，篠崎徹，笠原洋勇，牛島定信：自傷および他害などの問題行動に炭酸リチウムが有効であった重度精神遅滞の2症例．精神医学 34(7): 725-732, 1992.
13 杉山登志郎：障害児・者における食行動の問題（発達障害医学の進歩 No.6）．診断と治療社, 1994; pp.68-79.
14 Whitaker S: Maintaining reduction in challenging behaviours: A review of the literature. The British Journal of Developmental Disabilities, 48(1); 15-23, 2002.
15 中薗康夫，武田則昭，末光茂：パーソン・センタード・プランニング—研究・実践・将来の方向性（上・下）．相川書房, 2005, 2007.

第6章　児童・思春期の適応障害と学校不適応

生地　新

I　適応障害と学校不適応という言葉（概念）について

　児童・思春期の子どもたちが，過ごす生活の場は，主として家庭と学校である。ほかに，スポーツクラブや塾，習い事の場，ボランティア活動の場，学童保育，児童養護施設などの児童福祉施設がある。子どもの「適応」が問題となるのは，主として養育の場としての家庭と教育の場としての学校という環境においてのことである。子どもたちは，さまざまな変化を受け入れ，多彩なストレスに晒されながら，成長・発達していくことが求められる。そして，その過程で，要領よく対人関係のスキルを形成し，学校での多くの学習課題をこなすことを求められる。さらに，現代の子ども達は，急速に変化しつづける社会文化状況の中で生きていて，その変化に適応していく必要もある。彼らが，持続的に家庭や学校の環境に「適応」し続けることは容易なことではないと言えるかもしれない。そこで，児童・思春期において，「適応障害」や「不適応」と言える状態に陥ることは，希なことではないだろうと推測される。実際，Mezzichら[4]の報告によると，ある大学病院における18歳未満の患者の16％が適応障害と診断されていたということである。少なくともアメリカでは，適応障害という診断名は児童・思春期の診断名としてよく用いられているということである。しかし，田中[7]が述べているように我が国では適応障害という診断はあまり積極的には用いられて来なかった印象がある。

　ところで，適応障害にせよ，「不適応」にせよ，それを言葉で定義しようとするとあいまいさがつきまとう。それは，環境の側の要因と個体の側の要因の相互作用で，適応障害や「不適応」という事態が成り立つものだからである。ただし，環境の側の要因の比重が大きい時だけ，適応障害と診断される。個体の側の要因が大きく，個体の側の病理性が特異的であるという場合には，他の診断名が優先される。たとえば，わずかな変化でも頻回にパニック状態になるならば，広汎性発達障害などの発達障害の可能性が疑われるし，軽微なストレスで抑うつ気分が生じることが繰り返されるなら，気分障害の可能性が疑われるということになる。しかし，わずかな変化や軽微なストレスと大きな変化やストレスということの間は連続的なものであり，はっきりした境界線を引くことは難しいことである。そもそも，子どもは周囲の環境に依存して生きているから，小さな環境の変化の影響も受けやすいものである。そうして考えると，多くの子どもの行動や情緒の問題には，適応障害あるいは「不適応」の側面があると言えるのである。

　DSM-IV-TR[1,2]の適応障害は，診断基準Aにおいて「はっきりと確認できるストレス因子に反応して，そのストレス因子の始まりから3カ月以内に情緒面または行動面の症状が出現する」ことと定義されている（表1参照）。病因として環境の側のストレス因子を重視している定義である。つまり，適応障害とは，個体の側の脆弱性・弱さによって，環境に適応できない事態を意味する言葉ではない。それでは，「はっきりと確認できるストレス因子」とはどういうものを指しているのだろう。DSM-IV-TRのテキスト[2]においては，いくつかの例があげているが，それを参照しながら，

表1　DSM-IV-TR¹における適応障害の診断基準

A. はっきりと確認できるストレス因子に反応して，そのストレス因子の始まりから3カ月以内に情緒面または行動面の症状が出現。
B. これらの症状や行動は臨床的に著しく，それは以下のどちらかによって裏づけられている。
　（1）そのストレス因子に暴露されたときに予測されるものをはるかに超えた苦痛。
　（2）社会的または職業的（学業上の）機能の著しい障害。
C. ストレス関連障害は他の特定のI軸障害の基準を満たしていないし，すでに存在しているI軸障害またはII軸障害の単なる悪化でもない。
D. 症状は，死別反応を示すものではない。
E. そのストレス因子（またはその結果）がひとたび終結すると，症状がその後さらに6カ月以上持続することはない。

表2　家庭環境・生活環境および学校環境におけるストレス因子

家庭環境・生活環境におけるストレス因子

家族の死去，家族や子ども自身の病気や事故
転居や移住，親の失業
家族内の不和，親の離婚，親の虐待
犯罪の被害，火事，自然災害

学校環境におけるストレス因子

進学や転校
学業での挫折，その子の能力に合わない学習指導
友人関係でのいさかいや孤立
児童生徒からのいじめや暴力，教職員からの暴力や虐待
学校の極端に偏った教育方針
部活動の厳しすぎる指導，部活動での挫折
など

著者の経験も加えて，表2に適応障害を起こしうるストレス因子を列挙してみた。「情緒面または行動面の症状」には，抑うつ気分，不安，行為の障害，その他が含まれる。行為の障害には，無断欠席，破壊行為，喧嘩などが含まれ，その他には，身体的愁訴や社会的ひきこもり，職業または学業上の停滞などが含まれる。つまり，表1に示したようなさまざまなストレス因子に晒された時に，そのストレスへの適応がうまくいかずに情緒面や行動面の症状を呈すれば，適応障害と診断されるのである。したがって，適応障害という概念の幅は広く，他のさまざまな精神疾患と境界線を接しており，一部は重なりあっていると考えられる。たとえば，適応障害は，症状について言えば，気分障害や不安障害，行為障害などと境界を接していると考えられる。そもそも，適応障害という診断は，急性ストレス障害や外傷後ストレス障害と並んで，病因論を棚上げにするDSM-IV-TRなどの操作的な診断基準の中で，病因を特定しなければ診断できないという点で特異的な診断分類である。このこともあって，適応障害という診断は，意外にむずかしいものである。我が国の児童青年精神医学臨床で，適応障害という診断が用いられることが少ないとすると，診断をめぐる以上のような事情が関連しているかもしれない。

次に，学校不適応という言葉について考えてみたい。学校不適応は，不登校と同じく，診断名ではない，この言葉では，学校の場での適応に焦点があたってはいるが，幅が広く何が問題であるのかあいまいであり，精神医学の専門家としての立場で用いる時には，慎重になる必要があるだろう。学校不適応という状態の中には，狭い意味の適応障害の他に，気分障害，不安障害，行為障害，さまざまな発達障害，広い意味の「不登校」，国外から来た人のいわゆる「カルチャー・ショック」や帰国子女の問題など，さまざまな事態が含まれることが考えられる。これをまとめて論じることは困難である。そこで，本稿では，主としてDSM-IV-TRの適応障害の概念に沿って述べていき，最後に「学校不適応」についても言及することにする。いわゆる「不登校」の状態にある子どもたちの中にも適応障害として診断できるケースもあるが，不登校に関する論考は本書の別な章にも含まれているので，ここでは正面からは取り上げない。

II　発達段階別の適応障害の様相

すでに述べてきたように，適応障害という診断は，さまざまな外的なストレス因子を病因として重視している。しかし，児童・思春期の場合，ストレス因子の影響のしかたは発達段階によって異なってくると考えられる。そこで，以下，発達段階別に，適応障害について述べてみたいと思う。

乳幼児期の場合，適応障害という診断を用いることは少ないと考えられる。乳幼児は，環境に依存しているので，環境上のストレス因子の影響も

受けやすく，したがって適応障害も多いと思われるだろうが，実際は適応障害という概念を用いることが少ないのである。その理由の一つとして，この年代の子どもに，情緒面や行動面の症状が出現しても，言語的な表現を伴うことが少なく，身体症状や行動の変化として表れるため，精神医学的な診断に至るケースが少ないことが考えられる。また，乳幼児は，社会的あるいは職業的（学業上の）機能を果たすこと，つまり社会に適応することはほとんど求められていないから，「適応障害」と診断されることがないという事情あるだろう。例えば，Spitz RA[6]が anaclytic depression として記述した状態，すなわち母親のケアや愛情を剥奪された乳児が身体的なケアや栄養を与えても元気なく表情もうつろになり発育も止まってしまう状態を考えてみてもよいだろう。これは，DSM-IV-TR[1]のⅠ軸やⅡ軸のどの診断も適応しにくい。「幼児期または小児期早期の反応性愛着障害」や「幼児期または小児期早期の哺育障害」が一部該当するかもしれない。「臨床的関与の対象となることのある他の状態」の中の「小児へのネグレクト」が該当する時もあるだろう。DSM-IV-TR の診断ではないが，「愛情剥奪症候群」や「愛情遮断性小人症」などの概念が用いられることもあり得る。そして，適応という側面に注目すれば，母性の剥奪というストレス因子によって引き起こされた「適応障害」という診断も可能かもしれない。このようなケースでは，その原因は明らかであり，よりましな養育環境を提供することが求められていることも明らかである。したがって，発見されれば，精神医学的診断が下される前に保護され，養育環境を改善する働きかけが行われるだろう。もっとも，この状態にあることが認識されずに放置されることもあるだろう。いずれの場合も「適応障害」という診断が用いられることはほとんどないと考えられる。親の離婚や失業，災害などでも，さまざまな心身の反応が乳幼児に生じうるが，これも「適応障害」と診断されることは少ないだろう。特に，身体面に症状が表れるなら，心身症（「臨床的関与の対象となることのある他の状態」の中の「身体的疾患に影響を与えている心理的要因」）の概念の中で理解されることになるだろう。また，同胞が生まれた時に，3～4歳の幼児が，夜尿をする，赤ちゃん返りした行動を示すなどの反応が見られたとしても，それは正常範囲内の反応として見られることが多いので，適応障害には該当しない。

以上のことをまとめて述べるなら，乳幼児期でも，親との死別，親の離婚，家庭内の不和，ネグレクト，虐待など，さまざまなストレス因子が著しい影響を子どもの情緒や行動に与えるものであるが，その時に適応障害という診断が下されて精神科医が治療を行うことが少ないということが考えられる。

学童期になると，適応障害という診断が使われることは増えて来るだろう。この時期には，親から離れて，学校などの集団の中で過ごすことが可能になり，友達との関係を発展させ，学業にも取り組むことになる。つまり，社会的または職業的（学業上の）機能を果たすことが求められるようになるので，適応ということに焦点があたりやすくなり，適応障害という診断も用いられるようになる。Kovacs ら[3]の研究では，8歳から13歳の適応障害と診断された患者30人について同定されたストレス因子は，新しい学年への進学，家族状況の変化，仲間からの拒絶，親の病気，親か祖父母の死，転居，その他の順であった。Kovacs らの研究対象は，ほぼ学童期から思春期前期にかけての患者であるが，この時期に適応障害を引き起こしうるストレス因子は，学校環境と家庭環境に関わるものがほとんどである。これは，日本でも同様であると思われる。ここに挙げられていないものとして，親の離婚，親の不和なども大きなストレス因子になり得る。こうしたストレス因子に対する反応として，学童期では身体症状の訴え，元気のなさ，感情の不安定さ，一過性の不登校状態，などが起こりうる。時には，学校内での暴力や落ち着きのなさを示す場合もある。抑うつ気分や不安感を自発的にはっきり訴える子どもは少ないと言える。

思春期（中学生～高校生の時期）において適応障害を引き起こすストレス因子は，学童期と同じ

く学校環境や家庭環境に関わるものも少なくないが、学業成績の低下、仲間からのいじめや孤立という問題がストレス因子となることが多くなる。さらに、思春期の後半になると、異性との交際上の失敗や受験での失敗など、異性関係や将来の進路に関わる問題がストレス因子となることが増えてくる。高校生の年代では言語表現が豊かになり、抑うつ気分、希死念慮、不安感などの内面的な精神症状を示す例が多くなる。

III 適応障害の診断について

適応障害の診断については、特別の検査やツールは存在しないと言ってよく、主として問診によって診断する。つまり、本人との面接と親の面接、それに幼稚園・保育所・学校からの情報などに基づき、DSM-IV-TR などの操作的な診断基準を参考にして診断を下すことになる。その際、類似した診断カテゴリーや状態との鑑別や、発症の契機となったストレス因子が出現する以前から存在する他の精神疾患の診断やパーソナリティ傾向、発達上の問題に関するアセスメントが重要になる。

鑑別すべき疾患としては、まず、急性ストレス障害や外傷後ストレス障害がある。これらの疾患では、ストレス因子となる体験の質や強さが適応障害とは異なっている。これらの疾患でのストレス因子（外傷的な出来事）は、自分自身に生命の危険をもたらすような体験、あるいは他者に起こったそのような体験の目撃であって、その人の反応が強い恐怖、無力感または戦慄に関するものである。そして、その体験の後に生じる症状は、急性ストレス障害では、注意の減弱や離人症、解離性健忘などの解離症状、外傷的な出来事の再体験、強い不安や覚醒の亢進などであり、外傷後ストレス障害でも、外傷的な体験の再体験、外傷を想起させる刺激の回避、持続的な覚醒亢進症状などであり、単なる不安や抑うつ気分ではない点で、適応障害と区別される。また、近親者との死別後、2～3カ月以内の悲哀感や抑うつ気分は、正常な死別反応と考え、適応障害には含めない。

次に、適応障害の発症以前から存在する精神疾患やパーソナリティ傾向、発達上の問題であるが、精神遅滞や他の発達障害（広汎性発達障害、学習障害、発達性協調運動障害など）、注意欠陥／多動性障害などがあれば、ストレス因子に対しての脆弱性が存在すると考えられる。パーソナリティ傾向やその子どもの情緒的な発達のあり方、家族関係上の問題なども適応障害になりやすさに影響を及ぼすと考えられる。すでに述べたように、適応障害では、病因としてストレス因子の役割が強調されるのだが、そのために、背景の要因を見落とさないようにすることが大切である。また、その子どものストレス対処のパターンや対人関係の能力、家族の支えをどの程度期待できるかなどについての評価も、効果的な治療援助を考えるために必要である。子どもの精神医学の臨床においては、適応障害のように一見病因が明らかに見えても、併存障害の診断、子どもの知的および情緒的発達の評価、家族環境の評価などの多面的な評価が不可欠である。

IV 適応障害の治療について

適応障害は、一般にはストレス因子が消失すれば、比較的短期間の間に症状が軽快する。Kovacsら[3]の研究によれば、症状の持続期間は平均7カ月である。つまり、見守る形でも症状は自然に改善することが多いと考えられる。しかし、精神症状や行動上の問題が生じているのは事実であり、主観的な苦痛の緩和と行うとともに、子ども自身が立ち直るための支援も行うことが一般的である。急速な発達の途上にある子どもたちにとって、適応障害という比較的短期間の疾患にしても、仲間関係や学業への影響、さらには発達そのものを停滞させる可能性も考慮して、遷延化を防ぐ必要がある。ただ、Reeves Gら[5]も指摘しているように適応障害の治療についての研究データはほとんどないのが現状である。そこで、ここでは著者の経験に基づいて、適応障害の治療について述べることにする。適応障害のケースでは、通常、4つの治療的介入が行われる。1番目は、子ども自身への支持的な心理療法（遊戯療法を含む）である。2番目には、親を中心とした家族へのガイダンス（カウンセリング）である。この2つは不

可欠である。最近の児童精神医学臨床では，子ども自身の心理療法は臨床心理士などの心理職が，家族へのガイダンスは主治医が担当することが多い。3番目は，薬物療法であるが，これは状態に応じて必要ならば施行する。4番目は，学校へのコンサルテーションである。これも必要に応じて行われる。

子ども自身への遊戯療法や支持的な心理療法は，子どもが体験したストレス因子を受け止めて，その痛手から回復するのを支えることと年齢またはその子どもの発達水準相応の発達を促すことが目的である。そして，ストレス因子となった体験にまつわる怒りや哀しみを表出できるような安定した治療関係を形成し，仲間関係や学校生活，家庭生活での不安や不満に耳を傾け，理解することが主眼となる。特に家族に関することが発症の契機になっている場合や，親との分離過程にある思春期のケースでは，自分の内面の傷つきや哀しみを理解しつつ，成長を支えてくれる心理療法家のような存在が必要になるのである。もっとも，思春期の前期では言語化が困難で，心理療法に乗りにくいケースもある。その場合は，家族へのガイダンスが治療的介入の中心になる。また，児童虐待やネグレクトの既往がある場合，発達障害が存在する場合などは，心理療法の作業はより困難になる。児童虐待やネグレクトがある場合には，子どもの対象関係のあり方を子どもがセラピストに向けてくる転移を通じて理解することや，より注意深い関わりが求められる。発達障害がある場合には，その子の対人関係における不器用さや過敏さ，日常生活におけるこだわりの強さなどの特徴をよく理解し，具体的な助言を本人や家族（養育者）に行う必要がある。

家族へのガイダンスでは，まず，適応障害が基本的には一過性の問題であることを説明し，不要な不安を軽減することが必要である。その上で，その子どもにとってどのようなことがストレス因子になっているのか，そのストレス因子を軽減するために親ができることが何かを伝え，同時に，その子どもが直面している発達課題についても理解できるように支援することが大切である。背景に発達障害や乳幼児期の外傷的な養育環境の問題がある場合には，その問題への理解も伝える必要がある。ただし，親の罪悪感を強めるような説明ではなく，あくまで今何をすることが子どもの立ち直りや発達促進につながるかについての見解を伝えることが大切である。

薬物療法は，適応障害の場合は，対症療法的な対応が基本であり，不安が強い場合に，抗不安薬や選択的セロトニン再取り込み阻害薬などの抗うつ薬，抑うつ気分の強い時には，選択的セロトニン再取り込み阻害薬などの抗うつ薬を比較的少量用いることが多い。背景に未診断の注意欠陥／多動性障害や他の発達障害がある場合，それぞれの疾患に応じた薬物療法を開始することもある。いらいら感や攻撃性が高まっている場合には，バルプロ酸ナトリウムのような気分調整薬や少量の非定型抗精神病薬（リスペリドンなど）を投与する場合もある。発達障害の例を除けば，症状が軽快した時に，徐々に減量して構わない。

学校へのコンサルテーションは，学校の教育環境や学校での仲間関係，部活動などで問題が生じたと考えられる時や，症状のために欠席が増えた時，背景の要因について学校の理解が必要な時などに行われる。学校で問題が生じた結果，適応障害に陥ったと考えられる場合のコンサルテーションで注意すべき問題は，学校側の責任問題の追求に医療側があまり深く関与しすぎないことである。親が学校に不信感を持っている場合には，とりわけデリケートな介入が求められる。もしも，事実関係を争うような問題に発展するときには，弁護士やそのために相談する医師などを別に紹介した方がよい。その上で，起きてしまった事態の責任追及よりも，今，親や教師がその子どもの立ち直りに何ができるかという前向きの方向での話し合いが進むようにコンサルテーションを行うべきである。特に適応障害の場合には，取り返しのつかない事態ではないことが多いので，そのことも伝えながら，子どもの心の成長，つまり発達を支援することを第一に考えなければならない。学校側には，回復には一定の時間が必要であることや，ストレス因子の軽減のために学校ができるこ

とを助言し，一時的な学習の遅れなどへの支援，学級運営やクラス編成上の配慮をお願いするということになる。

V　学校不適応について

適応障害の場合は，ストレス因子は学校環境の中にある場合もあるが，家庭環境や生活環境の中にある場合もある。ストレス因子が，自分自身の怪我や病気である場合もある。症状や問題行動は，学校で観察されることもあるが，家庭で見られることもある。適応障害はストレス因子に対する反応として広く用いられる診断名である。学校不適応は，学校という環境への適応に焦点をあてた言葉であり，学校という場での症状や行動上の問題を示す場合に使われる言葉である。その不適応を起こす背景には，学校環境の問題の他に，家庭環境や生活環境の問題，それに子ども自身の抱える心理的な問題が見いだされることもある。学校という場で不適応と見なされる症状や行動には，不登校のほかに，教室で授業を受けられないこと，学習に集中できないこと，授業を妨害してしまうこと，仲間関係を形成できないこと，仲間との喧嘩や仲間への暴力の多発，部活動に参加できなくなることなど，さまざまなものがある。これらの症状や行動は，学校側から見ると不適応ということで一括りにされるかもしれないが，同じ症状や行動を示しても背景にある要因はさまざまである。

学校不適応の背景にある要因が，主としてその子ども自身にあると考えられる場合としては，注意欠陥／多動性障害，広汎性発達障害，学習障害，精神遅滞，気分障害，統合失調症などの精神疾患がある。このような場合は，個々の子どもの疾患の特性に合わせた教育上の配慮を行うことが大切なことである。詳しいことは，本書におけるそれぞれの疾患についての項を参考にして頂きたい。

背景にある要因が，学校環境にあると考えられる場合として，例えば，学校全体あるいは学級の秩序が乱れている場合，他の児童生徒からの暴力や暴言，教師の側の不適切な指導，過剰で厳しすぎる受験指導や部活動指導などが考えられる。このような場合には，学校の側が学校の教育環境を改善するために動き出す必要がある。家族が，粘り強く，担任，学年主任，教頭，校長などと話し合う必要もある。それで改善がない場合には，教育委員会や人権擁護委員，法務局，弁護士などが関与する必要もあるだろう。そこで，親と学校の間で争いになることも希ではない。その場合，子どもの治療を担当する主治医は，子どもの側に立ちながらも，親と学校の間の争いには関わらずに別の機関や別の医師に関与を依頼した方が良い。治療的な立場での学校コンサルテーションと家族の立場に立った学校との交渉や係争への関与は，必ずしも両立しないのである。いずれにしても，このような場合は，本稿の範囲を超える問題なので，ここではこれ以上言及しない。

背景にある要因が，生活環境や家庭環境にある場合として，頻回の転居，海外からの帰国，家庭内の不和，一人親や祖父母による養育，家庭で虐待やネグレクトを受けている場合などがある。虐待やネグレクトについては，本書の別の項を参照して頂きたい。ここでは，海外からの帰国者，いわゆる帰国子女の問題と，一人親による養育が関連している学校不適応について述べておきたい。ここで明確にしておきたいのは，帰国子女や一人親に養育された子どもがすべて学校不適応になるわけではないということである。ただ，そうした背景があって学校不適応になった場合にどのようにその子どもの問題を理解するのか，どのように対処すると良いのかをここでは考えたいと思う。

まず帰国子女の場合であるが，これも海外への滞在期間，子どもの年代，帰ってからの教育環境などにより，その問題の表れ方はさまざまである。滞在した国の文化に十分に適応した場合には，逆に日本文化への再適応に時間がかかることになる。この場合には，最終的には，海外の大学に進学するなど海外で生活することを選ぶ子どもも多い。一方，滞在した国の文化に十分になじまないままに帰国した場合には，家族や狭い日本人コミュニティの中での生活に留まっていて，それがその子どもの情緒的な発達を停滞させ，帰国した時点で年齢相応の発達課題に直面してそれが学校で

の適応に影響する場合もある。滞在した国の文化にも同一化できず，日本の文化にも戻れないというどっちつかずに状態に置かれたように感じる子どももいる。前思春期から思春期にかけて帰国した場合には，思春期の発達課題と日本文化への再適応という課題が重なって，一過性に学校不適応になるケースは珍しくない。個性や自己主張を重んじる国での教育を受けたものが，「空気を読みながら」仲間と同一歩調を取ることが求められる日本の子どもたちの生活に戻ることで，周囲の子どもの様子に違和感を持ち孤立することもある。海外での生活の中で，家庭内の不和が顕在化するケースもあり，それが帰国後の適応に影響する場合もある。こうした帰国子女たちに対しては，帰国子女が日本に再適応することを支援するための教育プログラムやカウンセリング，親ガイダンスなどが行われることが望まれる。多くの帰国子女は，基本的には健康な子どもも多く，海外での異文化体験や外国語の習得ということが長い目でみれば成長するための財産にもなる。彼らに対しては，滞在した国の文化と日本の文化の違いを超えて，自分の生き方や同一性を見いだせるように支援を行えば，多くの場合，生き生きとした生活を取り戻し，その子どもの資質に合った方向性を見つけていくものである。

離婚の増加や家庭内暴力（DV）の増加などにより，一人親が子どもを養育することも増えてきている。現代の日本では，一人親が子どもを養育することは，経済的にも社会的にもまださまざまな困難に直面することになる。社会経済的な困難に加えて，片親が育てることに内在する困難もある。父母がそろっている場合で協力しあえている場合には，多忙な生活の中で相手の役割を代行することができる。親子関係においても，叱る役と慰める役，細かに生活を見る役と大きな方向性を示す役などの役割を適宜分担できる。そして，親の世代と子どもの世代の間に適当な境界線がひけるし，子どもたちだけに親の関心が集中しない分，親子関係にほどほどのゆとりが生じるものである。さらに，思春期における親子分離においても，片方の親への反抗が必要な時期に，もう一方の親が見守ってくれて，緊張を和らげてくれることもある。

これが一人親の場合には，1人の親が子どもの養育のすべてを引き受けなければならず，ゆとりが失われやすい。特に，一人親で一人っ子の場合は，1人だけの親との関係の中で生活することになり，適度な距離感やゆとりが失われやすい。依存的になるか，急いで家を出て行くかという極端な方向に進みやすい。男の子で母親に育てられている場合には，成人男性のモデルが家庭内になく，母親との分離が難しくなる。女の子が父親に育てられている場合には，思春期を乗り越えていく時に，父親との距離を取る必要があるが，女性らしい身体を受け入れることを支えてくれて，女性としての生き方のモデルとなる親がいないというハンディキャップを持つことになる。このような問題を抱えやすいために，一人親に育てられた子どもは，家出や怠学，非行，安定しない異性関係などの外向きの問題を示すか，不登校などの社会的に引きこもった行動を示すかの両極端になることが多いように思われる。このような場合に，親ガイダンスを施行して，親が子どもの発達を促せるように助言することが大切である。その場合，親と異なる性別の成人との交流，例えば叔父または叔母，祖父また祖母，メンタル・フレンドや家庭教師などの兄・姉的な若い成人，親と異なる性別の教師やスポーツ指導者などとの交流が，悪循環に陥っている親子関係を変える契機になることがある。特に学校という場は，担任教師や各教科担当の教師，養護教諭，栄養士，スクールカウンセラー，教頭や校長などさまざまな専門家が関わっている場であり，潜在的には一人親を支援する機能を持つ有力な場である。一人親に育てられている子どもに関しては，帰国子女の問題よりも，さらに積極的な関わりが教職員には求められるのである。

VI 終わりに

以上，児童・思春期における適応障害と学校不適応について，少数の文献の記述と著者の経験に基づき，述べてきた。適応障害の診断は必ずしも

容易とは言えないが，環境要因の関与が大きいと考えられ，症状や行動上の問題が重症ではなく，比較的短期間に回復するケースに，もっと積極的に診断名として用いてもよいように思われる。児童・思春期の適応障害に対する治療においては，単純に表面的にとらえたストレス因子だけではなく，その子どもの発達状況，子どもの持つ資質，家庭環境などを評価し，発達を支援するという視点で，支持的心理療法や家族へのガイダンス，学校コンサルテーション，薬物療法などの治療的介入を行うべきであろう。こうした介入により，子どもの健康な回復する力が引き出されて，遷延化しにくくなると考えられる。

文　献

1. American Psychiatric Association: Quick Reference to the Diagnostic Criteria from DSM-IV-TR. Washington DC; American Psychiatric Association, 2000. (高橋三郎，大野裕，染矢俊幸訳：DSM-IV-TR 一精神疾患の分類と診断の手引新訂版. 医学書院，東京, 2003.)
2. American Psychiatric Association: Diagnostic and Statistical Manual of Mental Disorders DSM-IV-TR. Washington DC; American Psychiatric Association, 2000.
3. Kovacs M, Gastonis C, Pollock M, et al: A controlled prospective study of DSM-III adjustment disorder in childhood. Arch Gen Psychiatry 51; 535-541, 1994.
4. Mezzich JE, Fabrega H Jr, Coffman GA, et al: DSM-III disorders in a large sample of psychiatric patients: Frequency and specificity of diagnoses. Am J Psychiatry 146; 212-219, 1989.
5. Reeves G, Pruitt D: Adjustment and reactive disorders. In: Wiener JM, Dulcan MK (eds.): Textbook of Child and Adolescent Psychiatry. American Psychiatric Publishing, 2004; pp.767-773.
6. Spitz RA, Wolf K: Anaclytic depression: An inquiry into the genesis of psychiatric conditions in early childhood, II. Psychoanal Study Child 2; 313-342, 1947.
7. 田中哲：適応障害. In: 山崎晃資，牛島定信，栗田広，青木省三編：現代児童青年精神医学. 永井書店, 2002; pp.282-287.

第7章 危機に直面した子どもたち

a．阪神淡路大震災を中心に災害時のPTSDについて

白瀧貞昭

I 「PTSD」概念について——その歴史的変遷

　PTSDという名が初めてアメリカ版精神障害分類（DSM-Ⅲ）[1]で，不安性障害の中に入れられて登場したのが1980年のことである。この障害はアメリカではベトナム戦争に参加し，帰還した元兵士などによく見られた精神症状として記載されたという[5,10]。このような精神障害に対する保障を元兵士が求めた場合，ある一定の基準をもうけておくことが必要であるが，PTSDの概念はこのような目的で導入されたのである。このDSM-Ⅲ診断規定ではA項で「どんな人でもこれを体験すれば重篤な苦痛を引き起こすであろうストレス源が存在すること」とある。このDSM-Ⅲから「神経症」という有名な診断名が削除されたということで有名になったのである。1987年に改訂されてDSM-Ⅲ-Rになったときに，このA項は「日常，体験することのない出来事で，それによってどんな人でも著しい苦痛を体験するであろう出来事を体験していること」と改変され，さらに，1994年からスタートしたDSM-Ⅳ[2]では「患者は以下の2つが共に認められる外傷的な出来事に暴露されたことがある。①実際に，または危うく死ぬか重傷を負うような出来事を1度または数度，そして自分または他人の身体の保全に迫る危険を患者が体験し，目撃し，または直面した。②患者の反応は強い恐怖，無力感または戦慄に関する物である」となっている。
　PTSD診断基準は上記のストレス源に関する項目の上に，症状規定として①外傷的体験の再体験（B項），②外傷関連刺激の回避と全般的反応性麻痺（C項），③過覚醒（D項），の3つを挙げ，さらに1カ月間以上の持続（E項），という項目をもうけている。
　PTSD概念が上述したように成人についての概念規定から出発したことは明らかであり，DSM-Ⅳになって，上記の各項に（注）として子どもの場合には大人と違って症状の出現の仕方が異なると付け加えられてはいるが，基本的なところで，ある発達段階では出現するはずのない症状，逆に外傷体験直後に出現しやすい症状，1カ月間以上の持続が本当に必要なのかなどの検討は欠如していた[6]。
　DSM-ⅣではPTSDに並んで，もう一つASD（Acute Stress Disorder）を規定していることも忘れてはならない。PTSDのうち外傷体験を経験した直後から出現し，一過性に収束するものをWHOがICD-10[17]という疾病分類体系で「急性ストレス反応（Acute Stress Reaction）」という名前で収載し，これをDSM-Ⅳで「急性ストレス障害（Acute Stress Disorder）」として採用したのがこの概念の成立経緯である[12]。外傷体験の受傷後しばらく経って（1カ月間）発症し，最低1カ月間以上の持続を特徴とするPTSDの初期部分がこの急性ストレス障害として認識される可能性がある。含まれる症状はPTSDとほとんど同一であるが，DSM-Ⅳでの急性ストレス障害は症状が解離性と言う性格を持つと規定している[2]ところが特徴である。期間については，最低2日間，最大4週間持続し，外傷的出来事の後4週間以内に起こっている。
　ただし，最近のPTSD概念の適応の動向を見てみると，その適応の範囲は無限に広がりつつあ

表1 外傷後ストレス障害（PTSD）の診断基準（DSM-Ⅳ）

A．以下の二つを共に満たすような外傷的出来事にさらされたことがある。
 1）危うく死にそうな，または重傷を負うような出来事を一度，あるいは数度体験，目撃，あるいは直面した。
 2）その時の反応は強い恐怖，無力感，または戦慄に関するものである。
B．外傷的な出来事が，以下の一つ，またはそれ以上の形で再体験され続けている。
 1）出来事の反復的，侵入的で苦痛を与える想起で，それは心像，思考，知覚を含む（年少の子どもの場合，外傷を表現する遊びを繰り返すことがある）。
 2）出来事についての反復的で苦痛な夢（子どもの場合，はっきりとした内容のない恐ろしい夢であることがある）。
 3）外傷的な出来事が再び起こっているかのように行動したり，感じたりする（その体験を再体験する感覚，錯覚，幻覚，および解離性フラッシュバックのエピソードを含む）（年少の子どもの場合，外傷特異的な再演が行われることがある）。
 4）外傷的出来事を象徴するか，またはそれに類似するものに触れた時に生じる強い心理的苦痛。
 5）4）と同様の場面で生じる強い生理学的反応。
C．以下の3つ，またはそれ以上によって示される，外傷に関連した刺激の持続的回避と全般的反応性の麻痺。
 1）外傷と関連した思考，感情または会話を回避しようとする努力。
 2）外傷を想起させる活動，場所または人物を避けようとする努力。
 3）外傷の重要な側面の想起不能。
 4）重要な活動への関心または参加の著しい減退。
 5）他の人から孤立し，または疎遠になっていると言う感覚。
 6）感情の狭小化（愛の感情を持つことができない）。
 7）未来が短縮した感情。
D．持続的な覚醒亢進症状で，以下の2つ，またはそれ以上で示される。
 1）入眠または睡眠維持の困難。
 2）易刺激性または怒りの爆発。
 3）集中困難。
 4）過度の警戒心。
 5）過剰な驚愕反応。
E．症状（基準B，C，D）の持続期間が1カ月以上。
F．症状は臨床的に著しい苦痛または社会的，職業的または他の重要な領域における機能の障害を引き起こしている。

表2 急性ストレス障害（ASD）診断基準（DSM-Ⅳ）

A．以下の二つを共に満たすような外傷的出来事にさらされたことがある。
 1）危うく死にそうな，または重傷を負うような出来事を一度，あるいは数度体験，目撃，あるいは直面した。
 2）その時の反応は強い恐怖，無力感，または戦慄に関するものである。
B．出来事の体験時またはその後に以下の解離性症状の3つ，またはそれ以上ある。
 1）麻痺し，孤立し，または感情反応がないという主観的感覚。
 2）自分の周囲に対する注意の減弱（例，ぼっとしている）。
 3）現実感消失。
 4）離人症。
 5）解離性健忘。
C．外傷的な出来事が少なくとも以下の1つの形で再体験され続けている：反復する心像，思考，夢，錯覚，フラッシュバックのエピソード，またはもとの体験を再体験する感覚，または外傷的出来事を想起させるものに暴露された時の苦痛。
D．外傷を想起させる刺激（例：思考，感情，会話，活動，場所，人物）の著しい回避。
E．強い不安症状または覚醒亢進（例：睡眠障害，易刺激性，集中困難，過度の警戒心，過剰な驚愕反応，運動性不安）。
F．症状は臨床的に著しい苦痛または社会的，職業的または他の重要な領域における機能の障害を引き起こしている。または，外傷的体験を家族に話すことで必要な助けを得たり，人的資源を動員するなど，必要な課題を遂行する能力を障害している。
G．その障害は最低2日間，最大4週間持続し，外傷的出来事の4週間以内に起こっている。
H．この障害が他の障害では説明できない。

り，やがてあらゆる精神疾患がPTSDという分類の中に入れられてしまうのではないかという恐れを感じさせるほどである。ストレス源として突然起こった災害などとは種類の全く異なるもの——例えば，幼児期から頻繁に繰り返された親による暴力——が強調されてきているという変化の問題ではなく，ストレス源が生起した時期とその持続期間の問題があるのである。まず，ストレス源が実際に生起したかどうかわからないこと，幼児期という発達の最初期からの何度も生起するストレス源が仮に生起したとしたら，それは人格面の発達上の歪みをまず生むであろう。PTSDはあくまでも反応としての症状側面を見るものであるから，人格発達上の歪みとしての症状が加わっている可能性があるのなら，それは対象から除かなければならないのではないか。これらの議論を考えると，PTSDのストレス源はせいぜい該当の人の最近数年以内に生じた出来事のみに限定すべきと考える。

PTSD概念のもう一つの問題点はすでに少し触れたように，子ども，年少児に適応するために診断基準を再考しなければならないことを指摘しておく。実は，アメリカではこのことはすでに多くの人が気がついていて，阪神淡路大震災が日本で

表3 主要な自然災害でのPTSD出現頻度

Greenら（1991）：バッファロー・クリーク・ダムの決壊による洪水の2年後に2～15歳の子ども179人を調査。全体の37％にPTSDの疑いを認めた。

Coenjian（1993）：アルメニア地震の3～6カ月後，582人の被災児童を対象に調査。PTSDが74％，抑うつ状態が22％であった。

Durkinら（1993）：バングラディシュの洪水の5カ月後，被災した子ども達について調査，被災以前の調査と比較し攻撃的行動（10％）および夜尿（34％）が増加。

Shannonら（1994）：ハリケーンの3カ月後に5,687人の子どもに対するPTSD反応インデックスによる自己評価調査。5％の子どもにPTSD症状を認めた。

表4 阪神淡路大震災直後に小学生に現れた精神的影響

項目	阪神間の子ども	大阪市内の子ども
お母さんがいなくならないかと不安	63.7％	41.3％
直ぐに腹が立つ	52.3％	19.8％
びくびくしている	47.8％	15.5％
眠れない	45.4％	2.4％
体がしんどい	43.2％	7.3％
何も食べたくない	34.1％	1.0％
胸がどきどきする	31.8％	9.5％
頭が痛い	29.6％	2.1％
怖い夢を見る	22.7％	11.7％
オシッコに何回も行く	22.7％	8.4％
おなかが痛い	20.4％	5.1％

発生した1995年の時点でInfant Mental Health Journal誌上で特集が組まれ，乳幼児におけるPTSD診断の実際について議論していたのを後で筆者は発見した[13,14]。

II 日本におけるPTSD概念

日本ではPTSDの概念が本格的に実際の災害で適応されたのは1995年1月17日，午前5時46分発生の阪神淡路大震災ではなかったかと思われる。もちろん，その前の例えば，1991年6月3日の雲仙・普賢岳噴火災害でも子どもの精神面にどのような影響がもたらされたのかについて精神科医の調査，検討はなされていた[11]。筆者も被災地にあって，震災発生後数日で新聞などでPTSDの発生に気をつけねばならないとの記事に接したのを今でも鮮明に覚えている。逆に言えば，それまで，日本の精神科医にとってこの言葉はまるで対岸の火事のようにそれ程真剣に捉えられていなかったのではないかと思う。このような状況下で，阪神淡路大震災による特に子どもにおけるPTSD発生率の検討などの作業は極めて困難で，表3に示すような諸外国における報告で見られるような数値は得られていない。しかも，子どもにどのようなPTSDの診断基準を適応して良いのか明らかでなかった当時の状況からは，PTSD発生率として一般的な数値を出すべきでなかったとも言える。

ここで，阪神淡路大震災の際にどのような精神的影響が子どもに見られたかを示すためにいくつかの調査結果を紹介する。

松本和雄ら[9]は震災発生直後，阪神間の子ども（小学生）と，ほとんど震災の影響のなかった大阪市内の子どもに精神的影響に関する調査票による検討を行い，両群間で有意の差の認めれた項目として以下のような物を挙げている（表4）。

植本ら[3]，塩山ら[15]は阪神淡路大震災3カ月後に小中学生における心理的影響を見るために被災地計8,000人，非被災地計2,000人を対象にアンケート調査を行っている。用いた調査票は不安，恐怖，身体症状，他者への思いなどに関する23項目からなっていた。得られた回答の分析の結果，3つの因子が抽出されたとする。第1は不安・恐れに関する因子，第2は抑鬱気分・身体化徴候に関する因子，第3は向社会性に関する因子であった。ただ，この結果から小中学生にはPTSDを構成する3主要徴候群が全く出現しなかったのか否かが明らかでないのが残念である。アンケート調査の中に回避，過覚醒を示すような徴候に関する項目が含まれていなかったので，被調査児には該当徴候が全くなかったのかそうでなかったのか不明である。

松川ら[8]も阪神淡路大震災8カ月後に阪神間の西宮市における小学生の不安・ストレスについての調査の中で被災重度地域と軽度地域の間でどのような精神的影響が異なったかを検討している。全体の結果として，不安・ストレス徴候は必ずしも被災重度地域で多くはなく，かえって軽度地域の方で多かった徴候もあったのである。例えば，

3年生男子では「暗いところが怖い」「勉強に集中できない」など，4年男子でも「成績のことが気になって仕方がない」「よく疲れる」徴候が軽度地域の方で多く見られたのである。重度地域で有意に多かった徴候は低学年で，1年生男子で「父母が自分を怒っていないか気になる」「息苦しくなることがある」，1年生女子で「暗いところで寝るのが怖い」「父母が自分を怒っていないか気になる」，3年生男子の「暗いところが怖い」「勉強に集中できない」，3年生女子の「暗いところが怖い」「夜，布団に入るときに心配になることがよくある」などであった。

このように，明らかにPTSDを構成する個々の徴候を取り上げてみても，災害被災地の子どもの種々の心理的徴候は震災以外の他の要因の影響を受けて多く出現することが十分にあり得るのである。被災地の子どもで見られた心理的徴候がただ，唯一震災によって直ちに出現しているのだと見なすことは厳に戒めておく必要がある。

Ⅲ　PTSDの発生メカニズム

さて，ここで一般に大災害などが発生した後に「外傷後ストレス障害」（PTSD）がどのようなメカニズムで子どもに出現するのか考えてみよう。すでに述べたように，大災害という原因が加わることによってすべての子どもの心の中に重篤な不安反応が生じるという短絡的なものではないということは明らかであろう。大災害の子どもの不安反応の出現には少し考えただけでも多くの変数が関与していそうである。子どもがどのような状況で（親と一緒の時か，あるいは家の中でか，外でかなど）大災害を体験し，その直後にはどのような介入を受けたか（親がすぐに不安を軽減するような働きかけを行ったか否かなど），さらには，大災害体験以前に子どもは順調な精神発達を遂げていたのかどうかなども確実に変数の1つであろう。筆者はこの不安反応出現のメカニズムは図1に示すように表せるのではないかと考えてみた。まず，大災害体験以前の子どもの状態に依存した変数——これは発達変数と環境変数の2つからなる個体変数という言葉で表現した——があり，次

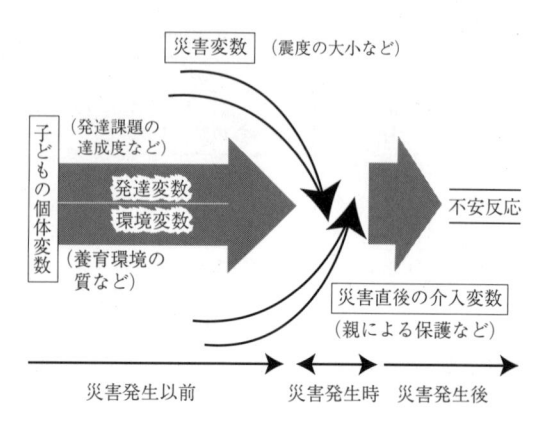

図1　子どもにおける不安反応（PTSD）発生メカニズム

に災害変数（場所によって異なる震度の大小，あるいはそれによって生じた家屋の全・半壊の有無など），さらに大災害直後に子どもがどのような保護，介入をうけたかによって異なる介入変数の少なくとも3つの変数が関係していることを示している。大災害以前の子ども自身の精神発達が順調で，直後に両親からの保護的介入を受けることのできた子どもは仮に大災害そのものの重篤さがかなりのものであってもそれほどの不安反応を示さないことがこの図式から理解できるし，実際に我々が阪神淡路大震災で経験したこともこの図式から導き出せることであった。子どもの発達についてよく言われることの一つは，発達の阻害要因を取り除くことが肝要であるということだが，無視してはいけないこととして，多くの発達阻害要因にも関わらず，案外，発達が阻害されないことがあるのは子ども自身の中に一種の抵抗力みたいなものがあって，このおかげで種々の困難を乗り切ることができるという事実である。

実は，阪神淡路大震災の結果，子どもの心にそれほどの不安や混乱は生じなかったのである。厳密な意味でのPTSDもほとんど発生しなかった。それはなぜか。何か説明できる理由があるであろうか。それは，今回の大震災発生の時間がまだ夜も明けやらぬ真っ暗やみのなかであったことが関係しているのではないかと思う。暗さが実際以上の恐怖を人々にもたらしたことは事実であるが，子どもの場合，この恐怖を何よりも和らげてくれる親と一緒に大地震を体験したことが，この時間

帯であったことの最大のメリットでないかと思われる。また，集団避難所での共同の生活ということも，大人にとって恐怖を共体験によって和らげることができるメリットを生んだのである。この制度は日本に独特の，ユニークなものであると聞いている。ひょっとしたら，このことが今回の大地震のような災害を対した精神混乱もなく日本人が切り抜けることができた原因かもしれないと筆者は考えている。

人が突然の身体，精神的安全を脅かされる外傷的出来事に遭遇する時，心理面では不安，恐怖などの情緒・感情・思考などの反応が引き起こされると同時に生物学的次元でも多種の神経伝達物質が脳内で放出される。今日までの研究から次の3つの系が関係しているのではないかと想定されている[11]。1）内部オピエート系（例えば，β-エンドルフィンなどの作用物質），2）ノルアドレナリン作動系，3）視床下部－下垂体－アドレナリン系。そして，これらによってPTSDの多くの症状が説明できるとされている。

Ⅳ　PTSDの診断

PTSDの診断はDSM-Ⅳの診断基準（表1参照）に従って行うのが最も合理的のように思えるが，しかし，近年，この概念が無限に拡大されている現実を見ると，この診断基準の不十分さがあるのかと批判的に見ざるを得ない。最大の問題はこの反応を引き起こすストレッサーの規定の仕方の不十分さにあるように思える。PTSD概念が提出された当初はストレッサーの重大さが強調され，そのストレッサーを体験する個人の個人的特性はPTSDの出現に余り影響を与えないとされていたが，近年の研究[16]では体験前の個人の諸要因，例えば，男女差要因，発達要因，家族関係要因，学校での学習要因などが具体的にPTSDの重篤さ，出現率などに大きく影響する実体が明らかにされてきている。Scheeringa & Zeanahら[13]は幼児では幼児とともに養育者にも脅威の体験が同時期に持たれると幼児のPTSDはより重度になることを報告している。また，最近の学校での銃や刃物による児童殺傷事件では犯行現場からの距離の近さによってより重篤なPTSDから軽度のものへとグラデーションを描くことが報告されている。

Ⅴ　PTSDの治療

1 早期治療

外傷的出来事の被体験者への直後の治療的介入はPTSDの予防的役割を果たすと同時に急性ストレス障害への直接的治療的介入の役割をも果たす。年少の子どもでは外傷的出来事が生じた直後に何よりも安全感を保障するような物理的環境と対人環境とを準備してやる必要がある[4]。養育者との身体的接触を含む緊密関係を構築し，自分が守られているという感情を持てるようにすることが肝要である。年長の子どもに対しても，自分達の感情表出，言語表出を奨励し，彼らに関わるものはこの表出を十分に受け止めてやる必要がある。具体的な方法として描画，造形，プレイ等による治療的枠組みが取り分け有効である。しかし，外傷的体験当時の諸刺激の想起を強制することのないよう注意が必要である。また，特に，日本では仲間関係の中で子どもが互いに外傷体験からくる不安，恐怖を解消し合えるという側面がある。阪神淡路大震災では時間的に朝の5時46分と非常に早く，ほとんどの子ども達はまだ養育者の側でふとんの中で寝ていた。ほとんどの養育者は本能的に子どもを自分のふとんの中に入れたり，側に置いて朝の空けるのを待っていた。そして，家屋が崩壊してしまった家庭はすぐに近くの学校などの施設に駆け込み，夜は集団で雑魚寝をしたのであった。これらは外傷的体験直後の治療的早期対応として，体験の共有，不安の軽減という観点から見て十分の意味を持っていたと考えてよい。この意味で，この震災の起こった時間が幸運であり，ほとんどの養育者に子どもの外傷体験に対する早期治療的対応を可能にしたのであった。

2 支持的個人精神療法

外傷体験を与えた出来事が人為的なものであれば，患者は人一般に対して恐れ，怒り，不安，猜疑心などを向けるはずであるから，治療者に対しても当然同じ感情が向けられることになる。そこ

表5　災害発生時の学校の対応

1．災害発生時の対応
1）学校生活上の対応（子どもの登校時の）
児童生徒の安全確保→校舎外避難の決定と指示→校舎外避難→避難後の安全確保→学校対策本部の設置→校舎外避難後の対応決定→保護者への連絡→保護者への引き渡し
2）子どもの在宅時の対応
教職員は学校集合→学校対策本部の設置→地域防災拠点としての運営支援→外部との連絡→保護者への連絡

2．学校教育再開に向けた対応
1）教職員集合→被害状況調査，児童生徒および家族の安否確認，校舎などの被害状況確認，ライフラインの被害状況確認，避難所の状況，地域・通学路の被害状況確認→授業再開に向けた善後策，協議調整→臨時登校，家庭訪問，被害状況調査
2）再会→被災児童生徒の「心のケア」対策，学習の場の提供
心のケア対策：災害により子どもの心の中に不安反応が出現していることを十分に念頭に置いておき，特に初期対応が重要であることが確かめられているので，周囲の大人があらゆる機会を捉えて，子どもの体験や不安な感情を分かち合い，安心感を与える努力をすることが大切である。十分に甘え，依存を認めてやる
特に，退行反応（赤ちゃん返り），生理的反応（食欲不振，嘔吐，吐き気，腹痛，頭痛，不眠など），情緒的・行動的反応（集中力欠如，衝動性，音や揺れに過度に敏感など）

3．日常的な学校の防災活動

で，患者の外傷体験に関する陳述を共感を持って十分に聞き取り，共に背景，感情を整理していくことが必要であるし，これ自体が治療的に働く。

3 グループ治療および家族援助

外傷の出来事が子どもの登校・園状況下で生起した場合，養育者から離れて外傷体験を経験する。この時，子どもの不安は特に養育者が同じような体験をしていないかに関係していることが過去の報告から明らかにされている。このような場合，子ども同士の集団を早急に形成し，互いの体験を話し合ったりすることで不安が軽減されることが知られている。このような集団的治療は体験直後だけでなく，その後何度も折を見て施行することが有効であることも周知の事実である。この集団を被体験児童だけでなく，その家族を含んで全体として何か作業をしたり，互いに語り合ったり，詩を作り合ったりすることも子どもの不安軽減のために有効な方法であることもよく知られている。年少の児童には何よりも安全で安定したな生活環境を提供してやることが必要だが，その核に子どもの養育者への情緒的結びつきをより強固にする対人関係が要求されることを養育者に十分理解してもらう必要がある。

4 行動療法

治療者が支持的に患者と接し，患者の方からの信頼感が得られ，安定した治療関係が得られた後に，行動療法を通じて積極的に患者の深奥に固定された外傷的記憶をその患者の人格へと統合していく治療法がよく使用される（除反応）。また，近年，アメリカで開発されたEMDR（眼球運動を通じて外傷的記憶の脱感作および再統合を行う）がときどき応用されることがあるが，なおその真価は不明である。具体的な種類を以下に挙げる。

1）リラクセーション
2）脱感作（EM Desensitization Procedure; Shapiro F, 1989）
3）Image Exposure, etc.

5 薬物治療

薬物治療だけでPTSDの症状をすべて解消させることはできないが，いくつかの症状には使用してみる価値がある。比較的新しい薬物であるSSRI（選択的セロトニン再吸収阻害薬），あるいはSARI（セロトニン拮抗・再吸収阻害薬）が第1選択薬としてよく使われるようになった。第二選択薬としては従来からよく使われてきたアミトリプチリン，イミプラミン，クロミプラミンなどの三環系抗うつ薬が回避行動などに有効であると

して使用されることがある。β遮断剤・プロプラノロールが過覚醒、驚愕反応などに、中枢α2刺激剤・クロニジンを自虐行為、不眠、悪夢などに使用することが最近しばしばある。

6 予　後

年少の子どもであればある程、PTSDからの回復は早い。児童のPTSDも多くの場合、治療可能性は非常に高い。しかし、かといってすべての児童期のPTSDが完全に治療可能であるとは言えない。

VI　学校での対応

阪神淡路大震災でもそうであったように、学校という場所が災害発生時のその地域のあらゆるケアの拠点になることを要請されている。阪神淡路大震災では未だ、発生時刻の上からいって、学校および教師たちにとって幸運な点があった。子どもたちはその時刻、全員が学校にいなかったからである。もし、これが子どもたちが全員登校した後の時間帯に発生していたとしたら、学校は混乱の極みに達していたであろう。阪神淡路大震災を経験した後でも、学校がさらに「地域防災拠点」として位置づけられていることには変わりなく、むしろ今まで以上のより厳密な機能分担が求められるようになっている。本来の学校に籍を置く子どもたちへの対応以上に困難な仕事を教師たちは覚悟せねばならない。しかし、多くの災害後の、特にこころのケアに関わる専門家が異口同音に主張していることは、学校、教師こそが防災の拠点になる素質を最も備えているのであるから、その期待に備えてもらいたいと言う[7]。以下に、災害発生から順を追ってどのような対応が求められるのか簡単にまとめておく（表5）。

文　献

1　American Psychiatric Association : Diagnostic and Statistical Manual of Mental Disorders (3rd ed). APA, Washington DC, 1980.
2　American Psychiatric Association : Diagnostic and Statistical Manual of Mental Disorders (4th ed). APA, Washington DC, 1994.
3　植本雅治、塩山晃彦、小出佳代子ほか：阪神淡路大震災が小中学生に及ぼした心理的影響（第一報）．精神神経学雑誌 102; 459-480, 2000.
4　Gaensbauer TJ, Siegel CH : Therapeutic approaches to posttraumatic stress disorder in infants and toddlers. Infant Ment Health J 16; 292-305, 1995.
5　Gersons BPR, Carlier IVE : Post-traumatic stress disorder: The history of a recent concept. Br J Psychiatry 161; 742-748, 1992.
6　Green BL, Korol M, Grace MC, et al : Children and disaster: age, gender, and parental effects on PTSD symptoms. J Am Acad Child Adolesc Psychiat 30; 945-951, 1991.
7　Laor N, Wolmer L : PTSD, Pre-congress Workshop, 3rd. ASCAPAP Congress, Taipei, 2003.
8　松川悦之、白瀧貞昭：小学生における不安・ストレスに関する研究―学校精神保健活動の一環としての不安・ストレスに関するアンケート調査結果の分析．神戸大学医学部紀要 60; 89-119, 1999.
9　松本和雄、前田志寿代、寺田明代：震災直後における児童の心身症状―阪神大震災1ヶ月後の調査の試み．精神医学 38; 719-726, 1996.
10　森山成彬：外傷後ストレス障害．精神科治療学 10（臨時特大号）；158-159, 1995.
11　中根允文、相川静代：雲仙・普賢岳噴火災害と子どものメンタルヘルス．精神療法 22; 41-49, 1996.
12　岡野憲一郎：急性ストレス反応．精神科治療学 10（臨時特大号）；156-157, 1995.
13　Scheeringa MS, Zeanah CH : Symptom expression and trauma variables in children under 48 months of age. Infant Ment Health J 16; 259-270, 1995.
14　Scheeringa MS, Zeanah CH, Drell MJ, et al : Two approaches to the diagnosis of posttraumatic stress disorder in infancy and early childhood. J Am Acad Child Adolesc Psychiat 34; 191-200, 1995.
15　塩山晃彦、植本雅治、新福尚隆ほか：阪神淡路大震災が小中学生に及ぼした心理的影響（第二報：震災後2年目までの推移）．精神神経学雑誌 102; 481-4497, 2000.
16　Terr LC : Acute responses to external events and Posttraumatic stress disorder. In : Lewis M (ed) : Child and Adolescent Psychiatry, 2nd ed. Williams & Wilkins, Baltimore, 1996; pp.753-763.
17　World Health Organization : The ICD-10 Classification of Mental and Behavioural Disorders. WHO, Geneva, 1992.（融道男、中根允文、小見山実監訳：ICD-10 精神および行動の障害―臨床記述と診断ガイドライン．医学書院、1993.）

第7章 危機に直面した子どもたち

b．事件に巻き込まれた子どもたち

冨永良喜

I 危機に直面した子どもと心のケア

危機は，Caplan G によれば，「いつもの問題解決手段では，解決することができない危険な状況に直面する個人の心理的不均衡状態」と定義されている（Pitcher & Poland, 1992）[5]。心の教育総合センター[2,3]および上地[8]は，学校における危機のレベルを3段階に分けた。個人やクラスのレベル（不登校・いじめ・家族の死・病気），学年や学校のレベル（いじめ・教師暴力・学校での事故・学校関係者の自殺），地域や全国レベル（少年による凶悪事件・震災などの自然災害）である。レベルが上がるほど，多くの支援を要する。

学校で命にかかわる事件や事故が起きた時，被害に傷ついている人が日常の生活を取り戻すために，また二次被害を防止するために，危機介入が必要となる。学校での危機の経験について130名の教師にアンケート調査を行った結果，約半数が生徒の死を経験していた。生徒の殺傷事件後には，校長の訓話や命の大切さについての講演が企画されたが，その学年が卒業するまでトラブルが絶えなかったと報告したものもあった（冨永，2000）[6]。

危機に直面して起こるさまざまな反応を知り，望ましい対応に，全力を挙げることは，再び困難や危機に直面したときのモデルになりうる。

II トラウマとPTSD

事件による反応の代表が，ASD（Acute Stress Disorder；急性ストレス障害）と PTSD（Post Traumatic Stress Disorder；外傷後ストレス障害）である。図1は，DSM-IV による外傷後ストレス障害の主症状を示した。外傷出来事があってから，

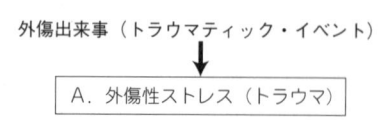

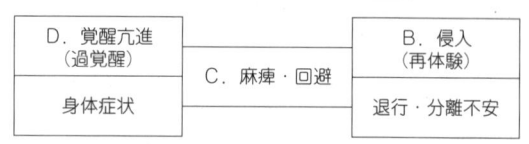

図1 外傷後ストレス障害の主症状

1カ月を経過してもなお，AからD基準に合致する項目があり，かつ，日常生活が阻害されている時に，PTSD と診断がなされる。トラウマの定義には，A基準がよく用いられる。すなわち，トラウマ（trauma）とは，命にかかわる出来事を経験し，その時に，戦慄恐怖という体験をともなうことをいう。

B基準は，侵入または再体験と呼ばれているものである。外傷出来事を突然ありありと思い出すというフラッシュバックや，不快な感情や恐怖を伴う悪夢としてあらわれる。侵入とは，自分は思い出したくないのに，一方的に心に入り込んでくるという意味であり，自己コントロールを失った状態といえる。C基準は，回避と麻痺である。麻痺とは，外傷的出来事を思い出せない，自分の感情が感じられない，スクリーンを見ているようで現実感がないといった症状であり，回避とは，外傷出来事を連想する人・もの・場所を意識的無意識的に避けるといった症状である。

D基準は，過覚醒（覚醒亢進）である。人は命にかかわる出来事に遭遇したとき，身体を緊張させ，警戒体勢をとり，その事態に対処しようとする。出来事が過ぎ去ってもなお，身体が緊張や警戒を解除できない状態が続くのである。

このように外傷後ストレス障害は3つの主症状によって構成されているが，その基には，トラウマ性記憶（traumatic memory）といった特徴がある。トラウマ性記憶の特徴は，麻痺と侵入の表裏一体性と，身体性記憶（somatic memory）にある（van der Kolk et al, 1996）[9]。交通事故に巻き込まれ相手方は死亡したが，本児は軽いけがですんだ幼稚園児は，事故後に，眠っていて突然叫ぶ夜驚がはじまった。しかし，朝になると，夜叫んだことを覚えていなかった。これは，恐怖体験が，凍りついた記憶として貯蔵されており，眠りの中で，悪夢として再現され，朝起きると，再び，その記憶を麻痺させていると考えられる。このように，麻痺と侵入は，表裏一体の記憶である。また，事故にあった車がバスであったため遠足バスに乗車することを非常に嫌がった。これは，事故を思い出させる刺激にふれると，自己コントロールを失って，恐怖の記憶が蘇ってくるからである。このように，日常の何気ない刺激が，恐怖を誘発するため，日常生活を阻害するのである。また，子どもは，言語能力が発達過程にあるため，言葉で，恐怖体験を，再現することが未熟である。そのため，遊びで，再現する場合が多い。ポスト・トラウマティック・プレイと呼ばれる遊びである。地震後には，身体を揺すってもらう地震遊びや，机や椅子を何段も重ねてガタガタと壊す危険な地震遊びがみられた。また，少年事件後には，ハンカチをナイフに見立てて，通り魔ごっこの遊びが見られた。これらは，通常の遊びとは異なり，反復・強迫性をもっており，フラッシュバックの行動表出と考えられている。

トラウマ性記憶のもう一つの特徴は，身体性記憶である。それは，嗅覚的，視覚的，聴覚的あるいは身体運動的な記憶である。DV被害を受けてきたある女性が，子どもがバスタオルをはたく音に，「やめて！」と叫んだ。バスタオルをはたく感覚的な音刺激が，夫からの暴力のフラッシュバックのトリガーになったためである。フラッシュバックは，まさに，いまここで体験しているような感覚がまるごと再生されてしまう。

なお，PTSDの診断基準には含まれていないが，「退行・分離不安」と「身体反応」は，子どもの場合特に，注目すべき反応である。事件に巻き込まれた子どもの多くは，事件後「親から離れられない」「トイレにひとりで行けない」「ひとりで眠れない」などの分離不安や退行反応がよく見られる。性犯罪被害にあった小学低学年のある児童は，事件後，1年近く，自宅のトイレにひとりで行くことを嫌がった。また，事件後，数カ月に渡り，授業中によく体調不良を訴えて，保健室に行くことが増えた。また，実況見分など，事件を直接連想させることがあると，腹痛や下痢を訴えた。もちろん，小児科医による診断では，なにも疾患がないといわれた。このような身体反応は，身体を訴えることで，他者からケアしてもらうことができるし，「分離不安」を訴えることで，安心感と安全感の回復につながる必要な体験でもある。

Ⅲ　2つの危機と子どもの反応

危機には，事件や事故など一回性のものと，虐待やDVの目撃など繰り返し行われる反復性のものがある。一回性，反復性トラウマの共通点としては，トラウマ性記憶とトラウマ性認知の2つがあげられる。トラウマ性記憶については，すでに述べた。共通点の2つめは，トラウマ性認知である。トラウマティック・イベントを経験することで生成する自己メッセージである。きょうだいが交通事故にあい，妹が亡くなり，姉は軽傷だった。姉は「なぜ私はケガもしなかったの」と自分を責めた。加害者がすべて悪いのにである。同じ学校の生徒から酷い暴力を受けた生徒は，事件後無気力になった。勉強もスポーツもまったくやる気を失った。「だれもボクを助けてくれない」や「どんなにがんばっても同じ」といったメッセージを事件後に抱えていたことが後のカウンセリングで明らかになった。ひとりぼっちという孤立無援感や無力感を引き起こす否定的な自己メッセージが，トラウマ性認知であり，この自己メッセージが，否定的であればあるほど，PTSDを長期化させ，また，うつなどの深刻な障害を引き起こすことになる。

一方，トラウマ性認知は，否定的なものばかり

表1 2つの危機の共通点と相違点 （西澤，1999[4] を参考に作成）

	自然災害・事件・事故（一回性）	虐待・DVの目撃（反復性）
トラウマ性記憶	侵入：フラッシュバック・悪夢 ● マヒ・回避：出来事を思い出せない，出来事と関連する人・場所を避ける 凍りついた記憶・マヒと侵入の表裏一体性 ● 嗅覚・視覚・聴覚・身体運動感覚などの身体性記憶	
トラウマ性認知	● 人生や将来に対する基本的考えの変化（どんなメッセージをもつ？） 否定的な変化：自責感情，孤立無援感（ひとりぼっち），無力感，不信感 肯定的な変化：人を助ける仕事をしたい，倒れない建物を立てたい	
相違点	正確な記憶 オーメン（別の出来事がその原因であると考える傾向） 時間の歪み（少しの時間がながく） 出来事の順序の倒置	あいまいな記憶 否認・マヒ（何も起こっていない） 解離（意識を別のところにとばす） 激しい怒り

ではなく，肯定的なものもある。阪神淡路大震災後に，ある中学生は，「地震でも壊れない建物を建てたい」と建築士をめざした。また，人の命を救う仕事をしたいと消防士や医療従事者に進路変更したものもたくさんいた。トラウマは必ずしも否定的な側面ばかりではなく，人類が進歩発展していく原動力でもある。どのような悲劇を経験したかではなく，その悲劇によって何を学んだかといった観点が，人類の遺産になる。トラウマ性認知を肯定的なものに変えて行くには，否定的な認知に対して積極的に介入する他者の存在が必要になる。トラウマによって傷ついた子どもには，受容的なカウンセリングのみでは，有効ではない。恐怖や不安の感情を受容しつつ，望ましい対処や肯定的な自己メッセージを積極的に提案するかかわりが求められる。

次に，一回性と反復性の相違点を簡単に述べておく（西澤，1999）[4]。一回性の場合には，記憶が鮮明であるのに対して，虐待などの反復性は，あいまいな記憶であることが多い。一回性トラウマが，フラッシュバックなどの侵入が症状として全面にでてくるのに対して，反復性トラウマは，マヒ・否認が優位となる。そのため，反復性トラウマは，PTSDの症状よりも，友だちづきあいが苦手，引きこもり，反社会的な問題行動などによって顕在化し，よくかかわってみると，その背景に，被害体験が隠されているということがよくある。

IV 事件に巻き込まれた子どものケア

ここでは，子どもが犯罪被害にあったなど，一回性のトラウマを抱える子どものケアについて述べる。

1 回復に必要な体験——安心・絆・表現

戦慄恐怖を体験した子ども（もちろん大人もであるが）には，安心・絆・表現が回復のキーワードであろう（冨永，2002）[7]。

1）安心感の回復——自然な営みとリラクセーション技法

なにより，安心感の回復が，ケアの原点である。安心感の回復には，「いま・ここ」が安全でなければならない。だから，実際，今が安全であることを，子どもが感じることができるように，工夫することである。学校に侵入し子どもを襲った事件であれば，「犯人は捕まったからもう大丈夫」と言うだけでは，十分に安全と思えない子どももいるかもしれない。子どもがどんなことを心配しているのか，じっとそばにいて，気をかけていてはじめて，安全と思えない子どもなりの理由が大人に理解できることがある。そういった気を配りながら，子どもから発する声を「いつでも聴くよ」という態度を持ちながら，「あんな恐いことがあったんだけど，いまはもう大丈夫！」というメッセージを繰り返し送ってあげる必要がある。知的にわかっても，身体性記憶のために，身体が戦闘体勢を解除することを許さない。だから，安全が

確認できたら，親子での身体遊びやマッサージなどの身体ほぐしは，身体レベルの安心の回復に寄与する。日頃家族の間で行っている何気ない自然な営みである。小さい子どもであれば，親から肩車をしてもらうといったこともいいかもしれない。オセロやトランプなど交流のあるゲームもいいかもしれない。一方で，臨床心理士は，安心感を積極的に促進するために，さまざまなリラクセーション技法を提案するとよいだろう。イメージ呼吸法，簡易漸進性弛緩法，イメージ法，動作法などである。気持ちが落ち着く音楽のテープを渡して，夜お休み前に，家族で聴くことを勧めてもいいかもしれない。

ただし，脅威に対して緊張させて，対処してきたのだから，リラックスすると，辛い記憶が蘇り，涙が流れてしまうこともある。フラッシュバックが，勉強や仕事をしているときよりも，ひとりになってぼーっとしているときなどに，起こりやすいのは，少し身構えを弛めるためである。それは，辛い記憶が，表出され，それを表現に変えていく機会でもある。

2）トラウマの心理教育

今自分に起こっているさまざまな反応の仕組みについて知ることである。「異常事態での正常な反応」というメッセージは，有効である。性犯罪被害に遭った生徒の親に，ショックな出来事を経験した後の反応と望ましい対処についてのリーフレットを渡して説明したところ，「『(娘は) おかしくなってしまった』と思っていたのが，これでわかりました」と語った。また，友だちが自殺をした後，妙にはしゃいでいる生徒がいた。「なんと不謹慎な生徒だろう」と教師も思った。臨床心理士は，「はしゃぐというのは，一つの反応かもしれない，気をつけて見守ってください」と教師に伝えた。数日後，その生徒は，あるきっかけで，わんわん泣き出した。教師は，とても悲しいねと落ち着いてかかわった。知識を持つことで，大切なことを子どもが打ち明けた時に，それを否定せずに，しっかりと受けとめることができる。

トラウマやPTSDやASDについて，専門的な言葉を用いないで，わかりやすく年齢に応じた言葉で伝えることが必要である。適切な知識を得ることは，症状を悪化させない妙薬といえる。

3）絆の中で表現を

安心感の回復の次の段階が表現である。つらいことを心にしまい込む対処は，PTSDや心身症などを発症させる要因と考えられている（Young, 1995）[10]。「つらいことを話すと，気持ちが楽になることってよくあるのよ」「私がショックを受けて悲しむと心配しているの。あなたが一人でつらい思いをしている方が悲しいよ」といったメッセージは，子どもが恐怖や辛いことを表現することを助ける（窪田・村本, 2001）[1]。親が落ち着いてかかわれば，辛い体験が過去のものになる。涙が流れるのは，閉じこめていた感情が解き放たれているのだと，親が知ることで，落ち着いて対応できるだろう。

クラスメイトが事件にあい，その光景を目撃した小学低学年の児童は，その日から，親から離れられない，事件の話題を嫌がる，ひとりで眠れないといった反応を示した。その事件では，被害にあった児童は，負傷はしたが，命は助かった。心のケアについて，事前に知識を得ていた父親は，事件から数日後，症状が変化しない子どもに，「お父さんに話してごらん」と，真剣に語りかけた。それまで，事件のことに触れることを嫌がっていた子どもは，堰を切ったように，身振り手振りで，目の当たりにした事件を再現した。そして，その日から，すべての症状はなくなった。このように，信頼できる他者（特に親や友だち）との絆の中で，安心と表現が育まれていくことが，回復につながる。

4）表現から克服のテーマへ

親から「事件を思い出させるような物は，取り除いてやった方がいいのでしょうか」という質問をよく受ける。筆者は，〈安心感が少し戻ってきたら，次は，克服のテーマです〉と伝える。事件を連想するものを遠ざけてばかりいては，子どもの生活が狭められてしまう。交通事故に遭い車に乗ることが恐くなっていれば，〈（恐い気持ちをしっかり認めてあげながら）車があなたを傷つけたのでないのよ。寝不足で居眠り運転したり，酔っ

て運転したりする人が問題なのよ〉と話してあげたらいいと伝える。また，〈事件があった学校に行くのは，思い出して辛いかもしれないね。でも，学校には楽しいことがいっぱいあるよね。恐かったことも，だんだん小さくなるんだよ〉と語ってあげてもいいかもしれない。しかし，安心から表現，そして克服の過程を，急ぎすぎて，子どものペースを無視してはいけない。この過程は直線的に進むというより，ラセン的に多くの場合進む。

また，経験したことを語ることそれ自体が回復ではない。語る中で，自分が精一杯がんばってきたことを，他者から賞讃されることで，自分に対する自信を取り戻していくことが回復につながる。どのように感じ，どのような工夫をしてきたのか，また，同じようなことを経験したときに，今度はどのように行動するのか，その経験から何を学んだのか。学校での襲撃事件であれば，学校が恐くなるのは当然である。しかし，〈もう犯人は捕まったのよ。でも，学校に行くのはなんとなく恐いよね。お母さん（お父さん）がついて行ってあげるよ〉と語りかけ，一歩でも二歩でも自分の足で歩くことができたなら，そのがんばりに賞讃を与えるのである。もし，かちかちになって身動きがとれないようであれば，〈あんなことがあったのだから，身体を固くしてがんばっているのよ〉とそのがんばりを認めてあげればいい。固くしている肩に手を置き，自らその力を弛めることができれば，励ましを送る。克服のテーマを身近な人が寄り添いやり遂げることができれば，〈これから出遭うであろう人生の中の災難をあなたは乗り越えていくことができる〉というメッセージを送ることができる。

2 親へのカウンセリング

親のカウンセリングでの留意点を述べたい。特に初回面接では，事件の内容を詳しく聞かないことである。親も，被害にあった子どもと同じである。安心・絆・表現が，回復にとって必要である。いかに子どもが困難をくぐり抜けてきたか，少しでも親が望ましいかかわりを述べれば，そこに焦点をあて，労をねぎらう。よくぞ命を奪われず，生還したという事実を取り上げるのである。性被害にあった子どものある親は，「私の顔をみた途端，わーって泣き出したんです。それで，大変なことがあったってわかったんです。その時，以前，この町で不審者による事件があって，友だちと，もしわが子がそんなことに遭ったらどうしようって，話したことがあって，落ち着いて話しを聞くということが，大切だって（結論として）なって，それを思い出したんです」と涙を浮かべながら，語った。私は何度も何度も〈（落ち着いて尋ねられたのは）すごいですね〉と繰り返した。親が落ち着いて子どもの話を聞いた結果，子どもは，警察で，親に話したのと全く同じことを話した。その子どもの供述が，犯人逮捕の決め手になったことが，後日わかった。

一方，「私がわーっとなって，子どもがもうお母さんには話したくないって，私はだめなんです」といった親もいた。〈そうなるのが自然ですよ〉と伝えた後に，機会を見て，〈「あの時は，お母さんは，とっても動揺したのよ」と言ってあげたらいいと思いますよ〉と伝えた。

信頼でき安心できる親が，つらい気持ちをしっかり受けとめることができるなら，症状は，やわらぐ。しかし，子どもが犯罪被害に巻き込まれて，落ち着いていられる親は，ほとんどいないだろう。事件後も，親は，子どもが事件にあって帰ってきたその日の子どもの表情が繰り返し浮かんで辛くなる。事件にあった時間帯になると，気分が滅入る。「なぜ，自分がいっしょに居なかったんだろう」と，ついつい自分を責めてしまう。事件から時が経過すればするほど，事件への受けとめ方は，ほかの人とは異なり，温度差が生じる。事件のことを話せるのは，伴侶しかいない。伴侶も事件のことに触れることを嫌がる。性犯罪被害に子どもがあったなら，自分の親にも話せないということもある。子どもが犯罪被害を受けて，子どもにはプレイセラピィ，親にはカウンセリングを並行に行ったケースで，終結の時に，〈ここに来て，なにがよかったですか？〉と尋ねた所，「だれにも話せないことを話せたのがよかった」とある親は答えた。

3 事件に巻き込まれた子どものクラスメイトや学校の子どもへの心のケア

事件に巻き込まれた子どものクラスメイトやその親，教師へのケアも必要である。

心のケアの手順として，①事実を伝える，②心理教育（教職員研修会・保護者研修会），（②'葬儀などの喪の作業の参加），③心と身体の健康調査，④担任教師の個別的教育相談，⑤臨床心理士による教育相談，⑥医療につなぐ，といった6段階のステップがある。まず，事実を伝えることは，うわさなどの二次被害を防止する上でも大切である。日本では全校集会で，学校長が事実を報告する習慣がある。しかし，集団が大きくなれば，パニック・過換気発作など，不安を増幅させることにもなりかねない。そこで，クラス単位で，担任が，まず事件について伝えることが望ましい。ただし，伝える内容をメモして，共通なものにしておかなければならない。また，事件の詳細を伝えることは，控えた方がいい。例えば，〈○○君が，○日○時，家の庭で首をつっている所を発見されました〉というのは，よくない。〈○○君が，亡くなったという知らせを，○日の朝に，知りました〉で十分である。教室で事実を伝えると，子どもたちは，担任にさまざまな感情をぶつけることができる。事件に巻き込まれた子どものクラスには，臨床心理士が同席する方がいい。その後，全校集会で，学校長が事件について語るのがよい。葬儀の出席も，本人の意志に任せるのがよい。亡くなった場合は，葬儀での子どもの様子をしっかり見ておくことも大切である。並行して，保護者研修会，教職員研修会を開く。事件後の心理教育についてのリーフレットを用意する。こんな大変なことがあった後は，心と身体がいろいろ反応することが，自然なことであり，こんなときにどんなことをすればいいのかを記したものである。次に，1週間後に（事件によって，2日後ぐらいの方がいい場合もある），心と身体のアンケート調査を実施する。そして，気持ちが落ち着くビデオを見てもらいながら，教室の後ろに設けたコーナーで，教師が一人ひとりとアンケートを見ながら，簡単なやりとりをする。そして，臨床心理士や医療に繋げた方がいい場合は，保護者に連絡をとり対応するのである。

V 子どもが事件に巻き込まれ死亡した遺族のケア

今まで述べてきた事件は，死ぬほどの恐怖を体験したが，命は無事だったといった子どもとその親，ないしは，クラスメイトへの心のケアのあり方であった。最愛なる家族のひとりを失った遺族には，もっと異なる支援が必要である。

遺族のケアは，カウンセリングといった直接的な心理的支援ではなく，生活支援・司法支援・経済支援の中で，支えていくことが基本となる。その根底に，亡くなった人を，心の中に生かす視点と，不幸な事件を二度と起こさない社会作りの視点が必要となる。遺族は，ショックで，食べる，眠る，といった基本的な生活が阻害される。食材が選べない，買い物ができないなど，ふだん行ってきた日常生活を営むことがむつかしくなる。そのため，日常生活のサポート（買い物を手伝う，料理を作る，ほかのきょうだいの面倒を見るなど）を視点に，人的資源を活用する。

また，死亡に至った事実の解明に全力をあげる。事実関係については，警察や司法の判断や介入に待つところが大きい。そのため，証拠の保全などに全力を尽くす。事件が大きく報道された場合，メディア・スクラムから遺族を守ることも必要である。また，死者の名誉に関わることなので，「事故」「事件」「過失」「トラブル」といった用語を慎重に選ぶ。学校内に残された被害者の遺品を大切に保存し，遺族とのコミュニケーションを図る。遺品をみると悲しみがこみ上げてきて，日常の業務ができなかったり，はやく忘れたいという心理が働くことがある。そのため，遺品をすぐにしまったり，献花をすぐに，取り除きたくなったりする。それは，遺族の心を深く傷つけるばかりか，事件をなかったこととして扱うことになる。

遺族は，宗教的な喪の作業が終わる頃（仏教では四九日など）から，孤立無援感，悲嘆感情に圧倒されるなどの情緒的反応が顕著になることがある。葬儀の時の気丈な振る舞いは，現実感がもて

ず，心を麻痺させていた反応であったかもしれない。遺族の悲しみは，時間で癒されるというものではない。急性ストレス障害や外傷後ストレス障害は，外傷後（Post Trauma）が前提である。遺族にとっては，最愛の家族が"いま，いない"という現実が，毎日を苦しめているのであり，決して，"後（post）"にはなりえない。もちろん回避・侵入・過覚醒といった主症状は，多くの遺族においてみられるが，遺族のケアを外傷後ストレス障害の視点でのみ捉えようとすることは，危険である。

　被害者遺族は，わが国の司法制度が，加害者のためにあり，被害者のためにないことに直面する。現在，全国犯罪被害者の会（あすの会）を中心に，司法制度の改正を求めている。遺族のケアには，「安心・絆・表現」というより，「闘い・絆・安らぎ」の方がふさわしい。故人は亡くなっても，人の心に生きている。再びこのような悲しい出来事が起きないために，遺族は闘っているように思う。

文　　献

1　窪田容子，村本邦子：子どもが被害にあったとき．三学出版, 2001.
2　心の教育総合センター：学校における心の危機に関する研究報告．兵庫県立教育研修所 心の教育総合センター, 2001.
3　心の教育総合センター：学校における心の危機対応実践ハンドブック．兵庫県立教育研修所 心の教育総合センター, 2002.
4　西澤哲：トラウマの臨床心理学．金剛出版, 1999.
5　Pitcher GD, Poland AS: Crisis Intervention in the Schools. Guilford, 1992.（上地安昭，中野真寿美訳：学校の危機介入．金剛出版, 2000.）
6　冨永良喜：少年事件と心のケア．In: 日本臨床心理士会編：第1回被害者支援研修会報告．日本臨床心理士会, 2000; pp.114-116.
7　冨永良喜：学校への危機介入とストレスマネジメント教育．大正大学カウンセリング研究所紀要, 25; 15-24, 2002.
8　上地安昭：教師のための学校危機対応実践マニュアル．金子書房, 2003.
9　van der Kolk BA, McFarlane AC, Weisaeth L: Traumatic Stress: The Effects of Overwelming Experience on Mind, Body, and Society. Guilford Press, 1996.（西澤哲訳：トラウマティック・ストレス．誠信書房, 2001.）
10　Young A: Harmony of Illusions: Inventing Post-Traumatic Stress Disorder. Princeton Universty Press, 1995.（中井久夫訳：PTSDの医療人類学．みすず書房, 2001.）

第8章 思春期と非定型精神病

中山和彦

I 緒言

　人格発達の諸段階において思春期および青年期という言葉はさまざまな用いかたをされている。そのなかで思春期は主に第二次性徴，初経など身体的，生物学的な変化の時期を意味して用いられる。また青年期はそれに伴う心理的，社会的な変化の時期を意味して用いられ両者を区別していることが多い。このように時間的には重なりあった二つの側面を表現している。この思春期にみられる生物学的特徴は，内分泌系の成熟による性ホルモン機能の活発化，またそれに伴う第二次性徴の発現である。このような変化は時に自分の性について葛藤を生じ，不安も強くなる。こうした時期を象徴しているのが，神経性食思不振症（Anorexia Nervosa：AN）と言えるだろう。AN は 100％無月経となる。そのほかにも思春期にはその人格発達段階における特徴を反映して，人格障害や神経症性障害などが認められる[10]。

　そのなかで，特徴ある生物学的基盤と先行する慢性ストレスが存在する，いわゆる「非定型精神病」が「非定型精神病関連疾患」として思春期に認められることがある。非定型精神病は症状レベルでは男性にも認められるが，そのほとんどは女性である。特に思春期，産褥期などにみられる典型例では，月経周期と何らかの関連を持って発症することが特徴である。本章では未だ疾病概念の統一されてない非定型精神病の臨床特徴，女性の前思春期から思春期の移行期で最も重要なイベントである月経周期発来，またそれに伴う月経関連症候群[15]との関連について概説する。

II 非定型精神病の臨床特性

　「思春期と非定型精神病」を論じるにはここで非定型精神病の概念，診断基準を明らかにしておく必要がある。しかし残念ながら現在 ICD-10[21] と DSM-IV[1] による操作的診断法では独立した疾患として認められず，多数のカテゴリーに分散されている。まず ICD-10 では「統合失調症，統合失調型障害および妄想性障害」のうち「急性一過性精神障害」「統合失調感情障害」，また「気分障害」のうち，「精神病性症状を伴う」ものなどに含まれる。そのなかでも中核となるのは「統合失調症状を伴う」または「統合失調症状を伴わない」急性多形成精神病性障害と考えられる[5]。DSM-IV では「統合失調症様障害」「統合失調症感情障害」「短期精神病性障害」「特定不能の精神病性障害」，さらに気分障害のうち「精神病性の特徴を伴うもの」に相当する[16]。しかしこのように従来の非定型精神病の概念が分散されてしまったことにより，これまで蓄積してきた，特に生物学的観点や独特な症状特徴などを見失う結果となってしまった。

　そこでここであらためて非定型精神病の臨床経過特性をまとめておく[5,6,7]。

①発症は急激で，多くは挿間性または，周期性の経過をとる。
②予後は比較的良いが，再発が多い。反復する再発によって長期予後として軽度の欠陥状態を呈することがある。
③病像は意識の変容，情動，精神運動性の障害を軸として，浮動性の幻覚や妄想が出現する。症状は多彩で躁うつ気分から夢幻ないし錯乱状態まで変

```
                  初経周辺症候群
                       ↓
                  前思春期周期性精神病
                       ↓
  思春期から成人期へ
  ┌─────────────────────────┐
  │ (月経関連症候群：MRS)    │
  │ 月経前症候群（PMS）     ⇔  思春期周期性精神病
  │                          │
  │ 月経前気分不快障害（PMDD）⇔ 周期性精神病（月経周期に一致して）
  └─────────────────────────┘
                                       ↓         ┌──────────┐
                                                 │周期性精神病│⇔ 気分障害
                                                 └──────────┘
                                   非定型精神病
```

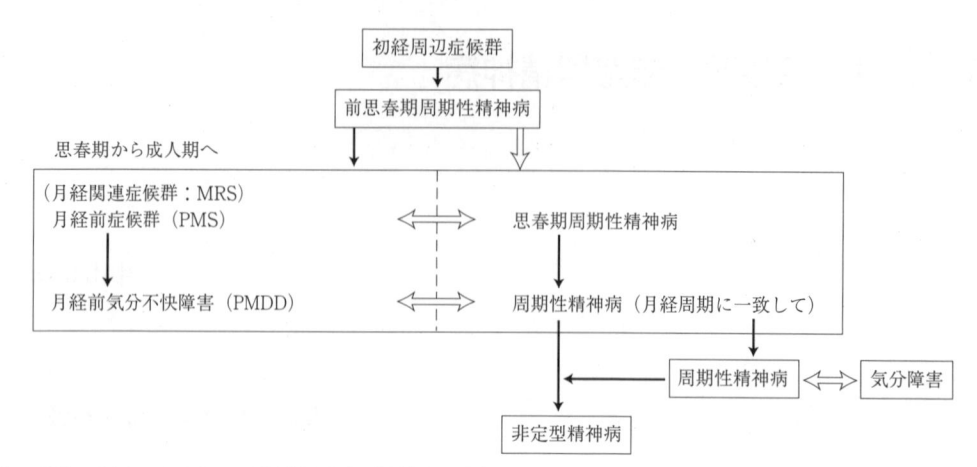

図1 症状スペクトラムからみた思春期と非定型精神病の関連

動する。
④発症には，心因，身体因，物理的拘束などの誘因が多い。
⑤生物学的背景として月経前症候群（Premenstrual tension syndrome: PMS），月経前不快気分障害（Premenstrual disphoric disorder: PMDD）を併存する女性例が多く，また遺伝負因も強い。
⑥性格傾向として勝気，熱中型，人格の未熟などがあるが，疎通性や社会適応性は良好である。

　以上の特徴のみでは診断基準としては，症状の持続期間や症状の程度などにおいて不明確といわざるを得ない。しかしその臨床経過特性は，独特で特徴的であり実際の臨床現場では非定型精神病の診断で意見が分かれることは少ない。多くの場合病相期間の持続は6カ月以下[20]，長くて1年以内であるので，もう少し厳密な診断基準を設定することは可能と思われる。しかし前述のように操作的診断に近づけていくと，臨床的特徴が希薄になってしまう。現時点ではこの臨床経過特性を基盤にしていくことほう無難である。

III　思春期にみられる非定型精神病と関連する疾患群

1　思春期の発来と月経周期の成立

　思春期の発来機構と特に女性の場合，それに引き続く月経周期の成立には，さまざまな身体的な発達が必要である。しかしその背景として成人期への移行期としての思春期を，うまく受け入れていくための心理的成長が大きな役割を果たしていることは言うまでもない。このような時期において，内分泌機能の未発達や機能異常が伴っている精神疾患が少なからずある。それが何らかの形で症状形成に関わっていると考えられるため，象徴的で注目されやすい。しかしそのことがかえって本来の病態を正しく把握することが困難になる場合もある。そのことは必ずしも特異的な生物学的要因ではないことがあげられる。いずれにしても，それぞれの症例において心身の発達段階に対するさまざまな問題点を十分に検討した上で診断，治療を行うことが重要である。

　しかし思春期と非定型精神病を論ずるには月経関連症候群[15]が大きな橋渡しとなる。ここでは図1に示したように，症状スペクトラムからみた非定型精神病の基本構造を図示して説明する。

　そのためにはまず月経関連症候群の主軸である月経前症候群（PMS）と月経前気分不快障害（PMDD）の理解が必要である。それは非定型精神病の女性例ではPMS，PMDDを併せ持つことが高率であるからである。

PMS，PMDD

　月経のある女性の約50〜70％にみられるというPMSは乳房痛，腰痛などの各種疼痛，むくみ，体重増加など身体症状が中心で，それに軽度のうつ状態，イライラ感，睡眠障害などがある。それに対してPMDDはPMSの約2〜8％に認められる重症型と考えられている。症状は身体症状に

気分障害を合わせ持った形となる。その特徴的な症状は，著明な抑うつ感，不安感，情緒不安定，集中困難，食行動変化，睡眠障害（過眠），各種疼痛などで，最も重要な症状として抑えがたい易怒性（制御不能感）である。また行動面の障害として仕事を含む社会活動，人間関係などに，うつ病に匹敵する大きな支障をきたす。

PMDD に関する内分泌学的研究は多いが，結局のところ「ホルモン調節異常」の明確な証拠はない。Schmit ら[17] は，正常な性腺ステロイドホルモンの分泌に対する異常反応，たとえば神経伝達物質や受容体の過敏反応に問題があると報告している。そのなかでセロトニン作動性神経系の異常は以前より有力な仮説であった。最近セロトニン作動薬（SSRI など）が有効であることがわかり，これまでの仮説を臨床的に証明したことになる。

2 前および思春期にみられる非定型精神病関連疾患群

1）初経周辺症候群

第二次性徴およびそれに続く月経の発来の確立までには，だいたい 8 歳から 14 歳頃までの数年を要する。またそれに伴う変動は女性ホルモンだけでなく身体の発達も必要とする。この時期に一致して幼児退行現象，イライラ感，精神運動興奮状態などが見られることがある。多くは初経発来と共に改善する。これは思春期発来を前にして，自立に向かうための様々なストレスに取り囲まれている時期である。このような複雑な心身の発達に伴う心理的反応が絡み合って病的な遅れではないが，初経の発来を遅らせていることが考えられる。

2）（前）思春期周期性精神病

初経前の場合，前思春期周期性精神病となる。本疾患の特徴は次の通りである[9,10,18,22]。

① 初経直前，またはまもなくの時期において，月経周期の黄体期に一致して病相を反復する。時に初経以前は少数であるが，男性にも出現する。
② 幻覚，妄想など統合失調症様体験と感情障害，夢幻状態などが出現する。まれに急性の不安や幻聴を伴って緊張病症状群に発展することもある。
③ 月経開始と共に急激に改善し，病相期の記憶を欠損していることがある。

本疾患のもう一つの特徴は，学校の試験やいじめ，クラブ活動などでの人間関係など，思春期初期に体験するストレスが発病の誘因として存在することが多い。またその一方で，共通の生物学的基盤を持つ可能性を示唆することがいくつかある。その要点として初経前の症例は LH（黄体化ホルモン），FSH（卵胞刺激ホルモン）は十分に分泌，成熟しているが，エストロゲンの分泌が不十分なことがあげられる。その原因として原発性下垂体腫瘍などや原因不明の軽度高プロラクチン血症をきたしていることもある。また初経後に見られる症例では，無排卵で，代償性出血の場合や，黄体形成が不完全のために黄体ホルモン（プロゲステロン）とともにエストロゲン分泌が不十分な場合がある。エストロゲンには精神病発現に対する防衛的保護作用があるとされている[8,13,14]。そのためこのような症例はその作用を受けられず，潜在的に統合失調症の素因を持つ症例では，本格的に発病する危険性が高まる可能性とも考えられる。しかし一般には女性の統合失調症の発症は男性に比して遅く，予後も比較的良好で，それはエストロゲンの保護作用のためとされている。統合失調症の発症の代わりに，女性では非定型精神病疾患群となって発症していると考えることもできる[2]。

これらはその病像には大きな違いがあるが，その予後やその経過から PMS と対比して考えることができる（図1参照）。

3）周期性精神病

さらに成長して月経周期が安定してきた頃に，月経周期に一致して周期性経過をとる精神病が発現する。これは従来より周期性精神病と呼ばれるものである[3,11]。本来周期性精神病も女性に多く，その約 70 % は黄体期に発症し，1～2 週間の病相を反復する。病像の特徴は，幻覚妄想状態，躁うつ状態，錯乱せん妄状態，緊張病症候群などで

ある。前述の思春期周期性精神病もこの一亜型と考えられる。本症例の中には月経関連ホルモンの異常が認められることがあるが，疾患特異性の高い所見は今のところ確認されていない。本疾患も視床下部－下垂体－性腺系の機能的な脆弱性が病態の発現に関与していると考えられている。また発症には誘因なるストレスの存在があり，人格特性，環境因子なども深く関わっているとされている。

これは PMDD との関連が容易に推測されるであろう（図1参照）。要するに，PMS と PMDD に精神病性の症状が加われば，時期によってそれぞれ思春期周期性精神病と周期性精神病に相当することになるのである。これらの疾患群は慢性化すると月経との関連が不明確になり，必ずしも予後良好ではない。精神病性の症状には抗精神病薬は無効，または悪化することがある[22]。

3 症例呈示（思春期周期性精神病：15歳，女性）

主訴：人が群衆となって自分に向かってくる。
生活歴：発育に問題のない中学2年生。身長152 cm，52 kg でやや小太り。二次性徴は発現しているが，希少初経である。
家族歴：3人同胞中，第二子，父母，姉，弟とも健在。
病前性格：勝気，執着性，熱中性がみられる。
既往歴：小児喘息，アトピー性皮膚炎。
現病歴：X年2月，発熱，腹痛など感冒様症状に引き続き，突然，夜間睡眠中に起き出し，うずくまって泣いている。また本箱の本を出したり入れたりする。また目をつぶったまま階段をおりようとするなどの異常行動が出現した。翌日学校からなかなか帰らないので，母親が探しに行くと家の近くの公園にたたずんでいた。「往来の人が集団となって固まりにみえる。それが自分に襲ってくるようで怖くて帰宅できなかった」という。その翌日以後は無気力，食欲の低下，元気がなくなり，学校にも行かなくなった。しかし1週間後には，速やかに症状が消失した。1カ月後には再び同様の症状が出現し，動作も緩慢で寡黙状態になった。また食事中に茶碗を持ったまま2～3分意識を失った。さらに母親にベッタリくっついて離れず，幼児のような態度を示した。また急に興奮して泣き叫ぶこともあった。しかしこの状態は8日間で急激に消失した。その後も約30日周期で，ほぼ7～10日程度の病相期が繰り返し出現するいようになったため，母親とともに筆者の外来に受診した。

病歴を詳細に聴取したところ，月経前（黄体期）に一致して病相が繰り返し出現していることがわかった。そこで月経関連ホルモンを測定するとともに基礎体温の測定をお願いした。その結果と臨床経過をまとめると以下のようであった。

①幼少より，小児喘息で病院通いが絶えなかった。中学になって喘息から開放されたが，今度はアトピー性皮膚炎で悩まされるようになった。友達からも時々嫌がられるような態度を受け，悩んでいた。またちょうど学年末に試験が重なっていた。
②病相は，急性に発病，ほぼ月周期で出現し，平均約7～10日間持続し，その後速やかに消失した。
③病相に一致して37℃前後の微熱を示し，基礎体温（BBT）は二相性のあたかも排卵性月経周期を示した。
④月経関連ホルモンである，LH，FSH および黄体期のプロゲステロンは低値で排卵を確認できなかった。
⑤本症例は軽度高プロラクチン血症（100 ng/ml）を呈していた。そのためドパミン作動薬のブロモクリプチンしたところ，プロラクチンは正常化し周期的な精神症状は消失した。
⑥しかし予想した月経関連ホルモンの改善は認められず，排卵は確認されない。逆に二相性の基礎体温は乱れてしまった。

以上のことから，プロラクチンの正常化が症状消失に関連しているが，月経周期そのものが本疾患の病因ではなくドパミン機能が病態生理と関連していることが推測された。

Ⅳ 思春期と非定型精神病

1 月経関連症候群から非定型精神病へ

以上の思春期にみられる疾患群の臨床特徴は，すでに非定型精神病の特徴を十分に示しており，

その延長上にいわゆる非定型精神病が存在していることは明白であろう。しかし非定型精神病は男性例も存在するため，その全体を論ずるには限界がある。しかしあえて月経関連症候群のうちPMSとPMDDとの関連を主軸にした非定型精神病の特徴をまとめてみると以下のようになる[4,12,19]。

①病像の特徴：急性精神病で発症し，情動，精神運動興奮，意識の変容であり，不安－恍惚，興奮－昏迷など反転を示す傾向がある。
②病態生理：視床下部－下垂体系の脆弱性が推定されている。
③発病時期：女性例では黄体期，産褥期に多い。
④誘因：PMS，PMDDを基盤にし，心因性，身体因性ストレスおよび性格因が誘因となる。
⑤思春期および月経に一致した周期性精神病，産褥期精神病の病像と類似し，これらの疾患の発症後に非定型精神病に移行することが多い。
⑥定型抗精神病薬は，無効で間歇期の精神状態を遅鈍化させ，人格水準を低下させる。

2 非定型精神病の発症メカニズム

以上の非定型精神病の特徴のなかで，重要なポイントは誘因としてあげている心因，身体因の存在である。図2に非定型精神病の発症メカニズムを模式的にまとめてみた。

まず素因として視床下部－下垂体機能の脆弱性をもった，いわゆる上位中枢における病的自立性を持った病態が推測される。その脆弱性は，月経関連症候群の素因にもなっている。その意味では思春期の月経周期の確立は，重要な問題といえる。PMSやPMDDのレベルで治まる場合もある。また人格特性，親子問題（親の離婚も含む），環境，ライフイベントは，直接発症誘因となる急性および亜急性のストレスになるが，生物学的脆弱性自体がこれらの状況ストレスを増強，増幅しているとも考えられる。

3 心的外傷モデルとしての思春期

思春期には発病していないが，思春期またはそれ以前に体験している先行する慢性のストレスが，成人期に非定型精神病を発症させるリスクフ

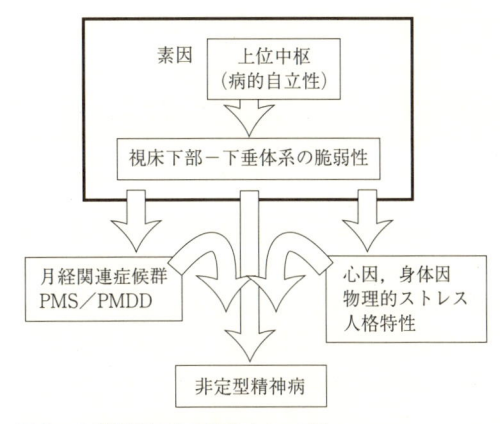

図2 非定型精神病の発症メカニズム

ァクターとなっているという見方もできる。そこで非定型精神病の発症に関わる特徴から思春期の問題点と対策（学校連携を含む）について述べる。

1）発症に関わる身体的，心理的誘因

PMS／PMDDは思春期の前半では少ないが，後半には出現してくる。そのほかの慢性の身体疾患（たとえば慢性中耳炎，扁桃腺炎，アトピー性皮膚炎，小児喘息など）は，日常，社会的障害のきたし，持続的な心理的，身体的ストレスとなっている。また直接に発症誘因として，外科手術などによる身体的拘束，家庭環境，友人関係などによる心理的拘束は大きな発症には親和性が高い。このことよりできるだけ急性，慢性のストレスからの開放が重要なポイントとなる。そのためには学校との連携も重要である。多くの症例は予後予後良好である。学校での心理的負担を軽減し，無理に治すための介入はさけ，ゆったりとした学校生活ができるよう協力する。病相期には休ませる。しかし寛解期には暖かく迎え入れるようにする。

2）自生的，反応的ストレス

人格傾向として，勝気，熱中型，向上心が強い。発症後，間歇期において自己完結的な目標に向かって努力する。家族も同期して一緒になって頑張ってしまうことがある。いわゆる家族の高い感情表出がよくみられる。その結果，自生的，反応的ストレスが発生し，特に再発に大きく関わることがある。再発予防のために，本人と家族また時には学校の担任教師に対するサイコ・エデュケーシ

ョンが必要である．無理のない目標の設定を指導し，完璧主義にならないよう，心のゆとりを与える必要がある．

V まとめ

今のところ非定型精神病の概念は統一されていない．研究が進むにつれて，その中核群から周辺症例を取り入れていったため男性例も含まれるようになった．一方でICD-10やDSM-Ⅳによって病因論的な症状特徴が排除されたため，さらに曖昧になった．また生物学的臨床研究でも，特異的な内分泌所見が見出せなかったが，「視庄下部－下垂体系の脆弱性」の存在が指摘され，むしろその方面も減衰してしまった．しかし思春期にあらためて視点を据えて非定型精神病を考えることは，未だ特異的な治療法が見出されていない非定型精神病の病態生理や治療法の開発に役に立つであろう．

文　献

1　American Psychiatric Association：Diagnostic and Statistical Manual of Mental Disorders, 4th ed (DSM-IV). Washington DC; American Psychatric Press, 1994.
2　Angermeyer MC, Kuhn L：Gender differences in age at onset of schizophrenia, An overview. Eur Arch Psychiatry Clin Neurisci 237; 351-364, 1988.
3　遠藤雅之，高橋三郎，浅野裕ほか：性周期に一致して周期性経過をとる精神病．精神医学 14; 319-328, 1972.
4　鳩谷龍：非定型精神病の生物学的基礎．臨床精神医学 11; 431-440, 1982.
5　林拓二，須賀英道，堀田典裕，深津尚史，関根建夫：非定型精神病と操作的診断法．精神科治療学 15(5); 511-518, 2000.
6　林拓二：日本における非定型精神病の概念．臨床精神医学 32(7); 773-778, 2003.
7　満田久敏：非定型精神病の概念．精神医学 3; 976-969, 1961.
8　中山和彦，森温理：更年期に見られた月経周期に一致して周期性経過をとる精神病について．臨床精神医学 19; 1735-1738, 1990.
9　中山和彦：前思春期周期性精神の一例．精神医学 33; 359-365, 1991.
10　中山和彦：思春期発来と内分泌異常．思春期青年期精神医学 3; 223-230, 1993.
11　中山和彦：非定型精神病―治療別症例集．星和書店，1996.
12　中山和彦：特定不能な精神疾患．星和書店，1996.
13　中山和彦，勝久寿：性ホルモンと精神分裂病関連疾患．臨床精神医学 27; 1095-1103, 1998.
14　中山和彦，勝久寿：思春期・更年期に出現する精神症状と性ホルモンの関与．脳の科学 22; 67-72, 2000.
15　中山和彦，川村諭，斉藤英和，落合和徳，久保春海，油井邦雄：月経関連医学の提案―月経関連症候群の臨床的位置づけと治療について．心身医学 43(2); 103-113, 2003.
16　大塚公一郎，加藤敏，安部隆明，杉山久，渡邉良弘，小林聡幸，岡部美朗：非定型精神病の長期予後―平均20年間の長期観察8症例をもとにして．精神神経誌 104(11); 1069-1090, 2002.
17　Schmedt PJ：Dfferential Behavioral Effects of Gonadal Steroids in Women with and in Those without Premenstraul Syndrome. N Engl J Med 338; 209-16, 1998.
18　高木隆郎：前思春期周期性精神病．精神神経誌 61; 1194-1208, 1959.
19　高橋三郎，飯田英晴，藤縄昭：いわゆる非定型精神病の一群の診断と分類に関する調査．精神医学 30; 1107-1113, 1988.
20　Toyoda K, Yoneda H, Asaba H, et al：Subclassification of atypical psychosis. Bull Osaka Med College 34; 49-60, 1988.
21　World Health Organization：The ICD-10 Clasification of Mental and Behavioral Disorders: Clinical description and diagnostic guidelines. WHO, 1992.
22　山下格：若年性周期精神病．金剛出版，1989.

第9章 児童・青年期の解離性同一性障害

石黒大輔

I 解離性同一性障害とは

1 診断

多重人格障害は1980年にDSM-IIIに収録され，さらにDSM-IV（1994）では解離性同一性障害（Dissociative Identity Disorder，以下DID）と名称が変更された。この名称の変更に表れているように，DIDはいくつもの人格を持つのではなく，別々の人格状態が各々独自の同一性を持つ人格システムと考えられている。

DSM-IVにおけるDIDの診断基準[1]を表1に示す。ここに述べられている「はっきりと他と区別される同一性または人格状態」を交代人格という。Putnum[9]は「交代人格とは，ある優位感情と身体イメージを含む自己感覚をめぐって組織された意識が高度に分立し，各々の行動の種類は限られており，その状態に結び付いた記憶を持った状態である」と定義している。DIDでは複数の交代人格を持つがそれらは総称して人格システムと呼ばれている。交代人格の主なものは具体的には以下のようなものがあるとされている。

- 主人格：日常生活の最も多くの時間を支配している人格。
- 子ども人格：子ども時代の外傷体験を抱えた人格。
- 迫害者：主人格に対して敵意を持つ。人格システム全体をほぼ認知している。
- 保護者：患者を危険から守ってくれる人格。

交代人格は治療中にその性質をかえたり，新たな交代人格がつくられたり，複数の交代人格の融合が起こったりする。また，交代人格間の相互認

表1 解離性同一性障害のDSM-IVの診断基準

A．2つまたはそれ以上の，はっきりと他と区別される同一性または人格状態の存在（その各々は，環境および自己について知覚し，かかわり，思考する比較的持続する独自の様式を持っている）。
B．これらの同一性または人格状態の少なくとも2つが，反復的に，患者の行動を統制する。
C．重要な個人的情報の想起が不可能であり，ふつうの物忘れで説明できないほど強い。
D．この障害は，物質（例：アルコール中毒時のブラックアウトまたは混乱した行動）または他の一般身体疾患（例：複雑部分発作）の直接的な生理学的作用によるものではない。

注：子どもの場合，その症状が，想像上の遊び仲間または他の空想的遊びに由来するものではない。

知の在り方は様々である。交代人格の存在を主人格は幻聴や作意体験や被注察感として認知している場合があり，シュナイダーの一級症状が多くの症例で認められる。

DIDは多彩な臨床症状を呈する。うつ病，統合失調症，人格障害，不安障害，ヒステリー，身体表現性障害等，多様な診断が確定診断されるまでになされることがある。DIDの最も代表的な症状は健忘である。患者は交代人格が出現した時のことを追想できない。この健忘は臨床的には，その場所にどのようにして来たのかわからない，買った覚えのない品物がある，見知らぬ人から別の名前で呼びかけられる，自分で書いた覚えのない文書（筆跡まで異なる場合がある）がある，などと体験される。また，外傷体験を受けた小児期の記憶が完全に欠落している場合もある。

Ross[10]はDIDの臨床的特徴として性的・身体的虐待の既往，女性，20〜40歳の年齢，記憶の脱失，頭のなかに声がする，シュナイダーの一級症状，境界性人格障害の診断基準を満たす，はか

ばかしくない過去の治療歴，自己破壊的行為，思考障害のないこと，頭痛の10項目を挙げている．

2 病因

Kluftの4因子説[7]によれば，DIDの発症因子は，①素質としての解離能力（催眠感受性），②子どもの自我の適応能力を上回るような外傷体験，③解離による防衛の在り方を決定し，病態を促進し形成する素質と外的影響力，④外傷体験から回復する経験や環境の欠如，となっている．①については，DID患者は催眠感受性が高いことが知られており，人格交代は自己暗示であると考えることもできる．Bliss[2]は，DID患者が自分でも気づかないうちに自己暗示を乱用している可能性を指摘し，これが障害の基本的メカニズムではないかと推論している．②については，DID患者のほとんどに小児期の外傷体験の既往があるという調査報告が多数ある．特に重視されているのが小児期の性的・身体的虐待である．しかし，こうした調査のほとんどは患者の陳述による後方視的調査である．患者の陳述が虚偽である，あるいは虐待は空想であるという可能性がないわけではない．③は患者の人格構造の発達とその反応様式に関係する問題である．それらには，隠れた観察者現象などの認知と記憶に関する多重システム，状況依存性学習，精神性的な発達，対象関係，空想の友人，DID患者への同一化，マスメディアの影響，過去の治療の誤りなどがある．

3 疫学

DIDの有病率は研究報告によって様々である．北米の研究報告ではおおかた0.1％〜0.2％と推定されている．男女比は1対5程度で女性に多く，初診時の平均年齢は文献の通覧では30歳程度である．DIDは1980年以前には非常に稀な病態であり，二重人格がほとんどであった．しかし1980年以降急激に報告数が増加し，1989年には北米だけでも6,000例以上が確認されている．我が国でもそれまでは10数例にすぎなかった症例報告が，1990後半から増加している．

4 予後

DIDの研究の中心である北米でも，長期予後に関する研究は現在のところ実証的研究の蓄積の段階にある．治療開始から人格の統合までの期間は，3〜5年が目安となっているようである．治療者の能力，重症度，社会的支援，年齢，環境，治療構造などによりそれは左右されという指摘もある．専門家間では，さまざまな条件が整えば，長期予後は良好であるというのが共通した見解のようである．

5 治療

外傷体験からの回復過程をHerman[3]は3段階に分けている．第1段階は患者の安全感を確立すること．第2段階は外傷体験を想起して悲哀を受容すること．第3段階は通常生活との再結合である．DIDの治療もこの段階に沿って行なわれている．代表的なものとしてKluftの9段階の治療[8]がある．しかし，交代人格をあまりにも実体化して扱うこのような治療が，我が国の現状や自我意識の発達段階にある児童・青年期の患者に適合するかは検討の余地の残ることである．その点では，市田[5]の述べている解離性障害の治療の原則が参考になる．それを表2に示す．

II 我が国における児童・青年期のDID

現在のところ，我が国では北米のような十分な数のDIDの研究報告は成人においてもない．児童・青年期の解離性障害の研究報告は河村ら[6]のもの（18例）があるが，そこにはDIDの診断基準を満たすものはなかった．我が国の臨床では成人も含めて多いものは，元来は解離型ヒステリーと診断されていたもうろう状態を主病像とする特定不能の解離性障害である．DIDの症例報告は，学童期以前の者は皆無に等しい．中学生になると人格交代が観察されるようになるが，一過性の場合が多く，診断としては特定不能の解離性障害とするほうが妥当である．高校生以上になると，ある程度一貫した交代人格による人格交代が反復されるようになる．

広沢[4]によれば我が国における小児の当障害

表2　市田の解離性障害治療の原則[5]

1) 解離症状があることを患者が自覚して，それを自己観察していけるようにする。
2) 患者が解離症状の適応的な面と不適応的な面を見るようにしていく。
3) 解離症状に不適応的な面があって「損をしている」ことから，「何とかしよう」という治療動機を引き出す。
4) 解離症状を患者自身が制御する工夫をしていくよう助言する。
5) 家族や恋人，友人などの協力を得られる場合には，そうした人たちが対応の仕方を工夫していくよう助言する。「世話役」（いつも患者のそばにいて，こまめに世話をする人。こういう人がいることも多い）がいれば，同席面接を用いる。
6) 現実的な環境調整が可能ならば，それをしていく。ただし，治療者や患者ができないことは，それを限界として明示する。
7) 問題の大きい行動（自己破壊的行動や反社会的行動など）には，「ともかくあなたの体がとった行動には，その行動に対しての対応をします」という態度を一貫させる。解離状態かどうかにかかわらず，問題行動には一定の対応を取り決める（限界設定）。
8) 危険な行動化（自殺企図など）が制御できない場合には，危機介入的な入院も考える。ただし，入院治療にはマイナス面や限界もあるので，それを明示した上で，短期間の入院としたほうが無難である。
9) 心的外傷がありそうな場合には，それも話してもらう。ただし，外傷を話すことで不安定となる場合には，どのように話していくかを検討し，安全な範囲内で話していく。
10) 人間不信が根強くある場合には，治療者への不信や不安，恐れ，怒りなどの陰性感情にも留意する。面接でこれを感じた場合には，話題として取り上げる。
11) 薬物療法は対症療法的に用いる。ただし，多量服薬や薬を多めにのんでしまう傾向がある場合には慎重に投与する。

（当障害類似の）症例の特徴は，米国の成人例といくつかの点で異なっている。①性的虐待を含めた幼少時の激烈な外傷体験は少なく，②学校（いじめなど）や家庭（両親に対する恐怖や養育者の愛情の欠如）における否定的な体験が多いこと，③交代人格らしきものが，愛情の保障を求めるがゆえの空想的色彩を帯びていること，④交代人格らしきものの出現が比較的容易で，患者自身がその存在に気付いていることが多いことなどがあげられている。

III　重症度の異なった青年期解離性同一性障害の3症例

1 症例A：初診時18歳男性，高校中退後無職

両親，祖母との4人暮し。父親は会社員で母親は女性用洋品店を経営している。母親は多忙で，祖母に養育された。幼児期より父親から理由もなく殴られたり，口汚く罵られることが度々あった。見た目がかわいいからと，女の子のような格好をさせていたこともあった。幼稚園の頃からミニ遁走のエピソードあった。10歳，母親代わりの祖母が突然失踪。その後は祖母の写真に向かって自分のことを蔑んだり，非難したりと自虐的な対話をし，辛いときは，架空の存在をつくり自分のこととは考えないようになっていったという。13歳，父親からむりやり海外留学させられ，男性から輪姦されたことがあり，記憶の脱失が増加したということである。16歳，父親が愛人と家出。その後，母親と殴り合いの喧嘩を度々するようになり，人が変わったようになることがあった。18歳，失恋後から，女装した姿で発見されるなどの人格交代が激しくなり初診し入院となった。治療経過中に以下のような人格システムが明らかになった。

A：主人格。人当たりは良く，相手に受け入れられることには長けているが，警戒心が強く本音は明かさない。かなりいい加減なところがある。
S：幼稚園の同級生と同姓同名。抑うつ的で自殺未遂をする人格。ホストクラブで働いている。
P：幼稚園の同級生と同姓同名。女性の人格。当初は迫害者的性格が強かったが，後に調整役的な面も見せる。Aの幻聴の主。思わせぶりな態度で，どこか謎めいている。
V：流産した異母兄と同姓同名。暴力的な人格。
T：自らの出所を明らかにしない。交代人格の中で，最も全体的な印象がAに類似している。勝手気ままな人格。
C：Aを嫌っていた叔母の息子と同姓同名で，自分の母親（Aの叔母）を殺すことを考えている。Pの話によれば当初は泣いている子どもの人格だったが，治療者の前に現われた時は年齢は青年に達していた。

入院後に主に活動していたのはSとPだった。Sは外出中に勤めていたホストクラブに働きに行ったり，高価なスーツを買い込んだ。また，自分の恋人宅に外泊することもあった。Pは夜間に化粧を整えた姿で現われたり，外出中に化粧品を買っていた。入院治療は外出制限などの限界設定に終始した。しかし，治療者は隔離や拘束などの厳しい限界設定が虐待の再演となることを恐れた。そのため対応が常に後手に回ることとなった。面接中に人格交代が起きたのは初診から6カ月後であった。治療が進展し，治療のストレスが高まるとVが現れ，暴力的な行動化が起こり，Sはそうしたvの行為に絶望して自傷行為を繰り返した。そうした状況下でTとCが現れた。Vは夜間に看護婦の首を絞める行為におよび，自ら消えて行ったが，入院治療を継続することは困難となり入院13カ月目で退院となった。その後はTの行動化が激しくなり，治療者に対しても攻撃的になっていった。父親に対して激しい怒りを表すことが初めて起きたが（人格交代していたかは不明），その翌日，母親が旅行して不在の時に3度目の過量服薬により死亡して発見された。

2 症例B：初診時18歳女性，大学生

2名同胞の第1子。父親は商店を営み，母親は会社員。幼い頃から父親が母親に暴力をふるうのを目撃していた。母親からは，気まぐれに可愛がられたり，邪険に扱われた。5歳時，両親が別居し母親と暮らしたが，9歳から13歳までは父親からむりやり同居させられた。父親からは厳しく折檻されることがあり，家出をしたこともあった。13歳の時に親が復縁し家族4人で生活を始めた。しかし，父母の諍いは絶えず，18歳の時に母親が自殺。大学に進学し親元を離れると父親の幻声が出現し初診となる。

当初から，失神，手首自傷，過量服薬などで頻回に救急室を受診した。中学生頃までの記憶については，ところどころ欠落が認められた。面接では父親に対する恐怖感が繰り返し語られたが，愛着もあることを認めていた。幼い頃に父親からオーラルセックスを強要されたことが一度だけ報告

されたが，その内容が以後の治療に影響することはなかった。初診から8カ月後に面接中に人格交代が初めて起きた。自分と双子の子どもの人格，自傷行為をする人格，性的逸脱行為をする人格などが認められた。その後自分の生い立ちを書き綴るようになり，「こんな時，先生ならこう考えるだろう」と治療者に同一化することも起きた。治療開始36カ月後に，自分を捨てて父親に自分を与えた母親に対する恨みと母親を喪失した悲哀を語った後からは解離症状は消失した。

3 症例C：初診時19歳女性，失職中

3名同胞の第2子。父親は会社員で母親は専業主婦。小学4年の時に同級生数名からいじめをうけており，またその頃見知らぬ男から性的いたずらをされたことがあったという。中学2年の時も，同級生の兄から裸にされて写真を撮られたことがあったという。高校1年でも同級生数名からいじめられた。高校では演劇部に所属していたが退部している。高校卒業後就職したが，勤務時間外に会社から携帯電話に連絡が入る，就労態度を注意されることなどがあり，会社に対して恐怖感が強くなり退職した。また，前の恋人からストーキングされる状態となり，人格交代が起こり始めた。人格交代を主訴に初診。

人格交代は初診時の面接で起きた。迫害者的な交代人格が主人格の髪の毛を切るなどのことが起きたが，深刻な自傷行為は認められなかった。新しい恋人の前で，年齢退行（それぞれの年齢の交代人格）を繰り返し，恋人に外傷体験を語ることで人格が統合され，4カ月で人格交代は消失。その後は失神や失歩などを呈することはあったが安定して経過した。再就職し，恋人と結婚し，治療は24カ月で終了となった。

4 症例の考察

症例Aは重症，症例Cは軽症，症例Bは中等症のDIDと考えられる。3症例は以下の点で区別される。AとBは反復する家庭内の外傷体験が認められるが，Cの外傷体験は家庭外のものである。外傷体験を与えた親に対して，Bは愛着も持って

いるが，Aにはない．

症例Aの父親からの暴力は明らかに虐待といえるものである．父親に対する愛着が語られることは全くなかった．面接で述べられるのは父親への恐怖心だけであった．本来あるはずの父親への怒りは，治療者に敵対する交代人格として収斂し治療者に転移されたと考えられる．交代人格の同一性は明確で，交代人格に解離された自己破壊性や攻撃性は制御不能となり，治療環境は破壊され機能不全となることも起きた．

症例Bでは家庭内での反復された外傷体験が認められるが，それは患者の主観的体験としての意味が大きいところがある．父親からオラールセックスを強要されたことが報告されたが，これについては偽りに記憶の可能性がある．洞察志向的な精神療法により，外傷体験を与えた親に対する怒りや恐怖心の他にも愛着も持っていることが明らかとなった．交代人格の同一性は症例Cに比べて明確である．しかし，人格交代による防衛は治療によって徐々に崩れていく変化が認められた．周囲を巻き込む衝動行為は繰り返されるが，治療環境を破壊するまでには至らない．

症例Cでは家庭内での反復された外傷体験は明らかではない．家庭外での外傷体験により適応が障害されたことを契機に人格交代が発現している．適応の問題が解決されると，治療開始から4カ月で人格交代は消失した．交代人格の同一性は不明確であり，人格交代は一過性の解離症状の一つと見ることができる．人格交代以外の解離・転換症状も多く，いわゆる古典的なヒステリーということもできる．

文　献

1. American Psychiatric Association: Diagnostic and Statistical Manual of Mental Disorders, 4th Edition. American Psychiatric Association; Washington DC, 1994.（高橋三郎，大野裕，染谷俊幸訳：DSM-IV 精神疾患の診断・統計マニュアル第4版．医学書院，1996.）
2. Bliss EL: Spontaneous self-hypnosis in multiple personality disorder. Psychiatric Clinics of North America 7; 135-148, 1984.
3. Herman JL: Trauma and Ricovery. Basic Books; New York, 1992.（中井久夫訳：心的外傷と回復．みすず書房，1996.）
4. 広沢郁子：多重人格障害．小児科臨床 54（増）; 1299-1305, 2001.
5. 市田勝：解離性障害．精神科治療学 17（増）; 322-326, 2001.
6. 河村雄一，本城秀次，杉山登志郎ほか：児童思春期に解離症状がみられた18例の臨床的研究．児童青年精神医学とその近接領域 41; 528-538, 2000.
7. Kluft RP: Treatment of multiple personality disorder: A study of 33 cases. Psychiatric Clinics of North America 7; 9-29, 1984.
8. Kluft RP: Multiple personality disorder. Tasman A, et al (eds): The American Psychiatric Press Annual Review of Psychiatry, 10. American Psychiatric Press; Washington DC, 1991; pp.161-188.
9. Putnam FW: Diagnosis and Treatment of Multiple Personality Disorder. Guilford; New York, 1989.
10. Ross CA: Dissociative Identity Disorder. Wiley; New York, 1997.

第10章 対人恐怖症・醜形恐怖症・自己臭症の臨床

鍋田恭孝

I はじめに

 伝統的に，対人恐怖症に含まれる病態には様々な症状があり，視線恐怖症をはじめ，赤面恐怖症，表情恐怖症などが含まれてきた。また，醜形恐怖症，自己臭症も我が国においては対人恐怖症にふくまれるものとして議論されてきた。筆者自身は，醜形恐怖症・自己臭症には対人恐怖症的なタイプと少なくとも表面的には対人意識の薄いタイプとがあると考えており，これらの病態を一括して述べることには抵抗を感じている。そこで，対人恐怖症を中心に述べ，醜形恐怖症，自己臭症については必要な言及をしたいと考える。

II 対人恐怖症および対人恐怖症的な醜形恐怖・自己臭症について

 あらかじめ明確にしておかなければならぬことは，患者の示す症状と診断名とは必ずしも一致しないということである。たとえば対人恐怖症状を呈していてもその本質がうつ病や統合失調症であるケースも存在する。また，同じ診断名でも病態の重症度も異なる。そのため，ある神経症症状を呈しても，そこに含まれる内容はさまざまである。当然，治療に入る前に，そのあたりを明確にしておかなければ治療者側がどの程度援助できるかわからない。そこで本稿では，一般にそれぞれの対人恐怖症状を呈する病態に含まれる疾患の大枠を示してから，対人恐怖症の治療，特に精神療法について論じたい。

III 対人恐怖症状を呈するさまざまな病態

 表1は多くの対人恐怖症状に悩む人々との臨床経験から筆者なりに考えた分類である。まず，対人恐怖症状を示していても疾患として対人恐怖症ではないものがある。それが⑤にあるような対人恐怖症状を示すうつ病や統合失調症であり（これらの疾患については論じない），また不登校とか思春期やせ症や他の神経症や人格障害などにも対人恐怖症状がともなうことも多い。これらの疾患を除外した①②③④の対人恐怖症状を呈する病態が広義の対人恐怖症と診断される病態であるが，そこにも様々な病態が含まれる。思春期の発達課題に混乱してしばらく症状の持続する思春期混乱タイプ，何か特別な出来事に混乱して一時的に症状を呈する心因反応，性格的要因が主たる問題となる性格神経症タイプ，妄想傾向が強かったり（皆が自分を絶対に避けている，自分はひどく醜い，皆が自分にひどいあてつけをする），さまざまな神経症症状が重なっているとか，人格が不安定であるような重症神経症タイプなどが対人恐怖症状を呈する状態には含まれる。

IV 対人恐怖症状のテーマ

 対人恐怖症状のテーマとしてはおおむね以下の3種類の内容が含まれていることが多い。

1 simple type

 対人場面での強い緊張状態やそのような場面での身体の変化を知られたり，行為の失敗を恐れるもの。具体的には人前で緊張する（audience fear, stage fight），人前で赤面する（赤面恐怖），人前で食事ができない（会食恐怖），字が書けない（書痙），うまく話せないなど何かができなくなる不安緊張状態（DSMのsocial phobiaに相当する）

表1 対人恐怖症の分類

①思春期に一過性に見出されるもの	心理社会的発達に伴う公的自己意識の増大。自己評価の自己による調整の拙劣性。
②反応性のもの 　a：外傷体験ののち発症するもの 　b：状況の変化で発症するもの	よかれと思ってしたことを非難される。突然，処理しきれない攻撃に出合う。 PTA などに出るようになって。
③神経症性のもの 　a：simple type 　　（discrete な social phobia） 　b：平均的対人恐怖症 　　（generalized type の social phobia）	いわゆる恥ずかしがり屋やはにかみ屋，体に症状が出やすい（赤面，書痙，表情のこわばり，会食恐怖など）。audience fear，stage flight など。多くが学童期から，そのような傾向を示す。関係念慮などはほとんどない。 恐怖強迫的，妄想様関係づけ，中間的対人情況で生じやすいとされてきたが，その傾向が崩れ，全般的な対人場面に不安・緊張を抱く。
④重症対人恐怖症（古典的な境界例） 　妄想様固定観念型 　思春期的妄想症 　汎神経症状態	「自分は嫌われている」「自分は醜い」「自分は皆からいじめられているような人間だ」との思い込み。自己の存在そのものへの被忌避感。 自己臭症，自己視線恐怖症。
⑤対人恐怖症状を伴いやすい他の病態 　a：非精神病圏のもの 　　（発症のメカニズムに関連性がある） 　b：精神病に伴うもの 　　統合失調症に伴うもの 　　うつ状態に伴うもの	不登校・ひきこもり，思春期やせ症，ヒステリー，自己愛人格障害，境界性人格障害，回避性人格障害，敏感関係妄想。 大きくは崩れにくい。準適応レベルでやっていけることが多い。 自己評価の低下とともに，他者配慮性が伴うため。

など。

2 平均的対人恐怖症

対人場面全般の緊張を中心とした症状であり，視線恐怖（他者の視線が気になる），表情恐怖（自分の表情が変だと皆が思っている），正視恐怖（まっすぐ人の目が見られない），皆に見られているという注察感などのような強迫傾向や関係念慮を中心とした症状が中心であり，他者にどのように自分が見られているか，どの程度受け入れられているか，嫌がられるような存在ではないのかなど，他者に映っているであろう自らの姿を強迫的に気にする心理状態にあるもの（generalized type of social phobia，あるいは social anxiety disorder に相当するものであるが，視線に関してはわが国に特徴的な症状という説もある）。

3 重症対人恐怖症

忌避妄想（自分は皆に嫌われている），醜形恐怖症（自分は極めて・異様に醜い），自己視線恐怖（自分の視線が他者に不快を与える），自己臭症（自分からいやな臭いが漏れている）などの固定観念あるいは妄想との区別がつかない思い込みの強固なものなどが含まれる。

また，他の神経症症状を複数併発していたり，人格の不安定さがあって治療に抵抗性を示すタイプも重症タイプに含めて良いと考える。

V 対人恐怖症の病理の形成要因としての三重性について

神経症の病態理解全体にいえることであるが，対人恐怖症の病理は多重な要因で形成される。対人恐怖症においては主に三次元に還元できる。まず基本的な病理性あるいは生物学的な要因として，social phobia や我が国の場面緊張症のように，ある場面で，激しい緊張・不安を抱くという側面と，思考の硬さに通ずる自分の否定的な考えを打ち消そうという強迫性や打ち消せなくて否定的な思いこみに陥る妄想性をおびる側面とが見出される（山下[38]によれば，「緊張型」「確信型」と呼びうるが）。前者の不安は他の広場恐怖や閉所恐怖などに伴うパニック障害に類似する不安にきわめて近いものであり，後者は強迫性障害や妄想性障害に類似する病理と考えられ，この両者の側面こそ薬理学的な効果が期待される側面である。いいかえれば，生理的な過敏性や脆弱性や何らかの思

考過程の障害が予想される側面である。

次に物語りの特徴である。対人恐怖症者の特徴として、「他者の期待する自分を提示しなくてはならない・提示できていない」「他者に情けない姿を見せてはならない・見せてしまっている」「他者にきらわれるような自分である・それは否定したい」などのテーマが共通してみられ、この物語性からの脱却が精神療法の中心テーマとなる。

そして最後に、様々な状況要因や生活歴要因あるいは身体の特性などから、症状としての視線恐怖、会食恐怖、表情恐怖、卒倒恐怖、赤面恐怖などなどの個別化したテーマが選択されることになる。たとえば、上述のような生理的な過敏性と物語性を抱いている者が、たまたま、他者が人前で卒倒する姿をみることで、対人場面で卒倒することをおそれる卒倒恐怖を訴えるようになる、など。

このように、対人恐怖症の病理性を理解するには以下の三次元の切り口が必要となると考えている。

①緊張・不安という生理的な側面が予想される過敏性あるいは不安耐性の低さと、強迫観念や妄想様観念を生じさせる思考の固さという側面。
②悩みのテーマとなる物語性の特徴(ここには認知の歪みや生活史の問題などが関与する)。「他者に自分の駄目な側面をさらしてはならない」「他者に駄目な自分が見知られているに違いない」など。
③状況因・身体的な傾向からくる個々の症状。赤面恐怖、会食恐怖など様々な症状が多様に考えられる。

VI 醜形恐怖症の病理について

表2は醜形恐怖症状を訴えるケースについて、随伴する症状や適応状況や経過から筆者が分類したものである。自らの容姿を気に入らないという悩みは一般的な心理でもあり、まして、思春期的な悩みでもあり、病的な悩みと健康な悩みの境は曖昧である。しかし、臨床的には「程度ではなく異様に醜い」という訴えの内容や、「こんな容姿では誰からも嫌われる」という思い込みの頑なさなどが鑑別点となると共に、実際の容姿のレベルとのズレ(実際はかわいい容姿の若者が多い)もある程度の診断根拠になる。ただ、丁寧に訴えに耳を傾けると、それが強迫的なこだわりなのか、妄想的な思いこみなのか、未熟な性格から来る我慢のなさや要求がましさなのか、うつ的な自信喪失的な訴えなのかが判断できることもある。

ただ、醜いと悩む部位については、目や瞼や鼻が世界的に見ても多く、悩みが何かを象徴していたり、病態を決定するような意味はないと考えている(そのような報告はあるが)。

また、他の疾患(表2の1型はうつ病、6型は統合失調症)を除いた狭義の醜形恐怖症(表2では2、3、4、5型)には、3型、4型に含まれる対人過敏性や関係念慮の強い対人恐怖症的な醜形恐怖症のタイプと、5型のような対人過敏性の少ない対人恐怖症的色彩の薄い醜形恐怖症に分けられる。前者の方が醜形恐怖症状は消失しやすい。また、5型には不安定な未熟な性格のために家庭内暴力に代表される行動化を起こしやすいタイプと思いこみが妄想的で頑なタイプとに分けられるようにも感じている。

醜いと見える病理にいては、「知覚の歪み」という考えも提唱されているが、筆者は、「期待する姿が見出せないと悩む」ことが本質にあり、知覚障害よりも思考の障害に近いものと考えている。いいかえれば、醜いと見えるのではなく、醜いと思えてしまう病理であり、そこには他者から見て醜く映っているであろうという他者の視線が取り入れられているメカニズムがはたらいていると考えている。

VII 対人恐怖症、対人恐怖症的醜形恐怖症、自己臭症の心理療法

現在、上記のすべての病態が精神療法の対象とされている。それゆえ、精神療法によって改善していくプロセスやレベルも治療初期には予測のつきにくいことも多い。ただ、妄想傾向が強固であるとか、多彩な神経症状(強迫症状、離人症状、不安症状など)が存在するとか、それまでの生活

表2 醜形恐怖症の分類

タイプ	番号	性	発症年齢	醜形恐怖症状の内容	関係念慮の有無	他の精神症状の有無	発症誘引の有無	美容外科手術 願望の強度	美容外科手術 実際に行った回数	自殺 念慮の強度	自殺 企図の回数	他の衝動行為の有無	醜形恐怖症発症時の適応状況	発症後の観察期間	醜形症状の変動	感情鈍麻の有無
1型	1	女	45	鼻の形が丸い	−	抑うつ状態	+	±	0	−	0	−	日常生活は困らない	5	半年で消失	無
2型	2	男	17	瞼が腫れ、目が小さい	−	−	−	+	1	−	0	−	会社勤め・適応はよい	10	変化なく持続	無
	3	男	16	顔が老人のようだ	−	強迫症状	−	−	0	−	0	−	アルバイトをしている	5	変化なく持続	無
3型	4	女	18	瞼のシワが深すぎる	++	−	+	+	1	−	0	−	一時的ひきこもりのみ	8	2年で症状消失	無
	5	女	19	髪の毛が薄すぎる	+	−	+	+	0	−	0	−	対人関係、社会適応もよい	5	半年で消失	無
4型	6	男	17	体がやせすぎ	+	−	−	−	0	−	0	−	対人関係、社会適応もよい	10	3年前後で消失	無
	7	男	16	顔全体が醜い	+	−	−	−	0	−	0	−	対人関係、社会適応もよい	5	3年前後で消失	無
	8	男	17	体全体がいやな雰囲気	+	−	−	−	0	−	0	−	対人関係、社会適応もよい	5	2年で消失	無
	9	男	15	体全体がスングリしている	±	心気症状	+	−	0	+	0	−	対人関係は狭いが社会適応はよい	7	背景に退く	無
	10	男	15	体全体がひ弱い男のようだ	++	−	−	−	0	+	0	−	対人関係は狭いが社会適応はよい	15	強迫症状へ移行	無
5型	11	男	13	眼球が飛び出している	±	強迫症状	+	++	2	±	0	−	対人関係は狭いが社会適応はよい	7	変化なく持続	無
	12	男	15	イカツイ体格、顔、全体がおかしい	±	−	±	++	1	±	0	−	やっと適応している状態	10	変化なく持続	無
	13	男	15	髪の生え際がまるくて醜い	±	−	−	++	3	±	0	−	不登校、ひきこもり	5	変化なく持続	無
	14	男	15	瞼がおかしい	±	−	−	++	1	±	0	−	不登校、ひきこもり	8	変化なく持続	無
	15	男	16	瞳がアンバランス	++	−	++	++	3	++	0	−	やっと登校している	7	変化なく持続	無
	16	男	16	肌が黒い	±	−	−	++	0	++	18歳で既遂	−	不登校、ひきこもり	5	背景に退く	無
	17	男	13	女の子のような顔	±	−	+	++	0	−	0	家庭内暴力	不登校、ひきこもり	6	変化なく持続	無
	18	女	13	目、鼻、胸、アゴなど何カ所か醜い	±	−	−	++	1	++	2	家庭内暴力	不登校、ひきこもり	7	場所が移動する	無
	19	女	13	足が太い、胸が大きすぎる	±	−	+	++	0	+	0	家庭内暴力	不登校、ひきこもり	5	1年半で消失	無
6型	20	男	15	顔全体がおかしい	++	幻聴	−	−	0	−	0	−	不登校	9	変化なく持続	軽度あり
	21	男	17	顔がブタのようだ	++	幻聴	−	−	0	+	1	自傷行為	入院	15	少し弱まる	軽度あり
	22	男	17	ヒゲが濃くて醜い	++	幻聴	−	+	0	+	0	−	やっと登校している	13	少し弱まる	軽度あり
	23	男	20	脚が短い	+	−	−	+	0	+	0	−	長期入院中	13	少し弱まる	軽度あり
	24	男	16	全体の雰囲気が女へ	++	幻覚妄想状態	−	−	0	+	1	−	不登校、ひきこもり	10	少し弱まる	軽度あり
	25	男	17	スタイルが悪い	++	幻覚妄想状態	−	−	0	−	0	−	入院とアルバイトを繰り返している	5	少し弱まる	軽度あり

史で一度も社会適応したことのない不安定な人格のケースなどは，治療によって早々と改善することはあまり期待しえない。

しかし，一方で，形成要因のところで指摘したように，悩みの内容とでもいえる物語性には究めて共通したものがあり（共通しているから，近似した症状や苦悩をうったえることになるのだが），精神療法においても，ある程度共通した動きが見られる。醜形恐怖症も自己臭症も対人恐怖症的な傾向の強いケースは対人恐怖症の精神療法と何ら変わりなく行えると考えている。以上のことをふまえて精神療法に入ることになる。以下に，筆者の行っている心理療法のプロセスについて述べる。

■1 ガイダンス

精神分析においては，治療に入るときに多くの治療者はなにも説明しない。しかも現在の症状に対しても，どのような心構えで過ごすべきかという点もアドバイスしない。筆者はこのような対応は本人をむやみに混乱させるだけと考えているので，必要なガイダンスをするようにしている。当然ガイダンスは病態によって内容が異なる。対人恐怖症の場合は以下のような内容を話すことが多い。

①自分が他者になんらかの不快を与えているという思い（視線や表情がおかしい，醜い，臭うなど）については，治療者としては，そのように感じないということを伝える。
②それゆえ自分の視線や表情などをいろいろ操作しても問題は解決しないこと（たとえば，視線を操作したり，容姿を外科的に修正したりなど）。
③それよりも対人関係上になんらかの歪んだ思い込みや無理があることが多いので，そのことについて話し合っていくことが大切であること。
④症状はすぐには消えないので，しばらくは症状とともに生活せざるをえないこと。そのため，症状が消えたら何かしようと思わず，症状をもちながらでもできる範囲のことをしていこうとしたほうがよいこと。
⑤薬物療法が時に症状を楽にしてくれるようであれば，続けながら精神療法を受けたほうがよいこと

（原則的な精神分析家は薬の併用も嫌うが，この点も間違っていると筆者は考えている）。

注意が必要なのは，対人恐怖症状は表面的には誰もが経験しやすい内容なので，「気にしないようにすれば何とかなるのでは」などという安易なアドバイスをしかねない。しかし，このようなアドバイスで救われることはなく，かえって，落胆したり，治療者不信に導きかねないので，厳に慎むべきである（気にしないでいられれば，病院には来ない）。

だいたい，以上の内容を伝え，治療の目標を明確にするようにしている。本人が納得すれば，精神療法がはじまる。

■2 精神療法のプロセス（図1参照）

1）治療初期から中期のテーマ

対人恐怖症者の心理面に関して知っておくべきことが3つある。1つは「自意識過剰」状態にあることで，このことは他者からみつめられる自己への意識が高すぎることを意味している（公的自己意識が高いということであり筆者の研究で確認している）。今1つは自己評価を他者からの評価に依存しているため自己価値観が不安定であることであり（regulation of self-esteem が不安定），今1つは「相手の気に入る自分を提示しないと嫌われる」とか「本来の自分は他者に受け入れられない」という思い込みを抱いていることである。そのため，対人恐怖症の治療においてはとくに2つの点が大切となる。1つは治療の受け方あるいは治療内での態度・ふるまいであり，今1つは話の内容である。まず，態度・ふるまいの特徴は「よい患者になろう」とする態度であり，それは治療者に合わせるとか，治療者の気に入るような話をするなどという現象として表れる。あるいは，すでに治療者には受け入れられているという思いこみを抱いた甘えにも似た態度を示すことが多い。それは治療者の期待を先取りしてそのイメージに同一化しよう，あるいは同一化しているという態度である。そのため治療初期には生活史や最近の状況などの内容を傾聴しながら，時にこの態

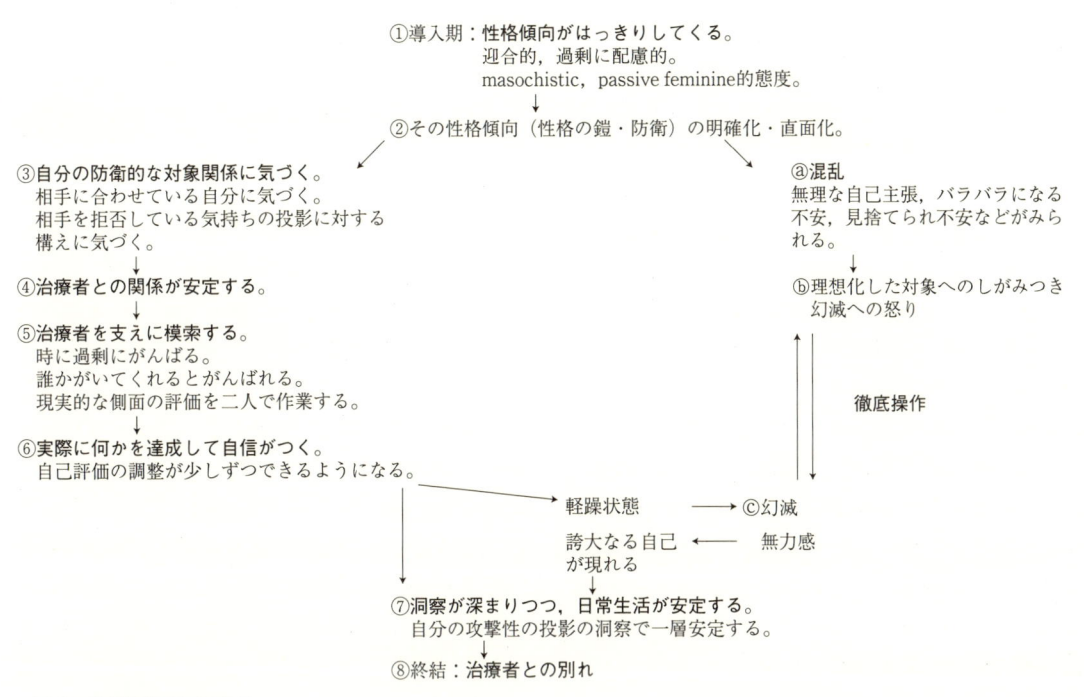

①導入期：性格傾向がはっきりしてくる。
　　　　　迎合的，過剰に配慮的。
　　　　　masochistic, passive feminine的態度。
②その性格傾向（性格の鎧・防衛）の明確化・直面化。

③自分の防衛的な対象関係に気づく。
　相手に合わせている自分に気づく。
　相手を拒否している気持ちの投影に対する
　構えに気づく。
④治療者との関係が安定する。
⑤治療者を支えに模索する。
　時に過剰にがんばる。
　誰かがいてくれるとがんばれる。
　現実的な側面の評価を二人で作業する。
⑥実際に何かを達成して自信がつく。
　自己評価の調整が少しずつできるようになる。

ⓐ混乱
　無理な自己主張，バラバラになる
　不安，見捨てられ不安などがみら
　れる。
ⓑ理想化した対象へのしがみつき
　幻滅への怒り

徹底操作

軽躁状態　→　ⓒ幻滅
誇大なる自己　←　無力感
が現れる

⑦洞察が深まりつつ，日常生活が安定する。
　自分の攻撃性の投影の洞察で一層安定する。
⑧終結：治療者との別れ

図1　精神療法のプロセス

度に直面化させる（傷つけないような配慮をしなくてはならない）ことを通じて，彼らの対象関係の特徴を明確にしていく（①②に相当する）。言い換えれば，親に対してもよい子の自分を提示し，治療者にもよい患者を提示し，現在の対人関係においても相手にとってよい人間を提示しようとしていることを明確にしていく（相手に気に入られているのか，嫌われているのかを気にしすぎることが対人状況でのvigilanceを高め，関係念慮や緊張を生むことにも気づかせられるとよい）。そして，そのように無意識のうちに相手に気に入ってもらいたいという願望のゆえに，相手にとって快いであろう自分を提示しては，気に入ってもらえないという深く傷ついた気持ちを明確にする（自己心理学的にいえば，narcissistic injury に相当する）。

このような作業を通じて，この気に入ってもらえない気持ち（相手がニュートラルでいても気に入ってもらえないことになり，勝手に傷つくことになるなどの明確化も行う），あるいは相手の気持ちとのズレの感覚からくる傷つきに対する合理化として，自分は相手を不快にしてしまう存在に違いないと思い込むというメカニズムを明確にしていく。つまり，相手に気に入られた自分でありたい，相手の望む自分と自分とを一致させたい（幻想的自己愛的一体感）という願望の破綻が，気に入られない自分あるいは嫌われる自分のなにものか（視線，容姿，表情）を創造させ，これさえなければ，気に入ってもらえるのにという気持ちになり，それが焦点化されて症状化するということを明確にしていく。

このような作業が順調にいけば，患者は自分が苦しんでいる傷つきの本質を洞察することができるとともに，治療者に対してもよい患者を演じ無理していたことを自覚し，より自由な態度となり治療関係が安定してくることが多い（③④に相当する）。それとともに，そのように相手の期待する自分に同一化し相手の気持ちと一体化したいという願望がどのように形成されてきたかを探索するという作業に入ることが多い。

この時期に入ると対人恐怖症状そのものは消失しているか，多少，気にはなっていても生活に支障のないレベルに弱まっていることが多い。また，勝手に相手の期待を取り入れては傷ついていた自

分の心理状態を自覚できることで、現実をより客観的に見つめられるようになり（現実検討能力が改善される），この段階で終結しうるケースも多い。すなわち，勝手に相手にこう思ってほしいというイメージを投げかけては，それと合わない他者の反応に勝手に傷ついていた自分に気づくことで現実が見えてきて，そのような一人相撲が解消されていくことにともなって症状も消失していく。「勝手に思い込んでいたんですねー」「無理に格好つけるのはやめました」「相手にどう思われるかでこんなに苦しむなら，嫌われてもいいから自由にやってゆきたい」「とにかく，開き直れるようになれました」などというようになると対人恐怖症状あるいは対人恐怖症的な束縛から開放されていることが多い（⑤⑥⑦に相当する）。

3 治療中期から終結期のテーマ

この時期には2つの主要なテーマが表れることが多い。1つは前述したような幻想的自己愛的一体感（相手にとってすばらしい自分として相手と一体化する）への願望が，いつから，どのように見出され，それは主にどのような人間関係に由来するのかという発生論的な探求というテーマであり，今1つは，これまで相手に合わせようとしてきた生き方から脱却し自分の納得した生き方を模索するというテーマである。

前者のテーマにおいて，しばしば彼らは学童期や思春期における素晴らしかった自分を語る。たとえば，成績優秀で誰もが認める優等生であったとか，人気者でスターであったとか，時には神秘体験（ほとんど神的な存在に選ばれし者として，その神的な存在と一体化するという体験）をして，なにか自分は特別な存在なのではないかという考えを抱いていたなどである。それとともに親や重要な家族のメンバーとの関係においては，どちらかといえば圧倒されていたり，自己愛を傷つけられるような関係が存在したという内容が語られることが多い。しばしば「素晴らしい自分を認めてほしい」という彼らの気持ちの背景にこのような生活史が存在する。

このように，他者との関係で自己愛を満たしたという側面と，圧倒されるとか傷ついたという両面（強気と弱気の両価的側面）が明確になっていくという治療経過をたどることが多い。そして，彼らはそのような自己愛的な自分を認めてもらうという生き方から自分の納得する生き方を模索するという方向に向かう。

彼らは相手の気持ちに敏感になりすぎていたため，自分の気持ちに沿って動くということに不慣れである。つまり自分の納得する生き方や自分の納得する他者とのつきあい方ということは彼らにとって初めての探索行動となり，しばしば行きすぎたり，理想を追いすぎて疲れ戸惑うことが多い。面接でも，少しうまく行くと妙に元気になり，少しでもうまくいかないと落ち込むという揺らぎをみせる（ⓐ，ⓑに相当する）。このような揺らぎについても，自分の納得する状況が見出せると元気になり調子にのりすぎ，それが見出せないと落ち込むという心の動き（自己愛の病理）であることを繰り返し明確にしていく（徹底操作ⓑ，ⓒに相当するが）と，少しずつ現実にそった期待や自己評価が可能となり安定していく。しかし，この期間は長引くこともあり，治療者も本人も迷い苦しむときでもあるが，このような時期を経過していくうちに，幻想的自己愛的な自己像・他者像の幻想性が弱まり，徐々に現実的な自己象・他者像が取り戻されていく。そして，終結に向かう。

4 治療の限界性とグループワークとの並行治療について

このように，あるレベルの対人恐怖症については精神療法は有効な援助を提供できる。しかし，一方できわめて改善されにくい以下のようなタイプも存在する。

①自分を醜いと思い込む醜形恐怖，自分からいやな匂いが発して周囲の他者に嫌われるという自己臭症の一部のように妄想性が強固なタイプ。
②自分感覚があいまいで，不安定な傾向や自己愛的な幻想へのしがみつきが強いタイプ。このようなタイプは自己障害（self disorder）があると想定され，自分という核が不安定なため，それらが育たないと本当には治らないことが多い。

③どのように他者とかかわればよいかがはっきりしないタイプ。つまり、対人関係のスキルそのものが低く、そのため、対人場面ではどのように振る舞えばよいかがわからず困惑し戸惑うことが緊張の原因となっているタイプ。最近、増えており、不登校やひきこもりにみられる対人恐怖症状は、このようなメカニズムから発生していることが多い。
④学童期から、いじめられ続けたり排除され続けて、他者そのものを嫌っていたり本当に怖がっているタイプ。

　上記のようなタイプは、精神分析であれ、どのような学派の方法でも、二者間での言葉中心の面接による方法では治療効果が得られないことが多い。このような治療の限界性に苦しんでいた筆者は、彼らの治療にグループワークを、それもさまざまなプログラムのある構成化されたエンカウンター・グループを並行して行う方法をここ十数年行ってきた。そして、すべてではないが、個人面接ではどうにも改善しえなかった患者のかなりの方々がこの方法で立ち直っていかれるようになっている。

　なぜグループワークが効果的であるのかを本章で詳述することはできないが（この点は参考文献1を参照）、対人恐怖症に限定して言えば、少なくとも以下の要因が関与していると考えている。一つは当然グループという対人関係に何カ月も参加するので、対人関係に慣れるということ（個人治療で治療者との関係性が形成されていると、ほとんどの対人恐怖症者は無理なくグループに参加できる）。それは同時に、social skill が改善されうることに繋がる。また、筆者の行っているグループワークではボディワークも取り入れられているので、自分感覚が強化されること（自己障害に有効）。そして、最も重要な要因は現実的な人間関係を体験できることを通じて、かってな思い込みから開放されうること。つまり、対人恐怖症者は相手にこのように思われたい見られたいとか、自分は相手にこのように思われている、あるいは見られているという主観的な気持ちを相手に投げかけたり、相手が期待しているであろう自分に同一化しようとするなど、自己愛的投映（narcissistic projection）、自己愛的とり入れ（narcissistic introjection）などを盛んに行うために、現実の他者と現実の自分とを体験しえなくなっている。このような心理的側面をグループワークはつねに互いの体験を分かち合うというプログラムにより、here and now で直接的に改善することができる。彼らは自分の思いこみに気づくようになり、思い込みから自由になるとともに、他の患者もかなり近似した悩みを抱いていたことに驚き、初めて現実の目の前の他者を体験するとともに、徐々に対人関係を楽しむようになっていく。このようなプロセスにおいては以下のような発言をよく耳にする。「こんなにも多くの人が同じ悩みをもっているということがわかって救われました」「自分は特別だと思っていたのが思い込みであることが体験的にわかりました」「はじめて他者（ヒト）に出会ったような思いです、これまではヒトを本当には見ていなかったんですね、見られる自分ばかりを勝手にイメージしていました」。これらはグループワークにおける治癒促進因子（therapeutic factor）の普遍性（universalization）と対人関係的学習（interpersonal learning）などに相当するともいえよう。

　このように現時点では対人恐怖症の治療には個人心理療法とグループワークとの並行治療（combined therapy）がもっとも効果的であると考えているが、もちろん、すべての症例に決定的な改善をもたらすとはいいがたい。少なくとも対人恐怖症の治療においてはただ、漫然と個人治療を継続することは避けるべきで、このようなグループワークと統合した治療を提供すべきであると考えている。

VIII　醜形恐怖・自己臭症に対して治療的に配慮すること

　醜形恐怖症においては、美容外科との関係が問題となる。彼らは美容外科の技術的な進歩や一般化にも影響されて、醜い部分の手術を強く希望することが多い。しかも、我々の調査から多くの美容外科医は、この醜形恐怖症の実態を理解してい

ないことが確認されている。そのため，比較的安易に手術が行われる可能性は否定しがたい。醜形恐怖症者は決して手術で満足することはなく，幻想ともいえる理想の姿をもとめて手術を繰り返すことが多い。それゆえ，基本的には手術には反対するし，精神療法のところのガイダンスのように，本質は対人関係や自信の無さから来るものという説明をして精神療法と薬物療法を薦める。しかし，彼らはかたくなに手術を求め，止めると自殺企図に走ることもある。

筆者はこのようなケースでは，信用できる美容外科医を紹介するようにしている。しかし，それには条件をつけている。美容外科についてしっかり勉強すること，病院とのやり取りも親に手伝ってもらうことはあっても，患者が主体的な役割を担うこと。手術そのものに対しても十分に医師と相談しておこなうことである。いいかえれば，このような一種のアクティングアウトも社会との接点であり，世の中と本気で向かい合うチャンスであり，そのチャンスをしっかりと体験するような配慮をすることである。そして，かならず，筆者との面接を，手術に満足してもしなくてもある程度続けることを条件としている。このような対応で，手術には満足しなくともそれなりの心理的な成長を示すケースも少なくない。

自己臭症においては，最近は，匂いをはかる検査機があり，口臭外来をおこなっている口腔外科や歯科医が少なからず開設されているので，計れる匂いについては計ってみることを薦めている。それ以外の点では対人恐怖症の臨床とほとんど変わりがない。ただ，最近，自己臭症は減少している印象を抱いている。

IX 対人恐怖症の臨床と報告における最近の動向

■1 ひきこもりに伴う対人恐怖症および関連症状[23]

最近，典型的な対人恐怖症が減り，軽い対人恐怖症状をともなうひきこもりが増加している。この点について筆者は以下のように考えている。

対人恐怖症状を呈するものは，相手に気に入られねばならない，自分の所属する集団に受け入れてもらわなければならないという気持ちが強く，そのために無理して他者のなかで四苦八苦しているうちに視線恐怖や表情恐怖などの症状がはっきりと症状化してくるように感じている。しかし，最近の臨床では，このような頑張りがみられず，対人関係がうまくいかないと比較的安易にひきこもる傾向があり，そのために症状が軽症化しているように思っている。それゆえ，症状が軽症であっても，立ち直るという意味ではかえって従来の対人恐怖症者よりも時間がかかるように感じている。

また，先述したように social skill が低いために対人場面で戸惑う症例も増加しているように感じている。この場合も典型的な対人恐怖症状というよりも，なんとなく人といると緊張するという程度の症状がともなっていることが多い。また，自己愛的な自分のイメージが硬く強固なタイプも増加している（自己愛人格障害に通ずる）。彼らは自分の気に入った対人的な関係や反応が得られないと傷つき，内心では恨み，攻撃的になり，それが他者に投影されて対人緊張をいだいくことになりやすい。

これらの対人恐怖症様の症例の増加の背後には，核家族化，母子密着，少子化，子ども世界の消失などによる生育環境の変化があるのであろう。そのために，彼らの治療においては，対人的な世界における関わり方そのものを育てなおす必要があるケースが増加してきているし，今後も増加していく可能性が高い。かかる現状に対して，漫然と従来型の精神療法を適応しているばかりではなく，さまざまな創意工夫が必要とされている。対人恐怖症に対して筆者は個人治療とグループワークの統合が現時点ではベストであろうと考えている。

■2 軽症広汎性発達障害における対人恐怖症状

筆者の本を読んで自ら来院したり，他の臨床家からの紹介で対人恐怖症ということで来院される患者の中に高機能広汎性発達障害の患者がかなり見出される。彼らは，対人緊張や他者との付き合い方がわからないと訴えるので対人恐怖症と見誤

まれることが多い。特に軽症のアスペルガー症候群は，まったく治療のアプローチが異なるので，注意を要する。

3 social phobia，social anxiety disorder と対人恐怖症について

近年，対人恐怖症類似の患者が諸外国でも多いことが，有病率の調査などから確認されてきている。ある調査では神経症類似の病態ではもっとも頻繁に見られるという報告もされ，「これまで，どうしてみすごされてきたのか？」などという論評までなされる状況になっている。今，アメリカを中心に対人恐怖症類似の病態の研究が盛んになされている。ただ，すでに一部触れたように，social phobia は筆者のいう simple type であり，ある場面に限定して緊張したり，行為の遂行が障害されるタイプであり，social anxiety disorder は generalized type of social phobia と同じで漠然と社交の場面を恐れるタイプであり，このタイプが筆者のいう平均的対人恐怖症やこれまで，我が国で論じられてきた対人恐怖症と近似した病態であることは間違いないが，同質のものかどうかはまだ確認されていない。また，avoidant personality disorder との相違も現在議論されている段階である。

また，筆者の述べる強迫性や妄想性の強いタイプについての言及は欧米には見られない。これらの病態は，たとえばDSMでは強迫性障害や妄想性障害や統合失調症型人格障害に含まれるようであるが，それが妥当なのかは今後の課題となっている。

4 治療についての最近の報告

薬物療法においては MAO inhibitor, fluvoxamine, sertraline, phenelzine などが治療効果を期待され，二重盲検法などで検討されている。Stein ら[30]は fluvoxamine が social phobia の3側面の症状すなわち fear, avoidance, physiological symptom の全てについて効果を示したと報告している。Blomhoff S ら[1]は，generalized social phobia に対して，sertraline と exposure therapy による治療について，placebo とのそれぞれの組み合わせで治療効果を検討している。その結果によれば，sertraline と exposure therapy とが combined された治療がもっとも効果があったとしている。すでに述べたように筆者も精神療法的には個人精神療法にグループワークを combined したアプローチがもっとも効果があることを報告しているが，グループワークという状況はそれ自体 social phobic な患者には exposure therapy 的な効果もあると考えており，今後の方向性を指し示していると考えている。また，Lipsitz JD ら[15]は interpersonal psychotherapy が効果があったと報告をしている。

筆者の経験としては，醜形恐怖症の一部のケースでSSRIが著効を示すものがあると共に，強迫的な色彩の濃い対人恐怖症にもSSRIで症状が緩和されるものが見出されるが，まったく効果のないものも多い。狭義の social phobia のように場面が限定されているものはパニック障害同様に抗不安薬，SSRIを適時投与すると，何とかしのいでいけるケースも多い。全般的には，抗不安薬，SSRIを中心とした抗うつ薬を基本的に試していくことになるが，妄想性の強いものなどには抗精神病薬の少量を投与するのが一般的な処方であろう。

X　むすび

対人恐怖症やそれに近似した疾患は自意識過剰という側面があるが，その点は本稿では詳細には触れなかった。実はこの自意識過剰とはいわゆる社会心理学で言うところの公的自己意識にあたり，この公的自己意識が思春期に急速に高まることを筆者らは確認しており，このことが対人恐怖症・醜形恐怖症・自己臭症および摂食障害などが思春期に集中して発症する主たる要因であると考えている。この点は文献[24]に詳述しているので参考にしてもらいたい。また，自己臭症の詳細な分類は紙数の関係で省いたが，醜形恐怖症と同様，強迫的色彩の強いタイプや，統合失調症に発展していくケースなどが含まれることになる。

文　献 （古典的に重要な文献と最近の文献を挙げた）

1. Blomhoff S, Haug, TT, Hellstroem, K, et al : Randomised controlled general practice trial of sertraline, exposure therapy and combined treatment in generalized social phobia. British Journal of Psychiatry 179; 23-30, 2001.
2. Eysenck HJ : The Causes & Cures of Neurosis. London, Routledge & Kegan Paul, 1965.
3. Fenichel O : The Psychoanalytic Theory of Neurosis. New York, Norton, 1945.
4. Friedmann M : Weiteres zur Entstehung der Wahnideen uber die Grundlage des Urteils. Mschr Psychiatr 1; 455-470, 1894.
5. Gaupp R : Uber paranoische Veranlagung und abortive Paranoia. Allg Zschr Psychiatr 67; 317-320, 1910.
6. Heimberg RG, Liebowitz MR, Hope, DA, et al : Cognitive behavioral group therapy vs phenelzine therapy for social phobia: 12-week outcome. Archives of General Psychiatry 55(12); 1133-1141, 1998.
7. 笠原嘉, 藤縄昭, 関口英雄, 松本雅彦：正視恐怖・体臭恐怖. 医学書院, 1972.
8. Kernberg O : Borderline Condition & Pathological Narcissism. New York, Jason Aronson, 1975.
9. Kessler RC, Stein MB, Berglund P : Social phobia subtypes in the National Comorbidity Survey. American Journal of Psychiatry 155(5); 613-619, 1998.
10. Kohut H : The Analysis of The Self. New York, International University Press, 1971.
11. Kraepelin E : Psychiatrie, achte Auflage IV. Leipzig, Band Jahann Ambrosius Barth, 1915.
12. Kretschmer E : Der Sensitive Beziehungswahn. Berlin, Springer-Verlag, 1966.
13. Liebowitz MR, Heimberg RG, Fresco DM, et al : Social phobia or social anxiety disorder: What's in a name? Archives of General Psychiatry, 57(2); 191-192, 2000.
14. Lieb R, Wittchen HU, Hoefler M, et al : Parental psychopathology, parenting styles, and the risk of social phobia in offspring: A prospective — longitudinal community study. Archives of General Psychiatry 57(9); 859-866, 2000.
15. Lipsitz JD, Markowitz JC, Cherry S, et al : Open trial of interpersonal psychotherapy for the treatment of social phobia. American Journal of Psychiatry 156(11); 1814-1816, 1999.
16. 前田重治：特集・対人恐怖の結語. 精神医学 12(10); 395-396, 1970.
17. Magee WJ, Eaton WW, Wittchen HU, et al : Agoraphobia, simple phobia, and social phobia in the National Comorbidity Survey. Archives of General Psychiatry 53(2); 159-168, 1996.
18. Marks IM : Fears & Phobias. New York, Academic Press, 1969.
19. 正木正：強迫観念. 大日本図書, 1966.
20. Massion AO, Dyck IR, Shea MT, et al : Personality disorders and time to remission in generalized anxiety disorder, social phobia and panic disorder. Archives of General Psychiatry 59(5); 434-440, 2002.
21. Masterson JF : The Emerging Self. New York, Brunner/Mazel, 1993.
22. 三好郁男：対人恐怖について―うぬぼれの精神病理. 精神医学 12; 389-394, 1970.
23. 森田正馬：神経質の本態と治療. 白揚社, 1960.
24. 鍋田恭孝：対人恐怖・醜形恐怖. 金剛出版, 1997.
25. 鍋田恭孝：「ひきこもり」と不全型神経症. 精神医学 45(3); 247-253, 2003.
26. 小此木啓吾：境界例の概念とその臨床的検討. 精神医学 12; 474-485, 1970.
27. Schilder P : The social neurosis. In : On Neuroses. New York, International University Press, 1978; pp.161-178.
28. Schneider K : Die Psychopathischen Persönlichkeiten. Wien, Franz Deuticke, 1945.
29. Stein MB, Chartier MJ, Hazen AL, et al : A direct-interview family study of generalized social phobia. American Journal of Psychiatry 155(1); 90-97, 1998.
30. Stein MB, Fyer AJ, Davidson JRT, et al : Fluvoxamine treatment of social phobia (social anxiety disorder): A double- blind, placebo-controlled study. American Journal of Psychiatry 156(5); 756-760, 1999.
31. Stein MB, Torgrud LJ, Walker JR : Social phobia symptoms, subtypes, and severity: Findings from a community survey. Archives of General Psychiatry 57(11); 1046-1052, 2000.
32. 鈴木謙次：赤面恐怖症の研究. 精神分析研究 6; 36-51, 1959.
33. 高橋徹：対人恐怖―相互伝達の分析. 医学書院, 1976.
34. 塚本嘉寿, 高垣忠一郎, 山上雅子：対人恐怖について. 精神医学 15; 237-242, 1977.
35. 内沼幸雄：対人恐怖の人間学. 弘文堂, 1978.
36. Van-Ameringen MA, Lane RM, Walker JR, et al : Sertraline treatment of generalized social phobia: A 20-week, double-blind, placebo-controlled study. American Journal of Psychiatry 158(2); 275-281, 2001.
37. Walter K : Über das "Phobische Beziehungs-syndrome". Nervenarzt 36; 7-11, 1965.
38. 山下格：対人恐怖の病理と治療. 精神科治療学 12; 9-13, 1997.

第Ⅱ部
主要疾患とその病像

児童精神医学の重篤な疾患群のケアのために

第1章 学童期と思春期の統合失調症

広沢郁子

統合失調症は，思春期から青年期に多く発症する「内因性精神病」として，長期にわたり精神医学分野の象徴的疾患であったといっても過言ではなかろう。ところで，児童・思春期発症の統合失調症は，青年期以降の成人発症例との臨床像の相違や生物学的メカニズムの特異性が指摘され，近年あらためて注目を集めている。そのような中，Werry JS ら[27]は18歳以前の発症例を早期発症統合失調症（early-onset schizophrenia），13歳以前の症例を最早期発症統合失調症（very-early-onset schizophrenia）と呼称した。しかしその概念，特徴，診断基準はなお曖昧な点が多い。今回述べる学童期，思春期発症の統合失調症とは，このような最早期発症統合失調症，早期発症統合失調症にほぼ相当するものである。

I 学童期・思春期発症の統合失調症の歴史をめぐって

この年代発症の統合失調症は，歴史的に発達障害との関連が絶えず議論されてきた。その詳細は本城[9]の総論に述べられているが，その要点を辿れば以下のようになる。

周知のとおり，現在の統合失調症の歴史はKraepelin E の早発性痴呆の概念（1896年）に遡れるが，そこで重視されたのは，あくまでも終末像としての痴呆症状であった。これが結果的に「より早発性の痴呆」への注目を誘い，1906年にはDeSanctisの「最早発性痴呆（dementia praecocissima）」の症例報告（4歳発症），1908年にはHellerの「幼年痴呆（dementia infantilis）」（3～4歳で発症）がなされた。

一方1943年，Kanner L[10]は早期幼児自閉症の概念を提唱，これを児童期統合失調症が「最早期に出現したもの」と考えつつも，はじめて独立した疾患の視点で眺めた。しかしその定義は明確ではなく，その後の約20年間は，自閉症と児童期統合失調症はほぼ同義的に扱われた。1960年代後半，GAP（the Committee on Child Psychiatry of the Group for the Advancement of Psychiatry）がこの両者を区別し，さらに両者の病態が異なるという見解（Rutter M[21], Kolvin I[11]）も相次いで出され，これが1977年のICD-9 や1980年のDSM-Ⅲに反映された。この視点は現在までほぼ踏襲され，1900年代に報告された最早期発症の統合失調症の症例群の一部は発達障害に再分類され，診断体系が整理された。

したがって学童期，思春期の統合失調症を論じるには，自閉症（発達障害）を除外した1960年代以降の研究や臨床報告を用いる必要がある。

II 学童期・思春期発症の統合失調症の概念をめぐって

上述のように，現在の学童期・思春期発症の統合失調症は，統合失調症の最早期ないし早期発症の一群に位置づけられる。しかし統合失調症自体，その基本病因が十分に解明されておらず，診断に際しても，表面化した症状およびその持続期間を元に，操作的に行われている（ICD-10, DSM-Ⅳ）。このような操作診断は神経病理学的，薬理学的，生理学的，心理学的，人間学的な分野における病態生理を考慮し，そのいずれにも偏らぬ中立的な指標を提供している。しかし当疾患を包括した理念を反映したものではなく，かつ人為的な産物の域を脱していない。永田[16]が述べるように，臨床

診断では，「内的生活史」の重視や，臨床医の「直感」も重要な位置を占める。

さらに学童期・思春期発症の統合失調症の場合，発達上の諸問題を考慮せねばならず，既存の統合失調症の操作診断をそのまま指標とするにも難がある。子どもは洗練された表出性言語能力の獲得以前には，その精神病過程の存在を自ら明確にできず[9]，その結果10歳以下の子どもでは成人の診断基準の制約をまともに受けて[23]，当障害の診断が不可能になってしまうのも至極当然といえよう。10歳以上であっても，学童期や前思春期の子どもたちは発達過程のさなかにあり，精神病過程の表現方法が異なり，やはり成人の診断基準に当てはまらない場合も少なくない。とりわけ操作診断で重視されている幻覚・妄想の内容の構築は，児童精神医学の視点に立てば，ある程度の発達段階を経た上でなければ獲得できず，言語化も困難といえよう。(この種の能力は12～14歳頃より育まれ，18歳前後になって妄想世界を作ることができるという指摘もある[17]。)このような背景を考えると，操作診断に準拠した児童の統合失調症の診断は容易ではなくなる。ここでは学童期，前思春期，思春期の統合失調症の新たな診断基準の作成が望まれると同時に，包括的な視点に立った臨床医の正確な「直感」を育むことも肝要であろう。

Ⅲ 疫学，基本病因，発生機序

ICD-10に基づいた統合失調症の年間発生率は，WHOの調査[24]によれば地域差はあるものの，1万人当たり2.0人程度（1.5～4.2）である。発症率に著しい性差はないが，好発年齢は男性（15～24歳）のほうが女性（25～35歳）より低い。このうち早期発症統合失調症，最早期発症統合失調症の頻度はきわめて低く，とくに後者では0.0019％～0.009％と推定されており[23]，文献的にも中学年代から当疾患の報告が増加する。すなわち，おおむね11歳前後より統合失調症の操作診断基準を満たす症状が顕在化[3,4,28]するともいえよう。性差に関しての報告は，ほぼ男性：女性＝2：1とするものが多い。ただしこれらの数値は，いずれも（成人の）操作診断基準を満たす症例から抽出した数値であるため，言語表出能力が不十分な多くの症例は，たとえ後に述べるような当疾患の特徴を備えているにもかかわらず，脱落している可能性がある。

統合失調症の病態生理に関しては，さまざまな仮説が立てられているが，一致した見解は得られていない。ただし，遺伝子から環境因までをも含めた多因子が関与して顕在化してくるという点においては，ほぼ合意が得られているようである[13]。最近では，多層的なモデルが提示されており[25]（図1），そこでは典型的な統合失調症症状（幻覚・妄想など）が現象として出現する背景に基底障害が存在し，この基底障害は情報処理過程の障害や認知障害に裏打ちされ，さらにその根底にはなんらかの脳障害が想定されている。このモデルの中で心理社会的因子は，基底障害が典型的な統合失調症に結実する過程で大きな役割を演じている。これにヒトにおける大脳の発達過程を加味すれば，思春期以前には現象の基底領域から現象的領域は未だ未成熟であり，最終的に成人と異なった表出症状を産出する可能性があることが推察されよう。

ところで成人の場合，図1の身体的基礎のレベルでは，たとえば左シルビウス裂の開大，左上側頭回の体積減少，中脳辺縁系のドーパミン経路におけるドーパミンニューロンの過活動が陽性症状（幻覚・妄想・言語やコミュニケーションの歪曲と誇張，まとまりのない会話や行動，緊張病的行動，焦燥）の出現と関連をもち，前部大脳縦裂の開大，左右（右）シルビウス裂の開大，薬理学的には髄液内のノルエピネフリン量の増大などが陰性症状（感情鈍麻，無快楽症，意欲・自発性の欠如，思考と行動の緩慢さ，会話の貧困，社会的ひきこもりなど）の出現と関連をもつと推察されている[1]。認知障害，情報処理過程の障害のレベルでは，神経生理学的な探求が進み，事象関連電位におけるP300電位の低振幅化，探索眼球運動における注視点の分布の狭小化との関連が注目されている。なお学童期，思春期の統合失調症を対象にした生物学的な研究は少ないのが現状である

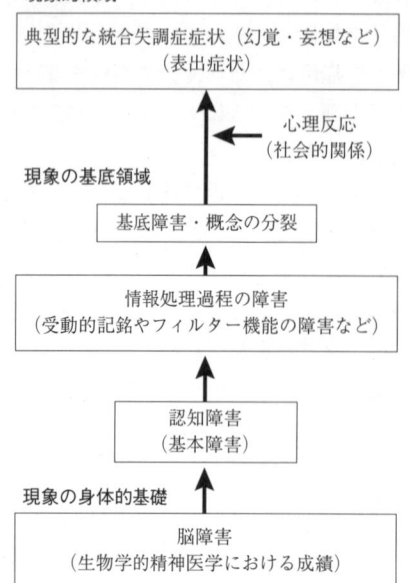

```
現象的領域
 ┌─────────────────────────┐
 │ 典型的な統合失調症症状（幻覚・妄想など）│
 │        （表出症状）       │
 └─────────────────────────┘
         ↑  ← 心理反応
            （社会的関係）
現象の基底領域
 ┌─────────────────────────┐
 │  基底障害・概念の分裂      │
 └─────────────────────────┘
         ↑
 ┌─────────────────────────┐
 │     情報処理過程の障害      │
 │ （受動的記銘やフィルター機能の障害など）│
 └─────────────────────────┘
         ↑
 ┌─────────────────────────┐
 │       認知障害            │
 │      （基本障害）          │
 └─────────────────────────┘
現象の身体的基礎
 ┌─────────────────────────┐
 │       脳障害              │
 │ （生物学的精神医学における成績） │
 └─────────────────────────┘
```

図1　統合失調症の層構造（佐藤[25]より引用）

が，MRIを用いた研究により，側頭葉との強い関連性を示唆する所見[12]などが得られつつある。

Ⅳ　病前の特徴

病前の特徴に関しては，社会適応状態，ハイリスクファクター，病前性格（17歳以前への用語が適切か否かは疑問である），前駆症状などが注目されている。まず，統合失調症発病の脆弱要因として，若年発症群は周産期異常の頻度が成人発症に比して優位に高い[18]という報告がある。また，小学校時代に自己統制の弱さ・主体性の欠如・自信のなさ・緊張が高く場に溶け込めないなどの行動特徴があることが指摘されている[19]。病前性格に関しては成人の統合失調症の病前性格と通じる場合が多いようであり[4,22]，また若年発症であるほどschizoid, schizotypalと呼ばれる性格傾向を強く呈し[28]，全般的に対人関係の不器用さ，孤立，不安が顕著であるという。坂口[22]の指摘した幼少児期からの神経症様症状は不安を反映しているものと思われる。ただし不器用さや孤立に関しては，再度自閉性障害との鑑別を要する点になり，また発病前の病前性格と発症前の前駆症状との相違も明確に分けることはできない。

Ⅴ　発症の形態と前駆症状

児童期統合失調症では，発症に先立って，集中力の低下，意欲の低下，疲れやすさ，身体症状，寡黙，強迫症状，不潔恐怖，不登校，抑うつ，自殺念慮など，さまざまな症状（前駆症状）がみられる[2]。これらの症状は他の精神障害のみならず健常児にも，ストレス下や発達課題に直面して苦悩が増大したときなどに見られるが，通常はその危機を乗り越えるとともに消失していくものである。一方統合失調症の発症に至る子どもでは，若年者ほどこの危機に対処できず，これらの症状が比較的急速に激烈な不安や幻覚妄想，ないし人格水準の低下（ときに急激な人格の荒廃）に移行する。このような場合の発症形態は全経過が数カ月から10数カ月で，その多くが亜急性発症[4]である。ただし症例によっては，前駆症状出現後まもなく人格の荒廃（とくに学童期）や亜昏迷状態をきたす症例（とくに思春期）など急性発症の形態をとるもの，集中力や意欲の低下などが年余にわたって目立ち潜行性に発症している症例も存在する。坂口[23]によれば，若年ほど潜行例が多いというが，入院治療を要する症例の場合，学童期，思春期ともに亜急性発症の経過をとることが多いのではないかと思われる。なお前駆症状に関しては，それがすでに当障害の発症を意味しているのか否か，鑑別が困難なことも少なくない[9]。

いずれにしても，学業が重要な発達課題であるこの年代の統合失調症は，前駆症状との関連で，学校適応状態が無視し得ない指標となる。また発症前後の学校適応状況に注目すると，より年長者は不登校という形で苦痛に対処するが（物理的自閉），より若年者ではそのような対処行動もとれず，登校への執着が顕著であり，学校場面で病状が露呈する傾向がある[5]。

Ⅵ　症状の特徴

1　幻覚・妄想

まず統合失調症の代表的な症状である幻覚・妄想の特徴が，思春期以前にはいかなるものであるのかを述べる。彼らの幻覚・妄想は，診断基準に

記載されたような「支配され，影響され，あるいは抵抗できない」といった確固とした被害・関係妄想という形態をとりづらく，「なんか誰かに見られている」などの曖昧な表現が多い。また年少者ほど，魔術的・空想的な内容（「ライオンに食べられてしまう」「宇宙人に邪魔される」など）となり，しかも浮動的に出現する（浮動的なまま6カ月以上持続する）。幻覚に関しても，明確な被害的な意味をもった幻聴がみられるとは限らず，しばしば空想的，要素的（「うらめしや，こんにちわ」，ベルの音など）であり，比較的幻視も多い。

このような幻覚妄想は，患児の抽象化能力が長けているほど，また年齢が増すほど持続するようになり，被害感や被影響感も増大する（統合失調症の診断基準に合致するようになる）。そして思春期に近づけば，多くは被支配感に苛まれるようになるが，それでも超越的他者（すべてを司る黒幕）[14]の登場は青年期を待たなければならないようである。なお近年は，創造性の希薄な現代文化を反映してか，思春期年代発症の統合失調症患者にも，被影響感，被支配感は強いものの確固とした妄想という構造が築けず，妄想自体が浮動的に生じる一群が出現してきていることを付言しておく（統合失調症・構造化不全群[7,8]）。

2 不安

精神病理学的視点に立つと，統合失調症発症過程において，幻覚妄想の出現前に漠然とした妄想気分がしばしばみられる。この状態下では，自分を取り囲む世界全体が不気味に変化し，しかも患者は未だその意味もつかめず，多大な不安を体験する。妄想とは，このような不気味な世界への非合理的な意味づけであり，不安を幾分軽減する心理的作用をもつともいわれている[26]。確固とした妄想を形成できない年少者（最早期発症統合失調症患者）の場合，理由のない不気味な恐怖や不安に直面する。実際患者は激しい不安に晒され続け，手当たりしだい周囲の成人に安全保障感を求め続ける。以前に筆者[4]は学童期の統合失調症患者にみられるこの種の彼らの不安を，「寄る辺なき不安」と名づけた。この不安のもとでは，彼らの行動はまとまらず，気分も突然変化し，興奮や衝動性が症状の中心を占めることも多い。彼らはしばしば，「嫌われていない？」「全部大丈夫？」など，手当たりしだい両親，教師などに確認し続ける。しかしいくら確認しても安心は得られない。このような状態像こそ，学童期の統合失調症の病態をもっとも反映しているともいえよう。

この種の不安は，妄想が確固としたものであるほど，全般的に激しさを減じる傾向にある。ある意味で発症時の抽象化能力，発症年齢の上昇は，「寄る辺なき」不安から当障害に典型的な（操作診断に記載されているような）症状形成を促す印象すらもたれる。ただし上述の構造化不全群では，「むきだしの不安」の露呈とともに，さまざまな不安の種や疑問（一部妄想）を執拗に医師に尋ね，いわば終わることなき質問癖へと陥る[7]。

3 衝動行為

激烈な不安は，しばしば衝動行為を伴う。この行為の出現は予測不能であり，抽象化能力の未発達とあいまってか，そのコントロールは極めて困難なようである。学童期では自傷行為，年齢が高くなるにつれて衝動的な自殺企図の危険性が強くなる。

4 陰性症状

典型的な学童期の症例では，激烈な不安の消褪に合わせて，全般的な集中力の低下，意欲の低下，感情鈍麻などの陰性症状が前景化し，興味の幅も狭小化する。しかし注目すべき点は，陰性症状と同時に水泳，空手など限られた範囲の行動や友人作りなどにやみくもに執着し続け，成人例に比してエネルギー水準が落ちにくいことである。したがって完全な社会からのひきこもりは，生じにくい印象がもたれる。ひきこもりはむしろ，上述の激しい不安が年余にわたり持続した場合などに顕著である。

VII 経過と予後

発症後の経過に関しては，中井[17]の詳細な報告

（成人例）にあるように，幻覚妄想の激しい急性期から臥床傾向が強い寛解前期，社会復帰へ向けて活動性が増大する寛解後期を経るようである。しかし，より若年者ほど寛解前期が訪れづらく，急性期症状が比較的長期間続くことが少なくない[6]。その際には，むしろ急性期と寛解前期がないまぜになった状態像へ陥っていく。上述のような限られた範囲の行動（発達課題を含む）への執着は，この時期に本来必要な休息を奪い，さらに治療を遅らせる印象すらもたれる。発症年齢が高くなるにつれ，寛解前期が比較的明確に認められるようになるが，思春期例においても活動量の減弱は成人ほどではない。中学，高校年代発症例では，この時期には退行も目立ち，1カ月から数カ月に及ぶ退行がみられ，大森[20]の指摘した「おどけ」，村山[15]の指摘した「同性接触希求行動」が顕著になることが少なくない。先に述べた構造化不全群では，退行は顕著であり，ときに身辺の自立も不可能となり，その後は「場当たり的な対人接触」を求め，その執拗さから病棟内のトラブルの原因となることもある[7]。

学童期，思春期の統合失調症の予後は，従来良好とはいえないことが指摘されてきた[3]。とくに学童期の統合失調症の場合，その理由として休息の時期（寛解前期）が訪れにくく不安定な病状が長期化しやすいこと，発達途上における罹患がその後の心理社会的成長を滞らせること，当疾患の診断が困難で治療的な介入が遅れがちなこと，そして児童期の統合失調症の治療，精神科リハビリテーション（医療・保健・福祉・教育分野を含む）の資源が少なかったことなどがあげられよう[9]。ただし患者や治療的配慮によって予後にはかなりの相違がある。発症年齢が高くなるにつれ中井の指摘した成人同様のいくつかの「期」が明確になるが，不安の突出や衝動性のコントロールに対する自信のなさから，社会復帰が遅々として進みづらい場合も少なくない。

VIII 症例提示

ここでは，以上のような特徴をもつ学童期，思春期発症の典型的な症例を挙げる。

■症例1：発症時10歳7カ月，男性（学童期発症）

生育史：患児は一人っ子として出生，幼少時の発達に問題はなく，小心で慎重な性格傾向であった。小学校の成績は中の上，患児には行事前に頻尿がみられ，3年時からは忘れ物が多くなり夜驚も出現した。4年生の2学期の授業参観時，患児は衆目の中で教師より注意され，以後過度に几帳面になった。3学期には「いじめがひどくなり」，頭痛，耳鳴り，「光って目が見えない」などの身体症状の出現や荷物の確認行為が増強した。患児は「学校へ行きたくない」と訴えたが，結局休まずに登校していた。

現病歴：5年生の5月，患児は突然学校で積極的に発言し始め，一方で「外を歩いているとあの人（見知らぬ人）が襲ってくるような気がする」と人を避けた。7月，自宅のトイレや風呂を開放したまま入り，さらに「電波が飛んでくるようでつらい」などの訴えが出現した。それでも患児は夏休みのキャンプに参加，その時周囲の者は，「腑抜けたよう」な患児の容貌に驚いた。9月以後も患児は登校し続けたが，絶えずしかめ顔で，手で顔面を隠し，顔や手を執拗に洗ったり，ティッシュで唾をぬぐうなどの行為が頻回となり，加えて「○○にさわったからエイズになったのではないか」「風が吹いて粉が当たったから悪い病気になったのではないか」など，身体に関する妄想様の言動もみられた。この時期には食欲低下，睡眠障害も顕著となり，10月に当院外来を受診し即日入院となった。

入院時，患児は顔を手で隠し，しかめ眉，不安焦燥感がきわめて強く，激しく足踏みをしながら蚊の鳴くような声で，「コンビニに寄って来たけど，エイズになったみたい」「頭にビビッと電流が走って，こめかみから脳みそがドロッと出る」など，身体に関する妄想的な言動や奇妙な体感幻覚を語った。また繰り返し「あの人の側を通ったけどエイズになりませんか？」「手が腐りませんか？」と尋ね回った。職員の「大丈夫」という保障も効果はなく，しきりにティッシュで唾をぬぐっていた。以後入院治療は，4年7カ月にわたっ

た。この間徐々に激しい不安は軽減し，患児は退院し養護学校高等部に在席，現在は淡々と登校をしている。ときに心気的な訴えや，周囲に対する被害念慮がみられるが，激烈な不安は影を潜めた。

■ **症例2：発症時16歳10カ月，男性（思春期発症例）**

生活史：患者は大都市近郊の歯科医の長男として誕生し，同胞はいない。患者の父親は躾に厳しく，患者は幼少時より「お父さんに逆らえなかった」という。患者の性格傾向は内気でおとなしい方ではあったが，小学校時代には少年野球チームに所属し，友人は少なかったが，学業成績は上位であった。なお小学校3年時に一過性にチックが出現したことがある。中学2年時，成績が低下，患者は進学校を目指して猛勉強し始めた。この時期は教科書を一字一句覚えないと気がすまなくなり，勉強は遅々として進まなくなった。また「何をやっても子どもっぽくて友達から遅れている」という漠然とした不安もみられた。地元の有名校に進学した患者は，中学時代と同様「強迫的な」勉強をしたが，1学期の期末試験後，「何もかも不自然で，喜怒哀楽の感情もなくなり，心と身体がちぐはぐになってしまった」という。学業成績は低下し続け，「友人から遅れている」感覚はさらに強まっていった。

現病歴：高校2年の3学期（16歳10カ月），患者は「友達が僕の一挙手一投足を笑うため，恥ずかしくて学校へ行けなく」なった。また近所の人も「僕の子どもっぽい考えを見透かして笑う」ため外出もできなくなり自室に閉居した。2カ月後には，「僕の意思でなく笑ってしまったり，性的なことを考えたりしてしまう，それが家の周囲500メートルにまで広がってしまう」「（それで）近所中から笑いものにされている」など被害感も増大したため，心配した母親に連れられて当院を受診した。

患者には漠然とした被害妄想，自我漏洩症状などが目立ち，「全部漏れて怖い，先生は僕を笑いませんか？」と執拗に確認し，激しい不安がみられたため，即日入院となった。その後患者は，生活史上のさまざまな出来事を想起し，「あの時お父さんが僕を『根性なし』と言った？」「あの時○○先生が僕のことを怒った？」「△△君が僕の臭いが臭いと言った？」などと面会に訪れた母親に執拗に確認，その都度「それが原因で僕は笑われるのですか」と医師に尋ねた。しばしば特定の小学校教師に対する被害妄想（追妄想）が顕著になったが，1回の持続期間は1週間程度であった。結局患者の入院期間は2年半に及んだ。激しい不安は入院後1カ月程度で軽減し，その後自床に臥床する日々が1カ月みられた。しかしその後も漠然とした被害妄想は残存したほか，自我漏洩症状は中核に存在し続け，そのために外出や外泊が困難であった。一方病棟内では，対人関係が活発になり，やや退行した思春期グループ集団の中で過ごしていた。

退院した患者は，高校を中退し専門学校へ通ったが，1カ月ほどしか登校できず，現在は2～3カ月単位のアルバイトを断続的に行っている。外来患者仲間との交友関係は比較的活発であるが，病院外の対人関係における過敏さは顕著である。

Ⅸ　治　療

1 薬物療法

抗精神病薬の投与が行われるが，投与量は成人と同じ程度の量が必要なことも少なくない。症状の改善および予後も考え必要量を十分に使用すること，とくに学童期の激烈な不安には高用量を要する。ただし，副作用として成人に比べ自律神経症状，急性ジストニーが生じる場合が多い。非定型抗精神病薬に関しては，学童期，思春期とも成人の場合とほぼ同様の効果を持つ印象がもたれる。ただし，この年代の症例への非定型抗精神病薬の使用法に関する研究は少なく，今後の課題といえるであろう[13]。

2 精神療法など

最早期発症統合失調症症例への支持的個人精神療法として特記すべきことは，激烈な不安に対する根気よい保障の提供である。また同時に義務教

育年代の症例に対する，発達課題の軽減の保障も重要な点になる．思春期の症例の場合は，妄想が発展することがないよう注意を要するが，漠然とした妄想内容に対しては，やはり「安心感」を保障する必要がある．上述のように思春期までの当疾患では，自殺等の危険が高いほか，不穏・興奮・衝動性，身体衰弱なども激しいため，治療形態としては入院も常に視野に入れておく必要がある．とりわけ上述の構造化不全群では入院治療が必須といえよう．

なお義務教育年代の症例では，たとえ入院中でも，状態に応じた絶妙なタイミングを見計らって友人作りや学習などの発達課題に取り組めるような配慮が必要となる（院内学級や外泊登校など）．休息と，勉強や友達作りという発達課題の達成とは一見相反するが，これを患者が無理なく行えるよう，全体的な視野をもって臨む姿勢が重要である[6]．回復期から安定期には，治療の場は外来に移るが，その際には，家族が治療に協力できる体制作りをはじめ，患児の状態に合わせ，教育・福祉資源などを臨機応変に利用することが望ましい．

文　献

1. Cooper JR, Bloom FE, Roth RH : The Biochemical Basis of Neuropharmachology 7th ed. Oxford University Press, 1996.
2. 弟子丸元紀：小児期の精神分裂病．精神医学 38(7); 686-698, 1996.
3. Green WH, Pardon-Gayol M, Hardesty AS, et al : Schizophrenia with childhood onset : A phenomenological study of 38 cases. J Am Acad Child Adlesc Psychiatry 35 ; 968-976, 1992.
4. 広沢郁子：学童期発症の精神分裂病患者にみられる不安の特性．臨床精神病理 18(1); 23-42, 1997.
5. 広沢郁子：義務教育年代の精神分裂病の発症とその特性について—登校状態との関連をめぐって．臨床精神医学 30(11); 1309-1317, 2001.
6. 広沢郁子：児童思春期の精神分裂病の特性と治療の多様性．児精医誌 41(3); 280-290, 2000.
7. 広沢正孝，永田俊彦：近年増加傾向にある治療困難な若年分裂病の精神病理と治療—構造化されない極期をもつ分裂病者の不安と退行をめぐって．In：中安信夫編：分裂病の精神病理と治療 8．星和書店, 1997; pp.129-158.
8. 広沢正孝：強い不安を主症状とする分裂病—分裂病・構造化不全群（仮称）をめぐって．精神科治療学 14(5); 507-514, 1999.
9. 本城秀次：児童青年期精神障害．In：松下正明編：臨床精神医学講座 11．中山書店, 1998; pp.281-293.
10. Kanner L : Autistic disturbances of affective contact. Nerv Child 2; 217-250, 1943.
11. Kolvin I, Ounsted C, Humphrey M, et al : II. The phenomenology of childhood psychosis. Br J Psychiatry 118; 385-395, 1971.
12. Matsumoto H, Simmons A, Williams S, et al : Superior temporal gyrus abnormalities in early-onset schizophrenia ; Similarities and differences with adult-onset schizophrenia. Am J Psychiatry 158(8); 1299-1304, 2001.
13. 松本英夫：精神分裂病．In：山崎晃資編：現代児童青年精神医学．永井書店, 2002; pp.233-242.
14. 村上靖彦：「自己と他者」の人間学への一つの寄与—思春期妄想症と分裂病の対比から．In：湯浅修一編：分裂病の精神病理 7．東京大学出版会, 1976; pp.71-97.
15. 村山賢一：精神分裂病寛解過程における「同性接触希求行動」について．臨床精神病理 23(2); 177-190, 2002.
16. 永田俊彦：分裂病診断の実際—伝統的診断と操作的診断から．In：分裂病の治療ガイドライン．星和書店, 2000; pp.9-12.
17. 中井久夫：精神分裂病状態からの寛解過程—描画を併用せる精神療法をとおしてみた縦断的観察．In：宮本忠雄編：分裂病の精神病理 2．東京大学出版会, 1974; pp.157-218.
18. 中根允文，岡崎祐士，藤丸浩輔ほか：児童思春期の感情障害・精神分裂病の成因に関する発達的・神経心理学的要因の検討．厚生省「精神・神経疾患研究委託費」2指—15『児童・思春期における行動・情緒障害の成因と病態に関する研究』平成3年度研究報告書．1992; pp.91-96.
19. 岡崎祐士，高桑光俊：精神分裂病の学童期行動特徴と一次予防における意義．In：第12回国際児童精神医学会論文集編集委員会編集：『児童青年精神医学への挑戦—21世紀に向けて』．1991; pp.496-511.
20. 大森健一，高江州義英，入江茂：分裂病寛解過程における対人関係の一様式—おどけについて．臨床精神病理 1(2); 169-179, 1980.
21. Rutter M : Concept of autism ; A review of research. J Child Psychol Psychiatry 9; 1-25, 1968.
22. 坂口正道：幼少時から神経症様症状を呈した分裂病症例—前駆症と小児分裂病をめぐって．精神経誌 93(5); 309-333, 1991.
23. 坂口正道：児童期発症の分裂病．In：松下正明編：臨床精神医学講座 3 精神分裂病 II．中山書店, 1998; pp.93-111.
24. Sartorius N, Jablensky A, Korton A, et al. : Early manifestations and first contact incidence of schizophrenia in different countries. Psychol Med 16; 909-928, 1986.
25. 佐藤光源：心理社会ストレスと脆弱性仮説．In：松下正明編：臨床精神医学講座 2 精神分裂病 I．中山書店, 1999; pp.117-129.
26. 諏訪望：分裂病者の不気味体験—臨床精神病理学の原点をふまえて．精神医学 32(2); 118-128, 1990.
27. Werry JS, McClellan JM, Chard L : Child and adolescent schizophrenic, bipolar, and schizoaffective disorders ; A clinical and outcome study. J Am Acad Child Adolesc Psychiatry 30(3); 457-465, 1991.
28. Werry JS : Child and early adolescent schizophrenia : A review in the light of DSM-III-R. J Autism Dev Disord 22; 610-614, 1992.

第2章 児童期のうつ状態と思春期の気分障害

吉田敬子・山下 洋

I うつ病の概念と児童精神医学における「うつ」

1 うつ病の概念の変遷

1)「うつ」の概念の歴史

うつ(depression)はライフサイクルを通して繰り返しみられる,気分・感情・情動における一つの状態である。歴史的な記述をみても「うつ」は,人類に普遍的に存在する精神現象である。その記述は,ヒポクラテスに始まるギリシャ時代の歴代の哲学者にまでさかのぼる。彼らは,黒胆汁症という意味のMelancholieという言葉を用いて,精神状態の失調について記載した。その後,現在のうつ病とほぼ同じ概念として症候学的に定義されるようになったのは,19世紀末から20世紀初頭にかけてなされたクレペリンの医学的記述によっている[30]。

一方20世紀初頭にフロイトは,対象喪失の体験などに伴い一般にも広く生じる悲哀という心理状態と連続するものとして抑うつを論じた[21]。現代のうつ病の理論的背景にもこのようなクレペリンとフロイトの双方の立場は反映されている。すなわちクレペリンの症候学的記述は「抑うつ」を他の状態から区別されるカテゴリーとして見る立場として,現在のうつ病の主な診断基準のもとになっている。一方フロイトの人生体験との関連から理解する視点は近年の一般人口における症状や発症関連要因についての疫学的研究に通じる。すなわち,うつ状態を,一般に広くみられる心理状態へと連続する精神現象のディメンジョン(次元)としてとらえる傾向とも通じている(Lewinsohn, et al[31]; Pickles, et al[43])。

2) 発症状況論から操作的診断へ

うつ病の発症の人間学的状況論は,クレペリンとフロイトによるうつ病概念と理論の登場後,その生物学的(内因)と心理学的要因(心因)や環境要因(外因)をつなぐ理解の仕方として,第二次大戦後に出現した。その背景には,戦争がもたらす強制収容所体験などの極限状況で,それまでの社会的根拠の一切を根こそぎにされる時に,うつ病が多発した事実がある。これらの極限的な発症状況からの理解の仕方は日常的な負荷状況にも拡げられ,引っ越しうつ病や荷下ろしうつ病などの呼び方も生まれた。またこれらの環境変化を契機として起こったうつ病は内因性のうつ病と何ら変わることがない場合も多く,内因/心因・外因(反応性)という区分は必ずしも明確ではないこともわかってきた。そして日常の様々な局面でみられるものとしての発症状況論を,さらに推し進めて,病前性格・状況構成・発症状況という3段階からうつ病の発症を理解する立場が生まれた。この立場からテレンバッハは,几帳面さや秩序を好む傾向をメランコリー親和性格と名付け,うつ病の病前性格と考えた。そしてそのような人格傾向の人にとってなじみやすい生活状況が発達過程を通じて形成されていく(状況構成)が,ライフサイクルの節目の移行期に変化を余儀なくされ様々なストレスを生じ,うつ病の発症状況につながっていくと理論化したのである[49]。

現在の米英を中心とする精神科診断学では病因論は一旦棚上げにして,横断面での症候群と機能障害から操作的に診断する方法がとられている。すなわち抑うつ感もしくは興味の喪失という情動を普段とは違う強度で体験し,かつそれが数時間

など短期間で一過性ではない1つのエピソードとして持続し、苦痛や機能の障害を生じるということが、うつ病の操作的に定義された概念となっている。

2 児童精神医学における「うつ」の認識

うつ病という事象が、発達過程のどの時期から認められ診断できるのかについては、長年の議論がある。クレペリン[30]がすでに躁うつ病の病像をもつ臨床例の0.4％が10歳未満であったと報告しているなど、躁うつ病を中心にごく一部ではあるが、低年齢発症例の報告が当初より散見される。しかしながら、精神分析的発達心理学など理論的背景によっては、一定の認知発達のレベルに達しなければ抑うつ感情を体験し、自ら認識し、表出することはできないとの見方が「うつ」の認識の妨げになったとの指摘もある[9]。その一方で抑うつ感として明確に認識され表出されないまでも、子どもにも共通する情動体験はあり、それが身体や行動面の症状すなわちうつ病の等価症状として示されているとする研究者も多い[50]。同様に小児期・思春期にみられるいらいら、攻撃性、不機嫌など様々な習癖や行動上の問題も児童期うつ病の特徴とされており[5]、現在の診断基準にも子どもにおける抑うつ感の等価症状として付記されている。このようなうつ病の発症年齢と表現型についての議論と研究の過程で、大人と同様な抑うつのエピソードを経験する子どももいることが明確になり、うつ病の研究は大人と同じ診断基準を用いてなされるようになった。成人と同じ操作的診断基準により体系的な調査を行うと、見過ごされていたうつ病の子どもが、以前の臨床ケース報告に基づくよりもずっと高い頻度で存在することが明らかになったのである。

乳幼児の精神科・心理臨床に取り組む研究グループも、Spitzが乳児院で突然母親との分離を余儀なくされた子どもの状態として示したanaclitic depressionが、臨床単位として実証的に診断され、介入できるものと考えている[48]。Spitzに続いてBowlbyが、低年齢の子どもの抑うつ気分が主として養育者・母親との分離を余儀なくされたときに生じることを、悲嘆と喪の反応という精神分析的概念により説明している[7]。実証的な診断の立場からは、乳幼児の行動を観察してうつ病症状ないし、うつ病の等価症状、すなわち周囲の対象への興味の喪失、他者の働きかけの拒否や気むずかしさ、睡眠・摂食の障害、退行などのサインに基づき気分障害の存在を読み取る操作的診断基準へと発展した[54]。

II 診断基準・方法について

1 操作的診断基準

現在の子どものうつ病の臨床研究では、成人とほぼ同じ基準にもとづいて診断がなされている（表1）。その臨床的妥当性は多くの縦断的な臨床研究や介入研究の結果を踏まえて検証されるべきであり、絶対的なものではない。特にまだ十分なエビデンスが集積されていない子どもの臨床家は銘記するべきであろう。しかしながらこのような診断基準は多職種の専門家間の共通の基盤として、臨床的および学術的なコミュニケーションを促し、また診断基準に準拠して簡便な自己質問票の開発など治療のアセスメント・ツールの開発にもつながっている。

診断のために症状を同定する目的で行われる面接は、子どもの年齢によっては信頼性は低い。そこで、たとえば10歳以下の子どもの場合には、養育者など家族を診断面接の対象として含める。一定の基準に準拠して診断を下すためには、基準の項目に応じた必要十分な情報を面接対象より引き出す必要がある。このために面接項目を大まかにガイドするスケジュールのような構造をもった面接法が臨床診断においても用いられる。なかでも質問の仕方や言葉は面接者側に任されている、半構造化・面接者ベースの面接法として Child and Adolescent Psychiatric Assessment; CAPA[2]や Kiddie Schedule for Affective Disorders and Schizophrenia; K-SADS[1]がある。疫学研究などの研究目的によっては多様な面接者による多数の面接結果において、さらに高い信頼性を保つ必要が出てくる。このために症状の有無・程度について定められた文章表現で具体的に例示して問

表1 うつ病性障害の操作的診断基準（DSM-IV; APA, 1994）

大うつ病エピソード
A．以下の症状のうち5つ（またはそれ以上）が同じ2週間の間に存在し，病前の機能からの変化を起こしている。これらの症状のうち少なくとも1つは，（1）抑うつ気分，あるいは（2）興味または喜びの喪失である。
　注：明らかに，一般身体疾患，または気分に一致しない妄想または幻覚による症状は含まない。
（1）その人自身の言明（例：悲しみまたは空虚感を感じる）か，他者の観察（例：涙を流しているように見える）によって示される。ほとんど1日中，ほとんど毎日の，抑うつ気分
　注：小児や青年ではいらいらした気分もありうる
（2）ほとんど1日中，ほとんど毎日の，すべて，またはほとんどすべての活動における興味，喜びの著しい減退（その人の言明，または他者の観察によって示される）
（3）食事療法をしていないのに，著しい体重減少，あるいは体重増加（例：1カ月で体重の5％以上の変化），またはほとんど毎日の，食欲の減退または増加
　注：小児の場合，期待される体重増加がみられないことも考慮せよ。
（4）ほとんど毎日の不眠または睡眠過多
（5）ほとんど毎日の精神運動性の焦燥または制止（他者によって観察可能で，ただ単に落ち着きがないとか，のろくなったという主観的感覚ではないもの）
（6）ほとんど毎日の易疲労性，または気力の減退
（7）ほとんど毎日の無価値観，または過剰であるか不適切な罪責感（妄想的であることもある。単に自分をとがめたり，病気になったことに対する罪の意識ではない）
（8）思考力や集中力の減退，または，決断困難がほとんど毎日認められる（その人自身の言明による，または他者によって観察される）
（9）死についての反復思考（死の恐怖だけではない），特別な計画はないが反復的な自殺念慮，または自殺企図，または自殺するためのはっきりとした計画
B．症状は混合性エピソードの基準を満たさない。
C．症状は，臨床的に著しい苦痛，または社会的，職業的，または他の重要な領域における機能の障害を引き起こしている。
D．症状は，物質（例：乱用薬物，投薬）の直接的な生理学的作用，または一般的身体疾患（例：甲状腺機能低下症）によるものではない。
E．症状は死別反応ではうまく説明されない。すなわち，愛する者を失った後，症状が2カ月を超えて続くか，または，著明な機能不全，無価値観への病的なとらわれ，自殺念慮，精神病性の症状，精神運動制止があることで特徴づけられる。

い，はい・いいえで回答させ，回答者側の選択に基づいて診断する，構造化面接という方法をとる。DSM-IVに準拠した子どものための構造化診断面接としてDiagnositic Interview Schedule for Children; DISC[47]がある。また人形や絵など視覚的な素材で感情体験の例を示したり[51]，抑うつ感や悲哀感を感じる具体的な状況をお話として例示して質問することも，低年齢の子どもの回答を補助する方法として用いられる。

より発達早期の乳幼児期における気分障害をZero to three research group[54]は診断基準Diagnostic Criteria 0-3（DC; 0-3）のなかで提案している。DC; 0-3の診断基準では，基本症状が抑うつ感と興味や楽しみの喪失である点は成人と同じであるが，大うつ病の診断のために必ずしも2週間症状が持続しなくてもよいことや，易刺激性（irritability）が強調され，食欲不振に関しては1カ月に5％以上の減少の場合に診断するなど発達上ふさわしいかたちに改変されている。また無価値感などの認知症状は子どもの遊びや会話の中から推論できるものの，罪責感は乳幼児において観察するのは困難であり，認知発達のより後期にいたって初めて確認できる精神現象かもしれないとしている。

2 臨床診断面接

臨床場面では症状についての質問以外に，より広い生活状況や生活感情について自由に話してもらうことができ，それが抑うつエピソードの有無や経過の全体像の把握に役立つ情報ともなる。また質問に対する回答の言語内容よりも，会話や行動の速度や表情（笑顔など表情の動きの少なさ，涙もろさ）などがうつ症状をより明白に示している場合もあり，表情や行動の観察は重要である。また面接の中では表出しにくい内的感情が自己記入式質問票において示されている場合もある。このように臨床面接では本人以外に，家族との面接による情報も加え，面接状況での態度や表情の観

表2 子どものうつ病の自己質問票[6]（翻訳は村田ら[37]による）

わたしたちは，楽しい日ばかりではなく，ちょっとさみしい日も，楽しくない日もあります。みなさんがこの一週間，どんな気持ちだったか，当てはまるものに○をつけて下さい。良い答え，悪い答えはありません。思った通りに答えて下さい。

	いつもそうだ	ときどきそうだ	そんなことはない
1．楽しみにしていることがたくさんある	[0]	[1]	[2]
2．とてもよく眠れる	[0]	[1]	[2]
3．泣きたいような気がする	[2]	[1]	[0]
4．遊びに出かけるのが好きだ	[0]	[1]	[2]
5．逃げ出したいような気がする	[2]	[1]	[0]
6．お腹が痛くなることがある	[2]	[1]	[0]
7．元気いっぱいだ	[0]	[1]	[2]
8．食事が楽しい	[0]	[1]	[2]
9．いじめられても自分で「やめて」と言える	[0]	[1]	[2]
10．生きていても仕方がないと思う	[2]	[1]	[0]
11．やろうと思ったことがうまくできる	[0]	[1]	[2]
12．いつものように何をしても楽しい	[0]	[1]	[2]
13．家族と話すのが好きだ	[0]	[1]	[2]
14．こわい夢を見る	[2]	[1]	[0]
15．独りぼっちの気がする	[2]	[1]	[0]
16．落ち込んでいてもすぐに元気になれる	[0]	[1]	[2]
17．とても悲しい気がする	[2]	[1]	[0]
18．とても退屈な気がする	[2]	[1]	[0]

察に加えて質問紙や描画などを総合し，本人に可能な限り負担をかけずに的確に診断することが求められる。

3 自己記入式質問票

自己記入式質問票にはその目的に応じて，簡略な質問項目からなるスクリーニングを目的としたもの，重症度を測定するためにうつ病に特異的な症状の程度を多くの段階にわけて評価するもの，うつ病以外の不安や問題行動などの症状を幅広く含んだ質問紙などがある。質問文に対象の年齢にふさわしい表現を用いたり，より低年齢の子どもを対象としてはキャラクターの絵を示して質問するかたちを取るものもある。ただしうつ病の質問紙の各項目において，陽性の回答をした対象が，必ずしもうつ病に罹患しているとは限らないことは認識しておくべき重要な点である。子どものために特に開発されたうつ病の自己記入式質問票も複数あり，そのいくつかは日本語にも翻訳されている。スクリーニングを目的としたものは目安となる区分点が示されており，その一例として村田ら[37]が翻訳した Birleson P のうつ病質問票；Depression Self-Rating Scale for Children[6]を示す（表2）。

III サブカテゴリーと共在（併存）障害

1 うつ病のサブカテゴリー

うつ病など気分の障害の経過は，多くの場合，エピソードの始めと終わりが明確で，周期性を認める。その中には双極性（Bipolar）と呼ばれるように，高揚して多幸的でエネルギーや万能感に満ちた躁的な気分が持続する躁状態を含む場合がある。躁状態は児童思春期においては行為心迫や過活動を中心に示し，衝動的な問題行動を繰り返すことから，注意欠陥多動性障害や行為障害との鑑別が必要な場合が多い。多くの例では抑うつと躁状態の双極を周期的に反復し，双極性障害と診断される。一般には双極性障害はうつ病よりまれな障害であるが，低年齢発症例では双極性障害の方がより多く報告されている。

うつ病エピソードではこれらの他にも，その経過や症状群によっていくつかの下位分類がある。気分変調症は，慢性的な軽いレベルの抑うつ気分が2年以上持続するものを言う。メランコリー型うつ病という場合には，症状の中でも生物学的面

と関連が深い症状を中心とするものである。すなわち興味や喜びの喪失，楽しい出来事に対する情動反応の欠如，早朝覚醒，朝方に強い抑うつ，精神運動制止または焦燥，顕著な食欲不振，体重減少，顕著な性欲減退などのいわゆる中核症状が多く見られる。非定型うつ病は，思春期・青年期に多いとされ，過眠や過食がみられたり，鉛のように身体が重いという訴えや，周囲からの刺激で気分が改善するなどの気分の反応性を特徴とする。また精神病症状を伴う場合，精神病性うつ病としてそうでない非精神病性うつ病と区別して示す場合もある。

2 うつ病の共在障害

うつ病にはしばしば共在障害（Co-morbidity；併在障害とも言う）がみられるが，児童思春期のうつ病でこの特徴は顕著である。このため児童思春期に多く見られる障害を診断する際，常にうつ病との関連を念頭に置く必要がある。

1）共在障害（Comorbidity）

Fordら[20]は，全英の5～15歳の子どものDSM-IVに準拠した精神障害の大規模な疫学調査を行った。その結果，うつ病性障害と診断された子どもの66％に共在障害を認め，精神障害の中でもっとも高率に共在障害を認めたと報告している。共在障害のなかでも頻繁に認められたのは，行為障害（40％）と不安障害（34％）である[3]。発達過程からみると，行為障害の子どもの家族には，親にペアレンティングが一貫していないなどの家族機能の障害がリスクファクターとしてみられる。それはまた，うつ病発症のリスクファクターでもある[17]。また行為障害は，このようなリスクファクターと共に遺伝的傾向も共有しているという調査結果もある[39]。このような知見は臨床的には攻撃的な病像を示す児童思春期のケースにおいても，うつ病の合併を考慮するべきであることを示している。

一方不安障害は縦断的経過でみると，うつ病の発症に先立ってみられる事が多い。不安と抑うつは双方とも幼児期の情緒的に反応しやすい気質などと関連を持ち，やはり共通する遺伝的基盤が推測されている。臨床的にも不安と抑うつ感が混在する病像があり，それぞれへの治療的介入が必要となる。

2）知的障害とうつ病

DSM-IVでは知的障害をもつ人口では，精神障害の合併率が一般人口中より高い。またすべての種類の精神疾患がみられ，かつその性質は知的障害を伴わない場合と異なるという根拠はないと記述されている。しかしながら，知的障害があり，しかも小児の場合には，自らの感情や状態についての適切な言語表現の能力に制限がある。このことがうつ病の診断に際しての障壁となる。また診察する側に精神障害の頻度が高いことの認識が不十分であると，診断までに時間がかかり，治療の開始が遅れるなどの問題も起きやすい。これらのことから知的障害者において，dual diagnosisとしてこの問題に留意することが提唱されている[14]。

さらに，知的障害の背景にある疾患によっても精神障害の発症の頻度は異なることも認識しておく必要がある。たとえばダウン症では他の知的障害者よりうつ病の発症頻度は2倍以上であったと報告されている[13]。国内でも，青年期に抑うつ感情，行動制止，日常生活の自立度の著明な低下が遷延していたが，うつ病の診断と抗うつ剤による薬物療法によりすみやかに状態が改善したダウン症女性の症例が報告されている[34]。

IV 発達経過と頻度の変化

うつ病の頻度は，調査対象，対象年齢，用いている診断基準や方法（期間有病率）によって大きく異なる。比較的診断がなされやすい10歳以上の思春期を対象としたうつ病の調査は数多くなされており，機能障害を伴う大うつ病の頻度は1％～6％と幅がある。Fordら[20]の全英における児童思春期の精神障害の疫学調査では9.5％に何らかの精神障害があり，その中で破壊性行動障害，不安障害が数％みられたのに対し，大うつ病性障害は1％であった。うつ病は，年齢層により罹患率には違いがあり，思春期では急増する。小児期の大うつ病以外の様々な種類のうつ病を集積する

と，その頻度は10％近くにのぼり[4]，思春期後期の頻度では10〜20％近いと見積もる報告もある[31,40]。少なくとも思春期においてはうつ病は稀な疾患ではないといえよう。

このように思春期以前のうつ病の発症頻度は明らかに低く，英国の大規模な疫学調査をみても，発達段階ごとのうつ病の有病率を5〜10歳と11〜15歳で比較すると，そのオッズ比は8.5となり頻度は大きく異なっている[32]。年齢と共に頻度が増加する傾向は女児に強く，思春期以前では性差はほとんど認めないが，思春期以降女児の発症頻度が高くなる。このような発達経過はうつ病の発症機制と第二次性徴・思春期発来に伴う認知発達，ライフイベント，ホルモンバランスにおける変化との関連を示唆している[3]。

V 経過

思春期のうつ病の症例の追跡調査を行うと，自然経過あるいは治療の結果，大多数はおそくとも2年以内には回復しており，回復までの平均期間は約28週間であった。しかし長期経過をみると再燃や遷延化のリスクも高い。また児童思春期に発症したうつ病患者では62.4％と高率に，成人期にうつ病エピソードの再燃がみられたことが，思春期から成人期への縦断研究により明らかになっている[19]。またうつ病は自殺のリスクを高めることが，思春期の自殺念慮や企図に関しての調査から明らかになった[22]。これらの行為上の問題まで含めると，児童思春期のうつ病はその後の社会的機能や心身の健康に重大な否定的影響を及ぼすことは明らかであると思われる。

VI 病因と病態の理解

うつ状態ないしうつ病の病因や成因に関連する要因は数多く，発症には多因子性のメカニズムが存在すると想定される。感情障害は，精神病理的と正常のカテゴリーとして二分されるのではなく，臨床閾値下の症状群も広く存在し，それらも臨床的なうつ病性障害と同様な関連要因をもっている[42]。

1 遺伝要因と環境要因の相互作用：発症準備要因

現在考えられているうつ病の発症のモデルとしては，遺伝的要因や早期の養育環境などからなる生化学，精神生理学的な体質的要素に，発症の契機となる人生上の出来事（ライフ・ストレス）が組み合わさって発症する遺伝（gene）－環境（environment）相互作用モデルがある。遺伝と環境の関与の割合を発達過程から検討すると一般に発症年齢が早いほど遺伝的関与は高いが，これは異なる障害を示していると考えられる場合には当てはまらない。たとえば小児期発症のうつ病は，性差からみると思春期以降と異なり女性優位ではなく，また薬理学的にも小児期発症のうつ病では抗うつ剤は効かないことから，思春期以降に発症するうつ病とは異なる障害である可能性がある[45]。

多くの家族研究の結果うつ病性障害には，若干の間接的な遺伝的関連も見出されている。すなわちストレスとなる出来事への脆弱性がみられたり，そのような出来事を体験しやすい傾向というかたちで遺伝的要因が関与するのである。家族環境もうつ病発症に重要な役割をもっている。母親など養育者の抑うつ傾向やうつ病は，社会経済的に望ましくない状況を作り出し，また育児の障害，夫婦の不和や子どもに向けられる怒りなどを生むことがある。こうした環境要因が，子どものうつ病発症の仲立ちとなっているのである。

2 発症要因としてのライフイベントと遺伝要因の関連

子どものうつ病の発症のきっかけとなる出来事には，家族不和，いじめ，身体的・性的・心理的虐待などがある。うつ病の発症においては，これらの出来事自体に加え，それが子どもにどんな意味を持ったか，出来事の後にどんなことが生じたかも重要な要素である。

またライフイベントは単独にうつ病の発症に関与しているわけではない。ライフイベントが生じたさいに，それに対して脆弱性をもつという遺伝要因（Susceptibility）がうつ病のなりやすさに関連しているのであり，このようなかたちで遺伝と環境は相互に関連していると最近の研究は示唆

している。

3 症状持続因子

発症準備要因と発症要因の相互作用から心理的および神経生化学的変化が生み出された結果，抑うつ症状が生じる。いったん発現した症状は維持因子の存在によって持続することになる。ただしこの際最初の発症時のメカニズムは，たびたび再発する障害の根底にあるメカニズムとは必ずしも同じではない。うつ病の最初のエピソードでは心理社会的要因が大きいが，次第に小さくなり，再発までの間隔も小さくなっていく傾向がある。うつ病のエピソードを経験することで神経生物学的ないし心理的な組織自体が変化を被り，以後再発しやすくなるといういわゆるキンドリング効果（あるいは感作（sesitization），痕跡（scarring））が，うつ病の再発や遷延化に関連しているかもしれない[44]。

4 病態の理解

抑うつ状態を横断面で生化学的あるいは心理的側面から見た場合に，どのような病態として説明できるかについても近年明らかとなってきている。

1）生化学的変化

抑うつ状態においては，脳内に一定の生化学的変化が起きているという見解は広く認められており，主要な仮説にはモノアミン仮説がある。この仮説ではうつ病ではセロトニン，ノルアドレナリン，ドパミンなどのモノアミンを伝達物質とする脳内の神経活動が低下（シナプス間隙のモノアミン量の欠乏）している，あるいはシナプスモノアミン受容体感受性が亢進しているために起こると考えられている。この病態は児童思春期のうつ病にも共通すると考えられる（図1 [33]）。

若年発症のうつ病では，特にセロトニンによる神経活動の低下を示唆する知見は多く報告されている[46]。またうつ病においては内分泌機能の異常が生じているという見解も，コルチゾール，甲状腺ホルモン，乳汁分泌ホルモンなどを指標として検証されている。特に血中コルチゾールのレベル

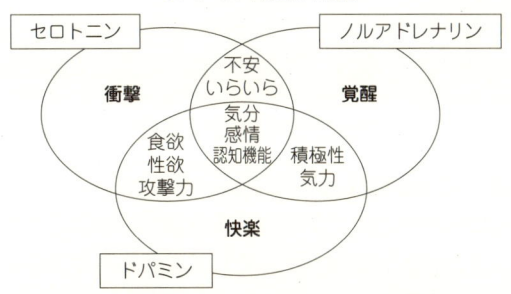

図1 神経伝達物質とうつ病症状によって影響を受ける精神機能（Moller[33]のスキーマを改変）

により知ることの出来る視床下部－下垂体－副腎システムの反応性の異常は，うつ病症状のメカニズムを説明するものとして注目され，児童思春期のうつ病でも検討されている[24]。

2）認知的変化

心理学的な病態を説明するモデルとしてうつ病の認知理論がある。うつ病の心理学的研究において，自己評価の低さ，出来事の否定的な側面への注目，肯定的な出来事を自分の努力以外の不確実な外界の偶然に起因すると考えるなど認知パターンの歪みが抑うつ感を生じさせるという仮説を支持する多くの実証的研究がある[12,28]。

国内でも村田らが，学齢期の子どもの抑うつ傾向の高さを指摘するとともに，その背景として学年が上がるほど自己評価が低下する傾向を指摘している[36]。またこの仮説に基づいた認知行動療法はその有効性が示されている。しかしながらこのような認知特性がうつ病へのなりやすさにつながっているとしても，その形成過程に遺伝・環境要因がそれぞれどのように関わっているかについては今後検討の余地がある。

Ⅶ 治 療

うつ病の予防的介入，早期介入および治療の必要性はさまざまな側面から検証されている。青少年がうつ病に罹患し社会的機能の障害をきたすことは教育を受けるチャンスを逃すことなどその後長期にわたる社会経済的不利につながる。また思春期の青年の自殺は，うつ病の関与も見過ごすことはできない。さらに思春期症例では，成人に比

べて自らが有効な治療を受けようとしないため，家族の負担が増す。以上を鑑みると，児童思春期のうつ病への適切な介入を提供する事は火急の課題である。

1 心理社会的介入

これまで述べたように，うつ病は生物学的および心理社会的要因のそれぞれが多因子性に関与する病態である。心理社会的介入ではうつ状態の発症・維持または回復を促進するこれらの要因を考慮し介入の対象とする。

1）初期段階での介入

抑うつ症状の発症につながった，子どもの外側にあるストレッサーを明らかにし，その除去・軽減をはかる。この段階での介入は，うつ病に特異的ではなく，一般的な環境調整や支持的精神療法である。またたとえば摂食障害など合併する障害によって状態像が複雑化している場合，やせが目立つ場合などは，むしろ初期治療として合併障害である摂食障害の治療が優先される場合がある。

2）軽症～中等症の抑うつ症状への介入

うつ病では，心理社会的アプローチの対象となる認知機能・行動・対人関係・家族関係・精神力動など，主要な領域の全てにおいて障害が生じる。それゆえ，抑うつ症状の改善には，これらの領域のいずれかにおける機能障害に焦点をあてた短期の心理社会的アプローチが有効である。

①認知行動療法（Cognitive Behavioral Therapy；CBT）：CBTは活動スケジュール，情動の自己コントロール，自己主張訓練，問題解決訓練などの行動面へのアプローチと，セルフモニタリングと，認知再構成法などによって認知の歪みや否定的な自動思考を修正する認知面へのアプローチから構成されたパッケージプログラムである。子どもと治療者が共同して，思考や行動の記録を付けながら，課題を出して実施していく。子どもの治療では，治療への参加や動機付けの維持のために家族も治療プログラムに含められることが多い。

②対人関係療法（Interpersonal psychotherapy；IPT）：IPT（Klerman & Weissman[29]）は，うつ病がサポート関係における不和，サポートの不足（社会的孤立），対象喪失と悲嘆反応の長期化，役割の移行などの対人関係の問題から生じているという前提に立っている。思春期患者においても一般的なカウンセリングよりも多くの利益を得ることが示されている[35]。

③家族への介入：児童思春期のうつ病では，母親のうつ病などのために家族機能の障害をきたしているところに発症していることも多い。これについてはその家族の状況が難しく社会的にも不利な状況が伴う場合にのみ認められた[16]。このような母親から子どもへのうつ病の伝達は，早期の母子関係により媒介されている可能性がある[38]。特に若年発症のうつ病ほど，家族の否定的なコミュニケーションとの関連が強いとの報告もある[26]。

親にうつ病があると，家庭では子どものケアのマネージメント，人格上の問題，夫婦不和，子どもに向けた怒りなどの問題が伴いやすい[23]。このような具体的な問題に応じて，その問題解決の過程と，問題の根底にある一定の家族関係のパターンの両方に焦点を当てて介入が行われる。これには，親が共同治療者としての役割を担うための心理教育的な意義も含まれている。重症のうつ病の子どもでは，以上のような心理社会的介入のみでは治療は十分ではなく，次に述べる薬物療法が併用される。

2 薬物療法

1）薬物療法のひろがり

近年成人のうつ病の生物学的モデルに関するエビデンスは急速に蓄積されている。これらに基づくうつ病の薬物療法も拡がりを見せ，現在表3に示すように，新旧世代の薬物を含め数多くの選択肢を備えるに至った。その一方で児童思春期におけるうつ病の薬物療法の有効性や有害事象についてのデータの蓄積は，まだ十分ではない。特に有害事象のエビデンスの収集と解釈については議論の多いところであるが[25, 53]，実際に報告の頻度の高い有害事象には，表4のようなものがある。

特に児童・思春期の患者に特異的に問題となる有害事象はない。ただし，最新のトピックとして英国MHRA（Medicines and Healthcare Prod-

表3　抗うつ剤の分類

1a. 選択的モノアミン再取り込み阻害薬
　モノアミン再取り込み阻害能のみを持ち，神経伝達物質の受容体に対する親和性を有さない。
1a-Ⅰ：選択的セロトニン再取り込み阻害薬（SSRI）
　fluvoxamine, paroxetine, fluoxetine, sertraline
1a-Ⅱ：選択的ノルアドレナリン・セロトニン再取り込み阻害薬
　milnacipran, venlafaxine, duloxetine

1b. 非選択的モノアミン再取り込み阻害薬
　モノアミン再取り込み阻害能のみならず，神経伝達物質の受容体に対する親和性も有する。
1b-Ⅰ：非選択的ノルアドレナリン再取り込み阻害薬
　三環系抗うつ薬（amoxapine, nortriptyline, lofepramine, desipramine）
　四環系抗うつ薬（maprotiline, mianserine）
1b-Ⅱ：非選択的セロトニン再取り込み阻害薬
　trazodone
1b-Ⅲ：非選択的ノルアドレナリン・セロトニン再取り込み阻害薬
　三環系抗うつ薬（imipramine, amitriptyline, clomipramine）

2. モノアミン酸化酵素阻害薬（MAOI）

3. いずれにも分類されない抗うつ薬
　sulpiride

表4　抗うつ薬による有害事象

1）中枢神経症状
a）精神症状：①眠気　②不眠　③せん妄，失見当識，精神運動興奮，幻覚・妄想，健忘（抗コリン作用）
b）神経症状：①けいれん発作　②錐体外路症状（抗ドーパミン作用のある抗うつ薬），震戦，遅発性ジスキネジア，③血中プラクチン上昇，④悪性症候群

2）自律神経症状
①口渇　②便秘　③排尿困難　④眼の調節障害　⑤緑内障の増悪　⑥その他

3）心血管系の症状
①起立性低血圧　②頻脈　③心電図変化

4）消化器系，代謝系，性機能
①胃腸症状　②体重増加　③性機能障害

5）断薬症候群
a）三環系抗うつ薬の断薬症候群：①不安焦燥，身体症状（頭痛・悪心）②睡眠障害　③運動障害（アカシジア・パーキンソニズム）　④行動面の賦活
b）SSRIの断薬症候群：①平衡障害（めまい）　②胃腸症状（悪心・嘔吐）　③インフルエンザ様症状　④知覚異常　⑤睡眠障害
c）セロトニン症候群：主としてセロトニン再取り込み阻害作用の強い抗うつ剤により生じる可能性がある。以下の症状群からなる。①精神症状（錯乱・軽躁）　②焦燥　③ミオクローヌス　④反射亢進　⑤発汗　⑥悪寒　⑦震戦　⑧下痢　⑨協調運動障害　⑩発熱

ucts Regulatory Agency）が，児童・青年期のうつ病に対するパロキセチンの使用については，自傷行為や自殺行為の危険性があるとの理由から，新たな症例に対する投与はしないことを勧告している。一方，自殺の危険性の警告について，同じデータベースに基づいたプラセボ群との比較では，統計的には有意差がないことや自殺の既遂例は含まれていないこと，自殺の危険性の定義が曖昧である点などを指摘した反論もある。今後も治療の有効性や安全性や危険性の情報は，その内容について各自が慎重に常に吟味していくことが必要になる[8]。

2）児童・思春期における留意点
　摂取後の薬物動態は子どもと成人で大きくは異ならないが，子どもの方が吸収率は高く，また肝臓での代謝能も乳児期・小児期に最も高く，前思春期でも成人期の2倍で15歳までに成人と同程度になる。このため小児では血中濃度のピークに達するのも早い。小児期早期ほど有効域に達するために，必要な体重あたりの薬物量は成人よりも多いと考える必要も出てくる[52]。

　一方抗うつ剤の種類の選択に関して，傳田[15]は，特に児童・青年期うつ病の臨床的特徴として不安障害や摂食障害の合併が多く，この意味からも，強迫性障害，パニック障害，不安障害や摂食障害への有効性が示されているセロトニン再取り込み阻害機能を有する抗うつ薬（SSRI）を第1選択薬として推薦している。実際，従来の三環系抗うつ剤は，小児・思春期ではプラセボと比較してその有効性が検証されなかったことも理由の一つになっている[27]。

3）うつ病の薬物療法の概要（治療ガイドライン）
　現在のガイドラインとして，軽症・中等症のうつ病では，前述の初期介入・心理社会的介入をまず行った上で改善が十分でない場合，引き続き薬物療法を実施することが推奨されている。しかしながら身体症状を伴うメランコリー型や重症例についてはこの限りではない。
　児童思春期のうつ病に対して，薬物療法と心理社会的介入を統合した治療ガイドラインを考案

し，その有効性を検討する試みもなされている。これらは実際の治療の目安ともなるのでその一例を示す。ParkとGoodyer[41]は次のような治療プロトコールを呈示している。まず大うつ病性障害の診断とその重症度を評価した上で，軽症から中等症の場合は4週間の初期治療（心理教育と支持療法）を行い，なお引き続き症状がみられれば8週間の精神療法（個人精神療法，親カウンセリングなど）を行う。さらにそれでも十分回復が得られない場合にSSRIによる薬物療法が行われる。大半のうつ病の子どもはこのような流れで治療を受ける一方，重症例の場合には初期から薬物療法の開始（自殺などのリスクマネージメントと精神療法・薬物療法の併用）を考慮すべきであるとしている。

3 維持・再燃防止

前述のように児童・思春期のうつ病エピソードの再発率は高い。このために初回エピソードの治療に引き続き，寛解後も新たなエピソードを回避するための維持療法が望まれる。再発の時期は，前のエピソードから6カ月以内など比較的早期に集中している。そこで症状が消失してからも6カ月間は心理療法などの治療を継続することが望ましい。実際にはその後数年間も再燃のリスクは高いが，全ケースで長期間の維持療法でフォローすることは困難である。このため特に経過から再発の可能性が高いケースや，重症度が高く慢性化したケースは特に長期間のフォローの対象となる。前述の治療ガイドラインにおいても，治療期間については，治療中止後の再燃や再発を考慮すると，うつ病寛解後も少なくとも6カ月の，また再発を繰り返す例では，少なくとも2年間の持続投与を推奨している。

4 予防的介入

うつ病の一次予防は社会的にも期待されている。一次予防としては，児童思春期のうつ病の発症要因の一部にもなっているであるいじめの予防や，発達障害がみられる子どもの学習や学校生活での不適応状態を軽減させる目的の特別支援や，育児障害をきたしている母親への支援へなどが試みられている。

1）一次予防プログラム

予防的プログラムの目標の多くは，うつ病発症に関連する危険因子を減じ，保護的因子を増すことに置かれる。実践的にも予防プログラムにふさわしい関連因子を選択し，それに焦点をあてることが重要になる。プログラムの内容にはうつ病に特異的ではない一般に広く共通する予防プログラムや，特定のリスクグループを対象にした予防的介入の試みに分けられる。リスク・グループに焦点づけた予防プログラムは，より明らかな改善が期待できる。この場合は非特異的な内容に加え治療パッケージも実施する。

予防プログラムの対象とされているリスク・グループの子どもには，うつ病の家族歴をもつ子ども，母親がうつ病で育児困難が生じている家族の子どもなどがある。これらの子どもに対しては，うつ病の母親と乳児の相互作用の改善を対象としたもの[18]，幼児と親のアタッチメントの形成や改善を図るもの[10]，母親の社会的支援の不足や，母子交互作用を介入の焦点とした試みがなされる。思春期の子どものリスク・グループとしては，それ以前に抑うつ症状がみられたものなども含められる。子ども自身にそれ以前の抑うつ症状などのリスク要因がある学齢期（高校生）の子どもに，社会スキルトレーニングや親へのコンサルテーション，認知行動療法を行ったところ，翌年の抑うつ症状などのリスクは明らかに改善していた[11]。

VIII 今後の展望

子どものうつ病の臨床は近年大きく進展している。1つには大人と同じ操作的診断基準を導入したことで，治療上の決定の基準が明確になった。同時にうつ病の治療薬の開発も進み，それらの児童思春期例への有効性も独自に検討されるようになった。その一方で臨床閾値下の症状をもつ子どもたちとの連続性にも注目がなされ，疫学的方法に基づいた研究も進展した。この結果スクリーニングの方法や，発症に関連する危険因子や防御因子など成因モデルの概要も明らかになってきてい

る。これらの知見の蓄積によって学校や地域での一次的予防プログラムへの道も開けつつある。

気分障害の病因研究のエビデンスから，遺伝要因と環境要因の相関や相互作用のモデルが示されている。特に児童思春期においては生物学的，心理社会的要因が発達軸に沿って変化する。本章で紹介した発症率の性差の経年変化に関連する要因の研究は，うつ病の病因研究に豊富な知見をもたらしている。これらのモデルの解明は，包括的な治療プログラムの必要性や予防的介入の可能性などの多くの臨床的示唆にもつながる。今後は児童期・思春期など発達時期ごとに治療の有効性や安全性の情報が蓄積されていくと考えられる。

文　献

1　Ambrosini PJ: Historical development and present status of the schedule for affective disorders and schizophrenia for school-age children (K-SADS). J Am Acad of Child Adolesc Psychiatry 39; 49-58, 2000.

2　Angold A, Costello EJ: The child and adolescent psychiatric assessment (CAPA). Journal of American Academy of Child and Adolescent Psychiatry 39; 39-48, 2000.

3　Angold A, Costello EJ, Erkanli A: Comorbidity. J Child Psychol Psychiatry 40; 57-87, 1999.

4　Angold A, Costello EJ, Worthman CM: Pubety and depression: The roles of age, puberal status and pubertal timing. Psychologie Medicale 28; 51-61, 1998.

5　Annell AL: Depressive state in childhood and adolescence. In: Annel AL (ed): Depressive State in Childhood and Adolescence. Almqist & Wiksell; Upsala, 1972.

6　Birleson P, Hudson I, Buchanan DG, et al: Clinical evaluation of a self-rating scale for depressive disorder in childhood (Depression Self-Rating Scale). J Child Psychol Psychiatry 28; 43-60, 1987.

7　Bowlby J: Pathological mourning and childhood mourning. J Am Psychoanal Assoc 11; 500-541, 1963.

8　Brent DA, Birmaher B: British warnings on SSRIs Questioned. J Am Acad Child Adolesc Psychiatry 43; 379-380, 2004.

9　Cantwell DP, Carlson GA: Problems and prospects in the study of childhood depression. J Nerv Ment Dis 167; 522-529, 1979.

10　Cicchetti D, Rogosch FA, Toth SL: The efficacy of toddler-parent psychotherapy for fostering cognitive development in offspring of depressed mothers. J Abnorm Child Psychol 28; 135-148, 2000.

11　Clarke GN, Hawkins W, Murphy M, et al: Targeted prevention of unipolar depressive disorder in an at-risk sample of high school adolescents: A randomized trial of a group cognitive intervention. J Am Acad Child Adolesc Psychiatry 34; 312-321, 1995.

12　Cole DA, Martin JM, Powers BA: Competency-based model of child depression: A longitudinal study of peer, parent, teacher and self-evaluations. J Child Psychol Psychiatry 38; 504-514, 1997.

13　Cooper SA, Collacott RA: Clinical features and diagnostic criteria of depression in Down's syndrome. Br J Psychiatry 165; 339-403, 1994.

14　Crews WD, Bonaventura S, Rowe F: Dual diagnosis: Prevalence of psychiatric disorders in a large state residential facility for individuals with mental retardation. Am J Ment Retard 98; 724-731, 1994.

15　傳田健三：【児童・青年期の精神科薬物療法】児童・青年期の気分障害に対する薬物療法．児童青年精神医学とその近接領域 44; 371-380, 2003.

16　Fergusson DM, Horwood LJ, Lynsky MT: Maternal depressive symptoms and depressive symptoms in adolescent. J Child Psychol Psychiatry 36; 1161-1178, 1995.

17　Fergusson DM, Lynskey MT, Horwood LJ: Origins of comorbidity between conduct and affective disorders. J Am Acad Child Adolesc Psychiatry 35; 451-460, 1996.

18　Field T: The treatment of depressed mothers and their infants. In: Murray L, Cooper PJ (eds): Postpartum Depression and Child Development. Guilford; New York, 1997; pp.221-236.

19　Fombonne E, Wostear G, Cooper V, et al: The Maudesly long-term follow-up of child and adolescent depression: Psychiatric outcomes in adulthood. Br J Psychiatry 179; 210-217, 2001.

20　Ford T, Goodman R, Meltzer H: The British Child and Adolescent Mental Health Survey 1999: The Prevalence of DSM-IV Disorders Disorders Disorders Disorders. J Am Acad Child Adolesc Psychiatry 42; 1203-1211, 2003.

21　Freud S (1970/1917): 悲哀とメランコリー．（井村恒郎，小此木啓吾，吾郷晋浩，馬場謙一編訳：フロイト著作集第6巻 自我論・不安本能論．人文書院, 1917; pp.137-149.

22　Garrison CZ, Addy CL, Jackson KL et al: A longitudinal study of suicidal ideation in young adlescents. J Am Acad Child Adolesc Psychiatry 30; 597-603, 1991.

23　Goodman SH, Gotlib IH: Risk for psychopathology in the children of depressed mothers: A developmental model for understanding mechanisms of transmission. Psychol Rev 106; 458-490, 1999.

24　Goodyer IM, Herbert J, Altham PM: Adrenal steroid secretion and major depression in 8- to 16-year-olds. III. Influence of cortisol: DHEA ratio at presentation on subsequent rates of diappointing life events and persistent major depression. Psychologie Medicale 28; 265-273, 1998.

25　Greenhill LL, Jensen PS, Abikoff H et al: Developing Strategies for Psychopharmcological Studies in Preschool Children. J Am Acad Child Adolesc Psychiatry 42; 406-423, 2003.

26　Harrington RC, Rutter M, Weissman M, et al: Psychiatric disorders in the relatives of depressed probands. I. Comparison of prepubertal, adolescent and early adult onset cases. J Affect Disord 42; 9-22, 1997.

27　Hazell P, Hearthcote DOC, Robertson J et al Efficacy of tricyclic drugs in treating child and adolescent depression: A meta-analysis. Br Med J 310; 897-901, 1995.

28 Kendall PC, Stark KD, Adam T: Cognitive deficit or cognitive distortion in childhood depression. J Abnorm Child Psychol 18; 255-270, 1990.

29 Klerman GL, Weissman MM Interpersonal psychotherapy. In: Payke ES (ed): Handbook of Affective Disorders, 2nd ed. Churchill Livingstone; Edinburgh, 1992; pp.501-510.

30 Kraepelin E: 躁うつ病とてんかん精神医学．(Psychiatrie, 8 Aufl, 1913). みすず書房, 1986.

31 Lewinsohn PM, Rohde P, Seeley JR: Major depressive disorder in older adolescents: prevalence, risk factors, and clinical implications. Clinical Psychology Review 18; 765-794, 1998.

32 Meltzer T, Gateward R, Goodman R et al: Mental Health of Children and Adolescents in Great Britain. Mental Health of Children and Adolescents in Great Britain. The Stationary Office; London, 2000.

33 Moller HJ: Are all antidepressants the same? J Clin Psychiatry 61; 24-28, 2000.

34 森山民絵，納富恵子，中川彰子ほか：SSRI 投与でうつ病の症状の改善が明らかであったダウン症女性の1例 重度精神遅滞の comorbidity に留意した薬物療法の重要性．児童青年期精神医学とその近接領域 45; 53-64, 2004.

35 Mufson L, Weissman MM, Moreau D, et al: Efficacy of interpersonal psychotherapy for depressed adolescents. Arch Gen Psychiatry 56; 573-579, 1999.

36 Murata T: Childhood Depressive Disorder. Asian Medical Journal 113; 1413-1416, 1995.

37 村田豊久，清水亜紀，森陽二朗ほか：学校における子どものうつ病— Birleson の小児期うつ病スケールからの検討．最新精神医学 1; 131-138, 1996.

38 Murray L, Sinclair D, Cooper P, Ducournau P, Turner P, Stein A: The socioemotinal development of 5-year-old children of postnatally depressed moethers. J Child Psychol Psychiatry 40; 1259-1271, 1999.

39 O'Connor TG, McGuire S, Reiss D, et al: Co-occurence of depressive symptoms and antisocial behavior in adolescence: A common genetic liability. J Abnorm Psychol 107; 27-37, 1998.

40 Olsson GI, von Knorring AL: Adolescent depression: Prevalence in Swedish high school students. Acta Psychiatr Scand 99; 324-331, 1999.

41 Park RJ, Goodyer M: Clinical guidelines for depressive disorders in childhood and adolescence. European Child and Adolescent Psychiatry 9; 147-161, 2000.

42 Pickles A, Angold A: Natural categories or fundamental dimensions: On carving nature at the joints and the rearticulation of psychopathology. Development and Psychopathology 15; 529-551, 2003.

43 Pickles A, Rowe R, Simonoff E, et al: J Child psychiatric symptoms and psychosocial impairment: Relationship and prognostic significance. Br J Psychiatry 179; 230-235, 2001.

44 Post RM, Weiss SR: Sensitization and kindling phenomena in mood, anxiety, and obsessive-compulsive disorders: The role of serotonergic mechanisms in illness progression. Biological Psychiatry 44; 193-206, 1998.

45 Rutter M: Commentary: Nature-nurture interplay in emotional disorders. J Child Psychol Psychiatry 44; 934-944, 2003.

46 Salee FR, Hilal R, Dougherty D, et al: Platlet serotonin transporter in depressed children and adolescents: H-paroxetine platlet binding before and after sertraline. J Am Acad Child Adolesc Psychiatry 37; 777-784, 1998.

47 Shaffer D, Fisher P, Lucas CP, et al: NIMH Diagnostic Interview Schedule for Children, Version IV (NIMH-DISC IV). J Am Acad Child Adolesc Psychiatry 39; 28-38, 2000.

48 Spitz RA, Wolf KM: Anaclitic depression; An inquiry into the genesis of psychiatric conditions in early childhood. Psychoanal Study Child 2; 313-342, 1946.

49 Tellenbach H：I 問題の所在の歴史的展望 先見的回顧．In：メランコリー（木村敏訳，みすず書房, 1978; pp.21-46.)

50 Toolan JM: Depression in childhood and adolescents. Am J Orthopsychiatry 32; 404-415, 1962.

51 Valla J, Bergeron L, Berube H, et al: A stuructured pictorial questionnaire to assess DSM-III-R-based diagnoses in children (6-11 years): Development, validity, and reliability. J Abnorm Child Psychol 22; 403-423, 1994.

52 Wilens TE, Bierderman J, Baldessarini RJ, et al: Developmental changes in serum concentrations of desipramine and 2-hydroxydesipramine during treatment with desipramine. J Am Acad Child Adolesc Psychiatry 31; 691-698, 1992.

53 吉田敬子，山下洋：児童・青年期の精神科薬物療法；児童・青年期の薬物療法の最新の動向．児童青年精神医学とその近接領域 44; 333-346, 2003.

54 ZERO TO THREE/National Center for Infants, Toddolers and Families: Diagnostic Classification: 0-3, Diagnostic Classification of Mental Health and Developmental Disorders of Infancy and Early Childhood 203. Mood Disorder: Depression of Infancy and Early Childhood. 1994. (本城秀次，奥野光：精神保健と発達障害の診断基準— 0 歳から 3 歳まで．ミネルヴァ書房, 2000.)

第3章 学童期・思春期の強迫性障害

竹内直樹

I はじめに

　強迫性障害（Obsessive-Compulsive Disorder；以下 OCD）は歴史的には古く，神経症理論の中核であったり，性衝動の抑圧を病因とした学説が流布されたり，強迫的な人格との関連を指摘された時代もあった。シェイクスピアによるマクベス夫人の血に汚れた手への苦悩など，精神病理を考えるうえには刺激的で，特異な仮説が先行していった。

　再び注目され始めたのは DSM-III（1980）による操作診断基準が出された時期である。新たな治療法（行動療法や薬物治療），疫学研究，生物学的研究などの視点から，OCD が再び注目された。OCD は第四番目の主要な精神障害（Okasha A[20]）であり，生涯有病率は2～3％という報告（Antony MM[2]）がある。成人期の OCD の30～50％は，子ども・青年期に強迫エピソードがある（Flament M & Cohen D[5]）。子どもの有病率は1～5％という疫学調査（Yaryura-Tobias, et al[28]）がある。

　子どもの OCD にも時代の変遷がある。幼少期の正常発達段階の強迫的儀式性・遊び，あるいは親の養育姿勢や親子関係などの強調から，成人の OCD と同一の基準へと移行している。気質，脆弱性，遺伝負因等の研究，そして特異的な病因の OCD（トゥレット障害，脳炎後の症例）と脳機能の解明，また広汎性発達障害における常同反復行為・儀式様行為・こだわりとの関連等が注目されている。他に醜形恐怖，抜毛症，衝動制御など強迫を広義に考える OCD スペクトラムも提示されている。

II 子ども（児童・思春期）の強迫の特徴

1 診断の難しさ

　子どもの OCD の総論は他の文献（竹内[25]；大井[21]）を，また最近の症候論などの動向については別の文献（Edna BF, et al[4]）を参照されたい。

　1）強迫思考

　強迫思考（obsession）には特異な定義がある。①自分でも不合理と判っているが，それにとらわれ（preoccupation），自分で制御できない状態である。侵入的な強迫と外部からの憑依（posession）とは対をなす。明確な思考吹入，させられ体験，妄想などは後者である。しかし子どもでは曖昧な詮索癖，疑惑癖，質問癖，被害関係念慮等との鑑別は難しい。強迫に対して合理的か否か，過剰か否かが，診断には必要であるが，実際には二分法には限界があり，状況，経過，程度で動揺が認められる。成人では受診に8年を要したという報告（Okasha A[20]）もあるが，学校や親が気づくために子どもでは受診しやすい。②強迫（思考・心象・衝動）による反復する不快感は必須であるが，慢性化では薄れることもある。固執傾向（perseveration tendency）が反復して障害が発生すれば強迫といえるが，不快感の有無は子どもでは表情から読みとるしかない。③強迫症状に対して抵抗や中和化などの防衛がある。しかし子どもは強迫的恐怖で圧倒されて，内面は表現されず，問診によって誘導されやすい。子どもは強迫を悪いことと考え，人目を避けて指摘には不機嫌になりやすい。

　2）強迫行為

　強迫行為（compulsion）は無意味と判断しな

がら反復する常同行為である。不確実感や不潔恐怖などの取り消し（undoing）などが背景にある。子どもの強迫行為には洗浄儀式（85％），くり返し（51％），確認（46％），接触（20％）（頻度はSwedo[24]），他に数唱や位置や収集強迫行為があり，成人OCDの比率と似る。強迫のステレオタイプの内容が極めて非特異的であるために，稀有な場合は精神病圏を疑いたい。強迫行為に内心で中和化しようとする思考である精神強迫行為（mental compulsion）が含まれるが，子どもではその把握は難しい。

2 強迫と他の強迫関連症状

強迫行為は強迫思考に伴う不安を本来は軽減させるが，逆に増悪させる場合もある。

不潔・汚染恐怖など埃や細菌への恐怖（40％），傷つけることを恐れる加害恐怖（24％），モノの位置などにとらわれる対称性への強迫（17％）が主である（頻度はSwedo[24]）。ICD-10では①強迫思考（obsession）あるいは反復思考（rumination），②強迫行為（compulsion），強迫儀式（obsessive ritual），③強迫思考および強迫行為が混合の3群に分ける。強迫思考の70〜75％は強迫行為を伴う（Akhtar S, et al[1]）。6歳以前は強迫行為が強迫思考に先行するという研究（Honjo[8]）がある。

OCDスペクトラムの代表的な心気性障害では，身体不調を愁訴にしながら重篤な病気へのとらわれ（preoccupations）がある。OCDと心気性障害の鑑別は，自我にとって違和的か親和的か，あるいは病気になることを恐れる前者と，すでに病気になっているという確信を抱く後者の違いである。しかしHIVにかかったと恐れる心気性障害と，HIVなどを懸念し不潔や汚染を案じて洗浄強迫行為との境界は難しい。前者は検査を熱望して頻回に受診するなど，症状だけではない経過情報が重要となる。身体醜形性障害は，容姿を醜く思い，その過剰な関心のために，頻繁に鏡で点検しては親に執拗に保証を求める点がOCDと似るが，不安焦燥に反復して衝動的にとらわれたときは鑑別が難しい。また妄想性障害とは確信の程度で鑑別するが境界が困難になる場合もある。離人症状は内界，外界，さらに身体への現実感が薄れる状態であるが，実感や体験への曖昧さとOCDの侵入的着想との鑑別は難しく，自我障害的観点も重要となる。Urushiharaは強迫的遅れ（obsessive slowness）と離人症状との関係を指摘している[27]。

統合失調症の前駆症状の1つにも強迫がある。強迫症状が前駆か発症かは，統合失調症の診断基準や発症の定義で異なる。前駆症状としての強迫の出現頻度（Łucka I, et al[13]）も，青年期の統合失調症の入院症例（Nechmad A, et al[18]）でも，共に20％前後という報告や，15歳以下の統合失調症とOCD合併の有無の比較研究（Iida, et al[9]）がある。後方視的な臨床は子ども期には困難で，精神現症の吟味，例えば年齢相応，表情や寡動，児戯的，未熟さ，陰性様症状の有無などの視点が診断には重要である。診察が円滑に進まないときは，対人緊張感，被害関係念慮，奇異な過敏さ，返答での逡巡，困惑感など，統合失調症圏内の近縁の症状を想起したい。説明の際に極端な抽象化が多用されるときには思路の障害を疑う。病歴では生き方や学業の変化する時期が常にある。病前の学校・仲間との不適応，現実検討能力や自己制御力の低下，家族の著しい心労，意欲や集中力の低下など，生活圏全体の変化に着目したい。陽性症状では思考・認知の歪みを重視するが，表現されても寡言で持続しない。むしろ漠然とした多様な感覚の違和感の訴え，例えば自己変容感に似た離人感や圧迫感，疎隔感，不安・焦燥感などを混在した訴えが多い。

3 OCDと発達時期

1）幼児期以降

正常発達の強迫的傾向や儀式との鑑別は，障害の有無で判断するがOCDと類似している（Leonard H[12]）。位置の確認や動作の反復，収集などが多く，それらは恐怖症心性を背景にした強迫行為が多い。性的や加害の内容であっても象徴性は乏しく，かんしゃく様の恐怖衝動が常にあって，過敏さや情緒の易変性と関連が深い。他に母

親に執拗にしがみつき，保証や許容のみを求める確認強迫がある。大人に聞くものの，その答えに納得せず，直後に同一の質問をくり返す。その会話の質が異常との指摘や，質疑の中断には動揺して，最初から反復しないと気がすまない。質疑や保証の形式がステレオタイプに反復するが，これは退行や不安定な情緒による思路の障害のひとつであり，一過性で数カ月間続く。他にAsperger症候群を含んだ高機能広汎性発達障害の反復思考や行為との鑑別がある。OCDとの相違はMcDougleとKresch LEら[16]の論文がある。McDougleの別の論文[17]によれば，強迫思考の内容は対称と怒りであり，強迫行為は確認，数唱，収集，接触（叩き，こする等），自傷の5群に限局されるという。達成したい欲求が強い点が，遂行に不快を伴うOCDと異なる。Asperger症候群は未確定の範疇であり人格障害とも重なりあうので，さまざまな病理で多彩な強迫が認められる。

2）小学校高学年以降

9～11歳が通常の発症で男児が多く，さらに14歳前後に二峰性の高頻度を示す（Piacentini J, et al[22]）。低年齢では不安・恐怖衝動に圧倒されていたが，第二次性徴発来や認知機能や対人・社会関係での成長と関連して，重症度が増し，複雑に自省し始める。不潔・汚染恐怖を背景にした洗浄強迫などが主である。過剰な心配（worry）とは，試験や仲間を含めた学校関連や家族のことなど日常的な関心の範囲内であり自我異質ではない。またチック障害はOCDの若者の20-30%という高頻度の報告（Hanna GL[7]）もあるが，トゥレット障害の強迫などの発症もこの年齢である。汚染や数唱よりも接触，対称，瞬目などが多く，常同行動に似たとらわれで，洗浄など強迫の程度は軽症で，不安感は乏しい。

3）中学生年齢以降

OCDの受診例が最も増え症状は複雑になる。強迫による兆候が問題行動として誤解されやすい（例：ノートの几帳面な書字，行動反復のための遅刻，洗浄強迫を背景に，しもやけ，洗髪による脱色，洗面・入浴時間の延長，更衣の頻回，不潔恐怖による不登校等）。強迫のために二次的な心的エネルギーの低下が生じる（例：イライラ感，情緒の不安定さ，些細なことでの過剰な動揺，学業成績の低下，友人関係の問題，被害的訴え，引きこもり，身体的な愁訴など）。この時期はOCDだけでなく他の精神障害の発症も考えられる。疲れた親は「わがままや甘え」，「癖やこだわり」などと病気を否認しながらも両価的に揺れる。顕在化した強迫よりも他の精神障害の併発にも配慮したい。

III 診療の留意点

1 親だけの相談

子どもが診療を拒否して親のみの相談もある。子どもが来院しても動作の反復や不安などで時間を要し，診察に至らない場合もある。元来診療は地域への往診が基本であり，受診にこだわり過ぎる医療者側の態度こそ自戒したい。早期発見・早期治療を医療は強調するが，当事者である子どもや親の権利として医療選択がある。受診に躍起になるよりも，親の同意を得た後に，子どもとのメールや手紙での関係作りを勧める。手紙は見舞い状であり，受診の督促であってはならない。また診察室だけに医療を限局せず，地域支援力の再検討，いいかえると今までの非専門家を含めた相談の対応の経過を把握したい。過去に専門家との対応や相談で傷ついた経験もあり，親の望む対応は相談既往の歴史に網羅済みであることが多い。順を経ない性急な初診は危険であり医療不信を招きかねない。子どもなりの決定を優先させたい。親だけの相談の場合の焦点は，両親の主訴と医療側の方針との共有化である。強迫は氷山の一角に過ぎず，随伴するさまざまな主訴が多い。両親といっても視点は異なるのが当然である。親の相談が続くことが，将来の子どもの診療の前提であり，両親の感情を共感する態度こそが基本である。医者患者関係だけで診療を狭めずに，病院の全体の安心できる雰囲気こそが，つらい親には治療的な力にもなる。

親は子どもへの対応法や病因について，飴か鞭か，病気か性格かと二分法で尋ねてくることが多いが，ステレオタイプな総論的質問をくり返す真

意こそを理解したい。対応よりも理解であり、指示よりも共感である。

2 診察時の留意点

子どもの外来精神療法の全般については他の総説（若林[29]；竹内[26]）を参照されたい。

1) 侵襲的な関わりを慎む

強迫の話題は恐怖を伴いやすいので、診療では侵襲的な関わりを慎む。強迫症状の聴取に際して、親子の表現する文体と感情の機微を把握したい。その意味で第一印象や強迫以外の話しやすい話題での精神現症の把握は重要になる。入室時と退室時の挨拶の様子は、精神現症の定点観測の意味をもつ。強迫が家庭外では抑えられる子どももいれば、診察室で椅子に座れなかったり、退室時に忘れ物の確認強迫をくり返したり、椅子の位置強迫で退室に手間取る場合もある。子どもは強迫症状を過少に曖昧に語りたがるので、具体的な病歴の聴取は親から聞いたほうが無難である。情報はその場の感情を反映しやすいが、情報に差異がある場合は性急な断定よりも、その差異の背景の理解こそが治療の焦点にもなる。同席面接では受診動機が曖昧に映った親が、子どもが退室したときに積極的に能弁に語り出すときもある。子どもの存在で親が言いにくい場合があることを考慮したい。LOI（Leyton Obsessional Inventory）、Y-BOCS（Yale-Brown Obsessive Scale; Yaryura-Tobias, et al[28]）などの尺度評価は客観視を促すが、実際は親子が現状を認識する手段でもある。上述の検査の設問に注釈を加える子どももいるが、些細な点や完璧な理屈に拘れば、現在の心情や状態がわかる。客観的な情報を親子で共有化していく過程が重要で、医者は触媒や調整役であり、それが診断となり治療ともなる。子どもは強迫に圧倒されて治療を求めるが、軽快しない場合、あるいは症状が揺れる場合には中断をしやすい。子どもの治療は、今後の精神医療への入り口であるので、受診で傷つけるのは避けたい。とくに統合失調症の前駆期の強迫では、病名や治療方針を含めたインフォームド・コンセントが必須となる。親と医療との連携が優先するが、深刻な病名で一方的に治療継続を迫ってはならない。親の同意の手順を踏んでから子どもに伝える。治療はいつでも個別的であり双方向で進められるので、長い説明よりも説明から想起される個々の質問に答えていくのが自然である。医療が何を伝えたかが問われるのではなく、患者が何を理解したかが全てである。

2) 主訴の確認

再来では強迫症状の推移はもちろんであるが、その度毎に主訴を確認していきたい。強迫で悩むよりも、強迫以外が話題の中心になるのも自然である。

子どもの生活支障で、学校教育に関連したことへの配慮はかかせない。家族の疲弊にも着目したい。子どもの強迫は親を巻き込むために、親の疲弊は子どもの精神状態を反映している。最も疲れてしまう状況を例示してもらって、具体的な疲れや焦りをもたらす場面を把握したい。子どもが強迫のために入浴が長引き、母親が睡眠不足に陥っている場面を発見するだけでも治療は進展する。現場での状況や発想を診察場面で反映できるかどうかが鍵となる。医療側の関心である症候学の些事に固執すると、枝葉末節で重箱の隅を突付く不快さがあり被害的に受けとめられかねない。

再来時には前回からの変化の把握は重要である。普通の診察ができたときは、それだけでも評価したい。歪みは把握しやすいが、親子ともに普通にできたことには意外に無関心である。また趣味や遊びなど健康面を含めた全体像を把握したい。深刻な診察ほど、診察時に笑う余裕が生まれる時間を心がけたい。医療は対面サービス業であるから、アクセスの工夫、予約時間、交通、また他のきょうだいに関することなど、配慮を忘れてはならない。

3) 神経学的検査

OCDはときに脳機能の脆弱性が認められるので、脳波検査、CT検査、MRI検査も、経過中には必要となる場合もある。神経学的検査で不用意な身体接触をして動揺を招く場合もあり慎重でありたい。また薬物治療の際には、副作用や安全性のためにも、一般的な検査は服薬前に必要である。採血検査を拒む場合は診療録に明記し意思を尊重

する。また心理・知能検査では，緊張や退行により社会・認知機能が低く評価されやすい。検査は結果だけではなく過程が重要で，検査される不安や疲弊を理解する。説明と同意はもちろんであるが，検査は治療の一環であることを考慮したい。

3 病前の状態

子どもの診療では発達歴の把握は必須である。症状の顕在化は，今までの生きかたの様式の変化であり，その過剰さと程度の変化であり，生活の支障への影響度である。子どもは発達し成長し親子関係も変化するので，恒常的な類型は少なく，その後に再度の把握や修正は欠かせない。学校・家庭生活で生じる支障や不適応状況を把握したい。通知表や卒業文集は必須の情報源である。また気質と病前の社会機能の把握も重要である。気質や性格の言及は，子どもからは得にくいが，親の語る病前性格も症状の修飾を受けていることが多いので，配慮を要する。

強迫の病前性格は，元来几帳面，真面目，徹底的などと，以前は自明のようにいわれたが，現在は強迫性人格と強迫の関連性は6〜30％（Profl B[23]）と乏しい。また他者に委ねられない性向や決断の躊躇は，他の人格障害にも認められている。子どもの強迫ではさまざまな性格があげられている（石坂[10]）。親が述べる完全癖，几帳面の言葉を実態と短絡的に結びつけないで，具体的な場面を提示し性格傾向を検討したい。態度が反抗的でなく診察に従順な強迫の子どもは，気分障害圏に属するので病前性格は重要である。

4 家族への支援

子どものOCDは家族を巻き込み，家族の疲弊のピーク時が受診でもある。子どもの病理により，両親の関係性も当然影響を受けて顕在化もする。養育か子どもの病理かという病因の二分法ではなく，相互の関係が問われる。OCDは長期化しやすく，エピソード的な症状の趨勢もあり，同胞への配慮もかかせないので，家族が診察時に愚痴をこぼせる雰囲気が必要である。往診に近い治療が現場を反映していれば，予防的な関わりの術が見出される。医療と親だけで解決しようとする自己完結型の戦略は袋小路に陥りやすい。学校を含めた地域支援も視野に入れたい。子どもを支援する社会資源があってもアクセスを知らない当事者が多いので，医療側はそれらと連携が必要である。

親の要求水準の調整が治療の過程で生じるが，各自の障害受容を反映している。本音と建前，また動揺があって陳述が全て本心ではない。特に学校関連の要求水準の調整は重要である。医者は一般的に休養をとらせるが，教育を受ける権利は子どもにあり，医療側が学校側に指示するときは控えめでありたい。試行錯誤の過程が重要であり，思いがけない展開もある。過去の対応の過程を客観視し，その過程から学んでいきたい。現場から遠い病院で抱え込むだけでなく，身近な社会的資源を活用する方向へ移行したい。家族の疲弊を回避する意味で入院が望まれることが多いが，入院治療は子ども本人の同意が優先される。入院は常に保護的とは限らず，新たな環境で子どもは揺れやすいので，入院前の見学が必須である。治療者は入院時には退院時の目標を伝えておく必要があり，万能感で臨む入院治療は非現実的である。レスパイトの保証，コーピングの調整，服薬調整が主になる。

5 薬物治療

薬物治療を併行しないと不全感を抱く研修医もいる。プラシーボ効果が子どもの治療では影響をもつ。そのためにも標的症状や副作用を明確に伝える努力が必要である。経験のある副作用の少ない薬から処方するのが，その後の服薬遵守のためには欠かせない。

OCDの抗強迫薬として子どもにClomipramine（CMI）が用いられたのは近年（Flament, et al[5]）である。さらに10歳以上の治験（DeVaugh-Geiss, et al[3]）で，37％の症例には3週間で改善が認められ，10週目を目標に漸増させて最大量150 mgまで用いたという。CMIの静脈注入も試みられている。副作用として，抗コリン作用，抗ヒスタミン作用，αブロック作用があり，現在はこの副作用のために第2選択薬として，1日量25〜

100 mg 前後で使う。

選択的セロトニン再吸収阻害剤（selective serotonin reuptake inhibitors; SSRIs）が若年例にCMIと同程度の有効性をもつ。フルボキサミンを使用するが，1日量25〜75 mgの範囲で，少量でも有効である印象がある。セロトニンの活性を上昇させるために，焦燥感，多動，行動化の副作用があげられるが，比較的稀である。CMIとSSRIsの併用例もあり，用量と副作用の軽減が認められたという報告（Flament, et al[6]）がある。トゥレット障害の合併例にも有効であったという。

深刻なOCDには鎮静系を主にした抗精神病薬を使う。OCDへの特異的な効果よりも鎮静による対処療法であるが，不安感や強迫の悪循環を緩和させ有効である。

6 行動療法と認知行動療法

行動療法（Behavior Therapy）では暴露妨害反応法（Exposure, Response Prevention; ERP）が主である。暴露法は不潔と思われるモノに触って不安感の消失を課題にし，反応防止法は不潔と思って惹起された強迫行為に反応までの時間を延長していくのである。強迫を脳機能異常（脳のくしゃみ）と比喩する生物学的仮説からの認知行動療法（Cognitive Behavior Therapy; CBT）が近年研究されてきた。CBT実施要綱（March JS, et al[15]）によれば，第1段階はOCDという病気の教育，第2段階は強迫にあだ名をつける外在化の実践，第3段階はOCD地図と呼ぶ，生活場面で強迫と自己との勢力関係の掌握，第4段階は行動療法のERPを主にした不安感の制御である。

これらは新たな対応法のようにも映るが，実際にはCBT特有のものではなく従来の臨床対応と通底している。例えば第1の病気に関する情報伝達は，医療が最も優先する課題である。医者が正しい病気の情報を伝えるのが基本で，そのためには親子の病気観や抵抗感を尊重し，服薬遵守などを焦るあまり病名を威嚇に利用してはならない。過剰な専門家意識で病気の情報教育をすれば，当事者の不安を煽る結果にもなりかねない。病気の理解の共有と洗脳は全く異なる。第2段階以降は，当事者が実際に行っているコーピングの要旨ともいえる。

アルゴリズムとして，OCDの「専門家ガイドライン」（March JS, et al[14]）という治療戦略がある。第1段階にCBTで始める。より重篤な場合はSRIを加える。4〜5週間経過をみて，有効時はSRIを4〜5週間，無反応のときは最大量で4〜5週間，やや有効である場合は，最大量で5〜9週続け，無効時はCMIに代えるという方式である。

薬物治療，ERP，アルゴリズムなどの既成の治療方針に，個々の治療をあてはめるのではなく，参照や定石に留める知恵が基本である。

Ⅳ 子どもの症例

■ 小学校4年生の一人っ子の男子

主訴：主訴は不潔恐怖，洗浄・更衣強迫行為。

1）現病歴

暢気な子どもが，小学校入学直後に帰宅時に頻回に更衣するエピソードがあった。3年生では親友と些細なことで仲たがいし，また部活や塾の両立で迷い始め，2学期には不機嫌が強くなって母親に暴力をふるった。更衣に時間がかかり，特定の洋服を避け始め，正月の初詣で，動物の目つきに変身し，歯をむき出して唸り声をあげた。この奇異で一瞬の行動が反復して，その後も衝動的にかりたてられては，母親に執拗に許可を求めて反復した。この異様な行動が受診の動機になった。反復動作で入浴を避け，思いついた回数まで反復したが気がすまず，その辛さを泣いて訴えた。家での洋服を不潔がり，真冬でも裸で押し通した。不潔を気にして手の洗浄強迫が始まり，子どもだけでは終了ができず，母親に洗ってもらい終結させた。親が理由を質しても，それだけで恐怖におびえ号泣した。神経質に育てられたと親を責めたり，汚れていると思う神経質さで泣くなど，感情は揺れて怒りの対象も変化した。家では幼稚になり学校では元気が薄れて孤立感を強め，級友とは遊ばなくなった。その頃は級友を責めずに自分を過剰すぎるほど責めた。不登校になり家の室内で

遊ぶときは，床の埃を気にしたり体が汚れたかと唐突に質問し，保証をしてもかんしゃく様に荒れた。両親はハレモノ扱いで子どもに接し，特に入浴やトイレでは揺れ，昼夜の睡眠リズムや食事の時間すらも乱れ，それに付き合う母親自身が子どもと一体化して疲れはて，夫婦の仲もきしみ始めた頃に受診になった。

2）初診

両親に精神科抵抗があり最初は親のみの相談であった。両親は学校や子育てが原因であると主張してOCDの診断や服薬には拒否した。その後父親がOCDを理解し子どもと一緒に受診した。ドアを開けられず，両手を触れないように意識した特異の姿勢で入室し立ち続け，緊張は強く，表情は乏しく覇気がなく，全体に寡言で，症状への言及は困難であり，親が症状を語ることは態度で避けて中座をした。

再来経過：抗精神病薬が少量で著効して，数カ月単位で波を打ち，洗浄強迫や不潔恐怖が，見えない身体の部分への汚染恐怖などに限局化しながら消えていった。対社会性では，友人と自宅で遊べるようになると，玩具は買い換えずに丹念に拭かせ，友人には手洗いを徹底させたが，それ以外では友人には過剰に気を遣った。親へのしがみつきも強く，退行が全面に出て，留守ができないときもあった。外出時には周囲からの被注察感を訴え，その一方で母親に抱っこを強要した時期もあった。寛解になると医療を中断して，両親は通学を望んだが結局は数日で断念し，不機嫌と強迫症状を再びくり返した。急患で受診しては中断というパターンが1年間続いた。勉学への意欲の低下が続き，また友人との遊びも避け，さらには担任の家庭訪問や，不登校時の居場所のフリースペースも拒否し，生活圏は閉じていき，親の実家には唯一逗留ができた。実家では子どもと母親の密着が薄れ休養がとれた。勉強は拒否し父親との釣りが唯一の健康面の萌芽であった。釣りに凝り始めて外出恐怖も薄らぎ，さらに個人塾の塾長に心酔し，塾で年長の人と関わり始めて，自宅と実家以外にも居場所ができた。6年生からは強迫や不機嫌は全く消え，同年齢集団への参加の恐怖が主になっていった。塾長に誘われて出会った某競技に専心し始め，その競技会で全国大会に参加した後から，勉学への意欲も出始め，自発的に通院が可能になった。中学校時代は全て不登校であったが，塾には適応をみせ，その頃より受診間隔は間遠になった。高校入学し1年後に治療を終結した。4年間の薬物治療，さらに5年間経過を追ったが，強迫や不適応はない。

3）考察

長期に経過を追った理由は，発症前の奇異な行動と重度の引きこもりがあり，統合失調症圏内をも疑った時期があったためである。最初に誘因として学校問題や母子関係が語られたが，症状の軽快とともに問題視されなくなった。障害受容の一過程として，病因論の強調として理解できる。ハレモノ扱いの対応を強いる子どもの過敏さ，就眠前の情緒不安などに抗精神病薬を用いた。治療初期の通学希望や治療中断は試行錯誤と理解したい。やがて要求水準が現実的に合致していくまでの過程で，治療者が性急になることは，巻き込まれた証にすぎない。初診時はOCDの話題は刺激になり混乱して侵襲的に映るので控えた。終結時には身体疾患の治癒のように語るだけで，情緒が揺れることはなく，不思議そうに体験を表現するに留まった。強迫は唐突に侵入し侵出していく実感が強い。

不登校で母と子が密着したが，唯一の外出が親の実家への逗留であり，母親のレスパイトケアになった。悪循環の際の危機介入には現実的にある居場所の工夫が重要である。再来での症状の動揺には余裕の配慮と安心できる時間を贈る診察を心がけたい。治療的万能感を担った薬物の大量投与は，子どもの自己コントロール力を逸する。

後半は強迫から社会恐怖が主になったが，CBTの展開に似た経過で回復していった。塾長の健康面のみの焦点化と，遊びを通じた育成は治療的に働いている。強迫，そして小康状態後の意欲低下の理解，無変化の時期の保証，強迫が出現しにくい居場所の発見など，医者患者関係の閉鎖的な治療から，ERPにも似て，介助者と一緒に地域資源に徐々に暴露されて回復していった。偶

然性のなかでの遭遇の機会がきっかけになることもあり，医療側は子どもへの地域資源の情報の発信地でありたい．

V おわりに

OCDは異種性のカテゴリーであり，強迫は状態像にすぎないことが，新たな薬物治療や脳生理の研究や対応から明らかになっていくと思う．子どものOCDも今後もさまざまに展開していく過程にあるといえる．そのためにも詳細な記述と長期経過の症例報告の経験こそが，一層求められてくるといえる．早期発症型と20歳代以降の好発年齢発症のOCDとの相違，さらにはOCDの精神障害全般に対する位置づけの変化も今後は予測される．発症年齢，臨床経過，コモビディティ，障害の程度，薬物治療を含む治療反応や転帰を追うことが重要で，子どものOCDのカテゴリーも，治療的な視点で再検討されるであろう．近年流布されている歴史は一回性であるという社会構成主義（野口[19]）や，少し前の野外観察学から派生したKJ法の手法（川喜田[11]）など，他の領域からの視点も着目していきたい．

文献

1 Akhtar S, Wig NH, Verna VK, et al: A phenomenological analysis of symptoms in obsessive-compulsive neuroses. Br J Psychiatry 127; 342-348, 1975.
2 Antony MM, Downie F, Swinson R: Diagnostic Issues and Epidemiology in Obsessive-Compulsive Disorder. In: Swinson RS, Antony MM, Rachman S, et al (Eds): Obsessive-Compulsive Disorder, Theory, Research, and Treatment. Guilford; New York, 1998; pp.3-32.
3 DeVaugh-Geiss MG, Biederman J, et al: Clomipramine hydrochloride in childhood and adolescent obsessive-compulsive disorder: A multicenter trial. J Am Acad Child Adolesc Psychiatry 31; 45-49, 1992.
4 Edna BF, Michael J, Russell J, et al: Obsessive-Compulsive Disorder. In: Thomas AW, Allen JF, Harold AF, et al(Eds): DSM-IV Sourcebook volume2. American Psychiatric Association, 1996.
5 Flament MF, Rapoport JL, Berg CJ, et al: Clomipramine treatment of childhood obsessive-compulsive disorder, A double-blind controlled study. Arch Gen Psychiatry 42; 977-983, 1985.
6 Flament M, Cohen D: Child and Adolescent Obsessive-Compulsive Disorder: A Review. In: Maj M, Sartorius N, Okasha A, Zohar J (Eds): Obsessive-Compulsive Disorder, 2nd Edition. Wiley & Sons, 2002; pp.147-183.
7 Hanna GL: Demographic and clinical features of obsessive-compulsive disorder in children and adolescents. J Am Acad Child Adolesc Psychiatry 34; 19-27, 1995.
8 Honjo S, Hirano C, Murase S, et al: Obsessive-compulsive symptoms in childhood and adolescence. Acta Psychiatr Scand 83; 262-266, 1989.
9 Iida J, Iwasaka H, Hirao F, Hashino K, et al: Clinical features of childhood-onset schizophrenia with obsessive-compulsive symptoms during the prodromal phase. Psychiatry Clin Neurosci 1995 Aug 49; 201-207.
10 石坂好樹，瀬川義弘：児童期の強迫神経症の臨床像について．児精医, 30; 367-378, 1989.
11 川喜田二郎：発想法―創造性開発のために．中公新書, 1967.
12 Leonard H, Goldberger E, Rapoport J, et al: Childhood rituals; Normal development or obsessive-compulsive symptoms. J Am Acad Child Adolesc Psychiatry 29; 17-23, 1990.
13 Łucka I, Fryze M, Cebella A, Staszewska E: Psychiatr Prodromal symptoms of schizophrenics syndrome in children and adolescent. Pol (Nov-Dec) 36; 283-286, 2002.
14 March JS, Leonard HL: Obsessive-Compulsive Disorder in children and adolescents, In: Swinson RS, Antony MM, Rachman S, et al (Eds.): Obsessive-Compulsive Disorder, Theory, Research, and Treatment. Guilford; New York, 1998; pp.367-394.
15 March JS & Mulle K: OCD in Children and Adolescents: A Cognitive-Behavioral Treatment Manual. Guilford Press; New York, 1998.
16 McDougle CJ, Kresch LE, Goodman WK, et al: A case-cntrolled study of repetitive thoughts and behavior in adults with autistic disorder and obsessive-compulsive disorder. American Journal of Psychiatry 152(5); 772-777, 1995.
17 McDougle CJ: Repetitive thoughts and behavior in pervasive developmental disorders; Phenomenology and pharmacotherapy. In Schopler E, Medisov GB, Kunce LJ (Eds): Asperger Syndrome or High Functioning Autism? Plenum; New York, 1998; pp.293-316.
18 Nechmad A, Ratzoni G, Poyurovsky M, et al: Obsessive-compulsive disorder in adolescent schizophrenia patients. Am J Psychiatry (May) 160; 1002-1004, 2003.
19 野口裕二：物語としてのケア―ナラティヴ・アプローチの世界へ，シリーズ ケアをひらく．医学書院, 2002.
20 Okasha A: Diagnosis of Obsessive-Compulsive Disorder: A Review. In: Maj M, Sartorius N, Okasha A, Zohar J (Eds): Obsessive-Compulsive Disorder, 2nd Edition. Wiley & Sons, 2002; pp.1-19.
21 大井正巳：強迫性障害．In：山崎晃資ほか編：現代児童青年精神医学．永井書店, 2002; pp.263-279.
22 Piacentini J, Graae F: Childhood OCD. In: Hollander E, Stein DJ (Eds): Obsessive-Compulsive Disorders, Diagnosis, Etiology, Treatment. Marcel Dekked; New York, 1997; pp23-46.
23 Prohl B: Obsessive-Compulsive Personality Disorder. In: Widiger TA, Frances AJ, Pincus HA, et al (Eds): DSM-IV Sourcebook vol.2. American Psychiatric Association; New York, 1996; pp.777-778.

24 Swedo SE, Rapoport JL, Leonard H, Lenane M, Cheslow D: Obsessive-compulsive disorder in children and adolescents. Clinical phenomenology of 70 consecutive cases. Arch Gen Psychiatry 46; 335-340, 1989.
25 竹内直樹：強迫性障害．In：松下正明総編集：現代児童青年期精神医学（臨床精神医学講座 11）．中山書店，1998; pp.210-220.
26 竹内直樹：児童青年期の精神療法—子どもの心の理解と支援．診療新社（精神科選書），2000.
27 Urushihara Y: The psychopathology of severe obsessive-compulsive disorder: Zwangskrankheit and primary obsessional slowness. Seishin Shinkeigaku Zasshi 103; 480-502, 2001.
28 Yaryura-Tobias JA, Nezirogku FA: Obsessive-Compulsive Disorder Spectrum. American Psychiatric Press; Washingtong DC, 1997.
29 若林慎一郎：子供をどう診るか．診療新社（精神科選書），1996.

第4章　子どもの不安障害

山下　洋

I　子どもの不安障害の診断評価

近年子どものこころの臨床の実践では、行為障害など外在化する行動上の問題や、注意欠陥多動性障害やアスペルガー障害などいわゆる軽度発達障害に関連する問題への対応が、大きな割合を占めるようになった。これらの問題に対しては、医療、教育福祉など多領域でコンセンサスが得られるような診断の概念や手続きの枠組みが確立されつつある。そのことは一般の気づきを高め、臨床場面への橋渡しを促進し、体系だった治療の方法と受け皿を形成することにつながっている。一方で不安障害については、もっとも広くみられる精神障害とされるにも関わらず、一般社会や他の領域からの診断カテゴリー自体への注目はみられない。子どもの不安は、むしろ発達上の節目に起こる、乳児期の人見知り不安、幼児期（Toddler）の分離不安、小児期の儀式行為など一過性の適応的な心理社会的発達のサインとしての非特異的な側面が重視されてきた。このため評価方法も適応的なものから不適応状態までの連続体として子どもに多くみられる不安症状の項目を設定、加算して評価するdimensionalな尺度が開発された[10,12]。近年はより診断特異性のある項目と構成をもった不安尺度も開発されている[13]。臨床の診断基準とカテゴリーはいくつかの改変を経ている。80年代の診断基準では、小児期独自の不安障害として回避性障害や過剰不安障害などが設定されていた。これらの分類はその後の実証的研究の結果から、なくなるか他の分類に含められた。またcategoricalな症候群としての児童期の不安障害診断の一貫性についての縦断的研究では、下位分類でのオーバーラップや一過性の変化などの非連続性も指摘されている。さらに診断手続きでも、子どもでは葛藤や苦悩が行動や身体的に表現されやすく内面化することは少ないため、診断の情報提供者となる親や教師にとっても、不安症状とそれによる機能障害が、客観的には把握しにくく看過されやすいことも指摘されてきた[2]。

これらの課題に対し、DSM-IVやICD-10では不安障害についても成人の診断基準を用い機能障害の評価方法を定式化することで、診断評価の手続きを明確化するようになっている。これは子どもの気分障害の臨床研究でもみられる動向である。実践的にも特定の不安の症状があって、それらが状況や働きかけによっては変わりにくく、そのために、持続的な苦痛や機能不全をもたらしていれば一定の診断カテゴリーを適用し、治療や介入の指針とすることには、臨床的妥当性がある[4]。

この領域では日本における臨床と研究においても欧米に劣らない記述が残されている。20世紀初頭に森田は子どもに関連する領域でも多くの活動や著述を残している。それらは森田療法の完成前後にわたって一貫しており、「小児の精神病について」「低能児の教育」「児童の恐怖」などの報告にみられる。これらの著述において森田は子どもの精神発達の過程を検討すると共に神経質の発達的起源を考察し治療のヒントを得たと思われる。特に明治の最後の年に授かった長男正一郎の成長と育児の過程に関わる中で森田の治療方法が体系化されていった[15]。長男の目覚ましい成長を目の当たりにしながら発表した「児童の恐怖」は、小児期から思春期にかけての不安や恐怖のありようを余すところなく記述しており、それらは現在

表1 子どもの不安症状と関連する精神障害

不安症状のタイプ	DSM-IV 診断
特定の恐怖	分離不安障害，特定の恐怖症，社会不安障害，選択的緘黙，パニック障害，広場恐怖，心気症
一般的な心配	全般性不安障害，その他に分類される身体化障害
ストレスへの過剰な反応	不安を伴う適応障害，急性ストレス障害，心的外傷後ストレス障害
反復する思考や行動	強迫性障害

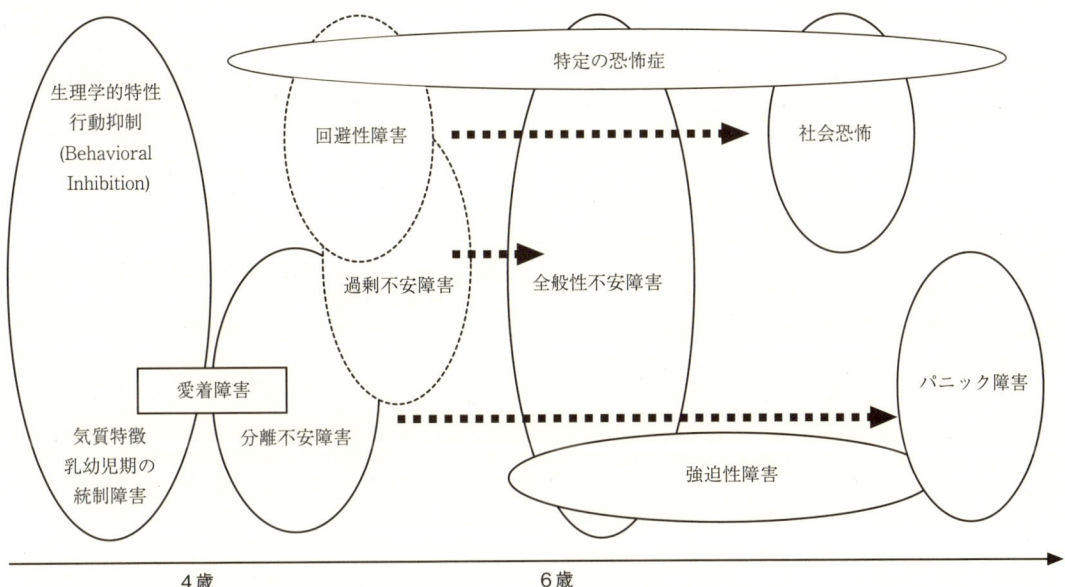

図1 子どもの不安障害の各類型の発達経路

の診断体系である不安障害の各類型を網羅している[15]。

II 子どもの不安障害の下位分類と症状

1 発達的文脈からみた不安障害の下位分類

　不安はさまざまな精神障害の鍵となる症状で，表1に示すように診断基準に不安に関連する項目を含む診断分類は，13にも及ぶ[6]。子どもの不安障害の臨床例の症状構造の研究では，複数の診断分類にわたる症状をもつ場合が多く，発達経路において分類を超えた基本的不安傾向の次元が想定されている[3]。このような発達によって変化する子どもの不安の症状の臨床的意義は縦断的に検討することでより明らかになる。

　図1に発達経路に沿った不安症状の分化の過程を診断分類と発症時期として示した。乳幼児期の子どもの身体的あるいは社会的刺激への情動や行動の反応などの生理学的特性は，不安障害の前駆状態であると考えられる。新奇な刺激への行動反応が抑制的であり，かつ刺激への自律神経系活動の反応性が高いことなどがその指標である。これらは Behavioral Inhibition として，新奇状況や脅威に対する強い反応と回避行動につながり，恐怖症と関連すると考えられる[3]。一方この特性は乳児の harm avoidance（損害回避）という気質とも捉えられ情緒発達の基盤となる。気難しい乳児は情動統制に障害をきたし，また養育者との相互作用に反映され，不安で反抗的な愛着スタイルを形成する場合がある。このような愛着形成の障害を背景に，安全基地を表象する対象との分離時に生じる基本的不安として分離不安障害のモデルが考えられる。生物学的次元からみると，これは早期環境とストレス脆弱性研究のモデルともなっている[8]。

　前述のように児童青年期特有の不安障害は，DSM-III では，この分離不安障害に加え，回避性障害と過剰不安障害の3つであったが，DSM-IV ではそれぞれ社会恐怖と全般性不安障害とい

表2 子どもの不安症状（子ども行動質問票[1]より抜粋）

内在化尺度の下位項目

引きこもり尺度
ひとりを好む	しゃべろうとしない
秘密にする	内気・臆病
一点を見つめる	よくすねる
活動的でない	落ち込んでいる
引きこもる	規則にとらわれる

不安抑うつ尺度
ひとりぼっち	よく泣く
悪いことをするかも	完璧でなければいけない
大切に思われない	ねらわれている
自分には価値がない	神経質
規則にとらわれる	こわがり・心配性
自分が悪いと思う	人目を気にする
批判に傷つく	疑い深い
落ち込んでいる	人に気に入られたい
間違いを怖れる	心配する

身体的訴え尺度
めまい	疲れすぎ
痛み	頭痛
吐き気	目の問題
発疹	吐く
腹痛	

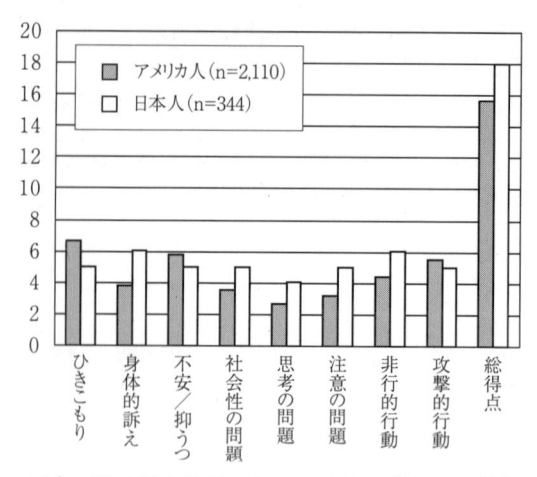

図2 情緒や行動に問題のある子どもの割合の日米対比
――親による評価[11]

う成人期の不安障害の分類に含められた。強迫性障害は幅広い発症時期をもっており若年発症型と青年期発症型のサブタイプが考えられている。パニック障害は思春期以降の発症が多い。全般性不安障害は不安の基本症状でもあり，抑うつ症状とオーバーラップし，幅広い環境ストレス要因との関連が認められる。

子どもでは不安症状は身体感覚やせわしない行動など未分化なかたちで表されることもある。同じく攻撃的行動や破壊的行動など外在化障害と，共在することも子どもの不安障害の特徴である。トウレット障害の重症例では分離不安や強迫症状を合併しやすく，ADHDや行為障害の子どもの難治例では不安障害が伴う場合がある[9]。

2 子どもの不安の症状とその頻度

本稿では各下位分類の診断基準を提示する代わりに，子どもの不安症状をChild Behavior CheckList[1]の項目に示す（表2）。子どもの情緒・行動の問題を包括的にカバーする質問紙全体で，全体で113の項目は因子分析により8つの下位尺度に分類される。子どもの不安症状は内在化障害という大きなクラスターにおおむね含まれる。引きこもり尺度の項目には回避傾向，身体的尺度には不安の自律神経症状，そして不安・抑うつ尺度には否定的認知傾向や過敏さが含まれる。これらの3尺度を合わせて内在化障害とすると，不安障害の各類型の症状をもつ子どもは，ほぼここに含まれる。一般人口（小学生）を対象とした調査結果を示す（図2）。全学年の生徒についてそれぞれの養育者が評価を行い，回収率は53％であった。縦軸は，各項目（0～2点）の評価点を下位尺度ごとに加算した結果が母集団の70パーセンタイル以上の高値（臨床閾値）を示したものの割合を米国の標準化データと共に示す。身体的訴えは4％，不安抑うつ，引きこもり尺度では約6％の子どもが臨床的に有意な高得点を示した。これは従来の子どもの一般人口での不安障害の調査結果の概説（5～10％）とほぼ一致する結果であった[1]。

次に児童精神科臨床例における不安障害を示す（表3）。1990年から2000年に九州大学児童精神科外来を受診した，新患総数666名のうち不安障害は総計50名で，約7.5％を占めた。外来全体

表3　九州大学病院を受診した不安障害の子どもの診断

診断分類	人数：総計50名（7.5%） （男児15，女児35）	初診時年齢
分離不安障害	5（男児2，女児3）	4～12歳，平均8.1歳
過剰不安障害	3（男児1，女児2）	15歳，5歳，7歳
不安を伴う適応障害	6（男児1，女児5）	3～15歳，平均9歳
特定の恐怖症	3（男児1，女児2）	5歳，11歳，13歳
特定不能の不安障害	4（女児4）	4歳，9歳（2人），14歳
広場恐怖を伴うパニック障害	1（女児）	14歳
社会恐怖	2（男児1，女児1）	14歳
強迫性障害	21（男児9，女児12）	6～15歳，平均12.7歳
外傷後ストレス障害	5（女児5）	3～15歳，平均7.6歳

の男女比がほぼ1：1である中で，不安障害では女児が2倍以上多く性差がみられた。分離不安障害や過剰不安障害は小児期早期に受診しているが，パニック障害や社会恐怖は思春期に初診となっていた。パニック障害は児童思春期での頻度は低い類型であるが，思春期において単発性のパニック発作は広く体験される。いずれも低い割合であるが，調査を実施した児童外来は精神科に併設された予約制の外来であるため，すでに受診バイアスがあり，不安障害の症例の多くは一般小児科などを受診していると考えられる。

III　子どもの不安障害の生物学的背景

近年の認知神経科学の研究の進展に伴い，子どもの情動・行動に関わる神経回路網の発達的変化についても知見が蓄積されている。不安症状に関連する神経システムとしては，扁桃体の関わるシステムと恐怖症や社会不安障害との関連，呼吸制御に関わるシステムと分離不安障害やパニック障害との関連，海馬の関わる神経回路と全般性不安障害，強迫性障害やPTSDの関連などが注目されている。海馬はストレス反応の制御に関わる視床下部－下垂体－副腎システムとも関連しており，全般性不安障害とうつ病それぞれのモデルに関係しているというエビデンスが示されている。これらの知見と子どもの認知・行動の発達や環境ストレスの影響との関連を検討することで，新たな病因論や予防的介入も含めた治療的アプローチが展開していくことが期待される[8]。

IV　症例呈示——子どものパニック障害とその併存障害への介入

成人発症例の多いパニック障害であるが，臨床ケースでは子どもでも頻度はより高くなる[5]。前述の児童外来統計では1例のみであったが，これは受診年齢分布がより低く，併存障害の診断を含めていないためと考えられる。ここでは児童精神科外来での小児期のパニック障害の介入例を示す。なお症例の経過と背景は，個人情報保護の目的で臨床的意義を変えない範囲で変更している。

症例：初診時小学2年生女児。

初診時主訴：過呼吸発作，胸痛，頭痛のため小児科より紹介。

発達歴：元来大人しく，後追いや自己主張は少なく手のかからない子どもであった。両親は3歳時に離婚した。このころ母親は生活に行き詰まり本児を置き去りにしたが事なきを得た。その後母方の実家で暮らしていたが，近隣との折り合いが悪くなり，小学校入学後，2年より転校し母子2人暮らしとなった。引っ越し先ではそれまで飼っていたペットを手放さざるを得なくなった。小学校2年の夏に可愛がられていた祖父が急逝した。その頃より，胸をかきむしって痛い，苦しい死にそうと訴え，小児科や救急外来を受診することを繰り返すようになった。毎回心電図など検査上の異常を認められないため精神科紹介となった。

初診後経過：母子カウンセリングを開始すると共に，学校での様子を担任に問い合わせた。学校

ではパニック症状以外の行動上の問題として同年代の子の言動や干渉にいらだちやすく、しばしば身体的な喧嘩になることがわかった。また喧嘩の事後処理で母親が近隣の父兄と口論するところを見ると過呼吸状態となることが何度かみられた。本来学校は好きで学業は良くでき、絵で入選もしていた。母親もうつ病と心疾患で、心療内科クリニックで治療を受けており、本児が胸苦しさ訴えを始めると母親自身も胸が刺されるように痛み、突き放したくなるとのことだった。母子カウンセリングの過程では母親のうつ病のために本児が家事をすることもたびたびであり、夜間就前薬を飲んだ母が一旦寝静まると全く起きず、児の不安感が強まることなど養育環境の問題が明らかになった。パニック発作時以外の不安傾向も強まり、学校に行かず、母親の後を追い離れなくなった。これに対して母親は叱責し、突き放すことが増えていた。

児の不安症状の訴えから母子関係が悪化する悪循環が加わり、母子双方の生活機能の障害も明らかであったため、まず児に対して薬物療法を試みた。初診時より抗不安薬は投与され、過呼吸、胸痛の程度は軽減していたが、食欲不振やイライラするという訴えは不変であった。また週に2～3回は、主に夜間に突然胸の痛みを訴えていた。受診後4週目より、選択的セロトニン再取り込み阻害薬（SSRI）を追加し増量していったところ、食欲は改善し、登校して機嫌良く過ごすことが増え、過呼吸の発作の頻度も減少した。

薬物療法に並行して、母子同席面接で母親と話す間、描画で感情表現を促した。急逝した祖父が何色かの点に断片化して庭に散らばっている絵や、自分の手足を口に頬張っている子どもの絵などを描いた。また本児が母親の死の夢を語り、その話に触発されて母親が自身の病気による入院を仄めかすと面接中もパニック症状が生じ、胸を叩きながら「ひとりぼっちになるのは嫌」と叫ぶことがあった。この時には頻脈や発汗も認めた。母親に児の背中を擦るなどのマッサージを面接中に勧め、母親自身のストレス対処法や身体管理と共に子どもへの対応を受容的なものにするよう働きかけた。

不安症状が減じたところで、描画しながらやり取りを続けたところ、母親が薬を飲んで寝た後も眠れず、夜間ベランダで弄火や危険行為をするなど、外在化障害の存在も示唆された。また夜更かしはお祖父ちゃんに会うためで、夜間のパニック発作はこのような時に生じることを語った。母親も地域での孤立や、母子での生活や育児の負担などを語るようになったので社会的支援を受ける手立てを含めて話し合っていった。

V 子どもの不安障害の治療の特徴

1 不安障害の治療のモダリティ

初期介入として不安の生じてきたストレス状況を発達的観点から把握し、支持や環境調整を図る。発症状況に関わる子どもの発達課題（世代間境界、依存と自立の葛藤、同世代集団での傷つき、安全感の回復など）の理解によって、治療や支援のニーズ、介入の焦点についての見通しが得られる[16]。次の段階として破壊的な併存障害が少なく不安症状に焦点づけた治療への動機付けがある場合には、認知行動療法の考えに基づいた介入が第1の選択となる。不安になる状況で適切な対処行動がとれ、不安を制御する手だてをしり、自分でできそうだという自己効力感を得る目的で、カウンセリングやリラクセーションなどを行う。また回避的でない対処行動のモデルを示し、その行動を実際に行う動機付けを高める報酬を設定することもある。強迫症状の治療では実際に不安を引き起こす状況に接するような課題などを与える場合もある。個人で治療する場合は、状況と症状の因果関係、一時的に不安になる課題を治療として行うという設定や、時間と共に不安が減っていく見通しなどを理解できるまでに子どもの認知発達のレベルが達している必要がある。就学前や小学校低学年の子どもでは、治療の説明内容の工夫（親しみやすいキャラクターを用いたたとえ話など）や動機付けを高めるために本人以外の家族の協力を得ることが必要な場合が多い。低年齢ほど有効性と安全性のエビデンスは十分でないが、SSRIや抗不安薬による薬物療法も選択肢のひとつである[6]。

2 分離不安と家族への介入

パニック障害の若年発症例の報告では，分離不安がパニックの誘発因子となる，あるいは分離不安障害に引き続いてパニック障害を発症するケースがある。子どもではその他の病型でも，診断閾値下も含めて分離不安がきっかけや持続因子となっていることは多い。分離不安はその概念および臨床上も養育者との間の愛着の形成発達の過程と密接に結びついており，愛着形成の問題と不安障害の関連についての報告も多い[14]。本症例でも養育者との愛着障害が，不安症状の軽減と共に治療上の課題となった。愛着障害は発症以前の乳幼児期からの過程であるが，パニック発作などの不安症状により新たに密着したあるいは拒否的で両価的な養育態度が再現され，さらに不安を高める悪循環が生じている場合も考えられる。そこで今ここでの関係改善を目標にペアレンティングなどを中心とした親への心理教育的介入や家族のストレス軽減のための社会的サポートの提供を図る。

3 Maltreatment や心的外傷後ストレス障害の評価

通常より早い発達の時期に，行動障害を伴う著しい不安症状を示す子どもについては本症例のように Maltreatment など，直接生存の脅威となる体験の存在や，それを生む養育環境について評価検討されるべきであろう。臨床場面でみられる未統合で両価的な親子の相互作用自体が親子の安全が脅かされるような養育環境の結果である場合がある。また不安症状が，脅威となった体験の侵入症状や過覚醒，外傷体験を想起させるものからの回避行動ではないかを検討する[9]。このような環境を背景として生じやすい併存障害として反抗挑戦性障害や行為障害があるが，これらについても，タイミングをみて直接学校や家庭に働きかけることを考慮する。

VI おわりに

村田は子どもの不安の体験として学校でチック症状を抑えようとして不安発作を起こした症例について述べている[7]。

「声が出ようとするとき，息を飲み込み，発声をとめようとしてみた。すると，胸が苦しくなって息が出来なくなった。そこで逆におもいきり声を出そうとしてみた。するとますます胸が苦しくなって，呼吸がとまるのではないかと思われてきた。死ぬのではないかという不安が起こってくる。そのとき急に，母さんに会いたいという気持ちがつのってきたと述べる。家に帰ると大声で泣き出した。…（中略）…また『声を出さないように押さえようとして苦しくなるのと，母さんに会えなくなって苦しくなるのとどうも似ている』と本児自身で述べるようになった」

チックという身体的衝動とそれを社会的状況に応じて制御しようとする意識の葛藤から，呼吸のリズムが乱れ，心身の統一性が解体・断片化するような死の恐怖が生じている。それは分離体験の身体感覚にも共通しており，そこで養育者の表象が想起されている。このように身体感覚を仲立ちに分離と愛着の体験や適応への不安が混然としているのが小児期の不安のありかたであると思われる。

追記：本章は，「臨床精神医学」第36巻第5号（2007年）に掲載された論文を転載したものである。

文　献

1　Achenbach TM: Manual for the Child Behavior Checklist / 4-18 and 1991 profile. Burlington; University of Vermont, Department of Psychiatry, 1991.
2　Hawkridge SM, Stein DJ: A risk-benefit assessment of pharmacotherapy for pharmacotherapy in children and adolescent. Drug Saf 19; 283-297, 1998.
3　Kagan J: Temperament and reactions to unfamiliarity. Child Dev 68; 139-143, 1997.
4　Klein DF: A proposed definition of mental illness. In: Spitzer RL, Klein DF (eds): Critical Issues in Psychiatric Diagnosis. Raven Press, New York, 1978, pp.41-71.
5　Klein DF, Mannuzza S, Chapman T, Fyer AJ: Child panic revisited. J Am Acad Child Adolesc Psychiatry 31 (1); 112-116, 1992.
6　Labellarte MJ, Ginsburg GS, Walkup JT, Riddle MA: The treatment of anxiety disorders in children and adolescents. Biol Psychiaty 46; 1567-1578, 1999.
7　村田豊久：子どものこころの病理とその治療．九州大学出版会, 1999.
8　Pine DS: Pathophysiology of childhood anxiety disorders.

Biol Psychiatry 46; 1555-1566, 1999.
9   Pynoos RS, Steinberg AM, Piacentini JC: A developmental psychopathology model of childhood traumatic stress and intersection with anxiety disorder. Biol Psychiatyr 46; 1542-1554, 1999.
10 Reynolds CR, Richmond BO: What I think and feel: A revised measure of children's manifest anxiety. J Abnorm Child Psychol 6; 271-280, 1978.
11 Satake H, Yoshida K, Yamashita H, et al: Agreement between parents and teachers on behavioral / emotional problems in Japanese school children using the Child Behavior Checklist. Child Psychiatry and Human Development 34 (2); 111-126, 2003.
12 Spielberger CD: Manual for the State-Trait Anxiety Inventory for Children. Consulting Psychologist Press, Plo Alto, 1973.
13 Spence SH: A measure of anxiety symptoms among children. Behav Res Ther 36; 545-566, 1998.
14 Warren SL, Huston L, Egeland B, Sroufe LA: Child and adolescent anxiety and early attachment. J Am Acad Child Adolesc Psychiatry 36 (5); 637-644, 1997.
15 山下洋：森田正馬のことばに見る子どものこころ．日本森田療法学会雑誌 14 (1); 19-23, 2003.
16 山下洋：児童思春期の強迫性障害における心理社会的視点．児童青年精神医学とその近接領域 47 (2); 91-99, 2006.

第5章　児童思春期の転換性（解離性）障害

平川清人・西村良二

I　概念・歴史

「ヒステリー」の語源は子宮を示す言葉であり，ギリシャ・ローマの時代においては女性特有の病気と考えられていた。精神医学においては，その「ヒステリー」という用語は，以前より転換状態あるいは解離状態を示す症状とされていた。しかし現在では，この用語は日常生活の中で一般的に用いられるようになり，また様々な偏見や差別的意味合いを含む言葉として認識されている。そのため現在臨床現場では用いられないようになっており，転換性障害や解離性障害として呼ぶことが一般的となっている。

「解離」の概念は Janet P[6] が最初に提唱し，運動，思考，感情および感覚の統合が障害された状態を意味している。世界保健機構（World Health Organization：WHO）の国際疾病分類第10改訂版（ICD-10）[24] によると「過去の記憶，同一性と直接的感覚の意識，そして身体運動のコントロールの間の正常な統合が部分的にあるいは完全に失われることである」と定義されており，転換性障害も解離性障害の中に含まれている。すなわち，解離が記憶機能の水準で生じると解離性健忘，行動面の水準で生じると遁走（フーグ）や憑依，人格的水準で生じると多重人格，運動機能で生じると運動性麻痺，知覚や感覚での水準でおきると知覚麻痺や感覚脱失などの症状が出現する。

また同様に ICD-10 によると「転換」とは，患者が解決できない問題と葛藤により生じた不快な感情がどのようにであれ，症状に置き換わることを意味する。

「ヒステリー」という診断は，歴史的変遷をと

```
DSM-Ⅳ                    ICD-10
○解離性障害    ┐
○身体表現性障害 ├──→ ○解離性（転換性）障害
   転換性障害   ┘
```

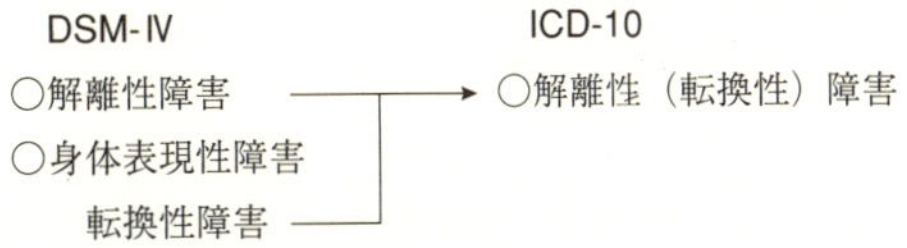

図1　解離性障害と転換性障害

げており，現在精神医学の診断分類として頻繁に用いられている ICD-10 と米国精神医学会における精神障害の診断統計マニュアル第4版（DSM-Ⅳ）[1] においては，それぞれ別の診断カテゴリーとして位置づけられている。ICD-10 では解離性障害と転換性障害は同一の診断カテゴリーに含まれるが，DSM-Ⅳ からは解離性障害は一つの診断カテゴリーとして独立しており，転換性障害は身体表現性障害の中の下位分類として位置付けされている（図1）。

この違いは，ICD-10 の従来のヒステリーの概念を尊重する立場と意識の解離症状と身体表現性障害とを症状記述式に扱う DSM-Ⅳ の立場として分類したことによるであろう。このように解離性障害と転換性障害の両方を含めたいわゆる古典的「ヒステリー」という疾患の概念は統一されていないのが現状である。その差違は存在するが，その違いに関して論ずることは ICD-10，DSM-Ⅳ や他の成書にゆずるとし，以前ヒステリーとして報告されていたものを転換性障害，解離性障害として読みなおし，児童思春期の精神医学の立場からそれらについて論じたい。

II　分　類（表2）

1 転換性障害

解離性運動障害，解離性けいれん，解離性知覚麻痺および知覚脱失——この3者は，転換性障害

表2　疾患分類

ICD-10
F44　解離性（転換性）障害
F44.0　解離性健忘
F44.1　解離性遁走（フーグ）
F44.2　解離性昏迷
F44.3　トランスおよび憑依障害
F44.4　解離性運動障害
F44.5　解離性けいれん
F44.6　解離性知覚麻痺（無感覚）および知覚（感覚）脱失
F44.7　混合性解離性（転換性）障害
F44.8　他の解離性（転換性）障害
.80　ガンザー症候群
.81　多重人格
.82　小児期あるいは青年期にみられる一過性解離性（転換性）障害
.88　他の特定の解離性（転換性）障害
F44.9　解離性（転換性）障害，特定不能のもの

としてDSM-Ⅳでまとめられている。

既知の神経疾患やあるいはその他の身体疾患では説明のできない運動あるいは知覚神経の異常を呈した状態で，主として心理的要因が症状の発症や持続に関与していると考えられている。成人と同様に児童思春期の転換性障害においても，歩けない，立てない，声がでないなどの運動障害や目がみえない，耳が聞こえないなどの知覚障害などの症状が挙げられる。本間ら[11]は，これらの症状は低年齢の子どもでもみられることを指摘し，またWyllieら[25]は，児童思春期の転換性障害でけいれん発作を呈する子どもでは感情障害の合併が多いことをを報告している。Blos P[4]は暦年齢によって前思春期を9〜11歳，思春期前期を12〜14歳，思春期中期を15〜17歳，思春期後期を18〜20歳と区分しているが，吉田ら[26]の児童思春期解離性障害の調査によると解離性運動障害は発達段階を通じて全般的にみられていること，解離性けいれんは思春期中期から出現していること，解離性知覚麻痺および知覚脱失は前思春期に多いことを報告している。

2 解離性健忘

最近の重要な出来事の記憶喪失であり，器質的な精神障害に起因せず，逆向性健忘である。この健忘は，事故や予想外の死別などの外傷的出来事に関係し，通常は部分的かつ選択的である。全生活史健忘の報告もみられ，堀川ら[12]が11歳女児例を，西村[20]が17歳女児例を報告している。村瀬ら[17]の調査によると解離性健忘の最少年齢は12歳と報告している。また吉田ら[26]によると，思春期前期から増えはじめ，またICD-10における解離性障害の下位分類において，59名中17名が解離性健忘であり，混合性解離性（転換性）障害と並び，最も多くみられたと報告している。

3 解離性遁走（フーグ）

解離性健忘の病像に加え，明らかに意図的な家庭や職場から離れる旅をし，その期間中は自らの身辺管理は保たれている。遁走期間中の健忘があるにもかかわらず，その間の患者の行動は第三者からみると完全に正常に映ることもある。児童期では稀とされ，中学生以降になるとみられるといわれている。

4 解離性昏迷，トランスおよび憑依

昏迷の原因が，身体的な検査によってもその証拠が認められず，それに加え，最近のストレスの多い出来事，あるいは顕著な対人関係の問題ないし社会的な問題での心因の積極的な証拠がある。

トランスおよび憑依とは，人格同一性の感覚と十分な状況認識の両者が，一時的に喪失される障害であり，あたかも他の人格や霊魂あるいは神などにとりつかれているかのように振る舞う。日下部ら[14]によると女子中学生などの「こっくりさん遊び」の中で出現することが多いとしている。吉田ら[26]の報告では解離性昏迷，トランスおよび憑依ともに59名中それぞれ1名ずつである。

5 多重人格（解離性同一性障害）

ICD-10では多重人格，DSM-Ⅳでは解離性同一性障害として記載されている。2つ以上の別個の人格が同一個人にはっきりと存在し，そのうちの1つだけがある時点で明らかというものである。各々は独立した記憶，行動，好みをもった完全な人格であり，一方が他の人格の記憶の中に入ることはなく，またほとんど常に互いの存在に気づく

こともないとされている。

　多重人格という現象は、18世紀頃より記録が残されているように古くから存在する精神症状であるが、比較的少ないとされていた。しかし1980年DSM-Ⅲで正式に診断名として取り上げられてから、その症例数は爆発的に増加した。一方、本邦においては大門ら[5]によると非常にまれであるとされている。吉田ら[26]の報告では59名中1名と少なく、また河村ら[13]の名古屋大学精神科での9年間での児童思春期外来患者調査においても多重人格の診断基準を満たす症例はなかったと報告し、大門らの報告を支持している。

　中根[18]によると、発症は思春期以前のことが多いが診断を受けるのは臨床上目立ってくる青年期、成人期になってからとされ、その男女比は小児期ではほぼ同数であるが、全体的には女子の方が男子の3〜9倍という。多重となる人格の数は女子の方が多く平均15人、男子は平均8人とされる。経過としては慢性化する傾向がみられ、ほとんどの症例において小児期に受けた虐待や情緒的外傷が先行しているとされている。人格交代の他の症状としては、自傷や自殺企図、抑うつ、パニック発作、記憶の障害や頭痛などが挙げられる。

Ⅲ　成因・病態

　転換性障害の成因としてKanner（1972）をはじめとし単一症候的であると考えられていたが、Goodyerら[9]や中根ら[19]によると児童青年期におけるヒステリー患者の多くは多症状性であることを指摘している。このことから転換性障害は多症候的であると考えられ、成因としても単一なものとは考えにくい。その成因に関し心理的な要因が強調され、生物学的要因に関する記述はほとんどみられない。古典的な精神分析的な考え方では、内的葛藤や本能的衝動が抑圧され、身体症状として転換されたものであり、またその症状と無意識的葛藤との象徴性が指摘されてきた。しかし児童思春期の転換症状においては、その象徴性がはっきりしないことが多い。また Friedman[7] は、転換過程における症状の選択は、親、兄弟や親戚などの病気や愁訴をモデルとしたものであると指摘している。さらにそのような場合には子どもが苦しく、つらい状況への反応として「病気を演じている」と考えられる時もある。いずれにせよ子どもが苦しい状況に立たされているということを身体の症状を信号として送っていると考えられる。青木[2]によると転換症状には、①「SOSの信号」のような表現・コミュニケーションとしての機能、②自分の自尊心を守るなどの保護・防衛機能、③症状を介して愛情や関心を得ようとする愛情・援助獲得機能、などがあることを指摘している。このように転換症状の発症に関しては、さまざまな要因がからみ合っていると思われる。

　さて、Janet P[6]によると、解離とは強い情動体験や外傷的記憶により心的結合能力が弱まり、その結果、意識、人格やその他の精神機能の統合が一時的に障害されることである。近年本邦においても解離性障害を持つ子どもの問題がクローズアップされてきている。Putnum[23]は、これらの子どもは幼少期、学童期思春期などの生活史において虐待や愛情剥奪、親の養育機能不全に伴う情緒的交流の乏しさなどが、発症に強く関連していることを指摘している。また虐待だけでなく戦争や自然災害や不慮の事故を負ったり、親を亡くしたり、そのような現場を目撃したりするようなことも心的外傷となり解離性障害の発症に関与する可能性もある。発症のメカニズムに関しては様々な観点から論議されており、境界性人格障害や外傷性ストレス障害などとの関連性も指摘されている。心的外傷後ストレス障害で海馬体積の減少などの報告は散見されるが、解離性障害における生物学的要因に関する報告はほとんどない現状である。

Ⅳ　診断および鑑別診断

　診断に関してはICD-10やDSM-Ⅳなどの操作的診断基準を用いて行われることが多い。子どもの転換性障害や解離性障害において、症状出現後、最初から心療内科や精神科を受診するケースは少ない。まず小児科や内科を受診し、身体診察が行われ、神経学的所見と血液検査、脳波および頭部

CTなどの検査結果が合致しなかったり、いくらか治療を試みるが改善せず、そこではじめて精神疾患を疑われ精神科や心療内科などを紹介され、受診する場合が多い。このような時には身体疾患をすでに除外されて受診する場合が多いが、診断にあたり頭蓋内腫瘍、多発性硬化症、てんかん、頭部外傷後遺症、中枢神経系を中心とする感染症などによる神経疾患などを念頭にいれ、除外しなければならない。このように非器質性の疾患であることを明確にすることは重要である。さらに子どもの転換性障害を疑う所見として、森岡ら[16]は、症状や検査結果の変動性、神経学的所見の矛盾、訴えられる症状に比べ全身状態が軽いこと、周囲の状況による症状の変化などを指摘している。成人期における転換性障害の患者は、運動の麻痺や感覚の異常に対して無関心であったり、容易に受容することが多く、この不自然な態度は「満ち足りた無関心」と呼ばれるが、Goodyer[8]は子どもの転換性障害においては、自分の症状を心配し、不安になることが多く「満ち足りた無関心」はみられないことが多いと報告している。

除外診断後症状や微妙な身体徴候を把握した後、心因性の特徴を把握し、積極的診断を行っていく必要がある。西村[21]によると面接の中で、症状の起源が心理的、もしくは感情的反応として理解できるかどうかということに関し、調べていくことの必要性を指摘している。そのためには「どんな症状に困っているか」「そのために現実の生活にどんな支障をきたしているか」を十分に聴き、（症状のために）現実生活の対人関係における困難さや、まわりの人達に対する感情を明らかにしていく。また思春期の子どもであれば、第二次性徴に対する心理的反応を知る必要がある。これらのことが、患者の過去の生活史とどのように関連していくか明らかにし、やがて症状と心的な外傷との関連性が浮かび上がってくるであろうと述べている。

解離性障害の鑑別において、自己記入式の質問紙である解離体験尺度（Dissociaitive Experience Scale：DES）[3]を用いることは有効である。28項目の質問があり、それぞれの項目に対する解離体験を、0～100％のうちどの程度であるか記入していくものであり、結果は28項目の平均で示され、数字が高いほど解離状態が重症であることを示している。DESは簡易であり、また敏感度、特異度ともに80％であり、解離性障害のスクリーニングとして優れている。またDSM-Ⅳの診断基準にそった構造化面接（Structured Clinical Interview for DSM-Ⅳ Dissociaative Disorder：SCID-D）も有用である。しかしDES、SCID-Dともに思春期以降の子どもには用いることもできるが、児童期の子どもに対する施行は困難であることが多い。

子どもの解離性健忘との鑑別として身体疾患以外に睡眠時遊行症があげられる。この疾患は、睡眠のはじめ3分の1の間に多くみられ、布団からでた後ある程度目的にあったような行動をとり、周囲の人から就寝することを促され再度睡眠をとるが、エピソードから覚醒したさい、あるいは翌朝覚醒したさい睡眠時遊行時の行動に関する記憶を失い健忘を残している。この疾患は睡眠時驚愕症との関連が密接にあるといわれる。睡眠時遊行症は、小児期でふつうみられるが、この際の健忘においては、健忘に先行する睡眠時の行動の異常とエピソード中の言語的交流が困難であることから解離性健忘と区別するのは比較的容易である。

また統合失調症、気分障害や人格障害などの精神疾患においても解離症状や転換症状はみられることがあるため、そのような他の精神疾患の除外も必要である。

V 治　療

児童思春期の子どもの転換性障害、解離性障害に対する治療として確立した治療方法はなく、さまざまな治療法を組み合わせながら行われていくことが多い。治療開始時において症状の程度やその症状により日常生活や学校生活などにどれほど支障をきたしているかを十分に把握しながら治療計画を立てていくことが重要である。子どもの学校生活を続けさせるべきか、休養などを目的に一時的に環境を変えるべきか、外来治療か入院治療かなどの判断もこの中に含まれる。年少者や学童

期の子どもの場合で，症状の程度が軽く，日常生活における支障や幼稚園や小学校での適応が比較的保たれている症例においては，子どもの抱えているつらさ，苦痛や困難さなどを親が受けとめ理解できるように治療者が親に対し助言，指導するだけで症状の改善につながる場合もある。また親が精神的に不安定で，子どもに対し感情的になって育児をし，それに反応して子どもが症状を形成している場合なども，親のつらさ，きつさなどに治療者が共感することにより親の情緒面における安定化が図られ，子どもの症状が軽快することもある。しかしこのようなアプローチで治療が進展していくこともあるが，精神療法，家族療法，薬物療法，環境調整などさまざまな治療法を組み合わせなければならない時もある。

しかし，その一方で解離性健忘，遁走，多重人格などの症例における場合は，症状を形成することにより破局的な体験からの防衛しているという側面をもっているため，むやみに症状を改善あるいは消失させるだけが治療とは言い難い時もある。子どもの心身のに疲弊を把握し，いかにその疲労を回復していくか，そしてその子の問題を現実の中で再直面し，受容していけるかをその子どものつらさや困難さを治療者は十分に配慮し，注意しながら治療をすすめていくことが必要であろう。治療法としては精神療法，家族療法，薬物療法，環境調整などがあげられる。

1 精神療法
1）個人療法
子ども自身が自分がどのようなストレスフルな内的，外的状況に身をおいているか分かっていないことが多い。言語的手段を用いながらすすめていくことが多い。吉田ら[26]の調査によると解離性障害の治療に受容的・支持的・洞察的精神療法が67.8％を占めていたと報告している。これらの治療によりカタルシスを促したり，子どもの傷つき体験に治療者が共感し，子どもがその問題を受容できるようにするという作業が治療過程でなされていく。そしてこうした内面的葛藤を直視しながらも，その課題を少しずつ解決していく。皆川[15]は思春期後半の解離性障害の治療においては言語的にも内面を見つめていく能力をそなえているので葛藤解消の方向での精神療法をすすめている。

2）遊戯療法
言語によって自分の考えや感情を十分に表現できない子どもが治療の適応となり，遊ぶことを通じて症状や問題行動の軽減，人格の成長を目指していく方法である。

3）行動療法
強迫性障害や発達障害などによく用いられる手法であるが，西村[21]によると，行動分析を行なうことにより，環境上の出来事が症状の強化，増悪に関与していることが明らかになることと，そこから症状の軽減や適応の改善へと導かれる可能性を述べている。

4）箱庭療法
非言語的な要素が大きい治療法である。箱庭療法においては砂箱とミニチュアを使いながら，自分の精神内界にあるイメージのことを実際に作品として作り上げていくことにより精神内界の調整を自分の力ではかる。

2 家族療法
解離性障害，転換性障害を抱えた子どもの親は，臨床の場面において「自分の躾や育児の仕方が悪かったのではないか」という自責感や罪悪感，「精神的な病気ではなく何か別の身体的な病気ではないか」「治らない病気なのでは」という不安や猜疑心，「この子の性格や精神面が弱いのでは」というさまざまなことを考え，困惑していることが多い。そのため親自身，症状に悩んでいる子どもに対しどのように接すればいいのか，どのように声をかければいいのか分らず，ついつい子どもにつらくあたってしまう場合がみられる。このような親の不安や心配な気持ち，戸惑いなどを治療者は，まず十分に聴き，親の精神的負担を受け止める必要がある。そのためには今までの子どもへ親の接し方や対処法などを激しく責めたり批判したりせず，また医学的見地から妥当性をもった意見にしてもあまり親におしつけず親と治療者との関係性を築くことに注意する必要がある。

そして子どもの症状の発症や継続に対して心理的要因や家庭環境などが関与していることや，子どもの内面的なつらさ，困難さなどを徐々に理解してもらう必要がある。子どもの気持ちを理解できると，子どもへの親の接し方も変わり，それにともない子どもの症状や問題行動が落ち着いてくることは臨床場面においてもよくみられることである。皆川[15]は前思春期から思春期前半の解離性障害の子どもに対しては，自我支持的に不安を緩和する精神療法と親ガイダンスの組み合わせが適当としている。

3 薬物療法

統合失調症やうつ病などに対する薬物療法と異なり，解離性障害，転換性障害への薬物療法は補助的あるいは随伴症状への対処的治療法という意味合いが大きい。

吉田ら[26]は児童思春期の解離性障害（転換性障害を含む）の子ども達の多くで不安，緊張，焦燥感などがかなりの頻度で出現していること，また抑うつ，悲哀感，無気力，意欲低下などのうつ症状や心気症状が高い頻度で随伴していることを報告している。また河村ら[13]は，治療法として約半数の症例でdiazepam，alprazoplamなどの抗不安薬を中心に薬物療法がなされたと報告し，西村[22]も精神療法が中心であるが全患者の59.8％に補助的療法として薬物療法が使われていたと述べている。吉田ら[26]が報告しているとおり，実際の臨床場面において不安，緊張，うつ状態，睡眠障害などを随伴症状として認めることは多い。そのような場合，補助的に抗不安薬や副作用の少ない選択的セロトニン再取り込み阻害薬（selective serotonin reuptake inhibitor：SSRI）などを用いることは有用であろう。

しかし，現時点では発達過程における児童思春期の子どもへの薬物療法への安全性については不明なことも多いため，慎重に判断し投薬する必要がある。また副作用などの出現により家族や子どもが薬物療法へ拒否的になったり，治療関係が悪化し治療の継続が難しくなることもある。そのようなことを予防するためにも，投薬開始前に薬物の有効性や副作用などについて十分に説明し，副作用出現時の対処法などあらかじめ示しておくことが肝要であろう。子どもや親から薬物投与における理解と同意を得て，慎重に薬物療法を開始することが重要である。また西村[21]は，思春期の子どもは「薬を使うのは，自分が精神的に弱いから」と考えたり，自分の力で治したいという気持ちが強いため，薬の処方により自尊心を損なってしまう可能性を指摘し，治療者がそのことに十分心掛け処方する必要性を述べている。

4 環境調整

子どもや親への治療をおこなっていても，治療がなかなか進まないことがある。家族自身が精神的問題を抱えている場合や家庭の経済的問題やまた症状の持続期間が長いため学習面の遅れや対人関係の面での悪化などの二次的ハンディキャップが生じていることがある。

これを青木[2]は「二次的疾病損失」と呼んでいるが，これは症状の継続要因や増悪の要因になっていることがある。このような現象がみられている時は，医療機関のみでなく福祉関係や教育機関とも密に情報交換をし，その地域の中で子どもや家族がどのようにして安心して生活していけるかを考え連携しながら，取り込んでいく必要がある。

VI 予 後

実際の臨床の現場で児童思春期の解離性障害や転換性障害の予後は成人に比べると比較的良好に思われるが，予後に関し包括的に論じている報告は少ない。吉田ら[26]は，解離性障害の59名のうち，男児では治癒・軽快が23.3％，女児では治癒・軽快が68.2％とし，男児例において治癒・軽快が少ないのは治療の中断が多かったためと報告している。河村ら[13]の報告では，18歳未満の解離性障害の患児18名中10名が改善もしくは治癒した。Grattan-Smithら[10]は，6～15歳までの転換性障害で入院した子ども52例の臨床経過を観察し，32例が完全に回復もしくは十分に軽快したと報告している。予後が比較的良好という報告

が散見されるが，森岡ら[16]は症状が多様な例，家族内の対立が持続している例，本人もしくは親が明らかな人格障害と診断される例，治療機関を転々とする例などは回復するまでに時間がかかることを述べている。

文　献

1. American Psychiatric Association : Diagnostic and Statistical Manual of Mental Disorders 4th Edition. Washington D.C.; APA, 1994. (高橋三郎ほか訳: DSM-IV 精神疾患の診断・統計マニュアル. 医学書院, 1996.)
2. 青木省三：思春期の心の臨床．金剛出版, 2001.
3. Bernstein EM, Putnam FW : Development, reliability, and validity of a dissociation scale. J Nerv Ment Dis 174; 727-735, 1986.
4. Blos P : On adolescent, A psychoanalytic interpretation, New York; Free Press, 1962. (野沢栄司訳：青年期の精神医学．誠信書房, 1971.)
5. 大門一司, 野口俊文, 山田尚登：解離性障害の臨床的検討．精神医学 39; 323-326, 1997.
6. Ellenberger HF : The Discovery of the Unconscious, The History and Evolution of Dynamic Psychiatry. New York; Basic Books, 1970. (木村敏, 中井久夫監訳：無意識の発見．弘文堂, 1980.)
7. Friedman SB : Conversion symptoms in adolescents. Pediatr Clin North Am, 20; 873-882, 1973.
8. Goodyer I : Hysterical conversion reactions in childhood. J Child Psychol Psychiatry 22; 179-188, 1980.
9. Goodyer IM, Mitchell C : Somatic emotional disorders in childhood and adolescence. Journal of Psychosomatic Research, 33; 681-688, 1989.
10. Grattan-Smith P, Fairley M, Procopis P : Clinical features of conversion disorder. Arch Dis Child 63; 408-414, 1988.
11. 本間博彰, 斉藤宏, 名久川隆宏ほか：子どものヒステリーとリエゾン精神医学―他の診療科から診察を依頼される症例を通して．臨床精神医学 18; 495-501, 1989.
12. 堀川公平, 上妻剛三：全生活史健忘を呈した11歳の少女の治療．精神医学 27(7); 801-808, 1985.
13. 河村雄一, 本城秀次, 杉山登志郎ほか：児童思春期に解離症状がみられた18例の臨床的研究．児童青年期精神医学とその近接領域 41; 505-513, 2000.
14. 日下部康明, 中沢正夫：児童生徒に流行した「こっくりさん遊び」について―第1部　集団ヒステリーを招来した事例．精神医学 18; 255-259, 1981.
15. 皆川邦直：思春期青年期の発達を阻害する防衛―解離・離人症状を中心に．思春期青年期精神医学 9; 22-29, 1999.
16. 森岡由起子, 生地新：転換性障害．In：花田雅憲, 山崎晃資編集：臨床精神医学講座 11 児童青年期精神障害．中山書店, 1998.
17. 村瀬聡美, 杉山登志郎, 石井卓ほか：児童青年期におけるヒステリーの臨床的特徴とその意義について．児童青年期精神医学とその近接領域 35; 1-11, 1994.
18. 中根晃：児童期の解離性障害．In：中谷陽二編集：解離性障害（精神医学レビューNo.22）．ライフサイエンス, 1997; pp.47-54.
19. 中根晃, 山田佐登留：児童青年医学におけるヒステリー．精神科治療学 7; 707-715, 1992.
20. 西村良二：思春期の全生活史健忘の1例．精神療法 11(3); 260-267, 1985.
21. 西村良二：小児期・思春期の転換性障害の治療．精神科治療学 増刊号 16; 331-334, 2001.
22. 西村良二, 小林隆児, 村田豊久ほか：福岡大学精神神経科における児童および青年期の神経症圏内の患者の外来統計とその臨床的特徴について．九州神経精神医学 34; 48-56, 1988.
23. Putnam FW : Dissociation in Children and Adolescents ― A Developmental Perspective. New York; Guilford Press, 1997. (中井久夫訳：解離―若年期における病理と治療．みすず書房, 2001.)
24. WHO：ICD-10. (融道男, 中根允文, 小見山実監訳：ICD-10―精神および行動の障害臨床記述と診断ガイドライン．医学書院, 1994.)
25. Wyllie E, Glazer J, Benbadis S, et al : Psychiatric features of children and adolescents with pseudoseizures. Arch Pediatr Adolesc Med 153(3); 244-248, 1999.
26. 吉田公輔, 鎌田尚子, 西村良二ほか：福岡大学病院精神神経科外来における児童思春期患者の解離性障害の臨床的特徴について．九州神経精神医学 別冊 48(3-4); 160-174, 2002.

第6章 学童期，思春期の摂食障害

西園マーハ文

I 学童期思春期の摂食障害の病理

1 摂食障害とは何か

1）はじめに——摂食障害を取り巻く状況

摂食障害（eating disorders）という病名は，最近，一般のメディアにも登場する機会が増えている。「激やせ」の身体の写真などが雑誌に掲載されたり，患者さんのトラウマ歴等がセンセーショナルに論じられることもある。このように，メディアで取り上げられやすい疾患については，偏った情報が患者さんや家族にも信じられていることが多い。治療の専門家は言うまでもなく，患者さんを治療者につなぐ立場にある専門職は特に，正しい知識をもっておく必要がある。

摂食障害の増加が論じられるようになった1970年代は，「思春期やせ症」が摂食障害の主な病像であった。これらの症例の多くは，比較的裕福な家庭の「いい子」であり，女性性の受容や母親との間の依存と独立の葛藤等のテーマが主に論じられた。今でもこのような例は多いのだが，この30年の間に，摂食障害はより多様化している。例えば，70年代に比べると，①過食症の増加，②慢性化したり，寛解再発を繰り返す症例の増加，③精神医学的合併症を持つ症例の増加，④症例の社会経済的背景の多様化，⑤ダイエット文化の広がりや食の商品化のさらなる徹底，といったさまざまな変化がある。学童・思春期の摂食障害を論じる時も，これらの変化を考慮に入れる必要がある。70年代とは違って，病前の食生活がファーストフードやコンビニ食中心であまり健康的でなかったり，母親が子どもにダイエットを勧めている場合も見られる。学童期の児童でも「ダイエット」という言葉を気軽に用いており，学校や家庭では，どこまでが健康な範囲で，どこからが病的か判断に迷う場合も少なくない。ここでは，こういった変化も踏まえて，学童・思春期の摂食障害をどのように理解し，治療していくかについて考えてみたい。

2）診断基準および関連病像

摂食障害を診断する場合，現在最も広く用いられているのは，アメリカ精神医学会によるDiagnostic and Statistical Manual 第4版（DSM-Ⅳ）[1]である。この中には，一般に「拒食症」と言われる神経性食欲不振症（anorexia nervosa：神経性無食欲症，神経性食思不振症とも訳す）と，神経性大食症（bulimia nervosa：神経性過食症とも訳す），そして特定不能の摂食障害（eating disorder not otherwise specified：EDNOS）というカテゴリーがある。表1が神経性食欲不振症の診断基準である。4つの診断項目があるが，このうちA項目とD項目は，低体重に関連する基準である。「期待される体重の85％以下」というのが低体重の基準である。何をもって「期待される体重」とするかについては議論があり，同年齢の人口の体重分布から期待される体重を判断する方法もあるが，近年は計算が簡便なBody Mass Index（BMI）がしばしば用いられる。BMIは体重（kg）÷身長（m）^{2}で求められる数値で，成人の栄養指導などでは，BMI 22が期待される体重として用いられることが多いが，これは過体重が問題となる中高年層の健康の指標として示されている値であり，若年層にはやや重過ぎると受け取られることが多い。実際，学校での健診等でも中高生女子のBMIは平均20〜21前後となることが多い。

表1　神経性食欲不振症の診断基準（DSM-IV[1]）

神経性食欲不振症（無食欲症）Anorexia Nervosa

A．年齢と身長に対する正常体重の最低限，またはそれ以上を維持することの拒否（例：期待される体重の85％以下の体重が続くような体重減少；または成長期間中に期待される体重増加がなく，期待される体重の85％以下になる）。
B．体重が不足している場合でも，体重が増えること，または肥満することに対する強い恐怖。
C．自分の身体の重さまたは体型を感じる感じ方の障害；自己評価に対する体重や体型の過剰な影響，または現在の低体重の重大さの否認。
D．初潮後の女性の場合は，無月経，つまり月経周期が連続して少なくとも3回欠如する（エストロゲンなどのホルモン投与後にのみ月経が起きている場合，その女性は無月経とみなされる）。

制限型
むちゃ食い／排出型

BMI 20までを正常とするとその85％はBMI 17であるが，BMI 17前後が，月経不順や骨塩減少をきたす線とも一致し，これ以下では不健康と考えられる。ただし，元々の体重が過体重だった場合は，BMIが20でもかなりの体重減という場合もあり，同じBMIでも，体重減少のスピードが早ければ，身体へのダメージはより大きいため，「危険な体重」を絶対値で一律に示すことは難しい。学童期については，成人と違って，身長が伸びなかったり体重が横ばいなのは不自然であり，このような場合は，身体疾患を除けば，体重を増やさない努力がなされているか持続的な食欲低下があると見るべきであろう。体重が減少していたらより病的である。子どもは体脂肪が少ないので，成人より「不要な体重」は少なく，体重減少の影響はより深刻である。子どもにもKaup指数やRohrer指数等BMIの考え方に準じた指数はあるが，1回の測定による数字で正常異常と決めるのではなく，年齢に応じた身長と体重の関係からどれくらい外れているか，また，継時的にどう変化しているか等を見ることが重要である。D項目は，月経に関する項目で，学童期に発症すれば初潮が遅れ，思春期発症例では，月経が不規則になったり止まったりする。男子や初潮前の女児の場合は，「生理が不規則になって本人も家族もやせの深刻さに気付く」という病気発見法がないために，症状が見過ごされる場合もあることに注意が必要である。

B項目は，実際にはやせているのに体重が増えることに恐怖を示す肥満恐怖という症状である。「太ると嫌」という考えを持った子どもでは，成長に伴う自然の体重増も受け入れられないことがある。C項目も心理面の症状で，自分の身体をどう感じるかということに関する項目である。一つは，実際には低体重なのに「自分は太っている」と感じる，というもので，「ボディーイメージの障害」と言われている。近年は，次に挙げられている「自己評価に対する体重や体型の過剰な影響」つまり，体重の100 g単位の変化に一喜一憂し，例えば100 gでも体重が増えた日には，自己嫌悪で学校に行けないという症状も重視されている。この症状については，本人も何とかしたいと思っていることが多く，「体重に振り回されない生活を取り戻していこう」という目標に対して，治療関係が結びやすい。

この診断基準をすべて満たすものをDSM-IVでは神経性食欲不振症というが，診断基準をすべては満たさない部分症，サブクリニカルな層も厚い。より軽い「時々ダイエットする」レベルの層はもっと厚い。どこからが病的かは判断が難しいが，C項目に示された「体重が少しでも増えると自己評価が激しく低下する」傾向があったり，次の食事で何を食べるかの心配，食べてしまったもののカロリーの心配，などで頭が一杯で日常生活が影響を受けていたら，相談をした方がよいだろう。

診断基準に挙げられていない症状にもさまざまなものがあるが，例えば「過活動」「運動強迫」と言われる症状がある。この症状はやせはじめの時期に見られることが多いが，体重が著しく低下し，体力も低下しているはずなのに動き回り，時には本格的なトレーニングなどをしてしまうものである。「やせているのに頑張っていて感心だ」という態度ではなく，症状として対処する必要がある。

神経性大食症の診断基準を表2に示したが，診断基準を満たす症例は，学童期ではあまり多くはなく，高校生くらいから増え始める。神経性大食

表2　神経性大食症の診断基準（DSM-IV[1]）

神経性大食症（過食症）Bulimia Nervosa

A．むちゃ食いのエピソードの繰り返し．むちゃ食いのエピソードは以下の2つによって特徴づけられる．
（1）他とはっきり区別される時間の間に（例：1日の何時でも2時間以内の間），ほとんどの人が同じような時間に同じような環境で食べる量よりも明らかに多い食物を食べること．
（2）そのエピソードの間は，食べることを制御できないという感覚（例：食べるのを止めることができない，または何をどれほど多く食べているかを制御できないという感じ）．
B．体重の増加を防ぐために不適切な代償行動を繰り返す，例えば，自己誘発性嘔吐；下剤，利尿剤，浣腸，またはその他の薬剤の誤った使用；絶食；または過剰な運動．
C．むちゃ食いおよび不適切な代償行動はともに平均して，少なくとも3カ月間にわたって週2回起こっている．
D．自己評価は，体型および体重の影響を過剰に受けている．
E．障害は神経性無食欲症のエピソード期間中にのみ起こるものではない．

排出型
非排出型

症を持つもののうち，治療を受けているのは約1/10というオランダからの報告があるが[7]，日本でも症状を持っていても誰にも相談していない人が多い．これは，治療機関の少なさなどの外的要因にもよるが，「病気である自分，自分の中のあまり見たくない部分を自分で認められるか」という心の問題でもある．治療を求めてきた患者さんには，病気であると判断し，受け入れている点をまず評価する必要がある．

2 学童期の特徴

思春期症例の病理は，「教科書的」であることが多いが，患者さんの年齢が低いと若干病像が異なる場合がある．例えば，「やせ願望」が病前にさほど目立たず，「食べるとおなかが痛い」などの心身症的訴えが目立つ例も少なくない．一方，「食」というのは，子どもの中できわめて重要な機能であることを反映して，食に問題はあるが摂食障害ではない疾患との鑑別が必要な場合がある．Bryan-Waughらは，英国の彼女らの摂食障害専門外来において，受診者の25％が，神経性食欲不振症でも神経性大食症でも特定不能の摂食障害でもなかったことを報告し[2]，food avoidance emotional disorder（FAED：食物回避情緒障害），pervasive refusal syndrome（広汎性拒否症）などを鑑別すべき疾患として挙げている[2,3]．FAEDという診断名は他の国では広く用いられているわけではないが，食物回避と抑うつ傾向が見られるものである[6]．DSM-IVでいうと，神経性食欲不振症と気分障害（大うつ病あるいは気分変調症）の部分症状の合併のような病状と考えられている．広汎性拒否症というのもあまり広く用いられている疾患名ではないが，食だけでなく，水分摂取，歩行，会話等多くの機能について拒否的になるもので，Laskらは，家庭内で性的虐待が行われている症例があることに注意を促している[8]．このようなケースは摂食障害というよりは，トラウマ関連の病態とみなすべきであろう．これらの診断名を日本で使用するかどうかは別として，食がスムーズでない子どもたちがすべて「摂食障害」ではないことには留意しておく必要がある．神経性食欲不振症でも「やせ願望」が強くない場合もあると上で述べたが，この病院からの報告では，群として比較すると，早期（初潮前）発症の神経性食欲不振症は，食物回避情緒障害等その他の群とは，食制限，身体像への懸念の強さで区別されるという[4]．「やせ願望」でなくても，体型へのこだわりやとらわれが強いものは，摂食障害の範疇と考えて治療した方がよいであろう．参考までに，Laskらの病院で，初潮前の子どもの摂食障害に使用されている神経性食欲不振症の診断基準（Great Ormond Street criteria）は次の通りである[4]．

1）断固とした（determined）体重減少（例えば，食物回避，自己誘発性嘔吐，過剰な運動，下剤乱用による）．
2）体型や体重に関する歪んだ認識．
3）体型や体重についての病的とらわれ．

以上のような病理とは別に，すでに発達上の問題や性格の偏りを持った子どもに，思春期以降に神経性食欲不振症が現れる場合もあることをRastam，Gillbergらは示している[5,12]．特に，強

迫性性格の中で対人関係に問題のあるタイプと高機能自閉症が重要であるという。神経性食欲不振症には，思春期の葛藤や家庭環境が原因で発症するというイメージがあるが，中にはこのように，すでに対人関係や言語による情緒の表出に幼少時から極端な困難がある場合もある。このような発達上の問題がある場合は，ない場合と同じような精神療法や家族療法にはあまり反応しないことが多く，食事指導など，より具体的な指導を重視するような治療上の工夫が必要である。

II 症例——中学生の神経性食欲不振症例

治療について述べる前に，神経性食欲不振症の症例を示しておきたい。症例は典型的な症状を盛り込んだ架空の症例である。

1 症状と経過

Aさんは，中学校1年生の女子で，現在13歳である。ある女子一貫校の幼稚園に入園して以来，ずっとその学校に通っている。2歳上の姉も幼稚園から別の女子校付属に通い，現在もその学校の中学校に在学中である。父親は，仕事や対人関係上の悩みを抱えているが，親族の中で一番学歴が高く，そのことが誇りである。高卒の母親は，子どもの勉強ができなければ自分のせい，と言われている気がして過敏になり，姉もAさんも，2歳くらいから幼児教室に通わせた。姉は，好き嫌いがはっきりしていて，気に入らない教科の宿題はしないなどの態度があり，母親を悩ませた。しかし，成績は良く，友人も多かったため，学校ではそれほど問題視されることはなかった。母親は，姉の学校の保護者との付き合いの中で，学歴や裕福さを見て劣等感を持つことが多かった。Aさんは，小さい頃から大人しく，一人で遊ばせておいても不満を言わないため，母親が家事や姉の宿題の手伝いにかかりっきりになっている間，気がつくと何時間も一人で遊んでいることがよくあった。Aさんが小学校高学年になった頃，Aさんの成績の悪さが学校で指摘されるようになった。担任から基本的な学力がきちんとついていないのではないかという指摘を受け，母親がつきっきりで勉強を見るようになった。それでもあまり勉強は進まず，ある日，父親に，「頭が悪い子はこの家にいる資格がない」と言われてこわくなり，夜中まで勉強するようになった。そのうちに，食事をする時間ももったいないような焦った気持ちがするようになり，ほんの一口食べただけでテーブルを離れるようになった。おやつも少ししか食べなくなったため，体重が4kgほど減少した。さすがに母親は勉強を控えさせ，食べやすいものを作るなど工夫をしたが，Aさんは，母親に対して拒否的になっていった。父親は心配はしたが，精神力が弱いから勉強も身体もコントロールできないんだ，とAさんを叱責することも多かった。Aさんは，勉強や食べ物のことで頭が一杯で気持ちが安らぐ時がなく，困っていたが，誰にもそれを伝えられなかった。少しでも油っこいものを食べると吐き気がするようになってしまい，体重はさらに落ちた。母親からの相談を受けた担任が養護教諭に相談し，養護教諭が本人から話を聞いた。食べ過ぎて頭がボーっとしないような食べ方の規則を決めていること，元々もう少し背は伸びて欲しいと思っていて，どんどんやせるつもりではなかったのに，今となっては体重が増えるのが怖いことなどを語った。母親を心配させたり怒らせたりすることをAさんは心配していたが，健康でないことはもう母親も承知しているはずであること，専門家の手も借りる相談をした方が良いと思うこと，誰が悪いかという問題ではないことなどを説明し，まず学校で本人と母親に話を聞く時間を設定した。

2 この症例の特徴

初潮前の神経性食欲不振症の症例である。1970年代にMinuchin[9]が神経性食欲不振症患者の家族の特徴とした「纏綿状態」も見られる。纏綿(enmeshment)というのは，糸が複雑に絡み合った状態のことである。この特徴を持った家族では，自分のために食べるのか母親のために食べるのか，誰のために勉強するのか等，「人のため」という思いが先行して主体がわからなくなりやすい。このような傾向を持つ家庭は少なくないので，

必ずしも摂食障害に特殊な問題ではないという意見もある。しかし，自分の感情を自分のものとして把握する，それを言葉で表現するというのは摂食障害の治療上はとても重要なテーマであり，纏綿傾向が強い家族には繰り返し指導していく必要がある。当然ながら，両親も子どもの意思を確認せずに先回りしたり押し付けたりしないよう練習をしなくてはならない。このようなテーマは，摂食障害を治すというだけでなく，思春期を経て自立していく練習ともなる。Aさんは，病前の問題として，対人関係をあまり求めず，勉強の課題等に対しても不器用な傾向がある。このような傾向や幼少時からの自己評価の低さを考えると，治療は焦らず，小さい課題を少しずつこなすような方法が良いだろう。

III 摂食障害の治療

1 治療の基本

治療の導入については症例の項で少し触れたが，実際の治療ではどのようなことを行うのであろうか。摂食障害は，身体と心の両方に症状があらわれるので，両方に対する働きかけが必要である。とはいっても，時期によっては身体のケアに重点をおくなど，緊急度に応じて治療計画を立てる必要がある。学童思春期の症例では，入院期間が長すぎると進級できない等の現実的な問題がつきまとうので，本人，家庭，学校と治療機関の間でバランスを取りながら治療を行なう必要がある。日頃から協力関係を作り，その時々の治療課題を共有しておくことが重要である。

2 身体のケア

低栄養状態が強い場合は，補液（点滴），中心静脈栄養などの医学的処置が必要なことも多い。手首の静脈等から行う補液は基本的には脱水や電解質異常を補正するものであり，「太らせるため」ではないことを本人によく説明する。衰弱が激しい時は，高カロリー液を鎖骨の下の静脈から輸液（中心静脈栄養）する。この処置は基本的には入院して行う必要がある。低栄養状態が危機的でない場合は，食事指導をしたり食事に栄養剤を補いながら，栄養状態を改善する。ある程度以上の低栄養状態の場合は入院の方がよい。家庭では極端な低カロリーしか摂取していない場合もあるので，入院後，まず通常の病院食よりはカロリーを下げたところから，食事練習を開始する。通常の病院食では味が濃すぎるとか，揚げ物だけは食べられない，など本人が強い抵抗を示すものがあれば，最初の段階では負担を軽くしながら，しかし本人の病的な嗜好に合わせ過ぎないようバランスをとりながら食事を計画する。食べ残しが多くて実際の摂取カロリーがわからないと，「○○カロリー摂取しているはずなのに体重が増えないのは，食べ残しが多いせいか，あるいはこっそり捨てたりしているのではないか？」というような疑念がスタッフにも起きやすく，治療関係を損ないかねない。カロリーを下げた食事を全量摂取できるようにし，その後少しずつカロリーアップをしていく方が良い。この方が本人の努力が目に見える形になり，自信もつきやすい。良好な治療関係を築くことができれば，本人が持っている食物に対する誤った思い込み（食べるとどんどん太る）や恐怖心（この食べ物を食べるとおなかが痛くなる）が徐々に改善される。体重増加に集中するためには，行動療法の技法も用いられている。これは，最初はベッド上安静とし，体重が○kg増えたら家族との面会を許可，次は病室内歩行許可，など体重に応じて段階的に行動範囲を広げる許可をしていくものである。以前はかなり厳格な行動療法が行われていたが，この方法では患者さんは受身的な立場に置かれ，体重は増えても自分で病識や治療に対する意欲を育てにくい問題点も指摘されている。特に，思春期以降は，治療に対して患者さん本人が主体的に関わることが重要なので，行動療法による体重増加だけに治療目標をおくのではなく，精神療法も十分行い，病気の正しい理解と治療への動機づけも行う必要がある。学童期の場合も，行動療法が懲罰的であったり，中心静脈栄養だけに頼るのではなく，本人の食べる意欲を引き出すことを目指すことが必要である。病院での食事と退院後の家庭での食事に差が大きすぎないよう家族も栄養士等と相談すると良い。

3 精神面へのアプローチ，家族へのアプローチ

　精神面での治療はどうだろうか。摂食障害について家族の構造が原因とされていた1970年代は，Minuchinら[9]のように，家族全体を治療単位とする家族療法の効果が強調された。しかし，その後，18歳以前は家族療法の効果があるがそれ以降は個人療法のほうがよいという研究が報告されたり[13]，家族に原因を求めることの問題等も指摘され，認知行動療法など基本的に個人を治療単位とする技法が発達してきた。思春期以降の個人療法としては，症例の部分でも示したように，自分の感情や意見を持ってもいいことを確認しつつそれを言葉で表現するための援助を行っていく。学童期では適宜遊戯療法なども工夫する。

　家族に対する働きかけはどうだろうか。家族が摂食障害に対して正しい知識を持つための援助がまず必要である。精神疾患の原因は複雑であり，一つに特定できることは少ないのだが，家族も患者さん本人も，「育て方」など身近に原因を求めがちである。そして，その原因を是正することが治療というふうに考え，足りなかったスキンシップを補おうとして親の方が年齢不相応に過保護的になったり，逆に自分のせいだと思って抑うつ的になるなど，治療には逆効果の反応が生じやすい。家族には，過去に原因を探さず，今日の前にある病気に対して適切な対応をすることを繰り返し伝える必要がある。また，家族には低栄養の深刻さや中心静脈栄養などの必要性などの医学的判断は理解しにくいものである。患者さんが，極度の低体重にも関わらず，「病院食は口に合わない。家に帰れば食べられる」というようなことを言って，家族が振り回されることがある。また，「食べてくれれば○○を買ってあげる」というように家族が約束してしまったりすることもあるが，これでは「拒食」が人を動かす武器のような機能を持ってしまい，正しい対応ではない。家族が病状や治療を正しく理解し，治療と敵対したり競合したりしないような働きかけが重要である。

IV　学校現場では何をなすべきか

　「ダイエット」という言葉が小学生の間でも使われるようになり，中高生では，実際に減量の努力をするものも増えている。学校では，健康診断があるので，親以上に身体の状態を客観的に把握できるのが強みである。すでに述べたように，身長や体重はその時点での数値以上に継時的変化が重要である。新入学生以外は，前年度の健康診断の結果と照合して，前年度に比べて体重が大きく低下していないか等をチェックする。これに加えて，摂食態度を問う質問紙などを使用することもできるが，質問紙の結果が効果的に活用されるためには，生徒と担任教師，また，養護教諭との間での信頼関係が必要である。ある程度以上の拒食は質問紙等を行うまでもなく，外見の変化で捉えられるが，質問紙があれば，生徒の方から質問紙にSOSを書き込んできたり，質問紙を契機に外見からはわかりにくい過食嘔吐について相談がある場合もある。このような相談が表面に出てくるためには，日頃から，保健室が，生徒の間で適切なアドバイスがもらえる場所として信頼されている必要がある。このように，早い段階で病気を発見し対応する「二次予防」が行われることがまず重要であり，「摂食障害を起こさないようにしよう」「摂食障害になっては大変だ」という一次予防のキャンペーンだけを行っていると，症状を持っている生徒がかえって相談しにくくなる場合もある。海外の先進的な学校では，保健教育の中で，「摂食障害を経験したが治療を受けてすでに回復した人」に話をしてもらうという試みもあるという。「治療の道筋」を示した上での予防の試みである点が評価される。スクールカウンセラーが面接を担当できる学校ではカウンセラーが力になれる部分も大きい。また，クラブ活動によっては厳しいダイエットを行っている部員が多い場合もあるので，このような部の顧問には摂食障害に関する正しい知識を持ってもらうようアドバイスが必要である。学校によっては，摂食障害の心配以前に，家庭で食事や健康に対する基本的な心配りが行われているかという問題や，肥満への対応の方が重要という場合もあるだろう。学校によって，集団としての生徒への取り組みのポイントは異なるにしても個別の相談についてはどのような問題

にも対応できるよう準備しておく必要があるだろう。

　医療との連携という点では，極端な体重低下がなくても，摂食障害が疑われるケースでは身体のチェックが一度は必要である[10]。中学生以下であれば，小児科，それ以上であれば，内科，心療内科で診察を受けることが望ましい。精神神経科でも採血，検尿等一般的な検査は受けることができる。身体に大きな問題がないことが確認できれば，その後の治療は，精神症状に応じて，心療内科，精神神経科，あるいは医療ではなく臨床心理士のカウンセリング等を選択する。なお，この場合も，その後の経過で身体症状が出る場合もあるので，どこか病院を決めて時々検査を受けたほうが良い。身体に問題があれば，最初から内科と精神科，あるいは内科とカウンセリングといった組み合わせで治療を始める。心療内科では身体も精神面もカバーできるが，精神的に不安定な傾向や抑うつ傾向が強ければ，精神神経科の方がよいことが多い。連携しやすいクリニック等がいくつかあれば受診を勧めやすいだろう。

　医師の治療を受けているケースでは，体育の授業を受けさせるか，修学旅行に参加可能かなど学校で判断に迷う状況も多いと思われる。このような場合は，本人と家族，学校が話し合いをし，本人と家族の了解を得て，教師あるいは養護教諭が担当医の話を聞いたり，連絡ノートのような情報交換の方法を工夫するとよい。「今は運動をしない方が良い時期」とか，「今は少し気持ちの負担はあっても行事に参加した方がよい時期」といった治療方針を，本人，家族，学校，担当医が共有しておくことが重要である。

V　おわりに——長いライフサイクルの中の学童思春期

　小中学生の神経性食欲不振症は，丁寧な身体のケアで回復していくことも多い。神経性食欲不振症を経験することで，家族が家族内の問題に気付き，その後はストレスの少ない生き方を選択することもある。一方で，高校生以上には，体重を気にかけ，ダイエット傾向と過食嘔吐症状を持ちながらもどこにも相談に行かず何年も経過しているケースが近年少なくない。これらの人々の今後の長いライフサイクルや身体的健康に対して，習慣的ダイエットや自己評価と体型の連動はどのような影響を与えるだろうか。現時点ではあまり詳細なデータはないが，不妊，産後のうつ状態，骨折，歯牙脱落等の診療の場で，治療を十分受けていない摂食障害が「発見」されることは時々ある[10,11]。治療を受けずに思春期段階を通り過ぎた人々のその後の健康については今後注意していく必要がある。体型だけに左右されない健康な自己評価を作っておくことが学童思春期の最大の課題であろう。

文　献

1　American Psychiatric Association : Diagnostic and Statistical Manual of Mental Disorders 4th Edition. Washington D.C.; APA, 1994.（高橋三郎ほか訳：DSM-IV 精神疾患の診断・統計マニュアル．医学書院，1996.）
2　Bryant-Waugh R, Lask B : Annotation : Eating disorders in children. J Child Psychol Psychiat 36; 191-202, 1995.
3　Bryant-Waugh R : Overview of the eating disorders. In : Lask B, Bryant-Waugh R (Eds.) : Anorexia Nervosa and Related Eating Disorders in Childhood and Adolescence. Hove; Psychology Press, 2000; pp.27-40.
4　Cooper PJ, Watkins B, Bryant-Waugh R, et al : The nosological status of early onset anorexia nervosa. Psychol Med 32; 873-880, 2002.
5　Gillberg C, Rastam M : Do some cases of anorexia nervosa reflect underlying autistic-like conditions? Behav Neurology 5; 27-32, 1992.
6　Higgs JF, Goodyer IM, Birth J : Anorexia nervosa and food avoidance emotional disorder. Arch Diseases Childhood 64; 346-351, 1989.
7　Hoek HW : The Distribution of eating disorders. In : Brownell KD, Fairburn CG (Eds.) : Eating Disorders and Obesity. New York; The Guilford Press, 1995; pp.207-211.
8　Lask B, Britten C, Kroll L, et al : Children with pervasive refusal. Arch Diseases Childhood 66; 866-869, 1991.
9　Minuchin S, Rosman B, Baker L : Psychosomatic Families : Anorexia Nervosa in Context. Cambridge; Harvard University Press, 1978.
10　西園文：摂食障害治療サポートガイドブック：受診の仕方，治療の理解，治療者の声．女子栄養大学出版部，2002.
11　西園マーハ文：女性のライフサイクルと摂食障害．最新精神医学 8; 103-108, 2003.
12　Rastam M : Anorexia nervosa in 51 Swedish Adolescents: Premorbid problems and comorbidity. J Am Acad Child Adolesc Psychiatry 31; 819-829, 1992.
13　Russell GF, Szumukler G, Dare C : An evaluation of family therapy in anorexia nervosa and bulimia nervosa. Arch Gen Psychiatry 44; 1047-1057, 1987.

第7章　児童思春期の境界性パーソナリティ障害と自己愛性パーソナリティ障害

松田文雄

児童思春期の精神医学的問題として，不登校，適応障害，引きこもり，対人恐怖（視線恐怖，自己視線恐怖，自己臭恐怖，赤面恐怖，醜形恐怖など），攻撃性，反社会的行動，自傷行為，希死念慮，自殺企図などがあるが，その背景に境界性パーソナリティ障害（BPD; Borderline Personality Disorder）や自己愛性パーソナリティ障害（NPD; Narcissistic Personality Disorder）が考えられることが少なくない。ここでは児童思春期のBPDとNPDについて述べることになるが，膨大な病理に関する理論と治療論があることから，その概要を限られた紙面で述べることは甚だ困難である。そこで，治療者自身が，いくつかの理論的背景を概観することが，眼前の治療対象である児童思春期の子どもの理解を深め，また病理に沿った治療的対応を模索することが，子どもを抱える器を育てることになると考えた。一方，子どもが治療者や家族とのかかわりの中に成長支持的な環境を経験し，自ら育つ環境作りに参加できるようになり，その治療的環境を利用することで，新たな経験を治療者と共有し，健康的な自己愛の成長とともに自尊心，自己価値観を育て，分離−個体化に向かうことが治療上必要であるとも考えた。以上の理由から，いくつかの論文や著訳書を引用しながら，主に診断と病理に関して以下の項目に沿って概観することとした。

I　基　準

まず，パーソナリティ障害診断の前提となる全般的診断基準（DSM-IV-TR）を表1に示す。診断基準Dに「その始まりは少なくとも青年期または成人期早期にまで遡ることができる」とあり，思春期のパーソナリティ障害診断が可能であることを示唆するが，児童期に関しては触れられていない。

II　自己愛性パーソナリティ障害（NPD）

1　理論的背景の概観

1）Freudを中心とした「自体愛」「自己愛」「対象愛」の概念について

Freudが「自己愛」（Narzißmus）という言葉を最初に使ったのは，1909年であり，自己愛を自体愛（Autoerotismus）と対象愛（object love）の中間に存在する段階と述べている。そして，自体愛について，「性欲論」では幼児性欲表出に関して，Ellis H（英国の性科学者）の用いた「自体愛的（autoerotisch）」を引用し，対象関係ではなく内部から生ずる興奮として紹介した。「自体愛」は部分対象の段階である。また，Ellisは，ナルキッソスのギリシャ神話を引用したと言われている。そして，Freudは『ナルシシズム入門』（1914）で，「ナルシシズムはP・ネッケが1899年に用いた言葉で"自分の身体を対象のように性的な快感をいだいて眺め愛撫することによって完全な満足に至る行為を表す"」と述べている。このことからFreudはナルシシズムとは性倒錯を意味するものであり，SadgerⅡを引用して同性愛者の対象選択として考えた。一方「理想自我」（Idealich）にあてはまるものが，幼時の「自己愛」（Selbstliebe）であると述べている。理想自我は乳幼児的な自己愛であり，幼児的な全能感をもった心像である。そして，自分自身が自己の理想であった幼時の失われたナルシシズムの代理物を「自我理想」（Ichideal）と呼んだ。さらに，

表1 パーソナリティ障害の全般的診断基準(DSM-IV-TR)

A．その人の属する文化から期待されるものより著しく偏った、内的体験および行動の持続的様式、この様式は以下の領域の2つ（または（それ以上））の領域に現れる。
 1）認知（すなわち、自己、他者、および出来事を知覚し解釈する仕方）
 2）感情性（すなわち、情動反応の範囲、強さ、不安定性および適切さ）
 3）対人関係機能
 4）衝動の制御
B．その持続的様式は柔軟性がなく、個人的および社会的状況の幅広い範囲に広がってる。
C．その持続的な様式が、臨床的に著しい苦痛、または社会的、職業的、または他の重要な領域における機能の障害を引き起こしている。
D．その様式は、長期間続いており、その始まりは少なくとも青年期または成人期早期までさかのぼることができる。
E．その持続的様式は、他の精神疾患の現れ、またはその結果ではうまく説明されない。
F．その持続様式は、物質（例：乱用薬物、投薬）または一般身体疾患（例：頭部外傷）の直接的な生理学的作用によるものではない。

「『赤ん坊陛下』として、子どもは両親のかなえられなかった夢（願望）を実現すべきであり、父親の代わりに偉人や英雄となり、母親の夢を償うためには王子を夫にしなければならない。……きわめて子どもっぽい両親の愛情は、両親の再生したナルシシズム以外のなにものでもなく、それは対象愛へと変化することによってかつての本質をまごうことなくあらわにするのである」と述べている。

部分対象としての自体愛から自己愛という全体対象へ、そして対象愛への発達段階が考えられるが、一方で対象関係論では、自体愛の段階ですでに対象関係が存在しているという考えがある。例えば、Balint Mは、乳児は初めから対象と関係し、見返りのない愛情を与えてくれる対象を一次性対象（primary object）と言い、その破綻の結果自己愛あるいは対象愛に至ると考えた。

「ナルシシズム」と「自己愛」に関して、Freudは、「自伝的に記述されたパラノイヤの一症例に関する精神分析的考察」で、「リビドー発達史における一段階、すなわち自体愛から対象愛に発達する途上で経過される一段階を明らかにした。これは自己愛（引用者注：Selbstliebe→ナルシシスムス→ナルシシズムと名称変更してい

る）と名づけられた。……自己愛とは……いまだ対象選択の変化が起こらず、その変化に先立ってまず自己自身、すなわち自己の身体そのものを愛情対象としている状態をいうのである」と述べている。そして、「自体愛と対象愛を媒介するような中間的な段階状態を意味するが、正常な場合でも欠くべからざるものであろう。……同性愛的対象選択を経て異性愛に至るのである自己愛のうちかなりの部分が、後の発達段階として残存していくらしい」と述べている。

さらに、『ナルシシズム入門』では、Freudは愛情対象の選択について、依存対象を性的対象とし、愛情対象を母親を原型として選ぶ「依託的対象選択（anaclitic object choice）」と、自分自身を愛情対象とし、自己を原型として選ぶ「自己愛型対象選択（narcissistic object choice）」を区別した。自己愛型対象選択としては、①現在の自分（自己自身）、②過去の自分、③そうなりたい自分（理想自我から自我理想へ）、④自己自身の一部であった人物などがあり、依託的対象選択としては、①養育してくれる女性、②保護してくれる男性およびこれらから発する一連の代理的人物と述べている。この点に関して、Sullivan HSやBlos Pは、青年期には、自己愛型対象選択による友達選択が重要であると考えた。

また、Freudによる経済論的な自己愛の概念として、外界の対象から対象リビドーを撤収し自我への備給増大（自我リビドーの増大）として理解した。そして、対象関係が生じる以前の対象のない自己愛を一次的自己愛（primary narcissism）とし、統合失調症における外界の対象表象からのリビドー撤収は二次的自己愛（secondary narcissism）の状態への退行現象として理解した。

2）ギリシャ神話「エコーとナルキッソス」

ここで、「エコーとナルキッソス」（『ギリシャ・ローマ神話』ブルフィンチ作、野上弥生子訳、1978、岩波文庫）から一部抜粋して紹介する。（　）内は著者の注釈である。

エコー（こだま、山の精）は、森や小山が好きな美しいニンペ（妖精）でした。ヘラ（最高女神）はおっと（ゼウス）がニンペ達の中に交じって戯れてはいないかと探しに出た時、

エコーは自分の話でニンペ達が逃げてしまうまでヘラを引き留めておこうと考えましたが，ヘラはそれを見破り，エコーに対して宣告をしました。「私をだましたその舌をお前は以後使うことはなりません。しかしお前の好きなこたえ（反響言語）だけには使ってもよろしいが，初めにお前の方から話し出すことは決してなりません」。そしてある日，エコーはナルキッソスと呼ぶ美しい青年を見かけましたが話しかけることはできません。……同じ言葉を答えながら，ナルキッソスの前に現れ，飛びつこうとしました。そしたら青年は飛び退き「離して下さい，お前なんぞに連れ添うより死んだ方がましだ」と叫び，エコーは「連れ添うてください」と申しましたけど，結局エコーはナルキッソスに見捨てられ，彼女の形は悲しみのために消えていき，肉体は萎縮しました（ナルキッソスに誤って殺されたという話もある）。声だけ残ったエコーは今もなお呼びかけるとこたえをします。ナルキッソスはエコーの他にも残酷に騙しました。そこで同じように片思いをしたおとめが祈願をかけました。ナルキッソスに物の恋しいということを思い知らせてやりたい，そしてその愛情に報いられないようにさせて欲しいというものでした。復讐の女神は承諾しました。あるところに清らかな泉がありました。ナルキッソスは水を飲もうとして，池の水面に映った自分を見て美しい水の精だと思いました。我が身を恋するようになり，唇を寄せたり，水に腕を差し入れて愛する人を抱こうとすると逃げてしまいます。寝食を忘れて泉のほとりをさまよいました。自分は嫌われるはずがない，手をさしのべれば手をさしのべ，笑いかけると笑顔を返す，手招きすると手招きを返してくるではないかと思いました。とうとう胸の焔となって身を燃やしました。勇気も失せ，美しさも無くなり，やせ衰えて死んでしまいました。三途の川を通る時に水の中の自分の影を捕らえようとして舟から落ちました。どこにも死体が見つからず，そこに花がありました。その花にナルキッソス（水仙，麻痺させる，自己愛）という名前をつけたそうです。

　この物語を理解するためには，いくつかの追加すべき事柄がある。ナルキッソスは河の神ケーピーソスを父親とし，水のニンペ（妖精）レイリオペーを母親として生まれた。そして，両親は，予言者テイレアーシスに子どもの将来を予言してもらった。テイレアーシスは「ナルキッソスが自己を知らなければ長生きするだろう」というものであった。そして，ナルキッソスは，水面に映った自分の姿を，ディニオーソスかアポロンと思っていたが，やがて自分の姿だと分かっていながらも恋をしたということである。この物語に関する見解は種々あるが，1つは自己を知ることの功罪である。自己愛に直面することの苦悩を越えることに対象愛があるという観点がある。そして，エコーは「鏡」という意味を持ち，同様にナルキッソスの見た水面も「鏡」と考えることによって，echoing（響き返し）と mirroring（映し返し）の話と見ることもできるが，一方では自己愛型対象選択の悲劇と考えることもできる。

3）Kohut

　Kohut H は，Freud の自体愛→自己愛→対象愛という発達に対し，もう一つの発達を提唱した。それは，自体愛→自己愛→健康的に成長した自己愛という考えであり，自己愛は対象愛とともに発達するという考えである。すなわち，正常（健康）な自己愛の発達という観点を提唱した。そして，子どもの精神発達において，正常な誇大自己は「映し返し（mirroring）」（共感的な反応）を通して発達するが，母親の映し返し機能の欠損（顕示的誇大自己に対する共感の欠如）が誇大自己の映し返しを希求するようになると考えた。そして，BPD のなかで神経症側の「境界例」が NPD と述べた。「精神病と境界例を一方の極とし，神経症と性格障害を他方の極とした場合，NPD はその中間に位置する」と記載。分析場面における自己対象転移（鏡転移および理想化転移）を NPD 診断の絶対条件と考えた。

4）Kernberg

　Kernberg O は，自己愛を分類し，正常な自己愛（成人の自己愛，幼児の自己愛）と病的自己愛（自己愛型対象選択，誇大自己）に分類できると考えた。病的自己愛の1つは，Freud によって記述された「自己愛型対象選択」である。幼児的自己表象が対象に投影され，患者の自己は対象とみなされ，同性愛の症例によくみられるという。もう一つは病的誇大自己の存在である。そして，病的自己愛の高機能水準は，表面的にはよい適応を示しながら一方では慢性的虚無感や退屈さを感じ，賞賛を求める。そして，他者に対する直感的理解や共感する能力が損なわれている状態である。長期的に見ると表面的で逃避的であるが，神経症症状が出現しない限り治療を求めない。低機能水準では，BPD の特徴（衝動コントロールの欠如，不安耐性の欠如，昇華能力の重度の障害，激情・慢性的怒り，妄想様歪曲など）が認められる。したがって，自己愛病理の低機能水準と境界性パーソナリティ障害の鑑別診断が必要となる。Kernberg の理論では，「NPD は，境界例の亜型

であり，境界例と同じパーソナリティ・オーガナイゼイションをもつ」と考え，分裂，否認，投影性同一視，万能感，原始的同一化など，境界例と同じ防衛機構があり，両者を区別するものは「病的自己愛」であるとした。病的自己愛の起源は自己-対象の分化期と融和した自己および対象が内在化される時期の狭間（生後15～30カ月）にあり，何らかの理由（遺伝的素因，生物学的要素，父母の態度，環境など）によって阻害されることによると述べている。そして，口唇期の葛藤が未解決のまま持ち越されると，原始的な口唇期サディズムの外界への投影によって起こる恐怖，憎しみ，怒り，羨望といった耐え難い対人関係の現実から自己を守るために，現実自己，理想自己，理想対象の三者が融合を起こし，病的な誇大自己を形成するとしている。そして，NPDと反社会的パーソナリティ障害の間に「悪性の自己愛」を位置づけている。悪性の自己愛では，NPDの特徴，反社会的行動，攻撃性とサディズム，被害妄想様観念などを認める。しかし，他者への関心，誠実さ，罪悪感などは有しているというものである。

5）Adler

Adler Gは，境界性パーソナリティ障害の治療経過中にNPDの特徴を呈することがあるという。すなわちNPDスペクトラムとしてのBPDの存在である。Adlerは，「境界例は，発達的にみて，NPDと関連している。境界例の患者は治療が進むと，診断的にNPD様の機能や能力を獲得する場合がある」と述べた。また，病理の深さを計る指標として，自己の融和性（自己の断片化の起こり易さ），自己対象転移の安定性（NPDで高く境界例で低い），成熟した孤独（喚起記憶が境界例の方が脆弱）の3点をあげた。喚起記憶とは，自分を慰め支えてくれる人の記憶，内的対象である。

6）Reich

Reich Wは，「性格分析」のなかで，「性格の鎧」を防衛として述べているが，外界との交渉手段の役目を果たす"裂け目（gaps in the armor）"を通してリビドーが外界に送り出されるという。この，対象リビドーが自己愛的リビドーに絶え間なく転換されることによって性格の鎧は強化され硬化していくと述べた。

7）Masterson

Masterson JFは，「BPDとNPDは外見上コインの表と裏のように正反対のように見える。BPDでは自己へのリビドー投資が不足しており，NPDでは少なくとも外見上は自己へのリビドー投資が大げさで，病的なまでに過度である」と述べている。また，NPDの臨床像として，誇大性（grandiosity），過度な自己関与（self investment），他者からの賞賛や承認の追求，他者への関心，共感の欠如があることを指摘した。また，自己の行為のすべてに完璧さを求め，富，権力，美を追究し，誇大な自己を鏡のように写し，自己の誇大性を賞賛してくれる他者を見出したいという衝動に，絶えず駆られているように見える。そして，この防衛的な外見の根底には，激しい羨望を伴った空虚感と怒りの感情が潜んでいると述べている。

8）自己愛性パーソナリティ障害の分類について

Mastersonは，NPDを，社会機能から以下の3つのレベルに分類した。①才能あるいは技能によって成功し，表面的にはうまく適応している患者。このような患者は，神経症の症状や性的障害または対象関係の障害などのために精神療法を求めにくい。②対象関係に重大な障害を持つ患者。彼らは神経症の症状や性的問題の一方あるいはその両方を伴っていることが多い。③境界例レベルで機能している自我の脆弱な患者，である。さらにMastersonは，NPDを防衛のタイプから3型に分類した。①露出型（誇大自己に最大限の投資をすることによって他者からの感心や敬服を希求するタイプであり，高・中・低レベルがある），②隠れ型（対象の理想化された万能性と完璧さの輝きに浴することで誇大性が満たされるタイプであり，高・中・低レベルがある），③価値下げ型（基盤にある残虐で攻撃的な単位を投影して行動化するタイプ）である。そして，露出タイプと隠れ型が主要な防衛であり，この2つにタイプには治療者の介入は可能であるが，価値下げ型では，価値のない自己を治療者に投影し価値を引き下

げ，激しく攻撃するために治療的対応が困難になる。

Meissner W は，以下のように NPD の分類を試みた。①男根期自己愛型（phallic-narcissistic），②ノーベル賞自己愛型（Nobel-prize nacissistic），③他者操縦型（manipulatory）あるいは精神病質型（psychopathic），④不満を訴え，しがみつく，要求がましい型（needy, clinging and demanding）である。この分類に対し，Masterson は「引き出し型ナルシスト（closet narcissist）」を付け加える必要があると述べた。特徴としては，臆病ではにかみやで，抑圧され無力であるように見せながら，治療中に誇大自己を現すタイプである。また，Rosenfeld H は，NPD を「thick skin（鈍感型）」と「thin skin（過敏型）」タイプに分類し，Gabbard G は「the oblivious narcissist（鈍感型）」と「the hypervigilant narcissist（過敏型）」に分類した。Cooper AM は，DSM-IV は NPD の特徴として，Kernberg の攻撃的で顕在的な表現形を中心に挙げているが，潜在型（一見内向的で抑制的で病的自己愛が目立たないタイプ）については診断基準として不十分であると言及している。この点については下位分類も含めて今後検討されるものと思われる。また，Gersten SP は，1型（誇大的タイプ）と2型（脆弱タイプ）に分類している。

9）Mahler の分離－個体化期と NPD の関係について

Masterson は，Mahler M の発達理論から，「分離－個体化期における練習期（practicing period）には，『現実』の対象と目的に対してだけではなく，子ども自身の機能および身体に対して旺盛な自己愛投資を行い，フラストレーション耐性が高い時期でもある。しかし，再接近期では認識能力が発達し，移動運動は習熟するが，フラストレーション耐性は低下し，母親の存在を気にするようになる。次第に誇大感と万能感を失い，世界を自分が自由に利用できるというよりも，自力で対処すべきものであることがわかり始める。したがって分離不安は増大する。……NPD では再接近期以前の『世界は自分が自由に利用でき，自分を中心に回っているという幻想が維持されている。そして，対象表象が自己表象の構成部分であるかのように行動する』のである。この幻想を防衛するために，自己愛的な誇大自己に適合しないまたは共鳴しない現実の知覚を回避し，否認し，過小評価することによって封印しなければならない。この固着は，おそらく生まれと育ちのスペクトル（nature-nurture spectrum）に由来するものであろう。育ちの部分では，NPD の母親の中には，情緒が冷やかで利己的に他人を利用する人がいる。そして，母親自身の完全主義的な情緒的欲求を正当化するために子どもを型にはめ込み，子どもの分離－個体化を無視する。そして子どもの真の個体化欲求は，母親の理想化投影（idealizing projection）に子どもが共鳴するにつれて損なわれていく。そして，子どもが母親の子どもに対する理想化に同一化すると子どもの誇大自己は保存される。その結果，母親の機能不全と自らの抑うつを知覚しないで防衛すると考えられる。一方，男の子は練習期の初期に父親とのしっかりとした同一化に転じるということがある。母親のもとで見捨てられ抑うつを経験する時に，癒し救済する手段として，母親との共生関係を父親へと転移している。この時に，父親が自己愛パーソナリティの持ち主であった場合，子どもの誇大自己は父親との同一化によって保存され，強化されて NPD が生じる。もし，再接近期に幼児の誇大感と万能感が現実と調和した後に転移が起きた場合には，NPD をもつ父親との同一化は境界例の分裂対象関係単位（split object relations unit）が形成されてから起きることになり，境界例の精神内界構造の上に自己愛型防衛が重なり，これは，BPD の自己愛型防衛の形成となり，自己愛型父親の存在が不可欠かもしれない」と論じている。

2 NPD（DSM-IV-TR）の診断基準について

表2に NPD の診断基準を示す。

DSM-IV-TR によると，NPD の 50～75％が男性であり，社会的ひきこもり，抑うつ気分，気分変調性障害，大うつ病性障害，神経性無食欲症，物質関連障害，他のパーソナリティ障害などを合

表2　NPDの診断基準

自己愛性パーソナリティ障害は，誇大性（空想または行動における），賞賛されたいという欲求，共感の欠如の広範な様式で，成人期早期までに始まり，種々の状況で明らかになる。以下のうち5つ（またはそれ以上）によって示される。
1）自己の重要性に関する誇大な感覚（例：業績や才能を誇張する，十分な業績がないにもかかわらず優れていると認められることを期待する）。
2）限りない成功，権力，才気，美しさ，あるいは理想的な愛の空想にとらわれている。
3）自分が"特別"であり，独特であり，他の特別なまたは地位の高い人達に（または施設で）しか理解されない，または関係があるべきだ，と信じている。
4）過剰な賞賛を求める。
5）特権意識，つまり，特別有利な取り計らい，または自分の期待に自動的に従うことを理由なく期待する。
6）対人関係で相手を不当に利用する。つまり，自分自身の目的を達成するために他人を利用する。
7）共感の欠如：他人の気持ちおよび欲求を認識しようとしない，またはそれに気づこうとしない。
8）しばしば他人に嫉妬する，または他人が自分に嫉妬していると思い込む。
9）尊大で傲慢な行動，または態度。

併する。そして，有病率は1％未満であり，境界性パーソナリティ障害との鑑別は，特有の誇大性があり，自己像が比較的安定していること，自己破壊性，衝動性，見捨てられ不安が比較的軽度であることから区別される。また，多くの非常に成功した人が自己愛パーソナリティを示すことがあり，その場合，柔軟性を欠き，不適応的で持続的であり，著しい機能障害や主観的苦痛をきたしている場合にNPDといえる。

3 児童期から思春期のNPD

Bleiberg EはNPDの子どもは学童期までの早熟な性格構造の固定であると述べている。したがって，新しい機能を統合する柔軟性に問題があり，不適応を起こすという。Kernberg PFは，子どもの自己愛について以下のように言及した。子どもの正常な自己愛は，年齢相応の幻想，要求，愛着を有し，依存欲求と自律欲求を認識し，依存することができ，全能感と現実との間で情緒的発達が阻害されない。しかし，病的自己愛では，誇大的な錯覚を維持することが必要であり，依存することができず，情緒的発達が阻害される。また，病的自己愛では，特権意識から嘘や反社会的な行動につながることがある。そして，努力の報酬は賞賛であり，自らの満足を得るためではない。病的自己愛の臨床的特徴としては，知的に優れているが学業成績は良い場合もあれば悪い場合もあり，常に中心的存在であろうとし真の友情関係は困難となる。そして共感能力に欠け仲間を操作し，集団の中で誇大自己を満足させ，自己愛対象となる人気のある友人を選ぶか，反対に人気のない明らかに劣っている友人を選ぶ。その劣っている友人は選ばれたことに感謝し精神的な下僕となる。また，見つめられることに対する嫌悪感を示し，その背景として誇大性に対する防衛や依存への否認がある。分離不安は注目と賞賛の希求や自己満足しているという誇大性の影に隠れている。そして，遊びにおいては，原始的な攻撃性が露呈する。

4 症例：10歳男児，NPD

小柄で痩身，成績優秀であり利発そうな男児であるが，苦手な体操のことでいじめに遭い，疎外感と抑うつ感，登校渋りが出現した。小さい頃から特に父親によって努力と成果を賞賛され，自らも自分は特別で同級生から一目置かれる存在として意識していた。クラス委員になり，強引な方法に同級生が反発したことがいじめの誘因になっているようであった。特別意識，傲慢とも取れる言動や共感性の乏しさ，理想的な未来に対する空想，常に賞賛を求めることなどから，自己愛性パーソナリティ障害と診断した。治療者や先輩を理想化し自己愛対象とし，当初は情緒的にも安定していたが，次第に将来に対する自信のなさを訴え，抑うつ的となっていった。治療者はちっぽけな存在になった気持ちに共感しながら，一貫して個体化と自己活性化に向けて援助した。男児は，ボールを使ったゲームを通して治療者との勝ち負けを経験しながら，次第にあるがままの自分を受け容れ，半年ごとに成長を報告し，18歳で治療関係を卒業した。

III　境界性パーソナリティ障害（BPD）

1 病因論について

1) Kernberg

Kernberg OF（1988）は，病因として生物学的要因としての遺伝的背景と攻撃的気質の過剰との組み合わせを考え，母親との相互関係はさほど重要ではないという見解である。また，重症の人格障害の最も重要な原因は，深刻で慢性的な外傷的経験であり，身体的もしくは性的虐待，および著しい愛情剥奪，深刻な無視などがあげられると述べた。したがって治療的に Kernberg は攻撃性の徹底操作を強調（一方，Masterson は見捨てられ抑うつの徹底操作を重要視）する。Kernberg は患者の内的攻撃性の強さとそれによる内的対象関係の病理を境界例の病因と考えており，環境要因は重要視していない。乳児の内界には「よい」（欲求充足的）関係単位と「悪い」（欲求挫折的）関係単位とが分裂して存在するとしている。そして生物学的にあるいは強いフラストレーションによって攻撃性が強いために「悪い」関係単位が優勢となり「よい」関係単位を汚染してしまう恐れがある。したがってこのことが維持強化され，自己の一貫性の障害，超自我の統合の失敗といった内的対象関係の病理が固定してしまうと考えた。

2) Masterson

Masterson は，Kernberg よりも環境要因を重視している。Masterson は，「BPD は，素質，養育，運命という3つの局面がある。……子どもの個体化しつつある自己の芽生えに対し，補助し支持することのできない母親についての見解がある。例えば，子どもを虐待する母親，自分自身の見捨てられ抑うつに対する防衛として我が子の退行的態度にしがみつく母親，自らを理想化するように子どもに求める自己愛的母親，子どもとの親密さに絶えられず引き下がる母親，子どもを無視する母親，自分を満足させるための道具として子どもを利用する母親，子どもの依存に耐えられず，未熟なままに無理矢理自立を強要する母親などである。……すなわち子どもの自己活性化が母親の分離不安と見捨てられ抑うつを導くことになる」と述べている。そして，母親が子どもに芽生えつつある自己独自の個体化した側面を認め，情緒的な必要を満たし，発達を支持することが必要であり，NPD は，自我－対象関係の停止に関連する「自己感の発達停止」ととらえている。また，BPD では，感情の自発性と活発さ，自己の固有の権利を有するという感覚，自己活性化能力，自己活性化を承認し自己評価を維持すると共に辛い感情をなだめる能力，自己の持続性，かかわり，創造性，親密さや自律のための能力が損なわれている。その後，「境界例の3徴候」を「自己障害の3徴候」（境界例に限らず自己障害全てに認められるため）と呼び，"自己活性化"へ向けた患者の努力は，"分離不安と見捨てられ抑うつ"を導き，それが"防衛"（供給型部分単位 RORU '退行的でしがみつくような態度に対して愛情を供給する母親の部分対象'と同盟し，退行的，不適応的に行動していることを否認する，また，撤去型部分単位 WORU '分離－個体化に対して愛情を撤去するような母親の部分対象'と同盟し距離を取るという形での転移性行動化あるいは外的行動化）を導く。治療への参加も含めた自己活性化への努力が，撤去型部分単位と，見捨てられ抑うつの発生を早めるというものである。

3) Winnicitt

Winnicott DW の"真の自己"と"偽りの自己"について，Freud の自己理論を踏襲し，本能による部分が真の自己で，外界とのかかわりが偽りの自己にあたると思われる（Masterson は，この二分法は間違いであり，真の自己とは，個体化される過程を反映する実体として出現するのであり，本能とともに内在化される外界部分も含んでいると考えた）。また，Winnicott は，偽自己の防衛的な機能は真の自己を隠したり守ることであると考えた（Masterson は真の自己を潜在能力と考え，偽自己の防衛機能は，退行的で強迫的な行動を合理化し，偽りの同一性感覚を与え，見捨てられ抑うつを防衛するために必要な報酬型対象関係（RORU）と病的自我の同盟の持つ適応的側面の反映であるとした）。そして，Winnicott は，「ほどよい母親（good enough mother）は幼児の万能感と交流し，幼児がその万能感を表現できるように母親が手助けすることによって，幼児の自我に強さが与えられ，真の自己が活動し始める。す

なわち，分離－個体化の方向へ母親が報酬や賞賛を与えれば真の自己は活動し始めるのである。真の自己は自己主張を通して成長・発展し，母親の鏡像化（mirroring）と適切な応答によって促進される。一方，見捨てられ抑うつ（真の自己を発達させようとする努力によって生じた抑うつ）に対して退行的な防衛をする適応機能を合理化しようとして，子どもは偽自己を発達させる」と述べている。

4）Adler

Adler G は，「BPD の脆弱性について，愛情対象の恒常性や再生記憶能力の獲得が不充分であり特定のストレス状態において再認記憶あるいはそれ以前への退行的喪失にあり，内的な慰めてくれる対象の喪失を実感させることになり，一人で居ることの耐え切れなさを再度体験することになる」と述べている。その脆弱性の原因として，①分離－個体化期における共感的養育の失敗，②支え対象または抱える環境の失敗，③ほどよい養育の相対的不適切さあるいは崩壊，④生後2年目におけるほどよい養育の慢性的失敗，⑤短期の外傷的分離などをあげた。そして，最も主要な体験は，空虚感，さらには自分が消滅してしまうのではないかという激しい不安（消滅パニック）であるという。したがって，抱え慰めてくれる存在の取り入れが十分でないことが問題であり，葛藤以前の状態であり，乳幼児期に患者が処理しかねる体験を母親が抱え慰める機能（自己対象機能）を発達させることができなかったことを重要視した。すなわち養育環境（母親）の病因を考えたのである。喚起記憶の獲得によって持続的に利用できる対象表象が形成され，抱え慰める機能を果たせるようになる。境界例では外的対象に依存して心理的安定を保つ，これを Adler は「自己対象」と呼んだ（この自己対象は Kohut によると，NPD の場合，他者が自己対象機能を果たし，自尊心維持のために必要とされると理解された）。

5）Gunderson

Gunderson JG は，養育者との初期の関係に一貫性が無く不安定であると「慰めの取り入れ物が生じない」とし，不安定な愛着が認められると述べた。そして，一人でいることへの不耐性がすべての「境界例患者」に主要な特徴であり，慰め対象の内在化を促進することが必要であると述べた。また，パーソナリティ障害のスペクトラムの1つとしてのボーダーラインとして，境界人格構造という用語を存続させるより重篤なパーソナリティ障害という用語を用いる方が混乱が少ないと述べている。

6）Hartmann

Hartmann E は，複雑性外傷後症候群（complicated posttraumatic syndrome）として概念化した。さらに，BPD と身体化障害，解離性同一性障害の3つを複雑性外傷後症候群の亜型と考えた。

7）生物学的脆弱性について

Masterson は，「子ども側にも素質として，個体化の促進に少しの援助しか必要としない場合と多大な援助を必要とする場合，あるいは援助を活用できない場合もあり，運命というべきタイミングで，分離－個体化の最中に母親が病気になったり，母親から引き離される事態に遭遇することもある」と述べている。また，生物学的脆弱性についての研究に関して以下の①から⑥の論文を紹介している。

①Vela R（1996）は，生物学的に情緒調節装置に問題があると，環境要因によらないとし，虐待などにより情緒調節装置が破壊されることも要因であるとした。②Oldham J（1996）は，遺伝的な感受性があり，精神的脆弱性に影響する環境要因を主張した。③Paris J（1996）は，複数の危険因子（生物学的因子，心理学的，社会的な因子）を示唆した。④Trestment R（1996）は，生物学的脆弱性を重視し，環境的な影響ではなく発病すると述べた。⑤Siever L（1996）は，精神生物学的脆弱性（気質的傾向）として，情緒不安定と衝動的攻撃性の2つがあると述べた。⑥Linehan M（1996）は，生物学的要因（遺伝，子宮内要因，脳器質的に影響する発達初期の外傷など）と環境的要因があると述べた。⑦その他 BPD の生物学的研究として，A）セロトニン仮説（TPH（tryptophan hydroxylase）遺伝子と攻撃性・衝動

性が関連，5-HTT（5HT再取り込みに関与）との関連，髄液中5-HIAA低値と自殺企図，衝動性との関連，フェンフルラミン投与と衝動性が相関など），B）画像研究（MRIによる前頭葉の体積の減少，フェンフルラミン投与後の右前頭葉前部皮質内側・眼窩部ほかの代謝低下，衝動性と右前頭葉前部皮質におけるセロトニンの機能異常など），C）脳波研究（徐波の増加と関係，棘波と衝動性に相関，棘・徐波と対人関係に相関，レムの短縮と関係など），さまざまな研究がある。

2 BPDの診断について

DSM-IV-TRによるBPDの診断基準を表3に示す。

DSM-IV-TRによると，合併が多いI軸障害は，気分障害，物質関連障害，摂食障害（特に大食症），外傷後ストレス障害，注意欠陥／多動性障害であり，II軸としては他のパーソナリティ障害などである。また，女性が75％，有病率は約2％，パーソナリティ障害の30～60％であり，家族内発病率は，生物学的第1度親族には約5倍多い。

Mastersonによる診断基準

Mastersonは，DSM-IVによる診断について，何らかの理論に準拠したものではなく，症状（確認可能な現象）をもとに作成されたものとしている。したがって，あらゆる理論の検証に利用可能であるとも述べている。問題点としては，最も過渡的で一時的なものをもとに診断を下すことになり，低機能水準に大きな比重が置かれているために，高機能水準の患者は該当しないと言及している。そして，Mastersonは，発達的・自己・対象関係的アプローチからの診断基準として下記のごとく提唱している。①DSM-IVの症状が認められる，②分離－個体化を促進するストレス（分離ストレス）がある，③個体化ストレスは自分の能力以上のことを求められる状況におかれた場合に生じる，④精神内界構造（治療関係やそれまでの他者との関係を振り返ることで見えてくる），⑤原始的防衛機制や自我機能の欠陥がある，⑥直面化によって確かめられる自己の障害の3徴候（自己活性化への努力→分離不安と見捨てられ抑うつ

表3 BPDの診断基準

対人関係，自己像，感情の不安定および著しい衝動性の広範な様式で，成人期早期までに始まり，種々の状況で明らかになる。以下のうち5つ（またはそれ以上）によって示される。

1) 現実に，または想像の中で見捨てられることを避けようとするなりふりかまわない努力。
   注：基準5で取り上げられる自殺行為または自傷行為は含めないこと。
2) 理想化とこき下ろしとの両極端を揺れ動くことによって特徴づけられる，不安定で激しい対人関係様式。
3) 同一性障害：著明で持続的な不安定な自己像または自己感。
4) 自己を傷つける可能性のある衝動性で，少なくとも2つの領域にわたるもの（例：浪費，性行為，物質乱用，無謀な運転，むちゃ食い）。
   注：基準5で取り上げられる自殺行為または自傷行為は含めないこと。
5) 自殺の行動，そぶり，脅し，または自傷行為の繰り返し。
6) 顕著な気分反応性による感情不安定（例：通常は2～3時間持続し，2～3日以上持続することはまれな，エピソード的に起こる強い不快気分，いらいら，または不安）。
7) 慢性的な空虚感。
8) 不適切で激しい怒り，または怒りの制御の困難（例：しばしばかんしゃくを起こす，いつも怒っている，取っ組み合いの喧嘩を繰り返す）。
9) 一過性のストレス関連性の妄想様観念または重篤な解離性症状。

→防衛：供給型単位との同盟または撤去型単位との同盟）がある，などである。

3 境界例児童について

1954年の論文（Ekstein R & Wallerstein J）に初めてborderline childが登場した。しかし，psychotic childと区別が曖昧（神経症水準を越えているという内容）である。1960年，Singer MBは7歳から治療を開始した男児の治療経過について報告している。日本では，皆川（1983），本城（1984）が発表している。Blum HP（1974）は，最初に境界児童を報告したのはFreudの論文（狼男）であると述べている。また，Weil A（1953）によると，境界群（borderline constellation）はFreudによって述べられている。すなわち，子どもの場合，パニック発作，拷問を受ける空想，驚愕反応，コントロール不能感，あふれ出る憤怒などは自我の偏倚であると述べられている。Pine M（1974）やMorales（1981）は成人におけるボーダーライン・スペクトラムの種々のサ

表4　Vela R，Gottlieb H らによる境界児童の診断基準

1）以下に示すような対人関係上の問題
　a）支配的な行動をとり，過剰要求し，非常に強い独占欲を示し，しがみつき，自分の要求が満たされるまで常に要求し続けるといった過度に依存的なやり方をする。b）状況を適切に判断することなく，社会的相互関係から過度に退却する。c）極端に引きこもりや無関心な時期がある。d）同じ対象に対して愛と憎の極端な表出をしたり，あるいは一方の親に対して誇張され表面的な愛情表出を行い，もう一方の親に対して憎しみの表出をする。e）他人の行動（例えば人の全ての動作，身振り，行動の模倣）をしばしば誇張して真似る。f）仲間から孤立し友達がいない。

2）以下に示すような現実感の障害
　a）万能感に満ちた空想，空想を信じているだけではなくまるで真実であるかのように行動する。例えば，まるでスーパーヒーローになり危険な行動に携わっているように行動する。b）同年代の子どもに相応しいもの以上にしばしば空想に没頭する。その空想は非常に奇異な内容であったり，非常に長時間であったり，不適切な場面で出現する。c）遊びと現実の区別が困難になるくらい想像上の遊びに対して過度に自己陶酔する。例えば，おもちゃの兵士で遊びながら，他の人に対し，まるで実際の敵であるかのように反応する。d）子どもが虐待されたり不当に扱われているといった確信を含む，妄想ではなく妄想様観念を持つ。例えば，「あの子は私を捕まえるためにいつも現れるんだ」という。e）魔術的な考えを過度に用い，そのことがまさに現実になることを恐れている。例えば，母親が怪我をすることを考えると，実際に母親が怪我をするのではないかと恐れることである。

3）以下に示すような非常に強い不安
　a）慢性的で持続的な不安であり，それは，子どもの広範な機能を妨げ，何かに動かされているような落ち着きのなさ，不眠，集中困難などによって現される広範で漠然とした不安である。b）身体が崩壊し，大災害に見舞われるような恐怖，あるいは自分が他の人間になってしまうような恐怖として言語化されるような程度を示す，強い不安よって表出されるパニック状態である。このような状態はまた，子どもの表情がこわばり，死人のように動かず，硬直した身体，機械的な動き，上手く喋ることもできず意味不明の言葉によって，逆上したような，非常に混乱した，極端にかき乱された状態によって現されるかもしれない。c）ありとあらゆる刺激や新しい状況に対する過剰不安がある。子どもの機能を妨害するくらい危険な場所として世の中を知覚することから不安になる。d）他の人々と離れることの非常の恐怖があり，自らの保護のためにおとなにしがみつき，一時的におとなと離れることで激しい不安を生じる。

4）子どもにとってその行動が相応しい年齢を越えていても，以下のように些細な挑発や欲求不満の結果，過度に極端に衝動的な行動をとること
　a）反復し，軽減しない憤怒発作。b）抑制を失う。例えば，他人を噛む，見境なく物を壊すなどである。c）攻撃的な行動によって全体的にコントロール不能な状態となる。d）このような状態の間，現実感が喪失する。e）1時間以上不機嫌な状態が続く。f）不機嫌な時に生じる妄想様観念。例えば，誰もかかわってないのに「あっちに行って！」と叫ぶことである。

5）神経症様の徴候
　例えば，儀式的行動，身体化，強迫，多彩な恐怖，あるいは，一時的で変化に富み強烈に自ら課した制限や禁止などである。

6）以下に示すような不均衡で歪みのある発達
　a）逸脱した風変わりな生理的な傾向。例えば，過緊張状態，異常な食事や睡眠，刺激に対する感受性の高低，あるいは医学的原因では説明のつかない嘔吐や下痢などである。b）無関心，要求を示すために泣かない，乳を吸う弱さ，何カ月も母親の顔に対する反応の欠如，母親の腕に抱かれにくい，抱っこを要求する姿勢をとらないなどである。c）過剰にこすったり，転がったり頭をぶつけたりする。d）運動や言語発達の遅れ。

ブグループに言及する中で，子どもに関して言及している。Moralesは，5つのサブグループに分類した。①衰弱を伴った重度の退行を示す，②激しい攻撃性を示す，③高度の依存性としがみつき行動を示す，④激しい分離不安を示す，⑤自己愛傾向を伴った境界パーソナリティを示すといったサブグループである。

Vela R，Gottlieb H らは境界児童の診断基準について，境界例児童に関する8名の論文（Chethik, 1979；Ekstein & Wallerstein, 1954；Frijling-Schreuder, 1969；Geleerd, 1958；Marcus, 1963；Pine, 1974；Rosenfeld & Sprince, 1963；Weil, 1953）から19の徴候を選び，検討した。その結果6つのカテゴリーが各々6名以上の専門家によって支持されたものであり，それぞれに下位項目を加えて表4のごとく紹介されている。

一方，Bemporadら（1981）は，境界例児童の精神病理として，機能状態の変動（わずかな情緒的ストレスによって急速に代償不全になり，再保証によって再統合を回復する，神経症性の観念形成から精神病性に移行，奇妙なとらわれや空想，機能は周囲の支持に極端に依存），不安の性質と程度（パニックとなる，不安を信号として使えない，破壊・切断・情緒的絶滅の恐怖，不安に対する強い苦痛），思考内容と思考過程（不適切，空想と現実のゆれと脅威をコントロールできない，

一過性のグロテスクな空想，生存の心配と不十分な防衛，種々の認知欠陥），他者との関係（未熟な愛着，他者をあてにし信頼するおとなといるとうまく機能する，同年代の子どもとは乏しい関係），コントロールの欠如（満足の遅延や葛藤耐性ができない，不安と緊張を行動と怒りの融合で表出，不安は行動にうつる）などを提唱し，付随症候（ぎこちなく適応性欠如，神経学的徴候が認められる，発達が不均衡）について述べている。

4 児童期BPDについての予後調査

Aarkrog Tは，100名の思春期入院患者（50名がBPDで，50名が統合失調症）のレトロスペクティブな調査で21名がかつて境界例児童と診断されたことがあると報告。Wergeland Hは，29名の境界例児童の予後（5～20年後）調査で，5名が境界精神病，6名が重症神経症，3名が中等度神経症，11名が症状消失であったと報告。Wenning Kは，境界例児童57名（平均年齢は7～8歳）の予後調査を行っているが，47名は易怒的タイプ（angry impulsive type）であり10名は精神病傾向のタイプ（borderline psychotic type）と分類している。思春期（16～18歳）の時点では29名の予後調査が可能であり，易怒的タイプ20名中10名が何らかのパーソナリティ障害（BPD and/or 反社会性パーソナリティ障害が最も多く，その他として依存性パーソナリティ障害，演技性パーソナリティ障害，混合性パーソナリティ障害）と診断されている。

5 症例：12歳女児，BPD

幼児期に両親は離婚し，親戚に養育されるが心理的虐待を受け，小学校入学後より虐められ体験が認められ，小学校4年生頃より激しい自傷行為が認められた。その後，怠学，援助交際などが出現し，次第に抑うつ状態となり希死念慮が強く自殺企図が認められ受診。極度の人間不信と恐怖，慢性的な不安とパニック発作，解離症状としての人格交代と意識消失など多彩な症状が出現。同年代の子どもとは安定した関係を持つことができず，治療者には操作的な方法で依存し見捨てられ不安を示すが，一方で対人関係から引きこもるという極端な対人関係様式をとっていた。一貫した共感的態度と成長促進的な態度の受容を行いながら，存在そのものを支持することによって次第に怒りと無力感と寂しさを表出し，自らの成長のために治療者を分離－固体化に向けて利用できるようになっていった。

Ⅳ　NPD・BPDと発達障害との関連について

児童期思春期のNPDやBPDは発達障害の病態との関連性が検討されなければならない。これには2つの考え方（生物学的背景と養育環境）があり，まさに生物学的背景－養育環境（nature-nurture）の相互作用と考えられる。すなわち，子どもの生物学的な背景がその子どもの養育者の養育態度に影響し，養育環境を変化させ，そのことが再び子どもの精神発達に影響するといったように，繰り返される相互作用の連鎖が生じることに注目が必要である。

例えば，ADHDの場合，生物学的に認知や衝動性の問題があり，自己表象と対象表象の認知の歪みや対象関係の発達に影響を及ぼすといった考え方があり，一方では行動上の問題に関する養育者の反応として受容的な態度や十分な映し返しをすることが困難になるという考え方である。広汎性発達障害（PDD）の場合，生物学的背景としての対象関係における共感性の問題や対象表象の独特の認知があり，そのことが自己愛の発達や対象関係の発達に影響を及ぼすと考えられる。

Ⅴ　おわりに

理論を概観すると，病理としてNPDでは生物学的脆弱性よりも養育環境の問題が濃く，BPDでは，養育環境よりも生物学的脆弱性の方が濃く考えられるという観点がある。また，NPDとBPDは，DSM-IV-TRにおけるB群パーソナリティ障害スペクトラムの1つとして理解可能であり，病理の重さと生物学的背景の濃さを（A極）とし，もう一方の極を養育環境の濃さ（B極）として考えるならば，（A極）反社会性パーソナリ

ティ障害⇔BPD⇔演技性パーソナリティ障害⇔NPD（B極）というスペクトラムが想定できるように思われた。Mastersonの理論に，パーソナリティ障害には"生物学的背景"と"養育環境"と"運命"が関与するという内容があるが，その"運命"の軸を3次元的に捕らえるとB群パーソナリティ障害の理解が一層深まるように思われた。そして，治療者との出会いとタイミングも子ども達にとっての"運命"の1つと考えるならば，治療者は子ども達の健康的な自己愛と対象愛が育つ環境を提供し，自立（分離-個体化）に向かうことを目標とすべきであろう。そして，治療者は自らも治療者としての健康的な自己愛を育て，子ども達の自己愛対象として機能することも必要と思われる。

文　献

1 Aarkrog T: Borderline and psychotic adolescent: Borderline symptomatology from childhood-actual therapeutic approach. Journal of Youth and Adolescence 6; 187-197, 1977.

2 American Psychiatric Association: Diagnostic and Statistical Manual of Disorders, 4th ed Text Revision (DSM-IV-TR). Washington DC; APA, 2000.（高橋三郎，大野裕，染矢俊幸訳：DSM-IV-TR 精神疾患の分類と診断の手引．医学書院，2003.）

3 Blum HP: The borderline childhood of the wolf man. Journal of American Psychoanalytic Association 22(4); 721-742, 1974.

4 Cooper A, Ronningstam E: Narcissistic personality disorder. In: Tasman A, Riba MB (eds): American Psychiatric Press Review of Psychiatry, Vol.11. Washington, DC; American Psychiatric Press, 1992; pp.80-97.

5 Freud S（懸田克躬 高橋義孝ほか訳）：フロイト著作集 5 性欲論・症例研究．人文書院，1981, pp.109-132.

6 Gersten SP: Narcissistic personality disorder consist of two distinct subtypes. Psychiatric Times 8; 25-26, 1991.

7 Gunderson JG: Borderline Personality Disorder. American Psychiatric Press, 1984.（松本雅彦，石坂好樹，金吉晴訳：境界パーソナリティ障害―その臨床病理と治療．岩崎学術出版社，1998.）

8 本城秀次：Borderline child（境界例児童）について―文献的考察．児童青年精神医学とその近接領域 25; 303-312, 1984.

9 本城秀次：児童・青年期の精神障害と発症年齢．精神科診断学 2(3); 331-348, 1991.

10 狩野力八郎，河野正明，松田文雄，青木豊：人格障害の発症時期と経時的変化―文献の考察．精神科診断学 2(3); 305-316, 1991.

11 狩野力八郎：重症人格障害の臨床研究―パーソナリティの病理と治療技法．金剛出版，2003.

12 Kernberg OF: Severe Personality Disorders: Psychotherapeutic Strategies. Yale University Press, 1993.（西園昌久訳：重症パーソナリティ障害―精神療法の方略．岩崎学術出版社，1996.）

13 Kernberg PF: Narciccistic personality disorder in childhood. Psychiatr Clin North Am 12(3); 671-694, 1989.

14 丸田俊彦：コフート理論とその周辺―自己心理学をめぐって．岩崎学術出版，1992.

15 Masterson JF (2000) The Personality Disorders: A New Look at the Developmental Self and Object Relations Approach. Zeig, Tucker & Theisen.（佐藤美奈子，成田善弘訳：パーソナリティ障害．星和書店，2007.）

16 Masterson JF: The Narcissistic and Borderline Disorders: An Integrated Developmental Approach. Brunner-Routledge, 1981.（富山幸佑，尾崎新訳：マスターソン 自己愛と境界例―発達理論に基づく統合的アプローチ．星和書店，2002.）

17 Morales J: The borderline spectrum in children, in Three further clinical faces of childhood. Spectrum, 1981.

18 小此木啓吾：フロイド 症例の研究．In：改訂版フロイド選集第16巻．日本教文社，1980.

19 小此木啓吾：現代精神分析の基礎理論．弘文堂，1999; pp.77-94.

20 Reich W: Der Triebhafte Charakter: Eine Psychoanalytische Studie zur Pathologie des Ich. 1925.（小此木啓吾訳 (1966) 性格分析―その技法と理論．岩崎学術出版社, pp.193-212.）

21 Robson KS: The Borderline Child Approaches to Etiology, Diagnosis, & Treatment. McGraw-Hill Book, 1982.

22 Ronningstam EF (ed): Disorders of Narcissism: Diagnostic, Clinical, and Empircal Implications. American Psychiatric Press, 1998.（佐野真也監訳：自己愛の障害―診断的，臨床的，経験的意義．金剛出版，2003.）

23 Singer, MB: Fantasies of a borderline patient. The Psychoanalytic Study of the Child 15; 310-356, 1960.

24 Vela R, Gottlieb H, & Gottlieb E: Diagnostic criteria for borderline conditions in children. Paper presented at the 27th Annual Meeting of the American Academy of Child Psychiatry, Chicago, October, 1980.

25 Wenning K: Borderline children: A closer look at diagnosis and treatment. American Journal of Orthopsychiatry 60; 225-232, 1990.

26 Wergeland H: A follow-up study of 29 borderline psychotic children. Acta Psychiatric Scandinavia 60; 465-476, 1979.

第8章 子どもの愛着行動にみられるさまざまな病理

反応性愛着障害と分離不安障害

神尾陽子・上手幸治

　本章で取り上げる愛着の病理は，児童精神医学の曙以来，常に中心的なテーマであった。時代は変わり，子どもの養育環境の物質的側面は豊かになった一方で，急激な家族のライフスタイルの変化やテクノロジーの家庭への浸透により，心理的側面の豊かさという課題は今日ますます難しいように思える。愛着は，子どもと養育者との間に築かれる情緒的な絆と言い換えてもよいが，子どもが成長した後も，対人関係の持続安定や健康な人格発達の基盤として重要である。今日，人の心の発達について，心と脳の両面からのアプローチの結果，対人的発達の基礎についても多くの知見が得られるようになった[9,16]。その一方で，児童虐待が社会現象として注目され，被虐待児に対するケアの必要性が認識されるようになってきた。しかしながら，そうした過酷な環境で育ってきた子どもたちの発達経過や治療的介入の影響などの臨床的な知見はまだ乏しく[26]，多くの臨床家やケアに携わる関係者は手探りの状態にある。本章では，まず通常の愛着の発達について述べ，愛着の発達的意義を明確にする。そして愛着の病理として，近年注目されている反応性愛着障害をとりあげる。この臨床単位は，病院や相談機関で子どもと家族の治療に携わる臨床家にはまだ馴染みのないものであるが，児童虐待を受けた子どもが増加している児童養護施設において精神健康に関わる際には重要な鍵となる。養育環境の他に，愛着の病理に関与することがある児側の素因についても触れ，広汎性発達障害との鑑別について述べる。次に愛着の発達自体の異常ではないが，子どもの発達過程において愛着行動の変化や退行が子どもの精神危機を示すサインとなりうる例として，分離不安障害をとりあげる。最後に愛着の発達的観点から得られる臨床的示唆を要約する。

I　愛着の概念

　愛着（アタッチメント）は，児童精神科医Bowlbyが提唱した発達理論（愛着理論と呼ばれる）の鍵概念である[2]。Bowlbyは，青年期以降の精神病理の要因として，乳児と養育者との間の情緒的な絆に注目し，人の情緒的発達を動物生態学と心理学を統合した原理で説明しようとした[注1]。Bowlbyによれば，愛着とは，危機的な状況に際して，あるいは潜在的な危機に備えて，特定の他者（たいていは母親）を求めるという，生き延びのための本能である。特定の他者から慰撫や保護を得ることによって自らの恐れや不安を減らし，安心感を抱くシステムを意味する。動物ではこうした愛着は個体の生存や種の保存に必要であり，人にとっては生存だけでなく健康な心理社会的発達の核と考えた。乳幼児が外界を探索していて不安になったり疲れたりすると養育者のもとに戻ってくるのも，養育者が心理的安全基地の役割を果たしており，乳幼児に安心感や守ってもらえるという信頼感を提供しているからだとする。愛着は乳幼児期だけでなく，前青年期には仲間関係を支え，成人後は友人関係や恋愛関係，配偶者関係などと形を変えながら，生涯を通じて他者との関係の維持に寄与する。こうした観察に基づく理論体

注1）BowlbyはHarlowらのアカゲザルの研究に大きな影響を受け，その理論の一部を人の発達に適用した。Harlowらは，社会的孤立の状態で育てられたアカゲザルは，成長すると仲間との関係が持てず，子育てもできなくなることを示し，このことから，乳児期の母子の相互的な愛着関係が，後の社会的関係の基礎となると考えた。

系から，母性剥奪（maternal deprivation）という概念が生まれた。乳幼児期に母親的な存在による世話を受けていないと子どもの心身発達に深刻な影響が生じ，長期に及ぶ不可逆的な心理的後遺症を残すというものである。しかし，こうした単一的で断定的な因果的解釈には多くの批判がなされた。第1に，後年生じる多様な精神病理は，乳幼児期における愛着関係の不成立という単一要因のみでなく，連鎖関係にある複数のリスク要因の影響としてより説明しうる。第2に，年齢とともに衰えはするものの，人の可塑性や弾力性はわれわれの想像を超えたものがある。実際に過酷な養育環境を経験しても，それを乗り越えて社会に適応して暮らす人々も確実に存在する。こうした実証的批判に対して解明されるべき点は多く残っているが，半世紀前にBowlbyが提唱した愛着形成の臨床的意義は明らかである[17]。

II 愛着が育つ道筋

乳児はまだ感覚が十分に機能しないうちから，人と物を区別して人の顔や声，動きなどを選好する。受動的に知覚するだけでなく，大人を非言語的コミュニケーションに誘い込み，互いに共鳴するように相互的なやりとりをする。大脳皮質が発達してくる生後6カ月を過ぎると，経験という要素が複数の神経システムの発達を促す結果，乳児はよく知らない人と養育者とを識別するようになり，生後8カ月前後では人見知りが始まる。3歳を過ぎる頃には，養育者は心理的安全基地として機能し始め，子どもは安心して世界を広げていく。初めは愛着対象ごとに異なっていた愛着関係は，成長につれて統合された内的表象を形成する。このように愛着が成立するプロセスは，生得的に子どもが持つ人への選好傾向を基礎に，大人との濃密な相互的なやりとりの経験を通して進行していく。この発達プロセスには知覚的発達のみならず，手段－目的関係の理解の成立，他者の意図の理解などの認知的発達や，他者と注意を共有したり調整したりする共同注意能力の発達など，複数のシステムの発達が密接に関連しあう点も特徴的である[4]。

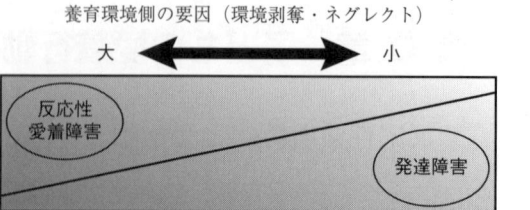

図1 愛着の病理のスペクトラム

III 愛着の病理

臨床でみられる愛着の様々な病理現象は，養育環境側の要因と児側の脆弱要因の関与の程度に応じて，連続するスペクトラム上に位置づけられる，と考えると理解しやすい（図1）。スペクトラムの一方の極には，「反応性愛着障害」が存在し，病的な養育環境を主要因とする。もう一方の極に向かって，児側の気質や発達（発達障害児や未熟児など）などの脆弱要因が様々な程度に関与し，養育環境の要因と複雑に絡み合い独特な様相を呈する，と考えられる。

1 DSM-IV と ICD-10 における「反応性愛着障害」

反応性愛着障害は，DSM-IV[1]やICD-10[24]によると「5歳以前に始まる対人関係性の持続的障害で，ほぼすべての場面を通してみられる」対人関係の特徴とされ，「精神遅滞や広汎性発達障害などの児の発達障害に起因するものとは異なる」と定義される[注2]。さらにDSM-IVでは抑制型と脱抑制型の2つに下位分類される[注3]。抑制型は，不安や恐怖

注2）これらの診断基準は完全に一致しているわけではない。DSM-IVでは養育者による子どもの情緒的あるいは身体的欲求のネグレクト，養育者の交代が繰り返されることなどの不適切な養育の証拠があることを診断の要件としているのに対して，ICD-10では因果関係要件とはしていない。つまり前者は，不適切な養育それ自体の同定と，因果関係の同定を含んだ定義となっており，DSMの操作的診断の中では異質と言える。児童の福祉という社会的要請から，診断カテゴリーの妥当性が実証されていないけれども診断基準に含めたという特殊な経緯がある。
注3）ICD-10の「反応性愛着障害」はDSM-IVの抑制型反応性愛着障害に相当する。DSM-IVの脱抑制型に相当するものとして，ICD-10には「脱抑制性愛着障害」という別のカテゴリーが設けられている。

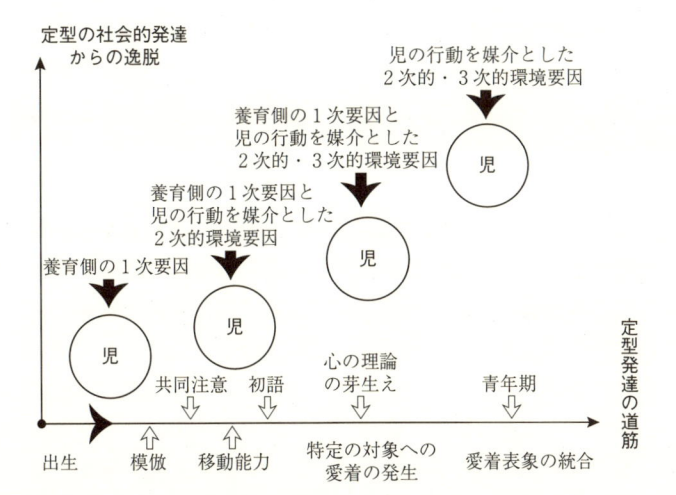

図2 愛着障害を持つ児の社会的発達が定型の道筋から逸脱していくプロセス 環境剥奪やネグレクトのように，特定の養育者の世話を受けることができない病的な養育環境に子どもが育つと，それを1次要因として，愛着の基礎となる社会的発達が定型より逸脱する。逸脱した対人行動や，しばしば付随する行動や情緒の問題は，周囲との関係をより難しくし，愛着を築く機会はますます失われていく。このように児の行動が媒介となって周囲に働きかけ，2次的環境要因を作り出すことになる。愛着の病理がはっきりすると，さらに子どもの異常な対人行動は3次的環境要因を作りだし，それは子どもの愛着の病理を修飾するという悪循環を形成する。

を感じる状況にあっても特定の養育者に接近して慰めを求めようとしない，あるいは普通と違うやり方で慰めを求める（後ずさりしながら養育者に近づくなど）といった行動を特徴とする。一方，脱抑制型は，あまりよく知らない大人に対しても不自然なほど親しげに振る舞ったり甘えたりするなど，選択性のない拡散した愛着行動を特徴とする。この一見，愛着表現と見える行動は，表面的な愛着にすぎず相互的な関係は持続しにくい。

2 不適切な養育と愛着の病理

上記の反応性愛着障害にみられる対人関係の特徴は，われわれが臨床場面で出会う，虐待経験のある施設入所児の特徴や，施設入所経験が子どもの心理社会的発達に及ぼす影響を調べた英国のTizardらによる報告[22]と共通点が多い。施設入所中の被虐待児58名の精神医学的評価を調査した奥山[14]によると，反応性愛着障害が最も高頻度にみられ（43.1％），ついで精神遅滞（境界知能も含む）（23.1％），外傷後ストレス障害（20.7％），そして注意欠陥多動性障害，解離性障害，行為障害が続いた。愛着障害を示す子どもは，学校での仲間関係に困難を持つ他，集中力のなさ，落ち着きのなさ，情緒のコントロール不全，認知発達の遅れなどの広汎な領域に問題を示すことにも留意しなくてはならない[26]。情緒的な体験と表出がうまく調整できず，感情爆発や他者への攻撃として表現されたり，両価的感情に満ちたとらえどころがない対人行動をとる（叱られている時にニヤニヤするなど）こともしばしばある。このような広範な問題は，子どものニーズをわかりにくくし，または周囲を混乱させ感情を揺さぶることから，養育困難のリスク要因ともなりうる。このように子どもの行動が媒介となって，愛着の発達を阻害する2次的，3次的環境要因を招くという悪循環を形成することにもなる（図2）。

環境剥奪に育ち愛着障害を持つ子どもが，適切な養育環境に移された後にどのような発達を辿るのか，愛着障害は可逆的なのかどうかについては，示唆的な実証研究がある。1つは，ルーマニアの過酷な施設（注4）に育った国際養子についての一連の研究である[13,18]。それによると，少なくとも1歳過ぎまでルーマニアの施設で育ち幼児期に国際養子として英国に移住した子どものうち，愛着障害が消失した一群が存在する。その一方で剥奪期間が長い場合，環境が変わり数年以上経っても，深刻な愛着の障害が続く一群が存在する。もう1つは，前述のTizardらの研究で[5,22]，乳幼児期ま

で施設で育ち、その後、養親家庭に移った子どもの追跡調査である。それによると、思春期に至ると、初期にみられた認知発達の問題は消失したが、集中力欠如など行動の問題や、学校での仲間関係の困難など対人関係の問題が依然認められた。つまり、愛着障害それ自体の症状が消失してもなお、子どもたちは適応上の困難を抱える可能性を示している。わが国のように虐待家庭から養護施設に移った子どもの発達については、実証的な縦断研究はないので、明らかではない。

早期の環境剥奪は心理社会的発達を阻害するのみならず、脳の発達にもネガティブな影響を与える。前頭眼窩野から海馬、扁桃体、脳幹に及ぶ広汎な脳部位の機能不全および脳構造の変化が認められた子どもも早期幼児期に里親家庭に移された場合、脳のサイズは急速に増大し機能回復もみられるなど変化は可逆性であったことが示された[16]。何歳までに環境改善や治療ケアがないと非可逆的となるかといった発達の臨界期（感受期、critical period）問題は、臨床上重要だが、まだ解明されていない。

3 反応性愛着障害の診断と広汎性発達障害との鑑別

愛着障害の診断には、生育歴の聴取とともに、養育者とかかわりあう子どもの様子を複数場面で観察すること、また長期間にわたって観察を繰り返すことが必要となる。前述のように広範な非特異的症状も併存する[10]ことから、包括的な心理社会的および精神医学的評価と同時に、発達的評価も忘れてはならない[25]。非特異的な「問題行動」と愛着障害との関連は一様ではなく、愛着障害の文脈に即して理解に努めることも大切であるが、個々のケースに応じて発達的評価が重要となる。DSM-IVやICD-10における診断の要件には、自閉症や精神遅滞などの発達障害との鑑別が挙げられている。通常、発達障害の場合は、実際の養育上の困難はあるとしても、養育者側の不適切な養育という要件には該当しない。注意して観察すると、人一般とかかわることの困難な広汎性発達障害児も、養育者への選択的な愛着行動は遅れて認められることがわかる[7]。一方、愛着障害の子どもは、大人からのかかわりが適切な場合には応じる力を持っており、養育環境が正常化すると愛着行動に改善がみられる点で広汎性発達障害と鑑別される。しかし両者の症状が混在し、経過を追わないと鑑別が困難な非典型例も存在する。

極端な剥奪経験を経験した子どものなかには、一時期、自閉症様行動を呈するが、その後の経過からは典型的な自閉症とは言えないケースも存在する。1920年にインドの森で発見された、狼に育てられていた少女カマラとアマラ[20]や、1970年に米国で救出された、長期に環境剥奪と虐待を受けていた少女Genie[3]は、救出後しばらく人への関心を示さず、広汎な対人関係の障害を呈したが、手厚いケアを受けてやがて愛着を示すようになったとされる。また前述のルーマニアの施設から英国の養親家庭に移った子どもたちのなかに、幼児期に自閉症と診断されたが、6歳時には認知面や対人面の改善がみられ、典型的な自閉症と異なる経過を辿った例が少数存在した[18]。このような極端な例以外でも、母親の抑うつ、対人不安、周囲からの援助の乏しさや孤立など軽度の環境要因と子どもの脆弱要因が絡み合うと、愛着行動の異常(注5)と自閉症症状を一時的に示すことがあるが、母子関係に介入する種々の治療に伴い、愛着を含む対

注4）ここで言う過酷な条件とは、かつてのルーマニアの悪政下で行われていたような、多くの孤児たちがベッドに閉じこめられたり、おもちゃがなかったり、大人にほとんどかまってもらえなかったような過酷な施設の状況を指す。これに対して、英国で調査されている施設の影響とは、子ども一人当たりのケアワーカーの人員の乏しさ、勤務時間シフトや職場の異同によって、ケアワーカーが頻繁に交代し、一人の子どもに対して相当数の異なるケアワーカーが世話を担当する、また全般に子どもの発達にふさわしい物質的および情緒的刺激が乏しい、などによる影響を指す。英国では我が国と違って、里親制度が早くから浸透していたため、入所後、原家庭に戻ることができない場合は、里親や養親の家庭に移って養育されるのが一般的である。したがってTizardらの研究対象となった子どもは、施設入所経験を持ち、その後、里親もしくは養親家庭で養育されて成長した子どもたちである。今日の我が国の児童養護施設は、養育者がいるが児童虐待を受けたために入所してきた子どもが大半を占めており、入所も長期化しやすい。したがって、現在われわれが養護施設の子どもたちにしばしばみるような問題行動は、児童虐待と施設生活の双方の影響が混合しており、それらは分けがたい。

人行動や自閉症症状は改善することが報告されている[19]。

近年,幼児教育にテクノロジーが浸透した結果,乳幼児期から学習ビデオに長時間曝されることの影響が懸念されている。実際,そうした子どものごく一部に,一過性に自閉症症状を示すが,親が対応を変えると急速に対人面やコミュニケーション面での発達が改善するケースを経験する。後に全般的な発達の遅れの存在が明らかになる場合もしばしばある。以上の例からわかるように,早期の母子愛着の病理は,環境剥奪などの養育環境側の要因と,子どもの発達などの児側の脆弱要因の両者が複雑に絡み合い,愛着障害や自閉症症状が入り混じる臨床像を呈することもあることに留意されたい(図1)。通常の養育以上に心理的・物理的負担が大きい発達障害は児童虐待のリスク要因でもある[23]。愛着の問題は,児童虐待予防や児童養護に携わる関係者だけでなく,障害児臨床に関わる臨床家にとっても重要な視点である。

4 治療

愛着障害に非特異的な「問題行動」が主訴の場合でも(ほとんどがそうであろうが),愛着障害と診断されたならば,一貫性のある愛着関係を築けるような愛着対象を提供することが治療の第一歩である[21, 26]。これは個々の症状への個別的治療よりも優先されるべきと考える。子どもは愛着関係を求めるように生まれついているからである。そのためには養育者と暮らす子どもの場合,養育者への治療も必要となる。心理教育やカウンセリング,養育者が子どもと遊ぶのを援助するプレイセラピーなどの技法を,適宜組み合わせるのが望ましい。心理教育は「問題行動」の再解釈を目標とするもので,たとえば4,5歳になっても,母親にまとわりつき注意を惹こうとする子どもに対して,母親がしつけようとして事態が悪化しているのであれば,問題行動を愛着の発達が遅れているために起きていると説明し,叱るよりもむしろ低年齢の子どもに接するようにして安心させてあげることが必要なこと,これは決して甘やかしではないことなどを助言する。養育者自身の生育歴に愛着の問題がある場合には,世代間伝達を断つことも目標に含まれる。養護施設に入所中の子どもの場合には,施設に配置された心理療法担当職員が施設内で治療を担当するのが一般的であろう。この場合も原則は同じで,まず適切な愛着対象の提供に努める[15, 21]。すなわち,安全で守られた生活のなかで担当ケアワーカーが世話をすることを通じて,ケアワーカーと子どもとの間に愛着関係が形成されるのを待つ。心理職や精神科医は,ケアワーカーと十分連携をとり,施設内の環境づくりや治療プロセスに専門的立場からサポートすることが求められる[12, 15]。乳幼児の場合であれば,こうした対応で改善する場合もあるが,長期にネグレクトや虐待に曝されてきたケースでは症状も複合的となっており,愛着を育てることに加えて症状に応じた心理療法や,必要に応じて薬物療法が必要となる。ただし表面に見える問題行動のみを治療対象として早期解決を目指すのではなく,根底にある欠損を念頭において,ゆっくりと育て直すという観点を忘れてはならない[12]。子どもたちはしばしば自他の距離がとれず,集団生活で破綻しやすい。心理治療は,行動制限や認知的に明確な枠組みを設定しつつ,プレイセラピーやカウンセリングなどで象徴表現や言語化を通して感情表現ができるように援助する。年長児や青年では自己評価を高める機会として,実際の生活の場で仲間関係を援助し,年齢相応な社会活動の経験を持つことが有益である。

注5)自閉症については,広範な対人行動の異常にもかかわらず養育者への選択的な愛着が育っていることを強調しておきたい。愛着研究の多くは,非障害児を対象として行われており,障害児の愛着についての研究は乏しい。本文で言及した一過性の自閉症症状の形成メカニズムはわかっておらず,この状態が「自閉症」と同一のものかどうかもわかっていない。自閉症児の発達においても養育環境はきわめて重要であるが,本文の記述はかつての母原説のように子育ての失敗によって自閉症児が作られることを意味しているのではない。「一部の子ども」においては,「社会的な発達が早期の養育環境に影響されやすい」ということを示している。遺伝的素因と環境要因との相互作用はまだ謎に包まれている。

注6)DSM-IV と ICD-10 では発症年齢に関する要件が違っている。前者は18歳以前の発症を含めるが,後者は6歳以前での発症に限定している。

Ⅳ 分離不安障害

1 診断

　分離不安障害はDSM-IV，ICD-10において，若年者に特有な不安性障害（情動障害）として分類される[注6]。特定の愛着対象（たいていは母親）がそばにいないと不安になるという分離不安それ自体は，子どもの正常発達にみられる現象であり，通常3歳を過ぎると耐える力がつくものである。過度の分離不安が持続して意欲低下やひきこもりを生じ，友人関係，勉強，遊びなどの社会的活動に支障をきたすような場合に，臨床診断がなされる。診断的特徴は，「強く愛着を抱いている人からの分離を極端に恐れて離れたがらない，強い愛着対象からの分離を恐れて登校を拒否する，分離が予想されると過度の悲嘆（不安，泣く，かんしゃくなど）あるいは身体症状（悪心，腹痛，頭痛，嘔吐など）を繰り返す，強い愛着対象の死，災難がふりかかることなど現実離れした心配をする，愛着対象のそばでないと寝ない，夜間にそばにいるかどうか確認するためにしばしば起き出す」などの症状が4週間持続することである。分離不安障害の有病率は年齢が上がるにつれて減少する。分離不安障害は正常な発達過程の量的異常であり，愛着障害のような質的異常ではない。そういう意味で，成人の神経症（不安性障害）と連続性を持たない子ども独自の現象である[8]。

2 発症の状況と症状の意味

　急性ストレスの後に症状が出現することが多い。1995年の阪神淡路大震災の後には子どもたちは様々なストレス反応を呈した。分離不安は退行症状とセットで，幼児から小学生高学年までの各年齢層を通じて高頻度にみられたが，年齢が低いほどより頻度が高い傾向にあった[6,11]。幼児では，母親の姿がないと泣く，親と手をつないで離そうとしない，添い寝やだっこの要求が増えるなどの行動変化が主であったが，比較的すみやかに落ち着きを取り戻したと報告されている[6]。このことは，低年齢児が愛着対象にしがみつき甘えるという行動で表現した不安は，親たちにスムーズに受け止められた結果，子どもたちは安全を確認でき不安が軽減されたことを示唆している。すなわち分離不安はストレス下において適応的に働いたと考えられる。また大型災害でなくても，日常的に起きる身近な存在の死やショッキングなニュースなどを契機として，適応良好な子どもに症状が現れることがある。短期的には子どもの不安解消に適応的に働く分離不安も，親側の要因や様々な環境要因が絡み合い，長期化すると社会生活への支障をきたすことになる。身体的虐待や性的虐待を過去に受けた子どもには，分離不安障害を含む不安障害の発症が高いとされる[25]。本来ならば適応的に働いたかもしれない分離不安の活性化も，様々な要因と相まって未解決のまま持続すると，臨床レベルに至るということも考えられる。長期予後は概して良好とされるが，児童期後半に発症する場合は不登校につながることもあり，少数例では広場恐怖や統合失調症に発展する例もある[8]。

3 治療

　急性反応としての分離不安は自然治癒することが多いが，持続要因が絡むと長期化しやすく，治療的介入が必要となる。持続要因として，親の心理的要因が関与することがしばしばであり，治療計画には，子ども本人はもちろん，子どもを取り巻く親，学校環境への働きかけが肝要である。親にしがみつく子どもを前にして，親は，罪責感，不安，恐れ，悲しみ，困惑，怒り，憤慨などの感情を抱き，ある時には子どもの要求通りに従ったり，またある時には説得して叱ったりと，対応も右往左往しがちである。治療者は全体の流れを見ながら，過剰反応や抱え込みすぎる親を励まして，少しずつ悪循環を絶つようにする。親も子も安心を確認できるような具体的なステップを踏みながら，正常な生活に戻るのを援助することが目標となる。治療技法は，いずれか1つの治療法が有効であるというエビデンスはない。子ども，家族，学校などの協力のもとに，認知行動療法や親へのカウンセリング，必要に応じて選択的セロトニン再取り込み阻害薬（SSRI）を主とした薬物療法を組み合わせるのが一般的である。

V まとめ

　反応性愛着障害や分離不安障害にみられる愛着行動の病理それ自体は，子どもにとって環境への適応の試みと見ることもできる．特定の養育者の世話を受けられない養育環境では，長期に安定した信頼関係を期待するよりも期待を放棄するか，要求をその都度満たしてくれる大人を捜す方が，短期的なサバイバルには有利と考えられる．しかしながら人の心理社会的発達に必要なのは，長期的に安定した愛着関係を築くことであり，愛着関係を築けぬまま，こうした代償的な愛着障害が持続するとその社会的予後は楽観できない．また急性のストレス下においては，子どもは愛着対象への依存を強めて不安を軽減する．分離不安はこの意味において，正常な適応の試みであるが，長期化すると社会的適応に影響を及ぼす結果となる．前者の治療はまだ確立しておらず，後者では認知行動療法やカウンセリングなどの心理療法が一般的であるが，各論的な技法に終わらず，愛着の発達という視点で子どもの行動の意味を理解することが重要である．

文　献

1　American Psychiatric Association : Diagnostic and Statistical Manual of Mental Disorders, 4th Edition. American Psychiatric Association; Washington, DC, 1994.
2　Bowlby J : Attachment and Loss, Vol.1 Attachment. Tavistock Institute of Human Relations, 1969.（黒田実郎訳：愛着行動 母子関係の理論1　新版．岩崎学術出版社，1976.）
3　Curtiss S : Genie: A Psycholinguistic Study of a Modern-day "Wild Child". Academic Press, London, 1977.
4　遠藤利彦，数井みゆき：アタッチメント：生涯にわたる絆．ミネルヴァ書房，近刊．
5　Hodges J, Tizard B : Social and family relationships of ex-institutional adolescents. J Child Psychol Psychiatry 30; 77-97, 1989.
6　井出浩，植本雅治：災害と子ども：阪神淡路大震災の経験から．児精誌 43; 405-414, 2002.
7　伊藤英夫：自閉症児のアタッチメントの発達過程．児精誌 43; 1-18, 2002.
8　神尾陽子，石坂好樹：児童期の神経症．精神科治療学 9; 675-680, 1994.
9　Kaufman J, Plotsky PM, Nemeroff CB, et al : Effects of early adverse experiences on brain structure and function: Clinical implications. Biol Psychiatry 48; 778-790, 2000.
10　村瀬嘉代子：児童虐待への臨床心理学的援助．臨床心理学 1-6; 711-717, 2001.
11　Nagao K, Okuyama M, Kamio Y, et al : Child mental health activities in Hanshin Awaji earthquake. International Medical Journal 2; 269-278, 1995.
12　西澤哲：子どもの虐待：子どもと家族への治療的アプローチ．誠信書房，1994.
13　O'Connor TG, Rutter M, the English and Romanian Adoptees Study Team : Attachment disorder behavior following early severe deprivation: Extention and longitudinal follow-up. J Am Acad Child Adolesc Psychiatry 39; 703-712, 2000.
14　奥山眞紀子：児童虐待と PTSD．日精診誌 7; 79-92, 2001.
15　大黒剛，安部計彦：虐待を受けた子どもの治療．子どもの虐待とネグレクト 3; 243-249, 2001.
16　Perry BD : Childhood experience and the expression of genetic potential: What childhood neglect tells us about nature and nurture. Brain and Mind 3; 79-100, 2002.
17　Rutter M : Maternal Deprivation Reassessed, 2nd Ed. Penguin Books; London, 1981.
18　Rutter M, Anderson-Wood L, Beckett C, et al : Quasi-autistic patterns following severe early global privation. J Child Psychol Psychiatry 40; 537-549, 1999.（木村宜子訳：早期に広範な剥奪を受けた子どもの類自閉的パターン．In：高木隆郎，ラター，M.，ショップラー，E. 編：自閉症と発達障害研究の進歩 5．星和書店，2001; pp.224-245.）
19　Shin Y-J, Lee K-S, Min S-K, et al : A Korean syndrome of attachment disturbance mimicking symptoms of pervasive developmental disorder. Infant Ment Health J 20; 60-76, 1999.
20　Singh JAL, Zingg RM : Wolf-Children and Feral Man. Harper & Brothers, 1942.（中野善達，清水知子訳：狼に育てられた子：カマラとアマラの養育日記．福村出版，1977.）
21　滝川一廣：要保護児童の発達と回復．世界の児童と母性 53; 10-13, 2002.
22　Tizard B, Hodges J : The effect of early institutional rearing on the development of eight year old children. J Child Psychol Psychiatry 19; 99-118, 1978.
23　Westcott H, Jones DPH : Annotation: The abuse of disabled children. J Child Psychol Psychiatry 40; 497-506, 1999.（荻野泉訳：障害児の虐待．In：高木隆郎，ラター，M.，ショップラー，E. 編：自閉症と発達障害研究の進歩 5．星和書店，2001; pp.246-263.）
24　World Health Organization : International Classification of Disease, 10th Ed. World Health Organization; Geneva, 1990.
25　吉田敬子，武井庸郎，山下洋：精神医学領域における児童虐待に関する多元的評価の意義：被虐待児とその養育者への適切な心理社会的介入のために．児精誌 43; 498-525, 2002.
26　Zeanah CH, Emde RN : Attachment disorders in infancy and childhood. In：Rutter M, Taylor E, Hersov L (Eds) : Child and Adolescent Psychiatry: Modern Approaches, 3rd Ed. Blackwell Scientific Publications; Oxford, 1994; pp.490-504.

第9章　選択緘黙

大井正己

I　概　念

　正常ないしは正常に近い言語能力をもっているにもかかわらず，全生活場面あるいは一部の生活場面で沈黙し，これが数カ月から数年間持続するものを心因性緘黙とよぶ。前者が全緘黙，後者が部分緘黙であるが，部分緘黙が全緘黙に比して圧倒的に多い。この部分緘黙に選択緘黙（elective mutism: ICD-10）あるいは選択性緘黙（selective mutism: DSM-IV）という名称が用いられている。このような用語の背景について高岡ら（2002）は次のように説明している。すなわち，elective という言葉には，自己主張，反抗行動という意志的ないしは主体的側面のニュアンスがこめられており，selective には生物学的基盤をもった不安を選択的に回避する行動という消極的側面のニュアンスが含まれているという。意志的側面の強い症例から強くない症例まで一律ではないが，ここでは elective という用語を採用することにした。ICD-10 の診断基準（中根，1997）は，

a）言語表現および言語理解は標準化された個別検査でその年齢の2標準偏差以内であること。
b）別の状況では話しているにもかかわらず，話すことが（学校のように）求められるような社会的状況下では一貫して話せないという明白な証拠があること。
c）少なくとも4週間以上つづいていること。
d）広汎性発達障害がないこと。
e）18歳以前の発症。

　選択緘黙の診断概念は，学校で喋らない7歳の男児例を記載した Tramer によって確立された（Tramer, 1934）。さらに彼は病因について，遺伝家族負因を背景として人生早期に形成される防御反射および異常な恥かしがりの病理的固着であると述べている（Tramer, 1949）。初期はドイツ語圏の研究が中心であったが，1950年代以降，精神分析を中心とした英語圏の研究が多くなり，その心理機制について論じられるようになった。

　わが国での最初のまとまった研究報告は内山によってなされ（内山，1959a, 1959b），1970年代後半になって荒木（1979），筆者ら（大井ほか，1979）の20例をこえる症例にもとづく臨床研究が，そして少数例の事例研究もいくつかみられるようになった。

　ところで「場面緘黙」という呼称がわが国ではしばしば使用されているが，場面の選択のみならず人の選択も特徴的であり，この用語は適切でないと考えられる。全緘黙はきわめて稀であるが，災害などの恐怖体験のような大きな精神的打撃で急激におこるものは急性ストレス性緘黙と呼ばれ，別の障害として位置づけられるものである。

　選択緘黙の疫学的研究はないが，出現率は調査機関や調査対象によりばらつきがあり，一定しない。わが国のデータでは0.2％前後である。Kopp ら（1997）は，10,000人に対して18人（0.18％）と報告している。

　男女比は日本のものでは1：2で女児に多いという報告が一般的であり，Steinhausen ら（1996）の100例では男女比が1：1.6で女児に多いという。

II　発症年齢と受診年齢

　発症年齢は3～6歳が最も多い。保育園や幼稚

園などの集団生活に入って問題がはっきりするということにも起因するだろう。椎名ら（1998）はわが国で報告されている46例中38例（83％）が2～7歳に発症し、平均発症年齢は4.9歳であると述べている。発症年齢が9～10歳という症例もあるが、非常に少ない。これに対して受診年齢は2歳～18歳と幅があり、平均9.0歳である。小学校に入学してからの受診者数が圧倒的に多いのが特徴といえる。

発症から受診するまでに時間がかかる理由として、1）家庭では喋っているために親が問題に気づかないことが多いこと、2）幼稚園、学校では、たとえ喋っていなくても周囲に迷惑がかからないため放置されやすいこと、3）そのうちに喋るだろうという楽観論があること、などがあげられる（大井ら, 1979）。

Ⅲ　発症の契機

発症の契機として、父親の叱責、母親の死、無口に対する仲間からの嘲笑、クラス替え、転居などさまざまであるが、契機のはっきりしないものも多い。入園、入学といった社会性が要求される場面への参加を強いられる状況が契機となる。発症年齢が3～6歳に多いことと密接な関係がある。しかし、集団生活に入る以前から親戚に行くと一言も喋らない、近所の人とも喋らないなど、幼い頃から人見知りが激しいといった特徴がみられることもあり、発症は3歳以前の場合もあると考えられる。「連続的、潜在的経過」をたどっているものが多い。

一方、発症が10～11歳以後であるものは遅発性緘黙といわれるが、前述したようにきわめて少ない。転換性障害、統合失調症との鑑別も必要となる。発症契機ははっきりしているものが多い。

Ⅳ　成　因

選択緘黙の成因については、いくつかの要因が複雑にからみあっている。

まず、緘黙ないしは寡黙を中心とした家族的要因が高率であることが強調され、これが素因論の根拠の一つとされてきた。また、恥ずかしがり屋（shy）、引っ込み思案（inhibition）という子どもの気質傾向もSteinhausenら（1996）、その他多くの研究者によって指摘されている。

遺伝の関与に関しては、一卵性双生児、同胞例の症例報告がきわめて少ないために現段階では明らかにすることができないが、橘らによる6歳6カ月で受診した一卵性双生児女児の治療経過についての研究がある（橘ら, 1982）。これによると、双生児であることの共生関係、そのために生じた自我の脆弱さが発症に関与し、家族合同治療→双生児だけの合同治療→個人遊戯療法によって治癒した治療過程を考察したものである。遺伝が成因なのではなく、双生児であるがゆえの発達の未熟さが発症の根底にあったと結論づけられる。

言語発達障害との関連についても注目されてきた。Kurth（1972）は29例中50％に、筆者（大井ら, 1979）も24例中58.3％に幼児期に軽度の言語発達遅滞がみられたと報告している。これが喋ることに対する劣等意識を助長し、コミュニケートしようとする意欲や喋ろうとする意欲に影響をおよぼすと述べた。最近の研究でKristensen（1997, 2000）らは54例中65.8％に何らかの言語発達の遅れを認めたと報告し、コミュニケーション障害（言語と会話の障害）との関連について論じている。言語発達遅滞が直接選択緘黙をひき起しているのではなく、より不安を惹起しやすい条件になることを強調している。受容－表出混合性言語障害が17.3％に、表出性言語障害が11.5％に、音韻障害が42.6％にみられたという。その他発達障害との関連では、高機能自閉症ないしはアスペルガー障害との合併（Gillberg, 1998）、脆弱性X症候群との合併（Hagerman et al, 1999）についての報告もある。

知能との関連では軽度の知的障害から高い知能まで広範囲にわたっている。なかには中等度から重度の知的障害も含めるべきであるという考え方もあるが、選択緘黙は正常ないしは正常に近い言語能力を前提にすべきであり、言語発達の遅れが著しいものは含まれるべきではないと考えるのが妥当と思われる。

環境因として病因を家族力動の異常に求める研

究が多い。異常に強い母子結合，暴力的な父親と不安の強い母親との病理，家庭の実権をもつ祖母と子どもとの過保護的結合と母親の忍従，対外的な緊張が強く防衛的な家族，家族成員間のコミュニケーションが希薄でバラバラの家族など，さまざまである。精神分析では口唇期から肛門期にかけての基本的信頼感の形成と自律性の獲得のプロセスでのつまづきが発症に関与していると主張している。

元来の気質傾向，幼児期の言語発達遅滞（言語と会話の障害），緘黙ないしは寡黙を中心とした家族要因などの準備因子に環境因子が加わって発症するといえるだろう。

V 臨床像および類型化

選択緘黙の基本障害は，限定されたコミュニケーションしかもてないコミュニケーションの乏しさにある。それは友達がないか，あっても1人だけであり，保育園，幼稚園時代にできた唯一の友達がいつまでも続き，新しい友達関係に発展しないことによって特徴づけられる。コミュニケーションを自ら求めようとする主体性に乏しい。

前述したが，家庭内のコミュニケーションのもちかたにもいくつかの形がある。家族成員間のコミュニケーションに乏しく，バラバラの家族の中で孤立するもの，家族内葛藤が持続し，特定の家族成員との結びつきが強く，分割された家族の中にあるもの，家族の対外的防衛が強固で緊張の続く雰囲気の中にあるもの，などさまざまである。このように歪められたまたは希薄な家族内人間関係は，未発達な共感能力，頑固な性格構造の形成，自己中心性への固執に結びつき，社会性の発達を遅らせる要因となる。

選択緘黙の臨床像は一括して論じられないが，コミュニケーションをもとうとする意欲がどれぐらい位あるかによって類型化が可能である。すなわち社会化を求める意欲が強いほど障害は軽いといえる。

タイプⅠ　社会化欲求型：家族以外にコミュニケーションを自ら求めるもの。家庭外では沈黙するにもかかわらず家庭内では多弁であり，沈黙することあるいは喋ることによって自己主張し，立場を維持しようとする。家庭内と家庭外での対人的態度に非常に差が認められる。

タイプⅡ　社会化意欲薄弱型：家族以外にコミュニケーションを求めようとする意欲に乏しいが，受動的には求めるもの。家庭外で沈黙することはもちろん，家庭内でも無口であり，全生活場面で主体性に欠ける。周囲の動きに身を委ねて行動することが多く，家庭内外を問わず自己主張に欠ける。家庭内と家庭外での対人的態度に差が認められない。

タイプⅢ　社会化拒否型：家族以外にコミュニケーションを拒絶するかのごとく求めないもの。家庭外での沈黙のみならず，家庭内でも選択的に沈黙する。対人的態度は家庭内・外というよりも人そのものによって差がある。

緘黙以外の症状として，過度の緊張と行動抑制がみられるが，軽症（タイプⅠ・Ⅱ）のものほどその持続期間が短く，重症（タイプⅡ・Ⅲ）のものほど持続期間が長い。極端なものになると，家を一歩出たとたんに下を向いたまま首が上がらず，その状態で外で生活して帰宅すると徐々に首が上るというものまである。下駄箱の前につっ立ったまま上履きに変えることができない，机に座ったまま自発的な行動ができない，給食が食べられないなどの行動抑制がみられる。

夜尿，遺尿などの排泄障害，夜泣き，夜驚症などの睡眠障害，指しゃぶり，吃音，分離不安障害，過剰不安障害などの不安障害が随伴する（Dumit et al, 1997）といろいろな文献に記載されているが，タイプⅠに多い。不登校を含めた社会恐怖が合併しやすいという報告もあるが，一方で不登校を伴わないことが多いという報告もあり，筆者の経験からも不登校が随伴することは少ない。緘黙という鎧に護られていることを考えると当然ともいえる。

Ⅵ 緘黙症状の意味するもの

「沈黙」という行動様式がどのような意味をもつかについてSpiegel（1959）は次のように整理している。

1）コミュニケーションの表現としての沈黙：コミュニケートしたいという願望のための沈黙，敵意の表示としての沈黙，言葉もジェスチャーも無用で互いの気分を共有する沈黙。
2）非コミュニケーションの表現としての沈黙：拒絶の表示のための沈黙，外界に影響されることなく自分自身の体験に一心不乱となるための沈黙，自分自身に動揺を呼びおこすための沈黙。
3）状況によってコミュニケーションの表現にも非コミュニケーションの表現にもなる沈黙：他者を軽蔑する行動表現としての沈黙。

この沈黙の行動様式の意味を選択緘黙の緘黙の意味にあてはめて考えてみると次のようになる。

タイプⅠ：コミュニケーションの表現としての緘黙。
タイプⅡ：コミュニケーションの表現にも非コミュニケーションの表現にもなる緘黙。
タイプⅢ：非コミュニケーションの表現としての緘黙。

このように選択緘黙の緘黙の意味も一律ではなく，タイプによって異なることがわかる。

タイプⅠでは，絶えず目や表情で相手の出方をうかがい，目や表情によってコミュニケーションをもとうと試みる。自ら信号を相手に送り，相手からかえってくる信号をかわし，再び自らの信号を相手に送るということを繰り返す。コミュニケーションをもとうとする意欲はあるが，現実にはコミュニケーションを避けようとする意志が働いてコミュニケーションがうまくもてないところに特徴がある。コミュニケーションの手段としての緘黙といえる。

タイプⅡでは，緘黙によって自分を防衛し，その中に安住するために周囲の流れに身を委ねてしまう。コミュニケーションを主体的に求めるでもなく，拒否するでもなく自己中心的な世界をつくりあげる。相手から信号が送られれば消極的に反応し，信号が送られなければ自らに閉じこもり相手に信号を発することがない。主体的エネルギーの乏しさの一部としての緘黙である。

タイプⅢでは，コミュニケーションを避けようとする態度が明らかであり，相手から送られる信号を逃れ，自ら相手に信号を送ることを拒否する。コミュニケーションを避ける手段としての緘黙といえる。

このようにタイプによって緘黙症状の意味するところは異なっている。しかし「緘黙」は自らを守るための隠れ蓑という点では共通しているものである。

Ⅶ 治療

治療に関しては種々の試みがなされているが，大別すると次のようになる。

1）治療者との関係樹立を基本とするコミュニケーション拡大のための治療。遊戯療法，箱庭療法など。
2）家族治療，母子並行面接。
3）行動療法，言語を発達させ喋らせるための言語治療。
4）治療施設などへの入所治療。
5）教育的配慮が十分になされた臨床チームによる治療。
6）薬物治療。

これらがいくつか組み合わされて治療が行われている。

さて，選択緘黙の本質をコミュニケーションの障害と考えるならば，治療の主眼は話すことよりもコミュニケーションの拡大，自我発達の促進にむけられねばならないことは当然であろう。そのためには，治療者との人間関係樹立を基礎にした遊戯療法，箱庭療法，絵画療法など非言語的，非指示的な治療法が用いられることが多い。同時に母子並行面接，家族治療が併用される。選択緘黙の防衛を不必要に強化しない治療空間をつくることが重要である。筆者（1986）は，7歳で初診したタイプⅠの女児の治療過程を描画の変遷を中心に考察した。画面の片隅に小さく一匹の犬とともに描かれた自画像から始まり，垣根や石垣で固く防衛された自画像，防衛が崩れての混乱を経て友人とコミュニケートする自分，美しい野原を犬と

散歩する躍動感があふれる自分へと変化し治癒した症例である。また，年長になると，筆談を利用しての働きかけ，手紙，日記，物語など非言語的交流を求める治療が有効のこともある。

次に言語発達遅滞を伴っている場合，発語訓練や緊張緩和と発語の般化をねらった現実脱感作療法を用いた行動療法も行われている。発語をうながすためにテープレコーダーを使用することもあるが，あくまで行動療法は言語発達を促進させること，発話機会を増大させることが主目的であり，補助的な治療法と考えられる。言語発達遅滞を伴わない場合でも，緘黙症状を学習されたものとしてとらえ，誤学習の部分を修正する目的で行動療法が用いられることもある。

緊張緩和のためにトランポリンなどで身体運動を利用したり，言葉と関連したカルタなどのゲームを用いて攻撃性を発揮させるということも行われている。

学校教育の中での実践も行われている。学校が緘黙の強化-存続要因とならないように，庇護された雰囲気から自立をうながす雰囲気への転換が必要である。「喋らない子」と，教師もクラスメートも思い込んでしまい，代って喋ったり，代って行動してしまうことをいつまでも繰り返していると，その中に依存してしまうことを配慮することが大切である。クラス運営の中で，主体性をいかにして引き出していくかがポイントとなる。また，放置されないように援助のルートに乗せることも学校の重要な役割である。普通学級以外でも障害児学級での実践も報告されている（坂本ほか，2002）。

比較的新しい研究で Dow ら（1995）は，従来の治療法を統合した学校に基盤を置く多元的個別治療計画を提起している。

1）不安の軽減を目標にし，話すことを強制しない。普通学級で非言語的ゲームを通して仲間づくりを奨励し，学校外でリラクゼイション，家族療法，薬物療法を行う。
2）非言語的コミュニケーションの機会を増やす。身ぶりやカードを用いることから始めて，学級を小グループに分割し，支持的な仲間関係を得られやすくする。
3）学校の内外での遊び友達をみつけ，言語を用いない社会的スキルを意欲的に用いることによって，社会的交流の機会を増やす。
4）構造的な行動療法，言語表現をうながすための言語治療などを用いて，言語的コミュニケーションを増加させる。

治療を1）→4）へとすすめるためには，医師，心理士，言語療法士，教師，家族などで構成される治療チームの協力体制が不可欠である。

薬物療法についての報告は少ないが，選択緘黙に不安障害を合併している21例（5〜14歳）に fluoxetine（選択的セロトニン再取り込み阻害剤；SSRI）を用いて78％に治療効果があったという報告がある（Dumit et al, 1996）。薬物は不安，緊張の軽減には有効であると思われるが，選択緘黙の治療には補助的な効果しか得られないと思われる。

Ⅷ 予 後

選択緘黙の予後をみる場合，自発的な発話がどれくらい可能であるかだけでなく，コミュニケーションの広がりや主体的な行動がどれくらいできるかなど社会適応の度合いという視点からみることが必要である。南ら（1987）は，6〜27年（平均15.8年）の経過で85％に緘黙症状の改善がみられ，68％はどこででも自然に話せるようになっており，74％は集団適応が良好で，選択緘黙の予後は良好であると報告している。また，椎名らが行った本邦で記載されている46例についての所見（1998）では，自発的に発話がみられるようになったもの59％，たずねられれば話すという受動的なもの28％，不変のもの13％で発話の解消度に限られているが良好であるという。

一方，予後は楽観視できないという報告もある。荒木（1979）は，34例中良好が47％，不良が53％，Steinhausenら（1996）は100例中54％に症状の持続がみられ，35％が改善していると報告している。その他，筆者（大井ら，1979）やKurthら（1972）を含めて予後が不良という文献

も多い．

予後を左右する要因として2つの条件が考えられる．

1つは，筆者や荒木（1979）が提唱しているタイプによって規定される点である．社会化欲求型（積極的依存型：荒木）の予後は良好であり，社会化意欲薄弱型（消極的依存型：荒木）では予後不良が増加し，社会化拒否型（分裂気質型：荒木）では予後不良である．

2つめは，受診年齢が早いほど予後が良いという傾向である．椎名ら（1998）は，平均受診年齢でみて「良好」が7.3歳，「やや良好」が10.5歳，「不変」が11.8歳であったという．早期に治療のルートに乗せることが重要である．

文献

1. 荒木富士夫：小児期に発症する緘黙症の分類．児精誌 20; 60-79, 1979.
2. Dow SP, Sonies BC, Seheib D, et al: Practical guidelines for the assessment and treatment of selective mutism. J Am Acad Child Adolesc Psychiatry 34; 847-856, 1995.
3. Dumit III ES, Klein RG, Tancer NK, et al: Fluoxetine treatment of children with selective mutism; An open trial. J Am Acad Child Adolesc Psychiatry 35; 615-621, 1996.
4. Dumit III ES, Klein RG, Tancer NK, et al: Systematic assessment of 50 children with selective mutism. J Am Acad Child Adolesc Psychiatry 36; 653-660, 1997.
5. Gillberg C: Asperger syndrome and high-functioning autism. Br J Psychiatry 172; 200-209, 1998.
6. Hagerman RJ, Hills J, Scharfenaker S, et al: Flagile X syndrome and selective mutism. Am J Med Genetics 83; 313-317, 1999.
7. Kopp S, Gillberg C: Selective mutism: A population-based study: A research note. J Child psychol Psychiatry 38; 257-267, 1997.
8. Kristensen H: Elective mutism-associated with developmental disorder/delay. Two cases studies. European Child & Adolescent Psychiatry 6; 107-111, 1997.
9. Kristensen H: Selective mutism and comorbidity with developmental disorder/delay, anxiety disorder, and elimination disorder. J Am Acad Child Adolesc Psychiatry 39; 249-256, 2000.
10. Kurth E, Schweigert K: Ursachen und Entwicklungsverläufe des Mutismus bei Kindern. Psychiat Neurol Med Psychology 24; 741-749, 1972.
11. 南陽子，門眞一郎，西尾博ほか：選択緘黙の社会適応に関する研究．安田生命事業団研究助成論文集 23; 109-129, 1987.
12. 中根晃：新児童精神医学入門．金剛出版, 1997.
13. 大井正己，鈴木国夫，玉木英雄ほか：児童期の選択緘黙についての一考察．精神経誌 81; 365-389, 1979.
14. 大井正己，藤田隆，田中通ほか：青年期の選択緘黙についての臨床的および精神病理学的研究：社会化への意欲に乏しい5症例．精神経誌 84; 114-133, 1982.
15. 大井正己：選択緘黙．臨床精神医学（特集：私の治療）15; 950-953, 1986.
16. 坂本恵子，松尾祐作：特殊学級における交流教育のあり方について：選択性緘黙の場合．福岡教育大学紀要 51; 217-226, 2002.
17. 椎名幸由紀，相馬壽明：選択性緘黙症の治療過程に関する研究：事例研究を中心に．茨城大学教育学部紀要 47; 153-164, 1998.
18. Spiegel R: Specific problems of communication in psychiatric conditions. In: Arieti S (Ed): American Handbook of Psychiatry I. Basic Books; New York, 1959.
19. Steinhausen HC, Juzi C: Elective mutism: An analysis of 100 cases. J Am Acad Child Adolesc Psychiatry 35; 606-614, 1996.
20. Steinhausen HC, Adamek R: The family history of children with elective mutism: A research report. European Child & Adolescent Psychiatry 6; 107-111, 1997.
21. 高岡健，丹羽伸：選択性緘黙．In：山崎晃資，牛島定信，栗田広ほか編：現代児童青年精神医学．永井書店, 2002.
22. 橘玲子，中村協子，七里佳代ほか：一卵性双生児にみられた場面緘黙．児精誌, 23; 277-286, 1982.
23. Tramer M: Elektiver Mutismus bei Kindern. Z Kinder-Psychiatrie 1; 30-35, 1934.
24. Tramer M: Lehrbuch der Allgemeinen Kinderpsychiatrie. Benno Schwabe & Co. Verlag Basel, 1949.
25. 内山喜久雄：小児緘黙症に関する研究（第1報）：発現要因について．北関東医学 9; 772-785, 1959.
26. 内山喜久雄：小児緘黙症に関する研究（第2報）：治療方法について．北関東医学 9; 786-799, 1959.

第10章　児童青年期と睡眠

市川宏伸

I　はじめに

　社会活動，生活様式の変化により，「昼間は活動し，夜間は休息する」という従来の睡眠概念は変化している。社会活動の変化にしたがい，昼夜分かたず活動している職種や，夜間のみ活動している場合もある。これにより，昼夜逆転した生活や交代制勤務などが必要になることもある。「夜は暗いのが当たり前である」と考えて，街路灯を暗くしている国もあるが，日本では照明技術の向上により，夜間でも照明が煌々としている場所もある。これらの社会全体の大きな変化の中に我々は生活しており，児童や青年もこの影響を受けている。夜間もコンビニが店を開けており，その前では若者たちが集っている。児童青年精神科を訪れる患児の中にも，不登校，ひきこもりなどに陥っており，睡眠障害を訴えている者もいる。これらの中には，生活リズムが社会のスケジュールと食い違っており，「生活リズムの改善」を治療目標に挙げている者もいる。健全な活動をするためには，適切な睡眠をとっていることが必要であり，そのためには前日に適切な活動をしていることが必要である。最近の考え方では，睡眠障害を考えるに，睡眠・覚醒という両面からとらえている。ここでは，児童青年精神科の臨床場面によく登場する睡眠障害の例を中心に考えてみたい。また，長期不登校事例についてその睡眠覚醒リズムを調べたので報告する。

II　睡眠の種類と発達

1　睡眠の種類

　健常成人の一夜の睡眠の経過を調べると，ノンレム睡眠とレム睡眠に分かれる[5]。レムとはREM（Rapid Eye Movement；急速眼球運動）のことであり，90分おきに，一晩に4～5回出現することが分かっている。犬や猫が寝ている様子を見ていると，手足をピクピクさせていることがあり，この時は眼球も急速に動いている。この時に夢を見ているとされているが，本当の役割はよく分かっていない。ノンレム（non-REM）睡眠には眠りの深さで4段階ある。この時期に体内の物質の同化が進み，エネルギーの蓄積が行なわれる。通常の睡眠では，レム睡眠とノンレム睡眠の両方がないと，疲労感が残ると考えられている。

2　睡眠と発達

　成書によれば，生後6週位までは睡眠と覚醒は特に分散されておらず，その後徐々に睡眠は夜に多くなり，生後16週以降は昼と夜の睡眠覚醒リズム（概日リズム）が見られるようになる。睡眠の種類については，新生児では50％がレム睡眠であり，6～15歳では変わらず，成人では20％とされている。生後3月では，睡眠のばらつきは減り，レム睡眠は夜間に増加するようになる。最長睡眠時間は成長とともに徐々に減少し，睡眠は夜間に移動する。生後1年で睡眠回数は半分に減り，総睡眠時間は成長とともに減少する（図1参照[5]）。

　2歳になると子どもは成人とほぼ同じ生理学的現象を示すため，これ以降は成人の睡眠覚醒に準じる。新生児，乳児では，3つの睡眠状態があるとされている。①動睡眠（閉眼で四肢の体動，眼球運動がある。呼吸・心拍は不規則），②静睡眠（閉眼で体動なく，呼吸・心拍は規則的で眼球運

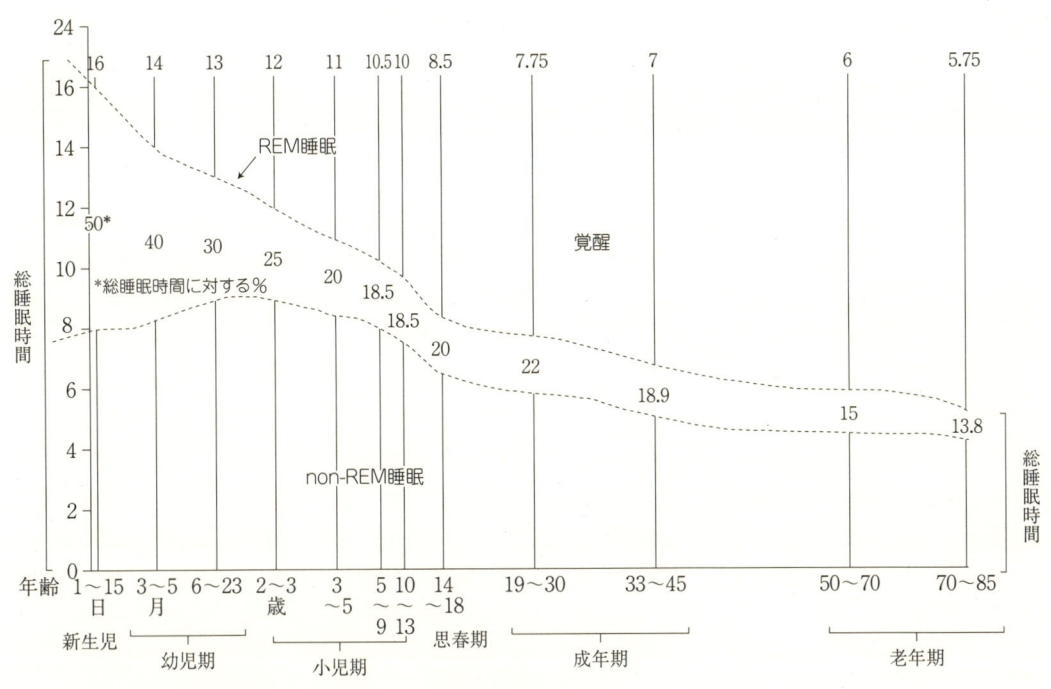

図1 年齢による総睡眠時間, REM睡眠, non-REM睡眠の変化

動はない), ③不定睡眠（動睡眠にも静睡眠にも当てはまらない状態）である。胎生期から生後5週まではほとんど不定睡眠で, その後, 動睡眠と静睡眠に分かれ, 3月以降は昼間に覚醒し, 夜にまとまって眠るようになる（図2参照[1]）

Ⅲ 睡眠の異常[4]

DSM-IV-TRによれば, 睡眠障害は①原発性睡眠障害, ②精神疾患に関連した睡眠障害, ③身体疾患による睡眠障害, ④物質に誘発される睡眠障害に分けられる。睡眠障害の評価は, 睡眠段階を調べることによって行われ, 睡眠中の電気生理的変数を調べる睡眠ポリグラフ検査（PSG; polysomnography）がよく行われる。脳波, 眼球運動, 筋電図を中心に, 口腔鼻腔気流, 胸郭腹壁運動, 酸素飽和度などが調べられる。これらのうち, 小児に関するものを中心にふれてみる。

① 原発性睡眠障害

原発性睡眠障害は睡眠の量・質・時間などによる睡眠異常と, 睡眠に関連して生じる睡眠時随伴症に分けられる。

1）睡眠異常

睡眠異常は, 原発性不眠症, 原発性過眠症, ナルコレプシー, 呼吸関連障害, 概日リズム睡眠障害, などがある。ここでは, ナルコレプシー, 呼吸関連障害, 概日リズム睡眠障害についてとりあげる。

①ナルコレプシー

突発性の睡眠発作（少なくとも3カ月にわたって毎日生じる）, 脱力発作（突然の両側性の筋緊張の消失）, 睡眠と覚醒の移行期にレム睡眠の要素が混入（入眠・覚醒時の幻覚あるいは睡眠麻痺）がその特徴である。

学齢期では, 授業中の入眠, 運動中の入眠などがみられる。登校あるいは下校途中で入眠してしまい, 電車を始点から終点まで何回も往復している例も見られる。診断の確定には, PSGが有効である。多くの場合は, メチルフェニデート, モダフィニールなどの中枢神経刺激薬が治療に用いられる。

②呼吸関連睡眠障害

睡眠中の換気の異常により, 呼吸が中断され, 過剰な眠気や不眠を生じる。睡眠中の呼吸中断に

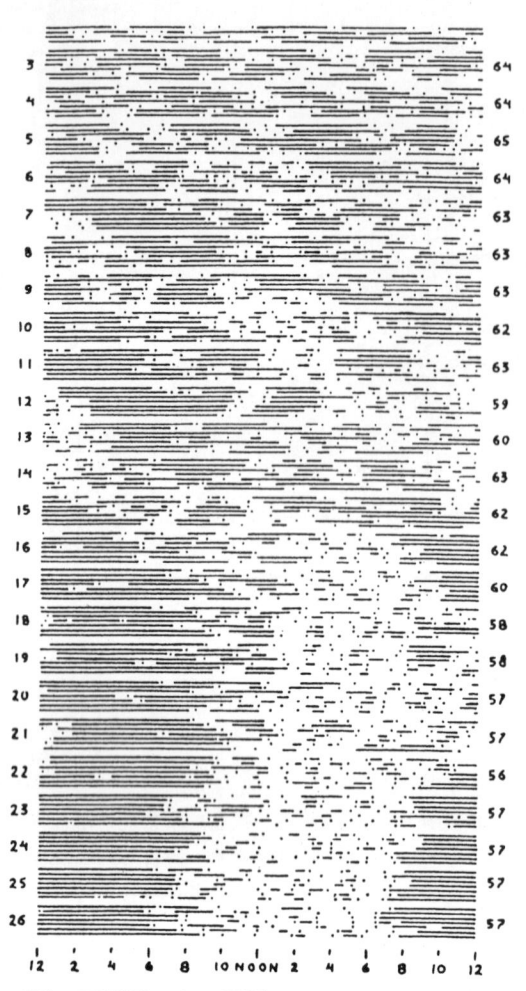

図2 睡眠覚醒リズムの発達[1]

より低酸素状態が生じて，正常に呼吸するために覚醒することから眠気や不眠は生じる。眠気が極端な場合は，日中の行動中にも眠り込むことがある。睡眠中の10秒以上の無呼吸が一晩に30回以上，non-REM，REM睡眠の両期に生じるのが睡眠時無呼吸症候群の定義とされている。睡眠時無呼吸症候群は，大きく分けると，閉塞性睡眠時無呼吸症候群と中枢性睡眠時無呼吸症候群に分けられる。

3〜6歳の小児では，扁桃肥大，アデノイド肥大による閉塞性睡眠時無呼吸が多い。いびき，無呼吸，口呼吸などで気づかれることが多い。長期間にわたって治療しないでおけば，循環器，呼吸器などに影響を及ぼし，健全な成長を妨げる可能性もある。呼吸障害が高度かつ長期にわたると肺性心や胸郭変形を来たすことが知られており，耳鼻科的には軟口蓋咽頭形成術（UPPP；uvulopalato-pharyngoplasty）などを行うことにより改善がみられる。

近年，栄養過多による肥満児も珍しくない。思春期以降になると，本来は中年期以降の男性に多い肥満による閉塞性睡眠時無呼吸も見られる。不登校による自宅閉居中に，過剰の糖分摂取・運動不足から肥満になり，閉塞性睡眠時無呼吸になることがある。昼間の傾眠傾向，睡眠中のいびきの中断，その後の深い呼吸などが確認できると可能性が高い。長期間にわたれば，脳への低酸素状態が続き，さまざまな障害が生じる。思春期以降であれば，体重の減少が治療となるが，体重減少が難しい場合や緊急性を要する場合は，鼻マスクを使用した持続気道陽圧呼吸（CPAP；continuous positive airway pressure）が第1選択となる。これ以外にも，酸素吸入，UPPP，歯科口腔内装具着用（下顎を前方に移動させて睡眠中の上気道の閉塞を防止する）などがある（図3参照[2]）。

脳幹にある呼吸中枢からの命令が一時的に途絶えることにより起きる中枢性睡眠時無呼吸症候群については自覚症状が乏しいため診断が難しい。頭部のCTやMRIで原因が明らかにならない原発性と脳幹部出血や梗塞など呼吸中枢障害の明確な続発性に分けられる。呼吸検査機能では正常で，睡眠中に異常呼吸が頻発して，濃度の高い炭酸ガスに対する換気応答が著明に抑制されている。小児では，脳性麻痺など重症心身障害などに伴う場合が知られている。乳幼児突然死症候群（SIDS；Sudden Infant Death Syndrome）についてもなんらかの呼吸障害との関連が指摘されているが，その詳細は明らかになっていない。

③概日リズム睡眠障害

環境が必要とする睡眠・覚醒スケジュールとその人の睡眠・覚醒リズムが合っていないため，過剰な眠気や不眠を生じる。通常は睡眠・覚醒リズムは体温やコルチゾールの分泌など体内のリズムに同調しているが，概日リズム睡眠障害者ではこれが同調していないため，苦痛を感じる。このため，社会の生活スケジュールと本人の睡眠・覚醒

り，高照度光照射で改善がみられた。この睡眠障害が原因となる不登校も報告されているが，不登校をもたらす神経症的機転に基づくリズム障害が多いと思われる。不登校が改善されると，リズム障害も改善される例が圧倒的である[1]。

年少の場合は，一緒に生活している家人の影響を受けやすいため，生活環境の調整も必要となる。本人および周囲が改善を望む場合は，入眠・覚醒時間を少しずつ後退させて本来のリズムを獲得しようとする時間治療，本来の覚醒時間に合わせて高照度の光を照射する高照度光療法，脳内の時計機構に作用するとされる薬物治療（メラトニンの投与，メラトニンの作用を調節するとされるビタミンB_{12}の投与）などが行われる。場合によっては，2種類以上の治療法を併用することもあるが，全例に有効なわけではない。なんらかの心理的メカニズムによる不登校や"ひきこもり"であれば，心理的機転への働きかけの方が重要となる。

2）睡眠随伴症

睡眠の特定の段階や，睡眠・覚醒の移行状態において生じる行動異常や生理学的異常である。睡眠中や睡眠・覚醒の移行状態における自律神経系，運動系，認知過程の活性化に関連している。ここでは代表的な悪夢障害，夜驚症，睡眠時遊行症，夜尿を取り上げる。

①悪夢障害

恐ろしい夢を見て，睡眠から目覚めることを繰り返す。覚醒時には，自律神経系の興奮（発汗，頻脈，呼吸促進など）が存在することがある。悪夢はほとんどレム睡眠中に生じる。REMは夜間睡眠を通じて周期的に生じるが，一般に夜の後半になるとレム睡眠期が長くなるため，悪夢も睡眠の後半に生じやすい。幼児期から小児期に多いが，そのまま経過を観察しているうちに消失することが多い。

②睡眠驚愕障害

恐怖の叫び声，または泣き声で始まる睡眠中の突然の覚醒である。通常は睡眠の前半の3分の1に生じて，エピソードは10分以内に終了する。翌朝に覚醒しても，エピソードを記憶していないことが多い。なんらかの心理的不安などが背景に

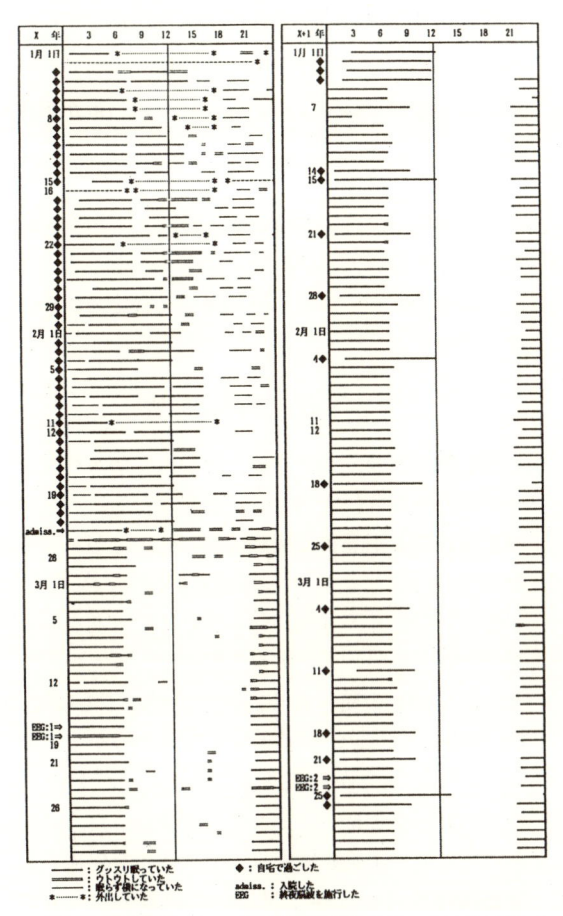

図3 睡眠覚醒リズム 左は入院治療した年，右はその翌年[2]

リズムが乖離して社会生活が困難になり，不登校や"ひきこもり"に至る場合もある。

概日リズム睡眠障害には，①睡眠相後退型，②非24時間型，③非定型がある。①は睡眠の長さには問題ないが，入眠時間も覚醒時間も本来よりも後退している。②は睡眠の長さには問題ないが，入眠時間も覚醒時間も毎日移動して行く。通常は毎日1時間ずつ後退していく。③は睡眠の長さも，入眠，覚醒時間も不定のものであり，他の型への遷移型と考えられる。これらの型の間では，経過を調査すると他の型への移行が見られる。

小児の場合は，先天性疾患や不登校による昼夜の逆転などが知られているが，多くは本人から苦痛を訴えない。自験例では，知的障害を伴う風疹症候群の女子が非24時間型のリズム障害を続けていた例がある。保護者が対応に困難を感じてお

存在すると考えられ，通常は4〜12歳の子どもに始まって，青年期に治まる。

③睡眠時遊行障害

睡眠中に起き上がり歩き回ったり，室外に出ることもある。エピソードは徐波睡眠期に始まるため，ほとんどが睡眠のはじめの3分の1に生じ，多くは30分以内に終わる。エピソード中は周囲からの働きかけには反応しないことが多く，朝になって覚醒した際には，エピソードを思い出すのは難しい。稀には4歳位から，8歳位で始まることが多く，12歳頃に有病率が最も高くなる。自験例では自宅から出て，町内を徘徊する例もあったが，事故に遭遇することは少なかった。多くは15歳頃までに自然に消失するが，不安・恐怖などの心理的機転が推測される場合は抗不安薬などの投与を行うこともある。一部は成人期の早期に再発するとされる。

④夜尿

夜尿は3期，4期の深い睡眠段階および覚醒に向かう途中に生じる。夜尿は特発性夜尿と症候性夜尿に分けられ，前者は一次性と二次性に分けられる。一次性は排尿訓練の失敗など排尿調節の失敗に基づくが，二次性は排尿調節が成立した後に，環境・心理学的な問題が関与して生じると考えられる。一次性の場合は，排泄の教育・指導・訓練などにより，二次性の場合は，背後にある心理的機転の改善のため精神療法や家族療法が行われる。夜尿が続くために，元気がなくなったり，社会的に引きこもりがちになる場合は，三環系の抗うつ薬を使用する。症候性の場合は，基礎にある病気の治療が第1選択になる。

２ その他の睡眠障害

1）精神疾患によるもの

気分障害，統合失調症，パニック障害が知られている。もとの精神疾患の治療が必要になるが，小児の場合は比較的少ない。

2）身体疾患によるもの

変性神経疾患，脳血管疾患，内分泌疾患，感染症，慢性呼吸器疾患などが知られている。小児における疾患のうち，生活習慣病（高血圧，糖尿病），自閉症・強迫性障害（精神科），夜尿症（泌尿器科），歯軋り（歯科），などは睡眠障害をもたらすが，その解決にはもともとの疾患への治療が第1選択となる。

3）物質に誘発される睡眠障害

現在使用している薬物の中毒によるものと，服用している薬物からの離脱によるものがある。小児では少ないが，中枢神経刺激薬の就眠前投与などを経験する

Ⅳ 不登校と睡眠障害

睡眠障害のひとつである，睡眠・覚醒スケジュール障害を伴う代表例として不登校がある。自験例を中心に，不登校と睡眠障害について触れてみる。

約20年前，「不登校に陥る子どもは特別な子どもである」という考え方が支配的で，多くの不登校児が子どもの精神科を訪れていた。この頃は，「どうして自分は登校できなくなったのか？ これでは学歴社会から脱落してしまうのではないか？」と不安を持つ子どもたちが多かった。これらの中には，学業成績が優秀で，登校を促進しようとする家人と軋轢を起こしている子どももいた。家庭内暴力が激しい場合や，自ら望む場合は入院して，院内学級に通う例もあった。心理的葛藤が解決されると，別人のごとくに快活になり，予後がよい場合も珍しくなかった。当時は，教育界でもどう対応したらよいのか思案している状態で，多くの教員は適切な対策をもてないでいた。"登校拒否"（school refusal）と呼ばれていることであり，「本人が拒否しているのですから，我々には責任はありませんから」と言う教員もいた。現実には，登校したい気持ちがあるのに登校できず，悩んでいる子どもであり，多くは登校時間になると身体症状を訴えて自宅から出られず，昼過ぎになると元気を取り戻していた。もちろん，その背景に精神疾患（統合失調症や気分障害）があったり，身体疾患を抱えている場合もあったが，これらの子どもは少数であった。

その後，教育界でも不登校に本格的に取り組みを始め，「どんな子どもにも生じる可能性がある」

と文部省（当時）は考えるようになった。臨床場面で接していると，不登校の原因は，学校・本人・家庭のすべての要素が関連していると感じられた。このような社会的背景をもとに，不登校児は増加し続け，「不登校の仲間は大勢いるから」と，本人は自宅で気ままに過ごしており，保護者がやきもきして，医療現場を訪れる例が目立ってきた。教育界では不登校への対応が諮られ，学校では保健室等への登校，スクールカウンセラー導入など，学校外では適応指導教室の設置，教育相談室での相談などが行われるようになった。決して十分とは言えないが，ある程度教育内でも対応がとられて，最近では，不登校児の減少が報告されるようになっている。ここでは，不登校の自験例について，睡眠覚醒リズムを紹介する。

1 不登校と睡眠リズム

不登校には，断続的に登校している群と，連続して不登校に陥っている群と2群ある。多くは断続的な群から連続的な群に移行するが，登校への葛藤があまり強くない怠学傾向の強い子どもや精神疾患を背景にもつ子どもは，いつまでも断続的不登校にとどまる。不登校の子どもの経過を追跡していくと，保護者から"昼夜逆転"の訴えが聴かれることがある。念のため，睡眠覚醒リズム表に記入してもらうと，いくつかの睡眠・覚醒パターンがある。通常の睡眠覚醒リズムと考えられるもの，起床も入眠も時間が遅れているもの（睡眠相後退症候群；DSPS），起床・入眠時間が毎日遅れていくもの（非24時間睡眠覚醒症候群；Non-24），全く睡眠と覚醒がリズムを持たないもの（非定型群）などであった。3ヵ月以上連続して休んでいるものは，なんらかの契機がないと再登校に至らないことを経験しているので，3ヵ月以上連続して不登校を呈した40例を対象にした。

対象は男子24例，女子16例で，連続的不登校開始時期は7～18歳までで，平均12.5歳であった。不登校児の場合，本人が定期的に来院することが難しい例も多いため，事情を説明して保護者に記入してもらった。少なくとも3ヵ月以上リズム表を記入可能であるのは全体の3分の1程度で

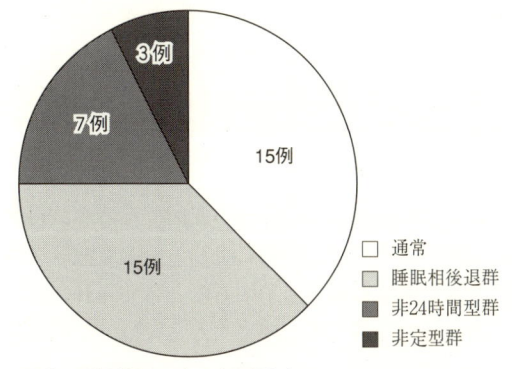

図4 睡眠覚醒リズム（40例）[3]

あった。本人と保護者の関係が良好な例や，保護者が記入に熱心であると思われた。

睡眠覚醒リズムが通常のパターン（通常群）であるとされたのは40例中15例であり，連続不登校開始年齢は平均12.1歳であった。睡眠時間の長さは通常であるが，入眠時間も覚醒時間も遅れているDSPS群は15例であり，開始平均年齢は12.9歳であった。睡眠時間の長さは通常であるが，入眠時間も覚醒時間も毎日後退していくNon-24群は7例（開始平均年齢12.9歳），入眠時間も覚醒時間も一定しない群（非定型群）は3例（開始平均年齢11.7歳）であった（図4参照[3]）。

これらの群で比較すると通常群とDSPS群がともに3分の1ほどで，Non-24群がこの半分ほどであり，非定型群が残りであった。これらの群における不登校開始年齢は統計的な有意差を認めなかった。非定型群は経過を追うと他群（DSPS，Non-24群）に移行する例が見られ，遷移群と考えられた。DSPS群，Non-24群でも，極めて長期に経過を追うと，他群に移行する例がみられた。

これらの中には，兄弟姉妹で同時期に不登校の例も見られたが，その睡眠覚醒リズムは異なっていた。同室で睡眠をとっていてもDSPSとNon-24であったり，ともにNon-24群であっても，そのリズムは異なっており，個人差が大きいことがうかがわれた。心理的な動機付けが高まり，再登校に至る場合は，睡眠覚醒リズムの改善が同時に見られる例が多かった。再登校に至る経緯と群の間に大きな違いは見られないように思われた。再

登校などなんらかの社会的心理的刺激が加わるとリズムも変化するように思われた。自宅で過ごすことが多く，DSPS群と思われる例でも，旅行に参加するとその間だけは通常の睡眠覚醒リズムに戻る例（動機的DSPS）もあった。不登校の解決には心理的動機付けが第一の要因であるが，再登校にあたっては二次的に生じる睡眠覚醒リズムの改善も再登校継続因子であると考えられた。

睡眠覚醒リズムの治療に当たっては，時間療法（睡眠時間を動かして，通常のリズムに合わせる），高光度光照射療法（2,500ルクス以上の光を短時間照射する），薬物治療（ビタミンB$_{12}$，メラトニンなどの投与）なども報告されている。筆者の経験では，子どもで時間療法を行なうことは，限定した例でのみ可能であったが，固定することが難しかった。高光度光照射療法は機器の使用が前提になるが，起床時の一定時間光照射を長期に持続することは困難であった。薬物治療は服薬が可能であれば実施可能であるが，他の治療法と併用することで効果の得られる例もあった。

症例：女子，初診14歳6月（図5，6参照）[3]

元来大人しい子どもであったが，中1になり，友人と外出したのが契機で不登校となり，朝の起床が困難になった。13歳8月から継続的不登校になり，自宅で過ごしたが昼夜逆転の生活であった。14歳6月に来院して，睡眠覚醒リズムの障害を認めた。時間療法で通常のリズムに戻すとともにビタミンB$_{12}$（商品名：メチコバール）を3mg／日投与した。通常リズムの固定が難しいため，さらに高度光照射療法を行なった。睡眠覚醒リズムが固定され，この頃から夕方だが登校して職員室で過ごすようになった。その後，光照射を止めてもリズムは固定された。何とか登校を続けて中学を卒業して，登校日数の少ない通信制高校に入学した。その後短大へ進学して，就職した。

2 睡眠リズムの背景

前述したように，生後16週以降は昼と夜の睡眠覚醒リズム（概日リズム）が見られるようになる。人間は，時間の経過が全く分からない一定の環境に置かれると，24時間より長い周期で睡眠

家族：3人（父，母）		
性格：生真面目，要領が悪い，完全主義，交際嫌い		
13歳・5月		友人と外出をしたのを契機で起床できない
		身体的疲労，眠気が強い
		不登校が始まる
	8月	二学期の始業式から，全く不登校
		睡眠覚醒表に記入開始
14歳・5月		睡眠覚醒リズム障害研究班に応募
	6月	来院する
		夕方に職員室へ顔を出す
		時間療法を行う
	7月	ビタミンB$_{12}$を服用
	8月	高照度光照射療法を行う
15歳・5月		中学を卒業
	6月	通信制高校に登校

リズム表（図6参照）

図5 症例[3]

覚醒を繰り返して，入眠と覚醒時間が遅れていくこと（フリーラン）が知られている。これについては，視交叉上核にある時計機構（生体時計）の影響を受けていると考えられている。実際の生活では，これに明るさや社会的・心理的刺激が加わって，ほぼ1日24時間のリズムが形成されている。生物では，2,500ルクス以上の強い光が，外部から生体時計に影響を与える因子（同調因子）になっていることが知られている。人間では，社会的心理的同調因子の影響が強いとされているが，これらの因子は，一人ずつ大きく異なっていると考えられている。

これらの事実を不登校例に照らし合わせると，思春期頃から覚醒が困難になったことに保護者の多くが気付いており，ホルモンの変化など生物学的要因と，学業や人間関係などの社会的心理的刺激が睡眠覚醒リズムに関与していると考えられる。通常群と睡眠相後退症候群では，睡眠が夜と昼間に分かれていた。本人の不登校への自責感が強いと，家人と顔を合わせるのが心理的に苦痛になり，昼は寝て夜に起きるようになると思われる。近年は深夜TV，オーディオ機器，インターネットなどの普及が進んでおり，深夜一人で過ごしている子どもは珍しくない。インターネットでホームページを立ち上げたり，不特定多数とゲームを行なうことも容易で孤立感は乏しい。社会の生活様式の多様化とともに，フリーターやニートと呼ばれることへの抵抗感も減少しており，一部の例

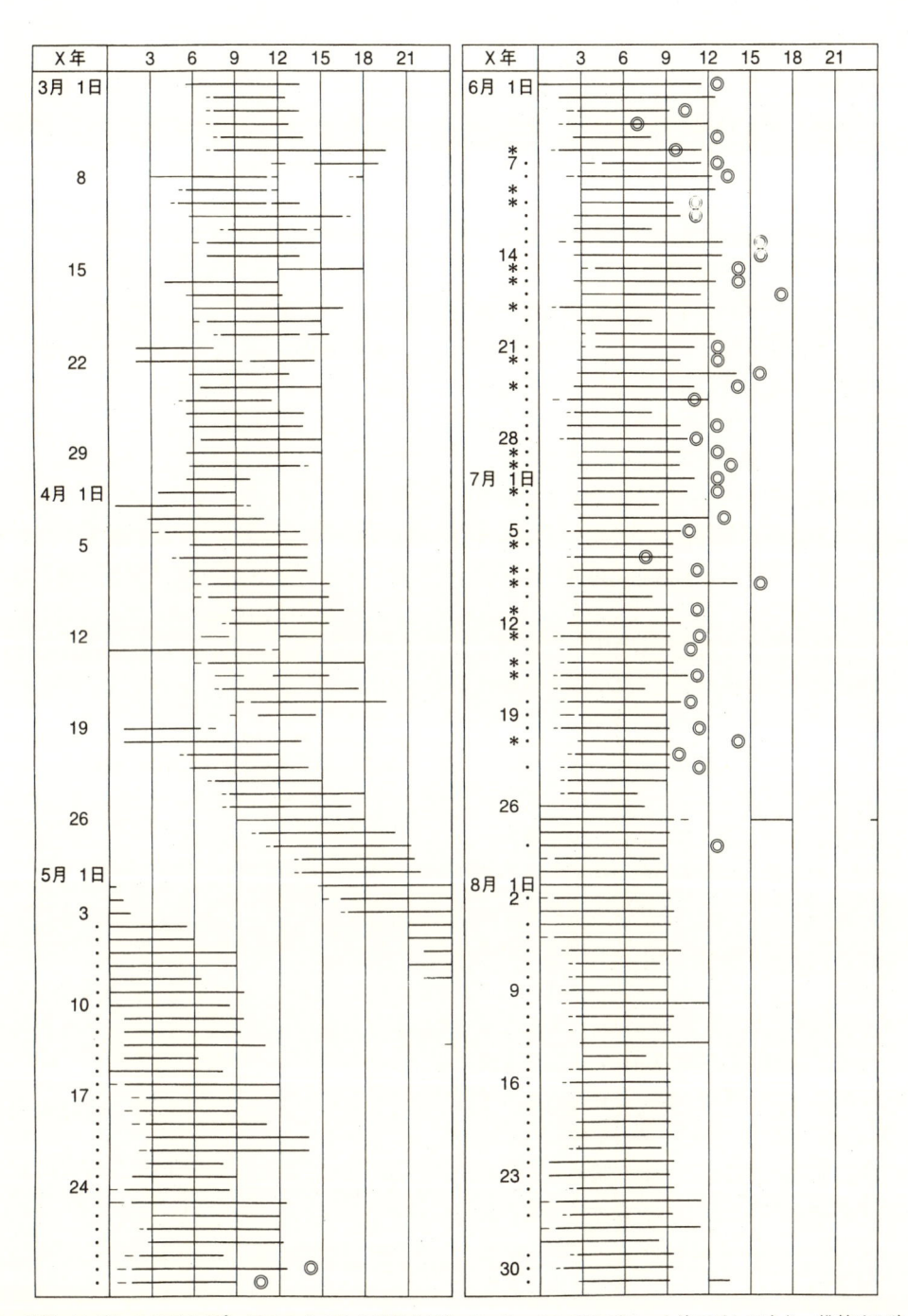

図6 症例（女子）のリズム表[3] 図5の中の6カ月間を示している。シングルプロット法で示してあり，横軸は0時から24時までを示している。●：ビタミンB12投与（3 mg／日，1日3回），◎：高照度光療法（起床後1時間），＊：登校（夕方が中心）。4月下旬は自分で時間を調節している

は長期の"ひきこもり"に移行すると考えられる。自宅と異なる環境で過ごすことは，強い社会的心理的刺激になると考えられ，旅行や別荘生活は，環境の変化，周囲の人間関係の変化など睡眠覚醒リズムに強い影響を与えていると思われた。

3 社会的背景

長期にわたって不登校児の睡眠覚醒リズムを追

えた例では，明らかな精神疾患が見られない場合は，一定の期間が必要であっても，予後は決して悪くないと思われる。長期の社会からの"ひきこもり"が不利益に繋がる場合もあるが，心理的な葛藤の解決や自我同一性の確立（「自分の生き方はこれでよい」と納得できること）が重要な要因と考えられる。

睡眠覚醒リズムの問題が中心で不登校になる例もあるかもしれないが，それが不登校の原因と同定できる例は一つもなかった。不登校の開始時期とほぼ同時に昼夜逆転がみられる例もあった。多くは社会的心理的影響で閉居的生活を送ることになり，二次的に適切な時間に光を浴びることが少なくなり，外部からの刺激も少なくなっていると考えられる。自験例では，両眼が生得的に石灰化していても，周囲からの呼びかけで通常に近い睡眠覚醒リズムを示している場合もあり，人間の場合は外部刺激が重要な影響を与えていると思われた。第二次オイルショックがあった頃，電力の節減が叫ばれ，深夜のTV番組が自粛された時期があった。この頃はまだビデオ・DVDやインターネットも普及していなかったためか，昼夜逆転の子どもは減った。最近は夜も照明が明るく，小さい頃から夜遅くまで起きている子どもが増えており，生活様式は大きく変わっている。朝食も摂取せずに登校して，ボーッとして授業に集中できない子どもの話もよく聞く。子どもは一人で生きていることはなく，周囲の環境の中にいる。保育園で一番評判のよくない子どもは，昼寝をしない子どもと聞く。一人ひとり体内リズムは異なり，生育環境も違っており，これを一律に扱おうとすることには無理がありそうである。最近は軽度の発達障害と不登校との関連も指摘されており，不登校もその背景はさまざまある。注意欠陥多動性障害（ADHD）の中には，自分が学校でうまく適応できないことに対して不満が蓄積して，衝動性が亢進してくる一群がある。衝動性が亢進しない群（不注意優勢型）の中には，自己不全感が強まり，不登校に至る例もある。

V　おわりに

生物時計という言葉があるように，睡眠は生物学的背景の強いものであるが，時計機能が退化していると考えられる人間の場合は，他の生物より強く社会的影響を受けている。社会の生活環境の変化とともに，より高い活動性を求められると，同時に十分な睡眠も求められるようになる。よりよい睡眠を求めて，近年では"快適睡眠グッズ"，"睡眠クリニック"なども登場している。子どもだけで生活していることは稀であり，このような環境下で，子どもの睡眠も大きく影響を受けている。睡眠障害を訴えて来院する子どもも増加しており，「小児を対象とした就眠薬」の治験も始まっている。ここでは，小児の睡眠障害に触れるとともに，不登校と睡眠障害について論じた。

なお，この報告は以下の文献を改変している。

文　献

1　渥美義賢，市川宏伸：不登校児における睡眠覚醒リズム障害の研究．平成7年度文部科学省科学研究報告書 課題番号（05305009），1996．
2　市川宏伸：子どもの発達と生体リズム．こころの健康 9；12-16，1994．
3　市川宏伸：不登校と睡眠障害．小児看護 28；1479-1483，2005．
4　市川宏伸：睡眠障害のさまざまな病態を知る．薬局 59；33-36，2008．
5　市川宏伸：睡眠薬の正しい使い方．薬局 59；68-70，2008．

第Ⅲ部
発達障害とその近縁障害

発達障害群への支援のために精神医学ができること

第1章　広汎性発達障害（自閉症スペクトラム）

中根　晃

I　概念と診断

広汎性発達障害（PDD）は ICD-10-DCR（1993）[115] と DSM-IV-TR（2000）[1] に掲載されている、1）対人場面での相互関係の発達の遅れまたは偏り、2）コミュニケーションの質の異常、3）活動や興味の限局性や反復傾向を特徴とする行動パターン、によって診断される神経発達障害（neurodevelopmental disorder）で、原則として3歳以前に症状が顕現する。

PDDの症状は年齢的成長・発達の経過にしたがって様態が変化するが、上記の診断基準はどの年齢でも通用するように工夫されている。研究者は国際的な診断基準を採用することが求められ、調査研究で用いられる診断用のツールもこれを基本に作成されている。

II　精神生物学

最近の脳科学の進歩はPDDの領域にも多くの知見をもたらすことになった。

Bauman MLら[11]は小脳のPurkinje細胞の減少と辺縁系の細胞密度の増加、側頭葉内側の錐体細胞の分布異常という剖検所見を報告し、Purkinje細胞の消失はグリオージスを伴っていないので胎生期初期に起こったものとした。Courchesne Eら[21]のMRIによる報告をはじめ、その後の研究（Hashimoto T et al[50]）もこの所見を確認しているが、最近では脳発達全体の異常が注目されている（Piven J, et al[92,93], Bailey A, et al[3]）。Courchesneら[22,23]は一連の研究から2歳から4歳までの被験者の90％は脳の容量が同年齢の正常児より18％大きいが、年齢に伴う増加の割合は正常児より少なく、正常児が12歳から18歳の間に皮質が50％厚くなっていくのに対して、PDD群では10％の増加に留っていること、異常な成長は前頭葉では前頭前部の側後方皮質と正中部皮質に限られ、眼窩部皮質は正常児と差がないこと、さらには症状の発現に先行して生後頭囲が減少し、1カ月から2カ月の間、および6カ月から14カ月の間の2回、急激な増加が見られるとしている[24]。Ohnishi Tら[79]は平均年齢6.5歳の脳局所血流量を測定し、両側島、上側頭回および左前頭前野皮質に血流の低下を見出している。

Ornitz EM[82]は自閉症を指向性注意の障害と考え、感覚処理と情報処理の接続機構（脳幹、網様体、基底核、辺縁系）での感覚入力の調整、頭頂葉の遠心路からのフィードバック、前頭眼野からの運動反応などによる意図的注意の調整に関係する機構の機能不全が症状に関連しているとし、多感覚間の統合不全が他者への相互作用の能力を障害していると説明している。Pierce Kら[90]は小脳虫部VI－VII小葉の大きさと活動的な探索にかかわっている時間との有意な関係を指摘し、Ring HAら[94]は図形の埋めこみ課題施行中のMRI像から、正常群は右背側前頭前野領域と両側後頭頂野で活性が高いが、PDD群では右腹側後頭側頭領域が活性化していること、正常群は事物の分析にあたってワーキングメモリーを援用するのに、PDD群ではもっぱら視覚システムを使用することからPDDでは情報過程で全体よりも局所に目を向ける傾向があるとしている。十一[110]は近赤外線分光法を用いた認知課題施行中の皮質血行はカテゴリー流暢性検査で対照群を下回り、視覚パターンの把握課題と注意課題で上廻ってい

広汎性発達障害（自閉症スペクトラム） 第1章
（中根 晃）

るが，前頭前野機能には明らかな問題は認められないとしている。

PDD の心理学的研究でよくとりあげられる心の理論の過程の領域については PET，SPECT，fMRI での研究があり，Fletcher PC ら[33]は心理的ストーリーの課題でのみ活性化が見られた部位は Brodmann 8 領域を含む左内側前頭溝で，左の Brodmann 22/39 領域に相当する後部上側頭回は文章用語の語義処理のさいに活性化し，Brodmann 23/31 の後部帯状回も物理的ストーリーよりも心の理論のストーリーのさいに有意に活性化するとしている。Happè FGE ら[47]は心理化の課題でアスペルガー症候群の被験者が正常者で活性化する内側前頭前野皮質の Brodeman 8 および 9 領域のうち，8 領域の活性化が見られず，9 と 10 の境界領域が活性化していることを見出し，アスペルガー症候群の人は年齢が大きくなるにつれて，文脈に心の理論を取り入れたストーリーを理解するようになるが，それは正常な人と同じような認知プロセスで理解するのではなく，独自な様式で処理して理解するようになるとしている。Baron-Cohen S ら[8]は高次の心の理論の課題に取り組んでいる時，健常者群では左扁桃体，右島部，左前頭葉下部の活性が高いが，PDD 群では左前頭部での活性が対照群より少なく，扁桃体は全く活動がなく，両側頭回での反応が優勢であるとしている。

PDD では顔の識別のさいの着眼点が異なり，表情の差異の弁別や感情の同定の悪さ（Tantam A et al[106]）など，表情の理解の困難が指摘されている。Celani G ら[18]は PDD 児とダウン症児，言語性精神年齢を合致させた正常発達児の表情テストから，PDD の被験者は嬉しい表情と悲しい表情の認知に困難があるとしている。Davies S ら[27]は視覚刺激の断片的情報を全体的配置へと移す過程に故障があり，顔の知覚だけでなく，物に対しても同じように障害されているとしている。Klin A ら[62]は自閉性障害群は顔認知テストの成績が悪いが，PDD-NOS には顔認知の障害はないとし，Schultz RT ら[97]は顔の弁別には顔以外の物の知覚で見られる様相をベースにした方策を使っているとしている。

感情認知は扁桃体が関与しているとされる（Baird A, et al[4]）。Critchley HD ら[25]は PDD の被験者は，表情に示される情動を処理するさいに左紡錘状回の活性の増強がみられず，左中側頭回も活性化しなかったが，物の処理に関係する左下側頭回と左線状体周辺の視覚皮質の活性が増加しているとしている。紡錘状回は顔の領域として知られているが鳥や車のエキスパートが鳥や車を見ている時にも活性化する（Pierce K, et al[91]）。PDD 群では標的が出現したさいの紡錘状回の強い活性が有意な閾値に達しておらず，正常群で顔の課題で有意に活性化する下頭頂葉回と上側頭溝も閾値を超える活性は見られないのに対して，前頭葉，紡錘状回，後頭葉，紡錘状回前方，小脳皮質など様々な部位に機能的活性が見られるので，PDD では独自の神経回路を使っている[91]らしいとされる。Ogai M ら[78]も PDD では恐怖や嫌悪の感情認知の課題での左島部，左下側頭回，左被殻での活性や左中側頭回に大きなシグナル変化の活性が少ないが，幸福な表情の認知では健常被験者群とに有意な差はなく，表情にみられる感情を同定できるので，辺縁系－線条体－視床回路も広い範囲の損傷を異なった部位で代償的に表情を区別しているとしている。

社会性と関係ある神経機構として前頭葉眼窩回，上側頭回，扁桃体，前頭前野や前頭葉正中部があげられる。PDD の被験者は顔の刺激の処理が組織化されておらず，社会的な情報の処理の欠陥を促進しているとされる（Klin A et al[60]）。神尾ら[55]は高機能自閉症では感情の理解が障害され，表情の読み取りと認知的評価はできているが，情動的評価の段階で情報の価値づけが正常に行なわれないとし，表情写真をプライム刺激とした実験的研究[56]から，PDD の表情理解の困難は認知的処理過程や言語過程ではなく，紡錘状回での表情の知覚が扁桃体によってサブリミナルに情動が評価され，ターゲットとして提示される意味を持たない図形の感情的な評価に影響を及ぼすことから，大脳皮質連合野での認知的評価によって，他者の感情の同定をしているとしている[57,58,59]。

前頭前野の機能であるワーキングメモリーについてはその欠陥が指摘されている（Benett L, et al [12], Minshew N, et al [74]）。一方，Russell J ら [95] は中央実行系に特異的な障害と関連していると思われるような聴覚性メモリーの貯蔵とその処理過程には異常がなく，計画を立てる課題で PDD の人にみられる欠陥はワーキングメモリーの容量に限界があるからではないとし，Ozonoff ら [87] は空間ワーキングメモリーテストを含む検査からワーキングメモリーの障害はないとしている。

PDD では幼児早期に前頭葉の物質代謝に一過性の遅れがあり，SPECT での前頭葉血流量は 3～4 歳の時には低下しているが，6～7 歳になった時の検査では正常血流量に達している（Zilbovicius M, et al [117]）とされる。早期の過度の脳発達の異常が特定の神経栄養因子や神経ペプチドの影響によるものか，あるいは神経膠細胞や神経細胞のシナプスの増殖やプログラム死（apoptosis）の調整不全，神経細胞の刈り込みなどによるのかの検証が進められている。Friederman D ら [36] は n-アセチルアスパレート，クレアチン，ミオイノシエイトの濃度が 3～4 歳の自閉症では減少しているとした。Nelson KB ら [77] は新生児期に採取して保管してあった血液スポットを分析して，PDD の子どもの血管活性，腸ペプチドの濃度，神経栄養因子 4/5，カルシトニン遺伝子関連ペプチド，脳由来神経栄養因子が対照群より高く，PDD の 99% はこの 4 つのうち 1 つは濃度が高かったとし，これらは何らかの神経成長因子の調整不全を示唆する所見であるとしている。Hazneder MM ら [51] はブドウ糖の代謝が右帯状回 Brodmann 24′領域で低く，左右の帯状回前部領域で低活性であるとしている。小脳の Purkinje 細胞の消失と関係して Lee M ら [67] は剖検脳切片で受容体を検索し，小脳の nicotine α4 受容体の消失があり，代償的に α7 受容体の増加を示唆する所見だとしている。セロトニンはその作動性のニューロンが中脳背部と脳幹に広く分布し，脳の広い範囲に投射しており，特に辺縁系に多数の神経支配があって情動表出や社会的行動に決定的な役割をもち，神経伝達物質の中でも最も注目されている。Chugani DC ら [19, 20] は PDD ではセロトニン合成が左前頭葉と視床で低下し，反対側の小脳歯状核で合成の増加が見られることから歯状核－視床皮質回路を介してのシナプス連絡に異常があり，非 PDD の子どもでは全脳のセロトニン合成は 5 歳では成人の 2 倍ほど高値でその後 14 歳までの間に低下するが，自閉症では 2 歳から 15 歳の間に徐々に上昇して成人の 1.5 倍になるので，PDD ではセロトニントランスポーターの多型が発現して視床皮質のセロトニンによる連絡の調整に変化が起こるとしている。自閉症ではまた，ドーパミン受容体のシナプス前ドーパミン作動活性が前内側前頭前野の特異領域と非特異領域でのフルオドーパの比率が 39% 減少していて，前頭前野のドーパミン機能の欠陥が PDD の認知機能の障害に関与している（Ernst M ら [31]）とされる。

III　広汎性発達障害の臨床

1 広汎性発達障害（PDD）とその下位群

広汎性発達障害（pervasive developmental disorders）は DSM-IV-TR では以下のような下位群に分けられている。

自閉性障害（autistic disorder）
レット症候群（Rett's disorder）
小児期崩壊性障害（childhood disintegrative disorder）
特定不能の広汎性発達障害（pervasive developmental disorder not otherwise specified）
アスペルガー障害（Asperger's disorder）

ICD-10 ではこれに非定型自閉症（atypical autism）が加わっている。

Wing L [114] はこれらは別々の疾患ではなく，対人的相互反応やコミュニケーションの障害を主徴とした連続体であるとして，自閉症スペクトラム（ASD）の名称を提唱している。

小児期崩壊性障害は正常発達を遂げていた幼児が 2～5 歳までの間に有意味語消失を中心とした退行が生じ，対人的相互反応に著しい障害をもたらす PDD で，有病率は 10 万人について 1.64～6.4 人（Malhotra A, et al [71]），性比は 3～5.5：1

とされる。発症は3～5歳で、それまで獲得したスキルが消失する。75％は重度・最重度の知的障害に陥り、一部には軽度の改善もある[71]。Zwaigenbaum Lら[118]は母親が同じで父親が異なる半きょうだいに高機能自閉症と小児期崩壊性障害の両方が出現している症例を報告している。

レット症候群は生後7～24カ月に発症する女児だけに見られるもので有病率は1万～1万5千人に1人程度とされる。常同的な手もみ運動が特徴で、正常に近い発達の後、それまでに獲得していた手先のスキルや言葉の一部ないし全部が消失する。

アスペルガー症候群はWing[113]が好ましい病像経過がみられる高機能自閉症の経過を示す一群に命名したものであるが、日本では1961年にAsperger H自身が来日したこともあってAsperger タイプの自閉症として知られていた。これが広く臨床的に迎えられるようになったのは、Aspergerが性格障害に位置づけたのに対してWingは自閉症と共通の病理があるとしたことによる。高機能自閉症との異同についても多く論じられたが、アスペルガー症候群では幼少時の言語遅滞の既往のないものが多いことから、自閉性障害の診断基準からコミュニケーションに関する項目を削除し、2歳までに単語が言え、3歳までに意思伝達可能な二語文が言えているという表現で言語遅滞がないことという診断基準（ICD-10, DSM-IV）が作成されている。アスペルガー障害はしばしば能弁で対人関係も豊かに見えるが、相手を無視した言動や状況から逸脱した行動などに問題がある。高機能自閉症やアスペルガー障害では自己の行動が周囲に及ぼす影響についての配慮に欠けるため、一般の青少年に見られるような普通の関心が事件化することがある。十一[111]は理科や生物で学んだことを試したことが火災とか爆発とかに発展すると述べ、理科実験型と命名しているが、これは自分の行為が災害を起こすかもしれないことに思いを寄せないためであろう。

アスペルガー障害と高機能自閉症は病像の上からは両者はほぼ同一とされる。両群の既往と現時点の所見の解析では、アスペルガー障害でも43％に言語遅滞が認められるが重度の遅れではなく、89％に言語発達の偏りがあり、自閉症群よりは少ないが反響言語や一方的で単調な話し方、語句を字句通りに使ったり、奇を衒ったような発言などが多いとされる（Eisenmajer R et al[30], Ghaziudine M et al[38]）。不器用さが目立ち、微細運動のスキルが悪く、粗大運動の障害は普遍的に見られるが、両者の間には有意な差はないとされることも多い（Green P[42], Manjiviona J et al[72]）。Iwanaga Rら[54]は入学前児童のMiller式評価で、基本項目全体では高機能自閉症群より低く、協調運動は両者には有意差がなく、Asperger障害群は直線に沿って歩く項目と立つという項目を除外すると協調運動が低値なものは20％に過ぎないとしている。

アスペルガー障害は非言語性LDと同様の病像を示すことから、その一型として扱われることもある（Tanguay PB et al[105]）。高機能自閉症では言語性知能指数（VIQ）より動作性知能指数（PIQ）の方が高いが、アスペルガー障害ではVIQの方が高い（Gilchrist A, et al[39], Klin A[61], Macintosh K et al[70]）。K-ABCの評価尺度もしばしば継次処理の評価点が同時処理の評価点を上廻る。このことは視覚的手がかりで指導するという自閉症指導の一般原則とは異なり、言語的指示なしの視覚的提示は彼らを混乱させることを示唆している。

2 自閉症の早期症状

現在わが国では1歳半健診が充実し、多くのPDDの子どもが言語遅滞があることでスクリーニングされ、PDDの疑いとして障害児療育に参加している。

一般の子どもは生後4カ月には注視の方向を峻別でき、10～11カ月になると頭をそちらに向け、視線を移動するようになり、18～19カ月には凝視の意味を知るようになる。PDDの子どもが乳児期に親の姿を目で追わなかったことに気づくことは少なくないが、それを理由に相談機関を訪れることはまずない。指さしの欠如、おもちゃ遊びの欠如とともに1歳半健診のさいのPDD診断の目安になる。

初期に症状を家族が報告することは少ないが，1歳の誕生日のホームビデオには共同注意の欠如が記録されている（Osterling J et al[83]）。生後9カ月から12カ月の間に顕著になるはずの，人やカメラの方を見る動作が記録されず，口に物を入れることが多い，触られるのを嫌がる，脚や腕の常同運動や常同的な姿勢が記録され，人の方を見ないという社会的行動が少ないという所見は12カ月を過ぎてから顕著になる（Barnek GT[5]）。2歳すぎになると，反復常同行動や手かざし，物を目に近づけて見るなどの感覚運動性の異常が顕著になり，3歳すぎには自閉性障害の診断基準に合致するようになる。

3 セットバック現象

2歳前後にそれまで見られた言葉や対人的行動がなくなるエピソードはセットバック，あるいは折れ線型（down-hill course）と呼ばれ，多くの研究（Davidovitch M, et al[26], Goldberg WA[41], Kobayashi R[65], Lord C, et al[69]）がなされている。しかし，それ以前から何らかの形で異常が存在していて，ホームビデオに共同注意の欠如などが記録されている。この現象は15～37％に見られ，主に生後18～36カ月，時に3歳以降にも見られる。75％はその後，改善が見られる。言語の再獲得までの期間は平均4～5カ月とされる。契機となったライフイベントは転居，母親の入院，弟・妹の誕生，高熱などの身体病などである。セットバックはIQの低いケースが有意に多いとされる。

4 幼児期の療育指導

最近の早期からの障害児療育の成果によって病像が軽症化している。PDDの療育は適切な時期に適切な指導内容で行なわれることが望ましく，とくに小集団での障害児保育で初歩的な社会的スキルを身につけることが大切である。共同注意の欠如している段階での小集団での保育指導では保育士のする絵かき歌など動きの大きい動作をPDDの子どもも目で追うようになることが注目される（中根[75]）。一般の幼児は3歳を過ぎるようになると絵本の絵をよく見るようになるが，視覚的機能が急進展するこの年代に絵カードを使って言語訓練をするとかなり多くのPDD児で言葉がでるようになる。この時期に言語を獲得した高機能自閉症の幼児はその後も言語活動が豊かになり，会話が可能となって知的活動も増え，幼稚園での指導で社会的スキルを獲得すれば，もはや自閉性障害の診断基準をみたさず，特定不能の広汎性発達障害（PDD-NOS）と診断されるようになる。

それほど改善が著しくないPDDの幼児でも年齢とともに社会的行動が身につくようになり，4，5歳になると先生と手をつないでグラウンドを走り，自分の覚えた歌やお遊戯をみんなと一緒にするようになる。6歳にもなれば同年配の子どもが集っているとその近くに来て見ているようになり，世話役の女の子に促されて集団行動に加わるようになる。こうした観察からPDDの子どもは対人関係の意欲がないのではなく，人と関わり，一緒に行動しようとするがスキルが不十分なために困難なこと，コミュニケーションの問題も同じで，彼らは決してコミュニケーションの意図を欠いているわけではない。PDDの病像は年齢依存的で，障害児保育では初歩的な社会行動も身につき，周囲からの適切な援助で著しく改善することが少なくない（Fecteau S et al[32]）。

5 学齢以降

学齢期以降のPDDの経過は知的障害の有無によって大きく異なる。知的障害を伴っていても小学生になると学習参加を意識するようになる。学力が極めて不足している場合，何もわからない授業には耐えられなくて教室から出て行ってしまう。奇声，常同行動など，課題ができない時や，ただ教室にいるだけの時に起こっていることが大部分である。

PDDの教育的対応をめぐる最大の問題は中枢神経系性の情報処理の機能不全である。知的水準の低いPDDの子どもでも自分のできる漢字を書いたり，算数の足し算を与えられるとそれに取り組んで授業時間を過ごす。3年生頃には自分から国語の時間には漢字練習，算数の時間には計算問

題をするところを見ると授業に参加する意識があり、自分のできることをしているのだが、こうしたことだけでは教育的指導とするにはほど遠い。他方、個々のPDD児の認知様式を適確に把握し、TEACCH（佐々木[96]）で行なわれるようにわかり易い情報が提示される構造が明確な課題の学習の場ではその進歩と異常行動の激減をもたらしている。知的障害学級、情緒障害学級で適切な課題に取り組めるようになれば、幅広い社会的スキルを獲得することになる。これが可能になるのはPDDの子どもが学齢になると不十分でも他人と関わりをもち、コミュニケートしようとする意欲が出てきて、自分が取り組める課題には積極的に取り組もうとするからに他ならない。

コミュニケーション能力は高いが状況の流れを推理することができないアスペルガー障害の子どもは他人と積極的に関わろうとして、相手を不快にさせることを言ってしまう。知的活動も豊かなアスペルガー障害の幼児は障害児保育の機会がないまま就学することも少なくなく、不測の事態にさいして、自分なりの判断でその場の情況に相応しくない形で局面を打開しようとして周囲を困惑させてしまう。幼稚園である程度の社会性を身につけ、学力も十分な高機能自閉症やアスペルガー障害、あるいはPDD-NOSの子どもは、作文など多少の不得手の課題があってもクラスメートに伍して各教科に取り組み、5年生、6年生になれば進学塾に通い私立中学に進学していくものも多い。その中には小学校時代、学校でのトラブルのために何回も転校した子どももいる。これらの子どもは発達に障害があると捉えるのではなく、対人関係や認知面に障害をもちながらも年齢にそって発達していく子どもという観点が必要である。知覚認知の障害は予想以上に大きく、あるPDD-NOSの大学生は「小さい時の私には他人の話す言葉は虫食いだらけの文章でした」（中根[76]）と述べているが、彼らの知覚する世界は一般の人と大きく異なるらしい。

6 思春期以降

PDDの予後は多くの報告が示すように年齢的発達に伴った思春期の問題が発生する。小林[64]は青年期の発達課題との関係から考察している。それは自分自身を自立した社会存在に位置付けようとする試みであり、それに失敗してしまうと、思春期での症状悪化として記述される。一般の子どもと同じように、小学生時代には親の買い物について歩いていたのに中学生になると親についていくのが楽しくなくなり、留守番をしようとする。といって一人で家におくわけにいかないということで本人の物も買うことになり、やがて、欲しいものを買わないと気が済まないようになってしまう。言葉のない知的障害のPDDでも母親がうるさく言うのを嫌がり、母親の髪をつかみかかったりする。また、自分の要求を無下に拒絶されてプライドを傷つけられた時に怒りを爆発させたりする。

高機能自閉症やアスペルガー障害でも友人を欲するようになるが、相手の気持を考えないで自分が好感をもった女子生徒に声をかけ、相手が知らん顔をして通り過ぎようとすると追いかけ廻したり、それを止めようとした男子のクラスメートを突き倒したりする。一方、同一の趣味で語り合う鉄道クラブや航空研究会などで活動したりすることが多い。他人への関わりの中で自分が他の人と異なることに気づく。「友だちは今日は先生の機嫌が悪いと言うが自分にはそれがわからなかった」（中根[76]）と述べ、別の女子大生は「友だちどうし仲よくしているのがうらやましかったが自分にはどうしてもそれができなかった。中学生時代の私の願いは普通の子になりたいことでした」（中根[76]）と記すなど、みんなと同じような振る舞いをしようと苦闘している。

7 成人期、老人期

成人期、老人期の病像については太田[81]が述べているように生活情況の記載が中心となる。自立した社会生活に関して悲観的な見方はあるものの、かなりのものが対人関係の問題をもちながらも自立と就労を果たしている。TEACCHの実践報告では図書館の司書のような知識を活用できる仕事の就労の成績はよいとされる。Szatmari P

ら[103]は高機能自閉症の予後は全体的にみると好ましくはないが，1/4の経過は良好で就労しているとしている。Baron-Cohenら[9]はアスペルガー症候群の人は気心の知れたつきあい（folk psychology）は苦手でも無生物の仕組みへの理解（folk physics）には優れているので，数学，物理学，コンピューター技術に志向することが多く，自閉症スペクトラム指数検査を施行したところ，物理学専攻とコンピューター科学専攻の大学生2名を検査所見からアスペルガー障害と診断できたと述べ，科学者や大学の数学科の学生に高得点のものが多いとしている[10]。

就労に関しては職場に出向いて対処の仕方を先方に提供するジョブコーチを中心としたサポーターの努力の上でのものであるが，幼児期からの障害児指導の成果があってのことであろう。生活の自立に関しても多くの関係者の働きで障害者更生施設，授産施設，グループホームなどが僅かながらも発足し，それをモデルに各地で整備されていく傾向にあるといえる。こうした福祉社会の成熟によって自閉症の人の自立をもたらすことになり，これが自閉症の経過として記述される方向にあることは間違いない。

8 自閉症スペクトラムの併発症

もっとも多く認められるのはてんかん性けいれんで，30％という高率の報告もある。トゥレット障害の併発もしばしばで，高度行動障害といわれる攻撃行動の中にはトゥレット障害に基づくものがあるとする指摘がある。うつ病および双極性障害の併発も多い。強迫性障害も稀ではない。統合失調症の併発は一般人口での有病率と同じ（Volkmar FR, et al[112]）なので偶然の合併とする意見が強い。

多動や注意障害は低年齢のPDDではごく普通に見られる。言語遅滞がないか軽度な場合にはADHDと診断されがちで，後にPDDないしアスペルガー障害と再診断されることが少なくないが，ADHDの診断当時からPDDに特徴的な症状が存在している（Perry R[89]）。DSM-IV-TRの診断基準ではADHDの症状はPDDの経過の中で起こっているものではないと記されているので，ADHDの診断の併記はしないが，実際にはADHDの症状が併存することが少なくない。Eisenmajer R[30]はアスペルガー障害で17.2％にADHD症状の併存しているとし，Yoshida Yら[116]はアスペルガー障害ないしPDD-NOSの85％に併存するとしている。

PDDの家族についてはBolton PFら[14]が運動チック，強迫性障害および感情障害が多く，強迫性障害をもった人はPDDの症状である社会性とコミュニケーションの障害が見られるので，広義の表現型（phenotype）と考えられるが，うつ病性障害はPDDの子どもの育児の難しさの結果だとしている。

IV　臨床疫学

1 有病率と発生頻度

自閉症の有病率は古くから学童人口1万について4.5人とされていたが，最近では10.1（カナダ：Bryson SE[17]），13.0（名古屋市：Sugiyama T et al[102]）と高く，Fombonne E[34]のサーベイでは46.4（スウェーデン西海岸，1997年），72.6（スウェーデン中部，1999年）という高い有病率が報告されている。Honda Hら[52]は1歳半健診後に自閉症と診断された偽陰性例を把握するシステムによる補足を加えて，5歳までの累積発生率を16.2，1988年に出生した児童の有病率を21.1とした。その後，調査範囲を拡大した報告[53]ではこの数字はさらに増加しているが，$IQ \geq 70$の高機能の子どもは25.3％，$IQ \geq 85$の子どもは13.7％と下方修正をしている。アスペルガー症候群はEhlers Sら[29]が36/10,000，その可能性のものを含めると71/10,000（性比は2.3：1）としている。

2 遺伝学的問題

PDDは家系的集積の強い疾患である。一卵性双生児の一致率は認知上の問題や社会性の問題を伴ったものを含めると82～95％となり，二卵性双生児では0～22％，同胞内の一致度は5.9～8.6％（Szatmari P, et al[104]）と低いが一般人口で

の有病率より高い。英国の双生児調査（Bailey A, et al[2]）では一卵性双生児の一致率が69％，表現型である認知の欠陥を含めると88％となる。遺伝率は一般人口あたりの有病率を10,000あたり10とすると91％とされる（Gillberg C, et al[40]）。福嶋[37]は有病率を10,000あたり20～30とすると，発端者のあとの次子以降の再発生率を4％（男子で7％，女子で1％）と算出し，これは一般人口での出現率の20倍の高さであるとしている。

PDDは遺伝的に多様で，精神遅滞を伴うものと伴わないものとは異なり，高機能自閉症の家系では高機能自閉症が集積するので，高機能自閉症と低機能自閉症は遺伝的には別とする考え（Starr E et al[101]）もある。遺伝学的には表現型の問題を考慮しなければならない。Le Couteurら[66]は一卵性双生児の非一致例と二卵性双生児の非一致例とを長期に追跡して，一卵性双生児の非自閉症同胞では広義の自閉症表現型が頻発していることから，自閉症と共通した行動上および認知上の特性は広義の表現型と考えられるとし，Klin Aら[63]はPDDの人が相手の目を見ないという特徴を表現型の一つとしている。

V 臨床精神病理

1 言語論的側面

PDDの子どもの約半数はことばを話すことができず，言語理解にも深刻な問題がある。かなり良く話すケースでは音韻面，意味論面，文法面も正しく獲得しているが，その場の情況や文脈にそって適切に言語を使用することに難点を残している。他方，特異的言語障害（SLI）と言われる病態は音韻（phonology）と構文（syntax）の獲得という構造的側面での困難があるが，非言語性のコミュニケーションは良好で社会的な言語使用も正常とされている。しかし，Bishop DVM[13]はこうした区別はそれほど鮮明ではなく，流暢で複雑な言葉を使うが，話題からはずれた発言や現実にそぐわない語用性言語障害（PLI）がSLIの親族に多く見られ，0.5～2.1％に自閉症があること，高機能のPDDの親族にはSLIは7.8～19.4％に

見出されるので両者は別の疾患だが表現型と病因には重複があるとしている。

十一ら[107,108,109]は自閉症群は音韻処理に伴う記憶は保たれているが意味処理に伴う記憶が健常群よりも低下していること，高機能のPDDでは意味連想は対照群と差がなく[108]，音韻連想の成績も対照群よりも上回っていること[107]，長期記憶での意味記憶の低下は記銘の段階での意味的処理の低下であって，意味処理を行なわなくても丸暗記できるが，処理水準効果の欠如のため単語レベルの理解は問題がないが，意味処理を行なったあとの単語でも表記や音韻に注目した場合と同じ程度にしか文脈にそった言語使用ができない点で問題が起こってくるとしている[109]。このようにPDDの言語習得上の問題では高機能自閉症，アスペルガー障害と，言語能力が高くなるにつれ，Bishop[13]の言う語用性言語障害の状態像に近くなっていくとしている。

2 認知特性

自閉症では心の理論（theory of mind）の獲得の遅れが論議されている。これは自分自身および他人の心的状態を思い浮かべ，解釈する心理化（mentalizing）の能力について言及するさいの用語である。この能力を調べる検査に誤信念課題がある。Baron-Cohenら[6]は誤信念課題を3歳半の正常児と平均以下の知能のダウン症児に施行した。両群とも登場人物が自分の考えとは異なった考えをすることを理解し，他人の表象を思い浮かべる能力を備えていることが確認できたが，高機能自閉症の80％はこの第1次の誤信念課題に失敗していたことから，自閉症ではメタ表象の発達が遅れ，心の理論の能力が障害されているとした。これは低年齢のPDDの幼児がごっこ遊び（pretend play）をしないという，メタ表象の形成されにくさからはじまる心を読む（mind reading）ことの障害に由来する（Baron-Cohen[7]）とされる。しかし，PDDは必ずしも心の理論を欠いた病態ではないし，PDDだけが心の理論を欠くわけでもない。言語習得の進んだPDDの子どもは年齢が大きくなるにつれ，一般の子どもより遅れて第

1次の誤信念課題をクリアする。Baron-Cohen[7]は残りの20％もより複雑な課題はクリアしないと考え，ある人が別の人の考えていることを想定していることを考えて物事を理解する第2次の誤信念課題の施行を試みた。この課題では定型発達の子どもは100％，ダウン症は60％の正解だったが，第1次のテストをパスした平均年齢15.3歳の高機能PDDの10名は全員がクリアできなかった。

　これ以降の研究ではアスペルガー症候群では第2次の課題をクリアするものがあり（Bowler DM[16]），心の理論の検査課題が言語性知能と関係があるのではないか（Sparrevon R[100]）が指摘され，PDD-NOSでは心の理論の能力は高いとされる（Sicotte C, et al[99]）。Happè FGE[44,46]は質問に答える鍵が登場人物の心の状態なのか物理的状態なのかを調べる高次の心の理論テストstrange story（おかしいなと思う話）を作成し，自閉症のケースの特徴はストーリーに応じた心の状態を表わす適切な言葉を用いることができない点であるとしている。これは文脈依存性の，意味を取り出すことの失敗で，Frith U[35]のいう全体的な把握よりも部分的な情報処理が優先するというcentral coherencの弱さによるもの（Happè FGE[45]），情報の意図が伝達された部分にとどまり，全体的な意図をとらえないので相手の隠喩的発言が文字通りにしか解釈できないとしている。

　central coherencは中枢性統合と訳出されているが[35]，原書と照合しても適訳とは思われず，中央整合とするべきであろう。Frithはcentral coherenceは情報処理過程で意味や主旨，形態の抽出に重みを置く認知傾向を想定している（Happè FGE et al[48]）。これは認知の欠陥というより認知のスタイル[49]で，正常な情報過程は様々な情報を文脈の中で集約して高いレベルの意味を構築するのに，PDDでは部分から全体をしぼり込んで整合させるセンターの働き（central coherence）が弱いとしている。Serra Mら[98]は4～5歳10カ月のPDD-NOSの子どもに2つの物語絵本を使って心の理論の様々な局面を評価して，嬉しい（45.5％）だけ正しく答えたが，他の感情（悲しい，驚き，好奇心，中立）の正しいラベルづけができず，他人の考えの推理は高得点であったが，感情の推理は有意に低く，事実と想像の領域の区別が困難で，正常発達児群は4カ月から6カ月という短期間でもはっきりした上向きのスロープを示すが，PDD-NOSの子どもでは明瞭な増加は見られず，心の理論の発達に遅れがあるとしている。心の理論は正常児が4～5歳になって獲得する能力であるのに対して，PDDの症状はそれより低年齢から出現することから，心の理論の先行課題として，共同注意が社会的機能の欠如の先駆として注目されている。McEvoy REら[73]は平均年齢60.5カ月のPDD幼児を，非言語性精神年齢を一致させた発達遅滞児，言語性精神年齢を一致させた正常発達児と比較し，共同注意の欠陥は正常児群に比べてPDD群は33％の得点，発達遅滞群で50％の得点で，PDD群での欠陥が著しいとした。

　自閉症では実行機能の面からも追及されている。太田[80]が指摘しているように実行機能は様々な心理機能から構成されており，それぞれの機能障害を検出する多数の検査法がある。Ozonoffら[84,85]は実行機能の検査課題の成績を心の理論の障害があるPDDの子どもと正常児とを比較し，実行機能の検査であるハノイの塔とWCST（ウィスコンシン・カード・ソーティング・テスト）の保続反応では正常児群と差が見られたが，WCSTのカテゴリー数とエラー数には有意な差はないこと，アスペルガー症候群では実行機能だけに障害があり，心の理論に障害がないケースがあることを見出した。

　さらにOzonoff[86]はトウレット症候群にGo-NoGo課題およびH＆S課題を施行して，トウレット症候群でもPDD群と同じように認知の柔軟性尺度に関して劣っていて，抑制の課題であるストループ課題で困難がある反面，PDDのようなWSCTやハノイの塔での困難性は認められないなど，実行機能障害の側面が異なっているとしている。実行機能の障害を敏感に検知するWCSTは認知的構えの変更にかかわる検査で，PDDでは保続性に関して大きく障害されている。ハノイ

の塔は企画力に関わるもので，ともに80％に障害が見出されている（Pennington BF, et al[88]）。様々な検査を行なうと実行機能障害もすべてのPDDに見られるわけではないこと（Liss M, et al[68]）が指摘されている。自閉症のさいにはいったん向けた注意を別の方向にシフトすることが困難である（Happè FGE, et al[49]）とされている。

Griffith EMら[43]はPDDでは幼児早期からの実行機能の障害は認められないこと，1年ほど離れた2つの時点でも保続の検査の数値は同程度で，比較対照群の遅滞の子どもは時間とともに保続性のエラーが少なくなる傾向があり，実行機能が改善してくるのに対して，PDD群では改善に乏しいので，共同注意が実行機能に先駆するのであって，PDDに決定的な欠陥は実行機能ではないとしている。実行機能のスキルは前頭葉機能が成熟する学童期の初期になって出現してくる。Dawson Gら[28]は腹側正中前頭前野皮質とくに眼窩領域は共同注意の発達に大きな役割を演じており，PDDの症状とも関連しているだろうとしている。Booth Rら[15]はweak central coherenceと実行機能との関係を調べたが，PDDとADHDの被験者は計画性をもって描くことに欠けているが，局所を細かく描くことと計画性の不足とは関係ないという所見を得た。また，weak central coherenceは実行機能障害とは無関係であり，(ADHDのような)実行機能障害をもった疾患に一般的に見られるものではないと結論している。

広汎性発達障害の治療論は症候論的立場から行動面の改善を標的にしたものが多い。しかし，PDDの行動の特異性は認知という情報の入力面の障害が基盤にある。これに着目した治療論はTEACCHが唯一と言ってよい。しかも，自閉症の認知特性は一般にいわれるような視覚優位だけではなく，本項で述べたような部分から全体を推理できないなどの認知特性が病像の特異性や治療の困難性をもたらしているので，これを中心的病理とした治療プログラムへと洗練されることが望まれる。

現在，特別支援教育とのからみで教育界にも自閉症に関する臨床的情報が導入されるようになったが，その多くは行動特性や診断学のレベルでの対応にとどまっている。真に自閉症を理解して教育にあたるには，ここで述べたような臨床病理や認知特性を十分に理解していなければならないし，教育への情報提供をする発達障害にかかわる医学からの，さらに立ち入った助言が必要であろう。

文　献

1　American Psychiatric Asociation: DSM-IV-TR: Diagnostic and Statistical Manual of Mental Disorders, 4th Edition Text Revision. APA, Washington, 2000.

2　Bailey A, Le Couteur A, Gottman I, et al: Autism as a strongly genetic disorder: Evidence from a British twin study. Psychological Medicine 25; 63-67, 1995.

3　Bailey A, Luthert P, Harding D, et al: A clinicopathological study of autism. Brain 121; 889-905, 1998.

4　Baird A, Gruber S, Deboraha A, et al: Functional magnetic resonance imaging of facial affect recognition in children and adolescents. J Am Acad Child Adolescent Psychiatry 38; 195-199, 1999.

5　Barnek GT: Autism during infancy: A Retrospective video analysisis of sensory-motor and social behaviours at 9-12 month of age. J Autism Developmental Disorders 29; 213-234, 1999.

6　Baron-Cohen S: The autistic child's theory of mind: A case of specific developmental delay. J Child Psychology Psychiatry 30; 285-297, 1989.

7　Baron-Cohen S: Mindblindness: An Essay on Autism and Theory of Mind. The MIT Press, Cambridge, 1995.（長野敬，長畑正道，今野義孝訳：自閉症とマインド・ブラインドネス．青土社，2002.）

8　Baron-Cohen S, Ring HA, Wheelwright S, et al: Social intelligence in the normal and autistic brain: An fMRI study. Eur J Neuroscience 11; 1891-1898,1999.

9　Baron-Cohen S, Wheelwright V, Stone V, Rutherford M: A mathematician, a physicist and a computer scientist with Asperger syndrome: Performance on folk psychology and folk physics tests. Neurocase 5; 475-483, 1999.

10　Baron-Cohen S, Wheelwright S, Skinner R, Martin J: The autism-spectrum quotient (AQ): Evidence from Asperger syndrome/high-functioning autism, males and females, scientists and matehmaticians. J Autism Developmental Disorders 31; 5-17, 2001.

11　Bauman ML, Kemper TL: Histoanatomic observations of the brain in early infantile autism. Neurology 35; 866-874, 1985.

12　Bennetto L, Pennington BF, Rogers SJ: Intact and impaired memory functions in autism. Child Development 67; 1816-1835, 1996.

13　Bishop DVM: Autism and specific language impairment: Categorical distinction or continuum? In: Novartis Foundation (ed): Autism: Neural and Treatment Possibilities. Willey & Sons, Chrichester UK, 2003; pp.213-234.

14. Bolton PF, Pickles A, Murphy M, Rutter M: Autism, affective and other psychiatric disorders: Patterns of familial aggregation. Psychological Medicine 28; 385-395, 1998.
15. Booth R, Charlton R, Hughes C, Happè FGE: Disentangling weak coherence and executive dysfunction: Planning drawing in autism and attention-deficit/hyperactivity disorder. In: Frith U (ed): Autism: Mind and Brain. Oxford University Press, New York, 2004; pp.211-223.
16. Bowler DM: Theory of mind in Asperger's syndrome. J Child Psychology Psychiatry 33; 877-893, 1992.
17. Bryson SE, Clark BS, Smith IM: First report of a Canadian epidemiological study of autistic syndrome. J Child Psychology Psychiatry 29; 433-445, 1988.
18. Celani G, Battachi MW, Arcidiaconp L: The understanding of the emotional expressions in people with autism. J Autism Developmental Disordrs 29; 57-66, 1999.
19. Chugani DC, Muzik O, Rochermel R, et al: Altered serotonin synthesis in the dentatothalamocortical pathway in autistic boys. Ann Neurology 42; 666-669, 1997.
20. Chugani DC, Muzik O, Behen M, et al: Developmental change in brain serotonin synthesis capacity in autistic and nonautistic children. Ann Neurology 45; 287-295, 1999.
21. Courchesne E, Yeung-Courchesne R, Press GA, et al: Hypoplasia of cereberallar vermale lobulus VI and VII in autism. New Engrand Journal Medicine 318; 1349-1354, 1988.
22. Courchesne E, Karns CM, Davis HR, et al: Unusual brain growth pattern in early life in patients with autistic disorder. An MRI study. Neurology 57; 245-254, 2001.
23. Courchesne E: Abnormal early brain development in autism. Molecular Psychiatry 7; S21-S23, 2002.
24. Courchesne E: Evidence of brain overgrowth in the first year of life in autism. JAMA 2960; 337-344, 2003. July 16.
25. Critchley HD, Daly EM, Bullmore ET, et al: The functional neuroanatomy of social behaviour changes in cerebral blood flow when people with autistic disorder process facial expression. Brain 123; 2203-2212, 2000.
26. Davidovitch M, Glick L, Holtzman G, et al: Developmental regression in autism: Maternal perception. J Autism Developmental Disorders 30; 113-119, 2000.
27. Davies S, Bishop D, Manstread ASR, Tantam D: Face perception in children with autism and Asperger's syndrome. J Child Psychology Psychiatry 35; 1033-1057, 1994.
28. Dawson G, Meltzoff AN, Osterling J, et al: Neuropsychological correlates of early symptoms of autism. Child Development 69; 1276-1285, 1998.
29. Ehlers S, Gillberg C: The epidemiology of Asperger syndrome. A total population study. J Child Psychology Psychiatry 34; 1327-1350, 1993.
30. Eisenmajer R, Prior M, Leekam S, et al: Comparison of clinical symptoms in autism and Asperger's disorder. J Am Acad Child Adolescent Psychiatry 35; 1523-1531, 1996.
31. Ernst M, Zametkin AJ, Matochik JA, Pasculvaca D: Low medial prefrontal dopaminergic activity in autistic children. Lancet 350; 638, 1997.
32. Fecteau S, Mottron L, Berthiaum C, et al: Developmental change of autistic symptoms. Autism 7; 255-268, 2003.
33. Fletcher PC, Happè FGE, Frith H, et al: Other minds in the brain: A functional imaging study of "theory of mind" in story comprehension. Cognition 57; 109-128, 1995.
34. Fombonne E: Epidemiological surveyers of autism and other pervasive developmental disorders: An update. J Autism Developmental Dosorders 3; 365-382, 2003.
35. Frith U: Autism: Explaining the Enigma. Basil Blackwell, Cambridge, 1989; pp.95-102.（富田真紀，清水康夫訳：自閉症の謎を解き明かす．東京書籍, 1991.）
36. Friederman SD, Shaw DW, Artru AA, et al: Regional brain chemical alterations in young children with autism spectrum disorder. Neurology 60; 100-107, 2002.
37. 福嶋義光：発達障害と遺伝カウンセリング．小児の精神と神経 44; 349-355, 2004.
38. Ghaziudine M, Gestein L: Pedantic speaking style differentiates Asperger syndrome from high-functioning autism. J Autism Developmental Disorders 26; 585-595, 1996.
39. Gilchrist A, Green J, Cox A, et al: Development and current functioning in adolescents with Asperger syndrome. J Child Psycholog Psychiatry 42; 227-240, 2001.
40. Gillberg C, Steffenberg S, Schaumann H: Infantile autism and other psychoses in a Swedish urban region: Epidemiological aspects. J Child Psychology Psychiatry 25; 35-43, 1984.
41. Goldberg WA, Osann K, Filipek A, et al: Language and other regression: Assessment and timing. J Autism Developmental Disorders 33; 607-616, 2003.
42. Green P, Baird D, Barnett AL, et al: The severity and nature of motor impairment in Aspergr's syndrome: A comparison with specific developmental disorder of motor function. J Child Psychology Psychiatry 43; 665-668, 2002.
43. Griffith E, Pennington BF, Wehner EA, Rogers S: Executive functions in young children with autism. Child Development 70; 817-832, 1999.
44. Happè FGE: An advanced test of theory of mind: Understanding of story characters' thought and feelings by adults. J Autism Developmental Disorders 24; 129-155, 1994.
45. Happè FGE: Autism: An introduction to psychological theory. UCL Press, London, 1994; pp.116-128.（石坂好樹，神尾陽子，田中浩一郎，幸田有史訳：自閉症の心の世界―認知心理学からのアプローチ．星和書店, 1997; pp.199-218.）
46. Happè FGE: Anotation: Current psychological theory of autism: The "Theory of Mind" account and rival theories. J Child Psychology Psychiatry 35; 215-229, 1994.
47. Happè FGE, Ehlers S, Fletcher P, et al: 'Theory of mind' in the brain. Evidence from a PET scan study of Asperger syndrome. Neuro Report 8; 197-201, 1996.
48. Happè FGE, Briskman J, Frith U: Exploring the cognitive phenotype of autism: Weak "central coherence" in parents and siblings of children with autism: I. Experimental test. J Child Pychology Psychiatry 42; 299-307, 2001.
49. Happè FGE: Cognition in autism: One deficit or many? In: Novartis Foundation (ed): Autism: Neural and Treatment Possibilities. Willey & Sons, Chrichester UK, 2003; pp.198-

212.

50 Hashimoto T, Tayama M, Murakawa K, et al: Development of the brain and cerebellum in autistic patients. J Autism Developmental Disorders 25; 1-18, 1995.
51 Hazneder MM, Buchsbaum MS, Metzger BA, et al: Anterior cingulate gyrus and glucose metabolism in autistic disorder. Am J Psychiatry 154; 1047-1049, 1997.
52 Honda H, Shimizu Y, Misumi M, et al: Cumulative incidence and prevalence of childhood autism in children in Japan. Brit J Psychiatry 169; 228-235, 1996.
53 Honda H, Shimizu Y, Imai M, Nitto Y: Cumulative incidence of childhood autism: A total population study of better accuracy and precision. Developmental Medicine Child Neurology 47; 10-18, 2005.
54 Iwanaga R, Kawasaki C, Tsuchida R: Brief report: Comparison of sensory-motor and cognitive function between autism and Asperger syndrome in preschool children. J Autism Developmental Disorders 30; 169-174, 2000.
55 神尾陽子，十一元三，石坂好樹，余智奈：高機能自閉症における他者の感情の理解．精神医学 39; 1089-1095, 1997.
56 神尾陽子，十一元三：高機能自閉症における表情理解．脳と精神の医学 9; 259-266, 1998.
57 神尾陽子：Wolf J, Fein D: 自閉症スペクトラム児童青年における無意識的な情動反応：閾下呈示の表情処理に関する検討．自閉症スペクトラム研究 2; 1-10, 2003.
58 神尾陽子：高機能自閉症とアスペルガー障害の児童青年の潜在的な表情処理—表情は認知をプライムするか？児童青年精神医学とその近接領域 44; 276-292, 2003.
59 神尾陽子，斎藤崇子，山本幸子，井口英子：高機能自閉症とアスペルガー障害における顔の表情についての自動処理とその発達的変化．精神医学 46; 835-844, 2004.
60 Klin A, Sparrow SS, de Bildt A, et al: A normed study of face recognition in autism and related disorders. J Autism Developmental Disorders 29; 499-508, 1999.
61 Klin A: Diagnostic issues in Asperger syndrome. In: Klin A, Volkmar F, Sparrow SS (eds): Asperger Syndrome. Guilford Press, New York, 2000; pp.25-71.
62 Klin A, Sparrow SS, Marans W, et al: Assessment issues in children and adolesents with Asperger syndrome. In: Klin A, Volkmar F, Sparrow SS (eds): Asperger Syndrome. Guilford Press, New York, 2000; pp.309-339.
63 Klin A, Jones W, Scultz R, et al: Defining and quantifying the social phenotype in autism. Am J Psychiatry 59; 895-908, 2002.
64 小林隆児：自閉症児の精神発達に関する臨床的研究．精神経誌 87; 546-582, 1985.
65 Kobayashi R, Murata T: Setback phenomenon in autism and long-term prognosis. ACTA Psychiatrica Scandinavica 98; 296-303, 1998.
66 Le Couteur A, Bailey A, Pickles A, et al: A broader phenotype of autism: The clinical spectrum in twins. J Child Psychology Psychiatry 37; 785-801, 1996.
67 Lee M, Martin-Ruiz C, Graham A, et al: Nicotinic receptor abnormalities in the cerebellar cortex in autism. Brain 125; 1483-1495, 2002.
68 Liss M, Fein D, Allen D, et al: Executive functioning in high-functioning children with autism. J Child Psychology Psychiatry 42; 261-270, 2001.
69 Lord C, Shulman C, DiLarvore P: Regression and word loss in autistic spectrum disorders. J Child Psychology Psychiatry 45; 936-955, 2004.
70 Macintosh K, Dissanayake C: The similarities and differences between autistic disorder and Asperger's disorder: A reviw of the empirical evidence. J Child Psychology Psychiatry 45; 421-434, 2004.
71 Malhotra A, Gupta N: Childhood disintegrative disorder. J Autism Developmental Disorders 29; 491-498, 1999.
72 Manjiviona J, Prior M: Comparison of Asperger syndrome and high-functioning autistic children on a test of motor impairment. J Autism Developmental Disorders 25; 23-39, 1995.
73 McEvoy RE, Rogers SJ, Pennington BF: Executive function and social communication deficits in young autistic children. J Child Psychology Psychiatry 34; 563-578, 1993.
74 Minshaw NJ, Luna B, Sweeney A: Oculomaotor evidence for neocortical systems but not cerebellar dysfunction in autism. Neurology 52; 917-922 1999.
75 中根晃：自閉症児の保育・子育て入門．大月書店, 1996.
76 中根晃：発達障害の臨床．金剛出版, 1999.
77 Nelson KB, Grether JK, Croen LA, et al: Neuropeptide and neurotrophine in neonatal blood of children with autism or mental retardation. Ann Neurology 49; 597-606, 2001.
78 Ogai M, Matsumoto H, Suzuki K, et al: fMRI study of recognition of facial expressions in high-functioning autistic patients. Neuro Report 14; 559-563, 2003.
79 Ohnishi T, Matuda H, Hashimoto T, et al: Abnormal regionl cerebral blood flow in childhood autism. Brain 123; 1838-1844, 2000.
80 太田昌孝：自閉症圏障害における実行機能．自閉症と発達障害研究の進歩 7; 3-25, 2003.
81 太田昌孝：広汎性発達障害，自閉症，青年期老年期．In: 山崎晃資，牛島定信，栗田広，青木省三編：現代児童青年精神医学．永井書店, 2003; pp.122-136.
82 Ornitz EM: Autism at the interface between sensory and information processing. In: Dawson G (ed): Autism: Nature, Diagnosis and Treatment. The Gulford Press, New York, London, 1989; pp.147-207.（野村東助，清水康夫監訳：自閉症—その本態，診断および治療．日本文化科学社, 1994.）
83 Osterling J, Dawson G: Early recognition of children with autism: Study of first birthday from videotapes. J Autism Developmental Disorders 24; 247-257, 1994.
84 Ozonoff S, Pennington BF, Rogers SJ: Executive function deficits in high-functioning autistic individuals: Relationship to theory of mind. J Child Psychology Psychiatry 32; 1081-1105, 1991.
85 Ozonoff S, Rogers SJ, Pennington BF: Asperger's syndrome: Evidence of an empirical distinction from high-functioning autism. J Child Psychology Psychiatry 32; 1107-1122, 1991.
86 Ozonoff S, Strayer DL, McMahon WM, Filloux F: Executive function abilities on autism and Tourette syndrome: An information processing approach. J Child

Psychology Psychiatry 35; 1015-1092, 1994.
87 Ozonoff S, Strayer DL: Further evidence of intact working memory in autism. J Autism Developmental Disorders 31; 257-263, 2001.
88 Pennington BF, Ozonoff S: Executive functions and developmental psychopathology. J Child Psychology Psychiatry 37; 51-87, 1996.
89 Perry R: Misdiagnosed ADD/ADHD; Rediagnosed PDD. J Amer Acad Child Adolescent Psychiatry 37; 113-114, 1998.
90 Pierce K, Courchesne E: Evidence for a cerebellar role in reduce exploration and stereotyped behavior in autism. Biologica Psychiatry 49; 655-664, 2001.
91 Pierce K, Muller R-A, Ambrose J, et al: Face processing occurs outside the fusiform 'face area' in autism: Evidence from functional MRI. Brain 124; 2059-2073, 2001.
92 Piven J, Stephan A, Bailey J, Andersen N: Regional brain enlargement in autism: A magnetic resonance imaging study. J Child Psychiatry 33; 491-504, 1992.
93 Piven J, Bailey J, Ranson BA, et al: An MRI study of the corpus callosum in autism. Am J Psychiatry 154; 1051-1056, 1997.
94 Ring HA, Baron-Cohen S, Wheelwright S, et al: Cerebral correlates of preserved cognitive skills in autism. A functional MRI study of Embedded Figure Task performance. Brain 122; 1305-1315, 1999.
95 Russell J, Henry L: Working memory in children with autism and with moderate learning difficulties. J Child Psychology Psychiatry 37; 637-686, 1996.
96 佐々木正美編著：自閉症のTEACCH実践．岩崎学術出版社，2002.
97 Schultz RT, Gauthier I, Klin A, et al: Abnormal ventral temporal cortical activity during discrimination among individuals with autism and Asperger syndrome. Arch Gen Psychiatry 57; 332-340, 2000.
98 Serra M, Loth FL, Geert van PLC, et al: Theory of mind in children with 'lesser variants' of autism. J Child Psychology Psychiatry 43; 885-900, 2002.
99 Sicotte C, Stemberger RMT: Do children with PDDNOS have a theory of mind? J Autism Developmental Disorders 29; 225-233, 1999.
100 Sparrevon R, Howie M: Theory of mind with autistic disorder: Evidence of developmental progression and role of verbal abilitiy. J Child Psychology Psychiatry 36; 249-263, 1995.
101 Starr E, Berument SK, Pickles A, et al: A family genetic study of autism associated with profound mental retardation. J Autism Developmental Disioders 31; 89-96, 2001.
102 Sugiyama T, Abe T: The prevalence of autism in Nagoya, Japan: A total population study. J Autism Developmental Disorders 19; 87-96, 1989.
103 Szatmari P, Bartolucci G, Bremner S, et al: A follow-up study of high-functioning autistic children. J Autism Developmental Disorders 19; 213-225, 1989.
104 Szatmari P, Zwaigenbaum L, MacLean JE: Genetics of autism: Overview and new direction. J Autism Developmental Disorders 28; 351-368, 1998.
105 Tanguay PB: Nonverbal Learning Disabilities at school.

Jessica Kingsley Publishers, London, 2002.
106 Tantam D, Monaghan L, Nicholson H, et al: Autistic children's ability to interpret face: A research note. J Child Psychology Psychiatry 30; 623-630, 1989.
107 十一元三，神尾陽子：自閉症の言語性記憶に関する研究．児童精神医学とその近接領域 39; 364-373, 1998.
108 十一元三，神尾陽子：高機能自閉症における言語の処理水準に関する研究．脳と精神の医学 11; 39-45, 2000.
109 十一元三，神尾陽子：潜在記憶検査から見た自閉症の感情理解．児童精神医学とその近接領域 41; 44-56, 2000.
110 十一元三：広汎性発達障害と前頭葉．臨床精神医学 32; 395-404, 2003.
111 十一元三：アスペルガー障害と社会行動上の問題．精神科治療学 19; 1109-1114, 2004.
112 Volkmar FR, Cohen DJ: Comorbid association of autism and schizophrenia. Am J Psychiatry 148; 1705-1707, 1991.
113 Wing L: Asperger's syndrome: A clinical account. Psychological Medicine 11; 115-129, 1981.
114 Wing L: The Autistic Spectrum: A Guide for Parents and Professeionals. Constable, London, 1996.（久保紘章，佐々木正美，清水康夫監訳：自閉症スペクトラム―親と専門家のためのガイドブック．東京書籍, 1998.）
115 World Health Organization: The ICD-10 Classification of Mental and Behavioural Disorders: Diagnostic criteria for research. WHO, Geneva, 1993.
116 Yoshida Y, Uchiyama T: The clinical necessity for assessing attention deficit/hyperactivoty disorder (ADHD) symptoms in children with high-functioning pervasive developmental disorder (PDD). Eur J Child Adolescent Psychiatry 13; 307-314, 2004.
117 Zilbovicius M, Garreau B, Samson Y, et al: Delayed maturation of the frontal cortex in childhood autism. Am J Psychiatry 152; 248-252, 1995.
118 Zwaigenbaum L, Szatmari P, Mahoney W, et al: Case report: High functioning autism and childhood disintegrative disorder in half brothers. J Autism Developmental Disorders 30; 121-126, 2000.

第2章　学習障害（LD）と特異的発達障害

竹田契一・太田信子

I　LDの歴史

2003年3月の文部科学省による「今後の特別支援教育の在り方について（最終報告）」の発表，2004年1月「小・中学校における学習障害（LD），注意欠陥／多動性障害（ADHD）等の児童生徒への教育支援を行う体制を整備するためのガイドライン」の公表，2005年4月「発達障害者支援法」の施行と，この数年軽度発達障害を一環としたわが国の公的支援の動きはめまぐるしい。並行して，各都道府県の特別支援教育のモデル事業，校内委員会の設置，専門家チームの立ち上げなども盛んになっている。日本LD学会による特別支援教育士（LD・ADHD等）／旧LD教育士の養成など，学会主導の動きも進んでいる[15]。ここに至るまでには長年の研究者，親の会の活動があったのだが，6.3％いるとされる，軽度発達障害の子ども達にとっては，やっと扉がわずかに開いたというところであろう。

さらに2007年度からは，特別支援教育が本格的に始まった。全国一斉のスタートではあるが，実際の取り組みは地域により大きな差が出ている。特別支援教育が成功するかどうかはコーディネーターの質にかかっているが，まずは管理職校長の理解が十分あるかが問題である。学校，教員の意識改革が必要である。

日本に先立ち欧米ではLDの研究が進んでいたが，先駆的なものとして19世紀後半から左大脳機能の障害による失語症の研究が盛んに行われた。成人における後天性失読症の研究等も踏まえ，発達性の読字障害は発達性脳障害と考えられるようになった。1920年代になり，アメリカの精神科医Orton STは，左右大脳半球の未成熟，利き手と大脳機能の一側性の関係，視知覚の機能障害などが読み書き障害の原因の一つと考えた。英語では読み書き障害に，文字の入れ替え，/p/，/q/，/b/，/d/の文字の回転，逆転が見られる。治療には感覚運動系の成熟に関連したプログラムが使われ，マルチ・センソリー・アプローチ（多重感覚法）と呼ばれた[15]。

1940年代より1960年代までは今までの理論的仮説を元に治療や教育の実践を行った時期である。このころから読み書き障害に対する指導が学童期へと移っていった。

同じ頃，脳損傷児の研究に基き，微細脳損傷（MBD; Minimal Brain Damage）の概念が提案された。微細な脳損傷のある子どもでは多動，不器用，注意力散漫，認知障害，衝動性などが見られるとされたが，知的発達遅滞を伴わず，発達の偏りや学習に障害がある子どもにも使われるようになった。さらに軽い発達の偏りや軽い既往歴のある子どもにも乱用されるようになり，必ずしも脳損傷が明らかでないため，「脳損傷」は不適切と考えられるようになった。微細脳機能不全，微細脳機能障害（MBD; Minimal Brain Dysfunction）という用語も提唱されたが，やはり偏見を助長するとして使われなくなっている[21]。

1960年代に入るとLD教育は米国を中心に発展し，多くの検査，訓練プログラムが開発された。また，学習障害の協会が設立された。1962年，言語心理学者のKirk SAが，知的には問題がないにも拘らず，読み書き・計算が特に苦手である一群を教育用語の学習障害（Learning Disabilities）と呼ぶことを提案したことが特に注目され

表1 NJCLDの定義

学習障害とは基本的には全般的な知的発達に遅れはないが，聞く，話す，読む，書く，計算するまたは推論する能力のうち特定のものの習得と使用に著しい困難を示すさまざまな状態を指すものである。
学習障害は，その原因として，中枢神経系に何らかの機能障害があると推定されるが，視覚障害，聴覚障害，知的障害，情緒障害などの障害や，環境的な要因が直接の原因となるものではない。

る。

1970年代に入ると，「全米学習障害児協会」が設立され，全米にLDの啓発がなされた。1975年の公法94-142において「特異的学習障害」（SLD Children with Specific Learning Disabilities）[注]として位置づけられるようになった[15]。

1980年代，アメリカではLDの定義をめぐり論争が繰り返されてきたが，1988年に全米学習障害合同委員会（NJCLD；National Joint Committee of Learning Disabilities）が新しいLDの定義を提唱した。この定義はその後何度か改変されたが，1990年代に入るとこの定義に基づいたLD児が，特別な配慮対象とされるに至った[15]。

II 学習障害（LD）とは

日本では，1995年に「学習障害及びこれに類似する学習上の困難を有する児童生徒の指導方法に関する調査研究協力者会議」からLDの定義について中間報告が出され，1999年7月に最終報告書が文部科学省から出された。その教育的定義は次の通りである。細かい点で相違があるがおおむねNJCLDの定義（表1）を踏襲したものとなっている。

この定義の特色のひとつは，他の軽度発達障害との重なりをより不明確にする行動上の問題に関する内容を含めなかったことであるが，知的障害に関する取り扱いは，一見矛盾をはらんでいる。LDは高い知的発達水準のものから，境界線域の学習遅進児と重複する状態まで広域に分布する。

[注] 公法94-142のSLD（特異的学習障害）は日本で言うLDに近い。一方日本語で「特異的学習障害」といった場合，ICD-10の「学力［学習能力］の特異的発達障害」をふまえ，医学的定義（後述）指すことが多い。

したがってその状態像は，軽度の精神遅滞児との境界においては連続性を持つ。診断の一つの基準となる測定知能は成長過程で変化したり測定の誤差もあるので，一定の幅を持った範囲で両者を判別していかなければならない。原則として，精神遅滞としてはっきり判別されるものをLDとは言わないが，LD状態が顕著なものの中には，測定知能が発達の中で軽度の精神遅滞域を示すこともある。こうした場合は例外的にその重複性を認める（上野[22] 1995年の中間報告に対するコメント）。

以上主に教育的な意味で用いられるLDについて述べたが，「LD」ということばを使う時には，日本では次の3通りの意味で使われていることに留意すべきであろう。

①教育で使用されているのは上記文部科学省の学習障害（Learning Disabilities）の定義で，一般によく使用されている。アカデミック・スキルの読み，書きおよび計算の障害を中心に，コミュニケーション・スキルの聞く，話すの障害が含まれる用語で，LDをマクロに捉えている。実際の教育現場で使用する際にも実情に合ったものである。

②医学的なLD定義では，アメリカの精神医学会から出されている精神疾患の分類であるDSM-IVに基づき，学習障害（Learning Disorders）が使われている。この定義は，LDをアカデミックスキルのみの障害とし，読み書き計算の障害と定義しており，ディスレクシア（dyslexia）の定義に近い。DSM-IV，ICD-10ではコミュニケーションの障害は別項で扱われている（表2）。

③「LD」のもう一つの使い方が，最近全米で使われるようになったLD概念で，学び方の違う子（Learning Differences）である。「学び方のスタイルが他の子どもと異なる」という意味で，中に「障害」（Disorders, Disabilities）が入っておらず，本人や親には受け入れられやすく定着してきた。背景には，LDは障害というより個性であるという考え方が見られ，大脳機能の障害と決め付けるのではなく，脳の仕組みが他の子どもと少し異なるとしている。「Differences」は，認知機能が異なるため，皆と同じ方法では授業についていくのは困難で，「特別な学び方が必要である」という意味である。明らかに「Learning Differences」の方がプラス思考で，親や本人の理解が得やすい[15]。

表2　DSM-IV と ICD-10 の相違

DSM-IV-TR による分類（小分類）	ICD-10 による分類（小分類）
学習障害（以前は学習能力障害）	F80　会話および言語の特異的発達障害
読字障害	特異的会話構音障害
算数障害	表出性言語障害
書字表出能力障害	受容性言語障害
特定不能の学習障害	ランドウクレフナー症候群
コミュニケーション障害	その他の会話および言語の発達障害
表出性言語障害	会話および言語の発達障害，詳細不明
受容－表出混合性言語障害	F81　学力（学習能力）の特異発達障害
音韻障害	特異的読字障害
吃音症	特異的綴字（書字）障害
特定不能のコミュニケーション障害	特異的算数能力障害（算数能力の特異的障害）
	学力（学習能力）の混合性障害
	他の学力（学習能力）の発達障害
	学力（学習能力）の発達障害，特定不能のもの

Ⅲ　LD と周辺の障害

　LD は基本的に学習能力の問題で，確定的な診断は学齢期になる。しかし，LD の子ども達は，幼児期にさまざまな兆候が見られることが多い。早期の対応開始が良い結果を生むことが明らかになっており，これらの兆候をなるべく早く捉える必要がある。

　ここで問題は，幼児期から言語の発達の遅れが見られる特異的言語発達障害（SLI）である。元は発達性小児失語症の一タイプとされ，ICD-10 では「会話および言語の特異的発達障害」（Specific Developmental Disorders of Speech and Language）がほぼこれに該当する[15]。知能は正常範囲，対人関係は良好である。構音障害は必ずしも伴わず，本質は言語機能の問題である。学齢期，成人期になっても，問題を持ち越す可能性もあるが，学齢期には表面的には遅れが目立たなくなる場合もある。しかし，発達性失語症の85％はディスレクシアであるとの報告もあり[7]，重なりは大きいと考えられる。言語面の問題は軽くなっても，理解力障害や，用言の少ない単純な言い回し，文法の誤りが残りがちで注意を払いたい。

　広汎性発達障害（特に高機能自閉症）や ADHD 例に言語発達の障害を示すものがある。注意すべきは，幼児期に言語，学齢期に読み書き障害が前景にあると，背景の対人面の問題を見逃しやすいことである。特に学童期には余りはっきりしない対人面の問題が，幼児期に遡ると明らかになる例もある。多動症状が目立つ場合も対人面の問題が見逃されやすい。対人面の問題は，後々の深刻さから見逃されてはならないが，これが主症状であっても，アカデミック・スキルの困難のために，自尊感情を著しく損なっている例も少なくない。その場合は，アカデミック・スキルへの対応も重視されるべきであろう。

Ⅳ　LD と音韻

　話しことばの音の単位に気づくことを音韻認識といい，文字学習の認知的土台とされている[8]が，この音韻の問題が顕著なのは，ディスレクシア群である。「読字障害」と訳されるが，発達性の場合ほとんどの例で書きにも障害が認められるため，「読み書き障害」ともいう。日米 LD の臨床・研究には30年のギャップがあると言われてきたが，もともと欧米では，LD の中心をなすディスレクシアが問題視され，その研究が早くから始まっていた。アルファベットは音素レベルと文字を対応させるのに対し，日本語はモーラ（拍）がほぼ仮名1文字に相当し（例外は「きゃ」「しゅ」などの拗音でこれが1モーラに相当），文字を書くときに認識する音の単位が大きい（ワイデル[23]）。英語で /duh/＋/o/＋/guh/ から音声を /dog/ に合成する必要がある（Haynes CW[7]）が，日本語で「い・ぬ」という読みは「いぬ」とそれほど違和感はない。また，日本語は表記に例外が

少ないのに対し，英語の綴りには例外が多数存在する（children, Chicago, chorus はいずれも「ch」で始まるが，発音は「チルドレン」「シカゴ」「コーラス」とそれぞれ異なる）。これらの理由から日本語では欧米で見られるようなディスレクシアの発現は少ないとされてきた[17]。

しかし，日本語でも，読み書き障害を持つ子ども達を細かく観察するとしばしば音韻－聴覚系の弱さに気づく。日本語でも，文字－音韻，音韻－文字変換の弱さは読み書き障害の大きな要素と考えられる。これらの子ども達の誤りは2通りにわけられる[17]。一つは音の聞き分けの弱さに起因すると考えられるものである（例，こうこく→ほうこく；たいおんけい→たいようけい；ライオン→ダイオン）。単音の復唱課題でも，「カ」「タ」など破裂音を含むモーラと「ハ」を混同する例がしばしば見られ，英語圏での報告と同様，子音部の/t/, /k/を聞き落としている可能性が示唆される。また「ラ」「ダ」の混同など日本語に特徴的なものも見られる。もう一つのタイプの誤りは，聴覚的な短期記憶の弱さに起因するとされるものである（例；ちょうとっきゅう→ちょうっときゅう）。促音「っ」が必要なことはわかるがどこに入れて良いかわからない。このようにモーラ数が増えてくると，特に促音長音の位置の判別がつきにくく混乱しやすい。彼らには，全体として長くなる単語を把握しながら書き取るためのワーキングメモリーの弱さとともに，音の持続する長さの判断が曖昧であるという可能性が推定される（例；「選挙」に「せんきょう」と振り仮名を振る）。ただし同様の誤りに，注意障害の関与が大きく見られる例もあるので，この面からの検討も必要である。聴覚－音韻系の弱さは，顕著な場合は会話の中で聞き誤りや，ことばの覚え誤りとして気づかれることもあるが，単語を逆唱させる，単語の一文字を抜いて言わせる，無意味音の羅列やなじみのないことばをかな書きさせるなどの，やや負荷の高い課題を与えることで明らかになる場合もある。音韻の問題が明らかな例ではしばしば，仮名にも漢字にも困難を示すが，特に学年が上がってもかな文字の誤りを持ち越すことが多い。

V　LDと聴覚系の問題

読み書き障害の原因に聴覚系の問題があるという研究結果は欧米の学者から多数出されてきた。Tallal P & Piercy M[18]はLD群では視覚的な弁別には差がないが，聴覚弁別能力，特に語音の弁別には劣り，刺激音の持続時間や刺激間隔をより長く必要とすることを示した。そして，さらに速い速度で変化する音の弁別力と読み能力および聴覚的言語理解力に相関が見られることも示した（Tallal P, et al[19]）。読み書きの問題が，音韻処理過程にあるのか語音弁別過程にあるのか，より一般的な素早く変化する音の弁別に関連しているのかは，まだ結論が出ていない。しかし，Tallal ら[20]は彼らの理論に基づいた訓練プログラムの開発を行い，一定の成果を上げている。これに対し，同じ訓練法を用いても，音の要素的な聞き分け能力は上がっても，読みの能力の向上までには至らなかったという研究結果もある（Agnew JA, et al[1]）。

この他，LD の子どもには雑音への弱さが見られる。健常者は，他に雑音のあっても，目的の音を選択して聞き取れる（カクテルパーティー効果）が，LD の子ども達の中にはこの力が非常に弱く，音の選択や，選択した音への注意の持続が難しい例が見られる。この問題は聴覚的注意力と関連している。また，聞き取りの弱い子ども達はしばしば音質の悪い音にも困難を示す。例えば性能の悪い音響機器を通した話し言葉の理解に困難を示す。

VI　LDと視知覚の問題

読み書き障害を持つ子どもには，視知覚系の問題を持つ例もある。絵がうまく書けない，積木がうまく作れないなどの問題を幼児期から示すことが多く，字形を習得することに多大な困難を示す。かな文字は習得できても，漢字の習得では大きく躓くことが多い。読みにおいては形の似た文字同士の混同（例，ぬれねずみ→ぬれぬずみ，ぬれれずみ；日ごろ→目ごろ），書きにおいては上記のような誤りのほかに，字形の誤り（線が多いあるいは少ない，偏と旁の入れ替え，各部分は実在す

るが組み合わせると実在しない文字など)，字形の乱れ，枠からのはみ出し，空間配置の不適切さなどが見られることが多い。このような例には視知覚系の問題を持つことの多いアスペルガー症候群や，後頭葉を中心に異常波の見られるてんかんの症例が目立つが，中にはこれらの問題が見られない例もある。

読みはほぼ完璧である一方，書きに問題を持つ子ども達もいる。これらの例も視知覚に何らかの問題が見られることが多く，アスペルガー障害や，後頭葉の脳波異常がない場合は，DSM-IVでは書字表出障害にあたると考えられる。WISC-IIIでは動作性検査の低得点が見られることが多いが，言語性，動作性間に大きな差がなく，符号記号のみ選択的に低下している一群もある。この場合は視覚記憶や処理速度に問題があると推測される。

Ⅶ ディスレクシアと脳形態，脳機能画像

Galaburda AMら[5]はディスレクシア例の脳の詳細な剖検を行い，左シルビウス溝周辺に小さなぼや細かな脳回(しわ)などの軽微な異常が多数見られることを明らかにした。またディスレクシアの視床外側膝状体にある速い動きの認知に対応するとされる大型細胞(マグノセル)の異常を指摘し，注目された[6]。しかし，このような解剖学的異常は必ずしも，ディスレクシアに限って現れるものではないとする反論も見られる(Skoyles J, et al[14])。近年はまた，小脳の形態や機能が注目されている(Rae C, et al[11])。

この10数年の機能的脳画像技術の進歩に伴い，言語，読み書きに関してもこの分野での研究が非常に盛んになっている。音韻課題で，健常者に見られる左側頭頭頂葉の血流量の増加が見られない(Rumsey M, et al[12])，脳磁図上反応の低下や遅れが見られる(Salmelin R, et al[13])，活性の見られる範囲が狭い(Paulesu E, et al[9])，動きのある視覚刺激に対し側頭後頭葉領域に活性が見られない(Eden GF, et al[3])など，健常例との差を明らかにしようとするものから始まり，言語の違いによる読み書き障害の現れ方と根底にある脳機能の障害の関係を探ろうとするもの(Paulesu E, et al[10])，訓練の結果による変化を脳機能画像上でも証明したもの(Eden GF, et al[4])など，より学際的に，あるいは臨床へのつながりのある研究に進んできている。

Ⅷ LDと算数の問題

算数障害には大きく分けて2つのサブタイプがある。一つは，言語性能力の障害によるもので，数詞とその読み書き，計算に困難を示す。たとえば九九，暗算，繰り上がり，繰り下がりに困難が見られる。量概念を視覚的に理解することや，金銭の計算，具体物の操作は可能でも，量や操作が数字や数式などのシンボルに結びつかない。また図形の名称やアナログ時計の読みの習得にも問題がある。

もう一つのタイプは，視覚-空間能力に障害が認められたグループで，量概念の理解に問題を示す。計算は，筆算で桁がそろわないなど，空間体制化の問題はあるが，機械的計算は可能である。しかし，図形の概念，位置関係を視覚的に理解することや，具体物を等分するなどの具体的操作が困難である。(秋元[2])

前者には，ワーキングメモリーの問題なども関わってくると考えられる。

Ⅸ LDとメタ認知

メタ認知がうまく働いていると，情報をすべて覚えるのではなく必要なものから順位をつけ，必要なものとそれ以外のものに分ける，新しい情報と今まで持っていた情報を照合し，適切に関係付ける，「自分が知らないことを知る」，「知っていることを知る」，すなわち自分の実力や限界を知り，少ない学習でも効率よく学習を進めるなどが可能になる。LDの子どもはメタ認知が弱いことが多いが，適切な早期対応により，自分の弱点を知り，強い点を生かし，さらに弱点を補ってLDを持ちながらもより良く生きることが可能である。このように，LDへの対応の大きな柱にメタ認知をうまく育てることがある[16]。

表3 幼児期のLD児の特徴
①知的に遅れはないのに，どことなく気になる。
②落ち着きがない。
③ぼんやりしていることが多い。
④ことばの遅れがあった。
⑤できることとできないことに差がある。
⑥先生の指示がわかりにくい。
⑦聞き返しが多い。
⑧全般的理解は良いのにことばの数が増えない。
⑨物の名前を覚えるのが苦手で，「あれ，これ，こんなの」など，指示代名詞が多い。
⑩発音の誤りやことばの言い誤りがある。
⑪友達と遊べない。
⑫集団に入れない。
⑬運動が苦手で，不器用。
⑭なんでもすぐ忘れる。
⑮周りの刺激が気になり人の話を聞いていない。

表4 診断のポイント
聴覚系の問題を持つ子どものようす
①相手のことばに耳を傾ける力が弱い。
②語音を聴覚的に弁別する力が弱い。
③聞いたことばを記憶することが苦手。
④よく聞き返す。
⑤一部を聞いて聞いたつもりになる。
⑥新しいことばを覚えることが苦手
⑦ことばを音節に分けたり，逆から言ったりすることが苦手。
視知覚系の問題を持つ子どものようす
①幼児期に絵が書けない，積木で形を作れない。
②文字がうまく書けない。文字が不正確。
③文字の配置がうまくできない。
④鏡文字が目立つ。
⑤探し物がへた。錯綜図の見分けが苦手。
⑥輻輳力，追視力，注視力が弱い。
⑦形の弁別，恒常性の判断に問題。

X LDへの対応

以上示したように，LDへの対応の大切なポイントの一つは，早期発見と早期の対応開始である。幼児期にLDの兆候に気づくことがまず第一歩であり，これらを表3にまとめた。

このような項目が多く該当する場合は観察が必要である。ADHDが合併している子どもの場合は②，③，⑫，⑮などが他の気になる行動に加えて存在する。LDの10人中6人はADHDを合併している。特に，就学前にLDを疑われる子どもは，しばしば多動や衝動性の目立つADHDを合併している[16]。不注意優勢型のADHDを合併している例，および合併症のないLDは就学前には見落とされやすい。また，就学しても単に勉強ができない，怠けていると見なされ，他の行動上の問題が大きい子どもへの対応が優先される中で，見過ごされがちである。しかし，学年が上がるにつれ，周囲との格差が大きくなり，進路決定にも深刻な影響を及ぼすことから，適切な対応が大切である。

診断にはWISC-III，K-ABC，ITPAなどの心理検査，教科学習，読み書きの様子，描画，日常生活の様子を総合的に判断する。読みに問題を持つ子どもの中に，眼球運動に問題を持つ例もあり，問題が大きい場合には，これに特化した訓練が有益である。

LDを持つ子どもには，単に課題の学年を下げてやさしくする，繰り返し学習を行うのではなく，聴覚系優位か視覚系優位かなど，個人の認知の特徴による適切な対応が必要である。不幸なことに現状では，学年が上がるにつれ，合わない課題を与えられ続けることによる自己不全感，自尊感情の低下，無気力，うつ，感情コントロールの困難といった二次障害に至った例も多い。学齢期は，同年代の仲間からの評価が大きな意味を持つことから，違いを認め合い，長所やできたことを評価しあうクラスの雰囲気作りも欠かせない。

文　献

1　Agnew JA, Dorn C, Eden GF: Effect of intensive training on auditory processing and reading skills. Brain and Language 88; 21-25, 2004.
2　秋元有子：算数障害のサブタイプ―記号とその意味の視点から．LD研究 12(2); 153-157, 2003.
3　Eden GF, Van Meter JW, Rumsey JM et al: Abnormal processing of visual motion in dyslexia revealed by functional brain imaging. Nature 382; 66-69, 1996.
4　Eden GF, Jones KM, Cappell K, et al: Neural changes following remediation in adult developmental dyslexia. Neuron 44; 411-422, 2004.
5　Galaburda AM, Sherman GF, Rosen GD et al: Developmental dyslexia: Four consecutive patients with cortical anomalies. Ann Neurol 18; 222-233, 1985.
6　Galaburda AM and Livingstone M: Evidence for a magnocellular defect. Annals of New York Academy of Science 682; 70-82, 1993.
7　Haynes CW：ディスレキシアにおける聴覚処理障害：米英での最近の研究動向．LD研究 7(1); 13-22, 1998.
8　日本LD学会編：日本LD学会 LD・ADHD等関連用語

集．日本文化科学社, 2004.
9　Paulesu E, Frith U, Snowling M, et al: Is developmental dyslexia a disconnection syndrome? Evidence from PET scanning. Brain 119; 143-157, 1996.
10　Paulesu E, De'monet J-F, Fazio F, et al: Dyslexia: Cultural Diversity and biological unity. Science 291; 2165-2167, 2001.
11　Rae C, Harasty JA, Dzendrowskyj TE, et al: Cerebellar morphology in developmental dyslexia. Neuropsychologia 40; 1285-1292, 2002.
12　Rumsey M, Anderson P, Zametkin AJ, et al: Failure to activate the left temporoparietal cortex in dyslexia. Arch of Neurol 49; 527-534, 1992.
13　Salmelin R, Service E, Kiesila P, et al: Impaired visual word processing in dyslexia revealed with magnetoencephalography. Ann Neurol 40; 157-162, 1996.
14　Skoyles J, Skottun BC: On the prevalence of magnoclluar deficits in the visual system of non-dyslexic individuals. Brain and Language, 88; 79-82, 2004.
15　竹田契一：LDの歴史，現状と課題．In: 友久久雄編著：特別支援教育のための発達障害入門—LD, ADHD, 高機能自閉症．ミネルヴァ書房, 2005; pp.1-12.
16　竹田契一：LD・ADHD・高機能自閉症といわれる子どもたち．In: 神戸市小学校長会編：続変容する子どもたち．みるめ書房, 2004; pp.1-27.
17　竹田契一，西岡有香：LDと音韻論．In：石川元編：現代のエスプリ398—LD（学習障害）の臨床，その背景理論と実際．至文堂, 2000; pp.78-83.
18　Tallal P, Piercy M: Developmental aphasia: Impaired rate of non-verbal processing as a function of sensory modality. Neuropsychologia 11; 389-298, 1973.
19　Tallal P, Stark RE, Mellits D: The relationship between auditory temporal analysis and receptive language development: Evidence from studies of developmental language disorder. Nieropsychologia, 23, 527-534, 1985.
20　Tallal P, Miller SL, Bedi G et al.：Language comprehension in language-learning impaired children improved with acoustically modified speech. Science, 271, 81-84, 1996.
21　友久久雄：医学から見たLD．In: 友久久雄編著：特別支援教育のための発達障害入門—LD, ADHD, 高機能自閉症．ミネルヴァ書房, 2005; pp.12-29.
22　上野一彦：埋もれていた子どもたち．In: 上野一彦，二上哲志，北脇三知也他編集：LD教育選書1 LDとは—症状・原因・診断理解のために．学研, 1996; pp.8-16.
23　ワイデル，TN：言語・認知神経心理学における読みについて．LD研究12(3); 248-258, 2003.

テーマC　児童精神科臨床における主要病像
第Ⅲ部　発達障害とその近縁障害

第3章　発達性協調運動障害

原　仁

Ⅰ　はじめに

　米国精神医学会はその診断基準（DSM-IV-TR[2]）の中で，発達性協調運動障害（Developmental Coordination Disorder; DCD）を以下のように定義している。1）日常生活行為が極めて不器用，2）その程度が学習や日常生活を妨げるほどである。しかし，3）脳性麻痺などの不器用さを説明できる身体疾患は存在しない，発達障害の一類型であり，学童期の有病率は6％程度である。

　障害（疾患）概念の成立のためには，実際にその障害の報告例がなければならない。つまり，概念が先行するのではなくて，その障害のある人が存在しなければならない。その後，最初の報告者とは異なった複数の研究者によって，同様の報告例が続き，別個にその障害が確認され，はじめて障害概念が成立する。一方，DSMは症状によって障害単位を定義するのが原則であり，障害概念の歴史的経緯には一切触れていない。しかし，障害を理解するためには，その原型（プロトタイプ）まで遡らなければならないし，近縁の障害との共通点と相違点を熟知しておく必要もある。まして，診断する立場にある医師であるならば当然であろう。

　本論では，第1に，DCDの原型とみなされているWaltonら（1962）[13]の報告例を吟味し，第2に，DCD近縁の発達障害との重複を議論し，そして第3に，ADHDとDCDの合併という異なった観点，すなわちGillbergのDAMP症候群について言及する。そのことでDCDの理解を深める一助としたい。

Ⅱ　Clumsy Children（Walton）

1 高次脳機能障害としての不器用

　Waltonら[13]は，著しく不器用で，明らかに日常生活に支障がある9歳から14歳の男児5例を報告している。その程度は脳になんらかの神経学的欠損があるかのようであった。

第1例：適切な教育が施されていたはずなのに，十分に書字も描画も複写までもできなかった。だれかの手助けがなければ服の脱着もままならず，単純なおもちゃも適切に扱えなかった。工作は苦手で簡単なパズルも形あわせができなかった。

第2例：就学しても服の脱着に難儀し，物の扱いが極めて不器用だった。読みはすぐ習得できたが，書字は極めて下手だった。クリケットに興味を示したが，バットとボールの扱いがまるでなっていなかった。わずかな障害物も飛び越えることができなかった。

第3例：書字は可能だったが，雑で形がひどかった。描画をさせても極めて稚拙であった。

第4例：就学前になっても，着衣が不能で，スプーンとフォークが使えなかった。読みはすぐ習得したが，書字は雑で描画は比較的稚拙だった。しかし，工作は得意だった。

第5例：就学してもクラスのだれよりも鈍く，お付の同級生を二人指名してお世話をさせたというエピソードがあった。8歳になっても読みができず，学習態度も悪かった。片足飛びも両足飛びもできなかった。描画も書字も不能だった。

これらの5例で共通するのは、知的遅れ（mental backwardness）はないことである。第1例と第4例の見立ては知的遅れであったにもかかわらず、WISC知能検査が施行された結果、知的遅れは否定された。全例で共通して言語性IQが動作性IQよりも優位に高値であった。乖離の平均値は33.4（範囲23〜43）で顕著だった。また、精査の結果、脳性麻痺と診断できるような錐体路、錐体外路および小脳所見がなかった。

Waltonらは論文の副題として、"developmental apraxia and agnosia" という用語を掲げている。第1〜3症例はapraxia（失行）と診断され、第4症例はtactile agnosia（触覚失認）、第5症例は、触覚失認に加えて、body image agnosia（身体図式失認）があるという。つまり、彼らの本報告の主旨は、大脳皮質の機能異常に起因する "不器用" であり、現在の用語でいえば、高次脳機能障害に相当する。なお、第2症例は発達性Gerstmann症候群と診断できると付記している。

2 発達経過と不器用

もし、現在のDSM基準をWaltonの5症例に当てはめると、どのような診断が可能となろうか。

第1例：発達経過に特記すべき問題の指摘はない。症状としては、不注意で落ち着かず、注意の持続が短いとの記載がある。可能性としては不器用な注意欠陥多動性障害（Attention Deficit-Hyperactivity Disorder；ADHD）であろう（DCD合併例）。

第2例：遷延分娩に引き続く胎児仮死があり、吸引分娩であった。始歩は2歳と遅れている。2歳半から発話して、5歳までに会話が可能となった。情緒的には引っ込み思案との記載がある。現在の基準でもDCDが妥当な診断であろうか。

第3例：出生体重2,000g前後の未熟児であった。生後18カ月までは順調であったが、扁桃炎を契機として4歳まで言葉を失っている。このエピソードにははっきりとした中枢神経症状がないと記載されているが、確認のしようはない。4歳から再度発話しているので、それは広汎性発達障害（Pervasive Developmental Disorders；PDD）に認められる "折れ線経過" のようにも思われる。高機能PDD（自閉症、非定型自閉症、アスペルガー症候群）のいずれかであろうか。

第4例：出生体重1,600g程度の未熟児であった。新生児仮死があり、生後2週間は哺乳困難が続いた。一方、始語は2歳、二語文は2歳半に獲得している。行動・情緒の問題の指摘がないので、診断としてはDCDが妥当であろう。

第5例：生後3カ月時点で百日咳に罹患している。その後も上気道感染が頻発していた。運動発達は明らかに遅れ、始歩は3歳であった。一方、言語発達は正常で、記憶力は抜群（長い買い物リストを暗記）であった。他児同様に落ち着かないとも記載されている。知能検査は正常範囲であるが、5例中もっとも低く、境界域にあった。疑うべき診断としては、高機能PDDの範疇にあり、その中でもアスペルガー症候群の可能性が挙げられよう。

3 ソフトサインの重要性

いわゆるハードサイン（錐体路、錐体外路および小脳症状）の対極にソフトサインがある。一般にソフトサインは、1）ハードでない（相当する病巣が認められない）サイン、2）軽微なハードサイン、3）発達的に解消しうるサイン、4）判定基準が曖昧なサイン、5）非特異的（特有な疾患はない）サインなどと考えられている（Hara & Fukuyama[6]）。Shafferら（1985）[12]によれば、運動協調所見（手掌の回内回外運動など）、触覚所見（2点同時接触刺激識別など）、認知所見（左右認知など）の3つに分けられるという。一方、1980年代に盛んであったソフトサイン研究はソフトサインを発達障害診察のバッテリーのひとつとして位置づけ、複数のソフトサインの統合化と客観化（数値化）を目指した。米国の国立精神保健研究所のPANESS（the Physical And Neurological Examination for Soft Signs）バッテリー（Denckla 1985[4]）、わが国の研究では川崎（1992）[9]のソフトサイン・バッテリーがある。し

かし，これらの試みは集団としての問題，例えばADHD群と健常コントロール群を比較するとターゲット群が有意に多くソフトサインが認められることを示したが，障害の特異性や個別の診断に有用な結果を提供できなかった。ソフトサインの信頼性を重視すると多数のソフトサインを組み合わせることになり，臨床応用に不可欠な「簡便性」からは逆行することになる。なにより，一つひとつのソフトサインの意味が曖昧になってしまった。

Waltonらが示そうとした高次脳機能障害の所見がどの程度の信頼性と特異性があるのかは問題であるが，「ソフトサイン」で診断するのであれば，症状を裏付ける所見として位置づけ，ソフトサインの診断上の意味を再吟味する必要がある。DCDならば，なんらかのソフトサインは存在するはずである。逆に，ひとつのソフトサインも認めないなら，それはDCDというべきではない（原2006[8]）。

Ⅲ　発達性協調運動障害の位置づけ

1 PDDおよびMRとの関係

DSMによれば，DCDは精神遅滞（Mental Retardation；MR）との合併は認められるが，PDDとの合併は認めないという。これは何ゆえか？　さらに，ADHDあるいは学習障害（Learning Disorders；LD）とは合併しやすい状態という。

まずMRとの合併であるが，DSM-IV-TR（2000）[2]において，DCDは第Ⅰ軸に，そしてMRは第Ⅱ軸に位置づけられている。MRを他の障害群とは異なる群とみなすこの考え方はICDのそれと同じで，第Ⅰ軸の精神障害の診断とは別に第Ⅱ軸で知的発達を評価すべしという立場に重なる。したがって，DCDとMRとの合併は，理論的にはなんら矛盾がない。

ここではDSMの前の版である1987年のDSM-III-R[1]の考え方に注目したい。発達障害（Developmental Disorders）を第Ⅱ軸に位置づけているからである。DSM-III-Rは，発達障害を階層的に理解しようとした極めてユニークな立場であっ

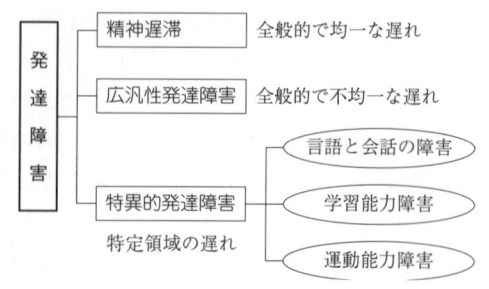

図1　DSM-III-Rにおける発達障害分類

た。この全体像を図1に示した。

DSM-III-Rでは特異的発達障害の一類型として運動能力障害（Motor Skill Disorder）が登場している。つまり，この考え方に基づけば，特異的発達障害とは，ある領域（DCDの場合は運動の協調性）の遅れあるいは障害であるので，MR，つまり全般的で均一な遅れと相容れないはずである。しかし，その後の改訂（DSM-IV）では，ICDとの整合性を取るためか，MRを除いて他の障害は第Ⅰ軸に移動し，発達障害としてのくくりが消滅したのは周知のことである。

確かに，MRを1）知能の遅れ，2）適応障害，そしてそれらが3）発達期に明らかになるものという，3つの特徴を持つ状態とする伝統的な概念定義に基づけば，MRとDCDは合併も可能となる。臨床的にMRとDCDを並存診断とするには，軽度MRの段階までとなろう。それは，中等度以上の知的発達の遅れがあると，日常生活に差し障りがあるほどの不器用さが知的遅れのためなのか，あるいは高次脳機能障害（つまりDCD）のためなのかを実証しにくくなるからである。

次に，PDDとDCDの合併はないと定義するDSMの考え方である。これはDSM-III-Rばかりか，DSM-IV-TRにおいても同様である。不器用さという観点だけで言えば，PDD診断が可能となる障害群に不器用さを認めることはまれでない。PDDには，高次脳機能障害の存在を示唆する所見（ソフトサイン）が数多く出現する。高機能自閉症，アスペルガー症候群も然りである。

DSM-III-Rの発達障害区分に基づけば，PDDが全般的で不均一の遅れ，特異的発達障害（特定領域のみの遅れ）の一類型であるDCDは運動能

力に特化した遅れとみるのもひとつの説明であろう。逆に言えば，PDDの特徴のそろわない不器用児がDCDとなる。しかし，PDDとの合併は認めず，MRとは認めるというのでは矛盾という批判も当然である。

やはり，ここでも発達障害としての程度を理由にしなければその違いは了解できないのではなかろうか。PDDは発達障害としては「重篤」(知能段階の意味ではなく，障害としてより深刻であり，広範囲の問題をもつ)である。おそらく，PDDとDCDを引き起こす脳機能障害の部位も仕組みも異なっているだろう。もちろん重複はあるだろう。そうすると，重篤か否かという観点からは，DCDはいわゆる軽度発達障害の一類型との理解が妥当となる。

また，仮に軽度発達障害の中に軽度MRを含むという考え方が認められるなら，DCDとMRの併存も妥当となる。ただし，DCDとの併存は軽度MRまでとするのが実際的であろう。

2 ADHDあるいはLDとの重複

両者との重複を議論するためには，その前身概念である，微細脳機能不全(Minimal Brain Dysfunction; MBD)を理解しなければならない。つまり，微細な脳機能障害に基づく，行動－情緒－認知障害症候群がMBDであり，原因論的説明概念としてMBDを位置づけ，その一症状群としてのDCDはMBDから派生した，とするのである。そうであるならば，行動面を強調したADHD，認知面を強調したLDと並列的に運動面(不器用さ)のDCDが存在することになる。これら3障害は，症候論的説明概念と理解できる(図2)。

Polatajko (1999)[10]のように，おおむね3者の合併は互いに30～40%程度と見ておけばよいのかもしれない。もちろん研究者によってはより高値の合併率が正しいと主張する。各々の障害定義や研究対象群が異なるから，これらの数値の妥当性を議論するのは生産的ではない。「高率」に合併するとの理解で十分である。

問題はこれらの合併の特徴である。それぞれの立場で合併率を算出するため，LDに合併する

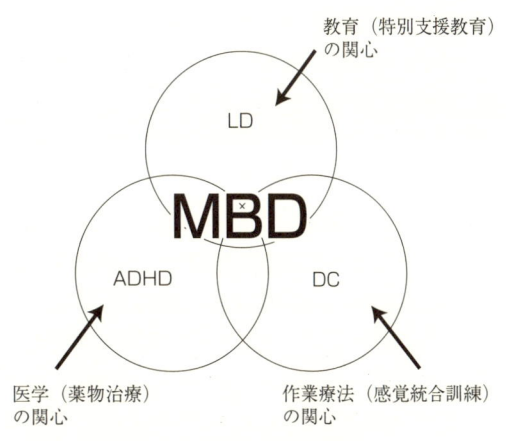

図2 MBDとLD，ADHD，DCDの関係

DCDとADHDに合併するそれとは違うものかあるいは同じであるか，また3者の合併の場合のDCDはいかなる特徴をしめすのかなどがいまだ不明のままである。

なお，ADHDとLDの合併についての議論の詳細は拙論(原2002[7])で別に述べているので参照されたい。

Ⅳ DAMP症候群とは？

Deficits in Attention, Motor Control and Perception (DAMP)とはスウェーデンの研究者であり臨床家でもあるGillberg Cが提唱した臨床概念である(Gillberg 1995[5])。

GillbergはMBDが臨床診断として用いられなくなり，症状診断に基づく，ADHDとLDに分化していった流れに対して，互いの重複を重視する立場から，MBDに相当する診断概念の有用性を強調している。DSMの診断を適応するなら，ADHDとDCDの合併例がDAMP症候群である。正確に言えば，Attention Deficit Disorder (ADD; DSM-III)，ADHD (DSM-Ⅲ-R/IV)，Hyperkinetic Disorder (ICD-10)などで定義される注意の問題が存在し，かつMotor Perception Dysfunction (MPD)として示される不器用さがあり，そしてMRでも脳性麻痺でもない状態，そのような包括的臨床概念である。Gillbergは「覆いつくす診断の傘(Diagnostic umbrella)」と表現し，脳障害という原因論的表現を避けている。違った

解釈になるが，いわゆるセーフティネット（支援が必要な発達障害を漏らさないために構築された操作的概念）とも表現できよう。

DAMP症候群は以下の5つの領域の障害の有無で重症例と軽症例に分けられる。それらは，1）注意，2）粗大運動，3）微細運動，4）知覚，5）会話と言語となる。5領域すべて存在する例を重症DAMP，すべて整わない例を軽症DAMPとしている。もちろんDAMP定義の根本である1）および2）または3）または4）の問題の存在は必須であるが，DCD関連の後者の3領域（2，3，4）は診察によっていずれかの症状の存在があればよいことになる。いわゆるソフトサインとAyers（1972[3]）のSCSIT（Southern California Sensory Integration Tests）をその根拠に用いても良いとしている点が興味深い。

1 DAMP症候群の疫学

7歳時点でのDAMP症候群の発生頻度は4.2～7.1％と報告されている（Gillberg 1995[5]）。診断のためにはIQ＞70という条件があるが，IQとDAMP症候群の発生頻度とに相関はなく，知能とは関係しない。つまり，境界知能例をDAMP症候群と称しているのではないという。また，男女比は，重症DAMPに限っては，おおむね2～3：1となる。男性優位はほぼ他の発達障害と同様である。

Gillberg[5]は次のように原因を推定している。10％は特発性，3分の1は家族性，3分の1は家族性と脳障害（外因）の混在，20％は主として脳障害である。

2 DAMP症候群の経過

RasmussenとGillberg（2000）[11]は22歳まで追跡したDAMP症候群39例の予後に関して次のように報告している。主たる精神医学的問題はADHD 19例（49％），自閉症スペクトラム6例（15％），チック13例（33％），アルコール乱用13例（33％），反社会性人格障害7例（18％）となった。5例は精神遅滞（IQ＞70）でなかったにもかかわらず，知的障害特殊学級に1年以上在籍していた。3例は読み書きがまったくできなかった。読み書き障害ありと診断されたのは，DAMP症候群で22例（58％），一方，対照群で6例（13％）であった。

予後不良要因として，1）施設入所，2）刑務所に服役，3）アルコールあるいは薬物乱用，4）うつ状態を除く精神疾患（うつは高頻度のため除外），5）人格障害あるいは2つ以上の人格障害様状態，6）自閉症スペクトラムを挙げている。39例中23例，59％になんらかの予後不良要因を認めている。6要因内どれかひとつが10例と多いが，2要因9例，3要因と4要因を示した例がそれぞれ2例あった。対照群46例中予後不良6例（13％）と比較して有意に不良例が多発した。

DAMP症候群の予後という観点からの考察を紹介したが，本論文はADHDの予後を左右する要因としてDCD合併の重要性を強調する側面を持つ。つまり，ADHDのみよりもDCD合併（DAMP症候群）の支援を手厚くすべきという主張ともとれる。また，7歳時点で重症DAMP（小児人口の1.2％）と診断された小児のうち，0.7％に自閉症様症状および0.3％にアスペルガー症候群とみなされるとしたGillberg[5]の指摘からすると当然だが，自閉症スペクトラムの合併を6例（15％）に認めている。

V　おわりに

DCDは発達障害の運動の側面に着目したユニークな概念である。しかし，Walton（1962）らの貴重な報告例があるにもかかわらず，自閉症やADHDと比較すると，我が国ではDCDの研究は多くない。独立した障害概念としては，その特徴がやや曖昧で，他の発達障害との合併症状と捉えられてしまうためもしれない。それでもなお，DCDは子どもを理解し支援するという臨床的立場から，極めて重要な視点であることに変わりはない。Gillbergの提唱するDAMP症候群も，発達障害全体を理解する手がかりを我々に与えてくれている。

文　献

1. American Psychiatric Association: Diagnostic Statistical Manual of Mental Disorder 3rd Edition Revised. Washington DC; American Psychiatric Association, 1987. (高橋三郎, 花田耕一, 藤縄昭訳: DSM-III-R 精神障害の分類と診断の手引, 第2版. 医学書院, 1988.)
2. American Psychiatric Association: Quick Reference to the Diagnostic Criteria from DSM-IV-TR. Washington DC; American Psychiatric Association, 2000. (高橋三郎, 大野裕, 染矢俊幸訳: DSM-IV-TR 精神疾患の分類と診断の手引新訂版. 医学書院, 東京, 2003.)
3. Ayers AJ: Southern California Sensory Integration Test. Los Angeles; Western Psychological Services, 1972.
4. Denckla MB: Revised neurological examination for subtle signs. Psychopharmacology Bulletin 21; 773-800, 1985.
5. Gillberg C: Clinical Child Neuropsychiatry. Cambridge University Press, 1995.
6. Hara H, Fukuyama Y: Partial imitation and partial sensory agnosia in mentally normal children with convulsive disorders. Acta Paediatr Jp 34; 416-425, 1992.
7. 原仁: AD/HD と学習障害 (LD). 精神科治療学 17; 155-161, 2002.
8. 原仁: 知的障害児の診察. In: 原仁監修: 療育マニュアル. 社会福祉法人青い鳥 横浜市中部地域療育センター, 2006; pp.10-17.
9. 川崎千里: 幼児期の微細神経発達障害スクリーニング検査法の検討―健常児の統計的分析と検査試案. 日本小児科学会雑誌 96; 1827-1836, 1992.
10. Polatajiko HJ: Developmental coordination disorder (DCD): Alias the clumsy child syndrome. In: Whitmore K, Hart H, Willems G (Eds.): A Neurodevelopmental Approach to Specific Learning Disorders. CDM No.145. London; Mac Keith Press, 1999; pp.119-133.
11. Rasmussen P, Gillberg C: Natural outcome of ADHD with developmental coordination disorder at age 22 years: A controlled, longitudinal, community-based study. J Am Acad Child Adolesc Psychiatry 39; 1424-1431, 2000.
12. Shaffer D, Schonfeld I, O'Connor PA, et al.: Neurological soft signs: Their relationship to psychiatric disorder and intelligence in childhood and adolescence. Arch Gen Psychiatry 42; 342-351, 1985.
13. Walton JN, Ellis E, Court SCM: Clumsy children: Developmental apraxia and agnosia. Brain 85; 603-612, 1962.
14. World Health Organization: The ICD-10 Classification of Mental and Behavioural Disorders: Clinical Descriptions and Diagnostic Guidelines. WHO, 1992. (融道男, 中根允文, 小見山実監訳: ICD-10 精神および行動の障害: 臨床記述と診断ガイドライン. 医学書院, 1993.)

第4章 注意欠陥多動性障害（ADHD）

武田俊信

I　はじめに

　注意欠陥多動性障害（ADHD）は，発達に不相応な著しい不注意，多動，衝動性を特徴とする行動の障害であり[2]，児童精神医学の分野で最も精力的に研究され診断的に確立した障害であるとされる。しかし，一方でその成因や治療法，そして疾患概念や診断そのものに関する議論の絶えない障害でもある。その有病率は児童で5～10％とされ，男女比は約5：1である[17]。近年，有病率は増加しているとされるが，診断基準の変更，障害の認識の広まり，診断の困難な不注意優勢型の診断率の向上，などの外部的要因が原因としてあげられることも多い。ADHDの高い有病率と複雑な予後を考え合わせると，この障害が当人の学業，職業，そして社会生活全般に与える影響だけでなく，家庭，学校，ひいては社会全体に与えるインパクトも多大なものであるといえよう。

　本稿ではADHDの概念，診断，治療を概観するとともにフィラデルフィア小児病院での取り組みの紹介，さらには日本のADHDを取り巻く現状と今後の課題について述べる。

II　ADHDと何か：その概念と診断基準

1 歴史的経緯

　1798年にスコットランドの医師Crichton Aが自著の中で[26]，また1845年にドイツの医師Hoffmann Hが3歳の息子のために書き下ろした絵本の中で[22]，すでにADHDの典型例といえる児童を描写しており，古くからこの障害に相当する状態がみとめられていたことがわかる。しかし，現在のADHDにあたる子どもの系統だった報告は1902年にイギリスの小児科医だったStill GF[34]が行った講義まで待たねばならなかった。Stillは43例の「道徳的抑制の欠陥」を示す児童を分析するなかで，その行動の原因が不適切な道徳判断ではなく「意志（自己統制）の病的な機能不全」に起因していることに注目し，さらに「注意の持続の問題」にも言及している（ちなみにこの約半世紀後にKanner Lにより発見される自閉症と思しき児童についてもふれている）。

　その後，Ebaugh FGらにより1920年代に大流行したエコノモ脳炎後遺症や頭部外傷後遺症の児童に多動，爆発性，易疲労性，注意困難がみられることが観察されている[16]。1930年代には，その症状の類似性から脳炎や頭部外傷などの特に目立った既往のない小児でも多動，衝動性，学習困難，注意困難がみられると「微細脳損傷」と診断されるようになり，その概念は後に「微細脳機能障害（MBD）」として継承された。1950年代になると「小児多動症候群」をへて「小児の多動反応」が1968年のDSM-IIに登場するに至る。ここまでは外見的に把握しやすい多動や衝動性が顕著な特徴となっていたがDSM-IIIではパラダイムシフトが起こり，これらの目につき易い症状に加えて不注意が重要な要素として採用された。

2 成　　因

　ADHDは複数の意味できわめて不均質な障害である。原因が一つとは限らないこと，また年齢によって症状が変化すること，精神医学的併存障害を有する率が極めて高く，またその併存の仕方がさまざまであること，これらが研究の限界として立ちはだかっている。とはいうものの，いくつ

か示唆的で再現性のある研究成果が現在まで得られている。

1）生物学的・遺伝的要因

一卵性双生児のADHDの一致率は50～80%，一方，二卵性双生児では30～40%とされ[19]，Faraoneら[16]はこれまでに行われた20の双生児研究の分析を通じてADHDの遺伝率を76%と推定した。これはADHDが生物学的・遺伝的要素のきわめて強い障害であることを示している。分子遺伝学的研究からはADHDは複数の遺伝子がその発症にかかわる多因子遺伝であるされ，ドーパミンD4受容体（DRD4），ドーパミンD5受容体（DRD5），ドーパミントランスポーター（DAT）などの関与がつよく示唆されている。

ADHDの生物学的基盤については未だに解明されていない部分が多いが，神経伝達物質であるノルアドレナリンやドーパミンを中心とした中枢性カテコールアミンの調節障害がADHDの中核症状の原因となっているとされる。また「前頭前野仮説」では組織化，プランニング，ワーキングメモリー，注意に関わる前頭前野背外側部と社会的抑制行動，衝動制御に関わる眼窩部がADHDでは障害されていると推測されている[33]。Castellanosら[7]はADHDをもつ児童の脳のMRIの縦断的研究を行ったが，中枢刺激薬の服用歴の有無にかかわらず大脳と小脳の形態的異常は残存したと報告した。またShawら[30]はADHDの児童（平均年齢10歳）では前頭前野の発達が定型発達の児童よりも3年遅れているという結果を得ている。その他にも大脳基底核や小脳に関する異常を指摘する研究もあるが，一致した見解とはいえない現状である。

ADHDの生物学的研究では，現在，不均質なADHDという障害から等質な群を抽出して研究する試みがなされおり（フィラデルフィア小児病院ではDSM-IVの下位分類によらない潜在クラス分析を利用した遺伝研究が進行中である），今後の成果が期待される[13]。

2）環境要因

環境要因としては，幼児期早期からテレビへの長期暴露により注意力の問題が生じるとする研究[8]，合成着色料・食品添加物の悪影響を示唆した研究[25]もあるが一般的なコンセンサスを得るには至っていない。Banerjeeら[3]はこれらを含めたリスクファクターについて検討を加え，この両者の影響については現時点でははっきりした相関はないとし，ADHDは遺伝性のつよい障害であるとしながら，さまざまなリスクの中でPCB（polychlorinatedbiphenyls），妊娠時のニコチン，アルコールへの暴露が有意な影響を与えていると結論づけている。食事に関しては，ADHDの児童の5%が食事療法をすることで症状の改善をみたとする報告もあるが，その多くはアレルギー疾患のある児童であった[11]。社会心理学的要因としていくつかADHDのリスクファクター（いわゆる機能不全家族など）が提出されているが，そのファクターが一次的にADHDの成因として影響を与えているのか，子どもがADHD（親もADHDである可能性が高い）であることが二次的にそのリスクファクターを生み出しているのか判然としない。

3 診断基準

多数のADHD診断用の質問紙に加えて，持続的注意集中を測定するContinuous Performance Test（CPT）などの心理検査もあり，診断の際の参考として利用されるが，最終的にはDSM-IVに則って診断される。DSM-IVの改訂版であるDSM-IV-TRのADHDの診断基準は表1のとおりである。なお不注意優勢型がADHD全体の20～30%で年齢とともに比率が上がり，多動－衝動性優勢型は15%以下，混合型は50～75%で半数以上を占める。

4 診断上の留意点

現在のところ血液・脳画像・脳波検査などの生物学的な指標あるいは心理検査の結果でADHDを診断する方法は確立されていないため，診断は注意深い問診により詳細に病歴を明らかにすることによりなされる。このさい学校からの情報提供は貴重である。一般に教師は同年代と児童との比較に習熟しており，その情報は信頼できるとされるからである。また通知表などで学校の成績をチ

表1　DSM-IV-TR における ADHD の診断基準

A．（1）か（2）のどちらか。
（1）以下の不注意の症状のうち6つ（またはそれ以上）が少なくとも6カ月以上持続したことがあり，その程度は不適応的で，発達の水準に相応しないもの；
〈不注意〉
　（a）学業，仕事，またはその他の活動において，しばしば綿密に注意することができない，または不注意な間違いをする。
　（b）課題または遊びの活動で注意を集中し続けることがしばしば困難である。
　（c）直接話しかけられたときにしばしば聞いていないように見える。
　（d）しばしば指示に従わず，学業，用事または職場での義務をやり遂げることができない（反抗的な行動または指示を理解できないためではなく）。
　（e）課題や活動を順序立てることがしばしば困難である。
　（f）（学業や宿題のような）精神的努力の持続を要する課題に従事することをしばしば避ける。嫌う，またはいやいや行う。
　（g）課題や活動に必要なもの（例：おもちゃ，学校の宿題，鉛筆，本，または道具）をしばしばなくしてしまう。
　（h）しばしば外からの刺激によってすぐ気が散ってしまう。
　（i）しばしば日々の活動で忘れっぽい。
（2）以下の多動性－衝動性の症状のうち6つ（またはそれ以上）が少なくとも6カ月間持続したことがあり，その程度は不適応的で，発達水準に相応しないもの；
〈多動性〉
　（a）しばしば手足をそわそわと動かし，またはいすの上でもじもじする。
　（b）しばしば教室や，その他，座っていることを要求される状況で席を離れる。
　（c）しばしば，不適切な状況で，余計に走り回ったり高い所へ上がったりする（青年または成人では落ち着かない感じの自覚のみに限られるかもしれない）。
　（d）しばしば静かに遊んだり余暇活動につくことができない。
　（e）しばしば「じっとしていない」またはまるで「エンジンで動かされているように」行動する。
　（f）しばしばしゃべりすぎる。
〈衝動性〉
　（g）しばしば質問が終わる前に出し抜けに答え始めてしまう。
　（h）しばしば順番を待つことが困難である。
　（i）しばしば他人を妨害し，邪魔する（例：会話やゲームに干渉する）。
B．多動性－衝動性または不注意の症状がいくつか7歳以前に存在し，障害を引き起こしている。
C．これらの症状による障害が2つ以上の状況（例：学校（または職場）と家庭）において存在する。
D．社会的，学業的，または聴覚的において，臨床的に著しい障害が存在するという明確な証拠が存在しなければならない。
E．その他の症状は広汎性発達障害，統合失調症またはほかの精神病性障害の経過中にのみ起こるものではなく，ほかの精神疾患（例：気分障害，不安障害，解離性障害，またはパーソナリティ障害）ではうまく説明されない。

　注意欠陥／多動性障害，混合型：過去6カ月間，A（1）とA（2）の基準をともに満たしている場合。
　注意欠陥／多動性障害，不注意優勢型：過去6カ月間，基準A（1）を満たすが，基準A（2）を満たさない場合。
　注意欠陥／多動性障害，多動性－衝動性優勢型：過去6カ月間，基準A（2）を満たすが，基準A（1）を満たさない場合。

ェックことは特に外見上見逃されやすい不注意優勢型で重要である。またそのつよい遺伝性を考慮すると家族歴の聴取が重要であり，さらに妊娠時のニコチンやアルコールへの暴露がなかったか確認することが参考となろう。

　診断に血液その他の検査は必須ではないが，ADHDの原因となりうる，あるいは併存しやすい疾患が疑われる場合は適宜，血液検査（鉛，鉄，フェリチン，甲状腺ホルモン），スリープ・スタディや心理検査（知能検査など）等を施行する。

　アメリカ小児科学会のガイドライン[10]では，ADHDを診断するにあたってDSM-IVの診断基準の使用，父母による評価，教師による評価，併存障害への配慮の4つを推奨している。診断にあたってはADHDと同様の状態を示しうる下記を除外することが重要である。父母や祖父母の死，父母の離婚，父母の失業といった環境の急激な変化，小発作・側頭葉てんかんなどの見逃しやすいてんかん，一時的な聴力障害を生じうる中耳炎，脳機能に影響を与えうる身体疾患，学習障害による学習困難，不安障害，うつ病，精神的外傷体験（トラウマ），恒常的ないじめによる被害，閉塞性睡眠時無呼吸症など[29]。

　またDSM-IVの診断基準にあるように，症状が同世代の子どもに比して頻度・強度の点で著しいといえるか，永続的な問題か，複数の場面で症

状が顕在化しているか（特定の場面への反応・不適応ではないのか），7歳以前に症状がみられたか（これに関しては基準が厳格すぎ，それ以降の発症でも併存症の有無など臨床像はそれほど変わらないとする研究もあるが[15]）に留意する。除外診断であるアスペルガー障害をはじめとするいわゆる高機能広汎性発達障害は40％ほどの高率でADHDの診断基準を満たす症状を示すため誤診されやすい。これら2つの障害では療育・治療教育上の力点も違うため常に広汎性発達障害の可能性を念頭に入れておく必要があろう。筆者の印象ではADHD疑いで初診した児童が広汎性発達障害であることは近年少なくなってきたように思う。これは精神保健関係者にアスペルガー障害に関する情報が生き届いてきた証左といえるかもしれない（むしろ今では「目が合いにくい」という主訴で人見知りのつよい児童や神経症圏の児童がアスペルガー障害の疑いとして初診することも散見されるようになった）。また学習障害だけでなく全般的な知的障害の可能性も念頭に入れておく必要がある。

5 精神医学的併存障害

併存障害の評価にあったては数種類の版があるKiddie-Schedule for Affective Disorders and Schizophrenia（K-SADS）[1,35]などの半構造化面接に従って問診をすすめると漏れがないが（広汎性発達障害のスクリーニングは含まれていないので注意が必要），集中力に問題のあるADHDの児童に相当時間を要するこれらの面接を施行するのはかなりマニュアルへの習熟が必要であり，また児童の状態によって臨機応変に質問項目を省く，適当に休息を入れるなどの技術を要する。ただし，このマニュアルに添って質問していくことで予想もしなかった症状・併存障害が浮かび上がってくることも多い。構造化面接を使用する・しないに関わらず，先入見にとらわれずに併存障害の頻度を頭の片隅に置きながら漏らさず問診していく姿勢が望まれよう。

1）反抗挑戦性障害および行為障害

DSM-IVでは，ともに破壊的行動障害という上位概念に分類される。反抗挑戦性障害は拒絶的，反抗的，挑戦的な行動様式（具体的には頻繁に起こるかんしゃく，大人との口論，故意に他人をいらだたせる言動など）で特徴づけられる障害であり，行為障害のように重大な権利侵害や器物破損，人や動物への残虐行為などはみられない。ADHDとの併存率は前者が約3分の1～2分の1，後者が約3割であり，男子に多く，年齢がすすむほど併存率は高まる。行為障害に先んじて反抗挑戦性障害がみられる場合が多いが，逆に反抗挑戦性障害があるからといって必ずしも後に行為障害に至るというわけではない。行為障害は薬物依存や社会的不適応のつよいリスクファクターとされ，この状態に至らないように後述の薬物療法と社会心理学的介入により予防することが肝要である。

2）学習障害

アメリカでは学業困難も含めると90％近いという報告もあるが，厳密に医学的な診断基準を適応すると20～30％という併存率である。教育の現場では読字，書字，算数の問題に加えて，表出・受容言語，微細・粗大運動，視覚・聴覚の能力も評価し，障害の程度に関わらず個人に合わせた支援が求められよう。

3）気分障害

うつ病の併存率は30％程度と高く，学習などのパフォーマンスに悪影響を与えるので見逃さないようにしたい。診断にあたっては本人だけでなく家族や教師からの情報も重要となる。双極性障害に関してはADHDに併存する頻度の高い反抗挑戦性障害に不機嫌・焦燥・イライラが前景にたつ軽度うつ状態が重複した場合にそう状態の様相を呈することに留意したい。鑑別のポイントは爽快気分，誇大感である。

4）チック障害

チックは，急激で反復する常同的な運動または発声であり，まばたき・顔しかめなどの運動チックと頻回の咳払いなどの音声チックに分けられる。複数の運動チックおよび1つ以上の音声チックが1年以上持続する場合はトゥレット障害と診断される。ADHDのチック障害の併存率は高く，不注意症状とソーシャルスキルに悪影響を与える

ことがあり，また中枢刺激薬の服用後に増悪する可能性があるので処方前にはその有無をチェックしておきたい。特に軽度のチックの場合には本人の自覚なく，また周りも気付いていない場合もあるので注意深い観察が必要である。

III 治療

1 薬物療法

1937年にBradley C[6]によって多動を示す小児にアンフェタミン[編者注]が行動面だけでなく学習面にすら劇的な効果を持つことが観察された。この効果は，メチルフェニデートも含めたその後の研究でも約70％に効果が認められるなど再現性があり，またある程度の安全性も確認されたため，それ以来，中枢刺激薬がADHDの第1選択薬となり続けている。中枢刺激薬は神経終末から放出されたカテコールアミンがカテコールアミントランスポーターにより神経終末に再取り込みされるのを阻害する（さらに神経終末からカテコールアミンの放出を促す）ことで効果を発現するといわれており[42]，このメカニズムは前述したノルアドレナリンとドーパミンを中心とした中枢性カテコールアミンの調節障害がADHDの原因になっているという説と整合性がある。メチルフェニデートと（デキストロ）アンフェタミンでは同等の効果と副作用という研究結果がでているがアメリカではメチルフェニデートの処方が多い。中枢刺激薬は就学前の児童から成人まで効果があるが，10人に2人は効果がみられないか副作用のため中止を余儀なくされ，人種，性別，家族機能，経済状態，配偶関係などからその効果を予測することはできない。ただし知能の障害がつよい場合には効果が低いといわれている。中枢刺激薬に反応する場合には，その後も長期的な効果の発現が期待され，特に耐性が生じることはないとされる。中枢刺激薬の有効域は狭く年齢，体重，障害の重症度などから最適な容量を予測するのは困難であり，一人ひとりの症状と治療目標にあわせて薬物を調整する必要がある。例えば学習面は比較的少量で改善がみられるが，落ち着きのなさや不注意の改善にはより多い量が必要となる。また薬物の調整にさいしては家族や教師による服用後の状態の変化に関する報告が必須であるのはいうまでもない。経過の良好なケースでは1年ごとに夏休みなどを利用して短期間薬を中断して状態を観察し薬物の必要性を評価していく[14]。

副作用についてはメチルフェニデートと（デキストロ）アンフェタミンで大差ないとされる。具体的には，副作用の発現が容量依存性であること，副作用の発生頻度，副作用のつよさ，副作用が生じた場合の持続時間の点でほとんど変わりがない。80％の小児で食欲の低下を認めるが，ほとんどは日中の軽度のもので夕食にまで影響はでないとされる。入眠困難を主とする睡眠障害も3～85％で認める。その他，腹痛，焦燥感（イライラ），頭痛，口渇，めまいなども頻度は低いがみられる。頻脈や血圧上昇といった心血管系の副作用もみられることがある。成長への軽度の影響がありうるとされるが，まだ結論はでていない。一過性の運動性，言語性チックがみられることもあるが，時間経過，薬物の減量・中止でおさまることが多い[32]。中枢刺激薬はけいれん閾値を下げるとされ，日本では中枢神経刺激薬を処方前にてんかんの既往がなくても脳波検査をするのが慣例になっており，異常波がみられた場合には中枢刺激薬の処方を控えることが多い。しかし，てんかんの既往があっても中枢刺激薬は比較的安全に処方可能とする文献も多く[18]，筆者の知る限りアメリカでは中枢刺激薬を処方する前に脳波のスクリーニングは施行していない。一般的な薬物量で多幸状態（いわゆる「ハイ」な状態）は認めず，生理的，心理的依存もほぼないとされる。就学前の児童3～5歳の行動療法が効果なかったADHDのケースで1年間メチルフェニデートによる治療を継続し安全性を検証した研究では，プラセボ群に比べてメチルフェニデート使用群で有意に食欲低下，睡眠障害，体重減少が多くみられ，11％が副作用のため服用の中断を余儀なくされている[39]。

近年，非中枢刺激性のアトモキセチン[11]（日本では治験中）が発売され話題をよんだ。この薬物

編者注）日本ではアンフェタミン，デキストリンは麻薬扱いで，製造，保持，使用が禁止されている。

の場合，ドーパミンではなくノルアドレナリンの神経終末への再取り込みを阻害することで効果を発現する。副作用がなく潜在的な依存のリスクもなくまたチックの悪化もみられないといわれたが，200万人の服用で2人に重篤な肝障害がみられている。しかしながら服用の中断で肝機能は正常値に戻っており，比較的安全な薬といえよう。

ADHDの症状に三環系の抗うつ薬が有効な場合もあるが，一般に中枢神経薬より効果が弱く，心血管系，神経系，抗コリン性の副作用を考慮に入れると中枢刺激薬が無効か，うつ病などの併存障害がある場合，チックの悪化が懸念される場合に限られるべきであろう。

ノルアドレナリンの放出を阻害する選択的α2受容体刺激薬であるクロニジンにも効果が認められているが，この効果も中枢刺激薬ほどではないとされ，さらに心血管系の副作用が懸念される。

2 心理社会的治療

ADHDの成人になってからの社会生活上の適応度は「中等度障害」から「個性」レベルまで幅が広い。この経過を左右する鍵はいわゆる「二次障害」と称される精神医学的併存障害や自己評価の低下，対人関係のトラブルといわれている。したがって，心理社会的治療によって，二次障害を予防して，日常生活面での適応力を伸ばしていくことの意義は大きい[21]。Barkleyによると心理社会的治療の中でペアレント・トレーニング，教室内での行動変容アプローチ(学習への介入も含む)が有効性が高く，それに適宜，家族療法（支援）を加えていくことが望ましいとされる[4]。またNational Institute of Mental Health（NIMH）による579名の小学生の14カ月の薬物療法，行動療法，それらの複合療法，地域ケア（地域の医師による年数回の短時間の通常の診療のみ）を比較した研究（MTA）では，行動療法単独，地域ケアに比して全般に複合療法と薬物療法単独の成績が良好であったという結果が出ている。特に複合療法は不安の軽減，学習達成度，反抗性，親子関係，ソーシャルスキルという点で他の療法に勝っており，加えて薬物量も薬物単独グループより少なくて済んだという[36]。ここではペアレント・トレーニングと教育サイドからのアプローチについて概観する。

1）ペアレント・トレーニング

ペアレント・トレーニングでは養育困難と親のストレスが子どもの問題行動をいっそう増加させるという悪循環を回避し，プラスの親子関係を生み出すことで家族を支援することを目的としている[23]。Chronisら[9]のレビューによるとペアレント・トレーニング後は，子どもの問題を親が評価，あるいは親子間の行動を第三者が評価したどちらの場合でも改善が認められるという。基本的なADHDのペアレント・トレーニング・プログラムの流れは下記のようになっており，通常10回程度を1コースとし毎週あるいは隔週のペースで進められ，子どもの治療反応性と障害の程度に応じて治療目標と治療戦略はその都度，更新・変更されていく。

①オリエンテーション（ADHDという障害と社会的学習理論に基づく行動変容理論の概念を理解する）。
②連絡カードによる学校との連携の確立，行動チャートの作成，上手なほめ方。
③肯定的な注目と無視。
④わかりやすい指示の出し方，警告の与え方。
⑤ルールの設定と遵守，危機管理。
⑥タイムアウト。
⑦トークンシステム。
⑧外出時の危機管理。
⑨問題解決技法。
⑩プログラム終了後のブースターセッション，フォローの会。

母親のうつ病，配偶関係，子どもの精神医学的併存症などいくつかのペアレント・トレーニングに影響を与えうる要素の中で，親がADHDの可能性が高いという点には配慮が必要である。このようなケースでは治療プラン（薬物療法を含む）に従えない，ペアレント・トレーニングのセッションに集中しきれないといった問題が生じうる。

2）教育面での介入

上林[23]は注意集中時間が短く，注意の転導性が

高く，また刺激的なもの新奇なものを得ようとし，反復や退屈を避け，活動指向型の学習を好むという特徴があるADHDをもつ子どもが学習し活動しやすくするための基本条件として①教室の環境調整（気を散らす物から遠ざける，座席の配慮など），②教示の工夫（授業の手順を決めるなど），③行動への介入，を挙げている。

フィラデルフィア小児病院ではADHDをもつ学童の宿題を支援するというユニークな試みを続けており，学習上の一つの面での改善が生活上の他の面にも波及効果を与えることを期待している。具体的な支援のポイントとしては，①教師との連携，②気を散らすものがない整った環境，③時間制限を設ける，④宿題を取り組みやすいように小分けにする，⑤適切な報酬と罰を取り入れながら達成可能なゴールを設定する，⑥トークンシステムの導入，⑦肯定的な注目，となっている[27]。

Ⅳ 症例：13歳，男

1 家族歴

父親は未診断のADHDが疑われる。父親のアルコール依存，母親への暴力のため本人3歳のとき父母が離婚し以降は母親と暮らす。

2 現病歴

産科的異常特になし。発達の遅れも特に認められなかったが，幼児期より落ち着きなく手のかかる子だった。母親は教師で本人が1歳時より保育園を利用。3歳あたりより多動が目立ちはじめ，グループでの本の読み聞かせの場面でもじっと座っていられず，また他児の遊びに急に割り込む，玩具を取るなど周囲とけんかが絶えなかった。母親や叔父と外出時に何回か迷子になったこともある。小学校入学後は授業中の立ち歩きがみられ，着席できているときでも常に足をブラブラと動かす，机に突っ伏す，だらしなく椅子からずり落ちるなどの動きが目立った。教師の指示は入りにくく，授業に集中できず，学習の積み上げが困難であった。2年時に学校からの勧めもあり小児科を受診しADHDの診断のもとメチルフェニデート10 mgが処方されている。その後，比較的状態は落ち着き，3年になってADHDの児童に対する経験の豊富なベテランの担任に変わったこともあってか目立った行動は消失し，学習面でも特に問題はみられなかった。この頃より野球クラブに所属し放課後は活発に過ごす。その後も忘れ物やケアレスミスは散見されるものの理解ある友人たちの助けもあり，平穏なまま小学校を卒業した。

しかし中学に入って数カ月後より口数が少なくなり，表情から明るさが消えた。また野球部も辞めてしまって，夜遅くまでテレビゲームに熱中するようになった。この頃から部屋の乱雑さやテレビゲームのやり過ぎを母親から指摘されると，大声でわめいて部屋の物を壁や床に投げつけるようになった。受診10日前には，やかんの水が沸くのを待っている間にテレビゲームに熱中してやかんを放置。それを帰宅した母親が咎めたところ母親の頭部を殴り，その後で声をあげて泣きながら母親に許しを請うた。

3 診察時所見

椅子にやや前かがみで座って着席し淡々と質問に答える。表情はやや暗く声も小さい。全体に生気がない印象を受けるが，本人はうつ病の症状を否定。ADHDの症状では，不注意で「しばしば」「よくある」，多動－衝動性で「よくあった」と答える項目が多かった。睡眠については，テレビゲームを夜遅くまでして午前2時に寝るがすぐには寝付けず，また朝は7時に起きねばならないので一日中眠気が残っていることが判明。さらには授業（特に数学）が理解できず集中するのが困難になってきており，また小学校時代のような仲の良い友達ができないのが寂しいと訴えた。〈3つの願い〉では，「叔父さんが父親になればいい」「お母さんは仕事を辞めてほしい」「仲の良い友達を作りたい」と。母親への問診からは，中学入学後1カ月ほどしてから口数が少なくなると同時にイライラが目立ちはじめ，以前ほど活発に外で遊ぶことがなくなり全体にエネルギーがなくなっており，またテレビゲームをしている時も決して楽しそうではないなどの情報が得られた。ADHDの症状に関する質問への回答は母子間でほぼ一致し

ていた。

4 症例の「見立て」と治療

ADHDに関しては混合型から不注意優勢型への移行がみられ、これは比較的よくみられる変化である。また軽度うつ状態が併存している。思春期においてはうつが自覚されていない、あるいは症状を否定する場合も多いので近親者からの情報を得ることが重要である。睡眠障害もみられ、本ケースではテレビゲームによる興奮や翌日の学校生活への不安も関連しているかもしれない。ADHDでは中枢刺激薬の服用をしていなくても睡眠障害の頻度が高いとされ、睡眠時間が短いと日中の不注意症状の増悪につながるので見逃さないようにしたい。母親への反抗・暴力の背景には学業における要求水準が高くなり、さらに友人からの支えを失ったことによる学校生活における精神的疲弊、イライラが前景にたつ軽度うつ状態、母親へのアンビバレンスな感情があると思われる。

治療には下記のようなオプションがあり理想的には併用したい。個人精神療法としては障害についての理解を促し、自己評価の低下が存在する場合には支持的に接するとともに、帰宅後の生活の枠組みを作り、部屋の上手な整頓の仕方を援助するなど、日常生活上の問題点を解決する指示的アプローチも使用する。家族療法としては、反抗・暴力の背景には寂しさがあること、毎日の生活に心を奪われ子への配慮が疎かになっては本末転倒であること、ADHDという障害を考慮すると子は学校生活をしのぐだけでエネルギーを使い切っていること、への母親の気づきを促す。それに並行して片親で息子を養わねばならない母の大変さを労い支え、反抗や暴力行為に対する具体的対応や利用できる社会資源のアドバイスをする。さらに家族グループが利用できるなら望ましい。教育的介入としては学校側と定期的に連絡を取り合い、授業中の様子、学習達成度の評価をして対策をたてる。不注意の日内変動さらに学習面にどのくらい不注意が影響を与えているかのアセスメントも望まれる。未施行ならばCPTやWISC-IIIなどの心理・知能検査も対応の参考となる。薬物療法に関しては、体重増加により薬物の効果が以前ほどみられなくなった可能性もあり、朝あるいは昼のメチルフェニデートの増量も考えてよいが、先に心理社会的アプローチを先行させて結果をみてからでもよい。いずれにしても家族・本人との話し合いが必要だろう。昼にメチルフェニデートを処方する場合は睡眠障害の悪化に注意する。

V 予　後

1 思春期から成人初期にかけて

思春期から成人初期にかけては、何ら障害のない場合でも困難な時期である。ADHDをもつ場合、この時期には停学・退学、情緒の問題、友人関係の失敗、触法行為のリスクが高くなる。予後不良因子としては重篤なADHDの症状、精神医学的併存症の存在、つよい攻撃性と非行問題が挙げられる。Biedermanらによる思春期のADHDをもつ男子の4年間の追跡調査によると20％のケースで情緒・学業・社会生活の面での予後は不良であったが、20％のケースでは良好であり、ADHDの症状があるからといって必ずしも不適応を起こすとは限らないことを示していた[5]。

2 成人のADHD

比較的近年にいたるまでADHDは単なる発達の遅れとみなされ、思春期まで、遅くとも成人初期には症状は消失すると考えられてきた。さらにADHDの症状が大人になっても残存しているケースは非常にまれであるとされてきた。しかし1970年代後半にはWenderら[37]による、児童期に未診断の成人のADHDに関する論文が発表されていた。子どものADHDでは大多数のケースで年齢とともに多動の目につく症状（たとえば不適切な場面で席を離れるなど）はしばしば影をひそめるが、不注意や衝動性、さらには子どものころより続く内的な「そわそわ感」は引き続き残存するというのはその時代からすでに確立された見解である。現在ではADHDの児童の約50％が成人になっても症状が残存し、成人の有病率は4％にのぼるといわれる。

成人のADHDの診断にあたってはADHDの症

状が児童期より存在することを確かめるために，幼い頃を知る親やきょうだいからの情報を得ることが望ましい。スクリーニングにはDSM-IVの質問項目を成人用・自己回答用に改変した18項目の自己記入式質問紙 Adult ADHD Self-Report Scale（ASRS）[24]が利用され，診断用にはConners' Adult ADHD Rating Scale（CAARS）など数種類の質問紙がある。成人期には不安障害，うつ病，薬物依存の併存頻度が高く，このような主訴で患者が初診した場合にADHDの可能性があることを念頭に入れておく必要があるだろう。ADHDでしばしばみられる熟慮せず衝動的に行動する性向が薬物依存の一因となっており，薬物としてはアルコールとマリファナの使用が多い[38]。また「（薬物による）自己治療仮説」[41]によると，これらの薬物は脳の興奮を静め，不安やストレスを軽減する効果があるという。

現在アメリカではメチルフェニデート，アンフェタミン，アトモキセチンの3種類の中枢刺激薬が成人のADHD治療薬としてアメリカ食品医薬品局（FDA）の認可を受けているが，薬物療法単独では約50％の患者で効果不十分であり[28]，心理社会的治療との併用が理想的とされる。具体的には心理教育的アプローチにより，患者が自身の障害を理解し，メモや各種のツールを併用するなどして日常生活を円滑に過ごせるように支援する。フィラデルフィア小児病院では成人のADHDに特有な中核信念（「どうせまた失敗するにきまってる」など），認知の歪み（「今日クリーニング屋に服を取りに行くのを忘れるようなら，就職するのも無理だろう」といった過剰一般化）や埋め合わせ戦略（締切直前まで課題に手をつけない等）などに焦点を当てて問題解決していく認知行動療法（CBT）に薬物療法を併用した治療を行っており成果をあげている[28]。

VI まとめ

成人のリタリン乱用問題を受け厚生労働省は2007年10月26日にリタリンの適応症をナルコレプシーのみ（そもそも適応症は難治性・遷延性うつ病とナルコレプシーでありADHDは適応外だったのだが）とするとともに処方できる医師の制限をした。同日，国内初のADHD治療薬としてメチルフェニデートの徐放剤であるコンサータの製造販売が承認されている。現在，非中枢刺激薬アトモキセチンの児童・思春期の治療薬としての承認申請がなされており，18歳以上の成人のADHDの適応症取得のための第2相臨床試験中である。つまり現時点では，児童のADHD治療薬が1種類，さらに成人に関しては一つもないという現状である。中枢刺激薬による治療の功罪はここでは措くとして，アメリカでは10を超えるADHD治療薬が発売されており，効果と副作用をみながら試行錯誤で最適な薬物とその処方量を見つけていくのが一般的であり，たとえばメチルフェニデートで効果がない場合は（デキストロ）アンフェタミンを試みることがよく行われている。基本的には類似した奏功機序の薬物でも個人によって効果，副作用の違いが非常に大きいことは，精神科の臨床ではよく経験することである。程度の差こそあれ10人に8人は効果があるという薬物療法の恩恵に日本のADHDをかかえる児童・成人（特に本人・家族が中枢刺激薬の処方を希望する場合に）が充分にあずかれないという事実があるのは遺憾なことである。そもそも，その薬物依存への親和性の高さと二次的にうつ状態を呈する頻度が高いことを考えあわせると，リタリンに「依存」した成人患者の中には未診断のADHDが相当数含まれていた可能性がある。早急な成人のADHDへの対策が望まれるところである。

その他にもアメリカの現状と比較することで浮かび上がってくる日本のADHD治療の課題がいくつかあると思われる。

学童期に問題が生じることが多いADHDでは教育サイドとの連携が不可欠である。アメリカでは父母から知能検査や学習達成度のアセスメント，あるいは医療への情報開示の要請があった場合は学校側がそれに答えることが「義務」とされている。また障害があると判明した場合は教科書を複数用意することからはじまってテスト時間の延長も含む特別教育プラン（IEP）が組まれ，これらは「権利」として法制化されている（The

Individuals with Disabilities Education Act; IDEA)。ADHDの診断基準の一つには複数の場（家庭や学校）で症状がみられるという項目があり，また治療効果を測るさいには学校での状態の観察が必須である。日本でも一部標準化されている「子どもの行動調査票（Child Behavior Checklist[20]）」の質問項目はADHDの症状を網羅しており，その教師版であるTeacher's Report FormとADHD専用の質問紙を教師が記入し保護者が診察時に持参するのはアメリカでは当然のこととなっている。

ADHDの有病率を考慮に入れると，精神科医だけでは潜在的な需要に応えられないことは明白であろう。アメリカでは精神科医に加えて小児科医をはじめとする医師，臨床心理士，ソーシャルワーカーがADHDの診断をすることが可能である。また前述のようにわが国の薬物療法はきわめて限定的であり，現状では社会心理的な治療にかかる比重が大きくならざるをえない。その担い手としてもADHDに造詣の深い精神医療関係者の要請が急務である。岩坂[21]はペアレント・トレーニングはその効果が明らかだったが，参加したいというニーズにおいつけないことが最も大きな課題であるとしている。

このように書くとアメリカが理想的な国のようにみえるが，教育や医療の制度が整っているようにみえて実際はサービスの地域差が大きく，いざサービスを受けようとしても待ち時間が非常に長いなどの問題があり，わが国の特別支援教育と同様に「仕組みは作ったが機能していない」という側面がある。またプライマリケアの段階での安易ともいいたくなるような薬物（特に中枢刺激薬や抗うつ薬）の使用に首をかしげたくなる場面もあることを認めざるを得ない。

Wilensら[40]は中枢刺激薬の長期の服用がアルコールを含んだ薬物依存につながることはなく，むしろ失敗体験を回避することで薬物依存とその他の精神医学的併存障害を防ぐことができるとしている。一方でSmalleyら[31]は人種や文化の違いにより解釈は困難としながらも，特に思春期以降には中枢刺激薬をほとんど使用しないフィンランド人のADHDと中枢刺激薬がひろく使用されているアメリカ人のADHDでは有病率，症状，精神医学的併存障害，認知（の障害）の点でほとんど変わりがないとしている。

ADHDの児童を，育て方や未熟な性格といった原因に帰するよりも，治療が必要な神経行動学的障害ととらえる世間の認識がわが国でも徐々にではあれようやく形成されてきたようである。上記のように課題は山積みだが，さらなる病因の究明と長期的な視野にたった効果的な治療法の確立が望まれる。

追記：注意欠陥多動性障害は2008年より注意欠如多動性障害となりました。

文　献

1　Ambrosini PJ: Historical development and present status of the schedule for affective disorders and schizophrenia for school-age children (K-SADS). J Am Acad Child Adolesc Psychiatry 39; 49-58, 2000.

2　American Psychiatric Association: Diagnostic and Statistical Manual of Mental Disorders (4th ed, text rev). Washington, DC: APA, 2000.

3　Banerjee TD, Middleton F, Faraone SV: Environmental risk factor for attention-deficit hyperactivity disorder. Acta Paediatrica 96; 1269-1274, 2007.

4　Barkley RA: Psychosocial treatments for attention-deficit/hyperactivity disorder in children. J Clin Psychiatry 63; 36-43, 2002.

5　Biederman J, Mick E, Faraone S: Normalized functioning in youth with persistent ADHD. J Pediatr 133; 544-551, 1998.

6　Bradley C: The behavior of children receiving benzedrine. Am J Psychiatry 94; 577-585, 1937.

7　Castellanos FX, Lee PP, Sharp W, et al: Developmental trajectories of brain volume abnormalities in children and adolescents with attention-deficit/hyperactivity disorder. JAMA 288 (14); 1740-1748, 2002.

8　Christakis DA, Zimmerman FJ, DiGiuseppe DL, et al: Early television exposure and subsequent attentional problems in children. Pediatrics 113; 4, 2004.

9　Chronis AM, Chacko A, Famiano GA, et al: Enhancements to the behavioral parent training paradigm for families of children with ADHD: Review and future directions. Clinical Child and Family Psychology Review 7 (1); 1-27, 2004.

10　Committee on Quality Improvement: Subcommittee on attention-deficit/hyperactivity disorder clinical practice guideline: Diagnosis and evaluation of the child with

attention-deficit/hyperactivity disorder. Pediatrics 105; 1158-1170, 2000.
11 Consensus Developmental Panel: Defined diets and childhood hyperactivity. National Institutes of Health Consensus Development Conference Summary 4 (3); 1982.
12 Deley KC: Update on attention-deficit/hyperactivity disorder. Curr Opin Pediatr. 16; 217-226, 2004.
13 Elia J, Devoto M: ADHD genetics: 2007 update. Current Psychiatry Reports 9; 434-439, 2007.
14 Eria J, Ambrosini PJ, Rapoport L: Treatment of attention-deficit hyperactivity disorder. The New England Journal of Medicine 340 (10); 780-788, 1999.
15 Faraone SV, Biederman J, Spencer T, et al: Diagnosing adult attention deficit hyperactivity disorder: Are late onset and subthreshold diagnoses valid? Am J Psychiatry 163 (10); 1720-1729, 2006.
16 Faraone SV, Perlis RH, Doyle AE, et al: Molecular genetics of attention-deficit/hyperactivity disorder. Biol Psychiatry 57; 1313-1323, 2005.
17 Faraone SV, Sergeant J, Christopher G, et al: The worldwide prevalence of ADHD: Is it an American condition? World Psychiatry 2, 2003.
18 Gross-Tsur V, Manor O, van der Meere J, et al: Epilepsy and attention deficit hyperactivity disorder: Is methylphenidate safe and effective? J Pediatr 130 (4); 670-674, 1997.
19 Heiser P, Friedel S, Dempfle A, et al: Molecular genetic aspect of attention-deficit/hyperactivity disorder. Neurosci Biobehav Rev 28; 625-641, 2004.
20 井澗知美, 上林靖子, 中田洋二郎ほか：The Child Behavior Checklist/4-18 日本語版の開発. 小児の精神と神経 41; 243-252, 2001.
21 岩坂英巳：ADHDへの心理社会的治療. 児童青年精神医学とその近接領域 48 (4); 437-446, 2007.
22 Jacobs TJ: Attention deficit hyperactivity disorder (ADHD) in a 19th century children's book. European Psychiatry 19; 303-305, 2004.
23 上林靖子：心理社会的介入とペアレント・トレーニング. 臨床精神医学 28 (2); 175-180, 2008.
24 Kessler RC, Adler L, Ames M, et al: The World Health Organization Adult ADHD Self-Report Scale (ASRS): A short screening scale for use in the general population. Psychol Med 35; 245-256, 2005.
25 McCann D: Food additives and hyperactive behavior in 3-year-old and 8/9-year-old children in the community: A randomized, double-blinded, placebo-controlled trial. Lancet 370 (9598); 1560-1567, 2007.
26 Palmer ED, Finger S: An early description of ADHD (inattentive subtype): Dr Alexander Crichton and 'Mental Restlessness' (1798). Child Psychology & Psychiatry Review 6; 66-73, 2001.
27 Power TJ, Karustis JL, Habboushe DF: Homework Success for Children with ADHD: A Family-School Intervention Program. Guilford Press; New York, 2001.
28 Rostain AL, Ramsay JR: A combined treatment approach for adults with ADHD — Results of an open study of 43 patients. Journal of Attention Disorders 10 (2); 150-159, 2006.
29 Schonwald A: Update: Attention deficit/hyperactivity disorder in the primary care office. Current Opinion in Pediatrics 17; 265-274, 2005.
30 Shaw P, Eckstrand K, Sharp W, et al: Attention-deficit/hyperactivity disorder is characterized by a delay in cortical maturation. PNAS 104 (49); 19649-19654, 2007.
31 Smalley SL, McGrough JJ, Moilanen IK, et al: Prevalence and psychiatric comorbidity of attention-deficit/hyperactivity disorder in an adolescent finnish population. J Am Acad Child Adolesc Psychiatry 46 (12); 1575-1581, 2007.
32 Spencer T, Biederman J, Coffey B, et al: The 4-year course of tic disorders in boys with attention-deficit/hyperactivity disorder. Arch Gen Psychiatry, 56; 842-847, 1999.
33 Spencer TJ, Biederman J, Mick E: Attention-deficit/hyperactivity disorder: Diagnosis, lifespan, comorbiditiees, and neurobiology. Journal of Pediatric Psychology 32 (6); 631-642, 2007.
34 Still GF: Some abnormal psychical conditions in children. J Attention Disorders 2; 126-136, 2006.
35 Takahashi K, Miyawaki D, Suzuki F, et al: Hyperactivity and comorbidity in Japanese children with attention-deficit/hyperactivity disorder. Psychiatry and Clinical Neurosciences 61; 255-262, 2007.
36 The MTA Cooperative Group: A 14-month randomized clinical trial of treatment strategies for attention-deficit/hyperactivity disorder (ADHD). Archives of General Psychiatry 56; 1073-1086, 1999.
37 Wender PH: Attention-Deficit Hyperactivity Disorder in Adults. Oxford University Press; New York, 1995.
38 Whalen CK, Jamner LD, Henker B, et al: Is there a link between adolescent cigarette smoking and pharmacotherapy for ADHD? Psychology of Addictive Behaviors 17; 332-335, 2003.
39 Wigal T, Greenhill L, Chuang S, et al: Safety and tolerability of methylphenidate in preschool children with ADHD. J Am Acad Child Adolesce Psychiatry 45 (11); 1294-1303, 2006.
40 Wilens TE, Faraone SV, Biederman J, et al: Does stimulant therapy of attention-deficit/hyperactivity disorder beget later substance abuse? A meta-analytic review of the literature. Pediatrics 111 (1); 179-185, 2003.
41 Wilens TE: Attention-deficit/hyperactivity disorder and the substance use disorders: The nature of the relationship, who is at risk, and treatment issues. Primary Psychiatry 11 (7); 63-70, 2004.
42 Wilens TE: Mechanism of action of agents used in attention-deficit/hyperactivity disorder. J Clin Psychiatry 67; 32-37, 2006.

第5章 反抗挑戦性障害と行為障害

原田　謙

I　はじめに

　反抗挑戦性障害（Oppositional Defiant Disorder; ODD）や行為障害（Conduct disorder; CD）——この両者を併せて破壊的行動障害（Disruptive behavior disorder; DBD）とも呼ばれる——は，1980年に発表された『精神疾患の診断と統計マニュアル（Diagnosis and statistical manual for mental disorder, 3rd-ed; DSM-III）』[2]から採用された概念である。これらの概念が導入される以前に反社会的行動を論じる際には，delinquency（非行）やpolice contact（補導・逮捕）といった概念が用いられていた。これらは司法領域の概念であり，なおかつ，同じ行動であっても，時と場合，あるいは文化の違いによって適合したりしなかったりする曖昧さを有していた。例えば，ADHD児が思春期にどのくらい反社会的行動を示すかといった調査を行う場合に，反社会的行動の基準が定まっていなければ，報告される割合は同一集団を対象としても異なったものになってしまう。操作的診断基準における破壊的行動障害概念の導入は，一般的には非行と呼ばれることの多い反社会的行動の基準を明確にすることで，複数の研究の比較や臨床家間の議論を円滑にする目的があったと推測される。

　本章では，ODDとCDについて詳説する。ただし，筆者が病院での診療を主たる業務としていることと本書の読者層を鑑み，児童精神医学的見地から観たODDとCDが中心となることをご了解いただきたい。

　はじめに症例を提示する。

II　症　例

1 症例S，初診時13歳，男

　（プライバシー保護のため，特徴を損ねない範囲で改変してある。）
　家族歴：実父母，兄弟との5人家族。親族の精神障害，物質依存や犯罪歴などの既往はない。
　既往歴：1歳で熱性けいれんあり。外傷，骨折数回。現在に至るまで運動性チックがある。
　病前性格：気分の変化が激しい。穏やかな時は人なつっこく，優しい。

2 生活歴

　妊娠分娩に特記なし。始語は1歳半，二語文は2歳半と言語発達は平均より半年ほど遅れ気味であった。ら行の構音障害があった。幼少時より活発で，興味があることがあるとそっちにどんどん行ってしまい，他には目が向かない傾向があった。小さい時から言い出すと聞かない頑固な子であったため，両親は頭ごなしに怒ることが多かった。4歳から保育園に入園したが，興味がないことはやろうとせず，集団行動がとれないために，たびたびトラブルを起こしていた。

3 現病歴

　小学校に上がっても授業を座って聞くことはできず，たびたび席を離れては先生に注意された。集中時間は短く，一つのことを続けられるのは10分ほどであった。連絡ノートを書かない，宿題はやらない，忘れ物が多い，自分の部屋は散らかしっぱなしで約束や決まりは守れない子だった。こうしたSを父母は何度も叱りつけたが，反

省を口にしてもすぐに同じことの繰り返しであった。

学年があがるにつれて，Sは次第に大人に対して反抗的になっていった。とくに3年生になり担任が代わってクラスが荒れると，Sは先頭に立って担任に反発した。家でも「部屋を片づけなさい」などと母親が注意すると「うっせえクソババァ」と罵るため，親子喧嘩が絶えなかった。明らかに自分に非があることでも謝らず，他人のせいにするため，父親はSを殴ってしつけたという。

2学期に入ってもこうした傾向が続いたため，近在の小児科医を受診した。そこで初めてADHDと診断され，メチルフェニデートの投与が開始された。服薬後は落ち着きがみられるようになり，集中時間も長くなった。4年生からの担任にはSもなつき，反抗的な言動も影を潜め，小学校を卒業した。

けれども中学に入学すると，「自分は普通だから」と服薬を拒否しだした。すると，てきめんに落ち着きがなくなり，やがて再び反抗的態度を示すようになった。授業を抜け出して保健室や体育館で過ごし，隠れてたばこを吸い，仲間と夜遅くまで街を徘徊した。些細なことからカッとなり，気にくわないといきなり殴ったり，蹴飛ばすこともあった。教師が注意しても「やってない」と平然としらを切り，嘘をついた。それでも教師が追及すると，逆に激昂し，教師に殴る蹴るの暴行を加えた。

2学期からは病院への通院も拒否し，反抗的行動もさらにエスカレートした。自転車で校内を暴走し，制止した教師に暴力を振るった。深夜，無人の学校に侵入し，文具などを持ち出した。万引きも頻回となり，店員に捕まると暴言を吐いた。自転車・バイク盗，無免許運転，放火で数回補導された。父母が注意しても，逆に興奮状態となって暴力を振るうし，何度警察で説教されても，こうした行動はいっこうに収まらなかった。

親と学校は危機感を募らせ，12月，施設措置を目的に児童相談所に相談した。児童相談所は，過去にADHDと診断されたことから，治療の可能性を求めて筆者の外来の受診を勧めた。

4 治療経過

初診時Sは，診察室で漫画を読み出し，それを制止されるとポケットから取り出したライターをつけたり消したりした。そのふてくされた態度には強い攻撃性が感じられた。継続した治療は困難と思われたが，親や児童相談所の強い要望と過去には薬物療法が有効であったことに一縷の望みをかけ，治療を試みることにした。まず，Sにこのままでは施設入所するしかないが，いろいろな問題の元には多動と不注意の問題があり，治療を受ければ状態が改善する可能性があることを話した。Sは，治療受諾の意思を問う筆者を睨み付け，「（病院に）来るしかねぇじゃねぇか」と吐き捨てた。そこで筆者は不注意と衝動性に対する服薬の有効性を説き，メチルフェニデートの投薬を開始した。

次に，父母，担任，児童相談所の担当者とカンファレンスを開いた。父母に対しては，必ず薬を飲ませることを約束させた。患児が唯一信頼を寄せている担任に対しては，Sへの言葉掛けを増やすことと学校に居場所を作ることを確認した。

はじめは服薬を渋っていたSも，筆者や親からの再三の促しによって次第に規則正しく内服するようになっていった。担任は患児の訴えをよく聞いてくれ，休日には一緒に釣りに行くなど献身的につきあってくれた。親，担任，児相とのカンファレンスは月に1回ずつ開かれ，その都度問題点をあげ対応を協議した。親と担任には，以前できなかったことができればほめることとSが必要な存在であるというメッセージを送り続けることを勧めた。

7月に入る頃から，さまざまな達成感が患児の口にのぼるようになった。投げやりだった言動に変わり，自分の将来に対する前向きな発言もみられ，周囲の大人に対する反発が薄れてきた。以前の仲間とも遊ぶことがなくなった。夏休み明けには，診察室でもいらいらすることはなくなり，穏やかに話ができるようになった。親からも「以前は注意されるとすぐに反発してきたが，考える余裕が出てきた」との報告がなされた。学校では，相談室にいることが多くなり，担任らとお喋りし

表1　DSM-IV-TRによる反抗挑戦性障害の診断基準

A．少なくとも6カ月持続する拒絶的，反抗的，挑戦的な行動様式で，以下のうち4つまたはそれ以上が存在する．
（1）しばしばかんしゃくを起こす
（2）しばしば大人と口論をする
（3）しばしば大人の要求，または規則に従うことを積極的に反抗または拒否する
（4）しばしば故意に他人をいらだたせる
（5）しばしば自分の失敗，不作法な振る舞いを他人のせいにする
（6）しばしば神経過敏，または他人からイライラさせられやすい
（7）しばしば怒り，腹を立てる
（8）しばしば意地悪で執念深い
　注：その問題行動がその対象年齢および発達水準の人に通常認められるよりも頻繁に起こる場合にのみ，基準が満たされたとみなすこと．
B．その行為の障害は，社会的，学業的，または職業的機能において，臨床的に著しい障害を引き起こしている．
C．その行為の障害は精神病性または気分障害の経過中にのみ起こるのではない．
D．行為障害の基準を満たさず，また患者が18歳以上の場合であれば，反社会的人格障害の基準も満たさない．

たりギターを弾いたりする毎日であった．暴力行為や深夜の徘徊もなくなった．

年末，薬の服用を怠り，半年ぶりに教師に対する暴力事件を起こした．しかし，逆にこの事件はSの自覚を促す結果となり，以後は自らすすんで内服するようになった．

4月になり，中学3年生になると将来は大工になるという目標を立て，授業に出て勉強するようになった．カッとなることはあるがトラブルはなくなり，県立高校を受験して合格した．現在も問題を起こすことなく通学を続けている．

III　ODD，CDとは何か

1 定義と診断基準

S君に特徴的なことは，ADHDをベースにして，小学校低学年頃から非常に反抗的になってきていることである．こうした状態はDSM-IV[4]によればODDと診断される（表1）．

この診断基準を一読すれば，これを"精神疾患"と考える方は少ないであろう．そこにあげられているのは，「拒絶的，敵対的，挑戦的な行動様式」であり，「こうした行動が同年代あるいは同程度の発達を示す子どもと比較して頻繁に生じると

き」のみ診断されると規定している．齊藤[30]は「ODDは，これまでわが国で校内暴力と呼ばれることの多かった学校や教師への反抗と，家庭内暴力を含む親への著しい反抗を合わせた領域を指しているものと思われる」と述べている．

S君の場合，この段階で診断され治療を受けたことによって，小学校高学年は特に問題なく過ごしていた．けれども，中学に入り治療が中断したことなどでADHD症状と反社会的行動は再び悪化してしまった．S君に認められた他人に対する暴力，建物への無断侵入，放火，自分の義務を逃れるために人をだます嘘，万引きや恐喝，怠学，喫煙や街を徘徊するなどの重大な規則違反などの反社会的行動は，CDと診断される．DSM-IVによるCDの定義は「他人の基本的人権または，社会的規範を侵害することが反復し持続する行動様式」である．診断基準は"人や動物に対する攻撃性""所有物の破壊""うそをつくことや窃盗""重大な規則違反"の4つのカテゴリーに分けられ，その下位項目として15の行動が挙げられている．これらの行動が1年間に3項目以上認められるとCDと診断される規定になっている（表2）．

ところで，時にCDと従来の"非行"との異同が話題になることがある．この点について野村[24]は，「行為障害という概念は非行・犯罪に比べて広い概念であるが，少年少女の非行犯罪のすべてを含むわけではない」と説明しているが，その生い立ちを考えればCDと非行が重なり合うことは当然のことである．

ちなみにReyの総説[29]によれば「ODDは反抗的・攻撃的な心理的次元を反映しておりCDの示す犯罪的次元とは異なるカテゴリーと考えられている」とされる．DSMは，この立場を取りODDとCDを独立した障害と位置づけているのに対し，ICD（International Classification of Mental and Behavioral Disorders）[35]ではODDをCDの軽症型と位置づけている点が異なっている．

2 疫学

表3にこれまでのcommunity sampleを対象と

表2 DSM-IV-TRによる行為障害の診断基準

A．他者の基本的人権または年齢相応の主要な社会的規範を侵害することが反復し持続する行動様式で，以下の基準，少なくとも3項目が過去12カ月の間に存在する．

人や動物に対する攻撃性
（1）しばしば他人をいじめ，脅迫し，威嚇する
（2）しばしば取っ組み合いの喧嘩をはじめる
（3）他人に重大な身体的危害を加えるような武器を使用したことがある
（4）人に対して身体的に残酷だったことがある
（5）動物に対して身体的に残酷だったことがある
（6）被害者と面と向かって行う盗みをしたことがある
（7）性行為を強いたことがある

所有物の破壊
（8）故意に放火したことがある
（9）故意に他人の所有物を破壊したことがある

嘘・窃盗
（10）他人の住居，建造物または車に侵入したことがある
（11）ものや好意を得たり義務を逃れるためにしばしば嘘をつく
（12）被害者と面と向かうことのない盗みをしたことがある

重大な規則違反
（13）13歳未満で始まり，親の禁止にも関わらずしばしば夜遅く外出する
（14）少なくとも2回以上の無断外泊・家出
（15）13歳未満で始まり，しばしば学校を怠ける

B．その行為の障害は，社会的，学業的，または職業的機能において，臨床的に著しい障害を引き起こしている．
C．患者が18歳以上の場合，反社会性人格障害の基準を満たさない．

表3 コミュニティーサンプルにおけるODD, CDの罹患率

著者	対象児の年齢	男児	女児
ODD			
Cohen, et al（1993）	10-13	14.2	10.4
	14-16	15.4	15.6
	17-21	12.2	12.5
Feehan, et al（1994）	11	3.6	2.1
Loeber, et al（1998）	7	2.2	
	11	4.8	
	13	5.0	
Costello & Angold（1998）	9-15	4.5	2.5
CD			
Cohen, et al（1993）	10-13	16.0	3.8
	14-16	15.8	9.2
	17-21	9.5	7.1
Feehan, et al（1994）	11	2.6	0.8
Loeber, et al（1998）	7	5.6	
	11	5.4	
	13	8.3	
Costello & Angold（1998）	9-15	4.8	1.2

した疫学研究の結果を示した[21]．各研究はサンプルの取り方やその病院・施設の特性によって値が異なっているが，大まかにはODDは男児4％，女児2％，CDは男児6％程度となろう．ただし，この数字は操作的診断基準の内容や診断に必要な項目数を操作することで容易に変わってくる．過去の改訂で，こうした操作が行われてきたことを考えると，ODDやCDは大まかに3～5％（男児）になるよう診断基準を定めているとも考えられる．

3 ODD, CDの併存障害

ODD, CDとADHDの密接な関係は，多くの研究者が指摘しているところである．複数の疫学研究[8, 27, 31]によれば，ADHDの30％～45％がODDを，18～23％がCDを合併するという．逆にCDと診断された子どもを診察すると55～85％はADHDを合併すると報告されている．DSMにおいて，ADHDとODD, CDが同じカテゴリーに分類されているのはこうした研究を反映しているためである．

精神遅滞や学習障害の併存も指摘されている．Zagarら[36]は，約2,000人の非行少年を調査し，注意欠陥障害の子どもは55％に，IQ 70以下の子どもは15％，IQ 70～79が26％に認められるとした．彼らは，精神遅滞や注意欠陥障害の子どもはそれらを併存しない子どもに比べ，読み，書き，算数の到達度が低いことも見いだしている．

一方で，不安障害や感情障害の併存も良く知られるところである．これまでの研究によれば，不安障害の併存は7.1～30.5％，うつ病の併存は，15～31％とされる．アルコールをはじめとする物質依存の併存も多いと欧米では報告されている[37]．

4 ODD, CDの発現過程

表4は，行為障害のリスクファクターとしてコンセンサスが得られているものである．これらのリスクファクターは，遺伝や周産期障害によって規定される生物学的要因と心理社会的要因に分けることができよう．リスクファクターが多ければ多いほど，早ければ早く現れるほどCD発現のリスクが高いとされている[1]．

表4　行為障害のリスクファクター
A. 主として生物学的に規定されると考えられる因子
　・遺伝　・周産期障害　・男性　・多動（衝動性）
　・認知機能の障害　・低い言語機能
B. 心理社会的因子
　・虐待に代表される貧困な親機能　・夫婦の不和に代表される貧困な家族機能　・家庭内の物質乱用や精神障害の存在　・家庭内の劣悪な経済状況　・友人関係の障害　・慢性疾患への罹患
C. 両者が関与すると考えられる因子
　・気質　・低年齢での不適切な攻撃性

生物学的要因は，高率に併存するADHDやその他の発達障害の特徴と見なすこともできる。しかし，どの発達障害にしても行為障害を呈さない子どもの方が大多数であるから，発達障害がODD，CDの直接の原因とは考えにくい。それよりも，これらの発達障害に強く表れるような個体の脆弱性がODD，CDの発現に何らかの影響を及ぼすと考えた方が理にかなっていよう。

一方，心理社会的要因は反社会的行動を生じる主要な原因と考えられてきた。子どもの反抗的行動の発現要因に関する研究[10,26]は，過度に制限や要求の多い養育，不十分な親のしつけや監督，制限と自立を巡る適切に解決されない親子間の葛藤などを子どもの反抗の促進要因としてあげている。いわば，「氏より育ち」を原因として重視するのがこれまでの心理学的立場であった。しかし，後方視野的研究は，統計学的な相関を示すことによって，養育と反抗的行動の関係を説明したに過ぎないし，良くデザインされた前方視野的研究であってもすべての生物学的・心理社会的要因をコントロールできるわけではなく，養育と反社会的行動の因果関係は科学的に証明されたわけではない[14]。これに対して近年，生物学的要因と心理社会的要因の相互作用を破壊的な行動障害の原因として重視する，いわば「氏も育ちも」という観点からの報告がなされている。

Maziadeら[22]は，7歳時の難しい気質（新しい刺激からの引きこもり，低い適応性，気性の激しさ，不機嫌）の子どもを思春期（12歳と16歳）まで前方視野的に追跡した結果，こうした子どもは，親が子どもの行動を適切に制御できない家庭においては，精神疾患，特に反抗性障害を発症したという。Eavesら[7]は8〜16歳の1,412組に及ぶ一卵性双生児と二卵性双生児の比較研究を行い，ODD症状は共有環境の影響が強い一方，CD的行動は遺伝の影響が強かったと結論づけている。神庭ら[15]によれば，気質の分散においては，遺伝の効果が33〜65％，共有環境（双生児双方に共通している環境）の効果は0〜11％，非共有環境のそれは44〜55％であり，遺伝と環境は相互に影響し合って個々の精神病理を発現させるという。

これをADHD児が思春期にCDに至る過程を例にとって考えてみよう（図1）。

ADHD児は，その多動・衝動性や低い認知機能などのために，しつけや監督が不十分になったり，過度に制限や要求の多い養育を受けたりする。しかし，ありのままの自分が受け入れてもらえない彼らは，内面的には自己評価が下がって抑うつ的となり，外面的には他罰的となって周囲に対する怒りを抱く。

この時，言語機能が低ければ，表出されない怒りは衝動的反抗として行動に現れることになり，さらに親から叱責され，抑うつは強まり，態度は反抗的となる。また，親が虐待，ないしそれに近い厳しさで子どもをしつけようとすると，それに同一化したADHD児は，より攻撃的・暴力的になり，親子が怒りと反抗との悪循環に陥る。低い認知機能は，周囲の言動を曲解することで彼らの怒りを強化する方向に働き，この悪循環をさらに加速させるであろう。こうした状態がODDと呼ばれる状態であり，反社会的行動を取る準備状態にあると考えられる。また，この時点で超自我形成が不十分であれば，CDを発現することもあり得よう。

思春期に入るころに，険悪な親子関係，慢性的な諍い，精神障害や貧困などの家族機能の障害が存在すると，それらが彼らの怒りを増悪させると同時に，より早期に家庭から分離する方向に彼らを促す。その経過において，通常の子どもに受け入れてもらえないことと，攻撃的な人間を理想化することから，彼らは反社会的な集団に属する機

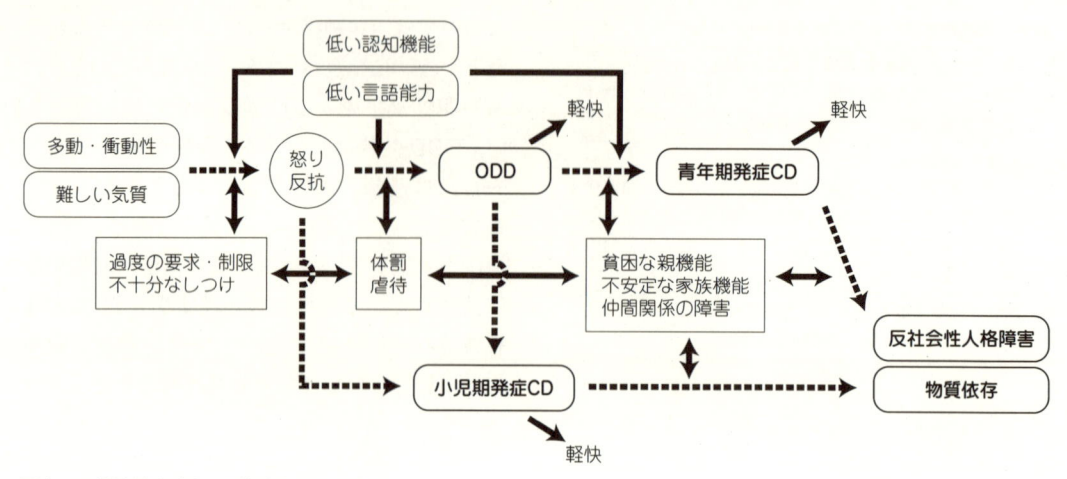

図1 反抗挑戦性障害・行為障害の発現過程

会が多くなる。被影響性の強い彼らは，こうした仲間の影響もあって，CDを呈すると考えられる。

このように，遺伝に規定された生物学的要因は心理社会的要因に働きかけ，心理社会的要因は生物学的要因を刺激して破壊的行動障害の発現を促すと考えられる。

5 CDの様々な類型

DSM-III[2]に登場した際のCDの分類は，攻撃型か非攻撃型か，社会化型か非社会化型かの組み合わせから4型に分けられた。DSM-III-R[3]では，4型のうち攻撃型，非攻撃型を問わない集団型（すなわち社会化型）と単独攻撃型の2型にまとめられて，非社会化非攻撃型は姿を消している。

DSM-IV[4]では，こうした攻撃的か否か，集団か単独かの分類を捨て去り，発症年齢と重症度による分類を取り入れている。すなわち，10歳以前に少なくとも1つの症状が観られるものを小児期発症型，10歳以前には行為の問題が認められないものを青年期発症型としている。また，該当する診断基準の数と程度によって，軽症，中等症，重症の3型に分けるものとしている。

DSM-IV[4]では，「小児期発症例は通常男性にみられ，身体的攻撃性が伴い，仲間関係が破綻している。より早期にODDと診断されるかもしれない。成人後も問題が持続しやすく，後に反社会性人格障害に発展するリスクが高い。青年期発症型は比較的攻撃性が少なく，正常な仲間関係（ただしこの仲間とともに反社会的行動をとる）を保ちやすい。小児期発症型に比べて反社会性人格障害に発展することは少ない」としている。これを先述の生物学的要因と心理社会的要因との相互作用で考えれば，いくつかの要因がより顕著なCDはより若年で発症し，より重症化する傾向を認めるということである。

一方，発達障害を伴わないCDとは，生物学的要因が少なく，思春期になって心理社会的要因の影響で生じる，従来から言われている非行少年に他ならない。また，ODD症状を伴わず，盗みや怠学などの非攻撃的な反社会的行動を示すCDは，上記のような生物学的要因と心理社会的要因との相互作用の中で，攻撃性を抑圧した結果であると考えられる。特に，女児のCDの大半はODDの診断を満たさないといわれている[18]。

6 破壊的行動障害とEDM

ODDやCDに対してはこれまで精神療法，薬物療法，集団療法，認知行動療法，親訓練を含む家族療法，これらを組み合わせた統合的治療など様々な治療法が提唱されてきた。Brestan & Eyberg[6]は過去29年間の82の心理社会的治療研究をレビューし，実験的に確立された心理社会的治療法を同定した。彼らが破壊的行動障害の子ど

表5 実験的に確立された心理社会的治療法（Brestanと Eyberg[6]による）

○実験的に確立された治療法
1. Parent Training based on Living with Children; Patterson & Gullion (1968)
親に標的となる偏った行動を監視させ，適切な行動に報酬を与え，偏った行動を無視したり罰することを教えるようデザインされている。
2. Videotape Modeling Parent Training; Webster-Stratton (1984)
ビデオテープによる親訓練。

○実験的にほぼ確立された治療法（少なくとも2つの追試によって対照群よりも有効と認められた治療）
1. Parent-Child Interaction Therapy
2. Problem Solving Skills Training
3. Anger Coping Therapy
4. Anger Control Training with Stress Inoculation
5. Assertiveness Training
6. Delinquency Prevention Program
7. Multisystemic Therapy

もに対して「確立された」と認めた治療法は，2つの親訓練法[25,33]だけであり，2つ以上の追試によって，対照群よりも有効と認められた治療法は，親子相互作用療法，各種の認知行動療法，そしていくつかの治療法を組み合わせた統合的治療法であったと述べている（表5）。

これに対して，Green & Doyle[11]は「実験的研究に参加する親子は，その時点で偏りがあり，全体を正しく反映していない」と実験的研究結果を批判している。確かに，親訓練が有効なのか，親訓練に参加し，完遂するような親子だから治療効果が高いのかは不明である。筆者は，児童自立支援施設に入所している行為障害児の詳細を報告した[12]が，その大多数は，機能不全家族の中で育てられており，親訓練など望むべくもなかった。彼ら自身，言語化能力が低かったり，認知障害を併存しているものも多く，認知行動療法も困難であると推測された。しかし，これこそがCDの実態なのである。Greenら[11]は，「異なった型の親子不適合は異なった型の介入を必要とするため，治療成績はいかに介入の内容が個々の親子の必要性にマッチしているかにかかっている」と主張している。

IV ODD，CDの治療

以上を考えると，破壊的行動障害に対する治療は，生物学的視点に立った治療，言い換えれば，個体の持つ脆弱性に対する治療と心理社会的視点に立った治療，すなわち養育や環境に対する働きかけを，その子どもの実情に合わせて統合的に行うというのが現実的であろう。

前者として，現在のところ考えられるのは，薬物療法と認知行動療法であり，後者としては，親訓練法と子どもに関わることの多い学校への介入があげられる。

1 薬物療法

ADHDをともなうODD，CDに対しては，methylphenidateの投与が考慮される。攻撃性や反社会的行動そのものに対する有効性の報告もある。脳波異常を伴い，爆発性，衝動性，攻撃性が目立つ場合には，Carbamazepinなどの抗てんかん薬が選択される。攻撃性そのものに対して，HaloperidolやRisperidon，炭酸リチウム，降圧剤であるクロニジンやβブロッカーであるプロプラノロールの有効性も報告されている。ただし，どの薬剤も多数例を対象に長期間フォローし，有効性が確認されたものはない[19]。

2 認知行動療法

認知行動療法としては，年少者を対象としたSSTと年長者を対象とした問題解決訓練があげられる。

SSTは，遊び，勉強，スポーツなど構造化された状況において，好ましい行動は，声かけや報酬などによって強化し，好ましくない行動にはタイムアウトや罰則（楽しい行事に参加させない）などを設けて，これを減じていく。この反復によって，適応的行動を学んでいく[9]。

問題解決訓練とは，問題が生じた状況を詳しく聴き，その時の対応のデメリットを話し合い，他の解決策を考え実行する。実行後にその結果を話し合い，解決策を修正するという方法である。治療者はその状況を聴く中で，相手の言動に対する

認知や，その時の自動思考を尋ね，誤った認知に基づいて行動していると判断される場合には，別の角度からの視点を提示して認知の修正をはかる[16,17]。

3 親訓練法

親訓練法は，オペラント条件付けを用いて適応的な行動には報酬を与え，不適応行動は無視をしたり，罰則を与えたりすることで子どもの行動を上手に管理することを教えるものである[25]。また，ビデオテープを見せて，子どもの行動に対する対応の仕方についてグループで討論するものもある[33]。どのような形のものでも，親に対する集団療法的効果も兼ねている。

本格的な親訓練ができなくとも，親ガイダンスは必須である。まず両親に対して，幼児期以来の子どもの特徴を発達障害を含めた個体の脆弱性の観点から説明する。これまで自分たちの子育てを非難され続けてきた親は，こうした説明によって無用な罪悪感から開放され，子どもに対する陰性感情を減少させることができる。

子どもに改善を期待する行動やルールは，スモールステップで目標を定め，明確に示すことを勧める。そして，以前できなかったことができるようになったら，完璧でなくとも必ずそれをほめるようにする。小学生であれば，好ましい行動1回につきシールを1枚貼り，それが一定数たまったらご褒美（例；おやつが1つ増える）を与えるといったトークン・エコノミーも有効である。

良くない行動や反抗的態度については，公正，明確，非暴力的態度で注意を与える。期限を決めても改善がなかったり，破壊的な行動をとる場合には，子どもの特権（例；ファミコン）を制約する。この制約は例外なく，感傷なく実行することが肝心である。

子どもはこのような親の監督の強化や新しいルールに反発してくる。これに対しては，両親が一致して常に同じ対応をすることが大切である。理屈を並べる子どもに対しては，議論をせず穏やかに指示をくりかえし，相手の土俵に乗らない態度が要求される。また，往々にして父親は，殴って言うことをきかす"しつけ"を通して，「自分の要求を通すには暴力を用いてもよい」という誤った認識を教えていることが多いので非暴力的態度は徹底する必要がある[13]。

4 学校への介入

学校は外部からの干渉やそれによる変化を嫌う傾向が強いため，学校内のヒエラルキーや運営方法は尊重する必要がある。その上で，治療者，親，教師，養護教諭，スクールカウンセラーら学校スタッフとのミーティングを開く。学校スタッフにも，発達障害を含めた個体の脆弱性の観点から患児の特徴を説明し，対応を協議する。

まず，学校に子どもの居場所を確保する。この場所は，その子がこころを寄せている大人のいる場所（相談室，保健室など）がよい。反抗的態度には低い学力による低い自己評価が影響していることがあるので，親や教師は子どもの成績に対する要求水準を引き下げ，その学力に見合った目標を設定し，結果よりも努力に対して賞賛を与えるべきである。さらにその子の勉強以外の得意分野で子どもの能力を引き出すこと，クラスの係や委員会活動において子どもに役割を与え，達成感を味わえるような配慮も必要である。部活動，特に運動部への参加は，身体を動かすことが気分転換につながる上，反社会的な仲間との交流を減らす効果もあるため積極的に勧めたい[13]。

V 予後と予防

Storm-Mathisenら[32]は，75例のCDを20年追跡し，その1/2は，社会的に適応しているものの，1/3は反社会性人格障害と診断され，1/4が薬物を乱用し，1/4が不安性障害を生じていたと報告している。先に述べたように，感情障害の併存も少なくない。このようにCDの予後は決して楽観できるものではない。齊藤ら[30]は，ADHDの一部が，成長にともなってODDの診断基準を満たし，その一部がCDを呈し，さらにその一部は成人以降，社会的に予後不良な経過をたどる可能性を指摘した。そして，一連の破壊的行動障害の変遷を"DBDマーチ"と概念化することが臨床上有用で

あるという知見を示した。Loeberら[20]は，CD治療の有効性の低さを指摘し，可逆性のあるODD段階での治療の重要性を主張している。すなわち，ODDはDBDマーチを停止させる臨界点であると考えられ，ADHD児の中でODDを適切に診断し治療することによって，CDを予防ないし軽症化する可能性が存在する。このことこそODDという臨床概念が必要とされる最大の理由であろう[30]。近年，破壊的行動障害の予防効果の報告がなされ始めており[5,28]，今後この分野での研究が発展することが期待される。

VI おわりに

以上，反抗挑戦性障害と行為障害について詳述した。ところで，医学的な併存症のないODDやCDも医療の対象とすべきであろうか？ 筆者は，医学的な併存症のあるODD，CDは積極的に医療の対象とすべきであるが，そうした併存症のないものは，その子ども自身の強い治療意欲がない限り，医療の対象とするのは困難であると感じている。こうした子どもに対しては，これまでの非行少年に対処してきた矯正教育が依然有効であろう。司法関係者の中には，「行為障害と診断された少年は，医療少年院に入れるべきなのか」という戸惑いがあると聞く[23]。冒頭でも述べたように，ODD，CDは精神疾患ではない。こうした診断名の一人歩きがなくなるよう，我々児童精神医学に関わるものは正しい知識をもって，子どもと接する必要がある。

文献

1 American Academy of Child & Adolescent Psychiatry: Practice parameters for the assessment and treatment of children and adolescents with conduct disorder. J Am Acad Child Adolesc Psychiatry; 36 (Suppl 10); 122S-139S, 1997.
2 American Psychiatric Association: Diagnostic and Statistical Manual of Mental Disorders, 3rd-ed. American Psychiatric Association; Washington DC, 1980.
3 American Psychiatric Association: Diagnostic and Statistical Manual of Mental Disorders, 3rd-ed Revised. American Psychiatric Association; Washington DC, 1987.
4 American Psychiatric Association: Diagnostic and Statistical Manual of Mental Disorders, 4th-ed. American Psychiatric Association; Washington DC, 1994.
5 Bennett KJ, Lipman EL, Racine Y, et al: Annotation: Do measures of externalizing behavior in normal populations predict later outcome?: Implications for targeted interventions to prevent conduct disorder. J Child Psychol Psychiat 39; 1059-1070, 1998.
6 Brestan EV, Eyberg SM: Effective psychological treatments of conduct-disordered children and adolescents: 29 years, 82 studies, and 5,272 kids. J Clinical Child Psychology 27; 180-189, 1998.
7 Eaves LJ, Silberg JL, Meyer JM, et al: Genetics and developmental psychopathology: 2. the main effects of genes and environment on behavioral problems in the Virginia twin study of adolescent behavioral development. J Child Psychol Psychiat 38; 965-980, 1997.
8 Faraone SV, Biederman J, Keenan K, et al: Separation of DSM-III attention deficit disorder and conduct disorder: Evidence from a family-genetic study of American child psychiatric patients. Psychol Med 21; 109-21, 1991.
9 Frankel F, Myatt R, Cantwell DP, Feinberg DT: Parent-assisted transfer of children's social skills training: Effects on children with and without attention-deficit hyperactivity disorder. J Am Acad Child Adolesc Psychiatry 36; 1056-1064, 1997.
10 Gard GC, Berry KK: Oppositional children: Taming tyrants. J Clin Child Psychol 15; 148-158, 1986.
11 Greene RW, Doyle AE: Toward a transactional conceptualization of oppositional defiant disorder: Implications for assessment and treatment. Clin Child Fam Psychol Rev 2; 129-148, 1999.
12 Harada Y, Satoh Y, Sakuma A, Imai J, Tamaru T, Takahashi T, Amano N: Behavioral and developmental disorders among conduct disorder. Psychiatry Clin Neurosci 56; 621-625, 2002.
13 原田謙：ADHDと反抗挑戦性障害・行為障害. 精神科治療学17; 171-178, 2002.
14 井口浩登，田亮介，工藤耕太郎ほか：脳・行動の発達と養育環境. 臨床精神医学31; 489-499, 2002.
15 神庭重信, 杉山暢宏：精神病理の進化・発達論的観点. 臨床精神医学31; 481-487, 2002.
16 Kazdin AE, Esveldt-Dawson K, French NH, Unis AS: Effects of parent management training and problem-solving skills training combined in the treatment of antisocial child behavior. J Am Acad Child Adolesc Psychiatry 26; 416-424, 1987.
17 Kazdin AE, Esveldt-Dawson K, French NH, Unis AS: Problem-solving skills training and relationship therapy in the treatment of antisocial child behavior. J Consul Clin Psychol 55; 76-85, 1987.
18 Keenan K, Loeber R, Green S: Conduct disorder in girls: A review of the literature. Clin Child Fam Psychol Rev 2; 3-19, 1999.
19 Lavin MR, Rifkin A: Diagnosis and pharmacotherapy of conduct disorder. Prog Neuro-Psychopharmacol & Biol Psychiat 17; 875-885, 1993.
20 Loeber R, Lahey BB, Thomas C: Diagnostic conundrum of oppositional defiant disorder and conduct disorder. J Abnor Psychol 100; 379-390, 1991.

21 Loeber R, Burke JD, Lahey BB, Winters A, Zera M: Oppositional defiant and conduct disorder: A review of the past 10 years, part I. J Am Acad Child Adolesc Psychiatry 39; 1468-1484, 2000.

22 Maziade M, Caron C, Cote R, et al: Psychiatric status of adolescents who had extreme temperaments at age 7. Am J Psychiatry 147; 1531-1536, 1990.

23 日本矯正医学会総会シンポジウム：発達障害と非行．矯正医学 51; 58-84, 2003.

24 野村俊明，奥村雄介：行為障害と少年非行．精神科治療学 14;147-152, 1999.

25 Patterson GR, Gullion ME: Living with Children: New methods for Parents and Teachers. Reaserch Press; Champaign, IL, 1968.

26 Patterson GR, DeBaryshe BD, Ramsey E: A developmental perspective on antisocial behavior. Am Psychol 44; 329-335, 1989.

27 Pelham WE, Gnagy EM, Greenslade KE, et al: Teacher ratings of DSM-III-R symptoms for the disruptive behavior disorders. J Am Acad Child Adolesc Psychiatry 31; 210-218, 1992.

28 Reid JB, Eddy JM, Fetrow RA, et al.: Description and immediate impacts of a preventive intervention for conduct problems. Am J Commun Psychol 27; 483-517, 1999.

29 Rey JM: Oppositional defiant disorder. Am J Psychiatry 150; 1769-78, 1993.

30 齊藤万比古，原田謙：反抗挑戦性障害．精神科治療学 14; 153-159, 1999.

31 Spitzer RL, Davies M, Barkley RA: The DSM-III-R field trial of disruptive behavior disorders. J Am Acad Child Adolesc Psychiatry 29; 690-697, 1990.

32 Storm-Mathisen A, Vaglum P: Conduct disorder patients 20 years later: A personal follow up study. Acta Psychiatr Scand 89; 416-420, 1994.

33 Webster-stratton C: Randomized trial of two parent-training programs for families with conduct disordered children. J consult clin psycho 52; 666-678, 1984.

34 Weinberg NZ, Rahdert E, Colliver JD, Glantz MD: Adolescent substance abuse: A review of the past 10 years. J Am Acad Child Adolesc Psychiatry 37; 252-261, 1998.

35 World Health Organization.: The ICD-10 Classification of Mental and Behavioral Disorders: Clinical Descriptions and Diagnostic Guidelines. WHO; Geneva, 1992.

36 Zagar R, Arbit J, Hughes JR, Busell RE, Busch K: Developmental and disruptive behavior disorders among delinquents. J Am Acad Child Adolesc Psychiatry 28; 437-440, 1989.

37 Zoccolillo M: Co-ocurrence of conduct disorder and its adult outcomes with depression and anxiety disorders: A review. J Am Acad Child Adolesc Psychiatry 31; 547-556, 1992.

第6章 トゥレット障害

猪子香代

I はじめに

　トゥレット障害の概念は、Gilles de la Tourette の報告[13]によっている。Gilles de la Tourette は、運動チックと反響言語と汚言症を伴う音声チックを呈する9症例を報告している。現在もちいられている DSM-Ⅳ[1]によるトゥレット障害は、複数の運動チックと少なくともひとつの音声チックで定義されており、Gilles de la Tourette の報告のものよりも広い範囲の症例をトゥレット障害と診断している。言い換えれば、Gilles de la Tourette の報告例は、現在の診断基準からすると、トゥレット障害の重症例である。DSM-Ⅳでは、汚言症は、トゥレット障害の10％以下にみられると記されている。Gilles de la Tourette は、報告した症例の経過についても完全に消失することはないだろうといっている。寛解はあるだろうが治癒はしないだろうといっている。予後についても Gilles de la Tourette は、学習や仕事に非常な支障をきたすことになるといっている[13]。

　現在では、トゥレット障害の予後は必ずしも不良でないことが知られている。Gilles de la Tourette の報告した症例は、トゥレット障害の中でも重症の長期経過をたどる症例であったのだろう。トゥレット障害の多くは、小児期に発症し成人になるころに症状が軽快することが知られている。

Ⅱ チックとは？

　チックは、急激で反復する常同的な運動または発声で、それは一定の筋肉群によって起こされる。チックは、抵抗しきれないものとして体験されるが、ある程度の時間は制御することができる。ストレスによって悪化したり、緊張によってかえって減弱したりすることもある。このように心理的な状況で症状が変化する[1]。

1 チックの分類

　チックは、運動チックと音声チックに分類されるが、運動チックと音声チックは単純性または複雑性とに分類される。例を表1にあげた。

　単純性運動チックは、急激で、短時間で（1秒以内）、意味をもたない動きである。チックは、幼児期から学童期前半に、単純性運動チックで始まることが多い。たいていは、顔や頭や肩の動きから始まって躯幹や四肢におよぶことが多い。複雑性運動チックは、急激で、目的のあるようにみえ、常同的な、より持続時間の長い動きである。複雑性運動チックは、単純性運動チックなしにみられることは稀である。

　音声チックは、たいていは運動チックがはじめに起こってから起こる。したがって、運動チックよりも、もう少し年齢が進んでから始まるのが一般的である。8～15歳くらいが多い。運動チッ

表1　チック症状

	単純チック	複雑チック
運動チック	まばたき、 首の急激な動き、 肩すくめ、 顔しかめ	顔の表情をつくる、 身なりを正す動作、 とび上がる、 物にさわる、 足を踏みならす、 物のにおいをかぐ
音声チック	せきばらい、 うなる、 鼻をくんくんさせる、 鼻をならす	単語や成句のくりかえし、 汚言症、 反復言語、反響言語

表2　チック障害

トウレット障害
慢性運動性または音声チック障害
一過性チック障害
特定不能のチック障害

クがみられずに音声チックがみられる症例は，稀にはみられる。単純性音声チックは，速く，意味をもたない音である。複雑性音声チックは，かなり様々なものが含まれる。音節や単語や語句である。Echolalia（反響言語）は，聴いたことばを繰り返すこと，Palilalia（反復言語）は自分自身の言ったことばを繰り返すことであるが，そのようなことばの繰り返しはよくみられる。Coprolalia（汚言症）は，社会的に受け入れられない，しばしばわいせつなことばを口にしてしまうことであるが，一部の患者にみられる。複雑性音声チックがみられる症例には，単純性音声チックも運動チックもみられることが多い[4]。

2 チック障害

チック障害には，表2にあらわすような4つの障害がふくまれる（DSM-IV[1]）。チック症は，トウレット障害，慢性運動性または音声チック障害，および一過性チック障害と分類する。

一過性チック障害は，就学前から小学生くらいに起こる1つか2つくらいの単純運動チックで，よくなったり重症化したりということを繰り返す。数週から数カ月の経過であることが多い。たいていは，頭頸部や上肢に限られている。まれには，運動チックなしで一過性の音声チックをもつ症例がある。このような一過性チック障害は，就学前から小学生くらいの子どもにかなりの有病率でみられるものである。3～10歳くらいに始まり，男の子に多く，始めのうちは周囲に気づかれずにいたりする。

慢性運動または音声チック障害は，成人にも子どもにもみられる。よくなったり重症化したりということを繰り返し，重症度はかなりさまざまである。慢性の単純または複雑運動チックがもっとも多い。発達障害をもつ子どもにみられることがある。注意欠陥多動症をもつ子どもにもみられ

る。

これらのチック障害は，その罹病期間，チックの種類，発症年齢に基づいて互いに鑑別される。一過性チック障害は，運動性および／または音声チックで少なくとも4週間続くが12カ月以上連続して認められないものをいう。トウレット障害または慢性運動または音声チック障害は，それぞれ12カ月以上の罹病期間があるが，トウレット障害が複数の運動チックと少なくとも一つの音声チックが必要であることより鑑別される[1]。

III　トウレット障害とは？

トウレット障害の特徴は，複数の運動性チックと，1つまたはそれ以上の音声チックである。これらは同時に起こるとはかぎらない。チックは一日に何度でも起こり，1年以上にわたって反復して起こる（表3）。

たいていは，就学前くらいの子どもの頃に，一過性の単純運動チックで始まる。まばたきが初発であることが多い。それから，消長を繰り返し，あるとき，絶え間なく起こるようになる。運動チックは，頭部から頸部，四肢や躯幹に広がる。複雑運動チックがみられるようになることがある。ものにさわる，しゃがむ，ひざを深く曲げる，あとずさりする，歩きながらくるくるまわる，などである。音声チックは，運動チックが起こってから，1～2年してから起こることが多い。音声チックは，たいていは，咳払い，音を発する，など

表3　トウレット障害の診断基準（DSM-IV）

A．多彩な運動性チック，および1つまたはそれ以上の音声チックが，同時に存在するとは限らないが，疾患のある時期に存在したことがある（チックとは，突発的，急速，反復性，非律動性，常同的な運動あるいは発声である）。
B．チックは一日中頻回に起こり（通常，何回かにまとまって），それがほとんど毎日，または1年以上の期間中間歇的にみられ，この期間中，3カ月以上連続してチックが認められない期間はなかった。
C．この障害は著しい苦痛，または社会的，職業的，または他の重要な領域における機能の著しい障害をひきおこしている。
D．発症は18歳未満である。
E．この障害は物質（例：精神刺激剤）の直接的な生理学的作用，または一般身体疾患（例：ハンチントン病またはウイルス脳炎後）によるものではない。

の単純性音声チックである。Echolalia（反響言語：他人の言った言葉の繰り返し），Palilalia（反復言語：自分の言った言葉の繰り返し），およびCoprolalia（汚言症：社会的に受け入れられないような言葉をいう）などの複雑音声チックの症状は，少数の症例にみられるものである。複雑音声チックには，急に声の調子や話し方が変わるような症状もある。チックの強さは，さまざまで，ほとんど周囲に気づかれないものから，かなりの注目を受けてしまうものまである。

チックをもつ子どもが，かなり落ち着きのない行動をすることがある。また，強迫的にものをさわったりということを繰り返すことがある。これらは，複雑チックとしての落ち着きのない抑制のない行動や，チックの「ものにさわる」行動とみなされることもあるが，注意欠陥多動性障害，強迫行為などの合併と考えられることもある[1,4]。

■ トウレット障害の特徴

トウレット障害は，男児に多く，1万人に4～5人の割合で起きるといわれている[1]。

トウレット障害は，このような障害を起こす脆弱性は遺伝すると考えられている。このような脆弱性をもったひとがすべて症状をもつわけではない。トウレット障害の第一度血縁者では，トウレット障害，慢性運動チック障害または強迫性障害をもつリスクが，男性では50％であるとされた（18％がトウレット障害，31％が慢性運動チック障害，7％が強迫性障害であった）。女性では，5％がトウレット障害，9％が慢性運動チック障害，17％が強迫性障害であった[10]。

トウレット障害は，中枢のドーパミン系が関連することが示唆されている。ハロペリドールがチック症状に有効であることから[11]，ドーパミンD2受容体に関連すると考えられる。また，中枢刺激剤でチック症状が悪化することからもドーパミン系との関連が考えられる。

チックは，以前は，子どもの神経症のひとつと考えられていた。チックは，心理的ストレスに引き続いて起こることが少なくないからであろう。臨床的には，必ずしも子どもにとってつらいような出来事が誘因になっているわけでもない。子どもが楽しいと感じているようなときもチックがひどくなることはみられる。また，精神的に緊張するようなときも，チックがひどくなることも多いが，かえってチックは，短い時間であればおさまっているようなこともある。心理的な問題とチック症状がどのような関連をもつかということについては，はっきりとしないことが多い。

Ⅳ　チックの診断

チック症状は，他の神経学的症状と鑑別しなければならない。ミオクローヌス，振せん，舞踏病，アテトーゼ，ジストニア，アカシジアなどが鑑別すべきものとしてあげられる。これらとの鑑別は，症状の経過と臨床的観察によらなければならない。チックは，急速な，突発的な，常同的な筋収縮である。チックは，全身のどの筋肉にも起きる。たいていは顔面に始まり躯幹や上下肢に起こるようになる。チックは，一時的には止めることが可能で，睡眠中には起こらないことが多い。チックが一時的に止めることが可能であることは，ほかの不随意運動との鑑別には重要な特徴である。しかし，子どもやその家族にとっては，この一時的には止められるという特徴が，子ども自身がもっとうまくチック症状をコントロールできるのではないかと考えさせ，葛藤的になってしまうことが少なくない。チックは，また，全身のさまざまな筋肉に起こり，それが常同的ではあるけれども，どの筋肉に起こるか，どのような運動になるかということが，何週間か何ヵ月かのうちに変化していくということも特徴である。このような特徴は，ジストニアやミオクローヌスやアテトーゼではみられない[14]。

Ⅴ　トウレット障害の合併症

トウレット障害に合併するものとしては，強迫性障害，注意欠陥多動性障害（Attention-deficit/hyperactivity disorder（ADHD））が代表的ものとしてあげられる。その他，発達障害として，精神発達遅滞や自閉性障害などもまれなものではない。しかし，トウレット障害の有病率は1万人あ

たり約4〜5人であり，トウレット障害の子どもの中にADHDは少なくないが，ADHDの子どもの中にトウレット障害をもつ子どもは多いとはいえない。また，チックの症状の著しいときに，その子どもの行動全般が落ち着かないものになることが，しばしばみられる。そのようなときは，チックとADHDとの合併とみるかどうかは，経過を考えてみるのがよいであろう。もっとも関連が深いのは強迫性障害である。強迫性障害とチック障害は合併することもあるが，鑑別することも難しいといわなければならない。とくに強迫行為と複雑運動チックは，鑑別が困難である。強迫行為は強迫観念に伴う苦痛を防いだり軽減したりするために行われる。しかし，強迫観念と強迫行為は現実的な形で関連しているとはいえないことも多く，彼らの内的体験から強迫行為と複雑運動チックを区別することは難しいことが少なくない[4]。

VI トウレット障害と強迫

トウレット障害に強迫が合併することは多い。チック症状よりも強迫症状の方が，生活上の困難が大きく，主観的にも苦しいと訴える症例もめずらしくない。しかし，チック症状のある症例に尋ねてみると強迫症状もあるという程度のこともある。その合併については，トウレット症候群のうちの11〜80％の症例に強迫的な特徴があるとされるが，どのように強迫を診断するかという方法，どれくらい重症度の症例までを強迫があるとするのかで合併率はかわってしまうと考えられる。

強迫については，トウレット障害やチック障害にともなう強迫症状の内容は，チック症状をもたない強迫障害のひとの強迫症状の内容と，傾向の違いがあることが指摘されている。臨床的には，チックをともなう強迫のひとは，不潔恐怖や洗浄強迫は比較的少なく，攻撃的な強迫観念，ものを失くすのでないかという不安，確認に関する強迫行為，さわる，たたくなどの行為が多いと思われる。

強迫とチックの発症は，チックの発症が若年で始まり，強迫症状はもう少し年長になってからはっきりするものと臨床的には考えられている[3]。

VII チックとADHD

ADHDは，子どもにはよく見られる状態である。ADHDは，多くの精神疾患と合併する。行為障害，反抗挑戦性障害，学習障害などがよくいわれるが，トウレット障害も合併することがある。トウレット障害の子どもの50％以上にADHDが合併すると臨床的にはいわれる。しかし，ADHDの診断は，かなり慎重になされるべきである。不安の高い子どもは，集中困難になり，焦燥的に動きまわり，いらいらしていることもある。このような子どもは，かなり内的な症状をよくきいてみないと診断できない。うつ病の子どもも集中困難と焦燥の症状をしめしADHDの症状と区別することが難しいことがある。トウレット障害の子どももチック症状と関連して集中困難の症状をしめすことがある。また，子どもの双極性障害も，衝動性や多動がADHDと区別することが難しいといわれている。

トウレット障害をともなうADHD児は，ADHDの症状がADHDでチック症状のない児と違いがあるかどうかについては，違いがあるという考えと違いはないという考えと両者がみられる。違いがあるという考えでは，トウレット障害をともなうADHD児は，より衝動的で，より多動であり，集中困難の症状は少ないだろうとされている。

ADHD症状は，チック症状より若年であきらかとなることが多い[15]。

VIII チックと発達障害

広汎性発達障害の児は強迫症状がみられることは稀ではない。また，広汎性発達障害は，常同運動や強迫行為との鑑別を要するが，チック症状を伴うことがある。臨床場面では，広汎性発達障害を伴ったトウレット障害に出会うことは多い。トウレット発症前の子どもの社会機能に問題があるので，チック症状により問題が重畳してしまうのであろうと思われる。臨床では，トウレット障害で受診する子どもに共感性の問題がみられる印象がある。最近の研究では[2]，58人のトウレット障

害と診断された子ども（5～15歳）のうちの3人（5％）は，アスペルガー障害の完全な基準を満たした。さらに10人の子ども（17％）は，DSM-Ⅳの12の自閉症性障害症候のうちの3つ以上の症状をもっていた。ほぼ3分の2（38/58）は，重大な社会的な対人関係の問題を持っていた。同年齢の子どもとの交流において重大な問題をもっていないトゥレット障害の子どもはわずかに14％だった。自閉症は常同運動や強迫をともなうことは広く知られている。トゥレット障害と広汎性発達障害をもつ子どもは，いずれかの問題であると考えられてしまう可能性がある。臨床的には，トゥレット障害と診断される子どもには，対人関係の問題が隠されている可能性を考えなくてはならない。また，広汎性発達障害と診断された子どもの強迫行為や常同運動についてもチック症状との鑑別を考慮すべきである。

Ⅸ　チック障害の評価

トゥレット障害は，多彩な運動性チック，および1つまたはそれ以上の音声チックで定義されるが，チック症状の頻度も少なく動きも小さいものから，チックがかなり頻回に起こり動きも強いものまで多岐にわたる。また，チック症状も全身にわたり，運動と音声，単純性と複雑性の要素をもつものまでさまざまである。

チック症状を評価するためには，本人または家族に記入してもらう方法，ビデオテープで撮影し評価するもの，また症状を観察しながら症状の詳細を尋ねていくといった方法がある。疫学調査には，本人または家族に記入してもらう方法がとられることが多い。家族にあらかじめ症状のリストを渡して記入をおねがいすることは，情報を得るのに臨床でも有効である。ビデオテープを用いる方法は，さまざまな条件で撮影を行っている。チック症状が本人の置かれた状況によって変化するからである。しかし，ビデオテープを用いて細かく分析することは，かなりの労力が必要である。症状を観察しながら症状の詳細を尋ねていく方法は，薬物の効果をみるといったときに使われている。現在，もっとも使われているのは，Yale Global Tic Severity Scaleである。これは，チックの数，頻度，強さ，複雑さ，および運動や会話への影響という5つについて，運動チック，音声チックそれぞれについて評価し，それを0点から5点にして合計する。運動チック，音声チックのそれぞれが0点から25点になる。チック症状としての合計は0点から50点になる。それに，社会機能の障害を0点から50点に評価して合計する。チック症状と社会機能の障害とが同じ重みで評価されている[5]。この評価法は，症状の変化に鋭敏であり，薬物の効果をみる，経過を観察する，といったときの評価としては適切なものと思われる。

Ⅹ　チックの治療

チックを適切に理解されずにいると，家族が叱責することでチックをやめさせようとしてしまうことがある。このように対応することは，チック症状を悪化させるだけでなく，子どもの対人関係をストレスのあるものにしてしまう。チックが生物学的な脆弱性で起こるものであると適切に理解し，支持的な対応をすることが重要である。

薬物治療は，より重症な症例に行われる。小学生年齢の子どもは，年齢を重ねることで軽快することが少なくないため，経過をみることもひとつの方法である。薬物治療を行ってもチック症状は自然経過で増悪と軽快がみられる。これらを薬物への反応かどうかを臨床的には考慮して治療しなくてはならない。

D2受容体阻害剤であるハロペリドールとピモジドが効果があるといわれている。しかし，これらの薬物は，錐体外路症状や眠気があるために用いることが難しいのも事実である。非定型抗精神病薬は，リスペリドン[7]，オランザピン[12]での効果の可能性もある。これらの薬剤もD2受容体への親和性が高いといわれている。しかし，D2受容体阻害作用だけが，治療効果を決定しているとはいえないともいわれる。D2受容体への作用の少ないクロザピンやクエチアピン[9]もチックへの治療の効果があるという。

チックへの薬物療法は，神経遮断薬が少量で効

果のあることがいわれている。ハロペリドールは，0.25 mg の少量の就寝前1回から始めて，1～2週毎に様子をみながら増量していく。重症なチック症状に対して薬物療法がなされる。また，チック症状を完全にコントロールするというよりは，いくらかチック症状の頻度が減り，強さが軽くなるといった状態で経過をみる方が無理なく薬物療法が続けられると思われる。

チック障害は，さまざまな精神疾患と合併する。

強迫性障害は，チック障害と合併することが多い。強迫性障害の治療は，セロトニン取込み阻害剤（serotonin uptake inhibitors（SRIs），クロミプラミン，フルボキサミンなど）が考えられる。強迫性障害とチック障害が合併するときには，SRIs と神経遮断薬との併用が治療として考えられる[8]。

ADHD は，チック障害と合併することの多いものであるが，中枢刺激薬（メチルフェニデートなど）がすでに存在しているチック障害を増悪しうることは広く知られている。チック障害とADHD が合併するときには，ADHD に有効であるといわれているメチルフェニデートは用いないことが多い。一部には，中枢刺激薬を用いることをすすめるものもある。また，中枢刺激薬と神経遮断薬との併用もされることがある。チックを神経遮断薬で治療するとチックにともなう衝動性が改善することが期待される。チックの治療をすすめながら，ADHD 症状は教育上の配慮や行動療法で経過をみていくのが臨床的にはよくおこなわれている。

XI チック障害の予後

多くの子どものチックは，予後は悪いものではない。しかし，成人にまで経過の及んだ慢性のチック障害については，必ずしも良いものとは考えられていない。発達障害の合併する症例などチックに合併する疾患によって予後は左右されるであろう[6]。チック症状により学校生活や仕事に影響のあるときには，かれらの自己評価や対人関係のついて配慮し，かれらの内的葛藤に共感し，チック症状にどのように対処していくか，という精神療法的対応が必要になる。

文　献

1　American Psychiatric Association : Diagnostic and Statistical Manual of Mental Disorders, Fourth Edition (DSM-IV). American Psychiatric Association; Washington DC, 1994.
2　Kadesjo B, Gillberg C : Tourette's disorder: Epidemiology and comorbidity in primary school children. J Am Acad Child Adolesc Psychiatry 39(5); 548-555, 2000.
3　King RA, Leckman JF, Scahill L, Cohen DJ : Obsessive-compulsive disorder, Anxiety, and depression. In : Leckman JF, Cohen DJ (eds) : Tourette's Syndrome-Tics, Obsessions, Compulsions. John Wiley & Sons; New York, 1998.
4　Leckman JF, Towbin KE, Ort SI, Cohen DJ : Clinical assessment of tic disorder severity. In : Cohen DJ, Brunn RD, Leckman JF (eds) : Tourette's Syndrome & Tic Disorders. John Wiley & Sons; New York, 1988; pp.55-78.
5　Leckman JF, King RA, Cohen DJ : Tics and tic disorders. In : Leckman JF, Cohen DJ (eds) : Tourette's Syndrome-Tics, Obsessions, Compulsions. John Wiley & Sons; New York, 1998.
6　Leckman JF, Cohen DJ : Tic disorders. In : Rutter M, Taylor E, Hersov L (eds) : Child and Adolescent Psychiatry 3rd Ed. Blackwell Science; Oxford, 1994; pp.455-466.
7　Lombroso PJ, Scahill L, King RA, et al : Risperidone treatment of children and adolescents with chronic tic disorders. J Am Acad Child Adolesc Psychiatry 34(9); 1147-1152, 1995.
8　McDougle CJ, Goodman WK, Leckman JF, et al : Haloperidol addition in fluvoxamine-refractory obsessive-compulsive disorder. Arch Gen Psychiatry 51; 302-308, 1994.
9　Parraga HC, Parraga MI, Woodward RL, Fenning PA : Quetiapine treatment of children with Tourette's syndrome: Report of two cases. J Child Adolesc Psychopharmacol 11(2); 187-191; 2001.
10　Pauls DL, Raymond CL, Stevenson JM, Leckman JF : A family study of Gilles de la Tourette syndrome. Am J Hum Genet 48(1); 154-163, 1991.
11　Shapiro E, Shapiro AK, Fulop G, Hubbard M, Mandeli J, Nordlie J, Phillips RA : Controlled study of haloperidol, pimozide and placebo for the treatment of Gilles de la Tourette's syndrome. Arch Gen Psychiatry 46(8); 722-730, 1989.
12　Stamenkovic M, Schindler SD, Aschauer HN, et al : Olanzapine in Gilles de la Tourette syndrome patients. Eur Neuropsychopharmacol 8(Suppl 2); 301S, 1998.
13　Tourette G : Etude d'une affection nerveuse caracterisee par de L'incoordination motorice accompagnee d'echolalie et de coprolalie. Archives de Neurologie (Paris) 9; 19-42, 158-200, 1885.（保崎秀夫，藤村尚宏訳：古典紹介．精神医学 20(9-10); 1019-1028, 1125-1135.）
14　Towbin KE, PetersonBS, Cohen DJ, Leckman JF :

Differential diagnosis. In : Leckman JF, Cohen DJ (eds) : Tourette's Syndrome-Tics, Obsessions, Compulsions. John Wiley & Sons; New York, 1998.

15 Walkup JT, Khan S, Schuerholz L, Pik Y, Leckman JF, Schultz RT : Phenomenology and Natural History of Tic-Related ADHD and Learning Disabilities. In : Leckman JF, Cohen DJ (ed) : Tourette's Syndrome-Tics, Obsessions, Compulsions. John Wiley & Sons; New York, 1998.

テーマC　児童精神科臨床における主要病像
第Ⅲ部　発達障害とその近縁障害

第7章　吃音と音声の障害

府川昭世

Ⅰ　吃　音

1 吃音とは何か

アメリカ精神医学診断マニュアル（DSM-Ⅳ-TR）では，吃音はコミュニケーション障害の一つに分類され，「正常な会話の流暢性と，時間的構成の障害（年齢に不相応であり，身体的欠陥がある場合はその欠陥に伴う以上の流暢性の障害）があり，そのことが学業的・職業的・対人的適応に困難を招いている」と定義されている。筆者の担当したケースに，小学校の国語の時間に音読の順番がまわってくると，急に咳き込んだり気分が悪くなったふりをして音読を免れるための工夫をしたと語った吃音者がいた。友人から「こんど言葉につまったら，一緒に遊ばない」といわれたケースもあった。職場で電話が鳴ると，逃げ出したくなる吃音者もいた。ファースト・フードのアルバイトで「有難うございました」の「あ」がどうしても出てこなくて，店長に叱られたケースもいた。

国際疾病分類第10改訂版（ICD-10）では，吃音を「音，音節，単語の反復と延長，あるいは休止と同時に顔面および／または他の身体部分の運動を伴うことがある。このため早口症やチックあるいは他の言語や発達の障害を合併していることがあるので，それらの鑑別が必要である」と定義している。身体部分の運動を随伴症状と呼ぶ。通常は吃音が進行した段階で生じるが，吃音幼児の中には言葉が出てこないため地団駄を踏んで顔を真っ赤にする子どももいた。軽度の場合は，眉をしかめるとか，口をとがらすなどがみられ，次第に首を振る，肩をゆする，口を隠す，ときには椅子から飛び上がるなどが習慣化してくる。

言語障害の分野では，吃音を発症の時期から"発達性吃音"と"獲得性吃音"に分類する考え方がある。表1は多くの研究者が整理した"発達性吃音"と"獲得性吃音"の言語症状・発症の性比・治癒率・病因の違いをまとめたものである。本節では，幼児・児童・思春期の障害を論じるので吃音とは"発達性吃音"を意味する。吃音児の非流暢なことばのサンプルは表2に示す。音の繰り返し（繰り返しの頻度が少ない）から音の引き伸ばし，繰り返しと引き伸ばしが混合しながら別の音や間投詞が挿入され，本当に言おうとしていた「タイミング」を言うまでにその語を発音する10倍近い時間とエネルギーを使う吃音児の苦難が示されている。

図1は，吃音が早口症や他の言語や発達の障害を合併している場合を示し，表3はそれらの鑑別の目安を示す（Curlee & Siegel[4]）。

筆者が担当したケースにも吃音と構音障害・早口症が合併していた幼児がいた。母音の曖昧化・音節の短縮・音結合の崩れなどがあり会話明瞭度は悪く，しかも流暢性の障害がありどこから手をつけたらいいか悩んだ。とにかく主訴である吃音の治療を優先して，プレイ場面の中でセラピストはゆったりとした気分で子どもに接し，正しい発音でゆっくり短い発話をしながら面接を重ねた。両親にもプレイ場面に同席してもらい，家での子どもへの接し方（母親は几帳面でいつも子どもをせかせることが多かった），話しかけ方を学習してもらった。この事例は軽度の発達性協調運動障害も合併していて，小学校に入学すると鉄棒・縄跳び・ボール投げ・図工などの苦手が顕著になっ

表1 発達性吃音と獲得性吃音の特徴

言語症状	適応効果あり	適応効果なし
	一貫性あり	一貫性なし
	非流暢性は語頭音または強勢音に生じやすい	非流暢はすべての音に生じる可能性がある
	吃音への不安がある	吃音への不安はない
	随伴症状がある	随伴症状が少ない
	歌ではどもらない	歌でもどもる
	斉読・追唱ではどもらない	斉読・追唱でもどもる
	マスキングやDAFで改善される	マスキングやDAFで改善されない
発症時期	幼児期　児童期　思春期	青年期　成人期　老年期
病因	素因と環境が複合していると考えられるが明確にされていない	神経学的疾患に伴うもの 心理社会的原因によるもの
男女比	男性：女性 児童期　3：1 成人期　8：1	男性：女性 12：1
治癒率	最大　約80％	約30％

DAF：Delayed Auditory Feedback（遅延聴覚フィードバック）

表2 吃音児のことばのサンプル（国島喜久夫（吃音検査法研究会資料, 1980）より改変）

①ああひる
②これはせ-せみ
③つつつう-う-みき
④じょじょじょじょう-う-う-ばんせん
⑤これはエートエートいじいじいじじわるしてんの
⑥ととととととーとおーととうほぐほんせん
⑦これ せせ さんさんだる
⑧しーしーしかりごうがいい
⑨アノさ…さ…あれですね アノさ…ウンウンエートサ…アノさ…アノウンアノささいしょのねタ…アノタ…アノタ…タイミング

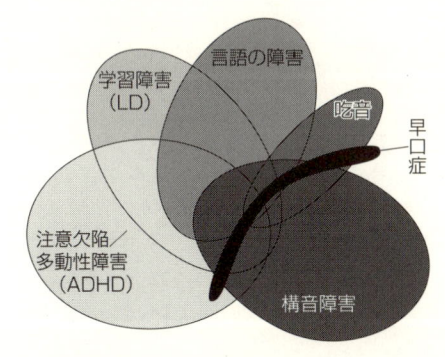

図1 吃音と早口症，構音障害，LD，ADHDおよびその他の言語の障害の関係（Curlee & Siegel[4], p.319 より改変）

た．親に協力してもらい，運動全体の発達をうながした．就学して文字が読めるようになると，「ポケット博士」という簡単な文のクイズ問題カードを子どもと一緒にゆっくりと斉読するセラピー（行動療法）も採り入れ月2回，2年余りのセラピーで流暢性障害と構音障害は改善された．授業参観では積極的に音読や発言をして，母親を驚かせた．

吃音とADHD・LDが合併していたケースは非常に難しかった．初回面接は小学4年生のはじめだった．発話の前に「ヒー」という発声が続く．おそらく言いたい音が出てこないための助走のようなものなのだろう．まず斉読・メトロノーム法などの行動療法で異常な発声を改善しつつ，本人を受容し，何か本人が夢中になる世界を育てることを親にもすすめた．小学3年まで顕著だった多動傾向は小学4〜5年では減少し始め，中学時代は全く落ち着いた．異常発声や流暢性の障害も中学生では全くみられなくなった．しかし，いろいろな方法を試みたが読書への関心は乏しく，ゲームの攻略本くらいしか読まない．知的障害はないのに文章の読み・書きは苦手である．

このケースは明らかにADHD，LD，吃音が合併していた例であろう．このようなケースはLDの専門家との連携が，吃症状が沈静化した時点で必要となってくる．

2 吃音の発症と進展

吃音の発症と進展をVan Riper[23]は4段階に分けて水流に例えて説明している（図2）．米国の著名な言語病理学者で自身も吃音者だったVan Riperのこの説明は吃音とは何かをわかりやすく示している．

第1段階は，何らかの素因をもった子どもがある出来事をきっかけにどもり始め，その話し方を自覚しないで学習していく段階である．この段階では，生活・言語環境を調整することで吃音を頓挫させることができる．

第2段階は，誰かの注意・自身の気付きによってどもることに驚きと困惑を感じる段階である．

表3 吃音（ST）と早口症（CL）および学習障害（LD），注意欠陥多動性障害（ADHD）の鑑別

ST ： Stuttering
CL ： Cluttering
LD ： Learning Disorders
ADHD ： Attention Deficit / Hyperactivity Disorders

記号の意味
X：必須の特徴（専門家間に多少の不一致あり）
x：よくみられる付加的特徴
?：そのような特徴は見られないことが多い

	ST	CL	LD	ADHD
ことばの流暢性と速度の評価				
過度の音・音節の繰り返し，引き伸ばし，阻止とこれらを回避しようとする	X			
語や句全体を過度に繰り返したり，音や間投詞の過度の挿入		X	x	
随伴症状	x			
話しことばの過度の速度（間のない話し方）		X		
話の速度が不規則		X	?	?
ゆっくり集中して話すように指示されると，流暢性が改善される		x	?	?
構音の評価				
構音の発達に障害（エラー）がある	?	x	x	?
母音の中和（2つの異なる母音が中和して1つになる）		x		
音節の短縮		x		
音結合の崩れ		x		
韻律の障害（プロソディのエラー）		x		
話すこと／聴くことに関する言語の評価				
理解語彙が乏しい		?	x	
語彙の障害（語をみつけるうえでのエラー）		x	x	
文法上の障害	?	x	x	?
まとまりのない文（「迷路のような」）		x	x	x
生育歴				
流暢性障害の発症がはっきりわかる	x			
発症後 非流暢性のパタンに有意な変化がある	x			
流暢性障害に家族歴がある	x	x		
話しことば／言語の障害に家族歴がある	x	x	?	?
ADHDの家族歴がある		?	?	x
話しことば／言語の発達に遅れがある	x	x	x	x
運動発達の遅れ／ぎこちなさがある		x	x	?
学業不振の既往がある		x	x	x
攻撃的，短気，だらしがない，あるいは衝動的性格		x	x	X
限定された注意の範囲／注意散漫／多動などの既往がある		x	x	X
障害への自覚／心配が欠如しているという既往がある		x	?	?
心理教育的な評価				
読んで理解することに困難がある		x	X	x
音読に困難がある		x	X	x
文章を書くことに困難がある		x	X	x
算数の学習に困難がある			X	x
字を書くことに困難がある		x	x	?
認知的側面の評価				
気が散りやすい／限定された注意の範囲		x	x	X
障害の自覚の欠如		X	?	
知覚の働きに何らかの欠陥がある		x	x	x
一般的知能は低くない	X	X	X	X
運動面の評価				
一般的な運動協応がぎこちない		x	x	x
ディアドコキネシスの速度の低下	?	x	?	?
多動傾向がある		x	x	X

Curlee & Siegel[4] より改変

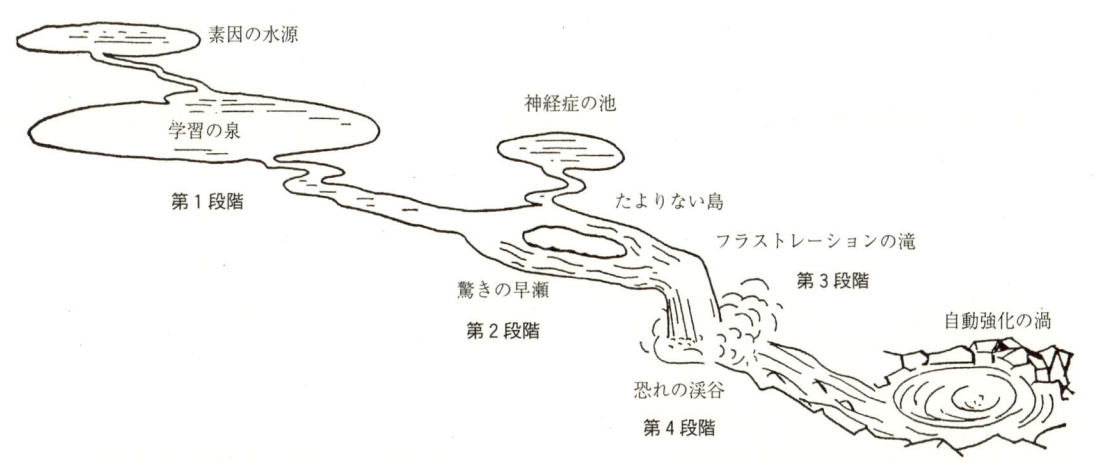

図2 吃音と発症の進展（Van Riper[23]より引用）

　Van Riperは神経症の池からの情緒の急流が押し寄せるとこの段階が始まるという。筆者はこの段階に吃音児の内向的性格と何らかの心的外傷体験が関与しているのではないかと考える。Johnson (1963)[16]の診断原生説は，子どもの流暢さに欠けた話し方を，子どもの心の支えである親（特に母親）が「この子はどもっている，大変なことになった」と不安になり，「もっとゆっくり話してごらん！」と注意を続けることが本物の吃音児を育てることになるという。子どもは心的外傷体験に近い苦痛を反復して受けることになり吃音を自覚するようになるが，まだこの段階ならば専門家は親や周囲の大人へのカウンセリングと，子どもへのセラピーで充分援助することができる。
　第3段階は吃音がかなり強固に学習されていて，子どもは「フラストレーションの滝」に落ちていく。ことばの阻止や随伴症状が子どもの苦しみを表している。この段階では，専門家は子どもに対して吃音症状を軽減するための支援（行動療法を中心にしたセラピー）と情緒的な苦しみを軽減するためのプレイセラピーが必要である。親には吃音の受容と環境調整のためのカウンセリングを続けることが必要である。
　第4段階は「恐れの渓谷」である。子どもはどもることを恐れ，話す場面を恐れるようになる。そして「自動強化の渦」に巻き込まれていく。筆者の知るある吃音体験者は，母親が吃音に苦しんでいるのを見て育ち，ものごころついた時には難発性の吃音児になっていた。話をしようとすると，つまって息が止まる。すると頭の中が真っ白になって何も考えられなくなる。中学生時代，自殺も考えたそうである。吃音を抱えたまま大人になったその方は，吃音の自助グループに参加し自分と同じ苦しみをもつ人々と吃音受容について語り明かし，「どもってもいいんだ！」ということを真に納得できた時吃音から解放されたと語っていた。ここでも吃音の受容がいかに大切かが改めて明らかになるのである。
　吃音児者や家族を苦しめるのはなめらかに話すことができないという発声発語の特徴である。吃音児の発声や聴覚情報処理の特徴について言語の中枢機構をもとに考察する。

3 言語処理の中枢機構と吃音
1）随意運動の中枢機構
　発声発語は最も高度な随意運動の一種である。随意運動とは，運動の開始や停止，他の運動への移行が大脳の意志の指令によって行われる運動のことである。随意運動の発現と調節の中枢機構については多くの研究があり，それらをまとめた概念図は図3に示す。最新の発見は帯状皮質運動野の機能に関する研究である。行った運動が適切であったか否かを判定し次の運動を準備する働きをしていて，その働きの源は扁桃体・海馬の活動によることが明らかになった（丹治[20]）。帯状皮質運動野は補足運動野に情報を伝え，補足運動野は

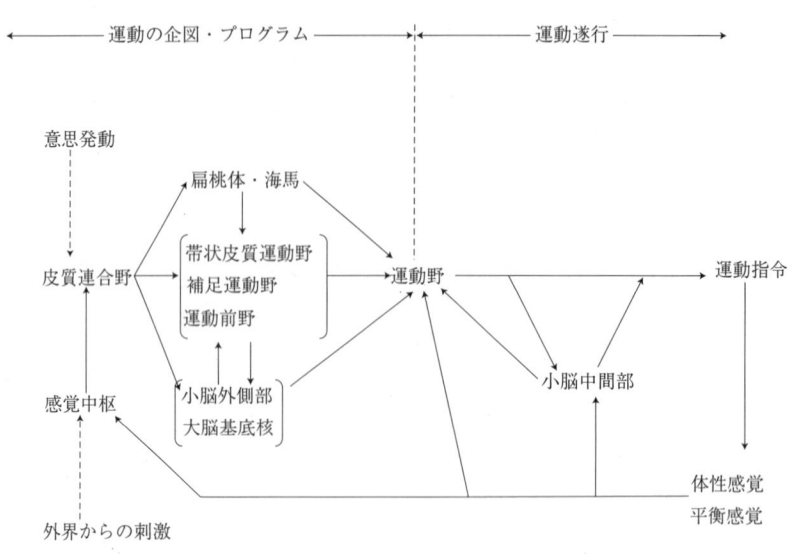

図3 随意運動の発現と調節の概念図

運動野へ指令を出す。大脳基底核と小脳は視床を介して皮質の運動野と連携して随意運動の発現と調節に関与する。随意運動の意志・企画・準備が整った運動指令は第1次運動野から出力され，脳幹・脊髄に伝えられ最終効果器より運動は遂行される。実現された運動は受容器経由の外在フィードバックあるいは受容器を経由しない内在フィードバックによって制御される（伊藤，1970[15]）。内在フィードバックによる制御を前向き制御とも呼ぶ。

2）発声発語の中枢機構と吃音

音声言語の中枢機構はBordenら（1984）[2]の「ことばの生成モデル」がある（図4）。ここでも聴覚・触覚・固有感覚など外受容器経由の外部フィードバックと小脳・基底核経由の内部フィードバックや反応型フィードバックの存在が提案されている。また，発声の運動制御について喉頭と呼吸系の筋は視床下部・扁桃核・帯状皮質のような辺縁系によって間接支配を受けていることがわかった（Deacon[5]）。吃音児の喉頭調節に関するContureら（1986）[3]の研究結果を図5に示す。母音の発声は，吃音児は非吃音児と同様な喉頭調節を行っているが，母音子音／子音母音の渡りにおいては吃音児は非吃音児ほど安定して調節していないようである。吃音への予期不安などの情動の影響をうけているのではないかと考えられる。

最近脳画像法による研究が音声言語についても盛んにおこなわれている（児嶋[17], Foxら[8], De Nilら[6]）。声を出すか否かにかかわらず，語音認知には聴覚連合野とともにBroca野が活動し，認知と発語の中枢機構は相互作用していることがわかった。呈示された文章の音読時のPET画像では，不思議なことに聴覚連合野が賦活されない。ところが，自らの発声に周波数あるいは時間的加工をして聞かせると一次聴覚野，Broca野，運動野，小脳，および聴覚連合野に活動が認められた（児嶋[17]）。大人の場合自ら発した声が予期せぬ聞こえ方をすることで聴覚フィードバックが働くものと考えられる。

De Nilら（2000）[6]の吃音者と非吃音者の黙読・音読におけるPET研究は，黙読・音読時のPET画像を図形を見る課題のPET画像と比較して3次元統計処理を行った結果，①吃音者は黙読時では左前帯状皮質野が左下前頭運動皮質野と同様有意に活性化した。これは言語の予期的走査の増加と潜在的構音処理の増加を反映しているとDe Nilら[6]は推測した。②黙読時には見られなかった傾向（吃音者は音読では非吃音者に比べて右半球が活性化された）がみられた。この結果は他の研究者からも報告されている（Foxら[8]）。De Nilらはその理由がはっきりしないとのべているが[6]，Deacon[5]の側性化（大脳両半球の機能表象

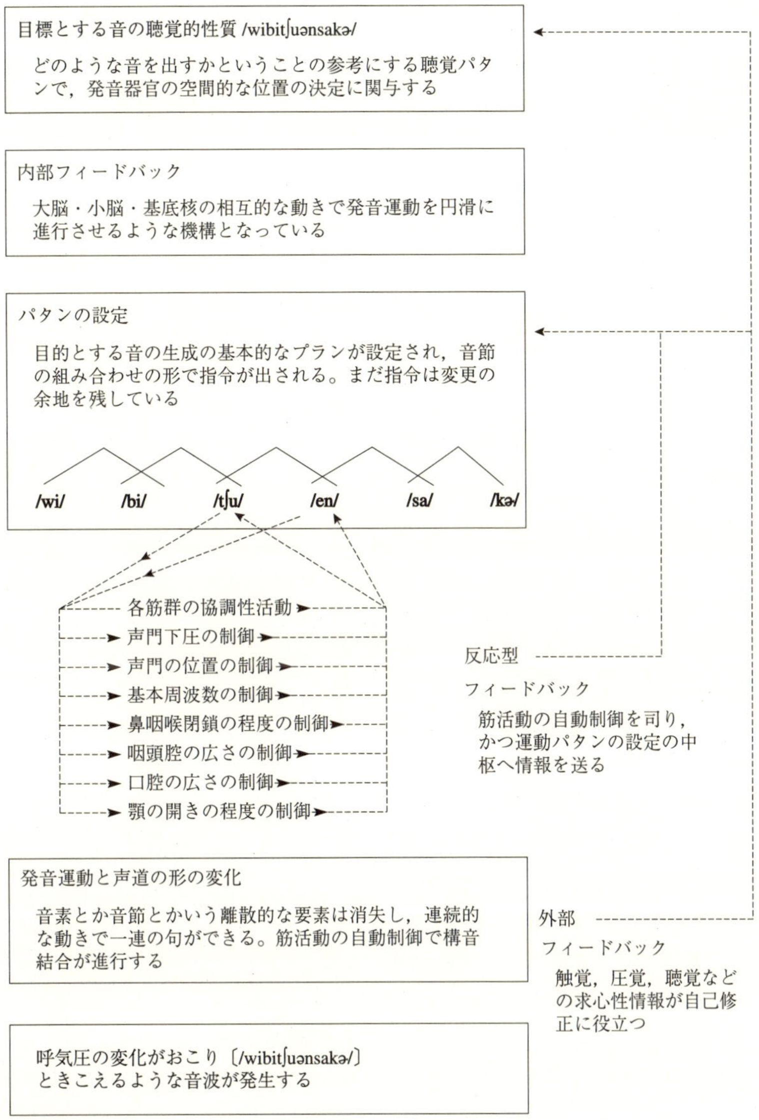

目標とする音の聴覚的性質 /wibitʃuənsakə/
どのような音を出すかということの参考にする聴覚パタンで、発音器官の空間的な位置の決定に関与する

内部フィードバック
大脳・小脳・基底核の相互的な動きで発音運動を円滑に進行させるような機構となっている

パタンの設定
目的とする音の生成の基本的なプランが設定され、音節の組み合わせの形で指令が出される。まだ指令は変更の余地を残している

/wi/ /bi/ /tʃu/ /en/ /sa/ /kə/

- 各筋群の協調性活動
- 声門下圧の制御
- 声門の位置の制御
- 基本周波数の制御
- 鼻咽喉閉鎖の程度の制御
- 咽頭腔の広さの制御
- 口腔の広さの制御
- 顎の開きの程度の制御

反応型
フィードバック
筋活動の自動制御を司り、かつ運動パタンの設定の中枢へ情報を送る

発音運動と声道の形の変化
音素とか音節とかいう離散的な要素は消失し、連続的な動きで一連の句ができる。筋活動の自動制御で構音結合が進行する

外部
フィードバック
触覚、圧覚、聴覚などの求心性情報が自己修正に役立つ

呼気圧の変化がおこり〔/wibitʃuənsakə/〕ときこえるような音波が発生する

図4 ことばの生成モデル（"we beat you in soccer" の発話の例）（Borden & Harris [2]）

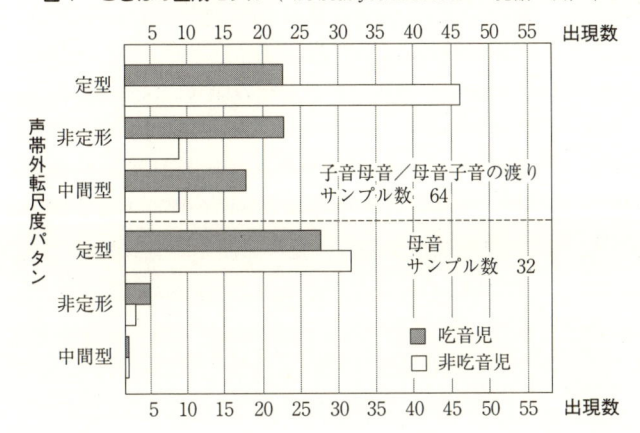

図5（左） 吃音児群と非吃音児群の声帯外転尺度パタンの出現数（Conture ら [3] より改変）

＜595＞

表4a　Time 1（1976年），Time 2（1981年），Time 3（1982年）に行った吃音男児（76名），非吃音男児（76名）に対する両耳分離聴法による利き耳の数と割合（Blood[1]）

実施時期・群	右耳有意	利き耳の優位性に差なし	左耳有意
Time 1（各群51名）			
吃音男児	27（53%）	14（27%）	10（20%）
非吃音男児	45（88%）	4（8%）	2（4%）
Time 2（各群14名）			
吃音男児	8（57%）	4（29%）	2（14%）
非吃音男児	11（79%）	1（7%）	2（14%）
Time 3（各群11名）			
吃音男児	7（64%）	2（18%）	2（18%）
非吃音男児	9（82%）	1（9%）	1（9%）
実施時期全体では（各群76名）			
吃音男児	42（55%）	20（26%）	14（19%）
非吃音男児	65（85%）	6（8%）	5（7%）

表4b　各年齢レベル（7～9歳，10～12歳，13～15歳）における吃音男児群と非吃音男児の利き耳スコア（R－L／R＋L）の平均値と標準偏差（Rは右耳からの正答音節数，Lは左耳からの正答音節数：Blood[1]）

年齢レベル 被験者群	7～9歳 各群27名	10～12歳 各群28名	13～15歳 各群21名
吃音男児群			
平均	+.058*	+.079*	+.157
標準偏差	.251	.240	.210
非吃音男児群			
平均	+.188	+.201	+.180
標準偏差	.136	.144	.153

*Duncan's Multiple Range post-hoc comparison による吃音群と非吃音群の有意差検定（p＜.01）

の違い）の観点から考察するとわかりやすいのではなかろうか（府川[14]）。Deaconによると「大脳右半球は発達中も成熟後も言語処理に深くかかわっている。音声分析・語処理の機能と競合するもう一つの重大な言語機能に言葉の韻律がある。右半球はこれに重要な役割を果たしている。音素と語の分析を左半球に，韻律処理を右半球にバイアスすることにより高速言語処理を両半球が相補的に機能を果たす」。吃音者は音読に際して自己の発話の韻律を非常に警戒しそれをチェックしようとする。そのため，右半球が活性化するのではなかろうか。

吃音児の聴覚情報処理が非吃音児とどのように違うかについて，Blood[1]（表4）の研究は興味深い。吃音児群は非吃音児群に比べて大脳皮質における語音の聴覚情報処理が単一（左半球有意）ではなく，異種混交の集団であることを示唆している。また側性化は吃音児群は非吃音児群より年長になって完成する可能性もある。いずれにしても言語処理の学習初期に側性化の曖昧な脳は，言語情報処理速度の進化増大の中では不利であるとDeacon[5]は言う。言語情報処理の側性化が曖昧であったりゆっくりと発達する吃音児が，早くなめらかに話をすることが困難であり，不利であるかが想像できる。

PET研究は課題による微妙な脳内活動の影響や時間分解能の限界があるとDe Nilら[6]は述べている。その点遅延聴覚フィードバック法（DAF）は行動のレベルで発声発語制御の特徴を捉えることができる。筆者は長年DAF研究を行ってきた。音読の練習によって聴覚フィードバックへの依存度は少なくなり，しかもその傾向には性差があることがわかった（府川[9,10,11]，府川ら[12]）。吃音者と非吃音者のDAF感受性を調べた結果，吃音者（特に男性）は非吃音者（特に女性）より有意にDAF感受性が高く，発声発語を聴覚に依存して遂行していることが分かった（Fukawaら[13]：図6）。

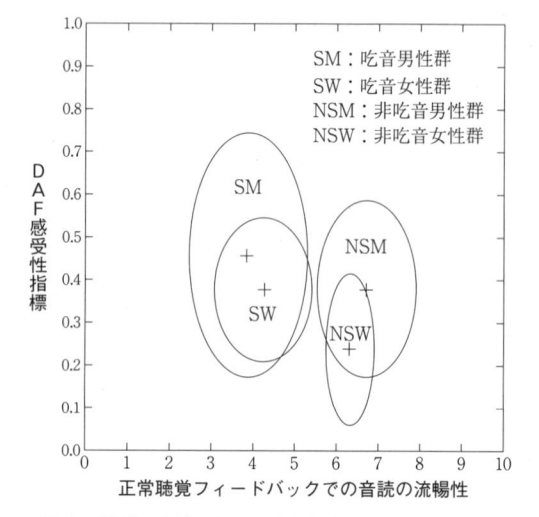

図6　童話の音読における吃音者群，非吃音者群のDAF感受性指標の群別分布の信頼楕円（Fukawaら[13]）

3）吃音治療

随意運動に帯状皮質が重要な役割を果たしていることは前に述べたが，ここへの入力は扁桃体・

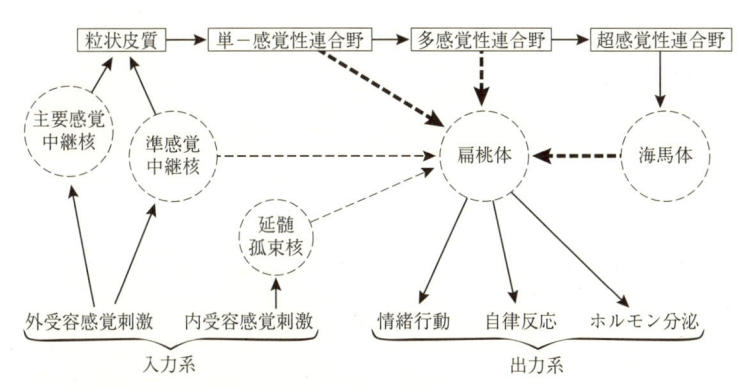

図7 扁桃体への感覚投射と扁桃体からの出力（LeDoux, 1987を西条[19]が変更したもの）

海馬である。扁桃体・海馬は大脳皮質感覚野・感覚連合野からの入力に価値評価を行いその結果，情動行動・自律反応・ホルモン分泌などの出力がなされると言われている（図7：西条[19]，小野[18]）。吃音者が自己の流暢さに欠けた発話を扁桃体・海馬でnegativeな評価を受けると発話の修正や停止などの情動行動や，呼吸の乱れや停止などの自律反応その他まだ明らかにされていないホルモン分泌の変化などが現れると言える。

斉読やメトロノーム法による行動療法で流暢な発話がなされるとそれを聞きながら音読している吃音者の扁桃体・海馬はpositiveな評価を与え，発話はますます流暢になる。また，発話者自身の流暢性の評価基準を低くする（吃音の受容）ことで扁桃体・海馬のnegativeな評価を減少させることが重要である。吃音治療は突き詰めると吃音の受容であり，吃音受容を容易にするのが行動療法による言語症状の改善であることが以上のような生物学的メカニズムによって，説明される。吃音への行動療法の有効性はEysenckら[7]や他の多くの研究者や臨床家によって報告されてきたが，この方法は，人類が吃音に苦しんだと考えられる頃から用いられていた。旧約聖書の出エジプト記はおそらく最も古い吃音と行動療法の記載と考えられる。以上吃音について，心と体の関係からひとつの説明を試みた。

II その他の音声障害

1 心因性失声症

何らかの心理的原因により会話など意図的発声での失声状態を言う。突然の発症で，15歳以下の小児が全体の30％を占めると言われ，低年齢化と未成年での男性の増加傾向を牛嶋[22]は指摘している。筆者も15歳の事例を経験した。母親よりも父親への同一化の傾向があったが，高1時ふとした足指の怪我が長引き松葉杖による登校が続いた。やがて不登校ぎみになり，そのことを父から叱責された頃から声が出なくなった。筆談とささやき声により状況を理解しながら，精神科医とも連携して面接を続けた。通院が苦痛で入院を希望したが，精神科医から拒否されたことをきっかけに声が出るようになった。描画法を中心とするカウンセリングでidentityの探索を続けた。描画の中に変身願望が繰り返し出現し，「俺」と言っていた自己が次第に女性性に目覚めていき新しい恋人ができ声優養成所に入り，演劇の勉強に励むところで面接は終了した。

2 小児嗄声

嗄声とは声の音色の異常で聴覚的分類として，粗糙声（ガラガラ声・ダミ声），気息声（カサカサ声・ハスキーな声），無力声（弱弱しい声），努力声（のどに力を入れて無理に声を出している）に分けられる。男子学童に時にみられるノド詰め発声や女子中学生の部活動における声の乱用による症例がある。いずれも声の乱用を禁じ，声の衛生指導を守るとほとんどの事例に治癒がみられた（角田[21]）。

声の衛生のための注意事項を，角田[21]に従って表5に示す。筆者自身，声の乱用により音声障害に罹患した経験があり，声の衛生の重要性を改めて実感した。声の衛生を遵守しても症状の改善がみられない場合，特に変声期を過ぎても自然治癒しない場合は専門医による診断と治療を受けることが重要である。

表5 「声の衛生」のための注意事項（角田[21]より改変）

1. 叫んだり，金切り声をあげたり，大声で笑うことを避ける。
2. 咳ばらい，空咳は必要最小限にとどめる。
3. 裏声で話したり，無理な高さで発声することを止める。ささやき声も避ける。
4. うるさい所では会話を避ける。必要なことは相手の耳元で話す（うるさい機械の傍，バス・電車・地下鉄・自動車の中などでは会話を避ける）。
5. 話したくても思うように声の出にくいときは，無理に話さないようにする。
6. 話をするとき，首・肩・胸・のどなどに力を入れない。
7. 冷たい空気や乾燥した空気の場所は避ける。
8. けむたい所，ほこりっぽい所，タバコを吸っている人の傍に行くのは避ける。
9. 屋外や広い部屋で遠くの人に対して話すのは避ける。
10. 風邪をひかないよう注意し，風邪のときはできるだけ声を休める。

文　献

1. Blood GW: Laterality differences in child stutterers: Heterogenity, severity and statistical treatments. Journal of Speech and Hearing Disorders 50; 66-72, 1985.
2. Borden GL & Harris KS: Speech Science Primer; Physiology, Acoustics, and Perception of Speech (2nd). William & Wilkins, 1983.（廣瀬肇訳：ことばの科学入門．メディカルリサーチセンター，1984; p.155.）
3. Conture EG, Rothenberg M, Molitor RD: Electroglottographic observations of young stutterers' fluency. Journal of Speech and Hearing Research 29; 384-393, 1986.
4. Curlee RF & Siegel GM: Nature and Treatment of stuttering, 2nd ed. Allyn and Bacon; Boston, 1997; pp167-237, p.319.
5. Deacon TW: The Symbolic Species: The Co-Evolution of Language and the Brain. WW Norton & Co, 1997.（金子隆芳訳：ヒトはいかにして人となったか―言語と脳の共進化．新曜社，1999; pp.359-369.）
6. De Nil LF, Kroll RM, Kapur S, et al: A positron emission tomography study of silent and oral single word reading in stuttering and nonstuttering adults. Journal of Speech, Language and Hearing Research 43, 1038-1053, 2000.
7. Eysenck HJ: Behaviour Therapy and the Neuroses. 1960.（異常行動研究会訳：行動療法と神経症．誠信書房，1965.）
8. Fox PT, Ingham RJ, Ingham JC, et al: A PET study of the neural systems of stuttering. Nature 382; 156-162, 1996.
9. 府川昭世：朗読課題の熟知度と遅延聴覚フィードバック効果―言語運動の外在・内在フィードバックモデルの観点からみたDAF効果（I）．音声言語医学 21; 103-108, 1980.
10. 府川昭世：遅延聴覚フィードバック効果における朗読課題の熟知度，練習の影響および性差―言語運動の外在・内在フィードバックモデルからみたDAF効果（II）．音声言語医学 22; 151-156, 1981.
11. 府川昭世：日本人大学生における遅延聴覚フィードバック効果に及ぼす言語（日本語・英語）と構音の難易の影響―言語運動の外在・内在フィードバックモデルからみたDAF効果（III）．音声言語医学 24; 177-182, 1983.
12. 府川昭世，吉田茂：DAF感受性の性差．心理学研究 59; 144-150, 1988.
13. Fukawa T, Yoshioka H, Ozawa E, et al: Difference of susceptibility to delayed auditory feedback between stutterers and nonstutterers. Journal of Speech and Hearing Research 31; 475-479, 1988.
14. 府川昭世：吃音の生理学的側面．コミュニケーション障害の臨床2 吃音．協同医書出版，2001; pp.19-48.
15. 伊藤正男：ニューロンの生理学IV．科学 40(12); 663-670, 1970.
16. Johnson W, Darley FL, Spriestersbach DC: Diagnostic Methods in Speech Pathology. Harper & Row, 1963.（田口恒夫訳編：言語病理学診断法．協同医書出版，1965.）
17. 児嶋久剛：言語処理の中枢機構．In：新美成二担当編集：21世紀耳鼻咽喉科領域の臨床―CLIENT 21, No.15 音声・言語．中山書店，2001; pp.25-33.
18. 小野武年：生物学的意味の価値評価と認識．In：伊藤正男編：岩波講座 認知科学6 情動．岩波書店，1994; pp.72-108.
19. 西条寿夫：大脳辺縁系と情動のメカニズム．神経進歩 41, 511-531, 1997.
20. 丹治順：運動系の生理学．In：川人光男編：岩波講座 認知科学4 運動．岩波書店，1994; pp.32-71.
21. 角田晃一：声帯結節．In：新美成二担当編集：21世紀耳鼻咽喉科領域の臨床―CLIENT 21, No.15 音声・言語．中山書店，2001; pp.112-117.
22. 牛嶋達次郎：機能的音声障害．In：新美成二担当編集：21世紀耳鼻咽喉科領域の臨床―CLIENT 21, No.15 音声・言語．中山書店，2001; pp.157-163.
23. Van Riper C: Speech Correction; Principles and Methods 4th ed. Prentice Hall, 1963.（田口恒夫訳：ことばの治療―その理論と方法．新書館，1967.）

ケース・カンファレンス　思春期の解離性同一性障害（多重人格障害）の治療

傳田健三

I　はじめに

　解離性同一性障害（多重人格障害）は1980年以降北米を中心に精力的に研究が行われてきた。わが国においても，近年症例報告や臨床研究が増加しており，注目を集めている疾患である。しかし，児童・思春期の症例報告はきわめて少なく，その病態の理解も治療的対応についての検討も十分とは言い難いのが現状である。
　本稿では，解離性同一性障害の思春期発症例を提示し，その心理機制を探るとともに，治療的アプローチについて検討したいと思う。

II　症　例

　症例の記載に際し，匿名性が保たれるよう十分に配慮した。

① 症例A：女性，初診時13歳5カ月，中学2年生

　主訴・主症状：別の人格に交代することがある。その間の記憶がない。
　家族歴：父親（43歳，公務員），母親（39歳，専業主婦），妹（11歳，小6）とAの4人暮し。父親は温和，真面目な性格。母親は内向的，神経質な性格である。Aの性格は内向的，神経質で，やや我が儘なところがある。妹は明朗，活発な性格である。精神科的遺伝歴はない。
　生育歴：妊娠33週，1,800gの早産低体重出生。1歳5カ月時に脳性麻痺と診断された。それ以後，肢体不自由児総合療育センターで訓練および治療を受けてきた。10歳時には，歩行障害に対して両足の整形外科的手術を受けた。その結果，両下肢には軽度の痙性麻痺が存在し，若干不自由ではあるが自力での歩行は可能である。体幹および両上肢にもごく軽度の痙性麻痺が存在するが，日常生活においては大きな支障はない。言語・知的発達に問題はなかった。小・中学校は普通学級で，成績は中位である。5歳時に熱性痙攣の既往が一度あるが，その後の脳波検査は正常であった。初潮は11歳6カ月時に発来。母親は養育について，脳性麻痺があるため，妹と比べて過保護・過干渉になってしまったと述べた。確認した限りにおいては，虐待の既往は認められなかった。
　現病歴：中学1年生のクラスには同じ小学校出身の級友が一人もおらず，なかなか友達ができなかった。思い切って学級委員に立候補したが落選し，一層孤立傾向は強まった。家庭においては自己主張が強く，イライラすることが多くなり，意に添わぬことがあると母親や妹に対して乱暴な言葉使いになったり，物にあたることが増えたという。中学2年になっても状況は変わらず，親友と呼べる友達は一人もできなかった。
　中2の6月上旬，授業中に眠り込んでしまい，しばらくして覚醒した時に，人が変わったように外交的で，よく喋る状態になったという。その後，クラブ活動を終えて帰宅しようとしたところでA自身は我にかえった。その間の4時間ほどのことは全く覚えていなかった。友人によると別人のように振る舞っていたとのことである。その後，Aによれば，「知らない間に場所を移動していた」「ノートに他人の筆跡で身に覚えのない書き込みがしてあった」「記憶のない時間があり，気がついたら保健室で寝ていた」などのことが頻発する

ようになった。しかし，上記のような状態は学校においてのみ出現し，家庭および学校以外の場所では一度も生じていない。担任教師が両親に事情を説明し，6月下旬，両親とAで当科を受診した（担任教師が学校における状況を記載した手紙を持参した）。

2 治療の経過

初診時所見：うつむいたまま視線を合わせず，小声で恥ずかしそうに話す。年齢に比して幼い印象を与える。「よくわからない」という返答が多い。抑うつ症状，幻覚妄想状態，その他の精神症状は認められない。担任教師からの手紙の内容を確認すると，記憶がなくなっている間の自分の行動については皆から聞いているが，自分としては信じられないと述べる。記憶がなくなることをどう思うか尋ねると，そのことは困っているので治したいという。

面接の最後に，病気の内容と治療方針について説明した。そして，今後担任教師と面接の機会をもちたいこと，定期的に両親とともに通院してほしいことを本人に確認したところ，突然下を向いて沈黙した後，別の人格に交代した。全く表情が変わり，治療者を睨みつけながら，男子のような低音で，「担任の先生とは会わないでくれ。病院に通院することも嫌だ」と述べた。その理由は「言いたくない」という。さらに，名前，性別，Aとの関係などを聞いてみたが，「言いたくない」の一点張りであった。その後，トイレに行くと言って母親とともに診察室を出て行き，帰ってきた時には元のAに戻っていた。両親も初めてAの人格が交代したところを見たという。

Aに対して，たった今人格が交代したこと，その人格が担任教師との面談や通院することを嫌がったことなどを説明した。そのような気持ちも理解した上で，治療者はAにもう一度担任教師と面談をもちたいこと，定期的に両親とともに通院してほしい旨を尋ねたところ，了承を得ることができた。

担任教師との面談：翌週，A，両親，担任教師と面接を行った。担任教師の話では，休み時間に交代人格が出現することがたびたびあるという。頻繁に出てくる人格としては，泣き虫で甘えん坊の「もえ」という10歳の女の子と，活発で気が荒い「りょう」という19歳の男の子（初診時に出現した人格）であった。また，中立な立場の「のぞみ」という18歳の女の子は，主人格や交代人格についての情報を詳しく教えてくれるという。「のぞみ」からの情報によると，Aは足が不自由なことで，最近特に劣等感を感じるようになったという。いじめがあるわけではないが，友達から励まされても素直に受け入れられないところがあり，友達関係がうまくいかず，孤立している感じが強いという。

人格が交代したときの対応について，主治医，A，担任教師，両親の間で以下のように確認した。①あまり騒ぎ立てず，興味本位で話を聞かない，②別人格が話しかけてきたときはきちんと話を聞くが，根掘り葉掘り追求しない，③話を聞くときは時間を制限する，④話の最後に，次の授業には出られるか出られないかを確認する（出られないのであれば保健室で休ませる），⑤他の人格がAの悩みを打ち明けてきたら，それをA本人に伝える，⑥別人格がしたことであっても，責任の一端はAにもとらせていく，⑦学校での対応に限界がきた場合，あるいは本人・周囲の安全が維持できなくなった場合は入院を考慮する。

治療前期（2カ月間）：Aと両親は2週間に1回通院を行った。父親もすべての面接に付き添って来院した。初めにAと15分間の面接を行い，その後15分間を合同家族面接とした。担任教師は学校での状況を手紙に書き両親が毎回持参した。面談終了後，治療者から担任教師に対応のポイントを電話でアドバイスするという治療構造とした。

治療当初2カ月間は，ほぼ毎日，上記のような交代人格が頻回に出現した。交代人格が授業を妨害したり，迷惑をかけることはなかった。この時期は，授業は休むことが多く，保健室で養護教諭に話を聞いてもらうことが多かった。担任教師の印象では，皆に甘えたいときや慰めてもらいたいときに「もえ」という人格が出現し，快く思って

いない級友に対して普段言えないようなことをズケズケ言いたいときに「りょう」という人格が現れているようだという。一度，「りょう」がある女子にきついことを言い続けて，その子を泣かせてしまったことがあった。主治医と担任教師が相談し，「りょう」がやったことではあるがAにきちんと謝らせることにした。

Aとの面談においては，Aの表情は次第に明るくなり，ハキハキと話すようになった。どうしてこうなってしまったのか全く分からないが，学校の先生や治療者に話を聞いてもらうと何となく楽になるという。「りょう」が泣かせた女子には，むしろ素直に謝れた。その後，その子との関係は不思議とうまくいくようになった。自分は今まで言いたいことがあってもうまく言えずに我慢する性格だったと述べる。

合同家族面接では，母親が自分の養育のせいでAがこのような状態になってしまったと自責的に述べることが目立った。母親には，原因探しは後回しにして，母親の立場からAの話をじっくり聞いてあげることから始めましょうとアドバイスした。

治療後期（4カ月）：2学期が始まった9月頃から，「あかね」という新しい人格が頻回に出現するようになった。Aと同じ13歳の女の子で，積極的で，明るく，甘えん坊のところもあり，少し口は悪いが優しい性格だという。その他の人格はほとんど出現しなくなった。担任教師の感想では，「あかね」という人格が頻回に出現するが，話し方が「りょう」に似ていたり，態度が「もえ」に似ていたり，冷静なところは「のぞみ」に似ていたりと，以前の人格が融合したような印象があるという。また，以前は授業を休んで保健室にいることが多かったが，自らすすんで授業に出るようになった。

11月の学校祭に向けて，Aは学校祭実行委員に選ばれ，責任ある仕事を任された。自らも希望していた役職であった。担任教師も積極的に支えてくれ，級友も協力してくれたため，学校祭は成功裏に終了した。面接において，Aは皆の協力で学校祭を無事終えることができて，大きな自信に

なったと述べた。学校祭の準備作業を行っている頃から人格交代はほとんど見られなくなっていた。学校祭以降は保健室に行くこともなくなり，授業に対する態度も積極的になったという。人格交代が頻回だった頃は授業に出られなかったので，勉強が遅れてしまったと言い，自ら塾に通い出した。担任教師からみると，友人関係においては以前と比べると適切な距離がとれるようになった印象があるという。以前は友人関係が時に近すぎて傷つけあったり，時に離れすぎて孤立したりしていたという。

12月以降は人格交代も全く出現せず，その他の症状も見られないため，12月末で治療を終結した。その後も現在に至るまで，症状の出現は見られず，学校への適応も良好である。

III 考 察

1 診断

Aは明らかな交代人格が出現し，主人格の行動を交代人格が完全に支配しており，その間の追想が不能であることなどから，DSM-IV[1]の解離性同一性障害の診断基準を満たす。本症例は，多くの報告にあるような虐待などの既往は認められず，境界性人格障害などの人格障害も存在しなかった。しかし，Aは脳性麻痺で足が不自由であったことから，長期にわたる精神的なストレスを受けており，それが外傷体験となったことは容易に推察される。Aとの治療関係は概ね安定しており，衝動行為や攻撃的言動はほとんど見られず，防衛機制も抑圧を主とし，病態そのものは神経症水準と考えられた。従来診断では，ヒステリー神経症の解離型ということができるだろう。

2 発症機制

本症例の発症機制を考えてみたい。Aは脳性麻痺で足が不自由であったことから，長期にわたる精神的なストレスを受けていたと推察される。Aによれば，両下肢に痙性麻痺が存在するため，歩行時には常に周囲の視線を感じていたという。幼少時から小学校低学年までは，級友に歩き方について直接指摘されたりもした。小学校高学年から

中学生にかけては，歩き方について直接指摘されることはなくなったものの，むしろ他者の視線を過剰に感じることが多くなり，敏感になっていった。一方で，Aは両親から豊富な愛情と過保護な養育を受け，受け身的態度，自己愛傾向，依存的で承認を求めようとする傾向などが育まれていったと推察される。

思春期に入り，自己表現・自己主張の欲求が高まり，思春期自体がもつ自己愛の増大が生じる一方で，他者の距離のある態度や眼差しを敏感に感じて孤立し，Aは同性同年輩の親密な関係を形成することに失敗してしまう。その破綻を一挙に挽回する手段として用いられたものが多重人格であったと考えられる。すなわち，Aにとって多重人格とは，別の方法で他者の視線を喚起し，より注目を集めて自己愛を満たし，かつ自己表現・自己主張を行うことができる方法として最も相応しかったということができるかもしれない。

3 治療の原則と注意点

Kluft[7]は治療の原則として表1のように述べている[3]。これはより重篤な解離性同一性障害を想定したものであるが，神経症水準の患者にとっても原則は同じであると考えられる。以上の原則を念頭におきながら，Aに対する治療方針を次のように考えた。

1）患者との信頼関係を築き，安定した治療関係を維持すること

患者との信頼関係を築くために，決して秘密を作らず，なるべくオープンでフェアーであることを心がける。それが解離を防ぎ，統合を促進すると考えられるからである。支持的精神療法が基本であるが，より積極的で柔軟性をもち，安心を与える態度が重要である。面接の内容は，より現実的な友達関係，勉強，家族関係などの日常生活の問題を取り上げて，それに対する具体的な対応策を話し合う。また，限界設定として，学校での対応に限界がきた場合，あるいは本人・周囲の安全が維持できなくなった場合は入院を考慮することを約束する。

表1　解離性同一性障害の治療の原則（Kluft, 1991）[7]

1. 安全な治療構造と堅固で持続的な境界をもつ治療。
2. 自己支配性と患者の積極的関与に焦点を当てた治療過程。
3. 強力な治療同盟の構築。
4. 隠され，埋もれてきた感情を明らかにすること。
5. 治療においては，共同，協力，共感，相互認知を強調すること。
6. 治療者のコミュニケーションは明快かつ率直であること。
7. 治療者は特定の人格をひいきにせず，どの人格に対しても公平であること。
8. 治療が士気を回復し，現実的な希望を育むものであるよう努めること。
9. 治療の速度に関しては，セッションの1/3で問題に触れ，次の1/3でそれを扱い，最後の1/3でそれを処理し，患者を再安定化させるように計画する。除反応が再外傷にならないように細心の注意をはらうこと。
10. 治療者には強い責任感が不可欠。
11. 感情表現の自由を許すような暖かい態度。
12. 治療の展開の中で，認知の誤りを突き止め，修正すること。

2）患者の多重人格状態に対して真摯かつ慎重に対応すること

初診時に別人格が出現したが，そのときの対応が重要であったと考えられる。患者にとっては，治療者が信頼に値するかどうかのテストであったといえるだろう。決して興味本位の態度ではなく，一人の人格として真摯に対する必要がある。他の交代人格も治療者の話に耳を傾けている可能性も考慮し，特定の交代人格との間だけで秘密をもたない配慮も必要である。また，交代人格のそれぞれを尊重しながらも，治療者は常に「全体として一つの存在である」というメッセージを送り続けることも重要である[2]。

交代人格は主に学校で出現することが多かったので，学校場面における環境調整も重要なポイントである。交代人格が出現したときの対応を担任教師と十分検討する必要がある。患者にも十分説明した上で担任教師や養護教諭が一貫した対応をとること，限界設定を設けることなどが重要である。

3）患者の自尊心を高め，心的外傷体験を安全かつ慎重に扱うこと

発症前のAは周囲の視線に過敏になっていると同時に，孤立無援の状態が続いていた。そのよう

なAの立場を理解し，そのつらさに耳を傾け，可能であれば本人に相応しい役割を与え，彼女の自尊心を高めていく必要がある。

また，幼少時から脳性麻痺で足が不自由であったことが外傷体験となったことは容易に推察されたが，その問題については根掘り葉掘り聞くことはせず，本人が話したいときに十分に時間をかけて聴くこととした。

4）家族や担任教師と協力すること

家族療法的アプローチに関しては，両親に対して病気の説明を分かりやすく行い，Aがここまで追いつめられた心理的過程を子どもの気持ちに添って理解するように促す。また，治療者と家族が互いに情報を交換しながら理解を深めていく。

学校場面における環境調整に関しては，先に述べたように，担任教師に病態を十分説明し協力を得ることが不可欠である。担任教師にAの話を聞いてもらい，級友の動揺を抑え，クラスの中の役割を与えてもらうことはきわめて重要なポイントである。

■4 人格の統合過程

Braun[5]は解離性同一性障害の治療の段階について表2のように述べている。これを参考にしながら，Aの治療経過ならびに人格の統合過程について考えてみたい。

1）信頼関係を確立する

Aとの信頼関係は比較的速やかに確立した。初診時における交代人格に対する対応がポイントであったと考えられる。初診時以降は診察室で人格が交代することはなかった。面接では，日常生活において様々に揺れ動く感情について（特に友人関係をめぐって）述べていった。そして，具体的にどのように対応したらよいかをともに検討していった。

2）交代人格が主人格に代わって感情を表現する

Aの本来の性格は内向的で友人関係をうまく築くことが苦手であった。交代人格はAが普段の生活では言えないことを代わりに周囲に伝える役目を果たしていたと思われる。「もえ」はAの代わりに担任教師や友人に甘える役割を担っていたと

表2　治療の段階（Braun, 1986）[5]

1. 信頼関係を確立する。
2. 診断を確定し，患者に知らせる。
3. それぞれの人格とコミュニケーションをとる。
4. 治療契約をする。
5. 病歴を収集する。
6. それぞれの人格がもつ問題を取り扱う。
7. 特殊な技法を用いる。
8. 人格相互のコミュニケーションを促進する。
9. 人格の解消／統合を達成する。
10. 新しい行動と対処技術を育てる。
11. 社会的サポートシステムのネットワークを作る。
12. 獲得したものを強固にする。
13. フォローアップを行う。

考えられ，「りょう」はAに代わって皆に言いたいことをはっきり言う役割を果たしていたと考えられた。そのこと自体がカタルシスとして働いていたと考えられるし，それに対する周囲の反応を知るきっかけにもなっていたと思われる。

3）交代人格の言動の意味を解釈する

本症例の場合，自分がなぜ多重人格になったのかが分からず，その理由を知りたがっていた。そのため治療者は，治療の中盤以降，Aにはあくまで治療者の私見と断った上で，「りょう」はあなたの代わりに皆に言いたいことを言ってくれているのかもしれないね，「もえ」はあなたに代わって皆に甘えているのかもしれないね，というような説明を行っていった。

言うまでもなく，交代人格の言動の意味をみだりに解釈することは，症例によっては，新たな交代人格の産出や患者の行動化を生み，状態の悪化につながる可能性があるため，そのタイミングや内容について細心の注意を払わなければならない。本症例の場合は，上記のような説明を素直に受け入れることができ，自らの症状の理解につながっていったと思われた。

4）「全体として一つの存在である」というメッセージを送り続ける

それぞれの人格を尊重することは言うまでもないが，「全体として一つの存在である」というメッセージを送り続ける必要がある。例えば，「りょう」がある女子にきついことを言い続けてその子を泣かせてしまったとき，主治医と担任教師で相談して，Aにきちんと謝らせることにした。A

```
子ども人格  異性人格  保護者人格  主人格
  もえ      りょう    のぞみ      A
   └────┬────┘          │         │                信頼関係
        │               │         │                環境調整
        ▼               │         │   ←──────      感情の表現
      あかね            A         │                役割の獲得
        └───────┬───────┘         │   ←──────      外傷からの回復
                ▼                                   対処行動の向上
              統合人格
```

図1　人格の統合過程

には，「りょう」が勝手にやったことでありA自身に覚えはないかもしれないが，あなたの一部である「りょう」がやったことなので，あなたがきちんと謝ったほうがよいと伝えた。これについてはA自身も素直に納得した。むしろ，その後その女子との関係が良好になったことは，Aに新鮮な印象を与えたと思われる。

5）役割を獲得し，新しい行動と対処技術を育てる

行動面で大きな変化がみられたのは学校祭の実行委員に選ばれてからであった。自らも希望していた責任ある役職を任され，それを担任教師に支えられ，級友からも協力してもらえたという体験は，Aの自尊心を高め，大きな自信につながったと考えられた。そのような体験の中で，友人の中でどのように振る舞い，行動すべきかを少しずつ学んでいったと思われた。

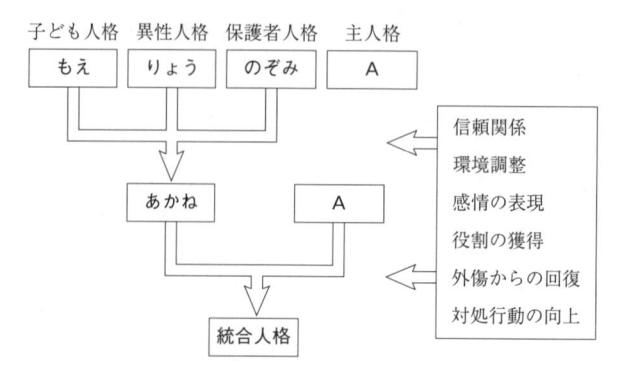

6）人格の統合過程

人格の統合過程には図1のような独特の特徴がみられた。はじめは，「もえ」「りょう」「のぞみ」が融合したような「あかね」という比較的安定した人格が出現し，建設的な行動を行うようになっていった。そして，学校祭の実行委員を行っているうちに，「あかね」も出現しなくなり，人格が統合されていった。その背景には，治療者との信頼関係，担任教師による環境調整，感情の表現，役割の獲得，外傷からの回復，対処行動の向上などの作業がなされていたと考えられる。この過程は，解離性同一性障害の人格統合過程であるだけでなく，まさに，思春期の患者が親から分離・独立し，主体性を獲得し，同年輩の友人の中における社会性を身につけ自立していく過程そのものということも可能である。

5 解離性同一性障害の精神病理

解離性同一性障害の病因論として，Kluftの4因子説[6]やBraunの3Pモデル[4]などが知られている。Kluftは第Ⅰ因子として患者の生物学的な解離能力を，第Ⅱ因子として心的外傷をあげ，さらに解離性防衛の形態を人格の多重化に向かわせるような内的素質や役割行動の奨励やメディアの影響などの外的影響力といった第Ⅲ因子，心的外傷を受けた後の癒しや支えの環境の欠損といった第Ⅳ因子があって解離性同一性障害が発症すると述べている。BraunはPではじまる3つの因子，脆弱因子（predisposing factors），促進的事件（precipitating event），永続性現象（perpetuating phenomenon）を用いてKluftとほぼ同じ仮説を述べている。これらは，いずれも生来的に解離傾向の強い人が，幼児期あるいは児童期に重篤な外傷体験（特に被虐待体験）を持続的に受けた場合，後になって究極の解離症状である人格交代現象が生じるという考え方であり，近年の研究者の意見はこれを支持することでほぼ一致しているといってよいと思われる。換言すれば，解離性同一性障害を慢性の外傷後ストレス障害（PTSD）としてとらえるものである[8]。

田中[8]は，わが国の解離性同一性障害の背景には必ずしも重篤な外傷体験（特に被虐待体験）が存在するとは限らないとして，①典型的な解離性

同一性障害（被虐待体験が存在する），②ヒステリー性解離反応（演技性人格者が明らかな心因を契機に発症する），③境界性人格障害（境界性人格障害の症状として解離症状を呈する）の3症例を提示しながら，精神病理学的な異種性について考察している。

本症例には重篤な被虐待体験は認められず，境界性人格障害などの人格障害も存在しなかった。治療関係はおおむね安定しており，防衛機制も抑圧を主とし，病態そのものは神経症水準と考えられた。上記の田中の類型にしたがえば，ヒステリー性解離反応に分類することができるだろう。本症例は演技性人格をもつとはいえないが，上述したように，多重人格状態を呈することで他者の視線を喚起し，より注目を集めて自己愛を満たし，かつ自己表現・自己主張の機会を得たという意味において，いわゆるヒステリー機制が働いていたと考えることが可能である。

解離性同一性障害の中でも思春期発症例においては，本症例と同様な心理機制が働いている症例は稀ではないと考えられる。その際には，外傷体験（特に被虐待体験）を追求することも重要なことではあるが，各年代に応じた発達的な理解が不可欠である。特に症状の発症機制を疾病逃避や疾病利得とのみとらえずに，患者が主体性・自律性を獲得し，同世代の中における社会性を身につけていく懸命な試みであるととらえる視点が必要であると思われる。

Ⅳ おわりに

解離性同一性障害の思春期発症例を提示し，その心理機制を検討し，治療的アプローチについて若干の考察を行った。北米の報告では，外傷体験（特に被虐待体験）が本疾患の重要な病因として注目されているが，本邦における症例報告をみると，必ずしも被虐待体験を有している症例ばかりではない。今後ますます増加すると予想される解離性同一性障害に対する一つの理解の仕方と対応の方法を提示させていただいた。

文献

1. American Psychiatric Association : Diagnostic and Statistical Manual of Mental Disorders, 4th edition (DSM-IV). Washington DC ; American Psychiatric Association, 1994.
2. 安克昌，金田弘幸：多重人格性障害の診断について．精神科治療学 10; 27-34, 1995.
3. 安克昌：解離性（転換性）障害：診断と治療．In：臨床精神医学講座第5巻 神経症性障害・ストレス関連障害．中山書店, 1997; pp.443-470.
4. Braun BG, Sachs RG : The development of multiple personality disorder: Predisposing, precipitating, and perpetuating factors. In : Kluft RP (ed) : Childhood Antecedents of Multiple Personality. Washington DC ; American Psychiatric Press, 1985 ; pp.37-66.
5. Braun BG : Issues in the psychotherapy of multiple personality disorder. In : Braun BG (ed) : The Treatment of Multiple Personality Disorder. Washington DC ; American Psychiatric Press, 1986 ; pp.1-28.
6. Kluft RP : Treatment of multiple personality disorder, A study of 33 cases. Psychiatr Clin North Am 7; 9-26, 1984.
7. Kluft RP : Multiple personality disorder. In : Tasman A, et al (eds) : The American Psychiatric Press Annual Review of Psychiatry, vol.10. Washington DC ; American Psychiatric Press, 1991; pp.161-188.
8. 田中緑，矢萩英一，工藤静華ほか：解離性同一性障害の異種性について—発症背景が異なる3症例を通じて．臨床精神医学 31; 961-968, 2002.

テーマ D

終　章

第1章 児童精神医学と倫理

中根允文

I はじめに

　精神医学・精神科医療の倫理というとき，ふだんの日常臨床や医学研究では，まず提供されるはずの医学医療あるいは調査される研究の目的からみた道徳的・倫理的な問題点の有無，それを受ける対象者における判断の自律性などが問われることになる。児童精神医学領域となると，対象者が児童を含む若年者であるせいで，患者自身から適確なインフォームド・コンセントを得るということが容易でなく，代理承諾をもとに具体的な医学医療の進行が図られることになり，そこに問題を指摘する声のあることを聞く。児童を含む若年者では意識清明であり平常な精神発達であるにしても，彼らに判断能力があるとするには何歳を最少年齢とするかが問われ，児童期の精神医学・医療では，こうしたインフォームド・コンセントに関わるテーマを含めて倫理的側面に関する定説が充分には確立されていないので，ここでは精神医学分野における倫理，特に児童の自己決定権，児童精神医学の中で薬物療法に関わる倫理，および障害の告知などについて言及してみたい。

II 精神医学・精神医療における倫理とは

　まずは，医学医療において何が倫理的問題点であるかの気付きが重要である。パターナリスティックではあるが患者の意志を尊重し道徳的に診療している臨床家であると，倫理性が問われるはずはないと考えてしまうであろう。それで済むことが多いのも事実だが，時に過剰なパターナリズムに陥って患者の自己決定を抑制あるいは無視している可能性もないとはいえない。

　「倫理原則」を構成する要素は，目的・価値・自律性・真実である。医学医療は，対象に危害を及ぼすのではなく，利益をもたらす行為，すなわち善行・仁恵（beneficence）をなすというのが目的（責務）であり，世界保健機関（WHO）がいう最高の健康を対象が享受できるようにすることを目的にしているはずで，無危害（non-maleficence）でなければならない。そこには，異常のあり方，例えば身体障害であれ精神障害であれ，同じ人間としての本質に変わりがあるはずはないから，全て同等（公正さ，公平・平等）であるとの「価値」評価（justice）に基づいて医学医療は行なわれるべきである。対象における年齢の違いとか発育段階の違いとかが関与するはずもない。しかし，胎児の価値については，ときに妊娠時の母親の価値と対比されることがある。次の自律性あるいは自律尊重の原則（respect for autonomy）に関しては，いわゆる自己決定の可能性であり，自らの意志に基づいて決定がなされているかが問われることになる。ただ，そこには自己決定能力があるか，そして自己決定権が認められているかが重要なテーマである。真実は病名告知ないし状態告知に関わる問題であり，いかに真実が告知されているか，あるいは告知の仕方や内容に関わる誠実さが問われる。この自律性および真実は，いわゆるインフォームド・コンセントにおいては基本的要綱である。今一つ，医の倫理規範には秘密保持も話題になる。そこでは，秘密保持の遵守，秘密保持の保証，そしてその秘密保持原則の例外などが問われるであろう。

　精神医学研究を開始しようとするとき，それが「科学原則」的な視点において妥当でなければな

らない。現実的に児童を対象とする精神医学研究の着目や施行というのは容易でなく，「臨床上の偶然の賜（clinical serendipty）」などと表現されることがあるように，日常診療の中から研究化が促されたりすることも少なくない。その中には児童思春期に発症したり通常的に遭遇することの多い精神疾患の病因論に係る生物学的な基礎研究もある。例えば，自閉症を含む様々な発達障害の神経化学的・神経生理学的・形態学的（brain imagingを含む神経放射線学，身体の形態異常を含む奇形学，死後脳に係る神経病理学など）・神経内分泌学的・神経免疫学的研究などであったりする。一方，純粋に臨床的な研究として，各種障害における病態像の確立や自然経過あるいは転帰の把握のために短期的・長期的な経過観察などといった追跡，治療への反応性を探る臨床評価あるいは精神神経薬理学，さらには新たな治療的アプローチの開発などが含まれるであろう。

ある臨床症状群や疾患（障害）の病因を探るにしても，その研究が計画されるに至った経緯や背景は明示され，目的の妥当性と詳細な方法論が示される必要がある。したがって，医師・医学者の個人的な興味や関心のみで研究が開始されるべきでないことは当然であり，得られた知見は対象となった被験者を中心にいかなる体裁であるにしてもフィードバックされなければならない（知りたくない権利への配慮も必要である）。ここに列挙した研究領域は全て，児童精神医学の基礎・臨床のいずれから見ても必須のものであるが，国内では必ずしも順調に展開していると言えず，海外諸国からの貢献に遅れを取っているかもしれない。

こうした研究を展開する際，先の科学原則にくわえて，研究実施の妥当性（例えば，①その研究あるいは治療法が対象者に害を及ぼす恐れはないか，②どのような対象であれば実施可能か，③どのような対象なら無作為の割付が可能か，④対象の同意を必要とするか，⑤臨床研究として偽薬使用は倫理的に認められるか，⑥担当医のブラインド性は倫理的に許されるか，など）が受け入れられるものであれば，次にはいかに研究を進めるかの具体的方法論に進むことになる。研究結果におけるエビデンス・レベルから，対象者には被験者群と対照群が設定されることが理想的とされる。前者は疾病患者群であり，後者は比較対照のためのグループである。直接的参画者である研究者は，両群の対象者がいずれのグループに属するかを知らされないままに研究（randomized clinical trial; RCT）が展開されるのが望ましいが，そのせいで倫理的に問題が生じることがある。すなわち，試験中の対象がいずれのグループに所属するかを知らないことから，必要な対応が遅れたりなされなかったり，あるいは不適切な対応が行われたりはしないかという懸念である。特に，若年の対象者では研究（実験）下での処置によって不利益を被っていても，自らそれを自律的に表明できるか否かの問題が潜むからである。研究デザインについては，当然被験者など対象者に侵襲的でないことが原則とされるが，検体採取法に関してなどは難しいテーマである。例えば，採血にしても調査期間の中で何回までが倫理的に許容されるか，あるいはいかなる体液あるいは生体の一部が採取できるかなどは十分に検討しておかなければならない。観察・測定項目，評価の指標あるいは評価尺度，およびそれらの施行時期も児童の耐えうる範囲を超えるべきでないことは当然である。対象者にとって侵襲的な操作あるいは危害を加えるような手技，発達に影響を及ぼすであろうようなアプローチは可能な限り避けられねばならないし，必要性のない研究を行なうことも正当化されない。

III 児童の自己決定権

研究法における倫理性と科学的妥当性が確立されても，次に重要なのは，対象者における自律性の実行可能性である。充分な開示（disclosure）がなされ，内容が適切に理解（comprehension）され，そして自己決定が下されるという中でインフォームド・コンセント（informed consent; IC）が機能する。ICは儀式ではなく，開示者との間における自己決定のプロセスなのであるから，単に情報を開示すれば済むというわけでなく，提供された情報が全て適切に理解されていなければならない。特に，ICを得ることができない要件

「同意猶予（deferred consent）」の一つとして未成年があげられており，当事者である児童の同意に加えて，親または後見人の同意が必要とされる。

医療上の倫理にかかわる「リスボン宣言」（1995）[20] では，まず「3．自己決定の権利（right to self-determination）」項において，「a．患者は，自分自身に関わる自由な決定を行なうための自己決定の権利を有する。医師は，患者に対してその決定のもたらす結果を知らせるものとする。b．精神的に判断能力のある成人の患者は，いかなる診断上の手続ないし治療に対しても，同意を与えるかまたは差し控える権利を有する。患者は自分自身の決定を行なう上で必要とされる情報を得る権利を有する。患者は，検査ないし治療の目的，その結果が意味すること，そして同意を控えることの意味について明確に理解すべきである。c．患者は医学研究あるいは医学教育に参加することを拒絶する権利を有する」と規定している。次の「5．法的無能力の患者（the legally incompetent patient）」項において「a．患者が未成年者あるいは法的無能力者であるならば，法的な問題に関わる場合には，法律上の権限を有する代理人の同意が必要とされる。その場合であっても，患者は自らの能力の可能最大限の範囲で意志決定を行なわなければならない。b．法的無能力の患者が合理的な判断をし得る場合，その意志決定は尊重されねばならず，かつ患者は法律上の権限を有する代理人に対する情報の開示を禁止する権利を有する」と規定して，未成年者等への特別の配慮の必要性を明示している。ここでの代理人は，法定代理人や保護者（親権者ないし後見人）であろう。

そこで，「未成年」者である児童について，年齢的に何歳以上を自己決定能力ありと見なすかについて考えてみたい。国内的には，以下に記すように幾つかの基準となるものがあり，その判断材料とはなる。つまり，1）義務教育終了は15歳（学校教育法第22,39条）であり，2）自らの意志で養子になることができるのは15歳（民法第797条），3）遺言能力は15歳（民法第961条），

表1　臨床研究に関する倫理指針（厚生労働省，平成15（2003）年7月30日）の目次

前文
第1　基本的考え方
　1．目的
　2．適用範囲
　3．用語の定義
　　（1）臨床研究　（2）被験者　（3）研究者等　（4）研究責任者　（5）個人情報　（6）臨床研究機関　（7）共同臨床研究機関　（8）倫理審査委員会　（9）インフォームド・コンセント　（10）未成年者　（11）行為能力
第2　研究者等の責務等
　1．研究者等の責務等
　2．臨床研究機関の長の責務等
第3　倫理審査委員会
第4　インフォームド・コンセント
　1．被験者からインフォームド・コンセントを受ける手続
　2．代諾者等からインフォームド・コンセントを受ける手続
第5　細則
第6　見直し
第7　施行期日

そして4）厚生労働省の臓器移植法等では臓器移植のドナーは15歳以上でなければできない。また，5）遺伝子解析研究に付随する倫理的問題に対応するための指針においても16歳以上の未成年者では親権者の代諾に加えて当事者の同意も必要とし，16歳未満であればその未成年者にも十分な説明をしてできる限りその未成年者からも同意が得られるように努めなければならないとしている。こうしたことを考慮すると，中学校卒業程度（15～16歳）になれば当人だけへの説明そして同意で妥当かもしれない。「臨床研究に関する倫理指針」では，表1のような目次における「用語の定義」項の中で，未成年者を満20歳未満の者であって，婚姻したことがない者をいうとしている。さらに同指針には，「代諾者者等からインフォームド・コンセントを受ける手続」について説明する中で，以下のような文言が見られることにも注目しておきたい。すなわち，その細則として，

1．代諾者等からインフォームド・コンセントを受けることが出来る場合およびその取り扱いは，以

下の通りとし，いずれの場合も，研究責任者は，当該臨床研究の重要性，被験者の当該臨床研究への参加が当該臨床研究を実施するに当たり必要不可欠な理由および代諾者等の選定方針を臨床研究計画書に記載し，当該臨床研究計画書について倫理審査委員会による承認および臨床研究機関の長による許可を受けなければならない。
- 被験者が疾病等何らかの理由により有効なインフォームド・コンセントを与えることができないと客観的に判断される場合。
- 未成年者の場合，ただし，この場合においても，研究者等は，被験者にわかりやすい言葉で十分な説明を行い，理解が得られるよう努めなければならない。また，被験者が16歳以上の場合には，代諾者等とともに，被験者からのインフォームド・コンセントも受けなければならない。
2．研究責任者は，一般的には，被験者の家族構成や置かれている状況等を勘案して，以下に定める者の中から被験者の意思および利益を代弁できると考えられる者を選定することを基本とし，臨床研究計画書に代諾者等の選定方針を記載しなければならない。

をあげている。

さらに，森岡・杉本[6]は，より若年者を対象に臓器移植法改正案を提言する中で，現行の臓器移植法第6条改正案として，（i）15歳以上の者に関しては現行法と同様，（ii）15歳未満12歳以上の場合は，「本人の意思表示」および「親権者による事前の承諾」がドナーカード等によって確認されていて，親権者が拒まないときに限り，「法的脳死判定」および「脳死状態からの臓器摘出」を可能とする。ただ，12歳未満6歳以上では，上記条件に加えて，子どもが虐待によって脳死になった形跡がないこと，「本人の意思表示」が強制によってではなく自由意思によってなされたものだと考えられること等を，病院内倫理委員会（あるいは裁判所）が審理するという条件を追加する（ただ，6歳未満の場合と同じく，12歳未満については「法的脳死判定」および「臓器摘出」を行なわない，という考え方もあり得るとしている）。6歳未満については，やはり意味のある意思表示は不可能と考えて，「法的脳死判定」およ

び「臓器摘出」を行なわない，としている。

ただ，「児童の権利条約」マニュアルなどを参照すると，子どもの「自己の意見を形成する能力」は15歳以前であっても芽生えてくるとしており，例えば校則に対する中学生の意見表明はできるだけ聴取して反映するように勧められている。一方，米国では薬物療法に関する承諾が7歳以上から可能とされているという報告もみられる。

研究計画書には，保護者等への参加依頼書や同意書が含まれるが，依頼書については当該児童が理解可能な文書としても準備されておく必要があり，同意書は児童と保護者等の双方が連記して署名できるように配慮されておくことが望ましい。

こうした留意点についても充分に記載した研究計画書ができあがったとき，相応の中立的な審査を受けるということになる。つまり，倫理委員会（ethics committee / ethical committee）の判断を仰ぐということである。今や多くの施設が，いわゆる施設内審査委員会（institutional review board; IRB）を立ち上げており，適切な判断が期待されるが，余りに厳しい倫理基準に捕われて，必要欠くべからざる研究が安易にキャンセルされることのないように，研究実施責任者は同研究の有用性・必要性を的確に確信を持って説明することも重要である。

児童のインフォームド・コンセントを得ようとするときに配慮すべき要件を，村瀬は自らの調査結果から表2のようにまとめている[7]。子どもの「同意」を，真に理解して信頼性あるものとする上で有用な知見であろう。ただ，子どもへの情報開示による更なる心理的負担や混乱を来すことがないように注意しておくことも忘れてはならない。

これまでにふれたように，児童思春期の精神医学領域における基礎研究および臨床試験は極めて例外的である。ただ，それなしでEBMが実践されるとは考えられず，臨床試験，例えば治療薬の効果判定などを含め，可能な限り実施されていく必要がある。心理療法的接近，行動療法的接近，あるいは家庭環境調整などについては，しばしば臨床的事例検討の成果をもとに推奨されることが

表2 子どものインフォームド・コンセントを得るときに配慮すべき要件[7]

	学生	福祉	病院	計
子どもの性格，知的発達，情緒的安定の度合いの判断	16	18	12	46
本人と信頼関係がある人から伝えてもらう	1	12	3	16
子どもの主体性を認め，一方的説得としない	8	19	9	36
伝える時期を見計らう	2	4	1	7
周囲のサポートを整える	4	10	5	19
親権者の意向を尊重する	0	2	1	3
プライバシー保護を約束する	0	1	0	1
表現を工夫し理解できるように十分な説明をする	13	12	10	35
均質で平等性のある説明内容であることに留意する	10	10	2	22
伝えた後のフォローアップを続ける	7	11	4	22
伝える側が自らの感性や能力を認識する	4	6	3	13
伝える側の責任逃れの行為として行なわない	3	0	1	4
その他	1	2	1	4
無回答	0	3	2	5

多く，薬物療法などの生物学的治療技法は諸外国のデータをもとに活用されているという現状において，子どもにとって全く問題が生じないという保証があれば構わないにしても，未だに不明確な部分を包含する精神障害の治療にあっては可能な箇所から着実に日本人における根拠を確立していくべきであろう。

著者は，先輩・同僚とともに，児童思春期の少年を対象にした臨床研究，疫学研究および治療薬に関する試験研究を試みてきた[9]。したがって，多くは特定の疾患の臨床特徴に係るものであったが，中には薬物治療あるいは新たな治療薬の開発に関するものなどである。まず取りかかったのは，当時ダウン症候群に試みる価値があると推奨されていた処方薬の有用性に関する試験で，ポジティブな結果には至らなかった。ついで，自閉症の臨床的疫学的研究（症状評価法・有病率など）と新規治療薬の開発に関する研究であり，多動性障害に係る症状評価法および新規治療薬の開発試験などである。RCTにおいて有用性が確認されたのは，残念ながら，自閉症に対するPimozideだけであった。試験計画に難点があるのか，あるいは顕著な発達の時期である児童思春期のせいか，open trialの結果がRCTに反映しないことも少なからずあった。このことは，日常的な臨床経験からだけで有用性に言及できない部分があることを示唆していると考えるべきなのかもしれない。

Ⅳ 児童期精神科医療における倫理性 ——薬物療法を中心に

児童思春期の精神疾患の治療において，薬物療法が中心的テーマとなることは必ずしも多いものではないにしても，日常臨床の場面では表3に見るような症状のときにしばしば各種の向精神薬による治療が実践されているのも事実である。とはいえ，子どもを対象とする薬物療法には，1）小児に関するエビデンスは極めて少なく，2）薬力学的・薬物動態学的データはほとんどなく，3）臨床試験（RCT）もほとんどないことから，4）結果的に正規の認可ないままに，治療者が選択して処方している，すなわち「保険適応外使用」（off label use）としての向精神薬活用である，などといった状況下にあると周知しておかねばならない。つまり，多くの向精神薬のDrug Informationを見ると，「使用上の注意」欄において「慎重投与（次の患者には慎重に投与すること），小児（小児等への投与の項参照）」「小児等への投与：低出生体重児，新生児，乳児，幼児又は小児

表3 薬物療法の適用とされる代表的な児童思春期の精神症状・行動障害

・多動・衝動性・注意集中困難	・興奮・攻撃的行動
・易怒性	・睡眠障害
・自傷行為	・チック
・夜尿	・不安・焦燥
・強迫	・抑うつ
・緘黙	

に対する安全性は確立していない（使用経験がない）」などと記載されているのである。

精神科治療の中で，薬物療法を考えるとき，1）治療によって起こりうる患者にとっての危険性と利益を考慮すること，2）処方開始前に患者の状態（精神状態・身体検索・理学所見など）を完全に評価しておくこと，3）単剤治療で，有効最低用量から開始すること，および，4）処方後は定期的にモニターすること，が一般原則とされる。児童思春期の少年を対象とするときには，治療開始に先立って，さらに厳密な原則の設定が考慮されるべきとなる。つまり，1）保護者（親）［および本人］の同意を得ること，2）適応（疾患）が明確であること，3）特に表3に示したような標的症状を決めること，4）的確な薬物選択と服用方法および増減法であること，5）定期的に効果および副作用の判定と評価を行なうこと，6）児童期に特有の副作用（発達への影響，ライ症候群など）に注目すること，7）効果に関わる他因子を評価すること，そして8）薬物治療の継続・中止および終結を絶えず検討すること，などが重要である。

現実に児童思春期精神医学における薬物療法は，疾患名からすると統合失調症，気分（感情）障害，広汎性発達障害（自閉症圏障害），行動上の問題や精神症状を伴う精神遅滞，多動を伴う注意欠陥障害，攻撃性の顕著な行為障害，およびチック障害などであり，その有効性も通常の臨床経験からおおよそ確認されている。特に，成人に見られる精神疾患が若年に発現したときは，成人の治療アルゴリズムに準じて治療され，相応の有効性が見られるとされる。しかし，抗精神病薬や抗うつ薬の児童思春期少年における作用・副作用の発現様式は確認されていないということをあくまでも知っておくべきであり，抗精神病薬では成人よりも容易に不随意運動性の副作用が現れやすいとされる。2003年12月からは，新しい抗うつ剤であるSSRIの中でparoxetineは，若年者への投与が禁忌とされるなど，新たな注意喚起の必要性が考えられる。以下，代表的な疾患群について薬物療法の状況を紹介する。

◼ 注意欠陥多動性障害（ADHD）の場合

まずは環境要因の改善や心理的学的治療が試みられ，安易な薬物利用はなされるべきでない。一般的には，多動の改善や注意力の向上を期待して，中枢刺激剤（methylphenidate）が利用される。ふつう，1日5 mgから開始し，漸増して10～15 mg／日が常用量とされる。服薬によって不眠が生じるので，朝食後および昼食後の服用とすることが多く，夕方になってからの服用は避ける。副作用として一過性に不眠や食欲不振が出現し，長期的に服用すると成長抑制のリスクがあるとの報告を見る。

ADHDへの中枢刺激薬の効果は，上林[5]によるとシナプスに放出されたドーパミンとノルエピネフリンが前シナプスの神経終末に再取り込みされるのを抑制することによるという。彼女は1998年の全国調査で，methylphenidateがADHDの第1選択薬として67％に利用されているが，欧米に比して向精神薬や抗てんかん薬の利用が少なくないとしている。しかし，山下ら[21]の報告によるとアンケート調査への協力者数は上林の場合より少ないが，ADHD治療経験のある児童精神科医の93.8％（30／32）がmethylphenidate投与経験ありと答えており，69％は適応外使用であることまで伝えていた。しかし，使用に当たっての承諾は3.3％のみが文書で得ていたに過ぎない。6歳未満児への使用経験は46.7％に認めていた。同調査の結果をもとに，厚生労働省が「医学薬学上公知の事実であり，安全性，有効性の評価が可能であると判断されるものであれば，新たな臨床試験の実施なくして承認を取得することも可能である」という通知を出しているわけだし，正規の適応が得られるように申請するべきであるとしながら，一方では過剰処方や乱用の恐れに対する懸念から，特別の処方制限に関わるシステム作りの必要性も彼らは訴えている。

◼ 広汎性発達障害（PDD，自閉症）の場合

ADHDと同様に，まずは心理教育的アプローチおよび家族教育が試みられ，薬物治療に期待されるところは多くなく「療育」活動への援助ない

表4　自閉症に用いる薬剤（杉山による）

年代	標的症状	薬物および使用量
幼児期	顕著な注意の転導性	Pimozide 0.3-0.7 mg
	パニックの頻発	Haloperidol 0.2-0.7 mg*
	睡眠障害	Propericyazine 2-4 mg*
	脳波異常を伴う多動	Carbamazepine 50-100 mg
青年期	パニックの頻発	Pimozide 1-2 mg, Haloperidol 0.7-2 mg*, Levomepromazine 5-100 mg*
	睡眠障害	Prpericyazine 5 mg*, Amobarbital 0.1-0.3 g
	感情障害の合併	Carbamazepine 100-300 mg

*抗パーキンソン薬の併用が必要

しは対症療法的接近の手段とされる。したがって、多動や反復的行動、攻撃的行動などが見られる場合にはじめて、その適応が考慮される。自閉症が国内で適応症と認知されているのは、pimozide だけであるが、近年に開発されてきた非定型的抗精神病薬を推奨する者が多い。ただし、長期的使用は避けることが勧められる。てんかんを併発していれば、抗てんかん薬による治療が当然考えられるが、他の治療と同様に副作用には十分な注意が必要である。表4は、杉山[16]が要約した症状別の治療薬の概要である。

3 チック障害の場合

一過性チックでは、やはり心理療法的あるいは行動療法的アプローチや家族ガイダンス、および環境調整などが優先されるが、子どもの苦痛が大きいような場合や慢性化した運動および発声チック障害であるトゥレット症候群の場合は薬物療法の適応となり、これが治療にとって中核的とみなすこともある。その場合、通常、抗精神病薬（haloperidol だと 0.5～10 mg／日［0.25～0.5 mg から開始］、pimozide だと 0.5～6 mg／日など）が処方される。処方開始から、短期的チェックおよび長期的チェックがなされるべきで、効果だけでなく副作用にも注意が重要である。

V　障害の告知について

患者およびその近親者に、障害を告知することは、しばしば容易ではない。告知された側における、その障害の受容の有りように幾つかのステップがあることは再々紹介されているものの、記載されているほどにスムーズに一方向性に進展していくわけでなく、当事者の苦悩は障害状態の経過や周囲の状況と関係しながら、かなり行きつ戻りつする。これまでの報告をみると、医療者側は病名（障害名）などをおおよそ適切に告知したと考えているが、受け手にしてみると告知のタイミング（発症あるいは診断確定からいつの時点に告知されたか）、告知に立ち会うメンバー（誰が告知されたか）、および告知の内容（病名および障害に係る一般的な臨床特徴・経過・転帰そして治療法、それらの当該人における類似性と特異性）などについて、不満足あるいは不十分だとの印象を抱いて新たに葛藤を生じさせることもある。特に、慢性の精神障害や発達障害の場合には、悪性腫瘍などの身体疾患と違って難しい問題がありそうである。著者らは、1975年頃にダウン症の家族グループの協力を得て初回告知に関する意識調査を試みたことがあり、やはり告知の時期および転帰についての情報に対する不満が顕著であることを知った。

当事者が児童である場合の告知は、さらにまた大きな課題である。先の自己決定能力と同様に、開示された情報に対する理解力や判断力レベルが充分ではないとあらかじめ考えてしまって児童への告知が遅れて、治療へのコンプライアンスを悪くしてしまうことがある。あるいは、不用意な告知のせいで、疾病そのものによる苦痛に加えてさらに不安感や混乱を当該児童に増大させることがありうるとも知っておくべきであろう。

VI　まとめ

児童・思春期の少年を対象にした精神医学・精神科医療における倫理というテーマは極めて重大

であるにも関わらず，決定的な報告は少なく，解説も容易ではない．子どもを対象にする臨床実践および臨床研究における倫理性について，直面した事例やジレンマを対象にしながら，関連の具体的内容が開示されて，確立されていくことを期待したい．特に，研究結果を公表する際に，単に成果のみを明らかにするのでなく，研究計画の詳細とそこに含まれた様々な文書が開示されることをも期待したい．時には，その内容のせいで批判に曝されることがあるかもしれないが，後に続く研究者の指針として有意義となることが少なくないと考える．

文　献

1　近澤範子：研究対象者から同意を得る上での倫理的配慮．看護研究 34; 138-144, 2001.
2　医療倫理Q＆A刊行委員会編：医療倫理Q＆A．太陽出版，1998.
3　伊藤道哉：医療の倫理資料集．丸善，2004.
4　Johnson AG: Pathways in Medical Ethics. Arnold, 1990.（森岡恭彦・上竹正躬訳：医の倫理—何をどう考えるか．南江堂，1992.）
5　上林靖子：注意欠陥／多動性障害の治療．精神科治療学 16; 216-222, 2001.
6　森岡正博，杉本健郎：子どもの意思表示を前提とする臓器移植法改正案の提言．http://www.lifestudies.org/jp/moriokasugimoto-an.htm, 2001/2/14.
7　村瀬嘉代子：児童の精神保健に関わる「説明と同意（インフォームド・コンセント）」のあり方．精神科治療学 11; 591-599, 1996.
8　中村正，中根允文，小林勇：ダウン症候群児を持つ親へのアンケート—はじめて診断を告げられたとき．小児保健研究 37; 195-198, 1978.
9　成瀬浩，山崎晃資，白橋宏一郎，長畑正道，上出弘之，大浦敏明，武貞昌志，中根允文：Neurolepticsの小児精神障害に対する臨床効果及び副作用についての検討．精神医学 22; 1201-1210, 1980.
10　Naruse H, Nagahata Y, Nakane Y, Shirahashi M, Takesada M, Yamazaki K: A multi-center double-blind trial of pimozide, haloperidol placebo in children with behavioral disorders, using cross-over design. Acta Paedopsychiatrica 48; 173-184, 1982.
11　日本弁護士連合会：子どもの権利マニュアル．こうち書房，1995.
12　二木康之：障害を持つ小児の親への告知と受容—望ましい告知とは．小児科 44; 855-860, 2003.
13　太田昌孝，金生由紀子：小児思春期の精神障害．精神科MOOK（特集：精神科領域における薬物療法）1; 350-358, 1989.
14　Popper C: Medical unknown and clinical concent. In: Popper C (ed): Psychiatric Pharmacosciences of Children and Adolescence. American Psychiatric Press; Wahington, DC, 1987; pp.127-161.
15　清水将之：精神科臨床におけるインフォームド・コンセントの実際—患者が未成年である場合の注意．In: 松下正明，高柳功，中根允文，斎藤正彦監修：インフォームド・コンセントガイダンス（精神科治療編）．先端医学社，1999; pp.172-184.
16　杉山登志郎：広汎性発達障害，自閉症．精神科治療学 16; 194-198, 2001.
17　砂原茂一：臨床医学研究序説：方法論と倫理．医学書院，1988.
18　高橋脩：病名をいつ，どのように告知するか—発達障害臨床の現場から．こころの科学 106; 52-58, 2002.
19　宇治雅代：子ども，高齢者だからといって意思決定能力がないと決めつけてはいけない！—倫理的ジレンマと医療現場での関わりについて．治療 85; 699-703, 2003.
20　WMA（世界医師会）：患者の権利に関するWMAリスボン宣言（1981年9月／10月ポルトガル・リスボンにおける第34回WMA総会で採択．1995年9月インドネシア・バリ島における第47回WMA総会で修正）．http://www.med.or.jp/wma/lisbon.html
21　山下裕史朗，藤本千津，吉田一郎，松石豊次郎：注意欠陥多動性障害診療におけるメチルフェニデート投与を考える．日本小児臨床薬理学会雑誌 14; 81-84, 2001.
22　山崎晃資：薬物療法．In: 安藤晴彦，山崎晃資編：小児精神科治療ハンドブック．南山堂，pp.65-80, 1989.
23　山崎晃資：薬物療法．精神科治療学 16; 19-27, 2001.

第2章 成人になった児童期発症の子どもたち

小林隆児

Ⅰ　はじめに

　今日，わが国で発達障碍に対する関心が急速に高まっている。そのひとつの要因には発達障碍の概念が急拡大を遂げてきたことが挙げられよう。これまで発達障碍は，精神遅滞や知的障碍を伴う自閉症など，明確な発達の遅れをもつものを中心に考えられてきたが，その後，学習障碍や注意欠陥多動性障碍などの知的障碍を伴わないもの，さらには高機能自閉症やアスペルガー症候群などの知的障碍を伴わない広汎性発達障碍（PDD）などが加わったためである。さらに大きなインパクトを与えたのは，成人期の精神障碍に対して，発達障碍の可能性を視野に入れて検討する必要性が急速に高まったことである。従来の精神障碍概念では捉えがたかった状態像を示す病態を発達障碍の視点から捉えることによって，これまで理解困難であった病態に対する理解の道が切り開かれる契機となったのである。

　古くて新しい問題であるPDDと統合失調症との関係などに再び脚光が当たるようになっているのも，昨今のこのような流れの影響であろう。

　このような中で子どものこころの臨床医を育てようとする動きが生まれているのは周知のところである。しかし，奇妙なことに発達障碍への関心の高まりが子どものこころの理解を促進しているかといえば，どうもそのようにはなっていない。発達障碍への関心の高まりは，精神障碍を脳障碍との関連性の中で考えていこうとする方向性を強める一方で，（発達障碍に限らず）子どものこころの理解への道をかえって遮る方へと向かっているようにさえみえる。発達障碍という視点が脳障碍を前景へと押し出し，子どものこころが後景へと退けられてしまっているのではないかとさえ感じられる。そこには発達障碍の概念のもつ問題性が大きく関与している。

　本章ではその点を明らかにするとともに，乳幼児期に発症したと考えられる成人例としてPDDの1例を具体的に採り上げながら，その中心的精神病理を発達障碍の視点から捉え直してみようと思う。本来であれば，本章で発達障碍全般にわたって採り上げることが望ましいが，紙幅の関係もあって，ここではPDDに焦点を絞って論じることにしたい。

Ⅱ　「発達障碍」を考える

1 「障碍」の意味を考える

　一般的に発達障碍は，子どもの発達途上で出現する障碍（disorder/disability）で，その障碍が生涯にわたってなんらかの形で持続し，その基盤には中枢神経系の機能発達の障碍または遅滞が想定されるものとされている。ここでいう障碍とは医学モデルに基づき，中枢神経系の機能に起因する（主に生得的，時に後天的）基礎障碍（impairment）によって個体能力の正常発現過程が損なわれ，時間経過の中で心身両面にさまざまな正常からの偏奇（disorder/disability）が出現すると考えられている。

　自閉症においても同様に，何らかの中枢神経系の機能の問題に起因するimpairmentが想定され，生誕後の発達過程の早期の段階で（主に1歳から3歳くらいまでに），診断基準の3大行動特徴（対人関係の質的障碍，コミュニケーションの質的障碍，行動や興味の限局化）（disorder/disability）が出現するというわけである。さらに，自閉症ではとりわけ学童期から思春期にかけて多彩な行動面や精神面の障碍や症状を呈することが多いが，これらは二次障碍と称され，その後の成長過程で環境要因が深く関与して形成されるものと見なされている。

以上のように障碍は，impairment，一次障碍または特異的障碍（診断を特定化する上での重要な障碍）（disorder/disability），そして二次障碍に分けて考えられているが，実はこれらの三者がどのような関係にあるのかいまだ判然としないのである。それはなぜかといえば，impairmentを仮定するにしろ，一人の子どもが生まれた後の成長過程は子ども独自の自己完結的な営みではないことは自明のことである。そこには身近な養育者を初めとする多くの人々との関わり合いがあり，その結果,子どもの発達が保障されることになる。したがって，impairmentと深く関連づけられているdisorder/disabilityの多くも養育者を初めとする他者との深い関わり合いの中で生み出されてきたものとみなさなければならない。とするならば，disorder/disabilityとして指摘されている障碍も二次障碍と同様に，個体と環境との相互作用の結果の産物として理解する必要があるのではないかということである（鯨岡[6]）。

2 発達障碍は関係障碍である

この点がきちんと整理されていないために，次のような混乱が現場では起こっている。一見すると理解困難な多彩な行動面や精神面の障碍，さらには触法行為が短絡的に自閉症，あるいはPDDと結びつけられてしまい，自閉症あるいはPDDは，理解困難で危険な存在であるといった発想である。

このような混乱は，これまで発達障碍は行動面や能力面の障碍（disorder/disability）に焦点づけられ，こころの問題を外縁に追いやってきたことによるところが大きい。たしかに，生得的なimpairmentに基づく能力障碍（disability）はあるにしても，発達障碍の子どもの育てにくさは育てる者にも不安や焦燥感を喚起させずにはおれな

い。そこでは両者の関係は負の循環を生みやすくなる。このような問題がPDDにおける対人関係においてもっとも深刻化しやすい。そのような関係の難しさをわれわれは関係障碍としてとらえながら援助を実践しているが，発達障碍におけるこころの発達の問題の大半は，このような関係障碍とそれに基づく負の循環が次々に重なり合って引き起こされているとみなす必要がある。

3 「発達障碍」であることの意味

自閉症が発達障碍であるということは，これまでに述べたように，ひとつには現在認められる障碍の大半が，過去から現在に至る発達過程で形成されてきたものであるということ，ついで，彼らの障碍や症状は将来にわたって変容していく可能性があるということを意味している。

さらに，彼らへの援助を考える上で重要なことは，発達障碍においては，土台が育ってその上に上部が組み立てられるという一般の発達の動きが阻害されているということである。乳幼児期早期に子どもと養育者のあいだでなんらかのボタンの掛け違いが起こり，そこに関わり合うことの難しさ（関係障碍）が生まれ，それをもとに対人交流が蓄積されていくことによって，関係障碍は拡大再生産され，その結果子どもに多様な障碍がもたらされていくということである（鯨岡[5]）。

III 事例を通して考える

1 成人になったPDDの1例

＊A子，初診時20歳，無職，アスペルガー症候群（AS）

周産期および新生児期，特記すべきことはなかった。しばらく母乳で育てたが，生後10カ月急にA子は母乳を拒絶したため，翌日から離乳食にした。身体運動発達に特に問題はなかった。発語は遅くなかったが，文章になるのは遅かった。しかし，就学時には正常レベルになった。1歳過ぎに歩き始めたが，とても活発で，抱っこをしていてもじっとしておらず大変だった。人見知りと後追いはあったというが，外出時，母親から離れて一人勝手にどこかに行って，迷い子になることも

少なくなかった。幼稚園では集団に溶け込めなかった。集団からは逸脱してみんなについていけず、一人でものを作ったりして遊ぶことが多かった。

小学1年、教室で奇声を挙げ、落ちている物を拾って舐めたりするなど、この頃から集団の中で奇異に思われる行動が出現した。当時特定の男児に体育の時間に身体を触られ続けていたが、誰にも助けを求めることができなかったというつらい体験を持つ。人形やぬいぐるみが生きているように感じられ、それに話しかけたり、テレビに映ったものをつかもうとしたりするなどの不可解な行動も見られた。

小学2年、児童精神科で1年間治療を受けたが、効果はなかった。小学3～4年、比較的落ち着いていた。仲良しの女児もできた。

小学5～6年、小学1年の時に身体を触られた男児と再び同じクラスになった。対人恐怖が強まっていった。それでも一所懸命勉強して私立中学に入学した。しかし、頑張りすぎて力尽きたのか、中学に入学すると、学校に2週間だけ通い、以後不登校状態になった。この頃からいくつかの病院を受診し、入院治療も受けた。中学3年時、数カ月入院し軽快した。その後、フリースクールなどに通っていたが、18歳、再び疲れて4カ月後不登校状態になった。そのため、某児童精神科病棟に入院。しかし、同世代の若者の中に混じっての入院生活はA子にとって刺激が強すぎたのか、不安とこだわりが増強し、まもなく筆者に紹介され、退院後筆者の外来治療が開始された。当時主に鎮静系の抗精神病薬を服用していた。

初診時に把握できた特徴は以下の通りであった。幼児期早期以後の発達歴から知的発達には明確な遅れは認められなかったにもかかわらず、対人関係面には深刻な困難さが乳幼児期早期から認められている。行動面の異常が小学校低学年にはすでに顕在化し、当時からA子自身の外界知覚に異常を思わせる奇異な行動が出現している。その背景には、外界の相貌性が異常に亢進していることを示唆するエピソードがうかがえる。このような状態にありながらも懸命に学校生活に適応しよ

うと努力していたA子であったが、中学生になると、次第に精神病を思わせる深刻な症状が出現するまでに至っている。その後2度の入院生活を経験するが、状態は改善しないまま、筆者の外来受診に至ったものである。

2 A子の内面にみられる苦悩

ここで最初にぜひとも取り上げたいのは、外来治療開始から数回の面接で彼女が語った訴えの内容である。自己の内的体験を実に的確に語っている。

自分の一番の苦しみは、自分がこうありたいと思えば思うほど逆の方向に行き、嫌だと思うことを次々に強いられること。たとえば、病気がよくなりたいと思えば思うほど、治らない悪い方へ行ってしまう。性的な思考内容が、嫌だと思えば思うほど、どんどん頭に浮かんでくる。過去の嫌だったことを思い出したくないと思えば思うほど、どんどん思い出してしまう。このように自分が何かの力によって支配されているような感じがする。自分を命令する声がする。それは性的ないやらしい内容である。いつも何かに急き立てられるようにして行動している状態でとても苦しい。自分の魂が切り裂かれてしまうような感じがする。自分のこころの中にはずっと休まず働き続けている部分とまったく眠って働かない部分があるような気がする。他者の行為を誤って被害的に受け止めてしまう。卵の殻の中に入っていて、割って外に出ることができないような感じがする。

先に右足を出したらパニックになるのではないかと思い、それが心配で左足を出してしまう。左足を出したらよいか、右足を出したらよいか、どうしてよいかわからない。ある人を好きになると、好きになってはいけないという気持になる。食事も自由に取れなくなる時がある。食事をしたら、歯磨きをしなくてはいけない。虫歯になって歯医者に行かなくてはならなくなることを想像してパニックになる。歯磨きをしようとしてもパニックのために前が見えなくなって歯磨きができなくなるから。

A子の苦しみの内容は、思考そのものが何らかの力によって支配され、自らの意思でもって自由

に行動することができない状態にあり，それが幻聴や作為体験（させられ体験）という症状にまで発展していることがわかるが，このような深刻な自我障碍が自分の行動を自然に振る舞えないという自明性の問題（小林[1]）とも深く関わっていることも推測される。

3 A子の内面の苦悩の起源をめぐって

A子が語った内面の苦悩を聞いてすぐに筆者が思い浮かべるのは，以前筆者が出会った当時青年期のアスペルガー症候群の女性から聞いた苦悩である（小林・財部[4]）。

およそ1年前からのことであるが，何もすることがなくてテレビを見ていたら，他人がやっていることを自分もやりたいと思うようになった。しかし，周囲の人たちからやってはいけないと言われているように思うようになって苦しくなった。細かいことをいろいろ気にしてしまう。人の動作とか，人の言ったこと，やったことを見ると，そんなことができてうらやましいなと自分は思って，自分はこんなことをやってはいけない，できなくなる，周りからやってはいけないと言われるのではないかと思い込んで，どんどん苦しくなってしまう。両親はやっていいよ，自由にしなさいと言うけれど。自分の嫌いな人がやっていることを見ると，今自分がやっていることと似ているように見えてくる。周りの人はそんなふうにしなくていいんだよと言うけれど，自分ではやらねばならないと思い込んでしまって。だから周りの人が信じられなくなってしまう。

両者の語った内容があまりにも同質の深刻な苦悩であることに驚かされる。青年期の精神発達においては自我同一性の確立が最重要課題となるが，この2人に共通するのは，自分の中にこうありたいという思い（取り入れ）が高まると，それを誰かから否定されたような気持ちになるために，いつも自分が望むような行動を主体的（能動的）にとることができないというものである。ここに彼らの内面にある主体性をめぐる深刻な病理を見て取る必要がある。

なぜ彼らにこのような取り入れをめぐる強い葛

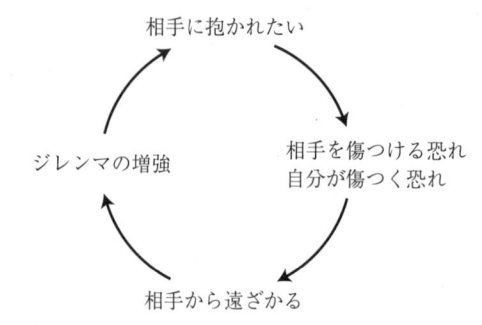

図1　関係欲求をめぐるアンビバレンス

藤が起こるのか。その起源は乳幼児期早期の関係欲求をめぐるアンビバレンスに求めることができるように思われる（図1）。

4 乳幼児期早期に認められる関係欲求をめぐるアンビバレンス

PDDに限らず，育てにくい子どもたちと養育者のあいだに生じている関係のむずかしさをつぶさに検討してみると，必ずといっていいほど共通して認められるのが，子どもたちの心性としての関係欲求をめぐるアンビバレンスである。

＊T男，初診時1歳0カ月，知的発達水準，正常，PDDのリスクを持つ子ども

母親の訴えは，視線が合いにくい，笑顔が少ない，呼んでも振り向かないことが多い，立ったままスピン運動様にくるくる回る，思い通りにいかないと壁に頭をぶつけるというものであった。

胎生期，切迫流産しそうになったことがある。新生児期，泣き声が弱かった。3カ月，あやしても笑わない。抱くと全身固くして緊張が高い。おなかが空くと泣くが，母乳をやるとすぐにおとなしくなって寝る。首が座ってからは立ち抱きをしてもらいたがり，母子の肌が触れ合わない。抱っこしようとしても自分から身体をひねって，母に背を向ける。4カ月，寝返りやずりばいをしていた。自分から抱っこを要求しない。おすわりもまったくしないで，すぐに立とうとする。じっとしておらず，いつも落ち着かない様子であった。6カ月，歩行器を使わせると終始機嫌はよく，ひとり遊びのことが多い。8カ月，つかまり立ちがで

きるようになると，その数日後には手を離して一人歩きをするまでになった。12カ月，関係がとれにくいという母親の不安から，小児科クリニックを受診し，そこで筆者が紹介された。

初回の面接で以下のことが明らかになった。日頃からT男は母親と視線を合わせない。しかし，よくみると単に視線を合わせないというよりも，遠くにいると，こちらに対して気を引く行動をとるが，いざこちらが働きかけると避けるようにして視線をはずしたり，他のことに気移りしたりしてしまう。このような行動は両親のみならず，他人に対しても同様に認められることがわかった。過去にも印象的なことはいろいろあったようで，母親はT男に母乳をやっている時に，「おいしい？」などと声を掛けたら，いきなり顔を叩かれたという。止めようとしたら，さらに激しく2度も叩かれてショックを受けたという。母親が他のことをしていると，なんとなくこちらを意識して相手をしてもらいたそうにしているが，いざ母親が相手をしようとすると，視線をそらし，ひとりで他のことをしてしまうということにも気づいていた。

ここにみられるT男の母親に対する関係の取り方の特徴は，PDDの子どもたちに共通してみられるものである。

子どもは潜在的には養育者とのあいだで関わり合いたい，かまってもらいたい，注目されたいといった関係欲求を持っているにもかかわらず，いざ養育者からなんらかの働きかけを受けそうになると，すぐに（本能的に）回避的な反応を起こしてしまい，望ましい関わり合いが生まれない。しかし，いざ突き放されると関係欲求は満たされず，ジレンマが生じ，関係欲求はより一層強まっていく。関係欲求が高まると，さらに一層回避傾向が強まっていく。このような悪循環の結果，子どもと養育者のあいだに深刻な関係障碍が生まれることになる。

このような乳幼児期の関係障碍を基盤にもちながら，彼らと養育者のあいだに〈育てられる－育てる〉関係が繰り広げられ，そこでの体験が日々蓄積しながら子どもの発達は進行していくわけである。ここで重要となるのが冒頭に述べた発達論的視点である。

そこで注目してほしいのが，青年期・成人期に達した彼らの内面に抱かれた苦悩のあり方が，乳幼児期の関係障碍の問題と本質的にいかに共通しているかということである。肯定的な気持ちを抱く対象に対していざ接近して関わり合おうとすると，なぜか回避的な反応を起こしてしまうのであるが，ここで重要なのは，この回避的反応は本能的なもの，つまりは本人自身の意識の介在しないところの自動水準での反応であるということである。気持ちの上では肯定的であるにもかかわらず，身体が対象を回避してしまう。

このような対人交流の蓄積が子ども自身の内面にどのように取り込まれていくかを考える必要がある。彼らは何らかの欲求によって行動を起こそうとしても，何か理解できない大きな力によって動かされ自分の欲求が妨げられる体験として意識化されるようになっていくことが想像されよう。青年期・成人期ASの人々が語る苦悩は，恐らくこのような乳幼児期の体験の蓄積の結果であろうと推測されるのである。

5 心理的援助によってどのように変わっていくか

筆者は当面A子と母親に対して1～2週に1回30分程度の面接を開始した。その際，A子の強い強迫性に対して，選択的セロトニン再取り込み阻害薬（SSRI）を処方した。

1カ月もすると，A子は一瞬だけ安心できるようになったと語るようになったが，それは一瞬のことでほとんどいつも不安に圧倒され，パニックに対して戦々恐々としていると切々と訴える日々がしばらく続いた。面接で筆者がことばでいろいろ説明をしようとすると，ことばの字義に囚われやすく，延々と説明をし続けなくてはならなくなるため，筆者はことばでの説明は極力控え，A子の語ることばの背後に動いている気持ちに焦点を当てることに努めた。

すると，治療開始から3カ月半後（第10回），ほんのちょっと健康な自分が育っているように感

じることがあるとA子は述べ，自分の内面の僅かな変化にA子の意識が向かい始めていることをうかがわせた。さらには次回で，母親に甘えたい気持ちがあると言うまでになったが，母親自身には娘の甘えを受け止めることへの抵抗があること，それは以前入院していた頃A子から受けた激しい攻撃的行動によるトラウマが深く関係していることが明らかになった。

その後，母親面接で，母親にA子の気持ちを受け止めるように助言することによって，当初母子ともに認められた強いアンビバレンスが次第に緩和し，7カ月後には母親も娘の気持ちを受け止めることができるようになっていった。

8カ月後（第23回），自分が自分の心の中にいる自分とつながっている感じがすると述べ，自分の中に客観的に自分を見つめる自己が芽生えつつあることをうかがわせるまでになり，感情と自分がつながっていると思うとも語り，素直に自分の感情を受け止め，それに従って行動することが可能になっていった。

15カ月後（第37回），A子の笑顔が自然になってきた。一瞬だけ，パニックにこだわっていない私がいることに気づいた。さらさらと心が洗われる感じがする。この前パニックになった時，私は守られているという感じがして，心地よかった。自分で努力しないでもそんな感じがした。普段ならば，自分が努力しなければいけないが，自然に感じることができたと，自分を実感をもって感じ取ることができるようになった。この頃には治療開始当時認められた深刻な精神病様症状はほぼ消退した。

このような経過を通して，A子は自分を取り戻すことができ，まもなく地元で開催されているアスペの会に参加し，自分の肯定的な一面を周囲の人たちに認められることによって，充実した生活を送るようになっていった。

6 成人期PDDの人々の基盤にある深刻な不安

成人期PDDの人々への関係発達支援を積み重ねていくにつれ，知的発達の遅れの有無にかかわらず，彼らに共通して認められる深刻な不安が次第に浮かび上がってくる。常に何かによって動かされているという気持ちに支配され，自分の意思で主体的に行動することが極めて困難であるということである。強度行動障碍の事例では，このような不安を基盤に激しいパニックを初めとする多彩な行動障碍が引き起こされているが，青年期・成人期の高機能PDDの事例では，自分の中に"こうありたい"という思い（取り入れ）が高まると，それを誰かから否定されたような気持ちになるために，いつも自分が望むような行動を主体的（能動的）にとることができないというものである。統合失調症の基礎障碍として重視されてきた自明性の喪失と同質の精神病理（小林[1]）もここで採り上げた自我障碍と類似の起源を持っていると思われる。

知的障碍の軽重に相違があっても，彼らのこころのありように焦点を当ててみると，両者に共通した主体性をめぐる深刻な病理を見て取ることができる。

Ⅳ　おわりに：成人期と乳幼児期をつなぐ

発達障碍に限らず子どもの精神発達は，生誕後の養育者を初めとする他者との濃密な対人interpersonal交流の体験が日々蓄積され，次第にそれが個人内intrapersonalに取り込まれていく過程として捉えることもできる。したがって，乳幼児期早期に深刻な対人関係の問題を抱きながら対人交流を蓄積していくことは，その後の彼らの成長過程に深刻な問題を生み出していくのである。

主体性と訳されるsubjectivityが時に主観性をも意味することからもわかるように，主体性をはぐくむという発達支援の営みは，彼らの気持ち（こころ，主観）を大切にしていくことを抜きには考えられない。関係発達臨床において，われわれが情動（気持ち）のありようを常に強調しているのは（小林・鯨岡[3]），彼らの主体性をはぐくむことを支援の中心的課題として捉えているからである。主体性をはぐくむという営みの困難さと大切さは，人間のこころの発達という長期的視野に立つことによって初めて気づかされるものである。短期的な成果に目が奪われやすい昨今の療育

現場で主体性をはぐくむことはいよいよ困難な状況にあるように感じられる。成人になった児童期発症の子どもたちとの出会いを通して，発達障碍を長期的視野に立って捉えることによって，成人期に達している彼らに対する理解に新たな道が切り開かれるとともに，乳幼児期の発達障碍の子どもたちに対する援助にも長期的視野に立って考えていくことの重要性が高まっていくことが期待される。

文　献

1　小林隆児：広汎性発達障害にみられる「自明性の喪失」に関する発達論的検討．精神神経学雑誌 101; 1045-1062, 2003.
2　小林隆児：主体性をはぐくむことの困難さと大切さ―幼児期と青年期をつなぐもの．そだちの科学 5; 35-41, 2005.
3　小林隆児，鯨岡 峻編：自閉症の関係発達臨床．日本評論社, 2005.
4　小林隆児，財部盛久：アスペルガー症候群―心理社会的治療および薬物療法．精神科治療学 14; 53-57, 1999.
5　鯨岡峻：「発達性障碍」の意味するもの．In：小林隆児，鯨岡 峻編：自閉症の関係発達臨床．日本評論社, 2005, pp.37-39.
6　鯨岡峻：発達障碍とは何か―関係発達の視点による「軽度」の再検討．現代のエスプリ（特集：スペクトラムとしての軽度発達障害Ⅰ）474; 122-128, 2006.

第3章　発達段階からみた児童精神疾患

杉山登志郎

I　発達精神病理学とは

　児童精神科領域で扱う疾患の中には，児童の発達課題に密接に絡み，その発達課題の未達成として現れるものが少なくない。それは広汎性発達障害のような先天性の発達障害であることもあれば，子ども虐待のように後天的な環境要因として生じることも，またその両者のかけ算になることもある。発達課題に絡む異常と正常との間の幅は非常に大きく一連の連続体となるものが多い。例えば注意欠陥多動性障害（以下 ADHD）の多動のように，未熟さとして説明が可能な発現を示し，ある年齢に達した時に，少なくともその一部の病態に関しては「追い着く」あるいは，主たる病型が変わるものもある。また習癖異常のように，ほとんど全ての症状が年齢時限的な要素を持つ病態も児童精神科疾患の中に含まれている。特に発達障害臨床において，いわゆる軽度発達障害が中心となった今日，そのパラダイムが大きく変化したことをまずふり返っておきたい。

　最近になって，分子レベルの遺伝子研究が進展し，それによって遺伝子と環境との間の関係が従来考えられていたよりも流動的なものであることが明らかとなった。多くの状況依存的なスイッチが存在し，環境との相互作用の中で，合成されるタンパク質や酵素レベルで差異が生じることが徐々に明らかとなってきた（Marcus, 2004）。例えばタバコの暴露によって初めてスイッチがオンとなる遺伝子情報などが存在する。MAO-A と呼ばれる酵素を生じる遺伝子を持つ児童は，攻撃的な傾向を発現する傾向があることが知られているが，全ての児童においてそうなるのではない。ストレスが高い環境，つまり虐待環境下においてのみ，スイッチが入り，攻撃的な傾向が発現するのである（Caspi et al., 2002）。心理的な外傷（トラウマ）と脳の所見に関する研究の結果は，発達障害という問題を考える上で，格好のモデルを与えてくれる。心因であることが最も明確な疾患である外傷後ストレス障害において，扁桃体や海馬の萎縮や機能障害など，明確な器質的な脳の変化が認められることがまず明らかとなった。しかしその後の研究によって，強いトラウマ反応を生じる個人は，もともと扁桃体が小さいことが示された。ベトナム戦争で強いトラウマを生じた双生児研究からトラウマに暴露されていないもう一人についても，やはり扁桃体が標準より小さかったのである。小さい扁桃体は遺伝的な素因であることは疑いない。ところがマウスの実験などによって，もともと小さい扁桃体が作られるのは被虐待体験らしいということが示された（加藤, 2006 参照）。つまりもともと慢性のトラウマに晒されて小さい扁桃体の個体が生じ，その個体が成長した後にトラウマに晒されたときに，精神科疾患を高頻度で生じるのであるが，扁桃体の大きさに，遺伝的な素因もあると考えられている。つまりもともと脳の器質的基盤がある個人がある環境因に晒されたときに，さらに脳の組織や働きの変化が引き起こされ，精神科症状として発現するという機序が想定されている。ここで言う脳の基盤を作るものは，素因もあれば，生後まもなくの，被虐待のような，非常に強烈な環境因であることもある。これは器質因（素因）と環境因とのかけ算によって治療の対象となる精神科疾患が生じるという普遍的なモデルである。このモデルは，ほぼ全ての身体病を

含む慢性疾患と同一である。またこのモデルは児童に見られる心の問題にもそのまま当てはまる。児童の精神科疾患においてもっとも多いパターンはといえば，元々の生物学的素因に情緒的な問題が絡み合って複合的な臨床像が造られものである。

　さらにこのモデルで考えてみると，近年，発達障害が増えているらしいということの謎が解ける。例えば糖尿病の素因は一定でも，生活習慣においてその後の生活習慣が変化すれば増えたり減ったりすることは十分に起こりうる。同じように発達障害の大多数は，生物学的な素因を強く持っていることは明らかであるが，引き金となる環境状況によって増えるということは十分に起こりうる。その引き金となる環境状況は直線的な原因結果ではなく，リスクの積算という形の方が実際に良く合致する。例えば高齢出産，たばこの暴露，多胎，未熟児，生後から1歳ごろまでの環境的要因，刺激の絶対量の不足，逆に刺激の絶対量の過剰などなど。それのみでは原因となりえないが，その各々が要因となりうるのである。子どもを正常か異常かという二群分けを行い，発達障害を持つ児童は異常という発想は今や誤りであることが示された。発達障害とは，今日の最新の知見に基づく定義としては，子どもの発達の途上において，何らかの理由により，発達の特定の領域に，社会的な適応上の問題を引き起こす可能性がある凹凸を生じたものであり，その診断の意味は，個別の配慮を必要とするか否かという判断において，個別の配慮をした方がより良い発達が期待できるという一点にかかるのである。

　精神科疾患の中には幼児や学童期において存在せず，成人型の疾患と同一の形を取るためには，ある発達段階に達することが必要なものもある。例えば，パニック障害が成立するためには，死の恐怖が発達的に成立していることが必要であり，それ以前には生じないといった例がこれに相当する。成人型の精神科疾患はおおむね思春期には出揃うことが知られており，古くから言われるように思春期は精神科疾患の王道である。

　一方，発達という視点から捉え直してみると，児童精神科疾患として扱われる問題が，発達に沿って次の発達段階に達したとき連続的に病態が変わる，あるいは次の病態に展開して行くという現象も希ならず認められる。心の発達は対人関係の発達に他ならない。対人関係の発達は，自己意識を含む自己の発達の基盤となり，その連鎖の中で発達課題の未達成は，次の段階の発達課題の障害へと引き継がれる。この弁証法的な過程によって，幼児期の問題であればあるほど，後年に深刻な病理を形成することになる。

　ここに取り上げた精神科疾患と発達との絡みを検討する科学が発達精神病理学である。

　この小論では，発達精神病理学のテーマを幾つかスポットとして取り上げるが，その前に，まず脳と心の発達について必要最低限のみ振り返りを行っておきたい。

II　脳の発達と心の発達

　新生児の脳の重量は平均350gで，全体重の10分の1に達する。これが成人の脳の平均重量である1,300gまで増加するのであるが，2歳から3歳にかけてすでに1,000gを超えてしまう。つまり，3歳までにその8割の重量が備わってしまうのである。周知のように人の脳は，哺乳動物の中で，体重比最大の脳である。新生児から3歳までの急激な重量の増加は，神経細胞が増えるわけではない。むしろ神経細胞の数は減少する。しかし神経と神経をつなぐネットワークが網の目状に張り巡らされて行くことが脳の重量を増やすのである（鴨下，1992）。これは後頭葉から始まり前方に向かって進んでゆく。そしてこのネットワークは5歳にしてすでに完成してしまう。その後の5～6歳頃から大脳新皮質には新たな機能の活性化が出現し，特に大脳前頭葉の機能が高まるのが認められる。前頭葉は，脳全体の上位中枢であるため旧皮質を抑制する機能を持ち，旧皮質に座を持つ本能（食欲，性欲）や情動のコントロールが可能となる。つまりこの年齢において単に欲求や情動などによって動くのではなく，それらを時には押さえ，高次の精神活動が行われる準備が整うのである。

さらにその後の時期において，神経の剪定と呼ばれる現象が起きる。つまり神経細胞間のネットワークの中で使用される経路は残り，使用されない経路は消えて行く（阿部, 1997）。この神経の剪定が終了するのは10歳である。この神経の剪定に伴って，ミエリンが軸索を覆い絶縁が施される。この軸索の髄鞘化が進むと，神経間の伝達速度は飛躍的に早くなり，同時に，興奮が他に漏れない構造となるのである。この剪定が終了した後に，性ホルモンの活性化が始まり，それに並行し脳の中では前頭前野が急激な成長を見せるようになる。これによって，実行機能として知られる推論や先を予想する能力（パースペクティブの獲得）を人は備えることになる。

幼児の脳は，一つの神経細胞が挫滅しても，すぐにバイパスが形成可能というダメージに対する高い代償性を持っている。この高い代償性に支えられて，幼児の脳では，成人では起こりえない離れ業がしばしば生じる。たとえば，3歳前であれば言語中枢が大きなダメージを受けても，約半数の幼児は言語の復活が可能であり，さらに言語性知能が低下しないこともある。しかし同時に，幼児の脳は一つの細胞の興奮が周囲に漏れやすい構造となっている。幼児においては発熱に伴うけいれんが生じやすいのは周知のことであろう。このような高い代償性は5歳を過ぎると失われるが，それでも前思春期までは成人より高い能力が保たれる。しかし10歳を過ぎると成人との差が無くなってくる。この10歳という年齢は，一つの臨界点である。発達障害の臨床で言えば，5歳頃に言葉ののびが見られ，さらに小学校高学年頃に，特にコミュニケーションの向上や，不器用の克服，また困難であった学習が可能となるといったジャンプが見られることがあるが，これは前者に関しては神経のネットワークの完成を，後者に関しては，髄鞘化の完成に伴って神経の伝達速度が増すことを背景としていると考えられる。一方，思春期においていらいらしやすい状況が普遍的に認められるのは，性ホルモンの活性化によって攻撃的性向が賦活されるのと同時に，前頭前野の成熟という作業自体が建設途上の建物に似てさまざまな不安定な状況を導き出すと考えられている。

この小論では，子育て上の大問題である共感の育成や攻撃性の抑制，さらに社会性の獲得について発達精神病理学の観点から検討を行う。

III　幼児期後期の発達課題と自閉症

広汎性発達障害は，正常と異常の狭間に位置する偏倚から，通常の心理学では届かない精神病理学的な解明を必要とする病理まで一連のスペクトラムを形成することは良く知られている。発達的側面から見たとき，自閉症の特徴的な症状である，養育者の認知の障害，共同注視や社会的参照の不全，人見知りの未成立とそれに続く愛着の未形成など，自閉症の臨床的特徴として知られる特徴はすべて，幼児期後期の発達課題であり，自閉症は幼児期後期の発達課題の未達成と括ることが可能である。これらの社会性の発達障害に比較したとき，言語コミュニケーションの障害が二次的なものであることは，知的な遅れのない高機能群において，言葉の遅れはないものの，言語の社会的使用に歪みがあることから明らかになった。この社会性の障害は，発達課題の遂行という側面において自閉症独自の要素をもたらす。あたかも乳児期後期から幼児期の発達課題が，学童期後期にまとめて移動するのである。自閉症の愛着は，おおむね学童期前期から中期に至れば成立することが確認されている。社会性を巡る極めて重要な幼児期における発達課題の一つである「心の理論」の通過は，高機能群であっても小学校高学年へと後方にずれる（Happé, 1995）。自閉症において，このような発達課題達成における後方へのずれと，自閉症児における社会的機能獲得の独自さとは表裏一体の関係にある。対人的選択的注意の機能障害，さらに知覚過敏性などの病理現象に妨げられ，自閉症の幼児は，健常の幼児のように保護者との関係を速やかに進めることができない。小林（2000）の指摘する接近回避葛藤である。学童期を過ぎてようやく彼らは，積極的な養育者への接近が可能となるのである。

このことからわれわれが考慮しなくてはならないことは何であろうか。何よりも小学校年代にお

ける親子関係に対するサポートを積極的に行ってゆくことであろう。自閉症に限らず，愛着形成の障害を引き起こす多動や被虐待児においても同様の配慮が要とされる。学童期にずれた形で行われる愛着の形成は，しばしばそれ以前の葛藤を反映して，マイナスからの出発となることは希ではない。

IV 反応性愛着障害とその後年の後遺症

愛着行動は，乳幼児が不安や恐怖に陥ったときに，養育者との交流によってその不安をなだめる行動である。愛着行動として知られる定位行動，信号行動，接近行動は，乳児期後半から始まり，2～3歳になって，目の前に愛着者がいなくとも，愛着者のイメージの想起によって養育者から離れることができるようになった段階で完成する。愛着行動は安定した対人関係の基礎と言うべきものであると同時に，自らをコントロールする能力の基盤でもある。

子ども虐待において反応性愛着障害として知られる臨床像が広範に認められる（ヘネシー，2004）。この障害が，対人関係の重大な問題を生じることは当然として，重要なのは衝動や怒りのコントロールの障害を来すことである。愛着行為そのものが，不安をなだめる行動であるため，この形成に決定的な問題が生じたとき，子どもは不安な時に自分を慰め，安心を得る術を持たないまま成長するからである。この過程は，抑制系のニューロンであるセロトニン系の神経の機能不全を引き起こす。その結果，反応性愛着障害の形で始まった被虐待の影響は，小学校年代には多動性行動障害の形を取る（杉山，2007）。西澤（2004）はこれをADHD様症状として本来のADHDとは区別している。従来ADHDと診断されてきた中に，この子ども虐待を基盤とした多動性行動障害が混在している。この臨床的特徴は，多動の背後に解離を基盤に持つ意識の変容が潜んでいることであり，問題に直面したときに解離症状が現れることである。

愛着の障害と解離とはどのようにして結びつくのであろうか。解離の説明としてなされる離散的行動状態モデルとは，意識状態と感情とが一体となった生理学的な状態の間をスイッチが切り替わるという現象である（Putnum, 1997）。不安や不穏，さらに不快といった緊張状況から子どもが安心を得るには，子どもに安心を与える他者の存在が必要である。この過程の中で，他者の存在によって自己の統一的なメタ認知が形成されるのであろう。離散したさまざまな部分を自己に統合するためには，象徴的な言い方をすれば，核となる他者のまなざしを必要とするのである。養育者に結びついた統一的自己の核の代わりに，被虐待児は個々の外傷に結びつく体験を切り離し，自己意識すらも体験から切り離す技術を徐々に身に付けるようになって，解離症状が明確化してくる。このような状況は，断片化した攻撃的な噴出を来しやすく，青年期には解離と行為障害の併存の形を取り，やがて複雑性PTSDとして知られる一連の終着駅症状を成人期には呈するようになるのである。

近年になって，被虐待児，あるいは元被虐待児の成人にさまざまな脳の器質的な変化が報告されるようになった（杉山，2007参照）。この一連の過程が，情緒の障害というよりも，健常な発達とは異なる発達の障害というべき過程をたどることを示しているのである。

この病理過程から考慮するべきは何であろうか。何よりも，これまで安易に考えられてきた被虐待児への治療に心理治療のみで対応を計ろうとすることへの疑問である。被虐待児への治療は包括的な育て治しを必要としており，愛着の再形成ですら，ゼロからではなくマイナスからの出発とならざるを得ない。van del Kolk（2005）が心理療法よりもヨガなどのセルフコントロールの訓練が必要であると強調するゆえんである。またここに見られる病理は心身両面を巻き込んでおり，その治療のためには，当然ながら薬物療法も必要であり，生活訓練，個別学習，心理教育，セルフコントロール，トラウマ処理を含む包括的なケアを必要としていると考えられる。

V 児童から青年への病型の変化

　学童期中期にピークを迎える児童精神科領域の疾患は少なくない。チックや爪かみといった習癖異常に属する問題，また夜驚症や夢中遊行といった睡眠障害，夜尿症などの排泄障害などである。これらの諸疾患には共通性がある。第1には，原因として考えられる問題は遺伝的な素因などの生物学的な問題であること。第2には，しかしその症状の消褪，増悪には情緒的な問題が著しく関与すること。第3に，その大半が年齢限定的で青年期に至るまでに自然経過の中で消えること。第4に，しかし希に青年期以後まで延長する場合があり，その折には病型がいくらか変わることである。またこれらの病態は，健常と考えられている一過性の性癖との間にしばしばスペクトラムを作っている。

　これらの病態は学童期に見られる代表的な疾患であると同時に，学童期の発達との間に密接な関連があるものと考えられる。10歳前後は発達障害の児童にとって大きな節目である。脳波がこの時期に変わるのが認められる。また多動性や不器用さのような問題は，疾患特異性なくこの時期に急速な改善を見せるようになり，多動やソフトサインの陽性が見られなくなってくる。コミュニケーション能力が増し，高機能の自閉症では心の理論の獲得がなされ，全体の認知やコミュニケーションが1ランクあがるのが認められる。10歳を越えると児童に見られる精神科的問題においては明らかに病像が変わる（猪子ら，1992）。不登校の症例において，低学年の症例では分離不安の診断が可能なものが多いが，分離不安を示す不登校は10歳を境にほぼ見られなくなる。さらに登校拒否以外にも，強迫性障害，摂食障害，統合失調症など，さまざまなレベルの病態において，10歳以前の症例では青年期のものとはかなり異なった特徴が見られるが，10歳を越えた症例においては青年期に見られるものとほぼ類似の病像を呈するようになる。先に述べたようにパニック障害も初めてこの時期に，成人のものと類似の病像が認められるようになる。これは未来の予想という能力との間に密接な関連がある。前頭前野の機能である実行機能に基づくパースペクティブの能力がこれらの病型の変化の基盤となっているものと考えられる。統合失調症にしても，周囲を取り巻く世界のさらにその背後の変容感が成立するためには抽象的な他者が成立をしている必要があり，青年期の発達課題である抽象的な他者や世界といった概念の形成が先にあることが必要なのであろう。

VI 社会性の獲得とは何か

　社会性の獲得は明らかに多重の階層を持っているが，上記の発達精神病理学的検討からは，少なくとも三層を分けることが可能である。最も中核に位置するものは愛着である。その上層に衝動コントロールがあり，最上層にはパースペクティブの獲得である。

　社会性のもっとも基盤となるものは，愛着の形成である。愛着対象との間の注意の共有，それに基づく感情の共有が共感や他者との一体感の基礎となることは疑いがない。またこのような共同主観的な体験を経て初めて自己意識の析出が可能となるのであって，その逆ではない。愛着対象の内在化の過程は，言語獲得の時期に重なり，相互に関連があるものと考えられる。愛着者との双方向の感情的交流は，言語の発達とともに展開をして行くので，愛着対象の内在化は，特に言語における共同主観的な機能と密接な関係があるものと考えられる。自閉症研究の示唆するところによれば，言語機能はそれのみでは自己意識の形成や言語の共同主観的機能には不十分であり，言語が意識の中軸を担うためには，先にふれた内在化された他者が必要である。この時期，児童は他者の心理状態を把握する認知能力（心の理論）を獲得するようになるが，心の理論の獲得も言語能力の発達を基盤として可能となることが示されている。他者の心理の把握のためには，前提として他者（愛着者）の対象恒常性の発見が大きな意味を持つのではないかと思われる。対象恒常性の認識とは，感情的な安心感の基盤であると同時に他者の自律性の認識に他ならない。この中核となるものこそ，

他者（愛着者）の視点である。児童の自己意識の中心であるものは，愛着者のものでありかつ愛着者そのものではないものとしてのまなざしである。

次の段階は衝動のコントロールである。行動が欲動や衝動によって動かされている状態から，社会的ルールや規範の理解と取り入れが行われ，行動的には欲動や衝動を抑えることができるようになっていることが必要である。このためには，前頭葉の機能の活性化による衝動や欲動の抑制が可能となること，また躾と称される社会的行動の規範が与えられその練習が行われること，さらに社会的状況の予測を行うことができるようになることなどが条件となるが，やはりここでも躾を可能にし，欲動を抑える基盤となるのは，愛着者との関係である。同一化，取り込みなどとして知られる，愛着者との一体化と愛着者の期待に添いたいという気持ちが基盤となって初めて躾が抑圧的な様相を取らずに可能となるのである。この過程は，極めて力動的なものであり，微妙なバランスの上に展開される。養育者側が愛情遮断を楯に，子どもの本来の能力や欲求から余りにかけ離れた要求を子どもの側に続けた場合には，学童期にはそのまま過剰適応的な生活が可能であっても，やがて青年期に至った時に，大きな破綻を来すことになる。その一方で，愛着者の関心が薄かったり，子どもと愛着者との関係そのものが子ども側の要因（発達の問題など），愛着者の問題を含む環境的な要因によって薄かった場合，子どもの側の規範の取り込みが不十分な状態が生じ，そのために，子どもの側から見れば欲求に基づく自発的な行動であっても，その行為自体は非社会的な問題行動であり，集団行動や，社会的行動の上でのトラブルが多発することになる。

さて学童期を通じて，特に小学校中学年にかけて，子どもは対人関係の複雑なコミュニケーションに関する基本的な学習を行う。この小学校中学年の社会性の発達は，それまでとは決定的に異なった要素を持っている。それは社会的行動における相対性という要素である。取り分け重要なのは，ジェスチャー表現などの非言語的なコミュニケーションがこの時点で学ばれることである。この過程を通して，子どもは自己の属する集団における行動をはじめ，自己と他者との相互的な関係が把握できるようになってくる。子どもが丁寧語を用いることができるのは，このような関係性が把握されるからであるし，またグループ内での秘密の登場は，規範に対する相対的な立場の登場を示す。ここで社会的な機能は一つのジャンプを行うのである。

小学校中学年において空間的，時間的パースペクティブが獲得されることは先に述べた。このパースペクティブの獲得は，子どもの側に相対的な視点を可能にする。規範を規範として知りつつ，それを社会的文脈の中で相対化することが可能となってくる。社会性の獲得のためには，他者の心理状態の認知だけでは不十分である。子どもが，他者への共感が真に可能となるためには，他者への視点の移動が必要である。つまりこの視点の移動という発達課題は実は，裏と表の二重規範が可能となることと同質のテーマなのではないかと考えられる。真の社会性のためには，社会的文脈の中で自己を相対化し，複数のパースペクティブを展開することが求められる。

社会性の基盤にあるものは，他者との共同主観的な体験と，一体化し，しかし異なるものとしての愛着者のまなざしの存在である。そのまなざしに支えられて，欲動や衝動の抑制と，規範への遵守が成立する。そしてその上にさらに展開された，規範を相対化し二重規範を可能にする視点の移動，あるいは他者へと視点を移動する能力が社会性の機能である。思春期に至ると児童期とは異なった発達課題が登場することになる。脱中心化，性同一性の獲得，社会的，心理的自立，性の自立などである。ここにまた新たなジャンプが生じ，社会的存在としての人へとわれわれは歩み行く。

文　　献

1　阿部和彦：子どもの心と問題行動．日本評論社, 1997.
2　Caspi A, McClay J, Moffitt TE, Mill J, Martin J, Craig IW, et al.: Role of genotype in the cycle of violence in maltreated children. Science 297 (5582); 851-854, 2002.
3　Happé FG: The role of age and verbal ability in the theory of mind task performance of subjects with autism. Child

Development 66; 843-855, 1995.
4 ヘネシー澄子：子を愛せない母，母を拒否する子．学習研究社, 2004.
5 猪子香代，杉山登志郎，金子寿子，本城秀次，大高一則，青山隆，武井陽一，平野千晶：児童青年期の神経症的問題における年齢特性について．児童青年精神医学とその近接領域 33; 218-226, 1992.
6 鴨下重彦：脳の構造と機能の発達．In：有馬正高，黒川徹編：発達障害医学の進歩，4．診断と治療社, pp.68-77.
7 加藤進昌：ストレスと PTSD．こころの科学 129; 10-15, 1992, 2006.
8 小林隆児：自閉症の関係障害臨床．ミネルヴァ書房, 2000.
9 Marcus G: The Birth of the Mind. Basic Books, 2004.（大隈典子訳：心を生みだす遺伝子．岩波書店, 2005.）
10 西澤哲：子ども虐待がそだちにもたらすもの．そだちの科学 2; 10-16, 2004.
11 Putnam FW：Dissociation in Children and Adolescentes. The Guilford Press, 1997.（中井久夫訳：解離—若年期における病理と治療．みすず書房, 2001.）
12 杉山登志郎：21世紀の特殊教育の課題：異文化としての自閉症との共生．自閉症スペクトラム研究 1; 1-9, 2002.
13 杉山登志郎：子ども虐待という第四の発達障害．学研, 2007.
14 van der Kolk B: Developmental trauma disorder. Psychiatric Annals 35; 401-408, 2005.

第4章 乳幼児精神保健と疾病予防

乳幼児精神保健の立場から

渡辺久子

I 予防精神医学としての乳幼児精神保健

乳幼児精神保健（infant mental health）は，赤ちゃんと親（or養育者）の健やかな関係を守り，幸せな人生のスタートをめざす精神保健の分野である。乳幼児期の幸せな関係の積み重ねは人生のQOLにつながる。乳幼児の身になった育児支援や治療的とりくみの実践は心身の健康の土台となって疾病を予防する。

乳幼児精神保健のパイオニアの小児科医・精神分析家 Winnicott DW[25]の言葉がある。「一人の赤ちゃんというものはいない。赤ちゃんはいつもお母さんの一部である（There is no such thing as a baby. A baby is always a part of someone, the mother.）」。どんな赤ちゃんもお母さんとは切り離せない存在である。乳幼児は見知らぬ場で，お母さんが緊張していると緊張する。幼な子のためにもお母さんに暖かい声をかけ，「大丈夫，それでいいですよ」と安心させる。お母さんがほっとすると乳幼児は落ち着きやすい。新生児室で未熟児や障害児を親の素肌に抱かせカンガルーケアをすると，児と母はうっとりするような声や眼差しのやりとりをし，児の発育も母親の育児意欲も促進する。

Winnicottはまた次のように述べている[25]。「赤ちゃんはお母さんを見つめる時，二つのものを見ている。お母さんの瞳と，自分を見つめるお母さんとを（When the baby sees its mother, it sees two things, the mother and the mother's eyes looking at it.）」

赤ちゃんはお母さんの瞳の明暗を敏感に察し，愛されている自分，うとまれている自分を識別し，依存対象との関係性において自己像を発達させる。お母さんの瞳が明るくにっこりしていると，自分もにっこり幸せな気持ちになり，よい自己像を発達させる。お母さんの瞳が暗く沈んでいると，自分も暗く沈み，自己存在も暗くなる。

II 間主観性

このように赤ちゃんには，お母さんやお父さんなど自分を養育してくれる人の気持ちや意図に生まれながらにアンテナをはっている。それは間主観性（intersubjectivity; Trevarthen C[20]）と呼ばれ，人の子の生まれ持つ能力であり，未熟児においても検出される。

また，赤ちゃんには大脳に相手の意図を探る意図探索センター（intension detector center; Stern D[18]）がある。これは人の赤ちゃんが，他の動物に比べ未完成な脳のまま産み出され，生理的未熟性をかかえながら生き延びる存在であることと関係している。サバイバルのために，養育者と環境に深く依存する分，乳幼児期の脳は養育環境と養育関係と養育体験の影響を刻々と受けながら発達する。

日本古来の育児には産湯，産着，おんぶや抱っこなど，未熟な赤ん坊を胎内から引き継ぎ守るための，羊水や子宮に似た暖かい守りの知恵が豊かにみられる。幼い命に寄り添う羊水のような柔らかさや暖かさは，育児の母性的要素である。また幼い命をしっかり包み守る子宮のような強さは，育児の父性的要素である。

しかし現代の工業化社会の都会はテンポが速く，物質面でも心理面でも，幼い命にとりなじみにくい環境である。実際にコンビニの蛍光灯のま

ぶしさにさらされ，夜入眠できなくなる赤ちゃんもいる。父母が共働きのためにゆとりなく，きつい声や表情でせかされることの多い赤ちゃんもいる。その一方夫や実家に育児を手助けしてもらえず，一人孤独に育児をする母親もいる。その寂しい瞳にさらされ無表情になる赤ちゃんもいる。この日々の緊張や不安の瞬間は誕生後の大脳の発達を歪めるという。胎生期に脳のドパミン系が発達するのに対し，誕生後は環境刺激や関係刺激により，セロトニン系の脳つまり神経回路やシナプスは形成されるのである。

Ⅲ 早期のこころの響きあいとコミュニケーション的音楽性

近年人生早期より始まる人との情動的コミュニケーションは，情動のニューロサイエンス研究（Beebe B[1]；Trevarthen C[19]；Panksepp J[12]；Schore A[15]）において，ビデオや音声などのミクロ分析により実証されている。赤ちゃんは，自らの実感に促され行動する内因性動因システム（intrinsic motive system）を生まれ持つ。また生気情動（vitality affect）という，波うつ躍動感やリズムを内臓感覚で感じ取り生きている。反射する太陽光のように，内から自然にわきおこる躍動感や，リズムをもつものこそ，生き生きとした親しみやすいものと感じる。

生まれて間もない新生児は親の抑揚のある，赤ちゃんむけの話しかけ（infant directed speech；IDS）に目を輝かせる。IDSは別名マザリーズ，ペアレンティーズ（motherees, parentees；Trevarthen[20]）とも呼ばれる。この親密で幸せな親子のコミュニケーションには，脈動（pulse）といわれるリズム，質（quality）といわれるメロディー，そしてやりとりの起承転結である物語（narrative）が存在する。この音楽的なやりとりは総称して「コミュニケーション的音楽性（communicative musicality；以下CM）」と呼ばれる[20]。産後うつ病等，母親が不安定な時にCMは発生しにくい。

近年生殖補助医療の影響で早産低出生体重児が増加している。低出生体重児は，生理的未熟性と

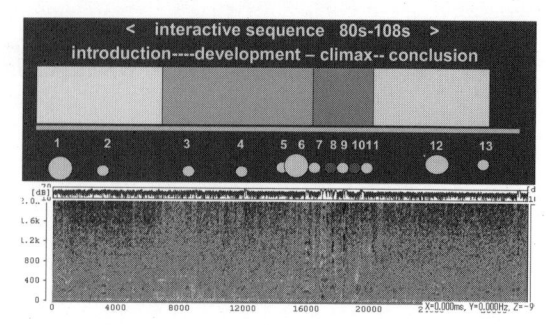

図1 赤ちゃんBと母親 20秒間の母子相互作用の音声スペクトログラフ

合併症のために，親を不安に陥れ，虐待，育児障害，発達障害や心の問題のハイリスク群である[7]。この低出生体重児と母の相互交流に音声行動学的解析を行ってみた。すると母親が安心しゆったりしていると，母子間には明らかなCMが発生することを認めた。図1の音声スペクトログラフは胎生32週で1,500gで生まれた子の約33日目頃の20秒間の母子のCMであり，リズム，脈動，質，起承転結が認められる。

この図1では母が児にやさしく声かけをしていくと（番号1〜7，起承転結の起承にあたる）それに児が答え（番号8, 10），母親と約0.7秒間隔のリズムでCMのやり取りを示した。このように音楽的な感性を生まれもつ赤ちゃんの脳は，安心し心地よい状態の時に最もよく反応し発達する。胎生期から感覚体験は始まり，胎児は羊水に包まれ，子宮に保護されながら，指しゃぶりや羊水遊泳を楽しみ，母の心音や声を聞いている。そして赤ちゃんは楽しい仲間とのふれあい（companionship）が大好きで，生まれながらに相手の心にアンテナをはっている。

赤ちゃんに笑いかけると，目を見開き，眉をつりあげ，身を乗り出し，アーアーと声を出して反応してくるであろう。「私に注目し働きかけてくるやさしい人がいる」という喜びが全身にあふれてくる。このように相手の心地よい情動の輪郭，リズムやメロディーなどをダイナミックにとらえ，赤ちゃんは情動調律をする。これは言葉にはならない，相手とこころを通わせる交流である。非言語的な対話で，対話の原型（protoconversation）とも呼ばれる。

■ シンリズミア

　脳は近年，環境依存性の内分泌臓器ともいわれている。赤ちゃんにとり，環境が安心で心地よいと感じられる時，脳も健やかに安定した脳構造を発達させやすい。またどの子にとっても，幸せとはありのままの自分の気持ちや感じ方を，真に理解し認めてもらえること。食べ物やおもちゃを与えられること以上に，自分としっかりむきあい，寂しさや苛立ちを受け止めてくれる相手との関係があることが大切である。

　健やかで幸せな心の本質は，親しみやすいほっとできる相手との心の交流（companionship），そしてその人と，二度と戻ることのない今の瞬間を共に生きること，と乳幼児発達研究者のTrevarthen Cはいう[20]。これはシンリズミア（synrhythmia）とも呼ばれる。ギリシア語でsynとは「共に」を，rhythmiaとは打ち寄せては引く海の潮や波のリズムではなく，戻ることなき川のせせらぎのもつリズムを意味するという。

　このシンリズミアの対極にあるのが，否定され無視され傷つけられること，つまりネグレクトや虐待であろう。居心地の悪い不快な刺激にみちた生活は，その子の脳の発達を歪め，機能の悪い行動系を発達させ，葛藤を抱えながら生きる苦しい人生を生みだしていく。

IV　心の防衛——脳の発達の歪み

　近年増加する子どもの心や行動の問題の基盤には，乳幼児期からの関係性障害，愛着障害が認められる。たとえば産後うつ病は，今日産後の母親の10人中1.34人に発症し（2001），難産，夫婦の不仲，母親の被養育体験のトラウマ，都会の孤立した育児などが複雑に関与している。産後うつ病は乳児に有害な作用を及ぼしその行動系の発達を歪める。

　乳児には強度のストレスを受けて防衛行動が発達する。回避（avoidance），凍結（freezing），戦い（fighting），感情の歪曲（transformation of affect），感情の逆転（reversal）などがある。親の目を見ようとしない乳児，泣き止まない乳児，叩かれると笑う乳児などはさらに親子関係を悪循環に導く。特に男児は対人機能や認知発達が阻害され，発達の遅れ，多動や適応障害のリスクが高まる（Murray L[10]）。

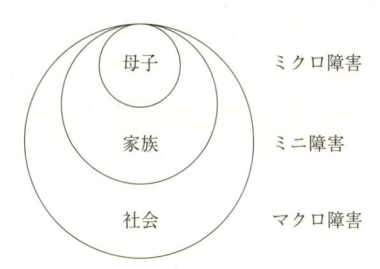

図2　関係性障害

V　直観的育児行動と都会の育児の孤独

　母子のほっとするふれあいが心の発達の基盤である。人は親になると直観的育児行動 intuitive parenting（Papousek H[12]）が生じ，親は赤ちゃんの脳の発達を自然に促進する。赤ちゃんの目の焦点の会いやすい約20センチの位置に自分の顔を近づける。

　しかし母親が高学歴になり忙しい工業化社会では直観的育児は失われやすい。日本の産後うつ病の高い発生率はその反映である。育児に疲れ身近に相談相手がいないと母親は気が滅入る。すると間主観性により母親の気持ちを見抜く乳幼児は，暗い母親から目をそらしぐずり扱いにくくなる。

　都会の密室の育児は孤独すぎる。心の中に温かいまぶたの母親や幸せな幼児期の思い出のある人はしのぎやすいが，自分が幸せでなかった人にとり育児は苦しいものになる。産後うつ病をはじめとする母親の暗い精神状態は，虐待や母子心中のリスクだけでなく，子どもの敏感な気質と重なり，母子関係の'ボタンのかけちがい'が生じる。それは数カ月で治っても，乳幼児の脳に恒久的な構造異常を残す危険がある。

VI　漸生的こころの発達：資質−環境−感情行動系

　Sameroff AとEmde Rは図2のようなこころの発達図式を提案している（Sameroff A, Emde R[14]）。子どもの行動系（phenotype）は，純粋に生

まれつきのものも，純粋に育てられ方のものでもない。個体の生まれつきの遺伝形質は，出会った環境によってスイッチが入り活性化される。例えば生まれつき視力のよい赤ちゃんも，目を使わない環境におかれると視力は発達せず弱視になる。子どもは自然な素の自分，つまりありのままの資質（genotype）を理解し受け入れてくれる環境（environtype）で満足しながら発達していける。心身症やその他の問題も，乳幼児期からの資質と養育環境の適合の累積として考えることができる。どんな問題も，その子の気持ちを暖かく受けとめ，理解する人がいると改善されやすい。

	幼児期	学童期	思春期
もって生まれた資質 Genotype	A	A'	A''
目に見える行動・症状 Phenotype	B	B'	B''
生活環境と体験 Environtype	C	C'	C''

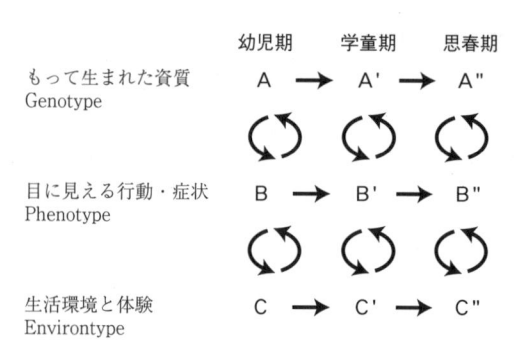

図3　相互作用と発達精神病理（Sameroff A, Emde R[14], p.23）

Ⅶ　愛着とこころの発達

アタッチメント（愛着；attachment）とは生れながらに'未熟な脳'しかもたない未熟な命を，胎内と同じ安心感の中ではぐくみ，その生き生きとした成長発達を守りぬいていくためのシステムである。乳幼児が親を泣き求め，必要な保護や理解を親から得て生き延びるサバイバルシステムである。愛着はBowlby J（1950[2]）が44名の非行少年の早期の親との分離体験を研究したのが発端で，そこから人の心の発達には授乳や食物より安心感や信頼が一義的であることが明らかにされた。Bowlbyの研究から半世紀経た今日，愛着理論は国際的に検証され，母子関係に限定されず，家族関係から血のつながらない集団関係にもおよぶ，人の社会的関係を解明する理論となった。愛着による人のサバイバル機序はニューロサイエンスにおいても実証的に研究されている。

Bowlby Jの愛着理論では，乳児が困った時に親を頼り，その都度親から受けたケアの体験記憶が累積されてい，生後約1年頃には，乳児の心に愛着の内的作業モデルが作られるという。近年ニューロサイエンスの研究により，この愛着体験は，右脳の辺縁系の自律神経系に，その子独自の愛着の回路を形成することがわかった。これはライフサイクルにわたるその子独自のストレス対応系の原型となる（Shore A[16]）。

乳児はいつも一貫した親身な対応をしてくれる相手には安定型愛着を，緊張や不安を与える相手には不安定型愛着を抱く。安定型愛着の子は，安心して本音をだして行動するので，周囲もわかりやすく対応しやすく，集団適応や社会性の発達がよい。

不安定型には，過剰に不安や怒りをだす抵抗型と，感情を押し殺す回避型がある。いずれも周囲に真意が伝わりにくく理解されにくく，効率のわるい生き方になる。さらに効率の悪いものに混乱型愛着がある。これは親の虐待や精神病など，親が不意に恐ろしい反応をするため，子どもが近づきたい時に逃げねばならない気持ちになったりして一貫した対人関係の予測のもてない状態であり，将来の精神障害のハイリスクと近年考えられている。

親の精神病理と乳児の防衛が組み合わさり混乱型愛着が形成されると，キレやすく，おちこみやすく，衝動統制力や内省力の乏しい心が発達し精神障害のハイリスクとなる。

Ⅷ　赤ちゃん部屋のおばけ

「人生早期の最悪の病気は愛着がもてぬこと」とFraiberg Sは述べるが，愛着障害は世代間伝達する。

infantの語源が「ものを言わぬ（in［否定］＋fant［言う］）」であるように，0歳から3歳は非言語的交流の世界であるが，乳児は言葉を介さず親の心の深層を揺さぶり，親子の感覚世界に明暗を生じる。

お母さんが赤ちゃんを抱きながらふと陥る暗さは，お母さん自身にとっても得体のしれぬもので

ある。精神分析学は、それらが無意識の未解決の葛藤であることを明らかにしている。たとえば忘れたはずの過去の流産、死産や、自分自身の赤ちゃん時代の見捨てられた体験であったりする。赤ちゃんの存在によりお母さんは、知らぬまに、無意識の身体記憶として刻み込まれた葛藤が蘇るという（Fraiberg S）。Fraiberg Sはこの現象を「赤ちゃん部屋のおばけ（ghosts in the nursery）」と名づけた。赤ちゃんの存在は親自身の生い立ちにおける虐待の記憶をフラッシュバックさせ、親を理不尽な暗い感情においやる。また赤ちゃんは、そのお母さんの暗い世界を浴びながら、自己像の中に母の暗い世界を取り入れていくリスクをもつ。

IX　関係性障害への早期介入アプローチ

乳幼児精神保健のアプローチには、1）'まず害をすることなかれ（primum non nocere）' というデリケートな母子への細やかな配慮、2）赤ちゃんの身になり、大人の不機嫌や苛立ちによる緊張やおびえがないように暖かく接すること、そして3）赤ちゃんのためにお母さんを支えることであろう。特に障害などの育ちにくさをもつ子の育児は関係性障害に陥りやすい。周囲が「すてきな子だね、よくやっているね」と母子にほれ込みねぎらうことが大切である。

親子の関係性障害の早期発見し早期介入は、心の問題の素地を予防になる。その代表がFraiberg S（1918-1981）[7,8]のアプローチである。Fraibergは、シカゴのスラム街の家庭訪問により乳児虐待を予防した。不幸な生い立ちのまま親になる人の苦悩への共感的な実践である。心に押し殺された葛藤は時空を超え、放射能のように現在の親密なふれあいに侵入し、母親を脅かす。この不気味な現象をFraibergは「赤ちゃん部屋のおばけ（ghosts in the nursery）」と名づけた[5,6]。わが子の泣き声にかっとなり思わず手をあげる母親。その瞬間「この泣き声は、何を思い出させるのかしら？」とFraibergは声をかけた。母親は不意をうたれ、手をとめ、「ああ、幼い頃からいつも私は叩かれていた」と呟き、「この子が泣くと、辛い記憶が蘇り、思わず叩いてしまう」としみじみと語り、虐待行動は消えた。このFraibergの早期介入は「台所の心理治療（kitchen psychotherapy）」と呼ばれる。

Fraibergのアプローチ[6]には1）危機介入（crisis intervention），2）発達ガイダンス（developmental guidance），3）表象に方向づけした精神療法（representation-oriented psychotherapy）の3要素がどの母子のケースの複雑な要素にも内包される。

1 危機介入

赤ちゃんと母親の問題にはその場の介入が求められる。「台所の心理療法」のように、母子が生きる「今、ここで」手をさしのべていく。病院なら乳児病室で、新生児室で、ベッドサイドで声をかけるのである。

2 発達ガイダンス

母親が手をあげる理由にはいろいろあり、多くの場合には赤ちゃんの泣く意味がわからないことが多い。この無知からくる誤解を解くために、「今泣いたのは人見知り。この時期には自然なことで、うまく発達している証拠だから、やっかいだけれどよかったね」と育児の基本や子どものふつうの発達を説明しながらお母さんを安心させる。すると、「なんだ、私を困らせようとしているのではないんだ」と母親はほっとする。

この発達ガイダンスはよりひろくは母親と子どもの関係にもいえる。たとえば1歳半頃から乳児は急に反攻的になり、「いや！」とじだんだふんで抵抗する。この1歳半から2歳半の健全な児がの表れで、発達学的にはMahlerの分離個体化理論[10]における「再接近期」の特徴である。子のこの時期は、どの母親もカーッとなり、良心的な母親ほど自信を失い自分を責める。そこで「世界一の優しいお母さんでも1歳半の子の癇癪を憎らしく思うものらしい」（Winnicott DW[25]）と伝えてあげると、母親はほっとすし、自信を回復する。

3 母の気持ち（表象）に焦点をあてる心理療法

治療者はここで手をあげる母親を「虐待する悪い母親」とは決めつけない。「なぜ、今ここで、赤ちゃんが泣き、母親は手をあげるのか？」、私の存在が母親にどのように影響を与えているのかをまずふりかえり、母－乳児－治療者関係を吟味する。母親は初対面の家庭訪問者を「あらさがしにきた侵入者」と身構えやすい。すると赤ちゃんもぐずりだす。治療者が神経質で不安定であると、つい'良い子'（＝良い治療者）でいたくなり防衛的に、むずかる赤ちゃんと母親に過剰反応をしがちである。指導のつもりで「お母さんだめじゃないの」ときつく言ってしまうかもしれない。母親はそれを聞きながら、幼い頃いつも自分を叱り叩いていた実母像が浮かんでしまうかもしれない。

治療者は代わりに自分をふりかえり、親により誘発された感情（逆転移）を見つめる。「赤ちゃんの泣き声でカーッとなるお母さんにカーッとさせられそうな自分」がいる。この逆転移を見つめながら、母親の辛さを察していく。そして「ああまた叱られる」と怯えているかもしれない母親の心細い幼児のような気持ちに働きかける。「何かを思い出したの？」と、声をかけられて母親は「私をだめな子ときり捨てない人がいる」と安堵し、思わず本音があふれてくる。幼児期のフラッシュバックや未解決の葛藤が内省により言語化され、虐待につながる行動化は消えていく。

X 工業会社会と育児困難

近年虐待が急増し子育ての危機感が警告している。虐待は古くから人類の闇であり、個人や家族に狭めず、広く育児しにくい工業化社会というコンテキストにより捉える必要がある。

子育ては思い通りにはならない。ぐずるわが子に親は思わずカーッとなるが、自分自身が親にぐずれなかった人ほどわが子を受けとめ難い。その背景にはしばしば戦中戦後に苦労した祖父母による厳しい育児がある。辛い記憶を心の奥に封じ込めると、忘れたつもりでも意識下には地雷のような情念の塊が作られ、いずれ爆発する。それを「加害者への同一化」とFreud A[9]は名づけたが、抑圧された葛藤は、しみじみと本音と吐露し内省することにより防ぐことができる（Fonagy P[5]）。

戦後60年経た日本は今親子や夫婦が本音で語りあう時が来ている。高度経済成長によりテンポの速い情報過多の忙しい都会生活が全国的に広がった。家庭だけでは健やかな子どもは育たず、家庭を包む地域の暖かい人間的交流が必要である。かつて貧しく乳児死亡率の高かった日本では、親たちが命のはかなさを謙虚に畏れながら、わが子の命を守るために、「お互いさま」とねぎらいあった。この地道な深い連帯と親身な支えあいの優しさが蘇ることが必要である。

文　献

1　Beebe B, Lachmann F: Infant Research and Adult Treatment: Co-constructing Interactions. Analytic Press, 2002.
2　Bowlby J: Maternal Care and Mental Health. World Helath Organization, 1951.（黒田実朗訳：乳幼児精神衛生．岩崎書店, 1962.）
3　Call J: Intervention infants. In: Noshpitz JD (ed): Basic Handbook of Child Psychiatry. 1979.
4　Ehrenberg DB: The Intimate Edge: Extending the Reach of Psychoanalytic Interaction. Norton, 1992.
5　Fonagy P, Steel M, Moran G, Steele H, Higitt A: Measuring the ghosts in the nursery: A summary of the main findings of the Anna Freud Centre-University College London Parent-Child Study. Bull Anna Freud Centre 14; 115-131, 1991.
6　Fraiberg S, Shapiro V, Cherniss D: Treatment modalities. In: Call J, Galenson E, Tyson R (eds): Frontiers of Infant Psychiatry. Basic Books, 1980; pp.56-73.
7　Fraiberg S : Clinical Studies in Infant Mental Health: The First Years of Life. Basic Books, 1980.
8　Fraiberg S: Selected Writings of Selma Fraiberg (ed by Fraiberg L). Ohio State University Press, 1987.
9　Freud A: Indentification with the aggressor. In: The Ego and the Mechanisms of Defense. International University Press, 1966; pp.109-121.
10　Malher MS, Pine F, Bergman A: The Psychological Birth of the Human Infant. Basic Books, 1975 .
11　Murray L, Fiori-Cowley A, Hooper R, Cooper P: The impact of postnatal depression and associated adversity on early mother-infant interactions and later. Child Development 67-5; 1-26, 1996.
12　Panksepp J: The sources of fear and anxiety in the brain. In: Affective Neuroscience: The Foundations of Human and Animal Emotions. Oxford University Press, 1998, pp.206-219.
13　Papousek H, Papousek M: Intuitive parenting: A dialectic

counterpart to the infant's integrative competence. In: Osofsky JD (ed): Handbook of Infant Development, 2nd Ed. Wiley, 1987.
14 Sameroff A, Emde R: Relationship Disturbances in Early Childhood. Basic Books, 1989; p. 23.
15 Schore A: Effects of a secure attachment relationship on right brain development, affect regulation, and infant mental health. Infant Mental Health Journal 22; 7-66, 2001.
16 Schore A: The effects of early relational trauma on right brain development, affect regulation, and infant mental health. Infant Mental Health Journal 22; 188-200, 2001.
17 Stern DN: The interpersonal world of infant: A view from psychoanalysis and development psychology. Basic Books, 1985.（丸田俊彦訳：乳幼児の対人世界．岩崎学術出版社，1990.）
18 Stern D, Sander L, Nahum J, Harrison A, Lyon-Ruth K, Morgan A, Stern-Bruchweller N, Tronick E: Noninterpretive mechanisms in psychoanalytic therapy: The something more than interpretation. International Journal of Psychoanalysis 79; 908-21, 1998.
19 Trevarthen C, Aitken K, Papoudi D, Robarts J: Children with Autism: Diagnosis and Interventions to Meet Their Needs, 2nd ed. Jessica Kingsley Publisher, 1999.
20 Trevarthen C: Intrinsic motives for companionship in understanding: Their origin, development, and significance for infant mental health. Infant Mental Health Journal 22; 95-131, 2001.
21 渡辺久子：母子臨床と世代間伝達．金剛出版, 2000.
22 渡辺久子：乳幼児精神保健の視点から．ネオネイタルケア 16; 598-604, 2003.
23 渡辺久子編：小児心身症クリニック：症例より学ぶ子どもの心．南山堂, 2003.
24 Watanabe H: The transgenerational transmission of abandonment. In: Maldonado-Duran JM (ed): Infant and Toddler Mental Health: Models of Clinical Intervention with Infants and Their Families. American Psychiatric Publishing, 2002; pp.187-205.
25 Winnicott DW: Playing: Its theoretical status in the clinical situation. International Journal of Psychoanalysis 49; 591-598, 1968.

第5章 児童精神医学教育のあり方

本城秀次

I　はじめに

わが国の児童精神医学の将来にとって，児童精神医学教育のあり方が重要な意義を有していることは疑い得ない。しかしわが国においては，これまで児童精神医学の教育について論じられることはほとんどなかった。筆者はこれまで日本児童青年精神医学会の教育に関する委員会に所属し，児童青年精神医学の教育の問題に若干なりとも関わってきた。とは言っても，わが国の児童青年精神医学の教育について一家言を有している訳ではない。

力不足は十分承知しているが，本稿では児童精神医学教育の問題についてわが国および欧米諸国の実情を紹介するとともに，わが国の児童精神医学教育の進むべき道について私見を交え論じてみたい。

II　児童精神科医の養成について

児童精神医学は，単に医学の一分野であるだけではなく，臨床心理学，発達心理学，看護学，教育学等多彩な近接領域と関連を有しており，それらの領域の専門家の養成にも深く関わっている。それゆえ，ここでは，まず児童精神科医の教育の問題を取り上げ，次に関連領域における児童精神医学の教育について触れることにする。

◼1 児童精神医学の卒前教育について

まず最初に，わが国の医学部における児童精神医学の卒前（学部）教育について見てみることにする。

わが国の児童精神医学教育の実態について，アンケート調査の結果を見てみることにするが，わが国においてこの種の調査はあまりなされてはいない。わずかに，林ら[3]，佐藤ら[7]によるものが散見されるに過ぎない。

佐藤ら[7]は，2000年5月から7月にかけて全国80の医学部，医科大学の精神科，小児科を対象に児童青年精神医学の卒前教育について調査を行ない，精神科・精神神経科からは74校（91.4％），小児科からは71校（87.7％）から回答を得た。それによると，児童精神医学の講義回数（コマ数：1コマ90分）は，精神科では1コマから3コマがもっとも多く，56校（75.6％）であった。平均回数は2.49コマであり，もっとも多かったのは9コマであった。しかし，1コマ以下が20校，2コマ以下が40校（54.1％）見られた。多くの大学で，診断学1コマ，各論1コマの計2コマが多かった。3コマの場合には各論が2コマで，児童精神医学1コマ，青年精神医学1コマであるが，診断学と各論を合わせているところも多く見られた。

講義内容に関しては，平均約2.5コマの講義で，自閉症，多動性障害などの発達障害から，夜尿症，チック・トゥレット障害，不登校，神経性食欲不振症，対人恐怖症，青年期の統合失調症，うつ病まで講議しており，個々の疾患について十分触れられる余裕はなかった。自閉症・多動性障害，神経性食欲不振症などは1校を除きすべての精神科で講議されていたが，小児科と重複する夜尿症，チック，小児虐待などは触れられない場合がしばしば見られた。

児童精神医学の教育に携わるスタッフに関しては，常勤の精神科医が児童青年精神医学の教育に

あたっている精神科は54校（73.0％）であったが，19校（25.7％）には常勤スタッフはいなかった。常勤スタッフが1人の精神科は35校（47.3％）であり，2人以上の精神科は19校（25.7％）であった。非常勤の児童青年精神医学の教員は33校（44.6％），58人であった。

一方，小児科における児童精神医学の教育については，児童精神医学の講義回数は1コマが15校（21.1％），2コマが12校（16.9％）であり，平均では1.47コマであった。講義内容については，大学により差異が認められたが，自閉症，多動性障害，夜尿症，チック，不登校，神経性食欲不振症，小児虐待などが中心であり，精神科における教育と重複が認められた。しかし，講義内容やアプローチの仕方に違いがあると述べた回答が多く，小児科における教育には神経学など生物学的傾向が強かった。

児童青年精神医学を専門とする常勤小児科教員のいる大学は23校（32.4％）で，17校には常勤で児童精神医学を教育する教員がいなかった。また，医学部小児科で精神科医が常勤スタッフになり，教育していた大学が4校（5.6％）認められ，2校（2.8％）では精神科医が非常勤教員となり，児童精神医学の教育を行なっていた。

これまで，佐藤らの調査を基にわが国医学部における児童精神医学の卒前教育の実態を概観してきた。児童精神医学の教育は講義回数1，2回程度であり，常勤の教育スタッフも1名程度であり，常勤の教育スタッフのいない大学も約20校（25％）認められた。

また，医学部教育における児童青年精神医学カリキュラムとしてどの程度のものが必要かという点に関してこれまでほとんど論じられていないが，日本児童青年精神医学会が，医師国家試験の出題基準として1984年に発表しているものがある（表1）。これは少し古いものであるが，医師国家試験の出題基準として提案されているものであるから，児童青年精神医学の学部教育としてこの程度のものを要求していると考えてよいだろう。しかし，「医学における教育プログラム研究・開発事業委員会」が2001年3月に発表した医学教育モデルコアカリキュラムでは，児童精神医学に関連した項目としては精神系の項に「精神遅滞（知的障害）と広汎性発達障害（自閉症）を概説できる」，「多動性障害と行為障害を概説できる」が含まれており，成長と発達の項に「小児行動異常（注意欠陥多動性障害，自閉症，学習障害，チック）を列挙できる」，「思春期と関連した精神保健上の問題を列挙できる」といった項目が含まれているに過ぎない。今後，医学部教育でどの程度のものを児童青年精神医学として要求していくべきかを改めて考えなければならないだろう。

ところで，諸外国における児童精神医学の卒前教育はどのように行なわれているのであろうか。

Kálmán Jら[4]は，ヨーロッパにおける医学部・医科大学における児童青年精神医学の教育について調査を行なっている。ヨーロッパの331の医学部長を対象に調査が行なわれ，159の回答があった。48％の回収率であった。その中で52％の大学が児童青年精神医学の講座を有しており，残りの大学の半数（39校）が児童青年精神医学講座を設置する計画があると述べていた。48％の大学（77校）が児童青年精神医学講座の主任教授のポストを有しており，残りの大学の約半数（40校）に児童青年精神医学のシニアポストが設置されていた。

87％の大学（139／159）で，児童青年精神医学教育は実施されており，通常は，主として小児科学や一般精神医学との関連の中で教育されていた。3分の1の大学においてのみ独立したコースとして教育が実施されていた。また，残りの大学の大部分で児童青年精神医学教育を実施する意向を有していた。

児童青年精神医学教育に与えられた授業時間は2時間から例外的な数字として439時間という時間数まで様々であった。約半数の大学の教育時間は20時間であり，すべての施設の平均教育時間は20時間であった。教育に必要とする時間数については，43％の大学が21～60時間を必要としており，5％の大学は150時間以上を必要と回答していた。

医学部における教員数は少なく，3分の2の国

表1 医師国家試験出題基準（第2次修正案）(1984年, 日本児童青年精神医学会案)

I 児童青年精神医学の臨床

大項目	中項目	小項目	
1．精神発達	A．発達区分	a．幼児期（概ね2歳まで），b．児童期（概ね2～11歳：b1．前期（概ね2～5歳），b2．後期（概ね6～11歳）），c．青年期（概ね12～22歳：c1．前期（概ね12～14歳），c2．中期（概ね15～17歳），c3．後期（概ね18～22歳）），d．思春期[注1]	注1）思春期：第2次性徴出現の生理学的な一時期であって，年齢的な発達区分ではないが，便宜上この場所に並べて記した。
	B．発達理論 B1．Freud	a．口唇期，b．肛門期，c．男根期，d．潜伏期，e．性器期，f．エディプス・コンプレックス[注2]	注2）エディプス・コンプレックス：ここでの小項目a～eは，Freud Sによる発達の段階が記されている。そこで，f．エディプス期とするとかえって誤解を受け易いので，ここにはむしろFreud Sの発達理論の重要な概念であるエディプス・コンプレックスの語を採用した。
	B2．Erikson[注3]	a．同一性（アイデンティティ）	
	B3．Piaget	a．感覚運動的段階，b．前操作的段階，c．操作的段階，d．具体的操作と形式的操作	注3）Erikson：Erikson EHによる自我発達の理論，発達段階の区分は複雑なものであるが，ここでは（自我）同一性の概念に関する知識を要求するにとどめた。
2．発達障害	A．精神遅滞[注4]（精神薄弱）	a．概念，b．原因（b1．正常変異要因，b2．病理要因），c．分類（c1．障害による分類，c2．原因による分類，若干の特殊型），d．疫学，e．治療と処遇	注4）精神遅滞：「精神遅滞（精神薄弱)」という項目設定は精神科基準にしたがった。そして，原因と分類の項目で，当然若干の特殊型についてふれられるべきであろう。しかし，その詳細は小児科基準（先天異常，神経・精神・運動器，その他の章）を参考にすること。児童青年精神医学としては，現時点ではむしろその疫学と処遇（合併症状の治療を含む）に重点が置かれるべきである。
	B．自閉症[注5]（カナー症候群）	a．概念，b．疫学，c．症状，d．合併障害，e．青年期・成人期自閉症（年長自閉症），f．治療と処遇	
	C．特異的発達障害 C1．言語 C2．読み書き C3．計算 C4．協調運動（不器用）	a．概念，b．症状，c．治療と処遇	
3．神経症性障害	A．不安神経症（不安状態）		注5）自閉症：小児／幼児／児童期／自閉症などさまざまな邦訳が用いられているが，たんなる「自閉症」という呼び名がしだいに一般化しつつあるのでそれを採用した。年長児（者），成人になった場合も含められるので便利ではなかろうか。精神科基準では，大項目精神病状態の中の小項目として，小児分裂病，小児躁うつ病と併置されているが，後二者の概念への疑問（たとえばこれまで，小児分裂病とは児童期に発症した精神分裂病とは少し異なる意味で用いられてきた）を含めて賛成できない。
	B．恐怖症（恐怖状態） B1．対人恐怖 B2．不潔恐怖 B3．その他の恐怖[注6]		
	C．強迫性障害		
	D．ヒステリー		
	E．抑うつ神経症（神経症性うつ病）		
	F．離人症		
	G．境界例		
4．精神病性障害	A．精神分裂病	a．概念，b．症状，c．治療	
	B．躁うつ病（感情障害，感情精神病を含む）		
	C．非定型精神病		注6）その他の恐怖：自己臭（神経）症，思春期妄想症，自我漏洩症候群等と呼ばれる一群の青年期精神障害があるが，いずれも未だ概念の一致をみておらず，現時点で本基準にとりあげることはためらわれた。
5．てんかん[注7]			
6．その他	A．マターナル・デプリベイション A1．ホスピタリズム A2．児童虐待[注8]	a．概念，b．症状，c．治療，d．予防	
	B．吃音	a．概念，b．症状，c．治療	注7）てんかん：精神科基準のてんかんの項に準ずる。したがって中項目以下は重複をさけた。また小児科基準の痙攣性疾患・てんかんも十分参考にされなければならない。
	C．選択緘黙	a．概念，b．症状，c．治療	
	D．チックとジル・ドゥ・ラ・トゥーレット症候群	a．概念，b．症状，c．治療	

表1 続き

I 児童青年精神医学の臨床（続き）

大項目	中項目	小項目	
6．その他 （続き）	E．夜驚と夢中遊行 F．遺尿と遺糞 G．多動症候群（注意欠陥障害，微細脳機能障害[注9]） H．登校拒否（学校恐怖症） I．摂食障害 　I1．神経性食欲不振（思春期やせ症） 　I2．過食 J．過呼吸症候群 K．薬物依存と乱用 L．自殺 M．非行	a．概念，b．症状，c．治療 a．概念，b．症状，c．治療 a．概念，b．症状，c．治療 a．概念，b．疫学，c．心理機制，d．状態像，e．治療と処遇 a．概念，b．成因論，c．症状，d．治療 a．概念，b．症状，c．治療 a．概念，b．薬物の種類（b1．覚醒剤，b2．有機溶剤，b3．アルコール），c．疫学，d．治療，e．予防 a．概念，b．疫学，c．要因，d．手段，e．予防 a．概念，b．疫学，c．要因，d．治療と処遇，e．予防	注8）被害児に対して「被虐待児症候群」という用語も用いられるが，ここでは child abuse や child neglect も含めた広義の child maltreatment の意味で養育者側の問題として「児童虐待」とした。 注9）微細脳機能障害：MBD（minimal brain dysfunction）という語は，今日なお一般に使用されているので残したが，問題を含んだ概念であって，将来は廃止されるべきであろう。精神科基準では，これを大項目「器質脳症候群」に入れている。他の中項目「発達性言語障害」「発達性よみかき障害」との関係にも疑問が生じる。ここでは「器質」概念の再検討が必要のように思うが，それよりも，微細脳損傷（小児科基準）の用語をさけて，賢明にも「機能障害」としておきながら，なおこの大項目に含めているのは受験者を迷わすことにならないであろうか。

追記　医師国家試験出題基準昭和60（1985）年版（厚生省編）においては，従来，「児童および思春期精神医学」とされていた標題が，「小児・青年精神医学」と変更されている。「児童精神医学」を「小児精神医学」と変更されたことについては，本学会としては納得しがたいものがある。

II 児童青年の精神衛生，精神科医療，福祉，処遇

大項目	中項目	小項目	
1．精神衛生および社会精神医学	A．家族 B．学校精神衛生 　B1．機関 　B2．担当員 C．社会病理 D．疫学 E．予防精神医学	a．家族精神医学 b．ライフサイクル a．幼稚園 b．小・中・高等学校 c．養護学校 a．教員 b．生徒指導主事 c．養護教諭	
2．医療	A．医療機関 B．治療チーム[注2] C．治療方法	a．専門病院 b．外来診療所 c．総合病院精神科 d．院内学級 e．デイケア f．その他[注1] a．遊戯療法 b．行動療法 c．個人療法 d．集団療法 e．家族療法	注1）「その他」として，ナイトホスピタル，職親，青年の家（Jugendheim）などが望まれるが，現状では普及していない。 注2）「治療チーム」は，一般精神科治療機関のそれに準ずるが，医師国家試験出題基準昭和60年版（厚生省編）には看護師が医療チームに入れられていないのは納得できない。

表1 続き（その2）

II 児童青年の精神衛生，精神科医療，福祉，処遇

大項目	中項目	小項目	
2．医療 （続き）	C．治療方法（続き） D．地域精神医療 　D1．機関 　D2．医療チーム 　D3．乳幼児定期健康診査	f．薬物療法 g．その他[注3] a．保健所 b．精神衛生センター a．精神衛生相談員 b．保健婦 c．精神科医	注3）「その他」として，絵画療法，音楽療法，心理劇，などが含まれる。
3．児童青年の福祉と処遇	A．児童福祉法 　A1．概要 　A2．機関[注4] 　A3．担当員 B．少年法 　B1．概要 　B2．機関 C．社会福祉事業法 　C1．機関 　C2．担当員	 a．児童相談所 b．保育所 c．情緒障害児短期治療施設 d．養護施設 e．精神薄弱児施設 f．精神薄弱児通園施設 g．重症心身障害児施設 h．教護院 a．児童指導員 b．保母 c．臨床心理士[注5] d．児童福祉司 a．家庭裁判所 b．少年鑑別所 c．少年院 a．福祉事務所 a．社会福祉主事	注4）児童福祉法で定められている他の施設もここに含む。 注5）「臨床心理士」は，現状では職種として公になっていないが，職場では心理判定員やセラピストとして活躍しており，ここではこれらの職種を含めている。 上記以外のことについて：少年補導センター，少年補導員は警察少年係の出先機関と出向員であるため，ここでは除外した。

で5人を越えなかった。ほとんどすべての施設（96％）で，児童青年精神医学の教員は臨床活動に従事していた。そして，87％の施設で教員は研究に従事していた。さらに，91％の施設で臨床心理学者が教育に参加していた。

教育カリキュラムで最も重要なテーマは発達精神病理であり，さらに，コミュニケーションスキル，情緒障害，臨床査定が続いていた。教育すべき臨床症候群としては，情緒障害，広汎性発達障害，行為障害，注意欠陥障害が挙げられていた。

これまでヨーロッパにおける児童青年精神医学の教育に関する実態について述べてきたが，ここでアメリカのいくつかの報告に触れておこう。卒後研修の項でも述べるが，アメリカでは，児童青年精神医学を志望するドクターを集めることが困難であることが指摘されており[6,10]，児童青年精神医学に関心を持つ医学生を増やすためにどのような医学部教育を行なうべきかといったことが論じられている。アメリカでも児童青年精神医学の学部教育について公式のカリキュラムは存在しない。そのため，この領域のコアカリキュラムを確立するために，国家レベルのガイドラインを作成することが必要と述べられている[6]。そのため，児童精神医学への接触の程度は各大学によって全く異なっており，1/3以上の大学では児童精神医学の教育は全く行われていない[2]。このように，学部時代にアカデミックな児童青年精神医学に十分触れる機会がないことが卒業後の児童精神医学の志望者を獲得できない要因の1つと考えられている。また，これらの正規の教育活動以外に様々

な形で児童精神科のスタッフが学生と接触することが重要であると指摘されている。そして，毎年の卒業生で児童精神医学に優秀な成績をあげた学生に児童精神医学賞を授与するといった提案もなされている⁶。効果のほどは分からないまでも，児童精神医学を専攻する医学生を増やすため様々な努力が行なわれていることにはわれわれも学ぶべき点があると思われる。

これまでわが国と欧米における児童精神医学の卒前教育について述べてきたが，衆目の一致するところ，わが国の医学部における児童精神医学教育はほとんど教育と言える程の体をなしていない。

私は名古屋大学医学部附属病院親と子どもの心療部という児童精神医学の専門施設に属しているが，名古屋大学でも児童精神医学の教育は精神医学教育の一部として実施されている。名古屋大学医学部では，最も児童精神医学の講義に時間が割かれていた時期には，8コマの時間数が講義に当てられていた。しかし，精神医学の講義数の減少とともに児童精神医学の講義数も減少し，佐藤らの調査が行なわれた時期には，児童精神医学の講義数は3コマになっていた。さらにその後，医学部の教育が講義中心から臨床実践を重視したものへ変化するにつれ，児童精神医学の講義数も減少し，2003年にはとうとう1コマに減少してしまった。たった1コマの講義時間では，児童精神医学の教育はほとんど不可能である。だが，この状態を悲観ばかりしていたのでは状況はますます悪化するばかりであるので，臨床実習中に児童精神医学の患者に多く触れてもらい児童精神医学の臨床に関心を持ってもらうなど，われわれにできることを着実に行ない児童精神医学に関心を持つ医学生を少しでも育てていくように努力することが必要と考えている。

2 児童精神医学の卒後教育

わが国の児童精神医学の卒後教育については，これまであまり論じられてこなかった。1984年に開催された第25回児童青年精神医学会総会において，児童青年精神医学の卒後教育に関するシンポジウムが開催されているが，公式にこの問題が学会で取り上げられたのはこの時ぐらいではないだろうか。しかし，わが国の児童精神医学の卒後研修については後に触れることにして，ここではアメリカの卒後研修の実際についてまず紹介することにする。

アメリカでは卒後医学教育認定協議会（the Accreditation Council for Graduate Medical Education）によって，医学の各専門領域におけるレジデンシー教育プログラムに必要とされる要件が定められている。その要件に従って，各研修機関がそれぞれの研修プログラムを作成することになっている。ここには，児童青年精神医学のレジデンシー教育のプログラムに必要な要件を簡単に紹介する[1]。

この文書は「Ⅰ．はじめに」から「Ⅷ．認定や証明に関する問題」にわたる各章からなっており，「Ⅰ．はじめに」では，訓練のねらいが述べられている。その一部を引用すると，児童青年精神医学は，精神医学の医学的実践のひとつの専門分野であると定義されており，児童青年精神医学のレジデンシー教育の目標は，精神障害を患った児童青年に熟練した包括的な医学的ケアを提供できる専門家を養成することであり，児童青年精神科医は，乳幼児期から成人期までに見られる精神病理について，発達，評価，治療，予防についての徹底した知識を有しなければならないとされている。さらに，細かい記述があるが，ここでは省略することにする。

次は「Ⅱ．プログラムの期間と要件」が記載されている。

児童青年精神医学の研修のためには卒後1年目の研修に加えて2年間の一般精神医学の研修が必要とされる。その後2年間の児童青年精神医学の研修が行なわれる。研修は，常勤の形態で行なわれるのが望ましいが，プログラム部長の判断で，研修時間が通常の半分以上を占めており，研修が4年以内で終了する時は，パートタイムの研修も認められる。

一般精神医学のトレーニングカリキュラムの一部として実施される児童青年精神医学の研修は児

童青年精神医学のレジデンシートレーニングとしては計算されないが，1カ月間の小児神経学と1カ月間の小児科コンサルテーション／リエゾンの経験はプログラム要件を満たすものとされる。研修を始める前に，レジデントは，必要とされる訓練期間について文書で通知されなければならない。

「Ⅲ．施設の組織」である。

まず，施設の当局者は教育目標を理解し，理念的ならびに財政的にこれらの目標を支持する意志と能力を示さなければならないとされている。

児童青年精神医学の教育を他の施設と連携して実施する場合には，施設間で合意文書を作成しなければならない。さらに，一般精神医学のレジデンシープログラムとの間に施設間での正式の合意文書が必要であるとされている。また，その施設の理念に一致したレジデントを選考するためにどのような選考方法を用いるかを教育プログラムは文章で明示しなければならない。

研修にはレジデント間の相互作用やグループ討議が重視されており，2年間の研修プログラムに少なくとも4名のレジデントがいなければならないと決められている。

次に，「Ⅳ．教員組織の資質と責任」について述べられている。

児童青年精神科の長は児童青年精神医学について十分な訓練を受けており，児童青年精神医学の臨床，教育，管理について能力と経験を有していることを文書で示さなければならない。そして，アメリカ精神神経学委員会による児童精神医学の資格を有していなければならない。施設のプログラム部長が児童青年精神医学の研修に責任を有しているが，そのプログラム部長の資格についても詳細に記載されている。プログラム部長の役割としては，レジデントの選考，教育カリキュラムの作成，個々のレジデントの進歩を評定し，個々のレジデントの記録を保管することである。

教員組織としては，適切な数の有能で資格のある児童青年精神科医とその他のメンタルヘルスの専門家が必要とされており，十分な時間をレジデンシープログラムに割ける，少なくとも3名の常勤相当の児童青年精神科医が要請されている。

「Ⅴ．設備と資源」についてである。

プログラムはその教育目標に合致する施設，設備を必要としている。患者を診察するために，おもちゃなどを備えた十分のスペースの診察室がそれぞれのレジデントに用意されなければならない。さらに，様々な身体的検査の設備や，セミナーやカンファレンスのための部屋や，図書館などの設備が必要とされている。

次に「Ⅵ．教育プログラム」に関する記載がなされている。

プログラム部長と教育スタッフはそのプログラムの教育目標を文書で記載し，それに従うことを求められている。そして，プログラムには明確に記述された教育カリキュラムが必要とされている。

教育カリキュラムには，「臨床経験」と「教授カリキュラム」と「その他の必要要件」からなっている。臨床経験の項には，レジデントが臨床訓練で習得すべき疾患，治療法，診療手技などについて記載されている。

「教授カリキュラム」には，講義，セミナー，読書会などの形の教育法が含まれている。発達に関する知識や，神経学的，現象学的，心理学的，社会文化的要因の包括的な理解が重要とされている。

さらに，「その他の必要要件」として，「学問的活動」と「教育活動の機会」が挙げられている。「学問的活動」はレジデントだけでなく，教育スタッフにも要請されている。そこで求められるものは，単に研究活動に従事することではなく，問題点を見つけ，探究するという姿勢である。また，レジデントは研修中に地域社会や医学生に対して教育する機会を与えられるべきである。

「Ⅶ．内部評価について」である。

これには，「レジデントの評価」と「教員の評価」「プログラムの評価」が含まれている。レジデントの評価については，プログラム部長が少なくとも半年に1回はレジデントの知識，技術および専門家としての成長を評価することが義務づけられている。また，教員については，毎年レジデ

ントによる評価が行なわれることになっている。
　そして最後が「Ⅷ．認定や証明に関する問題」である。
　この点についてはここでは省略する。

　このように，児童青年精神医学の卒後教育についての必要要件が詳細に決められており，それに従って各施設が独自のレジデンシープログラムを作成することになっている。全米で現在のところ，114の施設が児童青年精神医学のレジデンシープログラムを有しており，レジデントの受け入れを行なっている。
　これらの卒後研修体制は日本のそれと比べて非常に充実したものと考えられるが，卒後研修制度を含めてアメリカの児童青年精神医学の現状については様々な指摘がなされている。
　Beresin EV[2]によると，アメリカには精神科医は41,000人存在しており，その内36,000人が一般精神科医，5,000人が児童青年精神科医である。そして，2010年には，児童青年精神科医の必要数は32,075人に達すると試算されている。このように児童精神科医が不足していることに関心が集まっているが，児童精神医学の訓練プログラムは十分な数の質の高いレジデントを引き付け教育する魅力に欠けていると言われている[5]。そのため，児童精神医学のアカデミックな魅力を高めようとする試みが行なわれてきている。しかし，Simmons JE[9]によると，アカデミックな児童精神医学はまさにその存在を脅かされるような危機状態の中にあるのであり，1960年代の黄金時代を除き，児童精神医学は常に危機の中にあったとされている。彼によると，これまで児童精神科医は次のような問題に苦しみ，なおその問題を解決していないという。それは，①児童精神科医としてのアイデンティティの問題，②児童精神科へ新人をリクルートすること，③児童精神科医としてのトレーニングの問題，④児童精神科医としての認定の問題と研修プログラムの認定の問題，⑤上記のすべてに関わる経済的問題，である。これらの問題は相互に関連しているが，本質的には資金の問題に依存していると言われている[9]。

　卒後研修を実施する上で，資金の問題は深刻である。アメリカにおいては，卒後教育の資金は主として連邦政府と保険会社によっていた。しかし，連邦政府は卒後教育に対する助成を減らそうとしており，さらにマネジッドケア会社による医療報酬の大幅な切り下げが卒後教育を危機的な状況に陥れている。
　Beresin[2]によると，1988年にはアメリカの医学生の5％が精神科医を選択したが，1996年には3.1％が精神科を選択したに過ぎなかった。また，1992年に一般精神科レジデントの30％が児童青年精神医学に関心を示したが，1995〜1996年の間に実際に児童青年精神医学の訓練プログラムに入ったのは13.2％に過ぎなかった。このように，当初の関心に比べ実際に児童精神医学を専攻するものの数は極めて少ないのが実情である。また，研修施設にも多くの問題を有している。75％の施設が6人あるいはそれ以下の常勤相当の児童精神科医しか有しておらず，33％は2人から4人の常勤相当のスタッフしか有していなかった。そのため，児童青年精神医学の教員は臨床的にも，管理的にも，学問的にも多くのことに手を広げなくてはならないのである[2]。さらに，児童精神医学が医学の専門分野として今後生き残っていくためには，レジデントを臨床家としてだけでなく，臨床的，基礎的リサーチャーとして養成していくことが重要であると強調されている[2]。
　また，1950年代のアメリカ児童精神医学の確立期にパイオニアとして活躍した多くは小児科医であったが，小児科医が精神医学や児童青年精神医学に参入することが次第に少なくなってきている。小児科と児童青年精神科の両方に関心を持っている医学生がその両方を習得するためにはレジデント期間が7，8年になり，そのことにためらいを持っていることがあきらかになった。そのため，小児科24カ月，精神科と児童青年精神科をそれぞれ18カ月間の研修で，5年間でレジデントを終了するカリキュラムが試験的に試みられ，その効果について追跡調査が行なわれている[8]。このように，卒後研修システムにおいて他の専門領域との連携が模索されている。

これまでアメリカの児童青年精神医学の卒後研修のシステムとその問題点について紹介してきた。ここで，わが国の児童精神医学の卒後研修について若干触れておく。

とは言うものの，わが国において，児童精神医学の卒後研修についてシステム化された制度は存在していない。卒業後2年間の初期研修についての体制が2004年4月から発足する。この研修システムはわが国において初めて制度化されたものであるが，それ以後の専門分野についての研修制度は少なくとも国レベルでは存在しない。児童精神医学の卒後研修については，言わずもがなである。全国にいくつかある子どもの精神科専門病院において，レジデントを募集しており，児童精神医学を志望する若手の研修の受け皿となっている。大学病院で児童精神医学の専門施設は名古屋大学親と子どもの心療部，信州大学子どものこころ診療部，横浜市立大学小児精神科など極限られた大学に設置されているに過ぎない。これらの大学では児童精神医学の卒後研修体制が徐々に確立していくであろうが，多くの大学では，児童精神医学は精神科の特殊分野として精神科の中でせいぜい1，2名のスタッフで診療，教育，研究が行なわれているに過ぎず，とても満足の行く卒後研修が行なえる環境ではない。さらに，ちゃんとした卒後研修プログラムを作成している施設については，寡聞にして聞かない。

わが国における卒後研修の問題をさらに複雑なものにしているのは，厚生労働省が管轄する医師の卒後研修と文部科学省の管轄する医学系の大学院制度との関連である。

わが国においては，これまで，大学院における研究者養成と医師の初期研修が渾然一体となって行なわれてきた。大学院学生は研究活動を行なうより診療要員として見なされることがしばしばであったし，逆に，大学院学生は臨床トレーニングを十分に受けることなく，研究活動に専念することになり，臨床家としてははなはだ不十分な経験しか有しないということが起こり得た。今後，医師としての卒後研修と研究者養成の医学系大学院のあり方についてさらに検討され，明確な役割分担が必要であろう。

わが国においては，児童精神医学の大学院がこれまで存在しなかったことも児童精神医学の学問的発展を阻害する大きな要因の1つであった。ところで，名古屋大学大学院医学系研究科に2003年4月から協力講座として親と子どもの精神医学講座が設置されたが，これはわが国における児童精神医学の大学院講座として初めてのものである。今後の発展が大いに期待されるところである。

III　近接領域における児童精神医学教育

児童精神医学が密接な関連を有する領域としては，心理臨床実践家や精神保健福祉士，あるいは教諭，養護教諭，幼稚園教諭，保育士，さらには看護師の養成教育など幅広い分野にわたっている。いずれの領域も子どものこころの問題に関わる領域であり，これらの領域の専門家の養成には児童精神医学の教育が不可欠である。しかし，それらの専門家養成において児童精神医学の教育が重要視されているとは必ずしも言い難い。

心理臨床実践家に与えられる資格としては現在のところ国家資格はなく，日本臨床心理士資格認定協会による臨床心理士資格が最も一般的な資格として認められている。臨床心理士はその受験資格が大学院修士課程卒業者に対して与えられる資格であり，その受験に必要な要件が詳細に規定されている。もちろん教育カリキュラムについても必要な要件が定められているが，その中に児童精神医学の教育に関しては特に触れられておらず，精神医学特論と心身医学特論が選択科目の中に含まれているに過ぎない。臨床心理士の活動領域としては，スクールカウンセラーが大きな柱のひとつとして位置づけられている。その他，母親の育児支援なども重要な活動領域として考えられている。しかし，子どものこころの問題を取り扱うことをひとつの大きな活動領域と見なしているにも関わらず，その教育カリキュラムには児童精神医学について全く触れられていない。このことはやはり大きな問題であると言わざるを得ない。

筆者はこれまで臨床心理士等を養成することを

主たる目的にしている大学院教育に関わってきた。それゆえ、ここでは筆者の関わっている臨床心理学教育において児童精神医学教育のあり方について検討してみることにする。

筆者は、1989年より名古屋大学教育学部で臨床心理学を専攻する学生を対象に精神医学と児童精神医学の教育を行なってきた。名古屋大学教育学部における精神医学の教育については、これまで精神医学の講義15コマ（1コマは90分）、児童精神医学の演習15コマの授業をやってきている。児童精神医学の演習は3年生、4年生に開講されており、しかも、2年間でそれぞれ別の内容を取り上げているため、3年生と4年生と2回取れば、30回の演習に参加することになる。この30回の演習を受講するとほぼ児童精神医学のすべての領域をカバーできることになる。さらに、青年期精神医学の講義が15コマ行なわれている。また大学院では、児童精神医学の英文雑誌の講読が行なわれており、さらに、名古屋大学医学部附属病院親と子どもの心療部において臨床実習が行なわれている。その実習では、臨床心理学専攻の大学院生が予診を取り、児童精神科医の診察に陪席することになっている。医学生の臨床教育とほぼ同様のものであるが、実習期間は半年間であり、医学生の臨床実習よりはるかに長い期間が当てられている。

このように、学部での30時間に及ぶ児童精神医学の演習および15コマの青年期精神医学の講義、さらに大学院における英文雑誌講読、さらには半年間にわたる児童精神医学の臨床実習を行なうことによって、名古屋大学における臨床心理学専攻の学生に対する児童青年精神医学の教育はかなり充実したものとなっている。このことは医学部における児童青年精神医学の講義が1、2コマしか行なわれていないのとは雲泥の差であろう。しかし、名古屋大学における臨床心理学専攻の学生に対する児童精神医学の教育は日本でも最も傑出したものであり、他の大学においてはほとんど顧みられていないと考えられる。今後はわが国の臨床心理学の教育機関全般において児童精神医学の教育が充実したものとなることが期待される。

ここでは、臨床心理士の教育を例に取り、児童精神医学教育の問題を取り上げたが、上に述べた様々な職種の専門家養成においても児童精神医学教育が重要であることは言を待たない。しかし、現在のところ、この面での児童精神医学の教育は極めて貧困であると言わざるを得ない。日本児童青年精神医学会では、毎年総会において、教育に関する委員会が関連領域の専門家と協力してセミナーを開催しており、児童青年精神医学と関連領域の交流に努めている。今後はこのような活動を充実させ、学会が関連領域の児童精神医学教育に貢献するとともに、これらの領域の専門家養成に児童精神医学の教育が必須のものとして含まれるように働き掛けていくことが必要である。

IV　まとめ

これまでわが国における児童精神医学の教育について、海外との比較を交えながら述べてきた。海外においても児童精神科医の養成制度は必ずしも十分ではなく、後継者の養成に苦しんでいる姿が浮かび上がってくるが、わが国の状況ははるかに悲惨なものである。しかし、最近全国の医学部附属病院に児童精神医学の専門治療施設が設置されだしている。今後はこのような施設をさらに充実することにより、児童精神医学の教育、研究、診療を発展させていくことが肝要であろう。

文　献

1　American Medical Association : Program Requirements for Residency Education in Child and Adolescent Psychiatry (Psychiatry). Graduate Medical Education Directory 2003-2004. 2003; pp.338-342.
2　Beresin EV : Child and adolescent psychiatry residency training : Current issues and controversies. J Am Acad Child Adolesc Psychiatry 36; 1339-1348, 1997.
3　林雅次, 山崎晃資, 牧田清志 : シンポジウム : 児童青年精神医学教育, 児童青年精神医学教育の現況—全国アンケート調査から. 児精医誌 26; 122-128, 1985.
4　Kálmán J, McGuinness D, Kiss E, et al : Survey on undergraduate teaching of child and adolescent psychiatry in European medical schools. European Child & Adolescent Psychiatry 9; 139-143, 2000.
5　McKelvey RS : The coming crisis in funding child psychiatry training. Am J Psychiatry 147; 1220-1224, 1990.
6　Kay J : Child psychiatry recruitment and medical student education. Acad Psychiatry 13; 208-212, 1989.
7　佐藤喜一郎, 大井正己, 本城秀次ら : 大学医学部におけ

る児童青年精神医学の教育―アンケート調査の分析と要望・問題点．児精医誌 43; 81-91, 2002.
8 Schowalter JE, Friedman CP, Scheiber SC, et al : An experiment in graduate medical education ― Combined residency training in pediatrics, psychiatry, and child and adolescent psychiatry. Acad Psychiatry 26; 237-244, 2002.
9 Simmons JE : Financing child psychiatry education: Our history and our future. Psychiatric Annals 15; 481-483, 1985.
10 Weintraub W, Paut SM and Weintrub P : The role of medical school electives in the choice of child psychiatry as a subspecialty. Acad Psychiatry, 15; 132-136, 1991.

第6章 特別支援教育の現在と課題

柘植雅義

Ⅰ 特別支援教育への転換

　平成19 (2007) 年4月，これまでの「特殊教育」が法令上なくなり，新たな理念とシステムによる「特別支援教育」がスタートした。1878年，京都における盲亞院の設立が我が国の障害のある子どもの教育の始まり，とすれば，その130年間の間に起こった変革の中でも最も大きなものであろう。まさに，歴史的な転換である。
　ここでは，特別支援教育の理念と基本的な考え，従来の特殊教育との違い，意識改革とシステム改革，そして，法的整備の状況について述べる。

1 特別支援教育の理念と基本的な考え

　特別支援教育とは，従来の特殊教育の対象者の障害だけでなく，LD（学習障害），ADHD（注意欠陥多動性障害），高機能自閉症を含めて障害のある児童生徒の自立や社会参加に向けて，その一人一人の教育的ニーズを把握して，その持てる力を高め，生活や学習上の困難を改善又は克服するために，適切な教育や指導を通じて必要な支援を行うものである。
　すなわち，これまでの特殊教育の対象の障害に，国の調査により6％ほどいることが示唆されるLD・ADHD・高機能自閉症等の「知的障害のない発達障害」を加えたことと，これまでのように「障害の種類や程度」に特に注目するだけではなく，一人一人の児童生徒の「教育的ニーズ」に注目しようとすること，この2点が特に大切である。
　このような特別支援教育の理念と基本的な考えを理解し，特別支援教育への転換を果たし，より質の高い特別支援教育を推進するための原動力が，関係者の「意識改革」である。
　特別支援教育では，障害の種類と程度の視点ではなく，児童生徒一人一人の学習面や行動面でのつまずきの「気づき」と「教育学的・心理学的な実態把握」，それに「迅速で適切な対応」といった視点が基本になる。その上で，児童生徒によって医学的な診断があれば，より適切な対応が可能になる。

2 これまでの特殊教育と新たな特別支援教育との違い

　特別支援教育はこれまでの特殊教育との基本的な違いは以下の5点である。

1) 「基本的な考え」が異なる：LD・ADHD・高機能自閉症等を含めたことと，一人一人の教育的ニーズに応えること。
2) 「仕組み」が異なる：教師一人の尽力に頼るのではなく，学校としてシステムを構築し対応すること。
3) 「方法」が異なる：PDCA（Plan-Do-Check-Action）サイクルによって対応すること。とりあえず始めてみて，しかし，着実に確実によりよいものへと弛まなく高めていくこと。
4) 「アプローチ」が異なる：学校内では校内委員会，地域では連携協議会というように，さまざまな立場や専門性のある者がチームを構成して対応すること。
5) 「有効性の範囲」が異なる：LD・ADHD・高機能自閉症等を含む障害のある児童生徒だけに有効なものではなく，障害のあるなしに関わらず全ての児童生徒にも資するものであること。したがって，例えば，我が国の現在の最重要の教育課題

である「確かな学力の向上」と「豊かな心の育成」に資することが期待されること。

3 意識改革とシステム改革

特別支援教育の推進には，「意識の改革」と「システムの改革」が必要である。「意識の改革」が充分ではないと，たとえ「システムの改革」ができても適切に機能を発揮することは困難であろう。

「校内委員会を設置したが機能しない」「特別支援教育コーディネーターを指名したが予想していた活躍がなされていない」「個別の指導計画を作成したが活用されない」といった声を聞くことがある。仕組みは作ったが機能していない，というのである。

これらの背景には，システム構築が充分ではない，ということも考えられるが，そもそも，「意識の改革」が充分になされていないことが原因であることも考えられる。

1）教師の意識改革

これらの違いを理解するような校内研修会の企画・実施で，校内の職員の意識改革を進め，質の高い特別支援教育を学校で実現するためにチャレンジする精神を，一人一人の教師がもつことに結びつけていく。

2）校長の意識改革

最後に，学校で特別支援教育の推進が成功するかどうかは，学校管理職である校長の意識改革によるところが多い。校内の教師の意識改革を率先して進め，自ら特別支援教育の推進役として，特別支援教育を視野に入れた学校経営を計画・実施し，適切に評価（学校評価）できるかどうかがポイントである。文部科学省が示した「ガイドライン」にも示されている。その上で，システム構築やシステム修正を行い，校内の特別支援教育推進のキーパーソンである特別支援教育コーディネーターをはじめ，さまざまな関係者に管理職としての必要な支援を行い，学校として全体的・総合的に特別支援教育が推進されることを目指すことが期待される。

4 法的整備の状況

特別支援教育を推進するための法的整備は，ここ4～5年の間にかなり進んだ。障害者基本法や学校教育法が改正され，教育基本法には，「障害のある者」の教育の必要性が盛り込まれた。これらの中で，特に，平成17（2005）年4月からの発達障害者支援法の施行は，各学校における発達支援の促進に大きな後ろ盾となっている。したがって，今後は，このような法整備を受けて，各学校は，コンプライアンス（法令順守活動）の視点を大切にしながら特別支援教育への「意識改革」と「システム改革」を図る段階へと入った。

LD・ADHD・高機能自閉症等の知的障害のない発達障害等に適切に対応するための法的整備が近年相次いでいる。

特に発達障害者支援法の成立・施行は，今後のこの分野における取り組みの大きな法的支えとなった。平成17年4月に施行された本法律で，「発達障害」とは，自閉症，アスペルガー症候群その他の広汎性発達障害，学習障害，注意欠陥多動性障害その他これに類する脳機能の障害であってその症状が通常低年齢において発現するものとして政令で定めるものをいう。本法律の目的は，発達障害を早期に発見し，発達支援を行うことに関する国及び地方公共団体の責務を明らかにし，学校教育における発達障害者への支援，発達障害者の就労の支援，発達障害者支援センターの指定等について定めることにより，発達障害者の自立及び社会参加に資するようその生活全般にわたる支援を図り，もってその福祉の増進に寄与することである。教育に関する第8条では，国及び地方公共団体は，発達障害児がその障害の状態に応じ，十分な教育を受けられるようにするため，適切な教育的支援，支援体制の整備その他必要な措置を講じるものとする。大学及び高等専門学校は，発達障害者の障害の状態に応じ，適切な教育上の配慮をするもの，とされた。

そして，発達障害者支援法の2005年4月からの施行や，2005年12月の中教審答申などを受けて，2006年3月に新たにLD，ADHDを通級に

よる指導の対象とすべく学校教育法施行規則が改正されるとともに，これまで情緒障害として一括して括られていた自閉症が，情緒障害から切り分けられて独立した障害となった。これにより，翌4月から新たな通級がスタートした。

近年になって成立または改正された主な法律等一覧
- 発達障害支援法（平成16年12月成立，平成17年4月施行）
- 障害者基本法（平成16年6月改正）
- 学校教育法（平成18年6月改正，平成19年4月施行）
- 学校教育法施行規則（平成18年3月改正，4月施行）
- 学校教育法施行令（平成19年3月改正，4月施行）
- 障害者自立支援法（平成17年12月成立，平成18年4月施行）
- 高齢者障害者移動円滑化促進法（新バリアフリー法）（平成18年6月成立）
- 教育基本法（平成18年12月改正，12月施行）

II 発達障害の理解と対応

我が国では，LD，ADHD，高機能自閉症，アスペルガー症候群といった，「知的障害のない発達障害」への対応が，アメリカ，カナダ，イギリス，ニュージーランド，オーストラリア等，諸外国と比べて十分ではなかった。しかし，新たにスタートした特別支援教育では，これらの状態を示す児童生徒等へ本格的に対応する。

ここでは，それらの障害の教育的定義，判断基準，出現率の問題，指導方法について述べる。

1 LD，ADHD，高機能自閉症の教育的定義と判断基準

1）教育的定義

LD（学習障害）：「学習障害とは，基本的には全般的な知的発達に遅れはないが，聞く，話す，読む，書く，計算する，推論する能力のうち特定のものの習得と使用に著しい困難を示す様々な状態を指すものである。学習障害は，その原因として，中枢神経系に何らかの機能障害があると推定される

が，視覚障害，聴覚障害，知的障害，情緒障害などの障害や，環境的な要因が直接の原因となるものではない」（報告1999.7）

ADHD（注意欠陥／多動性障害）：「ADHDとは，年齢あるいは発達に不釣り合いな注意力，及び／又は衝動性，多動性を特徴とする行動の障害で，社会的な活動や学業の機能に支障をきたすものである。また，7歳以前に現れ，その状態が継続し，中枢神経系に何らかの要因による機能不全があると推定される」（最終報告2003.3）

高機能自閉症：「高機能自閉症とは，3歳くらいまでに現れ，①他人との社会的関係の形成の困難さ，②言葉の発達の遅れ，③興味や関心が狭く特定のものにこだわることを特徴とする行動の障害である自閉症うち，知的発達に遅れを伴わないものをいう。また，中枢神経系に何らかの要因による機能不全があると推定される」（最終報告，2003.3）

2）判断基準

判断基準については，ガイドライン[2]を参照（省略）。

2 学習面や行動面で著し困難を示す児童生徒に関する全国実態調査

通常の学級の担任教師への質問紙調査法という形で小学校1年生〜中学校6年生までの児童生徒を対象に行われた。その結果，学習面や行動面で著しい困難を示すと担任教師が回答した児童生徒の割合は6.3％というものであった。これは，40人の学級では2〜3名程度，30人の学級では2名程度，という割合である。さらに，その内訳は，学習面で著しい困難が4.5％，行動面で著しい困難が2.9％で，学習面と行動面ともに著しい困難が1.2％である。詳細については，文部科学省が設置した，特別支援教育のあり方に関する調査研究協力者会議による「今後の特別支援教育の在り方について（最終報告）」(2003) を参照。

3 学校内での指導方法

近年，学校における指導方法の開発が急速に進んできている。

国立特別支援教育総合研究所では，いくつかのプロジェクト研究により，「LD・ADHD・高機

能自閉症の子どもへの指導ガイド」「自閉症教育実践ガイドブック」「自閉症教育実践ケースブック」などの指導用冊子が作成された。これをもって，発達障害のある児童生徒への指導方法はとりあえず確立されたと考えてよいだろう。今後は，それをベースに，さらに研究が深まることが期待される。

また，全国各地の教育センターにおいては，各自治体の考えや実情を踏まえた，独自の指導用冊子が作成され始めている。特に近年では，通常学級における指導と，通級指導教室や特別支援学級といった特別な場での指導とを切り分けて，記載するものが増え始めており，この分野の実践研究が成熟してきていることが窺われる。

III 特別支援教育のシステム

特別支援教育では，これまでの特殊教育と違って，学校内にさまざまなシステムを構築することになる。これまでの特殊教育が（特段のシステムがなく単に）一人一人の教員の尽力だけに頼っていたとすれば，新たな特別支援教育は，教員の尽力のみならず，システムで対応するということが特色である。

ここでは，システム構築の意図と概要，システムの内容，特別な指導の場の充実，特別支援学校の充実とセンター的機能，そして，そのようなシステムを駆使して特別支援教育を適切かつ有効に推進するための教員の専門性向上について述べる。

1 システム構築の意図と概要

幼稚園，小学校，中学校，高等学校から，高等専門学校や大学に至るまで継続的な支援を行うことが発達障害者基本法で求められ，それを踏まえて，全国各地で取り組みが進んでいる。文部科学省は，小・中学校については平成19年度までに体制整備を図ることを目指しており，地域によってはすでに完成しつつある。

支援体制で求められている内容は，気になる児童生徒の実態把握を行い，その後の指導や支援のあり方を明らかにしていく「校内委員会」，校内の特別支援教育のキーパーソンで，校外の関係機関との連絡調整の窓口や，保護者との連携の窓口としての役割が期待される「特別支援教育コーディネーター」の指名である。さらに，校外の専門家が学校を訪問してさまざまな支援を行う「巡回相談」の仕組みや，教育委員会に設置され，対象となった児童生徒等がLDかどうか，ADHDかどうか，高機能自閉症かどうかの「判断」（診断ではない）を行い，専門的意見を学校に返す，教育学，心理学，医学などの専門家らから構成される「専門家チーム」の仕組みが用意されている。さらに，指導の計画を長期目標，短期目標を設定して一人一人に作成する「個別の指導計画」，また，学校に入学する前から卒業後，生涯にわたって教育，福祉，医療，労働等の各分野から総合的に策定していく「個別の支援計画」（「個別の教育支援計画」）が，重要なツールとして求められた。また，盲・聾・養護学校がセンター的機能を発揮し，近隣の小・中学校等における発達障害等を含む障害のある児童生徒へのさまざまな支援を行うことが求められ，具体的な支援が始まっている。

特別支援教育を推進するには，校内外において特別支援教育のシステムを構築することが求められ，平成15年度から全国各地の全ての学校で取り組まれている。全国各地におよそ33,000校ある小・中学校では，以下に述べる特別支援教育コーディネーターの指名や，校内委員会の設置，校内委員会による実態把握などがほぼ終了し，現在では，幼稚園や高等学校におけるシステム構築が本格化している。ただし，学校や地域によって，システム構築の進捗状況に大きな差があることに注意したい。

校内で特別支援教育に関する支援体制の構築を進める意図は，特別支援学級の担当者など，特別な教師のみが一人で対応するのではなく，管理職をはじめ学校全体で総合的に進めることが求められ，多様な人材がチームとして対応するには，何らかのシステムが欠かせないのである。また，多様なニーズのある多数の児童生徒に適切に対応するには，もはや教師一人では限界であり，チーム

による対応が求められる，ということである。さらには，一部の教師の専門性の問題に関心が集まり，いわゆる指導力不足教員の研修による指導力向上等に向けた取り組みも進んでいる。これらのことから，発達障害のある児童生徒への対応は，もはや一人一人の教師の尽力のみでは困難であり，チームアプローチが欠かせないのである。

2 システムの内容

特別支援教育のシステムは，以下に示すさまざまな事項からなる複合体である。個々の事項についての詳しい内容は，文部科学省作成のガイドラインを参照のこと。

特別支援教育コーディネーター：校内の特別支援教育の推進のキーパーソンであるとともに，医療機関や大学，発達障害者支援センター等の校外の専門機関・関係機関等との連絡調整の窓口，さらには，保護者との連携や保護者への支援の窓口として機能することが役割である。現在では，小・中学校のほとんどの学校で，少なくとも一人は指名されている。現在では，幼稚園や高等学校での指名が進んできる。

特別支援教育委員会：校内で，学習や行動等で気になる児童生徒がどのくらいいるのか，個々の児童生徒が学習や行動のどこにつまずいているのか，医師の診断により何らかの障害が確認されているのか，そのような児童生徒にどのように指導・支援を行っていけばよいか，校外の専門家チームや巡回相談（以下に解説），さらには，その他の専門機関や専門家に支援を求める必要があるのかどうかなどを明らかにする委員会である。メンバーは，校長，教頭，特別支援教育コーディネーター，教育相談担当者，養護教諭など，多岐に渡る。

専門家チーム：教育委員会が設置するもので，学校からの要請で，より詳しい実態把握により，LDかどうか，ADHDかどうか，あるいは高機能自閉症かどうかの「判断」を行い，その結果も踏まえて，学校での適切な対応の在り方をアドバイスする。専門家チームを構成するメンバーは，教育学，心理学，医学などの専門家，教育行政担当者，教育関係者などからなる。医師も加わるが，「診断」は行わない。現在では，全ての都道府県・政令指定都市に設置され，その他の市町村でも独自に設置しているところが増えてきた。

専門家による巡回相談：専門家チームと異なり，各学校へ直接入り込み，必要な支援を行うのが巡回相談である。教育学や心理学等が専門の大学の教授らや，医師，民間の教育機関等の専門家，特別支援学校の担当者などが，小・中学校等を巡回する。

個別の指導計画：教師が指導する際の，障害のある児童生徒一人一人に対して作成される計画で，各学校における特別支援教育委員会において作成される。個別の指導計画を作成するには，まず，対象となる児童生徒の実態把握を行い，それを踏まえて，1年間の長期目標と，学期ごとの短期目標を設定し，それを実現するための指導内容や具体的な手続きを明確に記述する。それにしたがって，指導を進め，学期ごとに指導の成果を記述し，評価を行う。この作業を学期ごとに実施し，年度末には，1年間の指導を総合的に評価する。そして，それらを踏まえて，次年度の長期目標や短期目標を修正していく。

個別の教育支援計画：個別の指導計画が，教師による授業などでの指導の計画であるのに対して，個別の教育支援計画は，学校に入る前から卒業後までも見通したより長期にわたる計画で，教育のみならず，対象児童生徒の実態に応じて，医療，福祉，労働等に関する事項が記載される。さらに，生後あるは障害が明らかになってから，学校教育，卒後，成人，さらには，高齢者へと，生涯にわたって支援をしていく計画を，個別の支援計画という。

3 特別な指導の場の充実

平成5（1993）年度からスタートした「通級による指導」（通級指導教室）は，通常学級に在籍するものの弱視や難聴，言語障害や情緒障害などの「軽度の障害」により，一部（1〜3時間の「自立活動」と，それを合わせても8時間までの教科補充），特別な指導が必要な児童生徒のために用意されたものである。この制度に係る学校教育法施行規則が改正され，平成18（2006）年4月から施行された。これにより，従来の通級の対象ではなかったLD，ADHDが通級の対象となると共に，情緒障害として場面かん黙などと一括して括られていた自閉症が情緒障害から切り分けら

⟨653⟩

れて独立した一つの障害と位置づけられた。アスペルガー症候群は，この自閉症としての括りとして捉えられ，これまで以上にその障害特性に特化した指導が進むことが期待される。

一方，一部の小・中学校に設置されている特別支援学級（これまでの特殊学級）は，特別支援学校（これまでの盲・聾・養護学校）における対象ではないものの（それほどまでには障害が重くないものの），「通級による指導」では十分な学習の効果が期待できない児童生徒のために用意されたものである。知的障害や情緒障害等の障害種別に設置され，また，児童生徒の籍は通常学級ではなく特殊学級となる。アスペルガー症候群の児童生徒の中には，「通級による指導」の活用だけでは十分でなく，より集中的継続的に指導を受けられる特殊学級（情緒障害）において効果が大きい場合がある。そして，児童生徒の教育的ニーズによって，特別支援学級を離れて一部の教科等を通常学級で受ける「交流及び共同学習」を積極的に推進することが法的に規定された（平成16（2004）年6月の，障害者基本法の改正）。

4 特別支援学校の充実とセンター的機能

これまで我が国に約1,000校あった盲・聾・養護学校が，平成19（2007）年4月から，法令上なくなり，特別支援学校としてスタートした。

この特別支援学校の特徴は，これまでの障害種別の学校のみならず，複数の障害に対応する学校を設置することが可能となったことと，センター的機能を発揮することが規定されたことである。

センター的機能とは，特別支援学校の近隣の小・中学校等に在籍する児童生徒等の指導・支援にも積極的に関わることであり，具体的には，①小・中学校等の教員への支援機能，②特別支援教育等に関する相談・情報提供機能，③障害のある幼児児童生徒への指導・支援機能，④福祉，医療，労働などの関係機関等との連絡・調整機能，⑤小・中学校等の教員に対する研修協力機能，⑥障害のある幼児児童生徒への施設設備等の提供機能，と示されている（中央教育審議会，2005[2]を参照）。

5 教員の専門性の向上

発達障害のある児童生徒への対応に関する専門性の向上に向けた研修が全国各地で急増している。研修の対象者も，特別支援教育コーディネーターや，通級指導教室や特殊学級の担当者はもちろん，通常学級の担当者，校長や教頭の管理職，養護教諭，教育相談担当者，生徒指導担当者など多岐にわたり始めた。コーディネーターなど立場毎に特化した研修と共に，さまざまな対象者が一堂に会する形態を用意し質疑応答や協議がさまざまな立場の者で行われる場合も見られ，土日に設定し教育関係者のみならず保護者や一般県民も対象にした広く理解推進を進めることを意図した公開セミナーも増えている。これらのことは，特別支援教育の推進は，校内の特定の者のみが行うのではなく管理職始め学校全体として総合的に推進することであるという基本的な考えが研修の在り方にも反映されていることを示す。そして，管理職に求められる用件，幼稚園における対応の在り方など，特定の対象者や学校種毎による取り組みの報告が始まっている。

このような研修プログラムは，都道府県や政令指定都市や，市町村が独自に開発し実施するもので，教育委員会の戦略が色濃く出る部分でもある。また，このような研修の評価については，研修の直後のアンケート調査と共に，研修を受講した後の半年後や1年後の成果も把握することが大切であることから，フォローアップ研修を行うなどして，アウトカムの評価を試みる自治体も見られる。また，そのような自治体が用意する研修会のみならず，各学校が校内で主体的に行う校内研修会が増えてきている。さらには，現職教員を対象にした大学院レベルの研修や，さまざまな専門的資格の取得を目指す教員も増えている。

Ⅳ 特別支援教育の進捗状況

特別支援教育への転換が，平成13（2001）年1月から徐々に始まっている。

ここでは，平成15（2003）年度から国が毎年行っている特別支援教育の進捗状況に関する調査（モニター）と，各都道府県等の取り組みについ

て述べる。

1 国が行うモニター

平成15年度から毎年9月1日付で実施しているモニターの結果は、以下のとおりである。特に、モニターを始めた平成15年度当初と、4年後の平成18（2006）年度について述べた。

1）校内委員会の設置：57.4％が95.8％になった。
2）実態把握の実施：47.3％が83.6％になった。
3）コーディネーターの指名：19.2％が92.5％になった。
4）個別の指導計画の作成：13.1％が38.5％になった。
5）個別の教育支援計画の策定：6.3％が19.9％になった。
6）巡回相談員の活用：33.9％が60.9％になった。
7）専門家チームの活用：12.2％が30.8％になった。

このように、4年間で、いずれの項目についても、着実に伸びたことが分かる。特に、校内委員会の設置とコーディネーターの指名は、90％を超えた。校内委員会の設置に伴って、校内委員会の最も重要な機能である実態把握の実施も80％を超えた。また、具体的な指導、支援の計画である、個別の指導計画は40％近くに達したが、それに比べると、個別の教育支援計画の策定は、その半分ほどの20％に留まった。外部からの専門家による支援については、巡回相談員の活用が60％を超え、専門家チームの活用も30％を超えた。

2 各都道府県・政令指定都市の取り組み

法的整備が進み、地方分権体制が着実に進む現在では、各自治体は、特別支援教育推進の独自の戦略を作成し、主体的に取り組むことが期待される。そのために、平成19（2007）年度までに、国内全ての公立小・中学校において、体制整備を進める取り組みが全国各地の自治体において急ピッチで進んでいる。それを支援するために、文部科学省が作成した支援体制整備のためのガイドライン（試案）を踏まえて、自治体独自の支援体制のマニュアル作りが相次いでいる。さらに、実際の教室での指導法マニュアルの作成も進んだ。特に、「通級による指導」のみならず、近年では、通常学級における指導を想定した指導マニュアルの作成も相次いでいる。自治体によっては、このような冊子類を各学校に配布するのみならず、自治体のホームページで公開している。また、自治体によっては、自治体内の学校における支援体制の構築状況を、各学校毎に調査し公表することも広がりを見せており、国レベルと共に自治体レベルにおいても、PDCAサイクルに沿った、このようなモニターが定着しつつある。

V 特別支援教育の課題

これまでに述べてきたように、新たな特別支援教育がスタートした。しかし、さらなる充実や検討すべきことなど、今後の課題として積み残されたものもある。これらの課題についても、先送りにすることなく、できることから順次、スピード感を持って取り組んで行くことが期待される。

ここでは、今後4～5年やそれ以上の長期にわたって解決することが期待される課題ではなく、ここ数年で解決したい課題（十分に解決可能な課題）について整理して述べる。

1）**関係者の正しい理解推進**：教員のみならず、年齢や実態に応じて他の幼児児童生徒や、その保護者についてもある程度の理解推進が必要であり、そのための対策（校内研修会、総合的な学習の時間の活用、PTA活動）。さらに、一般国民の理解と協力に向けた施策や事業展開の、一層の充実が求められる。
2）**早期発見・早期支援体制の確立（就学相談を含む）**：幼稚園・保育園段階からの「気付き」と園内体制を生かした具体的な指導・支援の開始。および、小学校への就学に向けた相談支援体制の構築。
3）**指導方法の確立**：通常学級における指導（一斉指導）と、「通級による指導」を活用した「取り出し指導」（個別指導や小集団指導）の双方における、指導法の確立。
4）**一貫したい継続的な支援体制の構築**：校内にお

ける支援体制の構築と，幼稚園から高等学校までの一貫した継続した連携システムの構築．その際には，「個別の指導計画」と「個別の教育支援計画」の適切な運用が鍵となる．

5）**高等学校における指導・支援の充実と就労・進学に向けた支援**：小・中学校に設置されている通級指導教室の成果と指導・支援の継続性を踏まえて，高等学校における「特別な指導の場（取り出し指導）」の在り方の検討とモデル的試行の実施によるエビデンスの蓄積が急務である．また，就労先や大学などの進学先への必要な情報の提供や，職場や大学で得られる具体的な支援の情報収集をしていくシステムの構築．

6）**現職教員研修プログラムの工夫と評価**：特別支援教育コーディネーターや管理職など，関係者にどのような研修が必要か，どのような研修が効果的か，研修の成果をいかに評価するかについて，調査研究等を通じて明らかにする．

7）**大学学部・大学院における養成プログラムの工夫と評価**：教職を志す大学学部段階の学生の4年間の教育課程における，特別支援教育の位置づけの検討が求められる．4年間で，特別支援教育に関する知識・技能などをどの程度修得すべきかの検討である．その際には，特別支援学校免許を取得するとは限らない場合も含めての検討が必要である．また，また，新しい特別支援教育の時代における，現職経験者による大学院レベルの研修プログラムの在り方の検討も急務である．

法案関係
障害者基本法（平成16年6月改正）
発達障害支援法（平成16年12月成立，平成17年4月施行）
学校教育法施行規則（平成18年3月改正，4月施行）

文　　献

1　中央教育審議会：特別支援教育を推進するための制度の在り方について（答申）．2005．
2　文部科学省：小・中学校におけるLD（学習障害）・ADHD（注意欠陥／多動性障害）・高機能自閉症の児童生徒への教育支援体制の整備のためのガイドライン（試案）．2004．
3　無藤隆，神長美津子，柘植雅義，河村久編：「気になる子」の保育と就学支援―幼児期におけるLD・ADHD・高機能自閉症等の指導．東洋館出版社，2005．
4　特別支援教育の在り方に関する調査研究協力者会議：今後の特別支援教育の在り方について（最終報告）．2003．
5　柘植雅義：学習障害（LD）理解とサポートのために．中公新書，2002．
6　柘植雅義：学習者の多様なニーズと教育政策―LD・ADHD・高機能自閉症への特別支援教育．勁草書房，2004．
7　柘植雅義：障害のある子どもの教育の転換―LD・ADHD・高機能自閉症への特別支援教育．In：安彦忠彦・石堂常世編：現代教育の原理と方法．勁草書房，2004．
8　柘植雅義：法的整備の視点からみたLD・ADHD・高機能自閉症等．LD研究14-3；295-300，2005．
9　柘植雅義：特別支援教育政策の立場から．発達障害研究27；2，2005．
10　柘植雅義編：通常学級における特別支援教育PDCA（学校のPDCAシリーズNo.3）．教育開発研究所，2005．
11　柘植雅義，石塚謙二：発達障害者支援法で定められたこと―教育について．In：発達障害者支援法ガイドブック編集委員会編：発達障害者支援法ガイドブック．河出書房，2005．
12　柘植雅義：発達障害者支援法：成立の背景とねらい，概要と解説，及び今後の方向．リハビリテーション研究128；29-32，2006．
13　柘植雅義編：これならできる"LD・ADHD・高機能自閉症等"への対応（教育課題完全攻略シリーズNo.3）．教育開発研究所，2006．
14　柘植雅義編：実践事例に学ぶ特別支援教育体制づくり―23自治体の特色ある取り組みから．金子書房，2007．
15　柘植雅義，秋田喜代美，納富恵子，佐藤紘昭編：自立を目指す生徒の学習・メンタル・進路―中学・高校におけるLD・ADHD・高機能自閉症等の指導．東洋館出版社，2007．
16　柘植雅義：特別支援教育の新たな展開―学習者の多様なニーズと教育政策II（仮題）．勁草書房，2008（印刷中）．

あとがき①

　最近，子どもの問題が巷で話題をさらっている。不登校，イジメ自殺，想像を絶する青少年の犯罪事件，さらには児童虐待や児童性愛などの子どもが犠牲になる事件等々，枚挙に暇がない。いったどうなっているの？　こうした声を至るところで耳にする。それは，ただ単に一般市民の間だけではなく，日ごろ子どもに接している人たちの間からも聴こえてくる声である。児童精神医学で研鑽を積んでいる者が，そうした声に応えるべく，現代社会の中の子どもたちを念頭に筆を振るったのが本書である。

　ただ私が本書に期待しているのは，児童精神医学が成人の精神医学の一領域に収まってきたこれまでとは違う様相を呈するようになった現代の児童精神医学の有様を伝えたかったことも告白しておきたいと思う。というのは，これまでの精神医学といえば，統合失調症と躁うつ病を柱に組み立てられていたが，さまざまな発達障害，ことに軽度の発達障害が精神医療ないしは一般社会の中にあって，さまざまな問題を呈するようになり，精神医学の中で新たな柱を形成するようになるのもそう遠いことではないという感じがしてならない。いわば，本書がこれからの精神医学のあり様に少なくない建設的な影響を及ぼす契機になればと望んでいる。

　新進気鋭の著者らの手になる本書がいろいろな意味で社会的な貢献をしてくれるであろうことを願って止まない。

　ただ，少なくない著者の脱稿が遅れてしまい，本書が日の目をみるのに長い期間を要してしまった。早くに脱稿した方々には心からお詫びを申し上げねばならない。それだけに，編集担当の山内俊介氏には多大なご苦労をかけることとなった。氏のご尽力に慰労と感謝の意を表したい。

牛島定信

あとがき②

　本書の刊行が当初の予定より，大きく遅れたことを早くに玉稿をお寄せ下さった方々や読者の方々にご海容下さるようお願い申し上げます。思いもかけず，編集に加わるようにと中根先生にお話しいただいた当初は先生の足手纏いになると固辞しておりました。けれど先生の児童精神科臨床の質的向上を切実に願われるそのお気持ちを伺ううち，ついお手伝いさせていただくことになり，編集作業を通して多くを学ばせていただきました。

　本書を編むに当たって，次のようなことが基盤に置かれております。①教科書ではなく，ユニークでかつすぐれて臨床に役立つ内容にする。②患者の年齢は基本的に18歳までとするが，思春期以降の経過を論じることもあり，かつ司法関係の課題も関連するので，20〜24歳頃までを視野に入れて著述する。そして，児童思春期が人間のライフサイクルの中で持つ意味についても配慮する。③疾患名はDSM-IV (TR)ないしICD-10を基準とするが，診断が治療の適切な展開を促し，役立つものであるように叙述する。④基本を踏まえながらも，最新の知見を盛り込み，刊行後10年は新鮮さが保てるような内容であるように目指す。

　時代と社会の推移の中にあって，子どもの変容，とりわけ病理性を指摘する声がしきりです。しかし，子ども達の全てが変容し，変質してしまったのでしょうか。子ども達の行動の様相を捉えることに終始せず，表層の行動の背景にある要因や本質を理解し，潜在可能性を見出すこと，この両面に対してバランスを持つことが臨床には求められていると申せましょう。

　執筆者の方々はそれぞれご専門の領域から，これらの課題に対して，応えて下さったことに深謝いたします。

　金剛出版の山内俊介編集長は，多忙を極める執筆者の方々に緩急自在を得た働きかけをされ，ここに本書を世に送り出して下さいました。記して感謝いたします。

村瀬嘉代子

人名索引

Aarkrog T　511
阿部和彦　626
Adler G　504, 508
Agnew JA　552
赤坂徹　100
Akhtar S　472
秋元有子　553
Amaral DG　164
Antony MM　471
青木省三　286, 362, 489, 492
青山七恵　28
新井康充　196
荒木富士夫　520, 524, 525
Aristotle　46
Ariès P　45
Asch SS　138
Aseltine RH　122
Asperger H　293, 539
飛鳥井望　345
Atkinson L　144
Axline VM　257, 267, 269
Ayers AJ　560
東洋　220, 224

Bailey A　536, 543
Baird A　537
Balint M　502
Bandura A　102
Banerjee TD　563
Barker D　55
Barkley RA　567
Baron-Cohen S　164, 537, 542, 543
Baudrillard J　48
Bauman ML　536
Bechevalier J　164
Beebe B　632
Bellis MD　125
Benett L　538
Beresin EV　645
Berne E　224
Biederman J　569
Bindinter E　29
Binete A　221, 222

Birleson P　462
Bishop DVM　543
Bleiberg E　506
Bleikumore S-J　192
Bliss EL　436
Blomhoff S　449
Blood GW　596
Blos P　488, 502
Blum HP　509
Bolger KE　124
Bolton PF　542
Booth R　545
Borden GL　594, 595
Bowlby J　120, 193, 460, 513, 514, 634
Bowler DM　544
Bradley C　566
Braun BG　603, 604
Brestan EV　578, 579
Brillat-Savarin JA　78
Bryan-Waugh R　496
Bryson SE　542
Buck JN　225

CannonWB　373
Caplan G　422
Caspi A　624
Castellanos FX　563
Celani G　537
Chronis AM　567
Chugani DC　538
Coenjian K　417
Cohen D　471
Cole TJ　55, 56
Conture RF　594, 595
Cooper AM　505
Corbin SB　122
Courchense E　173, 536
Crichton A　562
Critchley HD　537
Curlee RF　590, 591, 592

大門一司　489

Darwin C　45
Davidovitch M　540
Davies S　537
Dawson G　545
De Nil LF　594, 596
Deacon TW　594, 596
Deeken A　109
Deinhardt HM　293
Delgad RA　142
DeLong GR　164
Denckla MB　557
傳田健三　467
DeVaugh-Geiss MG　475
土居健郎　16, 40
Dow SP　524
Doyle AE　579
Drotar D　325
Dumit ES III　522, 524
Durkin MS　417
Durston S　172
Dussay J　224

Eaves LJ　577
江畑敬介　345
Ebaugh FG　562
Ebbinghaus H　225
Edelman H　121
Eden GF　553
Edna BF　471
Ehlers S　542
Eisenmajer R　539, 542
Ekstein R　509
Ellis H　501
Emde R　633
榎戸美佐子　123
Enos WF　53
Erikson EH　45
Ernst M　538
Eyberg SM　578, 579
Eysenck HJ　597

Faraone SV　563
Fecteau S　540

< 659 >

Flament MF　471, 475, 476
Fletcher PC　537
Folkman S　101
Fombonne E　542
Fonagy P　636
Ford T　463
Fox PT　594
Fraiberg S　634, 635
Frank LK　224
Freud S　25, 26, 29, 45, 224, 265, 266, 459, 501, 502, 507, 509
Freud A　267, 268, 278, 279, 636
Friederman D　538
Friedman SB　489
Frith U　544
藤井裕治　105, 106
藤川洋子　111
藤岡淳子　65
府川昭世　596
Fukawa T　596
Fukuyama Y　557

Gabbard G　505
Galaburda AM　553
Galenos　365
Gardner AR　138
Garmezy N　119, 121
Garnefski N　124
Gendlin ET　22
Georgeus JD　293
Gersten SP　505
Ghaziudine M　539
Gilchrist A　539
Gillberg C　496, 521, 543, 556, 559, 560
Gilman SE　122
Glickman LS　316
Goldberg WA　540
Goodenough FL　225
Goodyer I　489, 490
Goodyer IM　120
Goodyer M　468
Gottlieb H　510
Grattan-Smith P　492
Graybiel AM　169
Green BL　417
Green P　539
Green R　199, 201, 202
Green RW　579
Griffith EM　545
Groenewegen HJ　169
Grunebaum HU　140
Gullion ME　579

Gunderson GJ　138, 508

Hagerman RJ　521
Hallopeau M　142
Haloperidol　579
Hanna GL　473
Happè FGE　173, 537, 544, 545, 626
Hara H　557
原仁　558, 559
Harlow HF　513
Harris KS　595
Hartmann E　508
Hashimoto T　173, 536
Haynes CW　551
林雅次　638
Hazneder MM　538
ヘネシー澄子　627
Herman JL　184, 436
Hippocrates　459
平井信義　293
広沢郁子　436
Hoffmann H　562
Holman RL　53
Honda H　542
本城秀次　452, 509
Honjo S　472
本間博彰　488
堀川公平　488
星野弘　257
Hulse WC　225

市田勝　436, 437
Iida J　472
猪子香代　123, 628
石川元　158
石坂好樹　475
伊藤正男　594
伊藤雅之　167
伊藤直人　175
Iwanaga R　539
岩坂英巳　571
岩瀬敏　366, 368, 370

Janet P　487, 489
Johnson AM　144
Johnson W　593
Johnston MV　167, 168

嘉数朝子　119
角田晃一　597, 598
Kálmán J　639
上別府圭子　40
神尾陽子　537

鴨下重彦　625
菅修　293
神庭重信　577
上林靖子　567
Kanner L　274, 277, 452, 489, 562
狩野力八郎　344
笠原嘉　25
片山英雄　98
加藤進昌　624
Kaufman AS　222
Kaufman NL　222
川原隆造　21
川上未映子　28
川喜田二郎　478
河村雄一　436, 489, 492
川崎千里　557
川谷大治　159
河内園子　331
香山リカ　47
Kemp CH　80
Kendler KS　121
Kenniston K　45
Kernberg OF　135, 503-507
Kernberg PF　506
Key E　45
Keys A　53
Kirk SA　223, 549
Klein M　267, 268, 278, 279
Klin A　537, 539, 543
Kluft PR　436, 602, 604
小林隆児　620, 622, 626
Kobayashi R　540
Koch K　225
Kohut H　503, 508
Kohyama J　167
児嶋久剛　594
Kolvin I　452
Kopp S　520
上阪法山　270
Kovacs M　409, 410
Kraepelin E　452, 459, 460
Kresch LE　473
Kristensen H　521
Kübler-Ross E　103
窪田容子　425
国島喜久夫　591
黒川由紀子　21
黒丸正四郎　189
Kurth E　521, 524
日下部康明　488
桑原教修　20

Lai F　401

Langley JN 365
Lask B 496
Lazarus RS 101
Le Couteur A 543
Leckman JF 168
Lee M 165, 538
Leibenluft E 139
Leonard H 472
LeVay S 196, 199
Lewin K 98
Lewinsohn PM 459
Linehan MM 139, 508
Lipsitz JD 449
Liss M 545
Loeber R 581
Lord C 540
Łucka I 472

Machover K 225
Macintosh K 539
Mahler MS 505, 635
Malhotra A 538
摩尼昌子 21
Manjiviona J 539
Mannino FB 142
March JS 476
Marcus G 624
Masten AS 121
Masterson JF 135, 139, 141, 504, 505, 508, 509, 512
松原達哉 222
松川悦之 417
松本和雄 417
松本俊彦 90, 94
Maziade M 577
McDougle CJ 473
McEvoy RE 544
Meissner W 505
Mejanian PM 164
Menninger KA 138
Mezzich JE 407
三木善彦 22
Miller L 330, 331
皆川邦直 491, 492, 509
南陽子 524
Minshew N 538
Minuchin S 497, 499
宮本信也 401
Morales J 509
森茂美 166
森岡正博 612
森岡由起子 142, 285, 286, 490, 493
森田正馬 25, 26, 480

村上優 93
村上由則 100
村本邦子 425
村瀬嘉代子 15, 612
村瀬聡美 488
村瀬孝雄 21
村田豊久 462, 465, 485
村山賢一 456
Murray L 633

永田俊彦 452
中井久夫 455
中根晃 489, 520, 540, 541
中根允文 613
Narita M 166
成田善弘 158
Nechmad A 472
Nelson KB 538
西村良二 488, 490-492
西澤哲 424, 627
西園昌久 138
野口裕二 478
野中猛 344

大江健三郎 51
Ogai M 537
荻野恆一 77
大橋一恵 77
Ohnishi T 536
大井正己 471, 520, 521, 523, 524
生地新 119
岡田知雄 56
岡本夏木 125
岡野憲一郎 183
Okasha A 471
奥山眞紀子 515
Oldham J 508
大森健一 456
小野武年 597
Ornitz EM 536
Osgood CE 223
Osterling J 540
太田昌孝 293, 294, 541, 544
Ozonoff S 538, 544

Panksepp J 632
Papez JW 164
Papousek H 633
Paris J 508
Park RJ 468
Patterson GR 579
Paulesu E 553
Pennington BF 545

Perry R 542
Pfeffer CR 128
Phinney SD 56
Piacentini J 473
Piaget J 189, 191, 194, 295
Pickles A 459
Pierce K 536, 537
Piercy M 552
Pine M 509
Pitcher GD 422
Piven J 536
Plato 46
Poland AS 422
Polatajko HJ 559
Profl B 475
Putnam FW 435, 489, 627

Rae C 553
Rapoport JL 176
Rasmussen P 560
Rastam M 496
Reeves G 410
Reich W 504
Rey JM 575
Richman J 128
Ring HA 536
Rockland LH 141
Rogers C 258-60
Rogosch FA 125
Rorschach H 225
Rosenfeld H 505
Rosenthal RJ 138
Ross CA 435
Rumsey M 553
Russek LG 125
Russell J 538
Rutter M 119, 452

Sabbath JC 128
Sadeghi M 199
Sadger II 501
西条寿夫 597
斉藤宏 158
齊藤万比古 580
斉藤優子 401
坂口正道 454
酒井厚 120
坂本恵子 524
Salmelin R 553
Sameroff A 633
佐々木正美 541
佐藤喜一郎 638
佐野勝男 225

Scheeringa MS　419
Schore A　632
Schultz RT　537
Schwartz JM　195
瀬川昌也　165, 169
清家清　75
Selye H　373
Serra M　544
Shaffer D　557
Shaffer R　158
Shannon MP　417
Shapiro F　420
Shaw P　563
Shields A　123
椎名幸由紀　521, 524, 525
清水康雄　22
下坂幸三　24
塩山晃彦　417
Shore A　634
Sicotte C　544
Siegel GM　590-592
Siever L　508
清水将之　15
Simmons JE　645
Singer E　15
Singer MB　509
Siomopoulos V　137
Skoyles J　553
Smalley SL　571
Socrates　46
十一元三　536, 539, 543
Soloff PH　137
Song He W　57
園原太郎　189
Sparrevon R　544
Spiegel R　522
Spitz RA　409, 460
Starr E　543
Stein MB　449
Steinhausen HC　520, 521, 524
Stern DN　276, 277, 631
Still GF　562
Stone MH　139
Storm-Mathisen A　580
Strong JP　53
杉本健郎　612
杉山信作　185
杉山登志郎　343, 404, 615, 627
Sugiyama T　542
Sullivan HS　502
鈴木健二　94
鈴木国文　344
Swedo SE　195, 472

Sweeten TL　164
Szatmari P　541, 542

高木憲次　293
高木隆郎　25
高木四郎　293
高橋祥友　132
高岡健　520
財部盛久　620
高嶋幸男　167
武田鉄郎　102
竹中ひろ子　22
竹内直樹　471, 474
滝川一廣　257
Tallal P　552
田中寛一　221
田中緑　604
田中哲　407
田中康雄　343
Tanguay PB　539
丹治順　593
Tantam A　537
橘玲子　521
Tellenbach H　459
Tennant C　121
Tizard B　515
冨永良喜　422, 424
Tourette G　583
Tramer M　520
Trestment R　508
Trevarthen C　631, 632, 633
塚田攻　200
Twaddle A　98

内山喜久雄　520
上地安昭　422
上田秀一　166
植本雅治　417
上野一彦　550
Urushihara Y　472
牛島定信　135, 138
牛嶋達次郎　597

van del Kolk B　423, 627
Van Riper C　591, 593
Vela R　508, 510
Volkmar FR　542

和田清　89, 94
若林慎一郎　474
Wallerstein JS　122, 123, 509
Wallon H　295
Walton JN　556, 557, 558, 560

渡辺弥生　287
Wechsler D　220
Weil A　509
Weller EB　121
Wender PH　569
Wenk GL　167
Wenning K　511
Wergeland H　511
Werry JS　452
Wilens TE　571
Willams R　401
Williams D　276
Wing L　538, 539
Winnicott DW　29, 136, 137, 159, 631, 635
Winslow J　365
Wydel TN　551
Wyllie E　488

山口真美　190, 191
山下格　441
山内俊雄　201
Yaryura-Tobias JA　471, 474
要田洋江　325
Yolanda LS　201
吉田公輔　488, 489, 491, 492
Yoshida Y　542
Young A　425

Zagar R　576
Zeanah CH　419
Zilbovicius M　538
Zimberg S　94
Zucker KJ　198, 201, 202
Zwaigenbaum L　539

事項索引

数字，アルファベット

10歳　626, 628
180度対面面接　230
1歳半健診　292, 539, 542
21トリソミー　326
3歳児健診　292
5HTP（5ハイドロキシトリプトファン）　165
5HTニューロン　166
5-ハイドロキシーインドール酢酸　168
90度対面面接　230

ADHD →注意欠陥多動性障害
Adiposity Rebound　55
Adult ADHD Self-Report Scale　570
Alprazolam →アルプラゾラム
Amitriptyline →アミトリプチリン
Amoxapine →アモキサピン
Amphetamine →アンフェタミン
Aripiprazole →アリピプラゾール
ASD →急性ストレス障害
ASD →自閉症スペクトラム障害
Asperger's Syndrome →アスペルガー症候群
Atomoxetine →アトモキセチン
Atropine →アトロピン
ATスプリット　136
Axlineの8原則　258-263

Barker仮説　55
Benzodiazepine →ベンゾジアゼピン
BLIPS →短期間欠性精神病症状
BMI　55, 494
borderline child　509
BPD →境界性パーソナリティ障害
Broca対角帯　163
Broca野　594
Brodeman領野　(8)(9)(10) 537, (22/39) 537, (23/31) 537, (24') 538
Bromazepam →ブロマゼパム

Bromperidol →ブロムペリドール
Brotizolam →ブロチゾラム
Bruzinski徴候　385
BZ →ベンゾジアゼピン

CAPA（Child and Adolescent Psychiatric Assessment）　460
CAPD →腹膜透析
Carbamazepine →カルバマゼピン
CD →行為障害
CES-D →自己記入式抑うつ尺度
Chloral Hydrate →抱水クロラール
Chlordiazepoxide →クロルジアゼポキシド
Chlorpromazine →クロルプロマジン
Clobazam →クロバザム
Clomipramine →クロミプラミン
Clonidine →クロニジン
Clonazepam →クロナゼパム　213
Clorazepate Dipotassium →クロラゼプ酸二カリウム
Clotiazepam →クロチアゼパム
Clozapine →クロザピン
Cockayne症候群　401
Coner's Adult ADHD Rating Scale　570
Cornelia de Lange症候群　403
CPT　175, 176, 563, 569
CRH →コルチコトロピン放出ホルモン
CT（Computed Tomography）　172, 213, 391, 474

DA →ドーパミン
DAMP症候群　556, 559, 560
DBD →破壊的行動障害
DC; 0-3（Diagnostic Criteria 0-3）　461
DCD →発達性協調運動障害
DES →解離体験尺度
Diazepam →ジアゼパム
DID →解離性同一性障害

DISC（Diagnositic Interview Schedule for Children）　461
DSM　25, 89, 135, 142, 144, 146, 147, 199, 200, 209, 291, 299, 399, 400, 405, 407-410, 414-416, 419, 422, 429, 434, 435, 439, 440, 449, 452, 458, 461, 463, 471, 480, 487-490, 494-496, 501, 502, 505, 509, 511, 514, 516-518, 520, 527, 536, 538, 539, 542, 550, 551, 553, 556-559, 562-565, 570, 573, 575, 576, 578, 583, 584, 587, 590, 601, 605
DV（夫婦間暴力）　154, 413；一被害　423；一防止法　62
dyslexia →ディスレクシア

EEG →脳波
EMDR　310, 420
ERP →事象関連電位
Ethosuximide →エトスクシミド
Ethyl Loflazepate →ロフラゼプ酸エチル
Etizolam →エチゾラム

FDT（Family Diagnostic Test）　224
Flunitrazepam →フルニトラゼパム
Fluphenazine →フルフェナジン
Fluvoxamine →フルボキサミン
fMRI（機能的磁気共鳴画像法）　30, 35, 172-175, 216, 217, 537
FSH（卵胞刺激ホルモン）　431, 432
FTM（Female to Male）　201

GABA　250
GAP（the Committee on Child Psychiatry of the Group for the Advancement of Psychiatry）　452
gate way drug　90
GTS →トゥレット障害

< 663 >

H2 遮断薬　250
Haloperidol →ハロペリドール
Health Maintenance Organization　124
HIV 感染　61
HTP テスト　225
Hydroxyzine →ヒドロキシジン

IBC（乳幼児期行動チェックリスト）　112
IC →インフォームド・コンセント
ICD-10　120, 142, 199, 200, 209, 229, 232, 291, 299, 301, 400, 404, 415, 421, 429, 434, 452, 453, 472, 480, 487-489, 514, 516-518, 520, 536, 538, 539, 550, 551, 558, 559, 575, 590
ICF　405
IgE（免疫グロブリンE）　378, 379
Imipramine →イミプラミン
IQ →知能指数
ITPA 言語学習能力検査　221, 223, 554

JCS（Japan Coma Scale）　384-386

K-ABC　221, 222, 539, 554
KIDS 乳幼児発達スケール　222
Kernig 徴候　385
K-SADS（Kiddie Schedule for Affective Disorders and Schizophrenia）　460
K式発達検査　222

Lamotrigine →ラモトリギン
LD →学習障害　33, 47, 50, 147, 223, 291, 331, 355, 410, 412, 549-551, 554, 558, 559, 564, 565, 576, 586, 591, 649, 592, 639, 650, 653；—教育　549；—の教育的定義　651
Lesch-Nyhan 症候群　403
Levomepromazine →レボメプロマジン
LH（黄体化ホルモン）　431, 432
Lithium Carbonate →炭酸リチウム
LOI（Leyton Obsessional Inventory）　474
Lorazepam →ロラゼパム

Maprotiline →マプロチリン
MARTA（Multi-acting Receptor Targeted Agent）　243

MBD →微細脳損傷
MeCP2 遺伝子異常　168
medial septal nucleus　163
MEG →脳磁図
Methamphetamine →メタンフェタミン
methylphenidate →メチルフェニデート
Mianserin →ミアンセリン
Midazolam →ミダゾラム
Milnacipran →ミルナシプラン
Modafinil →モダフィニール
MR →精神遅滞
MRI（磁気共鳴イメージング装置）　125, 172, 173, 175, 213, 215, 391, 454, 474, 536, 563
MRS（MR スペクトロスコピー）　172-174, 176
MTF（Male to Female）　201

N170　34
NA →ノルアドレナリン
narcissistic injury　445
Nemonapride →ネモナプリド
NICU（新生児 ICU）　309
NIRS →近赤外線分光法
Nitrazepam →ニトラゼパム
Nortriptyline →ノリトリプチリン
NPD →自己愛性パーソナリティ障害
NSAID（非ステロイド系鎮痛薬）　378
n-アセチルアスパレート　538

OCD →強迫性障害
ODD →反抗挑戦性障害
Olanzapine →オランザピン

P300　33-35, 175, 215, 453
PANESS バッテリー　557
Paroxetine →パロキセチン
PCB（polychlorinatedbiphenyls）　563
PDAY Study　53, 54
PDCA サイクル　649, 655
PDD →広汎性発達障害
Pemoline →ペモリン
Perospirone →ペロスピロン
Perphenazine →ペルフェナジン
PET　30, 31, 165, 166, 172, 173, 175, 176, 216, 392, 537, 594
PF スタディ　228
Phenelzine →フェネルジン

Phenobarbital →フェノバルビタール
Phenytoin →フェニトイン
Pimozide →ピモジド
PMDD →月経前不快気分障害
PMS →月経前症候群
Primidone →プリミドン
Propericiazine →プロペリシアジン
Propranolol →プロプラノロール
PTSD →心的外傷後ストレス障害
Purkinje 細胞　536, 538

Quetiapine →クエチアピン

RCT（無作為割付）　610, 613
REM（急速眼球運動）　526, 529
Rilmazafone →リルマザホン
Risperidon →リスペリドン
RTT　166, 169

SARI（セロトニン拮抗・再吸収阻害薬）　420
SCID-D　490
SCSIT（南カリフォルニア感覚統合検査）　560
SCT 文章完成法テスト　115, 198, 224, 228
SDA（セロトニン・ドーパミン拮抗薬）　243
sertraline →セルトラリン
SIDS →乳幼児突然死症候群
SNRI（選択的セロトニン・ノルアドレナリン再取り込み阻害薬）　250
social phobia →社会恐怖
social skill →ソーシャル・スキル
Sodium valproate →バルプロ酸ナトリウム
soft drug　90
SPECT（単光子放出コンピューター断層撮影法）　165, 172-175, 216, 217, 391, 537, 538
SPM　217
SRI（セロトニン取り込み阻害剤）　476, 588
SSRI（選択的セロトニン再取り込み阻害薬）　165, 242, 247, 251, 411, 420, 449, 467, 484, 492, 518, 524, 621
SST →ソーシャル・スキル・トレーニング
Sulpiride →スルピリド
Sultopride →スルトプリド

Tacrolimus →タクロリムス
Tandospirone →タンドスピロン
TCA →三環系抗うつ薬
TEACCH　271, 272, 541, 545
The Virginia Longitudinal Study　122
Timiperone →チミペロン
TPH 遺伝子　508
Trazodone →トラゾドン
Triazolam →トリアゾラム
Triclofos Sodium →トリクロホスナトリウム

WAIS-III / R　114, 115, 198, 220, 221
WCST（ウィスコンシン・カード・ソーティング・テスト）　544
WHO →世界保健機構
WISC-III　114, 220, 221, 553, 554, 557, 569

Yale Global Tic Severity Scale　587
Y-BOCS（Yale-Brown Obsessive Scale）　474

Zero to three research group　461
Zolpidem →ゾルピデム
Zonisamide →ゾニサミド
Zopiclone →ゾピクロン
Zotepine →ゾテピン

あ行

アイ・コンタクト　274
愛情；―アプローチ　111；―遮断　629；―遮断性小人症　409；―対象の恒常性　508；―剥奪症候群　409
愛着　128, 513, 518, 628, 634；―関係　517；―関係の不成立　514；―形成　274, 481, 514；―行動　513, 515, 627；―障害　515-517, 633, 634；―の病理　514；―の未形成　626；―理論　634；不安定型―　634；安定型―　634；混乱型―　634
アイデンティティ形成　15
アカシジア　243, 585
赤ちゃん　631；―体操　327；―部屋のおばけ　309, 634, 635；―むけの話しかけ　632
赤ん坊陛下　502
悪性腫瘍 →癌
悪夢　422；―障害　529

アスピリン　378；―喘息　378
アスペルガー症候群（アスペルガー障害）　73, 111-115, 147, 173, 209, 449, 473, 521, 537-539, 541-544, 553, 557, 558, 560, 565, 587, 617, 618, 620, 650, 654
アセスメント　227, 229, 344；―ツール　337
アセチルコリン　366, 367
アゾール系抗真菌薬　250
遊び　257, 262, 404；―の意味　275；―の教室　319；自由―　267；ポスト・トラウマティック・プレイ　423
アタッチメント　513, 634
アタラックス →ヒドロキシジン
アット・リスク精神状態　210
アテトーゼ　585
アトピー性体質　377, 378
アトモキセチン（Atomoxetine）　566
アドレナリン　370, 371；―α1　245；―α1 受容体阻害　249；―作動性受容体　367；―受容体　243
アトロピン（Atropine）　387
アナフラニール（Anafranil）→クロミプラミン
アニメ　49
アビリット →スルピリド
アポトーシス　172
甘え　26, 156
アミトリプチリン（Amitriptyline）　247-249, 420
アムカ　135
アメリカ心臓協会　53
アモキサピン（Amoxapine）　247-249
アモキサン →アモキサピン
アモバン →ゾピクロン
アラートネス　274
アリピプラゾール（Aripiprazole）　246
あるがまま　259
アルコール　563；―依存　89；―乱用　89, 560
アルバム　112
α波　386
アルプラゾラム（Alprazolam）　250, 252, 492
アレビアチン →フェニトイン
アレルギー　208
安心感の回復　424

安全；―の確立　184；―保障感　16, 308
安定した治療関係　602
アンドロゲン　199；―シャワー　199
アンフェタミン（Amphetamine）　566
アンヘドニア　137

いい子　494
家　61, 308
家出徘徊　70, 71
医学部　639；―教育　639
生きられた時間　21
育児（子育て）　310, 377, 626, 632, 633；―休業　84；―支援　84, 320, 323, 339；―障害　632；―ノイローゼ　82；―不安　80, 81, 83；―環境　83；直観的―行動　633
医原的　210
医師　109, 301；―国家試験　639
意識　189；自己―　229, 230, 628；―混濁　384, 386；―障害　384, 385
いじめ　16, 17, 25, 108, 113, 114, 123, 124, 127, 197, 375, 464, 468, 564；―自殺　131；―のサバイバー　124；―の被害者　89, 116
異常行動　280
異常発声　591
異食　404
維持療法　468
遺族のケア　427
依存（症）　90, 229, 386；―性薬物　90；―対象　502；―欲求　379；アルコール―→別項；覚せい剤―→別項；チャット―　47；性―　26；薬物―→別項
一次聴覚野　594
一時保護所　342
一次予防　351
一卵性双生児　196
一過性チック障害　229, 584
遺伝　323, 564, 576；―カウンセラー　328；―カウンセリング（相談）　328；―看護　328；―至上主義　323；―的要因　163
遺伝子　212, 391；TPH―　508；―異常　211；―解析　323；―解析研究に付随する倫理的問

題に対応するための指針 611
遺伝性疾患 323, 326
意図；―探索センター 631；―的行動 191
イド 40
遺尿 339, 379, 522
居場所 20, 153, 181, 285, 314, 574（フリースペースも参照）
違法薬物 89
意味処理 543
イミドール→イミプラミン
イミプラミン（Imipramine） 248, 249, 420
イメージ；―呼吸法 425；―法 425
医療；―機関 82；―少年院 581；―情報提供書 228；―保護入院 93, 300, 302, 303
飲酒 89, 94
インスリン 380；―抵抗性 55
陰性症状 453, 455
インターネット 46, 47
インターロイキン 378, 379
院内学級 97, 98, 302, 304, 458；―教師 109
インフォームド・コンセント（IC；説明と同意） 105, 106, 206, 239, 303, 356, 474, 609-613
インプロメン→ブロムペリドール

ウインタミン→クロルプロマジン 244
ウエスト症候群 394, 395, 397
受け入れ難さ 309
うつ（抑うつ） 86, 122, 123, 129-131, 136, 236, 337, 407, 410, 459, 489, 496, 505, 542, 554, 569, 600；―エピソード 232, 461；軽症の― 241；自己記入式―尺度（CES-D） 339；見捨てられ― 507
映し返し 503
うつ病 247, 329, 372, 435, 440, 459, 468, 483, 570, 586；―エピソードの再燃 464；―質問票 462；―性障害 400, 401, 403, 542；―予防プログラム 468；児童期― 460；小児期発症の― 464；精神病性― 463；大― 121, 247, 461, 496；大―性障害 146, 463, 468, 505；中等度―エピソード 232；メランコリー型― 462

生まれと育ちのスペクトラム 505
梅ヶ丘病院 300, 301
うわごと 384
運動 284；―制限 99；―（性）チック 542, 565, 573, 584, 587；―性麻痺 487；―運動認知 34；―認知機能 34；―能力障害 558；―発達 208；―不足 55；―野 594
運命 512

絵 219, 523
永続性現象 604
栄養士 109, 413, 498
疫学 112, 436, 453, 459, 460, 463, 464, 471, 520, 542, 560, 575, 587
易刺激性 461
易怒的タイプ 511
エクセグラン→ゾニサミド
エコー 502
エゴグラム 224
エスクレ坐薬→抱水クロラール
エストロゲン 431
エチゾラム（Etizolam） 251, 252
X線 213
エディプス葛藤 149
エトスクシミド（Ethosuximid） 213, 255
エピネフィリン 247
エピレオプチマル→エトスクシミド
エピレナート→バルプロ酸ナトリウム
エミレース→ネモナプリド
エンカウンター・グループ 447
演技性人格者 605
演劇 261
援助交際 62-64, 70
演じること 262
遠心系自律神経 366
エンゼルプラン 84

往診 75, 76, 473
嘔吐 404；自己誘発性―→別項
太田ステージ評価 294, 295
大田原症候群 394
オーラップ 245
奥行き知覚 32
遅れ 219
オクロニー発作 394
汚言症 583, 584, 585
汚染恐怖 472, 477
おたく 48
落ち込み 331

落ち着きのなさ 121
おどけ 456
大人と子どもの境界 45
親 27, 228, 303, 310, 325, 356, 473, 580, 631, 632（父親，母親，保護者も参照）；―ガイダンス 123, 341, 410, 411, 413, 492, 580；―カウンセリング 468；―からの分離 282；―機能 153；―訓練（ペアレント・トレーニング） 567, 571, 578-580；―の会 108；―の喧嘩 123；―の高学歴化 37；―の再婚 122；―の思春期化 40, 43；―の死亡 121；―の精神病 634；―の不仲 377；―の別居 113；―のみの相談 473；―の養育機能不全 489；―の離婚→離婚；―へのカウンセリング 356, 426, 518；一人― 412, 413
親子；―関係 15, 41, 42, 192；―相互作用療法 579；―分離 82, 85, 86；―並行面接→母子並行面接
オヤジ狩り 69
オランザピン（Olanzapine） 245, 246, 250, 587
音韻；―課題 553；―障害 147, 521, 551；―処理 543；―聴覚系 552；―連想 543
音声；―障害 597；―チック（障害） 565, 584, 587

か行
害 610, 635
絵画療法→描画療法
概日リズム→睡眠覚醒リズム
概日リズム睡眠障害 528
解釈 265
外出 304；―恐怖 477
外傷→心的外傷
会食恐怖 440
回想法 21
外側運動前野 175
介入 259, 351
概念形成 297
海馬 163-165, 172-174, 176, 192, 371, 483, 516, 593, 597, 624
外胚葉系 211
灰白質 172, 173, 176, 192
外泊登校 458
海馬の発達障害 164

回避 422；―行動 420, 481；―性障害 480, 481；―性人格障害 441
外表奇形 211
外来 93, 305
解離 436, 438, 439, 487, 627（転換も参照）；―型ヒステリー 436；―症状 86；―状態 487；―性運動障害 487, 488；―性けいれん 487, 488；―性障害 27, 230, 437, 487, 489, 491, 515；―性同一性障害（DID；多重人格障害） 435-438, 488, 508, 599, 601-603；―性遁走 488；―性防衛 604；―体験尺度（DES）490；―性健忘 390, 487, 488, 490, 491；―性昏迷 488；―性知覚脱失 487, 488；―性知覚麻痺 487, 488
会話；―および言語の特異的発達障害 551；―の流暢性 590
カウンセリング 259, 410, 413, 484, 517
カウンターアイデンティティ 70
顔認知 34, 537
下オリーブ核 163
加害；―恐怖 472；―者への同一化 636
抱える環境 501, 508
過覚醒 422
過活動 180
過干渉な母親 158
書き 591
核家族 40, 83；―化 66, 159
学習；―支援 285；―遅進児 550；―の遅れ 412
学習障害 33, 47, 50, 147, 223, 291, 331, 355, 410, 412, 549-551, 554, 558, 559, 564, 565, 576, 586, 591, 649, 592, 639, 650, 653；―教育 549；―の教育的定義 651
覚せい剤 90, 91；―依存 91；―事犯 89；―取締法 91
覚醒制御系の障害 163
カクテルパーティー効果 552
学童期 194, 628
確認 455, 472；―強迫 473
学齢期 540
隠れ型 504
過呼吸発作 483
家事事件 77
過剰な栄養摂取 55

過剰な心配 473
過剰不安障害 144, 480, 481, 522
過食（症） 24, 25, 143, 381, 463, 494；―嘔吐症状 500
下垂体 374；―前葉 371
ガスパン遊び 90
風邪症状 386
仮説 208
画像研究 509
過疎化 77
家族 73, 107, 128, 308, 312, 485, 565, 587, 603；―援助 109, 308, 312, 420；―会 286；―画テスト 225；―環境 464；―教室 93, 308, 313, 314；―構成員の変化 119；―構造 28；―構造の不安定さ 154；―治療 523；―内葛藤 522；―の危機 128；―のシステム 128；―の病気や死亡 119；―の病理 133；―の不仲 121；―不和 464；―への介入 466；―面接 181, 313；―力動 521；―療法 123, 201, 341, 491, 497, 499, 524, 530, 567, 569, 578, 603；―歴 208
下側頭回 173
価値下げ型 504
学校 73, 82, 84, 351, 356, 407, 422, 427, 518, 563, 569, 570, 580, 651；―医 353；―環境 412；―間抗争 113；―教育 45, 347；―恐怖症 25, 144；―コンサルテーション 353, 411, 412；―精神保健 347, 353；―適応状態 454；―復帰 351；―不適応 407, 408, 413；―保健活動 319；校内委員会 649, 650, 652, 655；校内研修会 353
学校教育法 351, 611, 650, 651；―施行規則 651, 653；―施行令 651
学校保健法 351
カッシング症候群 381
葛藤 123, 229, 269, 530, 534；エディプス― 149；家族内― 522；同胞― 377, 378；接近回避― 626
合併症 89, 327, 392, 400, 585, 586, 591
家庭 407；―環境調整 612；―復帰 86；―崩壊 111, 113；

―訪問 477
家庭裁判所 82, 111, 115, 117；―調査官 77, 112
家庭内暴力 17, 24, 25, 154, 155-158, 349, 442, 530, 569；―の精神病理 157；―の低年齢化 154, 160
カテコールアミン 371, 566；―トランスポーター 566
下頭頂葉回 537
加熱吸煙 91
過敏型 505
過敏性；―大腸 380；―腸症候群 380；―膀胱 380
カフェイン 250
過保護 158
過眠（症） 241, 463
カミングアウト 200
寡黙 522
過量服薬 25, 26, 91, 247, 438
カルシウム拮抗薬（剤） 243, 250
カルチャー・ショック 408
カルバマゼピン（Carbamazepine） 213, 241-243, 250, 254, 396, 579
癌（悪性腫瘍） 98, 371, 382, 615；小児―→別項あり
簡易漸進性弛緩法 425
寛解前期 456
感覚；―世界 279；―脱失 487；―認知 32
感覚運動；―期 191, 296；―性の異常 540；―的知能 192；―野 175
眼窩；―前頭前野 195；―領域 545
眼窩部 563；―皮質 536
カンガルーケア 631
眼球運動 554
環境；―調整 137, 401, 437, 466, 491, 591, 603, 604；―要因 209；―剥奪 514, 515, 517
勘ぐり 91
関係性障害 633, 635
関係欲求 620, 621
看護学 638
看護師 109, 230, 301, 328, 646
観察 207
間質核 199
間主観性 631
感受期 516
感情 164；―障害 136, 464, 542, 580；―認知 537；―の表現 604；―表出 419；―理解の

障害　537
肝障害　396
感染症　490, 530
肝チトクローム系P-450代謝酵素
　　238
冠動脈病変　53
間脳　189
カンファレンス　110, 343, 574；ケース―　343；ショート―　110
鑑別不能型身体表現性障害　146
緘黙　522；全―　520；選択―　146, 147, 481, 520-522；場面―　520
関与（参与）しながらの観察　220, 263, 273
緩和ケア　382

既往歴　208
記憶　164；―喪失　488；再生―能力の獲得　508；身体性―　423
機関ネットワーク　336
危機　422；一回性の―　424；―介入　341, 422, 635；―予防　194
聴き手　23
奇形学　610
帰国子女　408, 412
儀式　174, 471, 480
希死念慮→自殺念慮
奇声　540, 619
帰属感　72
基礎研究　612
基礎体温　432
几帳面　473
喫煙　89, 94, 250（たばこも参照）
吃音（症）　147, 522, 551, 590-593, 596；獲得性―　590；―の随伴症状　590；発達性―（症）　175, 590
基底核　195, 536, 594
基底前脳　164
キニジン様作用　246
機能解剖学的所見　31
機能状態の変動　510
機能的磁気共鳴画像法→fMRI
機能不全家族　579
揮発性溶剤　90
忌避妄想　441
気分安定薬　241, 254
気分障害　89, 94, 230, 232, 400, 402, 403, 407, 408, 412, 460, 490, 496, 530, 565；―（精神病性の特徴を伴うもの）　429；精神病性症状を伴う―　429；乳幼児期における―　461
気分調整薬　411
気分変調；―症　144, 462, 496；―性障害　146, 505
基本的信頼感　86
偽薬→プラシーボ
脚橋被蓋核　166
逆説的反応　239
虐待（児童虐待，子ども虐待；ネグレクトも参照）　25-27, 69, 80, 82-87, 122, 123, 125, 135, 141, 150, 154, 183, 198, 307, 336, 339, 345, 375, 409, 411, 412, 423, 489, 513, 517, 577, 624, 627, 632-634, 636；―者　85；―致死事例　344；―通告　345；―的環境　83；―の重症度　82；―の否認　85；―の予防　320；―ハイリスクケース　337；―予防　85, 339, 340, 517；身体的―→別項；心理的―→別項；性的―→別項；乳児―　635
逆転移　636
吸引反射　190
旧家　76, 77
吸収　239
球状核　164
急性；――過性精神障害　429；―期　107, 456；―精神病性状態　205；―多形成精神病性障害　429；―リンパ性白血病　106
急性ストレス　518；―反応　415；―障害（ASD）　408, 410, 415, 416, 422, 428, 481
旧皮質　625
凶悪犯罪　67, 68
教育；―委員会　412；―学　638；―カリキュラム　642；―環境　18；―相談　348, 353, 531, 654；―的ニーズ　649；―プログラム　94；―支援センター　342；―基本法　651
境界（ボーダーライン）；―群　509；―周辺の病態　135；―スペクトラム　509；―児童の診断基準　510
境界性パーソナリティ障害（BPD；境界性人格障害）　25, 94, 135, 136, 139, 141, 435, 441, 489, 501, 503-506, 508, 601, 605；―の診断基準　509；―の特徴　503

境界知能　147, 515
境界例　77, 504；―児童　509；―の3徴候　507
教科書的に矛盾する所見　207
恐喝　71, 575
共感　117, 202, 236, 259；―性の問題　586
教師　320, 347, 351, 375, 413, 427, 500, 524, 530, 563, 565, 571, 580, 646, 650
凝視　539
胸髄　366
矯正；―教育　581；―施設　93
強制わいせつ　62, 65, 115
共在障害→併存障害
きょうだい　328, 474；―への支援　108（同胞も参照）
協調運動　539
鏡転移　503
協働　316
共同；―主観　629；―性　277；―世界　274-276；―注意　514, 540, 544, 545, 626
強度行動障害　402, 622
京都市児童福祉センター　222
強迫　381, 473, 586；―エピソード　471；―観念　155, 442, 586；―儀式　472；―行為　471, 472, 585, 586；―思考　471, 472；―症状　156, 176, 484；―性　115；―性性格　496；―的恐怖　471；―的行動　387；―的同一性の保持　174
強迫性障害（OCD）　146, 168, 169, 175, 195, 209, 230, 311, 402, 449, 471, 481-483, 530, 542, 575-577, 579, 585, 628；―スペクトラム　471, 472；―の脳機能の脆弱性　474
恐怖　251；―の記憶　423
恐怖症　121, 483；―心性　472
興味の限局性　536
共鳴動作　32
共有性　277
局所血流量　165
局所脳機能　174
拒食　24, 401, 499；―症　25, 494
拒絶反応　381
許容　260
起立性調節障害　371
疑惑癖　471
近赤外線分光法（NIRS, 光トポグラフィー検査）　30, 217, 536

緊張 440；―病症状群 431
キンドリング効果 465
筋攣縮 167

空間的な構図 209
空虚感 508
空想 455
クエチアピン（Quetiapine） 245, 246, 250, 587
具体的な状況 206
虞犯 115
クライアント中心療法 258
クラミジア 61
暗闇恐怖 229
グリア細胞 167
グリオージス 536
クリティカル・パス 307
クリニカル・パス 306
グループ 420（集団も参照）；エンカウンター― 447；オープン― 287；―ホーム 542；―ミーティング 302；―ワーク 446, 447, 449；クローズド― 287；支持的―療法 123
グルココルチコイド 371
クレアチン 538
グレープフルーツジュース 250
クロザピン（Clozapine） 587
クロチアゼパム（Clotiazepam） 252
クロナゼパム（Clonazepam） 213, 241-243, 250, 251
クロニジン（Clonidine） 421, 567, 579
クロバザム（Clobazam） 213, 250, 255
クロミプラミン（Clomipramine） 248-250, 420, 475, 588
クロラゼプ酸二カリウム（Clorazepate Dipotassium） 253
クロルジアゼポキシド（Chlordiazepoxide） 252
クロルプロマジン（Chlorpromazine） 244, 250

ケアマネジメント 343-345
ケアワーカー 517
経験的知能 191
経済状況の変化 119
警察 73, 82, 92, 93；―官通報 93
警察白書 69
芸術活動 284
痙性麻痺 599

継続面接 228
形態学 610
傾聴 258, 259
軽度発達障害 355, 356, 360, 549
けいれん 401, 626；―発作後のもうろう状態 389；全身―発作 387；熱性―→別項；憤怒― 390；無熱性― 396；良性乳児― 390
ケータイ不安 46
ゲーム世界 47
外界の刺激 31
激やせ 494
下剤乱用 496
血圧；起立性低― 371；―低下 239, 246, 247；高― 53, 530
血液；―検査 106, 212；―疾患 98
月経 197, 430, 432；―上の困難 135；―不順 495
月経関連症候群 429, 430, 432
月経前症候群（PMS） 430-433
月経前不快気分障害（PMDD） 430, 432, 433
結婚 360
血漿蛋白 239
血清脂質異常 53
楔前部 173
血中濃度 212, 239
血糖値 380
楔部 173
血流；―低下 174, 175；―量 553
解毒 93, 94
解熱剤 398
原因療法 269
けんか（喧嘩） 119；親の― 123
幻覚 91, 93, 176, 400, 429, 453, 454, 600
研究；医学― 609；基礎― 612；―計画書 612；―者養成 646；―責任者 612；―デザイン 610；―倫理 609
健康；―行動 101；―診断 499；―相談 352；―被害補償制度 238
言語；―学習年齢 223；―コミュニケーションの障害 626；―処理 593；―性IQ 221, 539；―性能力 553；―的コミュニケーション 115；―的思考 265；―能力 219, 628；―発達 208；―発達遅滞 521, 524, 539；―表出

419；―理解 221；―療法士 524
言語障害 291, 590；語用性― 543；受容性― 551；特異的― 543；発達性― 292；表出性― 521, 551
現在中心 39, 40
幻視 90, 455
現実脱感作療法 524
原始反射 189
研修 341
健常部 324
幻声 438
幻聴 90, 387, 620
原発性睡眠障害 527
健忘 435, 490；解離性― 390, 487, 488, 490, 491；逆向性― 488；全生活史― 488

更衣強迫 476
行為障害 230, 241, 408, 462, 463, 485, 515, 565, 573, 575-577, 579-581, 586, 627, 639
合意すること 262
抗うつ作用 246
抗うつ薬（剤） 137, 246, 248, 249, 411, 449, 467, 614
構音 592；―障害 90, 327, 551, 591
効果器 366
後角部 176
口渇 240
強姦 61, 62, 64, 65
交感神経 365, 366, 367；―幹 367；―系 365, 367；―支配 368；―副腎髄質系 371
好奇心 208；―のめばえ 191
高機能広汎性発達障害 209, 448, 473, 543, 544, 557, 565
高機能自閉症 311, 317, 497, 521, 537, 539-543, 551, 558, 617, 628, 649-651；―圏障害 292；―の家系 543
工業化社会 636
攻撃；―行動 50, 403；―性 35, 69, 70, 501, 574, 578
高血糖 246
貢献感 73
膠原病 371, 372
高校 347；―中退 135
咬合異常 372
抗コリン性副作用 239, 246
高次機能 173

高脂血症　55
高次脳機能障害　557, 558
鉤状回　163, 164
恒常性　365
甲状腺機能亢進症　372
甲状腺ホルモン　465
高照度光照射　529
口唇運動　190
口唇期　504
抗精神病薬　137, 243-246, 432, 449, 457, 476, 477, 614, 615, 619
向精神薬　238, 250, 331, 613
厚生労働省　81, 344
構造面接　236
校則破り　69
黄体；―期　432；―ホルモン（プロゲステロン）　431, 432
交代人格　435, 436, 600, 603
校長　650, 654
強直間代発作　389
抗てんかん薬　241, 250, 254, 391, 395, 396, 398, 401, 579, 614, 615
喉頭　594
強盗　68
行動　408；―異常　401, 402；―化　69, 201, 636；―観察　220, 281；―障害　243, 401, 402, 408；―制限　97, 99；―毒性　239；―変容アプローチ　567
後頭葉　173, 537
行動療法　117, 201, 257, 272, 281, 404, 420, 471, 476, 491, 498, 523, 524, 567, 591, 593, 597, 612, 615；―的に関わり；―理論　288
高度経済成長　83
高熱　540；―せん妄　385
更年期　372
広汎性拒否症　496
広汎性発達障害（PDD）　34, 50, 112-117, 147, 172, 195, 288, 299, 311, 355, 399, 402, 403, 407, 410, 412, 448, 471, 511, 513, 514, 516, 520, 537-539, 541-545, 551, 557, 559, 565, 586, 587, 614, 617, 618, 620, 624, 626, 639, 650；―を伴う非行事例　111
抗不安薬　137, 250-253, 411, 449, 484, 530
項部硬直　385
後部上側頭回　537
後部帯状回　537
興奮　93

高力価ベンゾジアゼピン系薬物　243
交流機能　285
交流体験　282, 286
交流分析　224
高齢者障害者移動円滑化促進法　651
高齢出産　625
声の衛生　597
誤嚥　386
コーディネーター　655
呼吸；―関連睡眠障害　527；―困難　378
呼吸器；―機能障害　97；―疾患　208, 530
黒質　167；―ドーパミン系　169
黒胆汁症　459
告知　106, 281, 311, 324, 382；障害の―　292, 615（インフォームド・コンセントも参照）
国立精神・神経センター精神保健研究所　119
国立肥前療養所　93
こころの糧　15, 16
心の発達　625
心の理論　173, 275, 537, 543, 544, 626, 628；高次の―テスト　544
固執傾向　471
個人情報保護法　345
個人的要因　209
子育て→育児
誇大的な錯覚　504, 506
こだわり　275, 279, 402, 471
骨塩減少　495
こっくりさん　488
ごっこ遊び　261, 543
固定観念　441
言葉　257；―の生成モデル　594, 595；―の発達　32
子ども；―虐待→虐待；―の権利　105；―の行動調査票　482, 571；―の死の概念　105, 106；―の誕生　45；―の日常生活　207；―の発達　219；―のライフイベント評価尺度　119；―らしさ　15
子ども時代　15, 18；―の経験　21, 23
個別；―学習　627；―の教育支援計画　653, 655；―の支援計画　652；―の指導計画　650, 652, 653, 655
コミュニケーション　71, 522, 536,

538；―機能　31；―障害　147, 521, 551, 590；―的音楽性　632；―能力　541
孤立　272
コリン；―作動性受容体　367；―作動性神経系　167
コリンアセチルトランスフェラーゼ　165
コルチコステロン　371
コルチコトロピン放出ホルモン（CRH）　371
コルチゾール　371, 465, 528
混合性解離性（転換性）障害　488
コンサータ→メチルフェニデート
コンサルテーション　316, 320, 341, 343；―精神医学　316, 319, 321
コンスタン→アルプラゾラム
コントール→クロルジアゼポキシド
コントミン→クロルプロマジン
コンプライアンス　650

さ行

罪悪感　115
災害　420
催奇形性　241
猜疑・詮索的な構え　91
再建手術　196
サイコ・エデュケーション→心理教育
再接近期　505
再体験　422
再統合　340
再燃　468
催眠技法　230
サイレース　253
作業療法士　302
錯乱　384, 429；―性覚醒　387, 388
支え手　23
嗄声　597
左側海馬　174
左側小脳半球　174
雑音　552
里親　85, 339, 341, 516
里子（養子）　119, 516
サバイバルシステム　634
サブリミナルな力　78
サマーキャンプ　123
催眠感受性　436
サリドマイド（Thalidomide）　166
ザロンチン→エトスクシミド
三環系抗うつ薬（TCA）　243, 247, 250, 420, 530
三級アミン　250

産後うつ病 308, 309, 320, 337, 632, 633, 500；エジンバラー自己評価票 309
三叉神経痛 242
産褥；一期精神病 433；一婦 309, 310
三次予防 351
算数障害 147, 551, 553, 565
参与しながらの観察→関与しながらの観察

死 105, 107, 383；子どもの一の概念 105, 106
ジアゼパム（Diazepam） 250, 252, 397；一坐薬 397, 398
自意識過剰 444, 449
θ波 386
ジェネラルアーツ 23
ジェンダー 196；一アイデンティティ 196, 199, 201
自我 40；一親和的激怒 123；一対象関係 507；一同一性 236, 534, 620；一理想 37, 501；一リビドー 502；一漏洩症状 457
視覚；一空間能力 553；一システム 536；一的機能 540；一的なフィードバック 33；一的認知 33, 327；一パターン 536；一皮質 537；一野 31；一誘発電位 215
弛緩 230
時間軸 208
磁気共鳴イメージング装置→MRI
子宮 487, 631
資源 108
事件 422, 427
試験観察 93, 114, 115
事故 422, 489
自己；偽りの一 507；過度な一関与 504；一価値観 444, 501；一感の発達停止 507；一管理 97；一記入式抑うつ尺度（CES-D） 339；一決定 609, 611, 615；一肯定感 73；一効力感 101, 102, 484；一視線恐怖（症） 147, 155, 441, 501；一臭恐怖（症） 147, 440-442, 448, 501；一障害 507；一心理学 445；一同一性確立 194；一洞察 16；一の一貫性の障害 507；一の融和性 504；一評価 69, 87,

229, 304, 355, 444, 465, 577；一不全感 554；一誘発性嘔吐（自発的嘔吐） 142, 143, 496, 500；真の一 507；正常な誇大一 503
自己愛 29, 501, 502；一次的一 502；健康な一 136, 503；幻想的一的一体感 445；一型防衛 505；一型父親 505；一性パーソナリティ障害（NPD） 441, 4485, 501-506；一性パーソナリティ障害の分類 504；一対象 512；一の発達 511；男根期一型 505；二次的一 502；ノーベル賞一型 505；病的一 503, 506
自己意識 229, 230, 628；公的一 444
視交叉上核 532
思考障害 176
思考吹入 471
指向性注意の障害 536
自己対象 508；一機能 508；一転移 503；一転移の安定性 504
自己破壊；一傾向 130；一的な行動化 139
自殺 52, 127, 458, 464, 467；一企図 139, 201, 437, 448, 455, 464, 489, 501, 509；一行動 127, 128；一と家族 127；一念慮（希死念慮） 410, 464, 501；一の意図 137；一の危険 129；一報道 52；一未遂 133；一予防 127
指示 116
支持的 202；一グループ療法 123；一精神（心理）療法 141, 410, 419, 457, 466, 468, 602
思春期 347, 541；一挫折症候群 329；一周期性精神病 432；一の反抗 42；一の抑うつ状態 209；一やせ症 440
視床 164, 167, 173, 174, 538, 594；一下垂体-副腎システム 483；一皮質結合の異常 163
自傷（行為） 28, 70, 91, 130-133, 135, 136, 139-141, 166, 254, 341, 400, 402, 403, 438, 455, 473, 489, 501（リストカット，過量服薬も参照）
歯状核 164；一視床皮質回路 538
視床下部 164, 167, 241, 370, 594；

一下垂体-アドレナリン系 419；一下垂体機能 433；一下垂体-副腎システム 465；一下垂体-副腎皮質系 371
視床下部室傍核 371
自傷患者 136
事象関連電位（ERP） 30, 33, 34, 172, 175, 214, 217
自傷他害 93, 299, 300
視床皮質 538
自助グループ→セルフヘルプ・グループ
システム理論 127
ジストニア 585
施設；一内審査委員会 612；一入所 85
視線 621；一恐怖（症） 440, 441, 501
自然災害 489
自然治癒力 210
自然な営み 424
持続気道陽圧呼吸 528
自尊感情（自尊心） 101, 197, 355, 501, 551, 554；臆病な一 159；患者の一 602；一の低さ 128
自体愛 29, 501, 502
肢体不自由 100
下着盗 62, 65
視知覚 552
疾患予防 195
しつけ 81, 281, 629
実行機能 173, 544, 545, 626
失語症 549
失神 392, 438；血管迷走神経性一 392；情動一 392；青色一 392；単純一 392；白色一 392
室頂核 164, 166
失敗のロールプレイ 289
疾病分類 209
疾病利得 140
質問紙法 223
質問癖 471
児童；一委員 85；一家庭支援センター 82；一館 84；一自立支援施設 111, 342；一の権利に関する条約 80；一の自己決定権 610；一福祉施設 20, 21, 320, 339；一福祉法 81；一養護施設 85-87, 513
児童期 347；一のストレスフル・ライフイベント尺度 119；一

統合失調症　176, 243, 452, 454
児童虐待→虐待；
児童虐待防止法　62, 80, 345
自動強化　593
児童精神医学　205, 236, 638, 639；
　―教育　638, 646；―臨床　227
児童相談所　73, 80, 82, 85, 318-320, 339, 357, 574；―送致　114
指導方法　651, 655
自動歩行　190
シナプス　167, 192, 366, 367, 538；
　―形成　31；―消失　31；―
　数　31；―前コリン作動系酸素
　活性　165；―前ドーパミン作
　動活性　538；―の刈り込み期
　50；―密度　31；―モノアミ
　ン受容体　465；―連絡の障害
　164
シナリオ　262
自発　191
自罰性　71
ジプレキサ→オランザピン
自閉症　31, 35, 47, 163, 166, 169, 172-175, 268, 269, 272, 278, 291, 293, 295, 360, 399, 516, 530, 536, 542, 543, 562, 617, 618, 639, 650；―
　の有病率　542
自閉症スペクトラム　538, 560；―
　指数検査　542；―障害（ASD）
　34；―診断　299
自閉性障害　112, 147, 537, 538, 540, 585, 587
死別　109, 121, 124；―反応　130
司法　573, 581
ジャーゴン　32
社会；―恐怖　146, 441, 449, 481；
　―参加　149, 649；―性　30, 605；―性の獲得　628；―的
　機能の状態　209；―的行動
　538；―的参照の不全　626；
　―的支援　323；―的資源
　100；―的スキル→ソーシャ
　ル・スキル；―的スキル訓練→
　ソーシャル・スキル・トレーニ
　ング；―的認知機能　31；―的
　ひきこもり→ひきこもり；―不
　安障害　144, 230, 481, 483；―
　的不利　111, 355；―復帰
　351；―療法　282；―療法の
　スタッフ　283
臭化カリウム　395
就学指導委員会　356, 357, 358
臭化ナトリウム　395

周期性精神病　431, 432
醜形恐怖（症）　440-443, 471, 501
　（身体醜形性障害も参照）
終結　446
周産期；―異常　454；―障害　576
重症乳児ミオクローヌスてんかん
　395
集団　70, 619（グループも参照）；
　―家族支援　308；―活動
　283；―行動　540；―使用
　90；―適応の失敗　136；―の
　ルール　70；―療法　94, 283, 284, 286, 302, 578
重篤なパーソナリティ障害　507, 508
重度精神遅滞　402, 403
自由に漂う注意　267
習癖異常　624, 628
終夜睡眠ポリグラフ　166, 167
自由連想法　267
就労　541, 542
主観性　622
主観的健康統制感　102
授業妨害　69
宿題　568
受験地獄　127
授産施設　542
受診　473；―経緯　205；―のニ
　ード　205；精神科―　205
主人格　603
主体性　605, 622
受胎調節　83
出産　309；高齢―　625
出生前診断　323, 326
シュナイダーの一級症状　435
守秘義務　340, 345
受容　117, 258, 259, 260
受容性言語障害　551
受容体過感受性　166
受容―表出混合性言語障害　147, 521, 551
巡回相談　353, 655
循環器疾患　208
循環模倣　191
紹介　342
障害児　324；―学級　111；―児
　保育　290, 292, 293, 541
傷害事件　91
障害者；―基本法　650, 651；―更
　生施設　542；―自立支援法
　651
障害受容　100, 292, 325
消化器疾患　16

小学校　347
上下肢協調運動　166, 168
上下肢体感覚誘発電位　215
症候性；―てんかん　391；―肥満
　380；―夜尿　530
少子化　66, 159
少女の性非行　62
常染色体（染色体も参照）；―異常
　326；―優性夜間前頭葉てんか
　ん　393
焦燥　243
上側頭回　173, 536, 537
上側頭溝　537；―領域　31
上腸間膜動脈症候群　372
小腸機能障害　97
情緒　408；―調節装置　508；―
　的絶滅の恐怖　510；―的無視
　135；―的問題　208；―不安
　定　508
情緒障害　230, 232, 653；―児学級
　358, 359, 541；―児短期治療施
　設　178；食物回避―　496
衝動；―行為　26, 455；―コントロ
　ール　35, 628, 629；―コント
　ロールの機能不全　136, 142；―
　性　400, 509, 549, 554, 562；―
　制御障害型　94；―的攻撃性
　508；―的な暴力　178；―統
　制未熟型不登校　148, 152
情動　164, 280；―失神　392；―
　障害　518；―体験　489；―
　調律　277, 632；―的交流
　277；―的コミュニケーション
　632；―の共有　276-278；―反
　応の欠如　463；―表出
　538；生気―　632
常同；―運動　166, 168, 400, 540, 565, 586, 587；―行為　91, 275, 278, 471；―行動　169, 254, 404, 540；―姿勢　540；―性
　運動障害　404；―的手もみ運
　動　539
小動物への危害　129, 179
小児科　82
小児癌　105, 382
小児神経学　30；―研究　33
小児；―期崩壊性障害　538, 539；
　―行動異常　639；―嗄声
　597；―多動症候群　562；―
　てんかん　251；―統合失調症
　→児童期統合失調症；―におけ
　るリスク　54；―の性同一性障
　害　200, 202；―の肥満　54；

—肥満 55, 56；—慢性特定疾患 97；—用エゴグラム 224
少年；—院 70；—事件 122；—の性非行 62, 65；—犯罪 67；—非行 67；—法 112
小脳 164, 174, 553, 563, 594；—核 163；—歯状核 166, 538；—虫部Ⅵ－Ⅶ小葉 536；—虫部小葉 173；—白質 173；—皮質 537；—プルキンエ細胞 163；—変性症 90
情報交換 345
情報社会 46
情報処理 540；—過程 453, 544
情報提供 108, 314, 360
情報入力の障害 545
静脈注射 91
初回面接 227-230, 238
初期乱用者 92
食行動異常 404
食事；—指導 497；—制限 97, 99；—練習 498
植物神経系 365
食物回避 496；—情緒障害 496
書痙 440
書字；—障害 565；—表出障害 147, 553；—表出能力障害 551
初診 208, 477
女性 166, 487
初潮（初経） 401, 429, 495；—年齢 45；—前 496
徐波群発 385
ジョブコーチ 542
処理速度 221
自立 229, 282, 512, 541, 629, 649；—性 274
自律；—性 605, 628；—尊重の原則 609
自律神経；—機能 370；求心系の— 368；—系 365, 529；—失調症 372；—症状 371, 372, 374；—反射 368-370
視力 211
ジル・ド・ラ・トゥレット症候群→トゥレット障害
事例研究 42
心因；—性失声症 597；—反応 401
人格；—交代 436-438, 489, 599, 601；—の解消／統合 603；—の荒廃 454；—の統合過程 603, 604
人格障害→パーソナリティ障害

人格テスト→性格テスト
心気症 146, 373, 481
心気性障害 472
腎クリアランス 238
シングル・マザー 27
仁恵 609
神経；—栄養因子 538；—化学 610；—幹細胞 192；—膠細胞 538；—細胞 31, 192, 538；—質 480；—疾患 208；—衰弱 25；—ダーウィニズム 31；—伝達物質 31, 212；—の剪定 626；—発達障害 536；—ペプチド 538
神経学；—的検査 211；—的診察 228
神経症 98, 415, 565；—状 211；—性習癖 142；—性障害 372, 429
神経性；—過食症 494；—食思不振症 429, 494；—食欲不振症 494-497；—大食症 91, 494, 495；—無食欲症 26, 494, 505
神経生理学 610
神経内分泌；—学 610；—系 371
神経病理学 610
神経放射線学 610
神経免疫学 610
人権擁護委員 412
進行性筋ジストロフィー 98
人工妊娠中絶 61
診察 206
腎疾患 99
心中 46, 633
心身医学 374
心身症 98, 373, 401, 409
新生児 189, 526, 538；—期 32；—の認知 190；—の脳 31, 189
振せん 585
心臓；—機能障害 97；—疾患 98
腎臓；—機能障害 97；—疾患 98
身体 211；—化障害 229, 230, 481, 508；—醜形性障害 472；—症状 181, 518；—性記憶 423；—接触 273；—的虐待 71, 86, 89, 435, 436, 464, 507, 518；—的診察 228；—的性別 201；—的暴力 123, 135；—バランス 211；—表現性障害 146, 372, 373, 401, 435
身体障害者 97；—手帳 100；—

福祉法 97
診断 208；—基準 601；—評価尺度 236；—評価の仮説と検証 208
心的外傷（外傷，トラウマ） 112, 184, 201, 309, 433, 624；—性認知 423；—体験 183, 415, 419, 435, 436, 438, 441, 485, 564, 601-603；—的記憶 423, 489；—的出来事 419, 488；—的分離 508；—の心理教育 425；反復性— 423
心的外傷後ストレス障害（PTSD） 86, 89, 123, 125, 141, 408, 410, 416-419, 422, 423, 428, 481, 483, 489, 515, 604, 624, 627；—の治療 419；遷延化した— 18
心電図 247, 483；—異常 246
シンナー 90
侵入 422
腎不全 381
人物画知能検査（DAM） 225
人物画テスト 225
シンボル表象期 296
親密性の欠如 76
信頼関係 65, 258, 602-604
心理教育（サイコ・エデュケーション） 284, 313, 314, 425, 433, 468, 517, 570, 592, 627
心理検査（心理テスト） 197, 198, 219, 220, 228, 302, 475, 569
心理士 302, 328, 524
心理社会的ストレッサー 374
シンリズミア 633
心理；—的安全基地 514；—的援助 22, 323；—的虐待 71, 86, 340, 464；—的サポート 341；—的治癒機転 21；—療法→精神療法；—臨床実践家 646；—臨床 320
心療内科 24, 500

随意運動 365, 593, 594
髄液検査 385
髄液中5-HIAA低値 509
膵炎 396
髄鞘化 172, 192
錐体外路；—症状 243, 246, 587；—性副作用 246
錐体細胞 536
水頭症 211
睡眠 367, 402, 526；—異常 527；—覚醒機能 379；—覚

醒スケジュール障害 530；―覚醒リズム 163, 167, 169, 208, 387, 526, 531-534；―機構構成要素 163；―驚愕障害 529；―時驚愕症 387, 388, 490；―時随伴症 387, 393, 394；―時無呼吸症候群 388, 528；―時遊行症 388, 490；―時遊行障害 530；―障害 121, 232, 372, 456, 522, 526, 529, 530, 566, 569, 628；―随伴症 529；―相後退症候群 531, 532；―ポリグラフ検査 527；―酩酊 387, 388；―薬 250-254

推論 626
スキンシップ 296
スクールカウンセラー 94, 318, 353, 413, 499, 531, 580, 646
スクリーニングテスト
スケープゴート 128
ステロイド薬（剤）99, 381, 395
ストーキング 113, 115, 438
ストリペリドール 395
ストレス 371, 373, 417, 464；児童期のストレスフル・ライフイベント尺度 119；心的― 376；―因子 408, 410, 412；―源 416；―身体機能―身体疾患 376；―発散 378；―反応 119, 120
ストレッサー 419
スラム化 113
スルトプリド（Sultopride）245
スルピリド（Sulpiride）245

性 39, 62（性的も参照）；―依存 26；―感染症 64；―教育 351；―行為 60；―行動 60, 61；―自認 62, 198；―倒錯 501；―の意味 61；―の自己認知 196；―対象志向 62；―犯罪 72；―非行 62, 63, 66；―ホルモン 199, 626
生育歴 208, 516, 592
性格 220；―テスト（人格テスト）223
生活；―訓練 627；―史 135, 442, 490；―習慣病 53, 55, 530；―年齢 221；―の質（QOL）97；―の不規則 38；―リズム 526；通常―との再結合 184；日常― 279

性器露出 62, 65
整形外科的疾患 208
正視恐怖 441
脆弱因子 604
脆弱性 464, 508；―X症候群 521
脆弱な家族基盤 71
正常な誇大自己 503
青少年白書 67
精神医学 205
精神科 82, 205, 500；―医 205；―医療 80；―外来診療所 227；―コンサルテーション 318；―受診 205
精神鑑定 114
成人期 541；―のADHD 567, 569；―のPDD 622；―発症統合失調症 176
精神神経薬理学 610
成人精神医学 205
精神遅滞（MR）33, 34, 147, 165, 279, 291, 399, 400-402, 403, 410, 412, 514-516, 543, 550, 558-560, 576, 614, 617, 639
精神年齢 221
精神薄弱 357, 399
精神発達 189, 271, 277, 622；―精密健康診査 318；―遅滞 212, 240, 585
精神病；―傾向タイプ 511；―質型 505；―性うつ病 463；―性障害 94；―性症状を伴う気分障害 429；―様症状体験 210
精神賦活薬 241
精神分析 123, 259, 265
精神保健；学校― 347, 353；―福祉士 302, 646；―福祉センター 337；―福祉法 342；地域―活動ガイドライン 308；乳幼児― 319, 631, 635
精神療法（心理療法）201, 257, 269, 282, 411, 442, 449, 491, 497, 498, 517, 530, 569, 578, 612, 615, 627；―的アプローチ 257
生体時計 532
正中部皮質 536
成長支持的な環境 501
成長遅延 240
性的（性も参照）；―いたずら 438；―逸脱 71；―外傷 141；―虐待 62, 71, 86, 89, 135, 141, 435, 436, 464, 496, 507, 518；―殺人 65；―指向

199；―衝動 66
性転換；―願望 202；―症 200
性同一性 123, 201, 382, 629；―障害 197-201
斉読 597
生徒指導 353, 654
青年期 24, 347
青斑核 167, 371
生物学；―的運動 34；―的脆弱性 508；―的な動き 31；―的背景 511, 512
セイフティネット 560
性別；―適合手術 199；―役割分業体制 61, 83, 196, 199
性暴力 64-66；―加害行動 64
性役割 61, 83, 196, 199；―行動 196
性欲論 501
セーフティネット 21
世界保健機関（WHO）53, 609
脊髄 366
赤面恐怖（症）25, 440, 501
世代間伝達 161, 309, 634
石灰化 213, 391
積極的関与 602
接近回避葛藤 626
セックス 196
節後；―線維 366, 367；―ニューロン 366, 367
舌状回 173
摂食障害 89, 91, 94, 197, 209, 314, 327, 494, 496-500, 628
節前；―線維 366, 367；―ニューロン 366, 367
窃盗 69, 71
説得 356
セットバック現象 540
説明と同意→インフォームド・コンセント
セディール→タンドスピロン
セルシン→ジアゼパム
セルトラリン（Sertraline）247, 449
セルフ；―エフィカシー 289；―コントロール訓練 627；―モニタリング 466；―ヘルプ・グループ（自助グループ）48, 85, 100, 314
セレニカ→バルプロ酸ナトリウム 213
セレネース→ハロペリドール
セロクエル→クエチアピン
セロトニン 31, 212, 247, 465, 538,

627, 632；―5-HT神経系 165；―5-HT2 245；―5-HT2受容体阻害 249；―H1作動薬 251；―仮説 508；―拮抗・再吸収阻害薬→SARI；―系 246；―再取り込み阻害 249；―受容体遮断作用 243；―ドーパミン拮抗薬→SDA；―トランスポーター 538
前エディプス的段階 158
前駆症状 210, 454, 472
全検査IQ 221
善行 609
潜行性発症 176
全国児童青年精神科医療施設協議会 317
詮索癖 471
前視床下部 199
栓状核 164
洗浄儀式 472
洗浄強迫 473, 476, 477
線条体 164, 165
染色体；―異常 211, 329；―検査 212, 326
全身適応症候群 373
仙髄 366, 367
戦争 489
喘息 377；アスピリン― 378；気管支― 98, 100, 401；小児― 377, 378；―発作 378
前帯状回 164
選択的セロトニン再取り込み阻害薬→SSRI
選択的セロトニン・ノルアドレナリン再取り込み阻害薬→SNRI
先天異常 323-326, 333
先天性 624；―胆道閉塞症 382
前頭眼窩野 516
前頭前部 174；―線条体神経回路 174
前頭前野 47, 371, 537, 538, 626；―機能 537；―背外側部 563
前頭葉 31, 167, 173, 174, 176, 192, 536-538；―眼窩回 537；―機能 545；―正中部 537；―線条体 174；―てんかん 394；―皮質 192
前頭連合野 31
前内側前頭前野 538
前脳 165；―辺縁 164
前脳辺縁系 163；―ニューロン 163

全般性不安障害 121, 146, 481, 482, 483
全般的診断基準 501
全般てんかん 254
潜伏期 210
前部帯状回 175
前部大脳縦裂 453
せん妄 384, 385, 386, 387；―状態 91
専門家チーム 652, 653, 655

素因と状態のリスク因子 210
躁 241, 242, 401
躁うつ（病） 429, 460（双極性障害も参照）
挿間性夜間徘徊 393
想起 184
臓器移植 381；―法 611, 612
早期発見・早期治療 291, 351
早期；―発症統合失調症 229, 452, 453；―ミオクロニー脳症 394；―幼児自閉症 452；―療育 323；最―発症統合失調症 452, 453
双極性；―気分障害 147, 241, 242, 462；―障害 146, 400, 401, 462, 542, 565, 586
相互関係の発達の遅れ 536
操作的診断基準 299
早産低出生体重児 632
喪失 121, 459；―感 128
双生児研究 120, 121, 199, 521, 542, 543, 563, 577, 624
相談 259
早朝覚醒 463
早発性痴呆 452
僧帽弁逸脱症候群 372
ソーシャル・サポート 100, 119
ソーシャル・スキル（社会的スキル） 287, 297, 447, 448, 524, 540, 567；―教育 287；―トレーニング（SST；社会的スキル訓練） 283, 284, 287, 288, 302, 579
ソーシャル・ワーク的支援 153
側後方皮質 536
促進的事件 604
側頭後頭葉 553
側頭葉 173, 174, 176；―内側 536
側脳室 172, 176
底突き体験 90, 93
育ち直り 184, 627
措置入院 300, 302, 303

卒後研修 643, 646
卒前教育 638
ゾテピン（Zotepine） 244
ゾニサミド（Zonisamide） 213, 250, 255, 387
ゾピクロン（Zopiclone） 251, 253, 254
ソフトサイン 211, 557, 558；―バッテリー 557
粗暴行動 166
粗暴犯罪 67-69
ソラナックス→アルプラゾラム
ゾルピデム（Zolpidem） 251, 253, 254
尊大な羞恥心 159

た行

ターミナル；―期 103；―ケア 382
ダイアップ→ジアゼパム
第一次運動野 594
退院 305
ダイエット 91, 143, 494
体格 211
怠学 70
大学 347
退行 40, 123, 149, 331, 381, 401, 423, 438, 460, 513, 538；良質の― 21
第三世代抗精神病薬 246
胎児 32
体脂肪 495
代謝 208, 239；―異常 211；―異常検査 212
体重減少 496, 500
対象；愛情―の恒常性 508；依存― 502；依託的―選択 502；一次性― 502；自己愛―→別項；自己―→別項；―愛 501；―選択 502；慰め―の内在化 508；部分― 501, 502；分裂―関係単位 505
帯状回 173, 174
対象関係 501, 502；―の発達 511
帯状皮質 594；―運動野 593
対処技術 604
対人；―的緊張関係 66；―的スキル学習の機能 285；―的選択的注意 626；―的相互反応 538；―認知 30
対人関係 513；―的学習 447；―のスキル 282；―の不器用さ 454；―療法 466

対人恐怖 25, 501, 619；―症 440；―的訴え 154；ひきこもりに伴う―症 448
体性神経系 365
耐糖能異常 53
第二自己主張期 347
第二次性徴 205, 347, 429, 432, 464, 473, 490
大脳 563；―萎縮 167；―新皮質 31, 625；―前頭葉 625；―辺縁系 173, 370, 374
大脳基底核 167, 172, 174, 176, 563, 594；―NAβ受容体 168
大脳皮質 164, 165, 173, 189, 192, 214, 370, 374, 514；―感覚野 597；―連合野 537
ダイノルフィン 168
体罰 82, 83
逮捕 573
代理承諾 609
代理ミュンヒハウゼン症候群 307
大量服薬→過量服薬
対話の原型 632
多飲 404
ダウン症 324, 326-328, 331, 401, 463, 537, 543, 544, 615
タクロリムス（Tacrolimus） 379
他者操縦型 505
多重感覚法→マルチ・センソリー・アプローチ
多重人格 487, 488, 491, 602；―障害→解離性同一性障害；―状態 602
多衝動性過食症 91
他職種 342
多胎 625
脱毛症；悪性― 379；円形― 229, 379
多動 111, 117, 164, 207, 208, 220, 400, 402, 542, 549, 551, 554, 562, 569, 615, 624, 627, 628；―衝動性優勢型 563, 568；―性行動障害 627；―性障害 400, 639
田中ビネー式知能検査 221
たばこ 563, 625
多発奇形 212
多発性硬化症 490
たまり場 283, 284, 285, 286
ダモクレス症候群 383
ダルク 94
短期間欠性精神病症状（BLIPS）群 210
短期精神病性障害 429

単光子放出コンピューター断層撮影法→SPECT
探索行動 191
炭酸リチウム（Lithium Carbonate） 213, 238, 241, 242, 579
単純失神 392
単純性；―運動チック 583, 584；―音声チック 584；―肥満 380
男性ホルモン 199
淡蒼球 164, 167, 172, 173, 176, 195
単独使用 90
タンドスピロン（Tandospirone） 251, 253
担任教師 319, 359, 412, 568, 603
蛋白結合比 239

チアノーゼ 389, 392
地域 150；―支援 473；―資源 478；―精神保健活動ガイドライン 308；―に視界を広げる 77；―ネットワーク 336, 346
チーム 649；―アプローチ 653；―アプローチ・モデル 109；―医療 109, 316, 333；―ティーチング 351
チエノジアゼピン系薬物 251
遅延聴覚フィードバック法 596
知覚；―過敏性 273, 626；―障害 384；―統合 221；―認知の障害 541；―の弁別 173；―麻痺 487
痴漢 65
父親 24, 26, 38, 40, 84（親も参照）；自己愛型― 505；―の犯罪歴 71；―の暴力親和性 71；―への反抗 156
チック 142, 168, 169, 175, 240, 485, 560, 567, 583, 590, 628；―障害 473, 565, 584, 587, 615
知的遅れ 557
知的障害 221, 254, 279, 291, 292, 331, 347, 355, 357, 392, 399, 463, 529, 539-541, 565, 591, 639；―学級 541；―のない発達障害 649, 651
知的能力 71
知的発達 229；―遅滞 549；―の遅れ 622
知能 220；―検査 220, 399, 475, 569, 570；―指数（IQ） 221, 399, 576；―障害 166；―のアンバランスさ 115；―の改

善 166；―の発達 194
チミペロン（Timiperone） 244
注意 173；―記憶 221；―散漫 180, 549；―障害 542
注意欠陥多動性障害（ADHD） 31, 34, 50, 73, 89, 111, 112, 115, 116, 168, 174, 175, 239, 291, 292, 317, 344, 355, 357, 361, 400, 410-412, 462, 482, 511, 515, 534, 542, 545, 549, 551, 554-560, 562-565, 568, 573-577, 585, 586, 588, 591, 592, 614, 624, 627, 639, 649, 650, 653；―エピソード 113；―の教育的定義 651；成人期の― 567, 569
中央教育審議会 654
中央実行系 538
中学校 347
注察 441
中心溝 173
中心後回 173
中心前回 173
中心旁溝 173
中枢刺激薬 530, 563, 566, 569, 588
中枢神経；―系 365；―セロトニン合成能 31
中枢性カテコールアミン 563, 566
中枢性睡眠時無呼吸症候群 528
中側頭回 173
中毒；―症状 241；―性精神病 93
中脳 175；―背部 538
虫部小葉 173
聴覚 552；―情報処理 596；―的なフィードバック 32, 33；―的認知 327；―認知 33；―認知機能障害 34；―野 31；―誘発電位 215；―連合野 594
鳥距溝 173
超自我 40；―形成 577；―の圧力の弱まり 40；―の統合の失敗 507
重複精神障害 89, 94
腸ペプチド 538
聴力 211
直感 453
直観的思考段階 194
治療；―関係 498；―教育 290, 293, 294, 327；―契約 262, 603；―構造 229, 602；―抵抗 238；―同盟 602；―の最終目標 229；―面接 227

チロシン水酸化酵素 167, 168
鎮咳剤 386
陳述記憶 165

追体験 276
通院治療 299
通級指導教室 652-654
通常学級 652
爪いじり 142
爪かみ 142, 628
津守稲毛式乳幼児精神発達診断法 222

低Na血症 243
低栄養状態 498
低機能自閉症 543
デイケア 283, 290, 305, 320；―プログラム 284
定型抗精神病薬 243, 250
定型発達 544
ディスフォリア 137
ディスレクシア 550, 551, 553
デイ・ホスピタル 283
手かざし 540
手紙 473, 524
適応 399, 407；獲得性― 191；全身―症候群 373；不― 113, 407, 468, 480；―指導教室 150, 286, 342, 531；―障害 144-146, 209, 230, 376, 407-411, 481, 501, 633；―外使用 238, 239
適切な距離 207, 302, 601
手首自傷→リストカット
テグレトール→カルバマゼピン
デジレル→トラゾドン
手続き学習 165
テトラミド→ミアンセリン
デパケン→バルプロ酸ナトリウム
デプロメール→フルボキサミン
δ波 385, 388
テレスミン→カルバマゼピン
テレビ 50, 563；―の子どもへの影響 49
てんかん 166, 172, 214, 240, 242, 243, 372, 389, 391, 392, 401, 490, 553, 564, 566, 615；―重積 396；―症候群 394；―性異常波 385, 391；―性けいれん 542；―性脳症 391；―の外科的治療 397；―の心因性発作 393；―波 214；―発作 391

転換 487（解離も参照）；―症状 439；―状態 487；―性障害 146, 373, 401, 487, 489-491
転居 113, 114, 540
転校 113
電話相談 47, 82, 85, 348

トイレットトレーニング 195
島 173
同一性 282, 435
同意猶予 611
動因喪失症候群 90
投映法（投影法） 219, 223, 224
頭蓋内腫瘍 490
統合型HTP 198
登校拒否 24-26, 144, 530（不登校も参照）
統合失調感情障害 429
統合失調症 77, 90, 136, 146, 147, 210, 242, 243, 400, 412, 429, 435, 440, 452, 477, 490, 518, 530, 542, 614, 617, 628；―患者 284；―構造化不全群 455, 458；―の前駆症状としての強迫 472；―様障害 429
動作性IQ 221, 539, 553
盗撮 65
洞察志向的精神療法 439
動作法 425
同性愛 202, 503；―的対象選択 502
同性接触希求行動 456
透析 381
同席面接 474
闘争―逃走反応 367, 373
糖代謝 174
頭頂後頭溝 173
頭頂部 174
頭頂葉 173, 174
疼痛性障害 373
動的HTP画 225
動的家族画 225
同等 609
道徳 40, 206
糖尿病 53, 55, 380, 530；若年性― 380
闘病生活 107
頭部外傷後遺症 490
動物神経系 365
同胞 123, 379, 540（きょうだいも参照）；―葛藤 377, 378
動脈硬化 54
投薬 238

トゥレット障害（ジル・ド・ラ・トゥレット症候群, GTS, トゥレット症候群） 168, 169, 175, 243, 291, 402, 471, 473, 476, 482, 542, 544, 565, 583-587
トークンエコノミー 289
ドーパミン 32, 174, 168, 212, 465, 563, 566, 567, 632；―D1受容体 168, 585；―D2 245；―D2受容体 168, 585；―D2受容体阻害剤 587；―D4受容体 563；―D5受容体 563；―活性 166；―機能 538；―遮断作用 243；―受容体 243, 538；―神経系 169；―トランスポーター 563；―ニューロン 167, 169, 453；―の再取り込み阻害作用 31
特異的；―会話構音障害 551；―学習障害 550；―言語障害 543；―言語発達障害（SLI） 551；―算数能力障害 551；―綴字（書字）障害 551；―読字障害 551；―発達障害 291, 558
読字障害 147, 549, 551, 565
特殊学級 654
特殊教育 649
特定不能の；―解離性障害 436；―学習障害 551；―広汎性発達障害 147, 538, 540；―コミュニケーション障害 551；―精神病性障害 429；―摂食障害 494
特別支援学級 652, 654
特別支援学校 654
特別支援教育 112, 290, 317, 545, 549, 571, 649, 650, 654, 655；―委員会 653；―コーディネーター 650, 652-654；―士 549；―のシステム 652
ドグマチール→スルピリド
都市化 77
突発性覚醒 393
特発性；―過眠症 387, 388；―夜尿 530
ドナー 381
トフラニール→イミプラミン
トラウマ→外傷
トラゾドン（Trazodone） 247, 249, 250
ドラベ症候群 395
トランス 488

トリアゾラム（Triazolam） 250, 251, 253
トリアゾロピリジン系 247
取り替えのきく子ども 128
トリクロホスナトリウム（Triclofos Sodium） 254, 391
トリクロリール→トリクロホスナトリウム；―シロップ→トリクロホスナトリウム
トリコチロマニア→抜毛症
トリプタノール→アミトリプチリン
トルエン 90, 91
ドルミカム→ミダゾラム
トレドミン→ミルナシプラン
トロペロン→チミペロン
鈍感型 505
遁走（フーグ） 390, 491, 487

な行

内因性；―精神病 452；―動因システム 632
内観 21
内臓；―感覚 16；―脂肪蓄積 53, 55
内側嗅皮質 163, 164, 165
内側前頭前野 173；―皮質 537
内側側頭葉 164；―てんかん 397
ナイフ 69
内部オピエート系 419
内部障害 97
内分泌 208；―系 373；―疾患 372, 530；―代謝疾患 98
内包 173
仲間；同年齢― 70；―関係 193；―集団 62, 282；―との関係 66
泣き入りひきつけ 392
ナルキッソス 501
ナルコレプシー 239, 241, 388, 527
ナルシシズム 501
喃語 193
軟口蓋咽頭形成術 528
難聴 16
ナンパ 65

ニート 25, 37, 160, 532
二級アミン 250
ニコチン→たばこ；―α4受容体 538；―α7受容体 538；―受容体 165, 367
二次的疾病損失 492
二次予防 351, 499
偽発作 393

日常；子どもの―生活 207；―生活 279；―の安心感の欠如 76
ニトラゼパム（Nitrazepam） 251, 254
日本LD学会 549
日本児童青年精神医学会 299, 638, 639；―認定医 317
入院；―児 304；―システム 300；―治療 108, 140, 299, 300, 302, 458
乳児 192, 526, 634；―院 85；―期 539；―保育 292
乳汁分泌ホルモン 465
乳頭体 163
乳房切除術 201
乳幼児 222, 385, 627；―期 21, 309, 391, 408, 617, 621；―期の気質的な特徴 208；―健康診査 290, 292, 318, 339, 347；―精神保健 319, 631, 635；―突然死症候群（SIDS） 528
ニューレプチル→プロペリシアジン
ニューロトロフィン 31
ニューロン 167
任意入院 93, 300, 302, 303
妊娠 64, 309, 329；人工―中絶 61；―検査 241
認知；―機能 538；―の誤り 602；―の歪み 442；―発達治療 294；―面の心理テスト 222
認知行動療法 123, 465, 466, 476, 499, 518, 570, 578, 579
認知症 329
認知障害 239, 453, 549

盗み食い 178

ネグレクト 70, 71, 80, 86, 89, 123, 125, 150, 307, 340, 409, 411, 412, 514, 517, 633（虐待も参照）
熱性けいれん 389, 390, 397, 573, 599
ネットジャンキー 46
ネットワーク 320, 321, 336, 341；地域― 336, 346；―支援 342, 344, 345
ネフローゼ症候群 381
ネモナプリド（Nemonapride） 245
ネルボン→ニトラゼパム
年齢尺度 221, 222

嚢 173
脳；―科学 30；―画像検査 385；―機能の評価 211；―局所血流量 536；―血管疾患 530；―血流 174；―疾患 391；―腫瘍 372；―症 385, 388；―障害 454；―の成熟 192；―の発達 625；―容量 172, 536；標準― 217
脳炎 385, 471, 562
脳回 553
脳幹 366, 367, 516, 528, 536, 538；―中脳モノアミン系神経系 163；―被蓋部 167；―部 189；―モノアミン系神経系 165；―モノアミン神経系 167
脳磁図（MEG） 30, 215, 217, 391, 553
脳震盪 388, 389；―後障害 388
脳性麻痺 98, 100, 528, 556, 559, 599, 601, 603
脳脊髄液腔 172
脳波 214, 215, 217, 379, 384-387, 394, 628；―異常 396；―研究 509；―検査 387, 389, 394, 474, 599
ノウフウ 322
脳梁 173, 174；―幹 173；―後部 172；―膝 173；―前部 172；―吻 173；―膨大 173；―離断 397
のぞき 65
望まれない出生 178
ノリトリプチリン（Nortriptyline） 248, 249
ノリトレン→ノリトリプチリン
ノルアドレナリン 32, 174, 247, 366, 367, 370, 371, 465, 563, 566, 567；―再取り込み阻害 249；―作動系 419；―神経 371；―ニューロン 166
ノルエピネフリン 453
ノンレム睡眠 526

は行

パーキンソン徴候 167
把握反射 190
バースト・サプレッション 394
パースペクティブの獲得 628, 629
パーソナリティ障害（人格障害） 87, 429, 435, 440, 490；―診断 501-503；―レベル 156

ハードサイン 557
背外側前頭前野 176
廃墟 77
配偶者選択 42
背景精神疾患 151
売春 63, 70
排泄 239, 402；―障害 522, 628
ハイセレニン→バルプロ酸ナトリウム
背内側視床 195
バウムテスト 225
破壊的行動障害（DBD） 463, 565, 573, 578-580；―マーチ 580, 581

歯軋り 530
パキシル→パロキセチン 249
白質 172, 173, 192
白昼夢 390
暴露妨害反応法 476
箱庭療法 179, 230, 491, 523
恥ずかしがり屋 441, 521
パターナリズム 609
発語訓練 524
発声；―遊び 32；―発語 594
発生確率 329
発達；―ガイダンス 635；―課題 626；―過程 453；―経過 228；―検査 222；―状態 220；―心理学 638；―段階 347, 408；―遅滞 327；―的観点 294；―の遅れ 633；―理論 513；―歴 208, 475；―論的視点 271
発達支援 355；―的なかかわり 269
発達障害 31, 34, 111, 112, 115-117, 147, 151, 166, 208, 230, 257, 273, 290, 291, 407, 411, 514, 556, 559, 577, 615, 625, 626, 628, 632；―児 304；―者支援法 549, 650, 651；―とパーソナリティ障害 511；―の遊戯療法 268
発達性；―Gerstmann症候群 557；―吃音（症） 175, 590；―基底核症候群 175；―協調運動障害 147, 291, 292, 355, 410, 556；―協調運動障害（DCD） 556-559；―言語障害 292；―失語症 551；―小児失語症 551
発達精神病理学 624, 625, 628, 634
抜毛 142；―症（トリコチロマニ

ア） 142, 379, 471
はにかみ屋 441
パニック 278, 280, 402, 484, 621；―行動 166；―障害 121, 146, 449, 481-485, 530, 625；―発作 489
ハノイの塔 544
母親 17, 25, 26, 38, 40, 309, 377（親も参照）；―の行き詰まり 82；―の危機 41；―の鏡像化 508；―の心理的な拒否感情 71；―の対人不安 516；―のトラウマ 633；―の入院 540；―の抑うつ 40, 464, 516；―への過剰接近 149
場面緊張症 441
早口症 590, 591, 592
バランス 252
ハルシオン→トリアゾラム
バルネチール→スルトプリド
バルビタール酸系薬物 251
バルプロ酸ナトリウム（Sodium valproate） 213, 241, 242, 250, 254, 395, 396, 411
バレリン→バルプロ酸ナトリウム
パロキセチン（Paroxetine） 247, 249, 250
ハロステン→ハロペリドール
ハロペリドール（Haloperidol） 141, 244, 250, 585, 587, 588
反響言語 296, 583-585
反抗 43, 569；―期の消滅 37；―的 574
反抗挑戦性障害（ODD） 146, 147, 485, 565, 573, 575, 581, 586
犯罪被害 426
反射 191；―性無酸素発作 392；―的行動 191
反社会；―（的）行動 113, 345, 501, 573, 575, 577；―性人格障害 560, 575, 578, 580；―的行為 89
阪神淡路大震災 416, 417, 518
判断 652；―能力 609
ハンディキャップ 99
万能感の傷つき 136
反応性愛着障害 409, 513, 514, 515, 516, 627
反復；―言語 584, 585；―思考 472；―常同行為→常同行為；―常同行動→常同行動；―性 174；―性の危機 424

ピアサポート 325
ピーゼットシー→ペルフェナジン
ヒエラルキー 321
被害；―関係念慮 471；―関係妄想 91；―者（性暴力の） 64, 119；―的意識 161；―妄想 457
被殻 167, 172, 173, 176
光トポグラフィー検査→近赤外線分光法
ひきこもり 25, 26, 28, 121, 146, 149, 152, 153, 308, 312, 314, 349, 441, 477, 501, 505, 529, 533, 534；―に伴う対人恐怖症 448
引き出し型ナルシスト 505
ひきつけ 389
被虐待 70；―児 178, 184, 515, 627；―体験 178, 605, 624
非言語；―性LD 539；―的コミュニケーション 115, 514, 524；―的心理療法 523；―的表現 219
非行 60, 70, 113, 115, 121, 341, 342, 573, 575；いきなり型― 69, 71, 73, 118；エスカレート型― 71；感染型― 113；広汎性発達障害を伴う―事例 111；少女の性― 62；少年の性― 62, 65；性― 62, 63, 66；―グループ 69；―少年 113, 116；―のメカニズム 112；薬物― 66
微細運動 539
微細脳機能障害 562
微細脳損傷（MBD） 549, 562, 559
非指示的カウンセリング 258
非指示的遊戯療法 257, 263, 267
皮質 536, 594；―下 174；―血行 536；―線条体－視床－皮質回路 175；―の脱抑制 163
微笑運動 189
尾状核 167, 172-174, 176
非侵襲的なアプローチ 210
ヒスタミン；―H1 245；―H1受容体阻害 249；―受容体 243
ヒステリー 135, 435, 439, 441, 487；―神経症の解離型 601；―性解離反応 605
ビタミンB₁₂ 529, 532
左下前頭運動皮質野 594
左下側頭回 537
左上側頭回 453
左シルビウス溝 553

左シルビウス裂　453
左線状体　537
左前帯状皮質野　594
左前頭前野皮質　536
左前頭部　537
左前頭葉　174, 538；―下部　537
左側頭頭頂葉　553
左側頭葉　32
左中側頭回　537
左島部　537
左内側前頭溝　537
左背外側前頭前野　175
左被殻　537
左尾状核　175
左扁桃体　537
左紡錘状回　537
悲嘆　460
ヒダントール→フェニトイン
悲嘆のプロセス　109
引っ込み思案　521
非定型；―うつ病　463；―抗精神病薬　137, 243, 246, 250, 411, 457, 587；―自閉症　538；―精神病　429, 430, 432, 433；―精神病疾患群　431
否定的認知　87
ビデオ　391, 540, 587, 632
人見知り　189, 192, 208, 514, 626；―不安　480
ヒト免疫不全ウイルスによる免疫機能障害　97
ヒドロキシジン　251, 253
避難所　419
非24時間睡眠覚醒症候群　531
非日常性　279
響き返し　503
非ベンゾジアゼピン系　251
肥満　53, 54, 56, 380, 528；―恐怖　143, 495；―の改善　56
秘密保持　609
ピモジド（Pimozide）　245, 246, 250, 587
憑依　471, 487-488
描画　419；―療法　219, 225, 523
美容外科　447
病弱；―教育　97, 102, 10；―身体虚弱特殊学級　98；―養護学校　97, 98
表出性言語障害　521, 551
表出性言語能力　453
表情；―運動　189；―恐怖（症）　440, 441；―認知　31；―理解の困難　537

表象的思考期　191, 192, 194
病前性格　475
病的；―自己愛　503, 506；―悲嘆　109
病棟保育士　109
病歴　206, 208, 603
ヒルナミン→レボメプロマジン
広場恐怖　481, 518
ヒロポン　91
敏感関係妄想　147, 441

不安　25, 128, 243, 251, 280, 401, 410, 417, 455, 457, 484, 524, 632
不安障害　89, 94, 145, 146, 209, 372, 408, 435, 463, 480, 481, 482, 483, 484, 570；―症状　482；―神経症　25；―性障害　247, 415, 518
不安緊張　273；―状態　440
フーグ→遁走
風疹症候群　529
夫婦間暴力→DV
フェニトイン（Phenytoin）　213, 250, 255, 396
フェネルジン（phenelzine）　449
フェノチアジン系薬物　246
フェノバール→フェノバルビタール
フェノバルビタール（Phenobarbital）　213, 250, 255, 394, 397；―坐薬　397
フォーカシング　22
不穏　384
賦活　214
不況　83
不器用　291, 539, 549, 556, 559, 628；―症候群　292
福岡県弁護士会　93
副交感神経　366, 367；―系　365, 367；―支配　369
副甲状腺機能低下症　389, 390
複雑性；―チック　169；―運動チック　583, 584, 586；―音声チック　584, 585；―外傷後症候群　508
副作用　99, 238, 240, 614；―チェック　212
福祉事務所　82
副腎皮質；―刺激ホルモン　371；―ホルモン　373, 379
服装倒錯症　199
腹側正中前頭前野皮質　545
腹内側尾状核　195
腹膜透析（CAPD）　381

服薬　238, 574
不潔恐怖　476, 472, 477
父子家庭　228
不純異性交遊　60
不随意運動　175, 585
父性弱体化論　144
不整脈　181, 182, 184
ブタンガス　90
不注意　400, 562, 565；―優勢型　534, 554, 563
ブチロフェノン系薬物　246
物質；―関連障害　505；―使用障害　89；―使用障害単独型　94；―中毒　386；―乱用　384
不定愁訴　371, 372
不適応　113, 407, 468, 480；―養育　211
不登校　16, 25, 52, 69, 108, 144, 147, 149, 230, 314, 342, 349, 440, 441, 476, 477, 501, 518, 529-531, 533, 628；過剰適応型―　148, 151；混合型―　148, 152；受動型―　148, 151；衝動統制未熟型―　148, 152；―の身体症状　146；―の診断　145；―の治療・援助システム　150
舞踏病　585
不妊　500
部分てんかん　254
不眠　243, 247, 400
ブラインド性　610
プラシーボ（偽薬）　238, 475, 610
フラッシュバック　422, 423, 425, 636
フリースクール　150, 285, 305, 619
フリースペース　283, 286, 477（居場所も参考）
ブリーフ・インターベンション　93
プリミドン（Primidone）　250, 255
不良交遊　89
フルオドーパ　538
プルキンエ細胞　164, 166
フルニトラゼパム（Flunitrazepam）　253
フルフェナジン（Fluphenazine）　244, 250
フルボキサミン（Fluvoxamine）　247, 249, 250, 449, 476, 588
フルメジン→フルフェナジン
プレイセラピー（遊戯療法）　179, 180, 184, 227, 230, 257, 261, 264, 268, 269, 271, 272, 275, 278, 281,

410, 419, 426, 491, 499, 517, 523, 590
プレイルーム　258, 262, 269
ブレインレスマインド　211
プログラム死　538
プロゲステロン→黄体ホルモン
ブロチゾラム（Brotizolam）　253
プロプラノロール（Propranolol）　421, 579
プロペリシアジン（Propericiazine）　244
ブロマゼパム（Bromazepam）　252
ブロム剤　251
ブロムペリドール（Bromperidol）　245
プロラクチン　432
フロンガス　90
分界条　164
文章完成法→SCT
分布　239
分離－個体化　501, 512；一期　505, 508
分離不安　144, 229, 423, 480, 482, 485, 507, 518, 628；一障害　144, 146, 230, 481, 483, 513, 518, 522

ペアレンティーズ　632
ペアレント・トレーニング→親訓練
閉塞性睡眠時無呼吸症候群　528, 564
併存障害　113, 117, 146, 175, 399, 403, 410, 430, 462, 463, 483, 485, 516, 542, 562, 565, 570, 576, 580, 627（合併症も参照）
β－エンドルフィン　419
β受容体　367
ベタナミン　240
別離　121
ヘモグロビン濃度　217
ペモリン（Pemoline）　239-241
ペルフェナジン（Perphenazine）　244, 250
ヘルペス脳炎　386
ペロスピロン（Perospirone）　245
辺縁系　164, 174, 536, 538；一線条体－視床回路　537
辺縁溝　173
弁護士　411, 412
ベンザリン→ニトラゼパム
弁証法的行動療法　139
偏頭痛　242, 392
変声期　597

変性神経疾患　530
ベンゾジアゼピン（Benzodiazepine）　243, 250-252
変態　64
扁桃　163, 164
扁桃核　172, 173, 594
扁桃体　31, 173, 174, 371, 483, 516, 537, 593, 596, 624

保育；一園　82, 84, 290, 292, 347, 356；一士　194, 290, 292, 302, 317, 320, 646
哺育障害　409
防衛機制　601, 605
放火　72, 114, 115, 575
暴行・傷害　71
膀胱・排尿機能　379
膀胱または直腸の機能障害　97
放射能　216
抱水クロラール（Chloral hydrate）　254, 391
紡錘状回　31, 174, 537；一前方　537
縫線核　167
暴走族　70, 71, 113
旁中心小葉　173
法定代理人　611
法的無能力の患者　611
法務局　412
暴力　62, 83, 123, 124, 575
暴力団　70, 91
ボーダーライン→境界
ホームレス襲撃　69
保健師　317, 320, 339
保健室　150, 359, 531；一登校　351
保健所　82, 84, 337
保険診療　227, 236
保健センター　82
保険点数　321
歩行　190；一障害　90
保護観察；一所　117；一処分　115
母国語　32
保護者（養育者）　208, 303, 351, 356, 375, 514, 611, 612, 627, 631（親も参照）
母子；一カウンセリング　483；一家庭　228；一関係　24；一共生関係　149；一手帳　112；一同席面接　484；一分離　219；一並行面接　268, 278, 523；一保健活動　317, 318, 336；一密着　154
ポジトロン放出断層撮影法→PET

ポストクライン派　158
母性；一神話　84；一剥奪　112, 514
補足運動野　166, 175, 593
ボディーイメージの障害　495
ボディワーク　447
補導　573
ほどよい母親　507
ほどよい養育　508
ホリゾン→ジアゼパム
ホルモン；一異常　211；一療法　201
本診（察）　206

ま行

マイスタン→クロバザム
マイスリー→ゾルピデム
マインドレスブレイン　211
マグノセル　553
マクロライド系抗生剤　243, 250
マザリーズ　632
麻疹　398
マスメディア　52, 67
待合室　228
末梢神経系　365
マネジッドケア　645
麻痺　422
マプロチリン（Maprotiline）　247-250
守りになっていない守り　76
マリファナ　570
マルチ・センソリー・アプローチ（多重感覚法）　549
マンガ　49
慢性；一運動チック障害　584-585；一疾患　97, 100-102, 208；一疾患の子どもの心理社会的な課題　98；一精神病症状　90；一便秘　380
慢性的；一な外傷的経験　507；一な養育力の低下　113
万引き　89, 575

ミアンセリン（Mianserin）　247, 248, 250
ミーティング　284
ミエリン　626
ミオイノシエイト　538
ミオクローヌス　247, 385, 395, 585
右海馬　174
右下前頭葉皮質　31
右前帯状回　165
右前頭前野　174

右側上側頭回　176
右側頭葉　176
右帯状回　538
右島部　537
右背側前頭前野　536
右腹側後頭側頭　536
未熟児　514, 625
水遊び　275, 404
水中毒　243
見捨てられ抑うつ　507
未成年のセックス　60
ミダゾラム（Midazolam）　253
見立て　208
身震い運動　189
ミルナシプラン（Milnacipran）　249
民間の救急車　303
民生委員　82

無危害　609
無気力　554
無月経　429
夢幻　429
無作為割付→RCT
無視　69
無シンボル期　296
ムスカリン；―Mach　245；―受容体　165, 367；―受容体阻害　249；―性アセチルコリン受容体　243
夢中遊行（症）　229, 628
無熱性けいれん　396
無排卵　431
夢遊病　254, 388

迷走神経　367
メイラックス→ロフラゼプ酸エチル
メール　473；―カウンセリング　48, 348
メタ認知　553, 627
メタ表象　543
メタボリックシンドローム　53-55
メタンフェタミン（Methamphetamine）　91
メチルフェニデート（methylphenidate）　34, 174, 175, 239, 240, 242, 250, 361, 527, 566, 568-570, 574, 588, 614
メディア　46, 49, 70；―リテラシー　47, 50, 325
メトクロプラミド　243
メトロノーム法　597
メラトニン　529, 532

メランコリー親和性格　459
面会　304
面接　227, 236；継続―　228；初回―　227-230, 238；母子並行―　268, 278, 523；一室　228；2回目以降の―　230
メンタル・フレンド　413
メンドン→クロラゼプ酸二カリウム

喪；服喪追悼　184；―の作業　427；―の反応　460
盲学校　654
妄想　400, 429, 440, 441, 453, 454, 456；―性障害　146, 147, 429, 449, 472；―様観念　442
網様体　536
もうろう状態　384
モーラ　552
モダフィニール（Modafinil）　239, 241
モデリング　288, 327
モデル　413
モノアミン　174；―系神経系　163；―仮説　465
模倣　276, 327
モラトリアム　45
森田療法　25, 259, 480
モロー反射　190
問題解決訓練　579
問題行動　209
問題児　339
文部科学省　650

や行

夜間突発性ジストニア　393
夜驚（症）　247, 387, 388, 423, 522, 628
薬事法　238
薬物　117；違法―　89；―依存　70, 89, 92, 565, 570, 571；―血中濃度　212；―治療の効果　238；―非行　66；―問題のブリーフ・インターベンション　94；―乱用　26, 65, 89, 90-92, 122, 239, 351, 580；―乱用予防　94
薬物療法　238, 400, 420, 471, 475, 587, 613；―（ADHD）　565, 566, 569；―（うつ）　466；―（解離障害, 転換障害）　492；―（緘黙）　524；―（行為障害）　578, 579；―（選択緘黙）　524；―（チック）　587；―（適応障害）　411；―（てんかん）　396；―（統合失調症）　457；―（反抗挑戦性障害・行為障害）　574, 579

役割の獲得　604
火傷　136
やせ；思春期―症　440；激―　494；―願望　496；―薬　91
夜尿（症）　108, 178, 229, 379, 380, 522, 530, 628

遺言能力　611
有意味語消失　538
有機溶剤　386
遊戯療法→プレイセラピー
誘発電位　214
指しゃぶり　142, 522

夜遊び　89
よい自己像　631
よい母親　83
養育　377；―環境　208, 511, 512；―者→保護者
要求　180
養護；―学校　305, 654；―教諭　319, 348, 351, 353, 358, 413, 499, 500, 580, 646, 654；―施設　20
養子→里子
幼児　626；―期　347, 540, 554；―的な全能感　501；―の誇大感　505；―の万能感　505；―期の外傷体験　183
養親家庭→里親
羊水　631
腰髄　366
幼稚園　82, 84, 292, 347, 356；―教諭　290, 292, 646
腰椎穿刺　106
予期的悲嘆　108
抑圧　601, 605
抑うつ→うつ
欲動　629
予診　206
予想　626
四つ這い　165
夜泣き　522
予防　195, 635；―精神医学　631；―的アプローチ　210；―的介入　468
読み　591；―書き計算の障害　550；―書き障害　549, 551, 552

四環系抗うつ薬　247

ら行

ライフイベント　119, 124, 308, 464
ライフサイクル　15, 459, 500
ラジアル繊維　192
ラッカー　90
ラモトリギン（Lamotrigine）　395
ランドー・クレフナー症候群　395, 551
ランドセン→クロナゼパム
乱用　251

リアリティ　48
リアルライフテスト　200
リーゼ→クロチアゼパム
リーブメント・ケア　109
リーマス→炭酸リチウム
リエゾン　316；―精神医学　316
理学療法　327
離婚（親の）　113, 122-124, 178, 228, 339, 409, 413, 564
離散的行動状態モデル　627
離人；―感　156；―症　390
リスカ→リストカット
リスクファクター　337
リストカット　25, 26, 135, 136, 197, 438
リスパダール→リスペリドン
リスペリドン（Risperidon）　245, 246, 250, 411, 579, 587
リスボン宣言　611
リスミー→リルマザホン
リズム　632
理想；―化転移　503；―化投影　505；―自我　501
離脱症状　386
リタリン→メチルフェニデート
立体的な理解　207
リハーサル　288
リハビリテーション　194, 351
リビドー発達史　502
リボトリール→クロナゼパム
リミット・セッティング　139
流暢性障害　590-591
療育　290, 327, 540, 614；―プログラム　341
梁下野　173
良性てんかん症候群　391
両性役割服装倒錯症　200
両側後頭頂野　536
両側上側頭回　176
両側島　536

両側頭回　537
両側扁桃　165
量的研究　42
料理　284
リラクセーション　424, 484, 524
リラックス　367
リルマザホン（Rilmazafone）　253
輪姦　65
臨床遺伝医　328
臨床試験　612, 613
臨床心理；―学　638；―士　109, 500, 646
リンパ浮腫　379
倫理　609, 610；―委員会　612；―学の教官　109；―原則　609；―的な指摘　206

ルーラン→ペロスピロン
ルジオミール→マプロチリン
ルピアール→フェノバルビタール
ルボックス→フルボキサミン
ルミナール→フェノバルビタール

レアリア　78
レキシン→カルバマゼピン
レキソタン→ブロマゼパム
レジデンシー教育プログラム　643, 644
レジリアンス　124, 125
レストレスレッグス症候群　243
レスリン→トラゾドン
劣等感　99
レット症候群　166, 212, 538, 539
レボトミン→レボメプロマジン
レボメプロマジン（Levomepromazine）　244
レム睡眠（REM）　167, 526, 529
連携　73, 210, 316, 342, 500, 517；―協議会　649
練習　281；―期　505
レンズ核　173, 175
レンドルミン→ブロチゾラム
レンノックス・ガストー症候群　394, 395

老化　401
聾学校　654
老人期　541
ロールシャッハ・テスト　198, 225
ロールプレイ　288
露出型　504
ロドピン→ゾテピン
ロヒプノール→フルニトラゼパム

ロフラゼプ酸エチル（Ethyl Loflazepate）　253
ロラゼパム（Lorazepam）　252

わ行

ワーキングメモリー　173, 536, 538, 552, 553
ワイパックス→ロラゼパム
ワコビタール→フェノバルビタール

執筆者一覧

テーマA
Ⅰ部
1章　村瀬嘉代子（北翔大学大学院教授）
2章　牛島定信（三田精神療法研究所）
3章　田中恭子・加我牧子（国立精神・神経センター精神保健研究所知的障害部）
4章　上別府圭子・山本弘江（東京大学大学院医学系研究科家族看護学分野）
Ⅱ部
1章　杉山信作（広島市こども療育センター）
2章　岡田知雄（日本大学医学部小児科）
3章　藤岡淳子（大阪大学大学院人間科学研究科）
4章　岡田隆介（広島市こども療育センター児童精神科）
5章　中井久夫（神戸大学名誉教授）
Ⅲ部
1章　伊東ゆたか（東京都児童相談センター）
2章　松本俊彦（国立精神・神経センター精神保健研究所）
3章　武田鉄郎（国立特殊教育総合研究所）
4章　小池眞規子（目白大学人間社会学部）
5章　藤川洋子（京都ノートルダム女子大学心理学部）
6章　榎戸芙佐子（福井県立病院こころの医療センター）
7章　高橋祥友（防衛医科大学校・防衛医学研究センター・行動科学研究部門）
Ⅳ部
1章　川谷大治（川谷医院）
2章　齊藤万比古（国立精神・神経センター精神保健研究所児童・思春期精神保健部）
3章　川畑友二（クリニック川畑）
Ⅴ部
1章　瀬川昌也（瀬川小児神経学クリニック）
2章　飯田順三（奈良県立医科大学医学部看護学科）
ケース　増沢　高（子どもの虹情報研修センター）

テーマB
Ⅰ部
1章　中根　晃（横浜市西部療育センター）
2章　横山富士男（埼玉医科大学神経精神科）
Ⅱ部
1章　青木省三・鈴木啓嗣（川崎医科大学医学部精神医学教室）
2章　川崎葉子（むさしの小児発達クリニック）
3章　吉野美代（東京都立梅ヶ丘病院）
4章　村田豊久（村田子どもメンタルクリニック）
Ⅲ部
1章　松浦雅人（東京医科歯科大学大学院生命機能情報解析学分野）
2章　滝川一廣（学習院大学文学部）
3章a　森岡由起子（大正大学人間学部）・山本佳子（福島県立医科大学医学部）
3章b　太田昌孝（心の発達研究所）
4章　市川宏伸（東京都立梅ヶ丘病院）
5章　鈴木廣子（すずきひろこ心理療法研究室）
6章　本間博彰（宮城県子ども総合センター）
7章　長谷川知子（いでんサポート・コンサルテーション　オフィス）

Ⅳ部
1章　近藤直司（山梨県立精神保健福祉センター，山梨県中央児童相談所）
2章　北村陽英（奈良教育大学・学校保健研究室）
ケース　田中康雄（北海道大学大学院教育学研究科）

テーマC
Ⅰ部
1章　宮本信也（筑波大学大学院人間総合科学研究科）
2章　佐藤喜一郎（秦和会子どもメンタルクリニック）
3章　松浦雅人（東京医科歯科大学大学院生命機能情報解析学分野）
4章　松浦雅人（東京医科歯科大学大学院生命機能情報解析学分野）
5章　末光　茂（社会福祉法人旭川荘・川崎医療福祉大学）・笹野京子（なのはなクリニック）
6章　生地　新（日本女子大学人間社会学部心理学科）
7章a　白瀧貞昭（武庫川女子大学）
7章b　冨永良喜（兵庫教育大学大学院教育臨床講座）
8章　中山和彦（東京慈恵会医科大学精神医学講座）
9章　石黒大輔（東京慈恵会医科大学精神医学講座）
10章　鍋田恭孝（立教大学現代心理学部）

Ⅱ部
1章　広沢郁子（東京都立梅ヶ丘病院）
2章　吉田敬子（九州大学病院精神科神経科）・山下　洋（九州大学病院精神科神経科）
3章　竹内直樹（横浜市立大学附属病院小児精神神経科）
4章　山下　洋（九州大学病院精神科神経科）
5章　平川清人（福岡大学医学部精神医学教室）・西村良二（福岡大学医学部精神医学教室）
6章　西園マーハ文（東京都精神医学総合研究所）
7章　松田文雄（医療法人翠星会松田病院）
8章　神尾陽子（国立精神・神経センター）・上手幸治（九州大学大学院人間環境学府）
9章　大井正己（椙山女学園大学人間関係学部）
10章　市川宏伸（東京都立梅ヶ丘病院）

Ⅲ部
1章　中根　晃（横浜市西部療育センター）
2章　竹田契一（大阪医科大学）・太田信子（神戸総合医療専門学校）
3章　原　仁（横浜市中部地域療育センター）
4章　武田俊信（フィラデルフィア小児病院）
5章　原田　謙（信州大学医学部附属病院子どものこころ診療部）
6章　猪子香代（東京都精神医学総合研究所）
7章　府川昭世（山梨英和大学）
ケース　傳田健三（北海道大学大学院医学研究科精神医学分野）

テーマD
1章　中根允文（長崎国際大学大学院人間社会学研究科）
2章　小林隆児（大正大学人間学部臨床心理学科）
3章　杉山登志郎（あいち小児保健医療総合センター）
4章　渡辺久子（慶應義塾大学医学部小児科）
5章　本城秀次（名古屋大学発達心理精神科学教育研究センター児童精神医学分野／同大医学系究科親と子どもの精神医学講座）
6章　柘植雅義（兵庫教育大学大学院臨床・健康教育学系）

編者略歴

中根　晃（なかね・あきら）
1957 年　東京医科歯科大学医学部卒
1961 年　東京医科歯科大学医学部文部教官助手
1969 年　東京都立梅ヶ丘病院精神科医長，副院長（1979 年）を経て 1986 年院長
1996 年　実践女子大学生活科学部教授
2001 年　国士舘大学体育学部非常勤講師（2007 年まで）
2001 年　横浜市西部地域療育センター非常勤医師
　その間，東京医科歯科大学，東邦大学，上智大学，白百合女子大学で非常勤講師。
　日本自閉症スペクトラム学会会長，日本児童青年精神医学会名誉会員，日本 LD 学会名誉会員，東京都精神医学総合研究所客員研究員
専　　攻　児童青年期精神医学，発達精神医学，医学博士
主な著書　「自閉症研究」（金剛出版），「児童精神科の実地臨床」（金剛出版，編著），「自閉症治療スペクトラム」（金剛出版，編著），「自閉症児の保育・子育て入門」（大月書店），「新児童精神医学入門」（金剛出版），「自閉症」（日本評論社，編著），「発達障害の臨床」（金剛出版），M・セリコウィッツ著「ADHD の子どもたち」（金剛出版，共訳），「ADHD 臨床ハンドブック」（金剛出版，編著）など

牛島定信（うしじま・さだのぶ）
1963 年　九州大学医学部卒業
1973 年　ロンドン大学精神医学研究所留学
1974 年　福岡大学医学部（精神医学教室）
1991 年　東京慈恵会医科大学教授
2004 年　東京女子大学文理学部教授
2009 年　三田精神療法研究所
　日本サイコセラピー学会理事長，日本児童青年精神医学会前理事長，日本精神分析学会元会長，日本森田療法学会前理事長，日本精神神経学会元副理事長
専　　攻　精神医学，精神療法学（精神分析，森田療法），医学博士
主な著書　「思春期の対象関係論」（金剛出版），「境界例の臨床」（金剛出版），「対象関係論的精神療法」（金剛出版），D・W・ウィニコット著「情緒発達の精神分析理論」（岩崎学術出版社，訳），J・レフ，C・ヴォーン著「分裂病と家族の感情表出」（金剛出版，共訳），「心の健康を求めて―現代家族の病理」（慶応義塾大学出版会），「人格の病理と精神療法」（金剛出版），「境界性パーソナリティ障害〈日本版治療ガイド〉」（金剛出版，編著）など

村瀬嘉代子（むらせ・かよこ）
1959 年　奈良女子大学文学部心理学科卒業
1959 年　家庭裁判所調査官（補）
1962 〜 63 年　カリフォルニア大学大学院バークレイ校留学
1965 年　大正大学カウンセリング研究所講師
1984 年　同助教授
1987 年　同教授
1993 年　大正大学人間学部ならびに大学院人間福祉学科臨床心理学専攻教授
2008 年　北翔大学大学院教授
　日本臨床心理士会会長，日本児童青年精神医学会元編集委員，日本描画テスト・描画療法学会編集委員，日本遊戯療法学会顧問，日本内観学会顧問
専　　攻　臨床心理学，文学博士
主な著書　「心理療法の実践」（誠信書房，編著），「子どもの心に出会うとき」（金剛出版），「子どもと家族への援助」（金剛出版），「心理療法のかんどころ」（金剛出版），「子どもと家族への統合的心理療法」（金剛出版），「統合的心理療法の考え方」（金剛出版），「心理療法の基本」（共著，金剛出版），「心理臨床とは何か」（共著，金剛出版），「電話相談の考え方とその実践」（共編，金剛出版），「心理臨床という営み」（共著，金剛出版），「心理療法と生活事象」（金剛出版），「新訂増補　子どもと大人の心の架け橋」（金剛出版），「よみがえる親と子」（岩波書店），「聴覚障害者の心理臨床」（日本評論社），「聴覚障害者への統合的アプローチ」（日本評論社），「柔らかなこころ，静かな想い」（創元社），「小さな贈り物」（創元社），「心理臨床という営み」（金剛出版），「統合的心理臨床への招待」（ミネルヴァ書房，監修），「聴覚障害者の心理臨床　そのⅡ」（日本評論社，編集）

| 詳解　子どもと思春期の精神医学

2008 年 5 月 20 日　印刷
2010 年 3 月 20 日　三刷

編　者　中根　晃・牛島定信・村瀬嘉代子
発行者　立石正信

発行所　株式会社　金剛出版　　　　　　　印刷・平河工業社　製本・誠製本
〒112-0005　東京都文京区水道 1-5-16
電話 03-3815-6661　振替 00120-6-34848

ISBN978-4-7724-1026-7　C3047　　　　　　　　　　　　　　　　　Printed in Japan　©2008

発達障害の臨床
中根晃著　自閉症，LDやADHD，発達障害の鑑別，治療法などに関する論文を掲載。治療現場での対処，家庭内や学校での対応まで言及する。　4,410円

大学教職員のための 大学生のこころのケア・ガイドブック
福田真也著　大学生に見られる精神的な問題を症状ごとに，多くの事例を示しながら具体的に解説し，また対処法を詳しく書いたわかりやすいガイド。　2,940円

自傷行為治療ガイド
B・W・ウォルシュ著　松本俊彦他訳　豊富な実証的知見・臨床経験を基に，治療法をプラクティカルに解説した自傷行為治療の最良の治療ガイド。　3,990円

思春期臨床の考え方・すすめ方
鍋田恭孝編　思春期に見られる個々の病理について，最新研究や報告を踏まえて，基礎理論と治療的アプローチを16人の経験豊かな臨床家が論じる。　3,990円

少年非行の矯正と治療
石川義博著　40年以上にわたって治療実践に携わってきた著者の集大成。詳細なケーススタディを徹底的に検討し，現場で役立つ臨床的知見を提示する。　3,780円

孤立を防ぐ 精神科援助職のためのチーム医療読本
野坂達志・大西勝編著　精神科援助職が病院と地域でチームとなるために必要なスキルとテクニック，「ものの見方・考え方」を，わかりやすく述べる。　2,940円

ナラティヴと医療
江口重幸・斎藤清二・野村直樹編　ナラティヴを牽引してきた編者・執筆陣による実践例の多様性のなかに，新しい医療のあり方が見えてくることだろう。　3,150円

被虐待児の精神分析的心理療法
M・ボストン他編著　平井正三他監訳　タビストック・クリニックにおける約80名の子どものケースを素材にした，児童心理療法の事例研究書。　3,570円

新訂増補 青少年のための自殺予防マニュアル
高橋祥友編著／新井肇，菊地まり，阪中順子　学校における相談体制，教師のバーンアウト対策にも言及し，現場で働く人々のニーズに応える。　3,360円

人格の病理と精神療法
牛島定信著　精神分析療法と森田療法について幅広い知識と豊富な経験を持つ著者が，心の専門家が身につけるべき援助技法を述べた実践的な臨床書。　3,570円

医療心理学実践の手引き
乾吉佑著　医療現場に力動的心理療法の視点を導入し，よりよい支援の方法が具体的に示されている。医療現場にかかわるすべての人に必読の一冊。　3,150円

心理療法・失敗例の臨床研究
岩壁茂著　心理療法の失敗と治療関係の立て直しについての，実践と理論の両面から検討されたオリジナリティ溢れる臨床研究書。　4,200円

女性の発達臨床心理学
園田雅代・平木典子・下山晴彦編　さまざまな女性特有の心身の変化と，その背後にあるこころの課題や葛藤を，生涯を通じた発達の視点からとらえる。　2,940円

パーソナリティ障害治療ガイド
J・マスターソン，A・リーバーマン編　神谷・市田監訳　著者らの長年の研究・臨床の成果に最新の臨床知見を加え，解説したBPD治療の入門書。　3,570円

改訂増補 統合失調症患者の行動特性
昼田源四郎著　統合失調症の姿をわかりやすく解説し好評を得た初版に，国際障害機能分類の解説，その活用の可能性への考察を加えた改訂増補版。　3,780円

現場で使える 精神障害者雇用支援ハンドブック
相澤欽一著　精神障害のある人の雇用可能性を探り，本人と一緒に一般就労に向けて挑戦していくためにどのような支援を行ったらよいかを示す。　2,940円

不登校の児童・思春期精神医学
齊藤万比古著　児童・思春期精神医学の観点から，特有の精神発達上の軛を子どもたちにもたらす不登校という現象への新たなる視点を考察する。　3,675円

境界性パーソナリティ障害の精神療法
成田善弘著　日本版治療ガイドライン作成を目指して，最新の心理社会療法の成果も取り入れた統合的なアプローチを紹介したBPD治療の実践的指導書。　3,360円

心理臨床という営み
村瀬嘉代子他著　滝川一廣・青木省三編　あらゆる心の臨床課題にこたえる珠玉の論考と，さまざまな挿話によって綴る，村瀬嘉代子ワールド。　3,780円

子どもの対人スキルサポートガイド
小林正幸・宮前義和編　「あいさつ」から問題の解決方法まで，行動のスキルのみにとどまらず，感情・思考もふまえたサポート方法を詳述する。　2,625円

方法としての行動療法
山上敏子著　行動療法理解の基本から治療の進め方まで平明な言葉で詳述されており，著者ならではの行動療法治療の実際を学ぶことができる。　2,730円

乳幼児精神保健ケースブック
J・J・シリラ，D・J・ウェザーストン編　廣瀬たい子監訳　乳幼児精神保健のパイオニア，フライバーグの治療モデルを詳細な事例研究をもとに解説。　3,570円

認知行動療法
下山晴彦編　発展の歴史と最近の動向を概観した上で，技法の基本を示し具体的なプログラムを紹介することで，介入の実際を明らかにする。　3,360円

弁証法的行動療法実践マニュアル
M・リネハン著　小野和哉監訳　境界性パーソナリティ障害に有効な治療法の実際がコンパクトにまとめられた実用的な1冊。　4,410円

子どもたちとのナラティヴ・セラピー
M・ホワイト，A・モーガン著　小森康永・奥野光訳　子どもたちやその家族とのセラピーの実践とアイデアが惜しみなく盛り込まれた1冊。　2,730円

医療専門職のための 研究論文の読み方
I・K・クロンビー著　津富宏訳　〈批判的吟味〉と言われる「読み方」を解説した，研究論文を科学的かつ合理的に読みこなすための手引き。　2,310円

子どもと若者のための 認知行動療法ワークブック
P・スタラード著　下山晴彦監訳　成人用に開発されてきた認知行動療法を，子どもでも課題に取り組みやすく工夫をこらした使いやすいワークブック。　2,730円

Ψ 金剛出版　〒112-0005　東京都文京区水道1-5-16　URL http://kongoshuppan.co.jp/
Tel.03-3815-6661　Fax.03-3818-6848　e-mail : kongo@kongoshuppan.co.jp

（価格は税込（5％）です）